中华医学百科全书

药学

药物化学

国家出版基金项目
NATIONAL PUBLICATION FOUNDATION

中国协和医科大学出版社
北 京

图书在版编目（CIP）数据

中华医学百科全书·药物化学 / 尤启冬主编 . —北京：中国协和医科大学出版社，2022.12
ISBN 978-7-5679-2080-4

Ⅰ . ①中⋯　Ⅱ . ①尤⋯　Ⅲ . ①医学—百科全书②药物化学—百科全书　Ⅳ . ① R-61 ② R914-61

中国版本图书馆 CIP 数据核字（2022）第 199586 号

中华医学百科全书·药物化学

主　　编：尤启冬

编　　审：司伊康　陈永生

责任编辑：尹丽品

出版发行：中国协和医科大学出版社
　　　　　（北京市东城区东单三条 9 号　邮编 100730　电话 010-6526 0431）

网　　址：www.pumcp.com

经　　销：新华书店总店北京发行所

印　　刷：北京广达印刷有限公司

开　　本：889mm×1230mm　1/16

印　　张：32.75

字　　数：960 千字

版　　次：2022 年 12 月第 1 版

印　　次：2022 年 12 月第 1 次印刷

定　　价：520.00 元

ISBN 978-7-5679-2080-4

《中华医学百科全书》编纂委员会

总顾问　吴阶平　韩启德　桑国卫

总指导　陈　竺

总主编　刘德培　王　辰

副总主编　曹雪涛　李立明　曾益新　吴沛新　姚建红

编纂委员（以姓氏笔画为序）

丁　洁	丁　樱	丁安伟	于中麟	于布为	于学忠	万经海
马　军	马　进	马　骁	马　静	马　融	马安宁	马建辉
马烈光	马绪臣	王　平	王　伟	王　辰	王　政	王　恒
王　铁	王　硕	王　舒	王　键	王一飞	王一镗	王士贞
王卫平	王长振	王文全	王心如	王生田	王立祥	王兰兰
王汉明	王永安	王永炎	王成锋	王延光	王华兰	王行环
王旭东	王军志	王声湧	王坚成	王良录	王拥军	王茂斌
王松灵	王明荣	王明贵	王金锐	王宝玺	王诗忠	王建中
王建业	王建军	王建祥	王临虹	王贵强	王美青	王晓民
王晓良	王高华	王鸿利	王维林	王琳芳	王喜军	王晴宇
王道全	王德文	王德群	木塔力甫·艾力阿吉	尤启冬	戈　烽
牛　侨	毛秉智	毛常学	乌　兰	卞兆祥	文卫平	文历阳
文爱东	方　浩	方以群	尹　佳	孔北华	孔令义	孔维佳
邓文龙	邓家刚	书　亭	毋福海	艾措千	艾儒棣	石　岩
石远凯	石学敏	石建功	布仁达来	占　堆	卢志平	卢祖洵
叶　桦	叶冬青	叶常青	叶章群	申昆玲	申春悌	田家玮
田景振	田嘉禾	史录文	冉茂盛	代　涛	代华平	白春学
白慧良	丛　斌	丛亚丽	包怀恩	包金山	冯卫生	冯希平
冯泽永	冯学山	边旭明	边振甲	匡海学	邢小平	邢念增
达万明	达庆东	成　军	成翼娟	师英强	吐尔洪·艾买尔	
吕时铭	吕爱平	朱　珠	朱万孚	朱立国	朱华栋	朱宗涵
朱晓东	朱祥成	乔延江	伍瑞昌	任　华	任钧国	华　伟
伊河山·伊明		向　阳	多　杰	邬堂春	庄　辉	庄志雄
刘　平	刘　进	刘　玮	刘　强	刘　蓬	刘大为	刘小林
刘中民	刘玉清	刘尔翔	刘训红	刘永锋	刘吉开	刘芝华

刘伏友	刘华平	刘华生	刘志刚	刘克良	刘迎龙	刘建勋
刘胡波	刘树民	刘昭纯	刘俊涛	刘洪涛	刘桂荣	刘献祥
刘嘉瀛	刘德培	闫永平	米玛	米光明	安锐	祁建城
许媛	许腊英	那彦群	阮长耿	阮时宝	孙宁	孙光
孙皎	孙锟	孙少宣	孙长颢	孙立忠	孙则禹	孙秀梅
孙建中	孙建方	孙建宁	孙贵范	孙洪强	孙晓波	孙海晨
孙景工	孙颖浩	孙慕义	纪志刚	严世芸	苏川	苏旭
苏荣扎布	杜元灏	杜文东	杜治政	杜惠兰	李飞	李方
李龙	李东	李宁	李刚	李丽	李波	李剑
李勇	李桦	李鲁	李磊	李燕	李冀	李大魁
李云庆	李太生	李曰庆	李玉珍	李世荣	李立明	李汉忠
李永哲	李志平	李连达	李灿东	李君文	李劲松	李其忠
李若瑜	李泽坚	李宝馨	李建兴	李建初	李建勇	李映兰
李思进	李莹辉	李晓明	李凌江	李继承	李董男	李森恺
李曙光	杨凯	杨恬	杨勇	杨健	杨硕	杨化新
杨文英	杨世民	杨世林	杨伟文	杨克敌	杨甫德	杨国山
杨宝峰	杨炳友	杨晓明	杨跃进	杨腊虎	杨瑞馥	杨慧霞
励建安	连建伟	肖波	肖南	肖永庆	肖培根	肖鲁伟
吴东	吴江	吴明	吴信	吴令英	吴立玲	吴欣娟
吴勉华	吴爱勤	吴群红	吴德沛	邱建华	邱贵兴	邱海波
邱蔚六	何维	何勤	何方方	何志嵩	何绍衡	何春涤
何裕民	余争平	余新忠	狄文	冷希圣	汪海	汪静
汪受传	沈岩	沈岳	沈敏	沈铿	沈卫峰	沈心亮
沈华浩	沈俊良	宋国维	张泓	张学	张亮	张强
张霆	张澍	张大庆	张为远	张玉石	张世民	张永学
张华敏	张宇鹏	张志愿	张丽霞	张伯礼	张宏誉	张劲松
张奉春	张宝仁	张建中	张建宁	张承芬	张琴明	张富强
张新庆	张潍平	张德芹	张燕生	陆华	陆林	陆翔
陆小左	陆付耳	陆伟跃	陆静波	阿不都热依木·卡地尔		陈文
陈杰	陈实	陈洪	陈琪	陈楠	陈薇	陈曦
陈士林	陈大为	陈文祥	陈玉文	陈代杰	陈尧忠	陈红风
陈志南	陈志强	陈规化	陈国良	陈佩仪	陈家旭	陈智轩
陈锦秀	陈誉华	邵蓉	邵荣光	邵瑞琪	武志昂	
其仁旺其格	范明	范炳华	茅宁莹	林三仁	林久祥	林子强
林天歆	林江涛	林曙光	杭太俊	郁琦	欧阳靖宇	尚红

果德安	明根巴雅尔	易定华	易著文	罗 力	罗 毅	罗小平
罗长坤	罗颂平	帕尔哈提·克力木		帕塔尔·买合木提·吐尔根		
图门巴雅尔	岳伟华	岳建民	金 玉	金 奇	金少鸿	金伯泉
金季玲	金征宇	金银龙	金惠铭	周 兵	周永学	周光炎
周利群	周灿全	周良辅	周纯武	周学东	周宗灿	周定标
周宜开	周建平	周建新	周春燕	周荣斌	周辉霞	周福成
郑一宁	郑志忠	郑金福	郑法雷	郑建全	郑洪新	郑家伟
郎景和	房 敏	孟 群	孟庆跃	孟静岩	赵 平	赵 艳
赵 群	赵子琴	赵中振	赵文海	赵玉沛	赵正言	赵永强
赵志河	赵彤言	赵明杰	赵明辉	赵耐青	赵临襄	赵继宗
赵铱民	赵靖平	郝 模	郝小江	郝传明	郝晓柯	胡 志
胡 明	胡大一	胡文东	胡向军	胡国华	胡昌勤	胡盛寿
胡德瑜	柯 杨	查 干	柏树令	钟翠平	钟赣生	
香多·李先加		段 涛	段金廒	段俊国	侯一平	侯金林
侯春林	俞光岩	俞梦孙	俞景茂	饶克勤	施慎逊	姜小鹰
姜玉新	姜廷良	姜国华	姜柏生	姜德友	洪 两	洪 震
洪秀华	洪建国	祝庆余	祝䏑晨	姚永杰	姚克纯	姚祝军
秦 川	秦卫军	袁文俊	袁永贵	都晓伟	晋红中	栗占国
贾 波	贾建平	贾继东	夏术阶	夏照帆	夏慧敏	柴光军
柴家科	钱传云	钱忠直	钱家鸣	钱焕文	倪 健	倪 鑫
徐 军	徐 晨	徐云根	徐永健	徐志云	徐志凯	徐克前
徐金华	徐建国	徐勇勇	徐桂华	凌文华	高 妍	高 晞
高志贤	高志强	高金明	高学敏	高树中	高健生	高思华
高润霖	郭 岩	郭小朝	郭长江	郭巧生	郭宝林	郭海英
唐 强	唐向东	唐朝枢	唐德才	诸欣平	谈 勇	谈献和
陶永华	陶芳标	陶·苏和	陶建生	陶晓华	黄 钢	黄 峻
黄 烽	黄人健	黄叶莉	黄宇光	黄国宁	黄国英	黄跃生
黄璐琦	萧树东	梅 亮	梅长林	曹 佳	曹广文	曹务春
曹建平	曹洪欣	曹济民	曹雪涛	曹德英	龚千锋	龚守良
龚非力	袭著革	常耀明	崔 蒙	崔丽英	庾石山	康 健
康廷国	康宏向	章友康	章锦才	章静波	梁 萍	梁显泉
梁铭会	梁繁荣	谌贻璞	屠鹏飞	隆 云	绳 宇	巢永烈
彭 成	彭 勇	彭明婷	彭晓忠	彭瑞云	彭毅志	
斯拉甫·艾白		葛 坚	葛立宏	董方田	蒋力生	蒋建东
蒋建利	蒋澄宇	韩晶岩	韩德民	惠延年	粟晓黎	程天民

程仕萍　程训佳　焦德友　储全根　童培建　曾　苏　曾　渝
曾小峰　曾正陪　曾国华　曾学思　曾益新　谢　宁　谢立信
蒲传强　赖西南　赖新生　詹启敏　詹思延　鲍春德　窦科峰
窦德强　褚淑贞　赫　捷　蔡　威　裴国献　裴晓方　裴晓华
廖品正　谭仁祥　谭先杰　瞿所迪　熊大经　熊鸿燕　樊　旭
樊飞跃　樊巧玲　樊代明　樊立华　樊明文　樊瑜波　黎源倩
颜　虹　潘国宗　潘柏申　潘桂娟　薛社普　薛博瑜　魏光辉
魏丽惠　藤光生　B·吉格木德

《中华医学百科全书》学术委员会

主任委员　巴德年

副主任委员（以姓氏笔画为序）

汤钊猷　　吴孟超　　陈可冀　　贺福初

学术委员（以姓氏笔画为序）

丁鸿才	于明德	于是凤	于润江	于德泉	马　遂	王　宪
王大章	王之虹	王文吉	王正敏	王邦康	王声湧	王近中
王政国	王晓仪	王海燕	王鸿利	王琳芳	王锋鹏	王满恩
王模堂	王德文	王澍寰	王翰章	毛秉智	乌正赉	方福德
尹昭云	巴德年	邓伟吾	石一复	石中瑗	石四箴	石学敏
平其能	卢世璧	卢圣栋	卢光琇	史俊南	皮　昕	吕　军
吕传真	朱　预	朱大年	朱元珏	朱晓东	朱家恺	仲剑平
任德全	刘　正	刘　耀	刘又宁	刘宝林（口腔）		
刘宝林（公共卫生）	刘彦信	刘敏如	刘景昌	刘新光	刘嘉瀛	
刘镇宇	刘德培	闫剑群	江世忠	汤　光	汤钊猷	许　琪
许彩民	阮金秀	孙　燕	孙汉董	孙曼霁	纪宝华	严隽陶
苏　志	苏荣扎布	杜乐勋	李亚洁	李传胪	李仲智	李连达
李若新	李钟铎	李济仁	李舜伟	李巍然	杨　莘	杨圣辉
杨克恭	杨宠莹	杨瑞馥	肖文彬	肖承悰	肖培根	吴　坚
吴　坤	吴　蓬	吴乐山	吴永佩	吴在德	吴军正	吴观陵
吴希如	吴孟超	吴咸中	邱蔚六	何大澄	余森海	谷华运
邹学贤	汪　华	汪仕良	沈　岩	沈竞康	张乃峥	张习坦
张月琴	张世臣	张丽霞	张伯礼	张金哲	张学文	张学军
张承绪	张俊武	张洪君	张致平	张博学	张朝武	张蕴惠
陆士新	陆道培	陈　虹	陈子江	陈文亮	陈世谦	陈可冀
陈立典	陈宁庆	陈在嘉	陈尧忠	陈君石	陈松森	陈育德
陈治清	陈洪铎	陈家伟	陈家伦	陈寅卿	邵铭熙	范乐明
范茂槐	欧阳惠卿	罗才贵	罗成基	罗启芳	罗爱伦	罗慰慈
季成叶	金义成	金水高	金惠铭	周　俊	周仲瑛	周荣汉
周福成	郑德先	房书亭	赵云凤	胡永华	胡永洲	钟世镇
钟南山	段富津	侯云德	侯惠民	俞永新	俞梦孙	施侣元
姜世忠	姜庆五	恽榴红	姚天爵	姚新生	贺福初	秦伯益
袁建刚	贾弘禔	贾继东	贾福星	夏惠明	顾美仪	顾觉奋

顾景范	徐文严	翁心植	栾文明	郭　定	郭子光	郭天文
郭宗儒	唐由之	唐福林	涂永强	黄秉仁	黄洁夫	黄璐琦
曹仁发	曹采方	曹谊林	龚幼龙	龚锦涵	盛志勇	康广盛
章魁华	梁文权	梁德荣	彭小忠	彭名炜	董　怡	程天民
程元荣	程书钧	程伯基	傅民魁	曾长青	曾宪英	温　海
强伯勤	裘雪友	甄永苏	褚新奇	蔡年生	廖万清	樊明文
黎介寿	薛　淼	戴行锷	戴宝珍	戴尅戎		

《中华医学百科全书》工作委员会

主任委员　姚建红

副主任委员　李　青

执行主任委员　张　凌

顾问　罗　鸿

编审（以姓氏笔画为序）

司伊康　　吴翠姣　　张　宇　　张　凌　　张之生　　张立峰　　张晓雪
陈　懿　　陈永生　　呼素华　　郭亦超　　傅祚华　　谢　阳

编辑（以姓氏笔画为序）

王　霞　　尹丽品　　孙文欣　　李元君　　刘　婷　　沈冰冰　　陈　佩
胡安霞　　郭　琼

工作委员

张晓雪　　左　谦　　吴　江　　刘　华　　卢运霞　　栾　韬　　丁春红
孙雪娇　　张　飞

办公室主任　吴翠姣

办公室副主任　孙文欣　王　霞

药学

总主编

　　甄永苏　　中国医学科学院北京协和医学院医药生物技术研究所

本卷编委会

主　编

　　尤启冬　　中国药科大学

副主编（以姓氏笔画为序）

　　方　浩　　山东大学

　　赵临襄　　沈阳药科大学

　　徐云根　　中国药科大学

学术委员（以姓氏笔画为序）

　　沈竞康　　中国科学院上海药物研究所

　　胡永洲　　浙江大学

　　郭宗儒　　中国医学科学院北京协和医学院药物研究所

编　委（以姓氏笔画为序）

　　尤启冬　　中国药科大学

　　方　浩　　山东大学

　　毕小玲　　中国药科大学

　　朱启华　　中国药科大学

　　刘　丹　　沈阳药科大学

　　关　奇　　沈阳药科大学

　　江　程　　中国药科大学

　　杜吕佩　　山东大学

　　李敏勇　　山东大学

　　张　娜　　山东大学

　　张为革　　沈阳药科大学

张颖杰　　山东大学

赵临襄　　沈阳药科大学

姜正羽　　中国药科大学

徐云根　　中国药科大学

郭小可　　中国药科大学

郭永学　　沈阳药科大学

前　言

《中华医学百科全书》终于和读者朋友们见面了！

古往今来，凡政通人和、国泰民安之时代，国之重器皆为科技、文化领域的鸿篇巨制。唐代《艺文类聚》、宋代《太平御览》、明代《永乐大典》、清代《古今图书集成》等，无不彰显盛世之辉煌。新中国成立后，国家先后组织编纂了《中国大百科全书》第一版、第二版，成为我国科学文化事业繁荣发达的重要标志。医学的发展，从大医学、大卫生、大健康角度，集自然科学、人文社会科学和艺术之大成，是人类社会文明与进步的集中体现。随着经济社会快速发展，医药卫生领域科技日新月异，知识大幅更新。广大读者对医药卫生领域的知识文化需求日益增长，因此，编纂一部医药卫生领域的专业性百科全书，进一步规范医学基本概念，整理医学核心体系，传播精准医学知识，促进医学发展和人类健康的任务迫在眉睫。在党中央、国务院的亲切关怀以及国家各有关部门的大力支持下，《中华医学百科全书》应运而生。

作为当代中华民族"盛世修典"的重要工程之一，《中华医学百科全书》肩负着全面总结国内外医药卫生领域经典理论、先进知识，回顾展现我国卫生事业取得的辉煌成就，弘扬中华文明传统医药璀璨历史文化的使命。《中华医学百科全书》将成为我国科技文化发展水平的重要标志、医药卫生领域知识技术的最高"检阅"、服务千家万户的国家健康数据库和医药卫生各学科领域走向整合的平台。

肩此重任，《中华医学百科全书》的编纂力求做到两个符合。一是符合社会发展趋势：全面贯彻以人为本的科学发展观指导思想，通过普及医学知识，增强人民群众健康意识，提高人民群众健康水平，促进社会主义和谐社会构建。二是符合医学发展趋势：遵循先进的国际医学理念，以"战略前移、重心下移、模式转变、系统整合"的人口与健康科技发展战略为指导。同时，《中华医学百科全书》的编纂力求做到两个体现：一是体现科学思维模式的深刻变革，即学科交叉渗透/知识系统整合；二是体现继承发展与时俱进的精神，准确把握学科现有基础理论、基本知识、基本技能以及经典理论知识与科学思维精髓，深刻领悟学科当前面临的交叉渗透与整合转化，敏锐洞察学科未来的发展趋势与突破方向。

作为未来权威著作的"基准点"和"金标准"，《中华医学百科全书》编纂过程中，制定了严格的主编、编者遴选原则，聘请了一批在学界有相当威望、具有较高学术造诣和较强组织协调能力的专家教授（包括多位两院院士）担任大类主编和学科卷主编，确保全书的科学性与权威性。另外，还借鉴了已有百科全书的编写经验。鉴于《中华医学百科全书》的编纂过程本身带有科学研究性质，还聘请了若干科研院所的科研管理专家作为特约编审，站在科研管理的高度为全书的顺利编纂保驾护航。除了编者、编审队伍外，还制订了详尽的质量保证计划。编纂委员会和工作委员会秉持质量源于设计的理念，共同制订了一系列配套的质量控制规范性文件，建立了一套切实可行、行之有效、效率最优的编纂质量管理方案和各种情况下的处理原则及预案。

《中华医学百科全书》的编纂实行主编负责制，在统一思想下进行系统规划，保证良好的全程质量策划、质量控制、质量保证。在编写过程中，统筹协调学科内各编委、卷内条目以及学科间编委、卷间条目，努力做到科学布局、合理分工、层次分明、逻辑严谨、详略有方。在内容编排上，务求做到"全准精新"。形式"全"：学科"全"，册内条目"全"，全面展现学科面貌；内涵"全"：知识结构"全"，多方位进行条目阐释；联系整合"全"：多角度编制知识网。数据"准"：基于权威文献，引用准确数据，表述权威观点；把握"准"：审慎洞察知识内涵，准确把握取舍详略。内容"精"："一语天然万古新，豪华落尽见真淳。"内容丰富而精练，文字简洁而规范；逻辑"精"："片言可以明百意，坐驰可以役万里。"严密说理，科学分析。知识"新"：以最新的知识积累体现时代气息；见解"新"：体现出学术水平，具有科学性、启发性和先进性。

《中华医学百科全书》之"中华"二字，意在中华之文明、中华之血脉、中华之视角，而不仅限于中华之地域。在文明交织的国际化浪潮下，中华医学汲取人类文明成果，正不断开拓视野，敞开胸怀，海纳百川般融入，润物无声状拓展。《中华医学百科全书》秉承了这样的胸襟怀抱，广泛吸收国内外华裔专家加入，力求以中华文明为纽带，牵系起所有华人专家的力量，展现出现今时代下中华医学文明之全貌。《中华医学百科全书》作为由中国政府主导，参与编纂学者多、分卷学科设置全、未来受益人口广的国家重点出版工程，得到了联合国教科文等组织的高度关注，对于中华医学的全球共享和人类的健康保健，都具有深远意义。

《中华医学百科全书》分基础医学、临床医学、中医药学、公共卫生学、军事与特种医学和药学六大类，共计144卷。由中国医学科学院/北京协和医学院牵头，联合军事医学科学院、中国中医科学院和中国疾病预防控制中心，带动全国知名院校、科研单位和医院，有多位院士和海内外数千位优秀专家参加。国内知名的医学和百科编审汇集中国协和医科大学出版社，并培养了一批热爱百科事业的中青年编辑。

回览编纂历程，犹然历历在目。几年来，《中华医学百科全书》编纂团队呕心沥血，孜孜矻矻。组织协调坚定有力，条目撰写字斟句酌，学术审查一丝不苟，手书长卷撼人心魂……在此，谨向全国医学各学科、各领域、各部门的专家、学者的积极参与以及国家各有关部门、医药卫生领域相关单位的大力支持致以崇高的敬意和衷心的感谢！

《中华医学百科全书》的编纂是一项泽被后世的创举，其牵涉医学科学众多学科及学科间交叉，有着一定的复杂性；需要体现在当前医学整合转型的新形式，有着相当的创新性；作为一项国家出版工程，有着毋庸置疑的严肃性。《中华医学百科全书》开创性和挑战性都非常强。由于编纂工作浩繁，难免存在差错与疏漏，敬请广大读者给予批评指正，以便在今后的编纂工作中不断改进和完善。

刘德培

凡　例

　　一、《中华医学百科全书》（以下简称《全书》）按基础医学类、临床医学类、中医药学类、公共卫生类、军事与特种医学类、药学类的不同学科分卷出版。一学科辑成一卷或数卷。

　　二、《全书》基本结构单元为条目，主要供读者查检，亦可系统阅读。条目标题有些是一个词，例如"软药"；有些是词组，例如"化学制药工艺实验设计"。

　　三、由于学科内容有交叉，会在不同卷设有少量同名条目。例如《药物化学》《天然药物化学》都设有"青蒿素"条目。其释文会根据不同学科的视角不同各有侧重。

　　四、条目标题上方加注汉语拼音，条目标题后附相应的外文。例如：

xiāndǎo huàhéwù
先导化合物（lead compounds）

　　五、本卷条目按学科知识体系顺序排列。为便于读者了解学科概貌，卷首条目分类目录中条目标题按阶梯式排列，例如：

化学药物 ……………………………………………………………………………
　抗生素 …………………………………………………………………………
　　β-内酰胺类抗生素………………………………………………………………
　　　青霉素类药物 ……………………………………………………………
　　　　耐酸半合成青霉素 …………………………………………………
　　　　耐酶半合成青霉素 …………………………………………………
　　　　　苯唑西林 ……………………………………………………………
　　　　广谱半合成青霉素 …………………………………………………
　　　　　阿莫西林 ……………………………………………………………
　　　头孢菌素类药物 ……………………………………………………………

　　六、各学科都有一篇介绍本学科的概观性条目，一般作为本学科卷的首条。介绍学科大类的概观性条目，列在本大类中基础性学科卷的学科概观性条目之前。

　　七、条目之中设立参见系统，体现相关条目内容的联系。一个条目的内容涉及其他条目，需要其他条目的释文作为补充的，设为"参见"。所参见的本卷条目的标题在本条目释文中出现的，用蓝色楷体字印刷；所参见的本卷条目的标题未在本条目释文中出现的，在括号内用蓝色楷体字印刷该标题，另加"见"字；参见其他卷条目的，注明参见条所属学科卷名，如"参见□□□卷"或"参见□□□卷□□□□"。

八、《全书》医学名词以全国科学技术名词审定委员会审定公布的为标准。同一概念或疾病在不同学科有不同命名的，以主科所定名词为准。字数较多，释文中拟用简称的名词，每个条目中第一次出现时使用全称，并括注简称，例如：中华人民共和国药典（简称中国药典）。个别众所周知的名词直接使用简称、缩写，例如：B超。药物名称参照《中华人民共和国药典》2020年版和《国家基本药物目录》2018年版。

九、《全书》量和单位的使用以国家标准GB 3100—1993《国际单位制及其应用》、GB/T 3101—1993《有关量、单位和符号的一般原则》及GB/T 3102系列国家标准为准。援引古籍或外文时维持原有单位不变。必要时括注与法定计量单位的换算。

十、《全书》数字用法以国家标准GB/T 15835—2011《出版物上数字用法》为准。

十一、正文之后设有内容索引和条目标题索引。内容索引供读者按照汉语拼音字母顺序查检条目和条目之中隐含的知识主题。条目标题索引分为条目标题汉字笔画索引和条目外文标题索引，条目标题汉字笔画索引供读者按照汉字笔画顺序查检条目，条目外文标题索引供读者按照外文字母顺序查检条目。

十二、部分学科卷根据需要设有附录，列载本学科有关的重要文献资料。

目　录

药物化学 ……………………………… 1

药物分子特性 ………………………… 6

　药物分子结构特性 ………………… 7

　　药效基团 ………………………… 7

　　药动基团 ………………………… 8

　　毒性基团 ………………………… 8

　　　药物警戒结构 ………………… 8

　　药物立体异构 …………………… 8

　　　手性药物 ……………………… 9

　　药效构象 ………………………… 10

　药物分子药动学特性 ……………… 10

　　药物分子体内被动转运 ………… 11

　　药物分子体内主动转运 ………… 12

　　药物分子首过效应 ……………… 12

　　药物分子肝肠循环 ……………… 12

成药性 ………………………………… 13

　药物理化性质 ……………………… 13

　　药物分子溶解度 ………………… 14

　　药物分子脂溶性 ………………… 14

　　　药物脂水分配系数 …………… 15

　　药物分子解离度 ………………… 15

　　药物分子量 ……………………… 16

　　药物分子晶型 …………………… 16

　　药物分子化学稳定性 …………… 16

　药物体内生物化学性质 …………… 16

　　药物分子透膜性 ………………… 17

　　药物分子与转运蛋白结合 ……… 17

　　药物分子与血浆蛋白结合 ……… 18

　药物体内药动学性质 ……………… 18

　　药物血药浓度–时间曲线 ……… 19

　　药物生物利用度 ………………… 19

　　药物表观分布容积 ……………… 19

　　药物与血浆蛋白结合率 ………… 20

　　药物体内清除率 ………………… 20

　　药物生物半衰期 ………………… 20

药物分子体内生物转化 ……………… 20

　药物分子体内生物转化代谢酶 …… 21

　　细胞色素 P450 酶系 …………… 21

　　还原酶系 ………………………… 22

　　过氧化物酶 ……………………… 23

　　单加氧酶 ………………………… 24

　　水解酶 …………………………… 24

　药物分子结构 I 相生物转化 ……… 25

　　药物分子氧化反应 ……………… 25

　　药物分子还原反应 ……………… 26

　　药物分子脱卤素反应 …………… 26

　　药物分子水解反应 ……………… 26

　药物分子结构 II 相生物转化 ……… 26

　　药物分子与葡萄糖醛酸结合 …… 27

　　药物分子与硫酸酯结合 ………… 28

　　药物分子与氨基酸结合 ………… 29

　　药物分子与谷胱甘肽结合 ……… 29

　　药物分子乙酰化结合 …………… 29

　　药物分子甲基化结合 …………… 31

药物分子毒副作用 …………………… 31

　药物分子靶标毒性 ………………… 32

　药物分子脱靶效应 ………………… 32

　药物分子活性代谢产物 …………… 32

　药物分子氧化应激 ………………… 33

　药物分子诱导细胞色素 P450 …… 33

　药物分子抑制细胞色素 P450 …… 34

　药物分子阻滞 hERG 通道 ……… 34

创新药物研究 ………………………… 35

　类药分子 …………………………… 35

　苗头化合物 ………………………… 36

　　苗头化合物优化 ………………… 36

　先导化合物 ………………………… 37

　　天然资源来源先导化合物 ……… 37

　　现有药物来源先导化合物 ……… 38

　　　现有药物优势结构 …………… 39

现有药物代谢产物来源先导化合物 …………… 39

现有突破性药物来源先导化合物 …………… 39

药物重定位 ……………………………………… 40

内源活性物质来源先导化合物 …………………… 41

组合化学来源先导化合物 ………………………… 41

高通量筛选来源先导化合物 ……………………… 41

先导化合物优化 …………………………………… 42

药物活性筛选 ………………………………………… 42

化合物样品库 ……………………………………… 43

高通量药物筛选 …………………………………… 43

高内涵药物筛选 …………………………………… 44

成药性优化 …………………………………………… 45

化学结构修饰法成药性优化 ……………………… 45

类药性预测评价 …………………………………… 46

成药五规则 ……………………………………… 47

药物的定量结构-性质关系 ……………………… 47

基于理化性质的成药性优化 ……………………… 48

基于 ADMET 性质的成药性优化 ………………… 48

候选药物 ……………………………………………… 49

创新药物临床研究 …………………………………… 50

模仿新药 ……………………………………………… 50

同类最优新药 ………………………………………… 51

同类首创新药 ………………………………………… 51

新化学实体 …………………………………………… 52

药物设计 ……………………………………………… 52

药物分子作用靶标 …………………………………… 53

受体 ………………………………………………… 53

受体激动剂 ……………………………………… 54

受体阻断剂 ……………………………………… 54

酶 …………………………………………………… 55

酶抑制剂 ………………………………………… 56

可逆性酶抑制剂 ……………………………… 57

竞争性酶抑制剂 …………………………… 59

非竞争性酶抑制剂 ………………………… 61

反竞争性酶抑制剂 ………………………… 61

不可逆性酶抑制剂 ………………………………… 61

离子通道 ……………………………………………… 64

离子通道开放剂 …………………………………… 66

离子通道阻滞剂 …………………………………… 67

核酸 …………………………………………………… 67

反义药物 …………………………………………… 68

DNA 嵌入剂 ……………………………………… 68

小干扰 RNA ……………………………………… 69

药物靶标验证 ………………………………………… 69

药物与靶标相互作用 ………………………………… 69

药物与靶标共价键结合 …………………………… 70

药物与靶标非共价键相互作用 …………………… 71

药物与靶标的静电作用 ………………………… 72

药物与靶标的氢键作用 ………………………… 72

药物与靶标的疏水作用 ………………………… 73

药物与靶标的范德华力作用 …………………… 73

药物与靶标的电荷转移作用 …………………… 74

药物与靶标的分子识别机制 ………………………… 74

结构生物学技术 …………………………………… 75

基于化学结构的药物设计 …………………………… 75

药物构效关系 ……………………………………… 76

同系原理设计法 …………………………………… 76

前体药物 …………………………………………… 76

生物前体药物 …………………………………… 77

氧化活化机制前体药物 ………………………… 78

还原活化机制前体药物 ………………………… 79

消除活化机制前体药物 ………………………… 80

靶向前体药物 …………………………………… 80

主动靶向前体药物 ……………………………… 82

被动靶向前体药物 ……………………………… 82

软药 ………………………………………………… 83

多靶标药物 ………………………………………… 86

多药单靶标药物 ………………………………… 86

多药多靶标药物 ………………………………… 87

单药多靶标药物 ………………………………… 87

生物电子等排体 …………………………… 88
　经典生物电子等排体 …………………… 89
　非经典生物电子等排体 ………………… 90
　　药物构象限制 ………………………… 92
　　环肽 …………………………………… 93
　　基团反转 ……………………………… 93
拟肽药物 …………………………………… 93
分子杂合原理 ……………………………… 94
　孪药 ……………………………………… 95
组合化学技术 ……………………………… 96
　多肽组合库合成技术 …………………… 97
　　固相组合化学合成技术 ……………… 98
　　液相组合化学合成技术 ……………… 99
　动态组合化学技术 ……………………… 100
基于靶标结构的药物设计 ………………… 100
　靶蛋白结构预测 ………………………… 101
　　同源模建法 …………………………… 101
　　折叠识别法 …………………………… 102
　　从头预测法 …………………………… 103
　活性位点分析 …………………………… 103
　分子对接 ………………………………… 104
　　反向分子对接 ………………………… 104
　计算机虚拟筛选 ………………………… 105
　全新药物设计 …………………………… 105
　基于片段的药物设计 …………………… 106
基于配体结构的药物设计 ………………… 106
　定量构效关系 …………………………… 107
　　二维定量构效关系 …………………… 107
　　　汉斯分析 …………………………… 108
　　　托普利斯决策树 …………………… 109
　　三维定量构效关系 …………………… 109
　药效团模型 ……………………………… 110
　骨架迁越 ………………………………… 111
计算机辅助药物设计 ……………………… 111
药物合成 …………………………………… 112

药物合成路线设计 ………………………… 113
　药物分子逆合成分析 …………………… 113
　　药物分子切断 ………………………… 115
　　药物分子合成子 ……………………… 115
　　药物分子合成等价物 ………………… 116
　药物合成模拟类推法 …………………… 116
　手性药物合成路线设计 ………………… 118
　　手性药物普通合成方法 ……………… 118
　　　手性药物对映体拆分方法 ………… 118
　　　　手性药物结晶拆分法 …………… 119
　　　　手性药物复合拆分法 …………… 120
　　　　手性药物包合拆分法 …………… 121
　　　　手性药物动力学拆分法 ………… 123
　　　　手性药物色谱拆分法 …………… 125
　　　　手性药物半量拆分法 …………… 125
　　　手性药物手性源合成方法 ………… 127
　　　　手性药物手性源来源 …………… 128
　　　手性药物不对称合成方法 ………… 130
　　　　手性药物合成底物控制方法 …… 131
　　　　手性药物合成辅剂控制方法 …… 132
　　　　手性药物合成试剂控制方法 …… 133
　　　　手性药物合成催化控制方法 …… 135
　药物分子合成权宜路线 ………………… 136
　药物分子合成优化路线 ………………… 136
药物合成路线选择 ………………………… 137
　药物合成路线评价指标 ………………… 137
　药物汇聚式合成路线 …………………… 139
　药物合成中的原子经济性 ……………… 139
　　药物合成路线的原子利用率 ………… 140
化学制药工艺 ……………………………… 140
　化学药物实验室制备工艺 ……………… 142
　化学药物中试放大 ……………………… 142
　化学药物工业化生产 …………………… 142
　　化学制药生产设备 …………………… 143
　　　化学制药反应设备 ………………… 144

化学制药搅拌设备 …………………… 145

化学制药分离设备 …………………… 146

化学制药仪器仪表 …………………… 146

化学药物生产工艺验证 ………………… 147

药物活性成分 …………………………… 148

药物主控档案 …………………………… 148

化学制药工艺优化 ……………………… 148

化学制药反应物料选择 ………………… 149

化学制药反应试剂选择 ………………… 150

化学制药催化剂选择 …………………… 151

化学制药酸碱催化剂选择 …………… 151

化学制药金属催化剂选择 …………… 152

化学制药相转移催化剂选择 ………… 152

化学制药催化氢化催化剂选择 ……… 153

化学制药反应溶剂选择 ………………… 153

化学制药反应条件优化 ………………… 155

化学制药反应配料比优化 ……………… 156

化学制药反应浓度优化 ………………… 157

化学制药反应加料顺序优化 …………… 157

化学制药反应投料方法优化 …………… 157

化学制药反应温度优化 ………………… 158

化学制药反应时间优化 ………………… 158

化学制药反应压力优化 ………………… 159

化学制药反应搅拌方式优化 …………… 159

化学制药反应后处理方法 ……………… 160

化学制药反应后淬灭方法 ……………… 160

化学制药反应后萃取方法 ……………… 161

化学制药反应后除去金属及金属离子方法 … 161

化学制药反应后催化剂后处理方法 …… 162

化学制药反应后浓缩方法 ……………… 162

化学制药反应后溶剂替换方法 ………… 162

化学制药产物纯化精制方法 …………… 163

化学制药产物蒸馏纯化精制方法 ……… 164

化学制药产物柱层析纯化精制方法 …… 164

化学制药产物打浆纯化精制方法 ……… 165

化学制药产物重结晶纯化精制方法 …………… 165

化学制药产物干燥纯化精制方法 …………… 166

化学制药工艺实验设计 …………………… 167

化学制药工艺正交设计 ………………… 168

化学制药工艺均匀设计 ………………… 168

化学制药工艺析因分析 ………………… 169

绿色制药工艺 …………………………… 169

制药生产质量管理 ……………………… 170

原料药生产质量管理 …………………… 171

无菌原料药生产质量管理 ……………… 172

非无菌原料药生产质量管理 …………… 172

药品质量标准 …………………………… 172

药品生产工艺规程 ……………………… 173

制药生产物料衡算 ……………………… 173

制药生产工艺流程图 …………………… 174

制药工艺过程控制 ……………………… 175

制药工艺过程在线分析 ………………… 176

制药安全生产 …………………………… 176

制药安全生产设计 ……………………… 178

制药生产环境保护 ……………………… 178

制药原辅材料循环套用 ………………… 180

制药生产三废处理 ……………………… 180

制药废水处理 …………………………… 181

制药废气处理 …………………………… 181

制药废渣处理 …………………………… 182

化学药物 ………………………………… 183

抗生素 …………………………………… 183

β-内酰胺类抗生素 ……………………… 184

青霉素类药物 …………………………… 185

耐酸半合成青霉素 ……………………… 187

耐酶半合成青霉素 ……………………… 187

苯唑西林 ………………………………… 187

广谱半合成青霉素 ……………………… 189

阿莫西林 ………………………………… 189

头孢菌素类药物 ………………………… 189

头孢氨苄 …………………………… 196

头孢噻肟 …………………………… 197

非经典 β-内酰胺类抗生素 ………… 197

β-内酰胺酶抑制剂 ………………… 198

克拉维酸 ………………………… 199

舒巴坦 …………………………… 199

亚胺培南 ………………………… 200

氨曲南 …………………………… 200

大环内酯类抗生素 ………………… 200

红霉素 …………………………… 202

阿奇霉素 ………………………… 203

氨基糖苷类抗生素 ………………… 203

阿米卡星 ………………………… 206

四环素类抗生素 …………………… 206

四环素 …………………………… 206

合成抗菌药 …………………………… 208

喹诺酮类抗菌药 …………………… 209

诺氟沙星 ………………………… 212

磺胺类抗菌药 ……………………… 213

磺胺甲噁唑 ……………………… 215

抗菌增效剂 ………………………… 216

甲氧苄啶 ………………………… 216

抗结核药 ……………………………… 216

抗结核抗生素 ……………………… 216

利福平 …………………………… 219

合成抗结核药物 …………………… 219

异烟肼 …………………………… 221

乙胺丁醇 ………………………… 222

抗真菌药 ……………………………… 222

唑类抗真菌药物 …………………… 223

克霉唑 …………………………… 223

氟康唑 …………………………… 224

非唑类抗真菌药物 ………………… 225

抗病毒药物 …………………………… 225

抗非逆转录病毒药物 ……………… 227

奥司他韦 ………………………… 227

阿昔洛韦 ………………………… 229

利巴韦林 ………………………… 231

抗艾滋病药物 ……………………… 232

齐多夫定 ………………………… 235

沙奎那韦 ………………………… 236

其他抗感染药 ………………………… 236

甲硝唑 …………………………… 237

抗寄生虫药 …………………………… 238

阿苯达唑 ………………………… 240

吡喹酮 …………………………… 240

奎宁 ……………………………… 241

氯喹 ……………………………… 243

青蒿素 …………………………… 243

抗肿瘤药 ……………………………… 244

烷化剂 ……………………………… 244

氮芥 ……………………………… 246

卡莫司汀 ………………………… 248

顺铂 ……………………………… 248

抗代谢药物 ………………………… 249

氟尿嘧啶 ………………………… 252

阿糖胞苷 ………………………… 252

巯嘌呤 …………………………… 253

甲氨蝶呤 ………………………… 254

抗肿瘤抗生素 ……………………… 254

多柔比星 ………………………… 256

抗肿瘤植物药有效成分 …………… 258

羟喜树碱 ………………………… 262

长春碱 …………………………… 263

紫杉醇 …………………………… 263

基于肿瘤生物学机制的药物 ……… 263

分子靶向抗肿瘤药 ………………… 264

伊马替尼 ………………………… 267

激素水平调控抗肿瘤药物 ………… 269

镇静催眠药 …………………………… 269

苯二氮䓬类镇静催眠药 …………………… 271

地西泮 …………………………… 271

非苯二氮䓬类镇静催眠药 ………………… 275

唑吡坦 …………………………… 275

抗焦虑药 ………………………………… 276

抗癫痫药 ………………………………… 277

巴比妥类抗癫痫药 ……………………… 277

乙内酰脲类抗癫痫药 …………………… 278

苯妥英钠 ………………………… 279

二苯并氮杂䓬类抗癫痫药 ……………… 280

卡马西平 ………………………… 280

脂肪羧酸类抗癫痫药 …………………… 281

γ-氨基丁酸类似物类抗癫痫药 ………… 282

其他类抗癫痫药 ………………………… 282

抗精神失常药 …………………………… 282

盐酸氯丙嗪 ……………………… 287

氯普噻吨 ………………………… 288

氟哌啶醇 ………………………… 289

氯氮平 …………………………… 289

舒必利 …………………………… 290

抗抑郁症药 ……………………………… 291

丙咪嗪 …………………………… 294

氟西汀 …………………………… 295

神经退行性疾病治疗药 ………………… 296

抗帕金森病药 …………………………… 296

左旋多巴 ………………………… 297

罗匹尼罗 ………………………… 298

抗阿尔茨海默病药 ……………………… 298

多奈哌齐 ………………………… 299

盐酸美金刚 ……………………… 300

镇痛药 …………………………………… 301

吗啡 ……………………………… 301

半合成镇痛药 …………………………… 302

合成镇痛药 ……………………………… 304

喷他佐辛 ………………………… 307

哌替啶 …………………………… 307

拟胆碱药 ………………………………… 308

胆碱受体激动剂 ………………………… 308

毛果芸香碱 ……………………… 309

乙酰胆碱酯酶抑制剂 …………………… 310

溴新斯的明 ……………………… 310

抗胆碱药 ………………………………… 311

生物碱类 M 受体阻断剂 ……………… 311

阿托品 …………………………… 313

合成 M 受体阻断剂 …………………… 314

苯海索 …………………………… 315

N 受体阻断剂 …………………………… 316

苯磺顺阿曲库铵 ………………… 316

中枢性肌松药 …………………………… 316

肾上腺素受体激动剂 …………………… 318

肾上腺素 ………………………… 321

多巴酚丁胺 ……………………… 322

沙丁胺醇 ………………………… 323

肾上腺素受体阻断剂 …………………… 323

哌唑嗪 …………………………… 323

普萘洛尔 ………………………… 327

抗心律失常药 …………………………… 327

奎尼丁 …………………………… 327

普罗帕酮 ………………………… 329

胺碘酮 …………………………… 330

抗心力衰竭药 …………………………… 331

地高辛 …………………………… 333

抗心绞痛药 ……………………………… 333

硝酸甘油 ………………………… 335

抗高血压药 ……………………………… 335

作用于神经末梢的药物 ………………… 336

血管扩张药 ……………………………… 337

血管紧张素转换酶抑制剂 ……………… 338

卡托普利 ………………………… 340

依那普利 ………………………… 340

血管紧张素Ⅱ受体阻断剂 …………………… 341
　　氯沙坦 ……………………………………… 341
钙离子通道阻滞剂 ………………………… 343
　　硝苯地平 …………………………………… 347
　　氨氯地平 …………………………………… 348
　　维拉帕米 …………………………………… 348
　　地尔硫䓬 …………………………………… 349
调血脂药 …………………………………… 350
羟甲戊二酰辅酶 A 还原酶抑制剂 ………… 350
　　洛伐他汀 …………………………………… 352
　　氟伐他汀 …………………………………… 354
胆汁酸螯合剂 ……………………………… 354
胆固醇吸收抑制剂 ………………………… 355
苯氧乙酸类降血脂药 ……………………… 355
　　吉非罗齐 …………………………………… 356
烟酸类降血脂药 …………………………… 356
微粒体三酰甘油转运蛋白抑制剂 ………… 356
抗血栓药 …………………………………… 357
抗血小板药 ………………………………… 358
　　氯吡格雷 …………………………………… 359
抗凝药 ……………………………………… 359
　　华法林 …………………………………… 359
利尿药 ……………………………………… 361
碳酸酐酶抑制剂 …………………………… 361
Na$^+$-Cl$^-$协转运抑制剂 ……………………… 361
　　氢氯噻嗪 …………………………………… 362
Na$^+$-K$^+$-2Cl$^-$协转运抑制剂 ……………… 363
　　呋塞米 …………………………………… 363
阻断肾小管上皮 Na$^+$ 通道药物 ………… 364
盐皮质激素受体阻断剂 …………………… 364
良性前列腺增生治疗药物 ………………… 365
抗尿失禁药物 ……………………………… 365
勃起功能障碍治疗药物 …………………… 365
平喘药 ……………………………………… 366
　　孟鲁司特 …………………………………… 367

镇咳祛痰药 ………………………………… 370
抗溃疡药 …………………………………… 370
组胺 H$_2$ 受体阻断剂 ……………………… 370
　　西咪替丁 …………………………………… 370
质子泵抑制剂 ……………………………… 373
　　奥美拉唑 …………………………………… 373
胃动力药 …………………………………… 375
　　多潘立酮 …………………………………… 376
　　莫沙必利 …………………………………… 378
镇吐药 ……………………………………… 378
　　昂丹司琼 …………………………………… 379
　　阿瑞匹坦 …………………………………… 380
解热镇痛药 ………………………………… 380
　　阿司匹林 …………………………………… 381
　　对乙酰氨基酚 …………………………… 382
非甾体抗炎药 ……………………………… 383
3,5-吡唑烷二酮类非甾体抗炎药 ………… 385
邻氨基苯甲酸类非甾体抗炎药 …………… 385
芳基烷酸类非甾体抗炎药 ………………… 387
　　吲哚美辛 …………………………………… 389
　　布洛芬 …………………………………… 389
　　萘普生 …………………………………… 390
1,2-苯并噻嗪类非甾体抗炎药 …………… 390
　　美洛昔康 …………………………………… 391
选择性环氧合酶 2 抑制剂 ………………… 392
　　塞来昔布 …………………………………… 393
抗痛风药 …………………………………… 394
　　别嘌醇 …………………………………… 396
抗变态反应药 ……………………………… 396
经典的 H$_1$ 受体阻断剂 …………………… 397
　　氯苯那敏 …………………………………… 397
非镇静 H$_1$ 受体阻断剂 …………………… 399
　　氯雷他定 …………………………………… 401
　　西替利嗪 …………………………………… 401
　　非索非那定 …………………………………… 402

局部麻醉药 …………………………… 403

　普鲁卡因 ………………………… 403

　利多卡因 ………………………… 405

甾体激素类药 ………………………… 405

　肾上腺皮质激素药物 …………… 407

　　氢化可的松 …………………… 408

　　醋酸地塞米松 ………………… 410

　甾体雌激素药物 ………………… 411

　　雌二醇 ………………………… 412

　非甾体雌激素药物 ……………… 413

　　己烯雌酚 ……………………… 413

　　他莫昔芬 ……………………… 414

　雄激素类药物 …………………… 415

　　丙酸睾酮 ……………………… 416

　蛋白同化激素类药物 …………… 416

　　苯丙酸诺龙 …………………… 416

　抗雄激素药物 …………………… 417

　孕激素药物 ……………………… 417

　　醋酸甲羟孕酮 ………………… 419

　甾体避孕药物 …………………… 419

　　炔诺酮 ………………………… 419

　孕激素受体阻断剂 ……………… 420

降血糖药物 …………………………… 422

　胰岛素 …………………………… 422

　胰岛素分泌促进剂 ……………… 423

　　格列本脲 ……………………… 426

　　瑞格列奈 ……………………… 427

　胰岛素增敏剂 …………………… 427

　　二甲双胍 ……………………… 427

α-葡萄糖苷酶抑制剂 ……………… 428

二肽基肽酶-4 抑制剂 ……………… 428

　西格列汀 ………………………… 429

钠-葡萄糖协同转运蛋白 2 抑制剂 … 430

骨质疏松治疗药 ……………………… 430

　骨吸收抑制剂 …………………… 431

　　阿仑膦酸 ……………………… 432

　骨形成促进剂 …………………… 432

维生素 ………………………………… 434

　脂溶性维生素 …………………… 435

　　维生素 A 类 …………………… 435

　　　维生素 A 醋酸酯 …………… 436

　　维生素 D 类 …………………… 438

　　　维生素 D_3 ………………… 439

　　维生素 E 类 …………………… 440

　　　维生素 E 醋酸酯 …………… 441

　　维生素 K 类 …………………… 443

　　　维生素 K_3 ………………… 444

　水溶性维生素 …………………… 445

　　维生素 B 类 …………………… 445

　　　维生素 B_1 ………………… 447

　　维生素 C 类 …………………… 448

　　　维生素 C ……………………… 448

　　叶酸 …………………………… 450

索引 …………………………………… 453

条目标题汉字笔画索引 ……………… 453

条目外文标题索引 …………………… 463

内容索引 ……………………………… 473

yàowù huàxué

药物化学（medicinal chemistry） 研究有关生物活性物质的发明、发现、设计、鉴别及制备与代谢，解释它们在分子水平上的作用机制以及构建其结构与活性之间关系的学科。药物化学的研究内容是化学药物，化学药物是具有生物活性的化合物，它们是一类既具有药物功效，又有确切化学结构的物质。截至2022年底，化学药物是临床应用中的主要药物。

简史 药物化学的发展历史约可以分为4个主要时期。

药物发现时期 19～20世纪初是以天然活性物质和简单合成化合物为主的药物发现时期。药物化学起源于19世纪，在19世纪之前，药学是一门经验学科。这一时期出现了大批的药物，大部分是从植物中提取制得，主要是用水或乙醇（酒精）提取制得的酊剂、膏药、汤药或浸膏，还有一些矿物质，有些药物具有一定的疗效。19世纪初，由于化学学科的发展，人们开始探索有效植物中存在的有活性作用的内在物质。特别是1809年法国药师查尔斯-路易斯·卡德特·盖司考特（Charles-Louis Cadet Gassicourt）在 *Bulletin de Pharmacies* 创刊号上提出，必须停止使用复合物作为药物，应改用纯物质。人类已不满足于应用天然植物治疗疾病，希望从中发现具有治疗作用的活性成分。研究的重点是从已在临床上应用的植物、矿物中提取和分离有效成分，并确定其化学结构。

1815年开始，人们从植物中分离出多个活性化学成分。吗啡可能是人们分离得到的第一个有生物活性的天然产物，德国青年药师赛德纳（Friedrich Sertürner）分别于1803年和1805年分离得到吗啡，但一直到1817年才明确报道纯品吗啡的分离，且直到1925年才确定吗啡的结构。1817年法国药剂师佩尔蒂埃（Pierre Joseph Pelletier）和医生马让迪（Francois Magendie）合作，从吐根中分离出第一个生物碱，命名吐根碱。同年，佩尔蒂埃和卡文图（Joseph Bienayme Caven-tou）从马钱子中分离得到神经系统兴奋剂士的宁。1820年，他们又从金鸡纳植物中分离得到有效成分奎宁和辛可宁，随后佩尔蒂埃和卡文图开创了奎宁的工业化生产，并将其作为解热药和抗疟药用于临床。1819年德国化学家弗里德里希·费迪南·龙格（Friedlieb Ferdinand Runge）从咖啡豆中分离得到咖啡因；1820年法国药剂师佩尔蒂埃和卡文图从秋水仙中分离得到秋水仙碱；1833年德国药剂师米恩（H. F. Mein）从颠茄等茄科植物中分离得到阿托品，阿托品是被广泛用于解除平滑肌痉挛的抗胆碱药，1901年由德国化学家理查德·威斯塔特（Richard Willstätter）首次合成得到；根据南美土著人有咀嚼古柯树叶的习惯，1855年德国化学家盖德克（Friedrich Gaedcke）从古柯树叶中分离得到可卡因，后发现可卡因具有局部麻醉作用，并在此基础上研究发现了普鲁卡因、利多卡因等；根据中国的《本草纲目》记载，1887年从中药麻黄中分离和确定了有效成分麻黄碱的化学结构等。这些活性成分的分离和确定，说明了天然药物中所含的化学物质是天然药物产生治疗作用的物质基础，不仅为临床应用提供了准确适用的药品，也为药物化学的发展创立了良好的开端。

19世纪中期以后，化学工业特别是染料化工、煤化工等的发展，为人们提供了更多的化学物质和原料，人们开始对众多的有机合成化学的中间体、产物等进行药理活性研究。有机合成技术的发展，使人们由简单的化工原料合成药物成为可能。1847年美国牙科医生摩顿（William T. G. Morton）首次通过吸入乙醚方法进行外科手术，乙醚作为全身麻醉药使用。同年，苏格兰医生詹姆斯·辛普森（James Simpson）在临床手术中使用三氯甲烷作为全身麻醉药。1869年德国药理学家奥斯卡·利布莱希（Oscar Liebreich）首次报道了水合氯醛的镇静作用，水合氯醛易于合成得到，因而被广泛用作镇静催眠药物。这些药品的成功应用，促进了制药工业的发展。制药工业开始大量合成和制备化学药物并进行大规模工业生产是在19世纪末和20世纪初期，人们开始合成一些简单的化学药物，如水杨酸和阿司匹林、苯佐卡因等。药物化学的研究开始由对天然产物的研究转入对人工合成品的研究。

阿司匹林的研究始于水杨酸的研究，从柳树皮中提取得到的水杨酸具有抗炎、解热和镇痛作用，1853年法国化学家查尔斯（Charles Frédéric Gerhardt）首次合成得到乙酰水杨酸。1897年德国拜耳（Bayer）公司开始进行乙酰水杨酸的药理研究，1899年拜耳公司将乙酰水杨酸命名为阿司匹林并推入临床应用。20世纪70年代英国药理学家维恩（John Vane）通过研究阐明阿司匹林通过抑制环氧化酶，从而抑制前列腺素和血栓烷的产生，不仅可用于炎症的治疗，还可预防脑卒中和冠心病的发作。1982年维恩据此获得诺贝尔生理学或医学奖。到21世纪10年代，阿司匹林的使用已有110多年的历史，预估每年的消费量在4万吨左右，成为全球使用量最大的药品之一。

随着天然药物和合成药物数量的增加和广泛应用，药物化学结构的研究促使人们开始思考在药物分子中，哪些组成或基团是有效的必要基团，有类似或简单结构的化合物是否也有效等。在这些思想的指导下，人们开始探索药物的药效基团、作用机制、构效关系和受体的结构等。

药物发展时期　20世纪初到50年代是以合成药物为主的药物发展时期。20世纪初期及以后，药物化学研究的中心转向由多数产生同样药理作用的化合物中寻找产生效应的共同的基本结构。在此基础上总结和应用了药物化学的一些基本原理，如同系原理和异构原理、同型原理、生物电子等排体原理和拼合原理等。利用这些原理改变基本结构上的取代基团或扩大基本结构的范围，得到较多的有效药物。

细菌感染性疾病治疗药物的研究，从19世纪开始一直是医药科学家特别关注的研究领域，直到20世纪30年代才有了重大突破。1932年德国拜耳公司的多马克（Gerhardt Domagk）发现连有磺胺结构的偶氮染料磺胺米柯定有很高的抗菌活性，并将该化合物命名为百浪多息，用于治疗葡萄球菌败血症和链球菌感染，从而开辟了抗菌化学治疗的新时代。1939年多马克因"发现百浪多息的抗菌作用"获得诺贝尔生理学或医学奖。后来，来自法国巴斯德研究所的福诺（Ernest Fourneau）等人研究发现百浪多息在体内经酶的还原裂解生成磺胺

（4-氨基苯磺酰胺）而产生抑菌作用。在此基础上，20世纪30~40年代研究人员在磺胺结构基础上陆续合成了5000多种磺胺类药物，如治疗肺炎的磺胺吡啶，治疗肺炎球菌、脑膜炎球菌、淋球菌和溶血性链球菌感染的磺胺噻唑，治疗脑膜炎球菌、肺炎球菌、淋球菌、溶血性链球菌感染的磺胺嘧啶等，还研发上市了许多强效和长效的磺胺类药物。磺胺类抗菌药的发现为细菌感染性疾病的治疗提供了很好的药物，还给了人们一个重要的启示，即化学合成的小分子化合物可抑制细菌的生长，达到抗菌的目的。1940年英国微生物学家伍兹（Donald Devereux Woods）和费德斯（Paul Fildes）在对磺胺类抗菌药作用机制的研究中发现，磺胺类抗菌药与细菌生长所需的化合物对氨基苯甲酸的结构相似，可竞争性地抑制细菌生长过程中重要酶的活性，使细菌不能生长繁殖，建立了"代谢拮抗"学说。这一学说不仅能阐明一些药物的作用机制，而且为寻找新药开拓了新的途径和方法，此后设计和发现了一些抗肿瘤药、抗病毒药、抗疟药、利尿药、防腐剂等。从磺胺类抗菌药的副作用出发，还研发出了磺酰脲类降血糖药及磺胺类利尿药物。

20世纪30年代的另一个重大发现是抗生素的治疗应用。1928年苏格兰科学家亚历山大·弗莱明（Alexander Fleming）发现青霉菌的分泌物能杀死细菌，命名该物质为青霉素。1929年，弗莱明发表了他的研究成果，遗憾的是，此论文一直没有受到科学界的重视。第二次世界大战时，战场上巨大的伤亡促使牛津大学的医学家霍华德·沃尔特·弗洛里

（Howard Walter Florey）和欧内斯特·鲍里斯·钱恩（Ernst Boris Chain）开始对青霉素重新进行研究，证实了青霉素对链球菌、白喉杆菌等多种细菌感染的疗效，并证实青霉素之所以能既杀死病菌，又不损害人体细胞，在于青霉素所含的青霉烷能使病菌细胞壁的合成发生障碍，导致病菌裂解死亡，人和动物的细胞则没有细胞壁。1941年和1942年分别将青霉素用于临床，取得很好的结果。随后，他们对青霉素的分离、纯化和大规模制备进行了研究，使青霉素的临床应用成为可能。弗莱明、弗洛里和钱恩因"发现青霉素及其临床效用"获得1945年诺贝尔生理学或医学奖。1945年，英国化学家霍奇金（Dorothy Crowfoot Hodgkin）用X线衍射法确定了青霉素的分子结构，1964年获得诺贝尔化学奖。青霉素化学结构的确定推动了青霉素的全合成，并在此基础上研究开发了半合成青霉素类药物，如广谱的、可口服的半合成青霉素药物阿莫西林、耐酶的苯唑西林等。青霉素研究取得成功，带动了同样具有β-内酰胺结构的头孢菌素类药物的研究。头孢菌素类和青霉素类同属β-内酰胺类抗生素，不同的是头孢菌素类的母核是7-氨基头孢烷酸（7-ACA），青霉素的母核则是6-氨基青霉烷酸，这一结构上的差异使头孢菌素能耐受青霉素酶。21世纪初期已有4代头孢菌素类药物上市。

青霉素的出现促使人们开始从真菌与其他微生物中分离和寻找其他抗生素。1943年美国科学家瓦克斯曼（Selman A. Waksman）从灰色链霉菌（*Streptomyces griseus*）分离得到第一个氨基糖苷类抗生素链霉素，链霉素有抗

结核杆菌的特效作用，从此肆虐人类几千年的结核杆菌有了克星。瓦克斯曼也因"发现第一个治疗结核杆菌病的链霉素"获得 1952 年的诺贝尔生理学或医学奖。1947 年，美国科学家戴维（David Gottlieb）发现了氯霉素。1945 年美国氰胺公司科学家达格尔（Benjamin Minge Duggar）等人发现金霉素，金霉素及以后发现的土霉素和四环素发展起半合成四环素类抗生素。1949 年美国礼来公司 J. M. McGuire 领导的团队从菲律宾土壤样品中分离得到第一个大环内酯类抗生素红霉素，于 1952 年上市。20 世纪 80 年代，10 多个红霉素的半合成药物，如克拉霉素、阿奇霉素先后上市。

内源性活性物质的研究与使用始于 19 世纪，但真正取得进展是在 20 世纪 30 年代，这有赖于分离手段及结构阐明方法的发展。维生素是许多酶的辅酶，是参与生理反应的催化物质，由于其化学结构的保守性，一直主要使用它们的原型物质，很少有它们的结构类似物及衍生的新化合物。19 世纪后期人们开始研究胰岛素，1921 年加拿大科学家弗雷德里克·格兰特·班廷（Frederick Grant Banting）带领他的青年学生查尔斯·赫伯特·贝斯特（Charles Herbert Best）首先发现胰岛素，并在多伦多大学生理学家约翰·詹姆斯·理查德·麦克劳德（John James Richard Mac-Leod）的实验室中分离得到胰岛素。1922 年胰岛素治疗 14 岁糖尿病患者获得成功，班廷和麦克劳德获得 1923 年诺贝尔生理学或医学奖。胰岛素的应用让糖尿病患者得到治疗，在此基础上也发展了二甲双胍类、磺酰脲类、噻唑烷二酮类、格列奈类等一系列合成降血糖药物。如果说胰岛素是治疗糖尿病的革命，可的松的发现就是验证与治疗关节炎的革命。甾体激素在体内含量极微，早期利用性器官和孕妇尿为原料提取，价格昂贵。20 世纪 50 年代，随着皮质激素抗炎、免疫抑制等作用的发现，60 年代，甾体口服避孕药对皮质激素构效关系的研究使新的高效皮质激素药物代替了天然来源的药物，甾体激素成为一类重要的药物。用薯芋皂苷半合成甾体激素的成功，显示出药物合成的重要性，为甾体激素类药物的发展作出了重要贡献，这类药物几乎已全部用合成法获得。

药物设计时期　20 世纪 50～80 年代是以药理活性评价为指导的药物设计时期。高血压疾病和高脂血症一直是心脑血管的重要疾病。抗高血压药物研究一直是药物化学家的重要任务。1963 年，英国科学家詹姆斯·布莱克（James Black）发现了 β 肾上腺素能受体阻断剂普萘洛尔通过与 β 受体结合，控制心率上升、降低心脏收缩力、减少心肌的需氧量、大大降低血压，从而确定了 β 肾上腺素能受体阻断剂在抗高血压、治疗心律失常和心绞痛的临床应用价值。布莱克由此获得 1988 年诺贝尔生理学或医学奖。1964 年，德国科学家弗雷肯斯坦（Albrecht Fleckenstein）发现了维拉帕米对血管平滑肌的钙离子通道有阻滞作用，可以降低心脏收缩力和心脏耗氧量，成为新的冠状动脉药物。这一发现促使一系列钙离子通道阻滞剂的问世，特别是在对二氢吡啶类钙离子通道阻滞剂进行了比较深入的研究后，发现了一批各具药理特点的钙离子通道阻滞剂，为心脑血管疾病的治疗提供了有效的药物。对钠离子和钾离子通道调控剂的研究，为寻找抗高血压药物、抗心绞痛药物和抗心律失常药物开辟了新途径。

抗肿瘤药物的研究始于 20 世纪 40 年代，芥子气的细胞毒作用引起人们的关注。1942 年耶鲁大学科学家吉尔曼（Alfred Gilman）和古德曼（Louis Goodman）等经过实验研究发现氮芥可治疗霍奇金淋巴瘤、淋巴肉瘤和白血病，开创了通过细胞毒的方法治疗肿瘤的道路。在此基础上发展了一批烷化剂的抗肿瘤药物，如环磷酰胺、卡莫司汀等。20 世纪 50 年代，人们开始通过代谢拮抗的方法研究和发现抗肿瘤药物，美国科学家埃利恩（Gertrude B. Elion）和希金斯（George H. Hitchings）发现嘌呤拮抗物巯嘌呤可以治疗白血病，1957 年美国科学家海德堡（Charles Heidelberger）和杜斯金斯基（Robert Duschinsky）发现了嘧啶类拮抗物氟尿嘧啶可治疗结肠癌、直肠癌、胃癌和乳腺癌、头颈部癌等，1950 年，美国科学家迈耶（Leo M. Meyer）等人发现叶酸类拮抗物甲氨蝶呤可治疗急性白血病、绒毛膜上皮癌等。20 世纪 60～70 年代，人们开始将研究重点转移至从天然产物中发现抗肿瘤药物，如长春碱、喜树碱、紫杉醇以及在此基础上发展起来的半合成天然产物抗肿瘤药物，如长春瑞滨、伊立替康、依托泊苷、多西他赛等。1969 年，美国科学家罗森伯格（Barnett Rosenberg）研究发现顺铂（又称顺氯氨铂）对动物肿瘤有很强的抑制作用，1978 年经美国食品药品管理局批准，顺铂用于治疗睾丸癌和卵巢癌，这引起了药学工作者对金属类配合物抗肿瘤研究的广泛重视。

随着新药研究和发现速度的加快，所合成的新化合物分子数量的增加，人们更加注重对构效关系的总结和研究，希望从中找出某些规律性指导药物的设计和改进现有药物。1964 年，美国科学家汉斯（Corwin Hansch）和日本科学家藤田稔夫（Fujita Minorio）提出了汉施线性多元回归模型，用于化合物的定量构效关系研究。该模型所用的参数大多是由化合物二维结构测得，称为二维定量构效关系。二维定量构效关系的研究和应用加快了新药研究的速度和步伐。1980 年，日本科学家古贺（Hiroshi Koga）在研究喹诺酮类合成抗菌药物时，结合二维定量构效关系的方法，发现了诺氟沙星（即氟哌酸），研究和开发出一大批含氟的喹诺酮类抗菌药。随着生命科学和计算机科学的进展，分子力学和量子化学向药学学科的渗透，X 衍射和核磁共振技术的发展，数据库、分子图形学的应用，新的药物设计和发现的方法不断产生和发展，如基于化学结构的药物设计、基于机制的药物设计、基于靶标结构的药物设计等方法的发展和运用，可根据药物所针对靶点的结构特点进行"量体裁衣"式的设计，增强了药物的靶向性，降低了药物的毒副作用。

合理药物设计时期 20 世纪 80 年代到 21 世纪 10 年代是以疾病生物学机制引导的合理药物设计时期。分子生物学等生命科学的发展，揭示了疾病发生与发展的过程，为人们认识疾病提供了理论基础，也为新药的研究提供了新的方向。通过对胃酸分泌过程的认识，1976 年，英国科学家詹姆斯·布莱克（James Black）带领研究人员采用合理药物设计方法获得组胺 H_2 受体阻断剂西咪替丁，在治疗消化道溃疡领域取得一个重大突破，带动了一批替丁类抗溃疡药物的问世。20 世纪 70 年代人们发现在胃壁细胞上存在的 H^+/K^+-ATP 酶（又称质子泵）可将胃酸从胃壁细胞泵出。1979 年瑞典科学家费莱纽斯（Erik Fellenius）和美国科学家萨克斯（George Sachs）发现了第一个质子泵抑制剂抗溃疡药物奥美拉唑，于 1988 年在欧洲上市，至 21 世纪初已有 10 多个拉唑类质子泵抑制剂抗溃疡药物上市。通过对肾素-血管紧张素-醛固酮系统在血压调节过程中作用的认识，1977 年美国科学家奥丹天（Miguel Ondetti）、鲁宾（Bernard Rubin）和库什曼（David Cushman）报道了第一个血管紧张素转换酶抑制剂抗高血压药物卡托普利，1981 年经美国食品药品管理局批准上市，成为施贵宝公司第一个超 10 亿美元的药物，开创了高血压治疗的新方法，截至 2016 年底已有 10 多个该类抗高血压药物上市。在对肾素-血管紧张素系统进一步研究的基础上，认识到血管紧张素 II 是该系统中的效应分子，因此阻断血管紧张素 II 受体应是抗高血压作用的最直接方法。1986 年美国默克（Merck）公司的约翰（John V. Duncia）等人设计发现了第一个血管紧张素 II 受体阻断剂类抗高血压药物氯沙坦，1995 年经美国食品药品管理局批准上市，短短几年中已发展 7~8 个沙坦类抗高血压药物上市；通过对体内胆固醇生物合成过程的了解，发现通过抑制羟甲戊二酰辅酶 A 可干扰体内胆固醇合成达到降血脂的目的。1976 年日本远藤明（Akira Endo）和黑田正夫（Masao Kuroda）从桔青霉菌（*Penicilliunmcritrinum*）中发现了第一个羟甲戊二酰辅酶 A 还原酶抑制剂化合物，其与后来的降血脂药物美伐他汀，推动全球各大医药公司创制了一批同样作用机制的他汀类降血脂药物。美国科学家布朗（Micheal Brown）和戈德斯坦（Joseph Goldstein）发现他汀类药物可以增加肝细胞对低密度脂蛋白的摄取和利用，显著降低血液中低密度脂蛋白和胆固醇水平，获得 1985 年诺贝尔生理学或医学奖。

随着人类基因组、蛋白质组和生物芯片等的研究深入，大量与疾病相关的基因被发现，这给新药物的设计提供了更多的靶点分子。蛋白激酶是一种磷酸转移酶，通过催化磷酸基团从 ATP 转移到底物蛋白的受体氨基酸上，在调节代谢、基因表达、细胞生长、细胞分裂和细胞分化等方面起关键性作用。1996 年美国科学家布赫丹格（Elisabeth Buchdunger）等人首次报道了蛋白质酪氨酸激酶选择性抑制剂伊马替尼的研究成果，该药物是通过干扰肿瘤细胞信号传导通路，选择性抑制肿瘤细胞的生长，达到抗肿瘤的作用，临床上用于治疗慢性髓细胞样白血病。2001 年伊马替尼被美国食品药品管理局批准上市，带动了一批激酶类抗肿瘤药物的研发，在抗肿瘤药物开发历史上有重要的意义。

中国药物化学发展状况 中国药物化学的发展主要表现在医药工业和新药研究两个方面。中华人民共和国成立初期，中国医药工业的发展战略是以保障人民群众基本医疗用药、满足防病治病需要为主要任务。建国初期利用国产原料生产氯霉素的新工艺居国际领先水平。20 世纪 60 年代，通过对薯芋皂苷资源的综合利用，自主开发生产了青霉素；20世纪70年代经过筛选和培养高产菌株，开发了二步发酵制备维生素C的生产新工艺。20世纪70~80年代研究成功的维生素B₆噁唑法合成新工艺，形成了具有特色的维生素B₆专利生产技术等，这些生产工艺充分体现了中国医药工业的水平，对某些产品的工艺研究已经达到了世界先进水平。

与此同时，中国新药研究工作也受到了国家和行业内的重视，创制了一些重要类型的化学药，例如抗肿瘤药物氮甲、甘磷酰芥、平阳霉素、斑蝥素及其衍生物，三尖杉酯类生物碱等；从生长在中国青藏高原唐古特山莨菪中分离出新生物碱山莨菪碱和樟柳碱分别用于治疗中毒性休克、改善微循环障碍和血管性头痛等；1985年刘嘉森、徐择邻等从石杉属植物千层塔中分离出石杉碱甲，1994年上市用于治疗阿尔茨海默病（早老性痴呆症）。20世纪70年代初，中国中医研究院中药研究所屠呦呦，从晋代中医葛洪所著《肘后备急方》使用青蒿（植物黄花蒿 *Artemisia annua* L.）治疗疟疾的记载"青蒿一握，以水二升渍，绞取汁，尽服之"得到启发，采用低温手段首次从中药黄花蒿中分离得到青蒿素，并确定其结构为含有过氧桥的倍半萜内酯，打破了对抗疟药基本结构的传统认识。1986年青蒿素被批准上市，用于恶性疟的治疗，尤其是对氯喹耐药的脑型疟的治疗。屠呦呦获得了2015年诺贝尔生理学或医学奖，成为中国第一个获得此奖项的科学家。在青蒿素结构的基础上经过结构改造，1979年刘静明等得到双氢青蒿素、李英等获得蒿甲醚，1980年刘旭等

获得青蒿琥酯，并先后被批准上市。1981年谢晶曦等在对五味子有效成分五味子丙素结构改造的过程中，通过结构简化，创制出能降低谷丙转氨酶、治疗肝炎的药物联苯双酯，于1995年上市。张纯贞等设计并成功合成了一个侧链被羟甲基取代、活性优于联苯双酯的新化合物双环醇，2001年被批准上市。中国创新药物的研究形成了基于天然活性成分结构的新药设计和发现的特色。进入21世纪以来，中国加大了对创新药物研究的投入，设立了"重大新药创制"重大科技专项，大力开展创新药物研究，先后有一批具有自主知识产权的创新药物被推出。2000年郭宗儒设计出了选择性环氧酶-2抑制剂非甾体抗炎药艾瑞昔布，并于2011年5月被批准上市；2011年中国批准了浙江贝达药业研发的第一个国产激酶类抗肿瘤药物埃克替尼上市，用于晚期非小细胞肺癌二线治疗；2014年批准了恒瑞医药研发的全球第一个用于晚期胃癌的抗血管生成靶向药物阿帕替尼上市。经过50多年的建设，中国创新药物的研制水平有了较大的提高，药物化学研究也取得了较快的发展，取得了很大的成就，更重要的是在研究中形成了一支成熟的研究队伍，建立了较为完整的科研、教学、生产体系，促进了医药工业的发展，保障了人民建康。

研究内容　药物化学研究的内容既包含着化学内容，需要研究化学药物的化学结构特征、与此相联系的理化性质、稳定性状况以及它们的合成，这一部分内容又称为制药化学（pharmaceutical chemistry）；又涉及生命科学的内容，需要了解药物进入体内

后的生物效应、毒副作用以及药物进入体内的生物转化等化学生物学内容。为了设计、发现及发明新药，要研究和了解药物的构效关系、药物分子在生物体内作用的靶点以及药物与靶点结合的方式，这些内容建立在细胞学及分子生物学的基础上。主要包括3个方面。

新药分子的设计和候选药物分子的优化、成药性研究　不断探索研究和开发新药，这是贯穿整个药物化学发展的最主要的研究内容。新药的研究方法主要包括两个内容，新药分子的设计，以及候选药物分子的优化、成药性研究。新药分子的设计是基于靶点结构的特征、配体的结构特征、具有生物活性的化合物分子（包括天然产物）等，设计和发现先导化合物分子。候选药物分子的优化、成药性研究是根据先导化合物结构及其构效关系，对其进行结构改造、优化和成药性评价，创造出疗效好、毒副作用小的新药。（见药物设计、创新药物研究）

通过药物合成方法和制药工艺的研究，实现药物的产业化　通过研究化学药物的合成原理和路线，采用先进的生产技术选择和设计适合国情的产业化合成工艺，实现药物大规模的工业生产，以及规范化的管理过程。（见药物合成、化学制药工艺、制药生产质量管理）

对药物分子特性的研究　研究各类药物的理化性质、变化规律、杂质来源和体内代谢等，为制定质量标准、剂型设计和临床药学研究提供依据，并指导临床合理用药。（见药物分子特性）

研究方法　药物化学是以实验研究为基础的学科，以化学研

究方法为主，通过有机化学的合成方法实现对所设计的药物分子的合成，通过用多种合成技术结合化学工程技术（如：反应工程、分离工程等）实现对化学药物合成工艺及生产技术的优化。

药物分子的设计和构效关系的研究多采取传统的药物化学分子结构的取代、互换和衍生化方法，自 20 世纪 70 年代以后随着计算机技术的发展，特别是计算机软件、图像学等，加上生物物理的蛋白质单晶 X 衍射技术的发展，计算机作为一种辅助手段用于药物分子的设计，并取得了许多药物发现成功的实例。

药物分子的评价研究多用分子生物学、细胞生物学、药理学、毒理学、药动学的研究方法进行。

同邻近学科的关系 药物化学是多种化学学科和生命科学学科相互渗透的一门综合性学科。在化学学科中，有机化学是其主要研究手段，其中也有一些化学药物是无机化合物或金属配位化合物，所以无机化学也与药物化学有十分密切的关系。分析化学是药物化合物结构解析的基础，是药物分离、含量测定和质量控制的重要手段。物理化学（包括量子化学、X 晶体衍射学等）为药物研究提供了基本原理和方法，促进了药物化学的发展。

在生命科学学科中，生物学科（分子生物学、细胞生物学、基因和蛋白组学等）的研究揭示了潜在的药物作用靶点，为参考其内源性配体或已知活性物质的结构特征、设计新的活性化合物分子提供了重要的信息和研究技术；药理学、毒理学、药动学等为研究化学药物与生物体相互作用的方式，在生物体内吸收、分布和代谢的规律及代谢产物，研

究化学药物的化学结构与生物活性（药理活性）之间的关系（构效关系）、化学结构与活性化合物代谢之间的关系（构代关系）、化学结构与活性化合物毒性之间的关系（构毒关系）等提供了理论和实验帮助；数学、物理学的基本原理为实验结果的统计、建立研究模型提供了基础和手段。

21 世纪初新发展起来的化学生物学，用化学手段揭示生命过程的信号传导，研究生命现象、生命过程的化学基础，为干预和调整疾病发生、发展的途径和机制，以及发现新药提供了必不可少的理论依据，成为促进新药研究的新途径。

有待解决的重要课题 主要有 3 个方面：①药物新靶标的确认和新药物分子的发现。随着医学、人类基因组学、蛋白组学等生命科学的发展，人们对疾病的发生和发展过程将会有越来越多的认识，新的功能蛋白、新的生物标记物、新的生物调控过程将会更多地被挖掘和认识。但如何从这些研究结果中发现和确认新的药物作用靶标，并根据新靶标设计和发现新的先导化合物分子，是对药物化学的新挑战，也是新药发现的新机遇。②药物成药性规律的研究。一个化合物能否成为药物，其评价标准是药物的安全性、有效性。在药物化学发展的早期，比较关注药物的有效性，解决是否有"药"用的问题。随着药物研究的发展，开始关注药物的安全性评价问题。随着药物研究进一步的发展，在药物的研发阶段开始研究药物成药性的评价，且关注药物不仅有效和安全，更重要的是能否发挥更大的效能。在将来的新药研究中，可能更加注重药物的选择性和特异性

问题，即要回答减少药物副作用的问题。所有的这一切研究，都与药物的化学结构关联，是研究药物化合物分子的设计和成药性之间规律的问题。③药物应用中的药物化学问题。随着精准医学、精准治疗的发展，精准药学已成为药学研究所关注的问题。靶向药物、个体给药、个性化药物必将成为药物化学研究的重要内容之一。

（尤启冬）

yàowù fēnzǐ tèxìng
药物分子特性（drug properties） 药物分子与机体产生作用过程中分子所有特性的总和。药物对机体的作用本质是药物分子与体内的生物大分子相互作用，包括药物分子与生物靶标的作用，导致体内生理功能的改变。从原子和分子水平考察，就是药物与靶部位某些基团或者原子发生相互作用，这些结合包括静电作用、氢键作用、疏水作用以及范德华力等，还包括共价键结合，以及生物大分子与药物分子的作用，产生药物在体内的动力学过程。药物分子特性包括药物分子结构特性、药物分子药动学特性以及成药性 3 个方面。

结构特性 药物分子结构中的骨架和基团所表现出的与药效、毒性及代谢之间的关系。药物分子结构的改变会导致药物活性强度、药效类型、毒性机制和体内的生物转化都发生变化。然而研究发现，药物分子并不是所有的原子都与药物靶标发生相互作用，药物分子与靶标结合并产生药效的关键原子和基团，被称为药效基团。一个药物分子的结构通常包括药效基团和药动基团等结构类型，研究药物分子的结构特性就是研究药物结构与活性强度、

选择性、药动学、理化性质以及毒性之间的关系。

药动学特性 药物分子的化学结构与药物在机体内的吸收、分布、代谢和排泄的关系。药物的分子尺寸可有多种参数表征，最常见的包括分子量、水溶性、亲脂性和极性表面积等。通常分子量大的药物可以增强与靶标的结合，但是较大的分子量不利于化合物过膜。药物分子的水溶性也是一个重要的参数，药物的水溶性是口服吸收的前提，是药物穿透细胞膜的必要条件。脂溶性对药物的生物药剂学、药动学和药效学都有影响：在生物药剂学方面，影响药物分子在剂型中的溶出和分散度以及制剂的稳定性；在药动学上，整体分子的脂溶性可影响药物透膜性，药物与血浆蛋白的结合能力，药物组织分布、透过血脑屏障能力和代谢稳定性等；在药效学上，亲脂性基团或片段参与同靶标的脂溶性结合位点的疏水相互作用，促进药物与靶标的结合。极性表面积指分子中极性原子面积之和。药物分子的极性表面积是定量表征化合物极性的一种参数，极性表面积越大，药物分子极性越大。

成药性 具有足以使活性化合物进入Ⅰ期临床试验的吸收、分布、代谢、排泄性质和安全性质，包括适宜的物理化学、生物化学、药动学、安全和结构新颖性等属性。药物通过了成药性评价即是进行了初步药效学研究、药动学特性和安全性的早期评价，有开发为药物潜能的特性。

（方　浩）

yàowù fēnzǐ jiégòu tèxìng

药物分子结构特性（structural properties of drug molecules）

药物分子结构中的骨架和基团所表现出的与药效、毒性及代谢之间的关系。用于研究药物分子的结构对药物活性、选择性和毒性等方面的影响。药物产生活性或者毒性是药物与体内生物活性大分子相互作用而引发的，本质上是化学反应或者物理化学反应的平衡过程，研究药物分子的结构特性有助于解析和认识药物的作用模式和作用机制。

药物所产生的作用特异性是基于药物分子与受体分子的作用部位在结构上的互补性，体现在药物与受体在分子形状、原子或基团的物理化学性质以及三维空间的相互适配性。药物分子的化学结构、构型构象、原子或基团在空间的分布和电荷等信息可以通过计算机等手段获得，而对于生物大分子，虽然部分信息已经可以用结构生物学等手段进行获取，但仍然有很多的受体结构尚未解析。

药效基团是与药物活性有关的药物分子结构特性，是对于已有活性药物分子的物理化学特征和电性在空间上的分布集合。为更好地理解药物分子结构对活性的影响，也可通过建立药效基团模型对药物分子的结构与活性之间进行抽象化认识。

药物分子结构特性还包括药物分子与毒性之间的关系，新药研究要避免含有或潜在含有毒性的化合物，也要避免一些经体内代谢产生毒性的基团或化合物。药物的体内吸收、分布、代谢和排泄性质也是药物成药的关键因素，药物分子结构特性也包括药动基团。药动基团在体内不产生生物活性，但与药效基团连接后可使其产生较好的药动学性质。

（方　浩）

yàoxiào jītuán

药效基团（pharmacophore）

分子中确保与特定生物靶标发生超分子作用并引发（或阻断）生物效应所需的立体与电子特征的集合。药效基团是一个纯粹的抽象概念，并不指代一个真实的分子或一个真实的功能基团组合，而是一组化合物与其所作用靶标结构之间产生共同分子相互作用能力的表现。

该概念最早由埃尔利希（Ehrlich）提出，认为药物的药理或者毒性作用归因于某些特定的化学活性基团，或者称作毒性基团的存在，用以解释药物的作用并尝试分析构效关系。随着药学研究的不断发展，逐步认识到药物与受体分子的结合不是全部原子和基团的相互作用，而是受体结合部位特定的数个位点与药物分子的特定原子或基团的结合，这解释了为什么不同结构的化合物可以与同一受体发生竞争性结合。因而，药效基团不是具体的分子，而是一组离散的由原子或基团体现的物理化学特征，分布在空间的特定位置。对于与特定靶标结合的药效基团，特征之间的距离大致固定在一定的范围。作用于不同靶标的药效基团不同，有不同的物理化学性质，距离也不相同。

表征药效基团特征最直观的形式是具体原子或功能基团，如烷烃、卤素、杂原子、羟基、羰基以及芳环等，都可构成药效基团成分，这些原子、基团或者片段，在空间的相互位置反映了与受体结合的结构单元。

药效基团与靶标结合本质特征描述有6种：氢键供体、氢键受体、正电荷中心、负电荷中心、疏水中心和芳环质心。并非每个药效基团都有这 6 种特征。常见的药效基团含有 3 个或 4 个特征。含有 3 个特征的药效基团特征之间有 3 个距离，有 4 个特征的药效基团特征之间有 6 个距离，氢键和芳环平面的特征具有方向性。药效基团的表示方法有多种，最简单的方式是用点及其连线标出特征及其空间距离。

药效基团的主要用途是设计新的药物分子，将药效基团模型的特征和空间分布作为一个尺度，可用药物化学方法设计新骨架化合物，也可进行化合物库的虚拟搜寻，发现新的苗头化合物或者先导化合物。

（方　浩）

yàodòng jītuán

药动基团（kinetophore）

药物分子中决定药物药动学性质，影响药物吸收、分布、代谢和排泄等体内过程的基团。药动基团本身无显著的生物活性，只决定药物的药动学性质，与药效基团配合组成化合物，就可能成为一个疗效优良的药物。药动基团的选择是药物设计中极其重要的一环。在临床上进行试验研究的有效物质中，约有 1/3 因药动学性质不适宜而不能发展成为新药。药物研究早期进行吸收、分布、代谢和排泄评价，可有效提高新药成功的比例。

药动基团通常是模拟自然界存在的物质，如氨基酸、磷酸基、糖基等生物代谢基本物质，经化学键与药效基团结合，使药物分子具有与天然物质类似的被转运性质，将药物运载到靶位点处，故药动基团也称为载体。它可改变药物在体内的转运，或使其作用定位化。例如，氮芥具有抗肿瘤作用，但其治疗指数较低。氮芥与氨基酸、糖类、甾体、嘌呤、嘧啶或单克隆抗体等结合，则可使氮芥的作用定位化，降低毒性。有时可通过改变分子亲脂性、电性或者空间立体位阻直接对药动基团做变换和修饰，改善化合物的药动学性质，增强生物活性并降低毒性。

（方　浩）

dúxìng jītuán

毒性基团（toxicophore）

一类与药物不良反应相关的官能团或亚结构。药物的不良反应多源于这些毒性基团，有些基团本身就是有毒基团、有些可能具有不稳定性或较强的化学反应性、有些可能会频繁损伤体内的生物大分子，导致基因变异、蛋白结构破坏或组织功能损伤，引起不良反应或毒性。

对某些以杀伤病原体（微生物或癌细胞）为治疗手段的化学治疗药物，其药效基团对正常组织就是毒性基团，其对病原体作用的选择性越好，则对正常组织影响越小，对人体越安全。其他类药物也应避免有毒性基团或在体内经转化生成毒性基团，即潜在的毒性基团的存在。

人们对药物毒性基团导致特异性不良反应的机制了解甚少，在药物发现中经常接受的一种策略是规避策略，即无论药物的益处如何，都必须在药物设计中进行毒性基团的筛选。许多有毒性作用的基团有亲电性质，易与体内的核酸、蛋白质或其他重要成分中的富电子基团发生反应，使体内的核酸、蛋白质或其他重要成分产生不可逆的损伤，表现为毒性、致癌性或致突变性。药物分子中可能致癌的基团有如下几类：①环氧化合物和可生成正碳的基团，如芳基、烯基、炔基、环丙基及含杂原子的类似物。②N-氧化剂、N-羟胺、胺类及在体内可以转化为上述结构的化合物，如芳香硝基、亚硝基化合物。③烷基硫酸酯或磺酸酯。④β-内酯和醌类。⑤可生成正碳或自由基的某些卤代烷、含卤芳烃及含卤硝基芳烃。这些经验有助于在设计新药分子时避免引入可能引起毒性和致癌、致突变的基团。

（方　浩）

yàowù jǐngjiè jiégòu

药物警戒结构（pharmacovigilance structure）

苗头化合物和先导化合物中导致产生潜在毒性的某些基团或片段。药物分子中的警戒结构本身没有反应活性，但是经过体内代谢活化后生成的亲电性基团或自由基对体内的组织器官产生潜在的损伤，因此在药物分子设计中应加以注意。常见的药物警戒结构见表 1。

药物警戒结构与毒性基团的概念不同。毒性基团是本身有反应活性的基团或片段（不需要代谢活化），如磺酸酯基、醛基、α,β-不饱和酮或酯和环氧乙烷基等亲电试剂，均可与蛋白质形成不可逆的共价键。这些基团属毒性基团。而药物警戒结构本身没有反应活性，只有在体内经过代谢酶的转化，才生成可与体内蛋白质发生共价键结合的活性基团。

（方　浩）

yàowù lìtǐ yìgòu

药物立体异构（stereoisomerism）

药物分子中源于原子或基团空间排列差异而产生立体异构体的现象。这些立体异构体之间的连接或键的多重性没有任何差异。药物的立体异构体之间由于原子或基团空间排列的差异，导致其与体内生物大分子之间的结合强度和结合的契合度也不同，产生了手性药物。

表1　药物中常见的警戒结构

结构类型	结构通式	产生的反应活性基团	代谢酶
硝基苯类	R—苯环—NO$_2$	亚硝基、自由基	CYP，还原酶
苯胺类	R—苯环—NH$_2$	亚胺-醌、亚硝基	CYP，过氧化物酶
活泼芳烃类	R—苯环	芳环氧化物、自由基	CYP，过氧化物酶
丙酸类	R—CH—COOH	葡萄糖醛酸苷酯	葡萄糖醛酸转移酶
噻吩环	R—噻吩（S）	不饱和二醛（酮）	CYP
呋喃环	R—呋喃（O）	不饱和二醛（酮）	CYP
甲酰胺	R—NH—C(=O)—H	异腈酸酯	CYP
硫脲类	RNH—C(=S)—NH$_2$	S-氧化物、异氰酸酯	CYP
噻唑烷酮	（噻唑烷酮环，S、NH、O、R）	S-氧化物、异氰酸酯	CYP
环丙胺	环丙基—NHR	环丙酮、3-羟基丙醛	CYP
肼类	R—N—N—R（H）	偶氮或偶氮离子	CYP
乙炔类	HC≡C—R	烯酮、环氧乙烷	CYP
磺酰脲类	R—SO$_2$—NH—C(=O)—NH$_2$	异氰酸酯	CYP

药物的立体异构会对药效产生重要的影响，药物与受体结合形成复合物，在立体结构上必须具有互补性。互补性是药物分子与靶标相互作用的一个决定因素，不仅包括药物与靶标间电学特性的互补，也包括空间结构的互补。药物和靶标结合时所产生的构象变化受分子的立体位阻、静电作用和氢键的制约，不具有任意性。

药物立体异构分为3种形式：①旋光异构，又称手性异构，即在药物分子中由于存在着手性碳原子所形成的不同的立体异构分子。1个手性碳原子可形成两个不同的立体异构体，即1个左旋体和1个右旋体。旋光异构通常包括4种不同的类型：左旋体、右旋体、外消旋体和内消旋体。②几何异构，又称顺反异构，是指分子中存在限制碳原子自由旋转的因素，如双键或者脂环，并且每一个不能自由旋转的双键碳原子连接两个不同的基团。③构象异构，是指由单键旋转而形成的原子空间排列状态的改变。构象变化是分子骨架的动态立体异构现象，是指在没有化学键变化的情况下发生的分子异构现象。药物与受体结合的构象又称为药效构象，不同药物的分子有相同活性，这些药物分子之间的构象称为构象等效性。

（方　浩）

shǒuxìng yàowù

手性药物（chiral drugs）

含有手性特征的药物。手性特征包括分子的非重叠性和使偏振光振动面旋转的性质。

手性分子是结构中含不对称因素，产生不同三维取向所致，有非重叠的性质，是物体与其镜像之间的关系，彼此之间不能重合（就像人的左右手之间的关系：左手和右手是彼此的镜像，但不能重叠）。手性分子与其镜像之间互为对映，相互称为对映体。

手性分子的对映体之间有相同的化学组成，相同的化学性质和物理性质，所不同的是能使偏振光的偏振平面旋转一定的角度。两个对映体之间旋转偏振平面光的强度相同，但方向相反，这种性质称为光学活性，又被称为光学异构体。

产生手性分子的不对称因素包括手性中心、手性轴和手性面，最常见的手性药物分子含有手性中心（或称为手性原子）。当手性分子中含有1个手性中心时，其光学异构体和对映异构体是相同的；但当手性分子中含有两个及以上手性中心时，就有多个立体异构体存在，存在着对映异构体或非对映异构体。例如，布洛芬的对映异构体具有相同的密度、熔点、沸点、pK_a、溶解度等。

生物体中的生物大分子都有特定的立体结构，如蛋白质几乎都是由 L 构型的 α-氨基酸组成，DNA 都是右螺旋结构，天然存在的单糖则多为 D 构型等。若手性药物分子与具有立体结构的蛋白质，如酶、受体、离子通道等相互作用，相互之间存在着立体识别和选择性。手性药物的对映体之间，在药理活性及在体内的吸收、转运、分布、代谢和排泄等方面常有明显差异，主要表现为：①一种对映异构体有活性，另一种对映异构体则没有活性，大部分的手性药物属于这种类型。例如，抗高血压药 L-甲基多巴，仅 L 构型的化合物有效。②不同的对映异构体具有同类型的活性，但活性强度有显著差别。例如，$R-(-)$-肾上腺素的活性是其异构体 $S-(+)$-肾上腺素的 45 倍。③不同对映异构体可显示出不同类型的生物活性。这类药物通过作用于不同的靶器官、组织而呈现不同的作用模式。例如，麻黄碱可收缩血管、升高血压和舒张支气管，用作血管收缩药和平喘药，而它的光学异构体伪麻黄碱几乎没有收缩血管、升高血压的作用，但可用作支气管扩张药。④两个对映异构体显示出相同和相等的生物活性。手性药物的两个对映体之间的药理作用和强度以及与消旋体之间没有明显差异，产生这样结果的原因是药物的手性中心不在与受体结合的部位，属于静态手性类药物。例如，抗疟药氯喹，其 d 和 l 两种异构体的药理活性相同且作用相等。⑤两种对映异构体产生相反的作用。这类药物的对映体与受体均有一定的亲和力，但通常只有一种对映体有活性，另一对映体反而起拮抗剂的作用。例如，多巴酚丁胺是心脏 β_1 受体激动剂，其左旋体可激动 α_1 受体，产生血管收缩副作用，而其右旋体拮抗 α_1 受体，临床上用消旋体。

（方　浩）

药效构象 （pharmacophoric conformation）

yàoxiào gòuxiàng

药物分子与靶标相互作用时，药物与靶标互补并结合时的构象。构象是指由于分子中单键的旋转，造成原子在空间不同的排列状态所致异构现象。由于围绕单键旋转所需的能量较小（<5kcal/mol 或 20 929J/mol），因而在不改变化学键合的条件下，形成了分子形状的多样性变化。

药物分子的构象变化与生物活性之间有很重要的关系，这是因为药物与靶标之间相互适配依赖构象的互补性，因此药效构象又被称为"活性构象"。药效构象不一定是能量最低的优势构象，由 X 线晶体学测定的固态构象或二维核磁共振谱测定的溶液状态的构象或由理论计算得到的优势构象可能不是与受体契合时的状态。药物与靶标的相互作用中释放的能量可补偿由优势构象转向药效构象所需要的能量。在生物体内，药效构象与优势构象间的势能差为 5～7kcal/mol（1cal = 4.2J）。

随着结构生物学技术的不断发展，多种方法可用于探究药物与生物大分子靶标结合时的药效构象，如单晶 X-衍射、核磁共振方法，这已成为合理药物设计研究中的重要工具。

药物分子的结构不同，但会以相同方式和作用机制与靶标结合，引起相同的药理或毒理效应，这是由于它们具有相同的药效构象，即构象等效性（conformational equivalence）。构象等效性不仅存在于同系物和/或同型化合物，而且结构差异大或化学类型不同的化合物之间也可能有相同的药效构象。

（方　浩）

药物分子药动学特性 ［absorption, distribution, metabolism, excretion, toxcity （ADMET） properties of drug molecules］

yàowù fēnzǐ yàodòngxué tèxìng

药物分子在体内吸收、分布、代谢和排泄过程以及对机体毒性的特性。又称药物分子在体内的 ADMET 性质，是药物分子特性之一，属生物药剂学与药动学范畴。研究药物分子的药动学特性可探明药物体内动态变化的过程，其研究贯穿于药物研发的各个阶段，对新药的发现和筛选、毒理学评价、新型药物传输系统和给药方案的合理设计均具有重要的理论价值和实用意义。

吸收　药物从用药部位进入体循环的过程。除血管内给药以外，药物应用后都要经过吸收过程。药物的吸收可在口腔、胃、小肠、大肠、直肠、皮肤及注射部位、肺、角膜和鼻黏膜等处进行，但以胃肠道尤其是小肠吸收最重要。发挥全身作用的药物只有吸收入血，达到一定的血药浓度，才会出现药理效应，其作用强弱和持续时间都与血药浓度直接相关，吸收是药物发挥全身药效的前提。药物的吸收有两种途径：一种是穿越细胞的跨细胞途径，另一种是穿过细胞间隙的细胞间途径。跨细胞转运是药物吸收的主要转运途径，根据转运过程是否依赖转运蛋白、消耗能量和产生膜变形等，又主要分为被动转运、主动转运和膜动转运等。影响药物吸收的主要因素包括生理因素、药物因素和剂型因素。生理因素包括消化系统因素、循环系统因素和疾病因素。药物因素主要包括药物分子本身的脂水分配系数、pK_a 与环境 pH 值、溶解度、粒子大小、晶型、溶剂化物及其稳定性。不同药物剂型中药物的分散状态、溶出速率、药物与辅料之间的相互作用不同，亦会影响药物的吸收。

分布 药物进入体循环后，在血液和各组织、器官或者体液之间的转运及达到平衡的过程。药物的分布过程通常很快完成，即达到可逆的平衡。只有药物分布到其可发挥作用的靶器官、靶组织、靶细胞、靶细胞器或者其他作用的靶部位，才能产生所期待的药效。但由于药物的理化性质及生理因素的差异，药物在体内的分布一般是不均匀的，不同的药物通常具有不同的分布特性。如果药物分布的主要组织恰好是药物的作用部位，则药物分布与药物药效之间有密切关系；如果药物分布的主要组织为非作用部位，则往往与药物在体内的蓄积和毒性有关。药物的化学结构、脂溶性以及对组织的亲和性、相互作用，血液循环情况与血管通透性，不同组织的生理结构特征等，药物理化性质和机体的生理特性，都是影响分布的因素。用高分子科学、纳米科学等手段设计的药物制剂可改变药物体内的自然分布，对药物药效和毒性有重要影响。

代谢 药物被机体吸收后，在体内各种酶及体液环境作用下，使其化学结构发生改变的过程。又称生物转化（biotransformation）。对生物体来讲，药物分子是外源性物质，需经代谢后，从体内排泄。代谢的主要生理作用是维持体内内源性物质的静态平衡，其次是代谢外源物质。代谢主要在肝中进行，其次是小肠、肾、肺和胎盘等。通常，药物代谢产物的极性比原型药物大，以利于排出。但也有一些药物代谢产物极性反而降低。并非所有药物在体内都发生代谢，有些药物服用后在体内不代谢，以原型从尿中排出，而有些药物仅发生部分代谢。药物代谢是一个涉及复杂化学反应的生物转化过程，通常可分为Ⅰ相生物转化反应和Ⅱ相生物转化反应。Ⅰ相生物转化反应包括氧化反应、还原反应、水解反应等，参与反应的药物代谢酶依次为氧化酶、还原酶、水解酶及其他酶，药物分子通常通过Ⅰ相生物转化反应引入极性基团。Ⅱ相生物转化反应为结合反应，参与反应的药物代谢酶为不同类型的转移酶，主要是将药物或Ⅰ相生物转化反应产生的代谢产物结构中的极性基团与机体内源性物质，如葡萄糖醛、硫酸、谷胱甘肽等反应生成结合物，增加水溶性进而排出体外。

排泄 体内药物或其代谢产物排出体外的过程。药物的作用既取决于药物的剂量和吸收速率，也取决于药物的体内消除速率。药物的排泄与药效、药效维持时间及毒副作用密切相关。排泄的途径和速度因药物的种类而异。肾是药物最重要的排泄器官，胆管、呼吸器官、皮肤、唾液及乳腺等也能排泄某些药物，这些肾以外的排泄称为肾外排泄。肾排泄和胆汁排泄是大多数药物重要的排泄途径。影响药物排泄的因素包括排泄途径、排泄部位生理因素（如血流量、胆汁流量等）、药物理化性质、血浆蛋白结合率、代谢过程、剂型、疾病情况及不同药物之间相互作用等。

毒性 药物对机体健康引起有害作用的能力，是严重的药物不良反应。药物不良反应是指药物对机体产生的与治疗目的无关，且给患者带来不适或痛苦的反应，包括：副作用、变态反应、毒性、后遗效应、特异质反应等。药物在临床使用中出现不良反应时，通过停药和/或进行治疗，不良反应可逐渐消退；但有些药物的不良反应在用药很久后才出现，甚至停药后还会继续发展，可能造成严重后果。严重的药物不良反应即是药物毒性，与体内血药浓度和蓄积密切相关，引起毒性的药物最低浓度称为最低中毒浓度（mi-nimal toxic concentration），可用于指导药物给药方案制订和剂型设计。创新药物研究必须经过系统的急性毒性和长期毒性研究，才能进入临床试验；经过临床试验批准上市后，还需要进行Ⅳ期临床试验，以考察该创新药物在临床使用的毒性和其他不良反应。

（张　娜）

yàowù fēnzǐ tǐnèi bèidòng zhuǎnyùn
药物分子体内被动转运
（passive transport of drug molecule）存在于膜两侧的药物顺着浓度梯度，从高浓度一侧向低浓度一侧扩散的过程。分为单纯扩散和促进扩散两种方式。

单纯扩散（simple diffusion）是指药物仅在其浓度梯度的驱动下，由高浓度侧向低浓度侧跨膜转运的过程。单纯扩散的途径包括跨细胞脂质途径、细胞间膜孔途径和通道介导的亲水通道途径。单纯扩散的特点包括：从高浓度区向低浓度区域顺浓度梯度转运；不需载体和能量；膜对通过的物质无特殊性，不受共存的类似物影响，即无饱和现象和竞争抑制现象，一般也无部位特异性。

促进扩散（facilitated diffusion）是指某些药物在细胞膜上转运体的帮助下，由高浓度侧向低浓度侧跨细胞膜转运的过程。一般认为，促进扩散的转运机制是细胞膜上的转运体在膜外侧与药物结合后，通过转运体的自动旋转或变构将药物转运到细胞膜内侧。促进扩散也服从顺浓度梯度扩散、不消耗能量原则。与单纯扩散相比，促进扩散有以下特点：有选择性，一种转运体只能识别并转运某种结构的药物；有饱和现象，有竞争性抑制现象；有部位特异性，因转运体在各个器官或者同一器官的不同部位的表达水平不同，因而其药物底物在不同部位的转运存在差异。

(张　娜)

药物分子体内主动转运

yàowù fēnzǐ tǐnèi zhǔdòng zhuǎnyùn

药物分子体内主动转运（active transport of drug molecule）借助载体或酶促系统将药物从膜的低浓度侧向高浓度侧的转运。是一个逆浓度梯度的、耗能的转运过程。

主动转运需要生物膜上的载体蛋白参与，可分为 ATP 驱动泵和协同转运两类。①ATP 驱动泵（ATP-powered pumps）是镶嵌在脂质膜双分子层上的内在蛋白，能够借助 ATP 水解释放出能量进行主动转运，从而实现对某些物质的逆浓度梯度转运。ATP 驱动泵对细胞的生命活动具有重要意义，生物体所必需的 Na^+、K^+、单糖、氨基酸、水溶性维生素及一些有机弱酸、弱碱等离子型物质是通过 ATP 驱动泵实现跨膜转运的。②协同转运（cotransport）是指不直接利用 ATP 水解的能量，而是借助膜上相邻钠钾泵持续活动产生膜外高 Na^+ 的高势能储备（Na^+ 电化学梯度）提供能量，用于药物的主动转运。例如，小肠上皮细胞从肠腔中吸收葡萄糖、肾小管上皮细胞从小管液中重吸收葡萄糖都属于协同转运。

特点：①主动转运属于逆浓度梯度转运，需要消耗能量。②主动转运需要载体的参与，对载体有依赖性。③药物的吸收速度与载体的量和活性有关，可出现饱和现象。④可与结构类似的物质发生竞争现象。⑤有结构特异性和部位特异性。⑥受代谢抑制剂的影响。

意义：主动转运能保证活细胞按照生命活动的需要，主动地选择吸收所需的营养物质，排出新陈代谢产生的废物和对细胞有害的物质。主动转运也是维持细胞内正常生命活动，神经冲动传递、细胞渗透平衡以及恒定细胞体积的重要保障。

(张　娜)

药物分子首过效应

yàowù fēnzǐ shǒuguò xiàoyìng

药物分子首过效应（first pass effect of drug molecules）药物口服吸收过程中，首先在消化道和肝部分被代谢而导致进入体循环的原型药物量减少的现象。又称首过代谢（first pass metabolism）。

首过效应主要包括两种效应。①胃肠道首过效应：是指药物经过胃肠道，被胃肠道中消化液、消化道酶，甚至肠道菌丛产生的酶代谢灭活，导致吸收进入到体内的原型药物量减少。药物在胃肠道滞留时间越长，药物胃肠道代谢反应越容易发生。②肝首过效应：是指药物经过胃肠道吸收后通过肝门静脉入肝，部分药物在肝被代谢或随胆汁排泄，导致进入体循环的原型药物量减少。

首过效应使药物代谢增强、吸收减少，治疗效果下降。对首过效应高的药物，口服用量要大大高于注射剂量方能达到相当的效果。首过效应主要取决于肠黏膜及肝酶活性，该现象与酶活

性和用药剂量密切相关。大剂量给药时，药物剂量超过酶的催化能力，代谢达到饱和，进入体循环的药物量会明显增加，增加剂量是克服首过效应的办法之一。对首过效应显著的药物，可用肠道外给药如注射给药、皮下给药或舌下给药、直肠给药等方式规避。

(张　娜)

药物分子肝肠循环

yàowù fēnzǐ gāncháng xúnhuán

药物分子肝肠循环（enterohepatic circulation of drug molecules）经过胆汁排泄的药物，随胆汁进入肠道后又被重新吸收并通过门静脉返回肝脏并进入全身循环的现象。例如，洋地黄毒苷、吗啡、地西泮等药物有显著的肝肠循环现象。

过程：肝肠循环主要发生在经胆汁排泄的药物中，药物经肝转化，以代谢物或以原型分泌进入胆汁，经胆总管排入十二指肠，大部分通过粪便排出体外，但其中有一部分又被小肠重吸收，由门静脉回流入肝，进入全身循环，然后再经胆汁排入肠腔，如此往复，形成肝肠循环。

有些药物的 Ⅱ 相代谢产物经胆汁排入肠道后，在肠道细菌酶的作用下水解释放出脂溶性较强的原型药物，会再次吸收形成肝肠循环，如氯霉素在肝内与葡萄糖醛酸结合后，水溶性增高，分泌入胆汁排入肠道，水解释放出原型药物又被肠道吸收入肝。若这些药物与抗菌药物合并使用，会使肠道菌群受到抑制，降低该类型的肝肠循环作用。

作用及特点：肝肠循环现象在药动学上表现为药物浓度-时间曲线出现双峰或多峰现象，可以提高药物的生物利用度，而在药效学上则表现为药物的作用明

显延长，延长时间与肝肠循环的量和给药剂量的比例值有关。但对于毒性物质或副作用较大的药物，肝肠循环过程的存在对人体有害，应尽量避免和减少这些毒性物质或药物的肝肠循环，加速排泄。

（张　娜）

chéngyàoxìng

成药性（compound druggability）

药物分子除具有药理活性外应具备的所有其他性质。一般指化合物具有能够进入Ⅰ期临床试验的药动学性质与安全性的总和，是药物分子特性之一。药物的分子结构决定其性质，当药物结构中缺乏成药性因素时，药物也难以在体内表现其药理活性。药物分子的活性和成药性相辅相成，活性与成药性均由药物分子的化学结构决定。在创新药物研究中，化合物成药性研究有着与药物分子活性研究同样重要的地位。

成药性因素涵盖的内容包括4个方面：①药物的物理化学性质。包括物理形态以及与之相关的药物分子溶解度、药物分子脂溶性、药物分子解离度、药物分子量、药物分子晶型以及药物分子化学稳定性等，其中药物分子的水溶性、脂溶性、解离度、分子量的大小均可显著影响药物在体内的吸收、分布、代谢以及生物利用度。药物的物理形态多为固态，固态药物的存在形式有单晶、多晶、无定形以及溶剂化物等。药物的分子晶型与生物药剂学关系密切，在很大程度上也会影响药物分子的物理化学性质及生物利用度等性质。药物的化学稳定性直接决定了药物的保质期和存贮形式。②药物在体内的生物化学性质。主要包括透膜性、药物分子结构的Ⅰ相代谢生物转化和Ⅱ相代谢生物转化、与血浆蛋白的结合、与特定转运蛋白结合等。③药物在体内的药动学性质。主要指药物的吸收、分布、代谢和排泄性质。该性质反映了机体对药物的作用，以及该作用随时间的变化规律。药动学性质是成药性的重要体现，也是药物理化性质和药物体内生化性质的综合表现。药动学研究的内容主要包括药物浓度-时间曲线、药物生物利用度、药物表观分布容积、药物与血浆蛋白结合率、药物体内清除率、药物生物半衰期等。④药物的毒副作用。主要与药物分子靶标毒性、药物分子脱靶效应、药物分子活性代谢产物和药物分子氧化应激等因素有关。由于药物分子结构存在杂泛性，在体内可能会与多种靶标结合而产生脱靶效应，也可能致癌、致畸或致突变；或者对细胞色素P450产生诱导或抑制；或者与其他药物产生相互作用；或作用于 $hERG$ 通道引起心脏毒性。药动学性质和有关毒性的性质统称为药物的吸收、分布、代谢、排泄和毒性（absorption, distribution, metabolization, excretion and toxicity, ADMET）性质。

研究意义：在药物发现过程的早期阶段，成药性是一个重要考虑因素。而根据成药性因素进行药物结构改造与优化，会大大提高创新药物研究的成功率。

（方　浩）

yàowù lǐhuà xìngzhì

药物理化性质（physicochemical properties of drug molecule）

药物分子的化学结构在与物理环境相互作用时表现出来的特性。药物理化性质可通过影响药物体内药动学性质和毒副作用而对成药性产生重要影响。药物理化性质涵盖的内容较广，主要包括药物分子溶解度、药物分子脂溶性、药物分子解离度、药物分子量、药物分子晶型、药物分子化学稳定性等。

药物分子溶解度　药物的化学结构决定了药物分子溶解度，药物在生物相中与水分子保持着两种作用方式，即静电作用和氢键缔合。当药物分子中引入—COOH、—C＝O、—NH$_2$等极性基团时，一般会使水溶性增加。而烃基是亲脂性的，药物分子中引入较大的烃基往往使脂溶性增高。药物水溶性和脂溶性的大小取决于水溶性基团和脂溶性基团的比重以及分子中原子间相互影响等综合因素。但药物必须有一定的溶解度才能被机体吸收，溶解的速度又影响着吸收的速度和到达作用部位的浓度，因此药物的溶解度对生物活性很重要。例如，作用于中枢神经系统的药物需要通过血脑屏障，应具有较大的脂溶性。

药物分子脂溶性　药物呈现生物活性，首先必须到达其作用的生物靶点，药物到达靶点部位的能力主要依赖药物的跨膜转运，即需要穿过无数脂质双层的生物膜相结构，这需要有一个适宜的脂/水分配系数，其对数值 $\lg P$（称为疏水参数）是一个很重要的药物理化参数，它是由药物分子的化学结构所决定的，与药物的生物活性密切相关。

药物分子解离度　药物分子结构含有各种的化学基团，在体内不同的酸碱体液环境中，发生部分解离，产生解离型和非解离型（分子型），两种形式按一定比例达到平衡。解离型碱性药物的正离子会与靶点表面的负离子部分相互吸引，解离型酸性药物的负离子则与靶点的正离子部分相互吸引，形成药物-靶点复合物。解离度对药物活性的影响，主要表现为对药物吸收、转运和对药物-靶点相互作用的影响。通常药物吸收靠分子型，以分子形式通过生物膜，而与靶点的相互作用则靠离子型。药物解离成离子型后，与靶点蛋白表面的正、负电荷中心产生静电相互作用。如果药物的生物活性主要是由离子型产生的，则活性将随着解离度的增加而增加。如果药物的生物活性主要是由非离子型产生，则随着药物解离度的增加，将会使生物活性降低。药物的解离会增加其水溶性、降低脂溶性，影响药物吸收和通过生物膜的能力。

药物分子量　分子量大的化合物，功能基团多，增加了与受体结合的机会和强度，但是分子量大不利于药物的透膜与吸收（当化合物的分子量接近磷脂分子量时，穿越细胞膜的磷脂双脂层在能量上是不利的，以至降低了吸收性），分子量大的化合物可能含有易被代谢的基团和毒性结构，不适宜作为先导物。因此分子量是选取先导物和临床候选药物的重要因素，对于提高新药研制的成功率有重要意义。

药物分子晶型　药物的物理形态多为固态，其晶型有单晶、多晶、无定形及溶剂化物等形式，该方面性质与生物药剂学关系密切，在很大程度上会通过影响溶解度和溶出速度而影响药物在体内的吸收。

药物分子化学稳定性　药物分子化学稳定性不但直接决定了药物的保质期、存贮形式和存贮条件，而且对体内药效和毒性都有显著影响。

（方　浩）

yàowù fēnzǐ róngjiědù

药物分子溶解度（solubility of drug molecule）　药物在一定温度一定体积的溶剂中达饱和时所溶解的最大量。又称某药物在这种溶剂中的溶解度。药物的溶解度属物理性质。

溶解度是反映药物溶解特性的重要参数，使用时用一定温度下 100g 溶剂中（有时也用 100ml 溶剂）溶解溶质的最大克数表示，其单位为"g/100g 溶剂（g/100ml 溶剂）"。某些情况下，需要用特定的溶液，如缓冲液、酸性溶液或碱性溶液来溶解溶质，测定药物在特定溶液中的溶解度。

分类：药物分子溶解度可分为特性溶解度和平衡溶解度。①特性溶解度（intrinsic solubility）指化合物不含任何杂质，在溶剂中不发生解离或缔合，也不发生相互作用所形成的饱和溶液的浓度。对于弱酸性或弱碱性药物，测定其特性溶解度时，应分别在酸性或碱性溶液中测定，但仍不易完全排除药物解离和溶剂的影响。②平衡溶解度（equilibrium solubility）指化合物在溶液中的形式和浓度不再随时间而变化时的浓度。同一化合物在不同溶剂系统的平衡溶解度数值有较大差别，特别是很多药物在水中的溶解度、缓冲体系中的溶解度以及非水溶媒中的溶解度各不相同。未指定条件下，化合物的溶解度通常指化合物在水中的平衡溶解度。

作用及特点：药物在溶剂中的溶解是药物与溶剂分子间相互作用的结果，若药物分子间的作用力大于药物分子与溶剂分子间的作用力，溶解减少，反之则溶解增加。药物的溶解度受许多因素的影响，如药物晶型、粒径、

稳定性和介质的 pH 值、温度、离子强度等。

（张　娜）

yàowù fēnzǐ zhīróngxìng

药物分子脂溶性（lipophilicity of drug molecule）　药物分子在脂肪、油类、脂类和非极性溶剂（如己烷或甲苯）中溶解的能力。脂溶性也称为亲脂性。

原理：由于人体生物膜为类脂双分子层，药物分子必须具备一定的脂溶性才能穿过细胞膜，脂溶性对药物分子的口服吸收、体内转运有重要影响。药物分子的分布、代谢和排泄性质亦受脂溶性的影响。

评价参数：评价药物脂溶性（亲脂性）大小的参数是脂水分配系数（logP），通常药物分子的 logP 值大，说明该药物脂溶性较好，易于通过生物膜，吸收率大。但 logP 与药物的吸收率不是简单的比例关系。脂溶性太强的药物难于从类脂膜中扩散进入水溶性体液，因而药物的吸收率下降。药物必须存在亲脂性和亲水性平衡，才能具备更好的吸收性质。

意义：药物的脂溶性对吸收有关键作用，有些药物在胃肠道中主要以分子形式存在，如果这些药物脂溶性较低，其口服吸收仍较少，只有脂溶性大的未解离型药物才容易通过小肠上皮细胞吸收。因此，为提高药物分子脂溶性，增强其穿透细胞膜的能力、增强疗效，多采用增加疏水链长度、极性基团酯化等方法提高药物脂溶性。此外，当一个药物口服吸收较差时，可设计开发脂溶性前体药物，提高原型药物的透过率和口服吸收效果。

对于药物分子的分布、代谢和排泄性质，脂溶性高的药物易进入细胞内，而脂溶性差的大分

子或离子型药物则不易转运或需通过特殊转运方式进入细胞。关于药物肾排泄，脂溶性大的非解离型药物重吸收程度大，自尿中排泄量降低。多数药物经过体内代谢后，变成极性大的水溶性代谢物，使肾小管重吸收减少，有利于机体对药物的清除。脂溶性大的药物易从胆汁排泄。

（张　娜）

药物脂水分配系数 （lipid/water partition coefficient；partition coefficient）　化合物在一定量有机相（O）和水相（W）间分配达到热力学平衡时，化合物在有机相浓度与水相浓度的比值。一般用 P 表示脂水分配系数，实际应用中常用其对数形式 $\log P$：

$$\log P = \log(C_O/C_W)$$

式中 P 为脂水分配系数，C_O 为有机相中药物的浓度，C_W 为水相中药物的浓度。测试时，一般水相和有机相的体积相等，故在平衡时 $C_O = C_{O初} - C_W$，即平衡时有机相药物浓度等于初始的有机相药物浓度与平衡时水相药物浓度的差值。

测定方法：脂水分配系数在新药发现和药物制剂研究中常用于衡量药物分子亲脂性的大小。$\log P$ 值越高，亲脂性越强。通常用正辛醇-水系统测定脂水分配系数，这是因为正辛醇具有 1 个极性基团（伯醇）和 1 个长碳链，与构成脂质膜的脂肪酸相似，可模拟脂质的两亲性。测定方法多采用摇瓶法，首先将正辛醇和水相互饱和，然后将适量溶质加入长颈瓶中，分别加入 1ml 预先饱和的两相溶液；封住试管口，充分摇匀，达到分配平衡以后，分别测定 C_O 和 C_W，然后计算 $\log P$

值。其他测定药物脂水分配系数方法包括反相高效液相色谱法、产生柱法、液-液流萃取法、电动色谱法等。

随着新的药物化学结构不断出现，逐个测定其脂水分配系数耗时、耗力、耗财，药物正辛醇-水分配系数的估算方法被广泛应用。根据处理手法，脂水分配系数的估算方法主要分为两种，即分子法和结构性能法。分子法是依据分子的某一性质如摩尔体积、比摩尔表面积、静电势等来计算正辛醇-水分配系数。结构性能法是依据分子的结构性能信息对分子的分配系数进行估算，主要包括分子连接性指数法和基团贡献法。当化合物结构信息明确时，建议选用基团贡献法，估算结果精度较高，尤其是有结构相似化合物数据时，用基团贡献法既简便又精确；对结构信息不明确但可测知分子其他性质数据的化合物，建议用分子法；对结构明确但缺乏基团贡献值或常数值时，常用分子连接性指数法。

意义：脂水分配系数影响药物在体内的转运过程。生物膜的主要组成成分是脂类，所以药物分子穿透生物膜的能力与其亲脂性密切相关，药物有适当的脂溶性才能扩散并透过生物膜。药物有一定水溶性才有利于在体液内转运，达到作用部位与受体结合，产生药物效应，所以药物需要有适当的脂水分配系数。

（张　娜）

药物分子解离度 （degree of ionization）　弱酸性或弱碱性药物在体液环境中发生部分解离的程度。体液存在一定的酸碱度，弱酸性或弱碱性药物在体液中同时存在非解离型（分子型，脂溶

性）和解离型（离子型，脂不溶性）两种形式，两者所占比例由药物解离常数（pK_a）和环境 pH 值决定。

人体生物膜为类脂膜，药物容易以非解离型形式通过，而解离型难以通过。由于体内不同位置特别是胃肠道 pH 值不同，药物解离程度会发生改变，使离子型和非离子型药物比例发生改变，影响药物跨膜吸收。药物的 pK_a 值、溶液 pH 值与药物溶解度三者之间的关系可使用亨德森-哈塞尔巴尔赫（Handerson-Hasselbach）方程式表达：

$$弱酸性药物：pK_a - pH = \lg(C_u/C_i)$$
$$弱酸性药物：pK_a - pH = \lg(C_i/C_u)$$

式中 C_u、C_i 分别为未解离型和解离型药物的浓度。

从上式可知，对酸性药物，环境 pH 值越小（酸性越强），未解离药物的比例就越大；对碱性药物，环境 pH 值越大（碱性越强），未解离药物的比例就越大。无论是弱酸性还是弱碱性药物，pK_a 值与 pH 值相当（$pK_a = pH$），则解离型药物和未解离型药物各占 50%，若 pH 值变动 1 个单位值，则未解离型与解离型比例随之变动 10 倍。

药物在体内的吸收、分布、代谢和药理效应等都与其 pK_a 值有密切关系，根据药物分子的 pK_a 值，可以预测药物在体内的最佳吸收部位和吸收分数。弱酸性药物（如水杨酸、巴比妥类）在酸性胃液中呈分子型，易在胃中吸收；弱碱性药物（如奎宁、麻黄碱等）在胃中几乎全部以离子型存在，很难被吸收，但在肠道中，由于 pH 值较高，则容易被吸收。

（张　娜）

yàowù fēnzǐliàng

药物分子量（molecular weight of drug molecule）

药物分子化学式中各个原子的相对原子质量（A_r）的总和。用符号 M_r 表示，单位是 1。其另一定义为：药物的分子或特定单元的平均质量与核素 ^{12}C 原子质量的 1/12 之比，该定义进一步明确了"相对"的含义。

测定药物分子量最常用的方法是质谱法，即利用分子离子峰的相对质量与其电荷的比值确定药物的分子量。分子离子的质荷比越大，到达检测器需要的时间越长，因此借助谱图中的质荷比最大的峰可确定未知药物的分子量。对大分子药物，可采用飞行时间质谱法、凝胶电泳法、特性黏度法等进行测定。

（张　娜）

yàowù fēnzǐ jīngxíng

药物分子晶型（crystal type of drug molecule）

结晶药物晶格内分子的排列方式。对同一种药物，由于结晶条件的差异，原子、分子内或分子间键合方式发生改变，导致原子或分子在晶格空间排列和堆积方式不同，形成结构、形态、物性不同的晶型，即同质多晶现象。但是，物质溶解或熔融后，晶格结构被破坏，多晶现象消失。同一晶型的药物可有多种不同的结晶形状，如常见的针状、片状、柱状结晶等；而对外形相同的物质，它们的晶型却很可能完全不同，根据结晶形状不能确定晶型。

同一药物也可形成无结晶状态，即无定形粉末或简称无定形。无定形无晶格束缚，自由能大，因此溶解度和溶解速度比相应的晶型高。两种药物以一定的计量比例以氢键等非共价键形式结合在同一晶格中可形成分子复合结晶，称为共晶。对成盐能力弱的药物，可利用共晶提高其成药性。

药物分子晶型可影响药物堆积性质（如密度、折射率、电导率、吸湿率）、热力学性质（如熔点、内能、熵、焓、热容、自由能、溶解度）、光学性质（如电子跃迁、振动跃迁）、动力学性质（如溶出速率、稳定性、固态反应速率）、表面性质（如表面自由能、界面张力）和机械性质（如硬度、可压性、流动性）。在药物评价中，同一种药物由于晶型不同会影响药物的溶解度、吸收程度等性质，最终影响药物的生物利用度和疗效，需深入研究药物的晶型。

研究方法包括：显微镜法、红外分光光度法、热分析法、X线粉末衍射法、比色法、X线单晶衍射法以及固态核磁共振法等。研究和掌握药物晶型特征，对新药处方前研究、处方研究、生产工艺优化、药品质量控制以及临床药效发挥都有很重要的作用。

（张　娜）

yàowù fēnzǐ huàxué wěndìngxìng

药物分子化学稳定性（chemical stabilities of drug molecule）

药物分子在化学因素作用下保持原有化学结构和物理化学性质的能力。药物由于水解、氧化等化学降解反应，药物含量（或效价）、色泽产生变化，直接影响药物的药效，产生的降解产物有时会产生严重不良反应。

常见的影响药物分子化学稳定性的因素主要包括药物与药物之间，药物与溶媒、制剂所用辅料、附加剂、杂质、容器、外界物质（空气、光、水分等）之间，产生化学反应而导致制剂中药物的分解变质。光照和温度等物理因素也会对药物分子化学稳定性产生显著影响。

药物的稳定性是指原料药及制剂保持其物理、化学、生物学和微生物学性质的能力，通过对原料药和制剂在不同条件下稳定性的研究，掌握药品质量随时间变化的规律，为药品的生产、包装、贮存条件和有效期的确定提供依据，以确保临床用药的安全性和临床疗效。药物分子化学稳定性是药物稳定性的一个重要方面。作为一种重要的药物理化性质，药物分子化学稳定性对药物的保存、药效和毒性都有重要影响。首先，化学稳定性差的药物容易降解变质，不宜长期保存或对保存条件要求严苛。其次，药物降解变质不但会使其活性成分降低、药效减弱，而且可能产生有毒副作用的降解变质产物。常见的导致药物降解变质的化学反应主要包括水解作用、氧化反应、光解作用、消旋作用或手性反转。

（张颖杰）

yàowù tǐnèi shēngwù huàxué xìngzhì

药物体内生物化学性质（biochemical properties of drug molecule in vivo）

药物分子的化学结构与体内的蛋白质、核酸和磷脂等生物大分子相互作用时表现的特性。主要包括药物分子透膜性、药物分子与转运蛋白结合、药物分子与血浆和组织蛋白结合以及药物分子的代谢转化等。

药物体内生物化学性质受药物分子的酸碱性、解离度、脂水分配系数等理化性质共同影响。例如，药物分子透膜性主要受脂水分配系数影响。由于生物膜的脂质性质，要求药物分子既有一定的亲脂性以保证穿越细胞膜，又有足够的亲水性以确保在水相中的溶解度。药物分子与转运蛋白结合要求被转运的药物分子（通常为极性分子）有特定的结构、构象和性质，能与转运蛋白的特定位置特异性结合。药物分子与血浆蛋白结合则是一种非特异性结合，大多数酸性药物可广泛与血浆蛋白中的清蛋白结合，碱性药物则结合于血浆中的 α_1 酸性糖蛋白。

药物体内生物化学性质可通过影响药物体内药动学性质和毒副作用而对成药性产生重要影响。具体来说，药物的分子透膜性主要影响药物尤其是口服药物的吸收，药物的分子透膜性还影响药物在靶和非靶器官/组织/细胞的分布和浓度，因此对药物的疗效和毒性密切相关。药物分子与转运蛋白的结合能力也可通过影响药物在靶和非靶器官/组织/细胞的分布和浓度而影响疗效和毒性。药物分子与血浆蛋白的结合能力对药物在体内的分布、代谢、排泄等药动学性质和毒性都有显著影响。药物分子与体内代谢酶之间的相互作用，发生Ⅰ相和Ⅱ相代谢的生物转化反应，影响药物的生物利用度和在体内的留存时程，而且代谢产物大部分的活性降低或失去活性。

（张颖杰）

yàowù fēnzǐ tòumóxìng

药物分子透膜性（permeability of drug molecule）

药物分子透过生物膜的能力。药物分子到达靶细胞前，须透过不同的膜屏障，才能到达靶部位。以口服给药为例，药物往往需要透过胃肠道上皮细胞膜、毛细血管壁、肝细胞膜、肾小球和靶细胞膜等多种膜屏障。而作用于中枢神经系统的药物还需透过血脑屏障。

决定化合物透膜性的主要因素包括亲脂性、氢键数目、离子化特性、分子大小及柔性等。非极性分子比极性分子具有更好的透膜性，中性分子比离子化分子具有更好的透膜性。对脑内毛细血管网存在血脑屏障，表现为其内皮细胞间连接十分紧密，内皮细胞外有基底膜，毛细血管壁外85%的表面积被神经胶质所包绕等，因此中枢神经系统治疗对药物透膜性的要求更加严格。

药物分子透膜性是口服药物生物利用度高低的决定因素之一。透膜性高的药物口服吸收效率高，生物利用度通常较高。生物药剂学分类系统根据药物透膜性以及药物在水溶液中溶解度的大小，将口服吸收的药物分为4类：1类，高溶解性–高透膜性药物；2类，低溶解性–高透膜性药物；3类，高溶解性–低透膜性药物；4类，低溶解性–低透膜性药物。其中，高透膜性药物是指口服吸收效率达到90%的药物。此分类原则可用于预测药物的口服生物利用度以及评价能否建立良好的体内–体外相关性，同时对制剂处方前研究具有良好的指导作用。

药物分子透膜性可通过体内模型和体外模型等方法进行评价。体内模型一般以人体内肠灌注试验或采用动物模型进行体内或原位肠灌注试验进行测定。体外模型可以通过脂质人工膜、人克隆结肠腺癌细胞、犬肾上皮细胞等细胞单层模型评价化合物的口服吸收程度；还可以应用过量表达P–糖蛋白的MDR1-MDCKⅡ、TR-BBB 和 TM-BBB 等细胞单层模型来评价化合物透过血脑屏障

的能力。这些模型均可用于评价化合物经被动扩散或主动转运透过细胞膜的能力。

提高药物透膜性的方法：可通过药物的结构改造，减少离子化基团或调整分子大小。例如，羧苄西林（结构式见图1）分子中含有2个羧基，在肠道内容易解离而离子化，不易透过生物膜被吸收。将其中的1个羧基酯化得到羧苄西林茚满酯（结构式见图2），透膜性增加，口服生物利用度提高至69%。

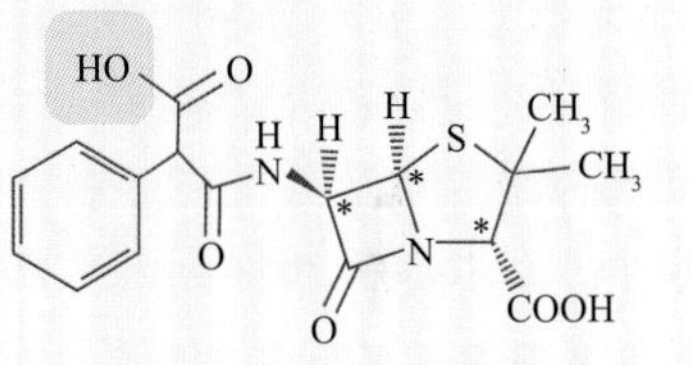

*. 该碳原子为不对称原子。

图1　羧苄西林的结构式

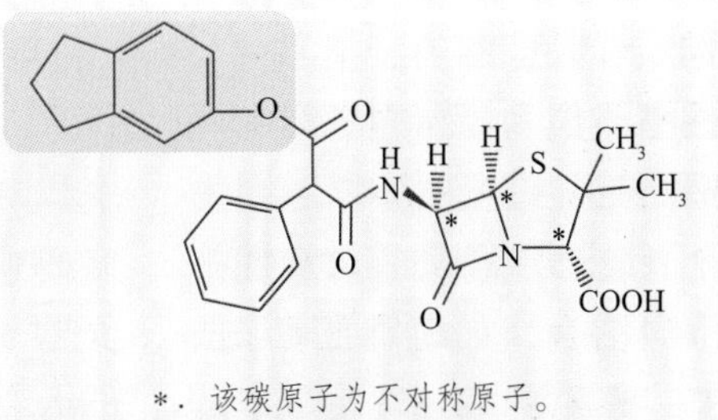

（张　娜）

yàowù fēnzǐ yǔ zhuǎnyùn dànbái jiéhé

药物分子与转运蛋白结合（binding with transport protein）

一些药物分子在跨越生物膜的过程中，与生物膜上的转运蛋白发生特异性识别并结合进而对药物进行处置，从而介导药物分子转运入胞或泵出细胞的过程。这种识别与结合对药物分子在体内的吸收、分布、代谢和排泄过程产生十分重要的影响。

转运蛋白是一类存在于细胞

*. 该碳原子为不对称原子。

图2　羧苄西林茚满酯的结构式

膜上的蛋白质，可以介导生物膜内外的化学物质以及信号交换。它能够转运离子型、小分子或大分子等多种类型的药物通过细胞膜，从而控制细胞内外的药物浓度。转运蛋白一般具有多次跨膜的拓扑结构，对所转运药物的结构具有特异性识别能力，是需消耗能量逆浓度梯度的主动转运。

转运蛋白具有高度的特异性。一个特定的转运蛋白只能转运特定结构类型的底物，如某种药物、某种分子或离子。转运蛋白与底物分子特异性结合后，可以通过自身的构象变化或移动完成底物的跨膜转运。转运蛋白与底物分子的特异性结合位点可被竞争性抑制剂占据，非竞争性抑制剂亦可与转运蛋白在结合点之外结合，从而改变其构象，影响其转运过程。

（张　娜）

yàowù fēnzǐ yǔ xuèjiāng dànbái jiéhé

药物分子与血浆蛋白结合

（binding with plasma protein）药物分子进入体循环后与血液中蛋白发生可逆或不可逆结合。与血浆蛋白结合的药物称为结合型药物，未被结合的药物称为游离型药物。

原理和分类　药物主要通过离子键、氢键、疏水性结合及范德华力与血浆蛋白结合。结合型药物由于分子变大不易透过毛细管壁而"储存"于血液中，游离药物可经血液运输分布到机体各组织部位，与药物的代谢、排泄和药效具有密切的关系。血浆中与药物结合的蛋白有：清蛋白、α-酸性糖蛋白和脂蛋白。其中清蛋白占血浆蛋白总量的60%，是主要的结合蛋白，可与许多内源性物质及药物结合，如游离脂肪酸、胆红素、激素等。α-酸性糖蛋白主要和丙咪嗪等碱性（阳离子）

药物结合。在清蛋白结合位点饱和时，脂蛋白也可能与药物结合。

药物在血液中与血浆蛋白结合形成结合型药物，向体内扩散存在一定困难，药物在体内的分布主要取决于游离药物浓度。药物与血浆蛋白结合一般是可逆过程，有饱和现象。血浆中结合药物与游离药物保持着动态平衡。当游离药物浓度降低时，结合型药物可转变成游离型药物。药物与血浆蛋白结合特异性低，血浆蛋白结合位点有限，多个药物可能竞争同一个蛋白结合位点，产生药物间相互作用。例如保泰松与双香豆素竞争血浆蛋白，使后者游离型浓度增高，可导致出血的副作用。

研究内容　假设与药物结合的血浆蛋白中几个结合部位都具有同样的亲和性，一个药物分子与一个位点结合且无相互作用时，药物与血浆蛋白的可逆结合遵循以下平衡：

$$D_f + 游离结合部位 \underset{k_2}{\overset{k_1}{\rightleftharpoons}} D_b$$

式中 D_f 为游离药物浓度，D_b 为蛋白结合的药物浓度，k_1 为结合速度常数，k_2 为解离速度常数。平衡结合常数 K 为：

$$K = \frac{k_1}{k_2} = \frac{[D_b]}{[D_f](np - [D_b])}$$

式中 $[D_f]$ 为游离药物摩尔浓度，$[D_b]$ 为蛋白结合药物摩尔浓度，P 为蛋白质总摩尔浓度，n 为每个分子蛋白质表面的结合部位数。K 值越大，药物与血浆蛋白亲和力越大。一般地，高结合蛋白药物的 K 值通常为 $10^5 \sim 10^7$ mmol/L，低结合或中等结合强度的 K 值通常为 $10^2 \sim 10^4$ mmol/L，K 值接近于零表示没有结合。

影响药物与血浆蛋白结合的因素主要有药物理化性质、给药剂量、药物与蛋白亲和力、药物相互作用和个体间差异，如性别差异、不同的生理和病理状态等。蛋白结合点数和蛋白结合常数 K 常用斯卡查德（Scatchard）作图法测量。

$$\frac{r}{D_f} = nK - rK$$

式中 r 为每个蛋白分子结合药物分子个数，D_f 为游离药物分子浓度，n 为结合位点数，K 为结合常数。以 r/D_f 为纵坐标，r 为横坐标作图，得到一直线，斜率为 $-K$，纵轴截距为 nK，可以求得蛋白结合点数和蛋白结合常数 K。研究药物与血浆蛋白结合的方法包括平衡透析法、超滤法、超速离心法、快速或动力透析法、分配平衡法、光谱法等。其中，平衡透析法和超滤法最常用。

应用　通过测定药物与血浆蛋白结合情况，可研究药物的药效、药物体内分布、清除等，充分发挥药物治疗作用，避免毒副作用，对药物临床应用具有较大理论和实际意义。

（张　娜）

yàowù tǐnèi yàodòngxué xìngzhì

药物体内药动学性质

（pharmacokinetic properties of drug molecule）用动力学原理和数学处理方法研究药物在体内的吸收、分布、代谢和排泄过程的量变规律。药动学也称为药物动力学。用于描述药物体内药动学性质的参数主要包括药物在体内的吸收和消除速率常数、药物生物利用度、药物生物半衰期、药物表观分布容积、药物体内清除率、药物血药浓度-时间曲线下面积等。

意义：①探讨"药物结构-药

动学-药效学"之间的关系，指导创新药物研究的结构优化，从而提高新药最终通过临床试验的成功率。②指导制剂研究与质量评价，改进剂型和制剂处方，改善药物的疗效，降低不良反应的发生率，提高患者的依从性。③根据患者个体生理病理情况，结合药物的药动学参数，制订给药方案（包括首剂量、维持剂量、给药间隔等），指导临床用药。

（张　娜）

药物血药浓度–时间曲线
yàowù xuèyào nóngdù-shíjiān qūxiàn

（concentration-time curve）　药物进入体内后，血药浓度随时间发生变化，以血药浓度为纵坐标，以时间为横坐标绘制的曲线（图1）。简称药时曲线。药时曲线表示血药浓度随时间变化的动态过程，可定量分析药物在体内动态变化与药物效应的关系。通过药时曲线可以确定药物的峰浓度（C_{max}）、达峰时间（T_{max}）、消除半衰期（$t_{1/2}$）、稳态血药浓度（steady state concentration, C_{ss}）和药时曲线下面积（area under the curve, AUC）等。

药时曲线通常包括吸收相、分布相和消除相。静脉注射给药

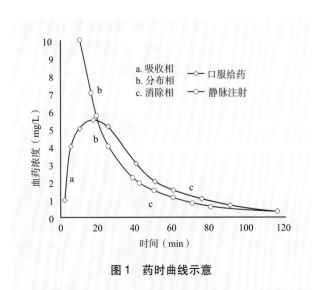

a. 吸收相　◇ 口服给药
b. 分布相　○ 静脉注射
c. 消除相

图1　药时曲线示意

制剂因不存在吸收过程，因此没有吸收相。在测定药时曲线时，应选择合理的取样点，兼顾吸收相、分布相和消除相。一般在吸收相至少需要2~3个采样点，对于吸收快的血管外给药药物，应避免第一个采样点是C_{max}；在C_{max}附近至少需要2~3个采样点，消除相需要4~6个采样点。整个实验周期的采血总量不影响动物的正常生理功能和血流动力学，一般不超过动物总血量的15%~20%。

（张　娜）

药物生物利用度
yàowù shēngwù lìyòngdù

（bioavailability）　药物从给药部位被吸收进入体循环的速度与程度。是衡量药物、特别是药物制剂体内质量的重要指标，是新药研究过程中选择合适给药途径和确定用药方案的重要依据之一。

生物利用度可分为绝对生物利用度和相对生物利用度。绝对生物利用度（absolute bioavailability, F_{abs}）是同一种药物以静脉给药制剂（通常认为吸收率为100%）为参比，获得的药物通过血管外途径给药吸收进入体循环的相对量。通常采用血管外给药血药浓度–时间曲线下面积（AUC_t）与静脉注射给药血药浓度–时间曲线下面积（AUC_{iv}）的比值来表示，反映了给药途径对药物吸收的影响。相对生物利用度（relative bioavailability, F_{rel}）又称比较生物利用度（comparative bioavailability），是以其他血

管外途径给药的制剂为参比制剂获得的药物吸收进入体循环的相对量，是同一药物不同制剂给药后比较吸收程度和速度而得到的生物利用度，主要反映某种固定给药途径下，与参比制剂比较，试验制剂的剂型、处方和制备工艺等对体内吸收的影响，集中体现了试验制剂的体内质量。二者计算方式如下：

绝对生物利用度 F_{abs}
$$= AUC_t \cdot D_{iv} / (AUC_{iv} \cdot D_t) \times 100\%$$
相对生物利用度 F_{rel}
$$= AUC_t \cdot D_r / (AUC_r \cdot D_t) \times 100\%$$

式中t与r分别为受试制剂与参比制剂，iv为静脉注射给药，D为给药剂量。常见的生物利用度的研究方法有血药浓度法、尿药浓度法和药理效应法，其中血药浓度法是生物利用度研究最常用的方法。

（张　娜）

药物表观分布容积
yàowù biǎoguān fēnbù róngjī

（apparent volume of distribution）　药物在体内分布达到动态平衡后，体内药量与血药浓度的比值。单位为L或L/kg。它是假定药物在体内分布充分的前提下，体内全部药物溶解所需的体液总体积。计算公式如下：

$$V_d = X/C$$

式中V_d为表观分布容积，X为体内药物总量，C为血药浓度。

表观分布容积不具有直接的生理意义，在多数情况下不涉及真正的容积。一般水溶性或极性大的药物，不易进入细胞内或脂肪组织中，血药浓度较高，表观分布容积较小；亲脂性药物在血液中浓度较低，表观分布容积通常较大，往往超过体液总体积。

表观分布容积能够反映药物与组织的结合程度和药物分布的广泛程度。表观分布容积越大，表明药物在体内分布越广，组织结合程度越高，药物在体内出现蓄积的可能性越大，作用持续时间越长。如果药物不与组织结合，表观分布容积与真实容积相近；多数药物可与血浆蛋白、组织结合，因此表观分布容积大于真实容积。

表观分布容积是药物的特性参数，能够反映药物在组织器官中分布情况的粗略概念。对某一特定的药物，表观分布容积是个确定值。

（张　娜）

yàowù xuèjiāng dànbái jiéhélǜ

药物血浆蛋白结合率 （plasma protein binding ratio）

药物分子在进入体循环后与血液中的蛋白发生结合，与血浆蛋白结合的药物量占体内总药量的百分率。血浆蛋白结合率高的药物，游离型药物量较少，渗透进入组织的能力低；血浆蛋白结合率低的药物，游离型药物量较多，易透过细胞膜，发挥药理活性。

（张　娜）

yàowù tǐnèi qīngchúlǜ

药物体内清除率 （clearance）

在单位时间内，能将多少容积体液中的药物清除。单位为 L/h 或按体重 L/（kg·h）。即单位时间内从体内消除的药物的表观分布容积。

药物在整个机体的清除率称为体内总清除率，在肾脏中的清除率称为肾清除率，在肝中的清除率称为肝清除率。清除率常用"CL"表示，清除率的计算公式如下：

$$CL = \frac{-dX/dt}{C} = \frac{kX}{C} = kV$$

式中 t 为时间；X 为 t 时刻体内某物质的含量；$-dX/dt$ 为机体或某消除器官单位时间内消除的某物质的量；C 为 t 时刻机体血浆中的某物质的浓度；k 为消除速率常数即单位时间内消除的某物质的量；V 为表观分布容积，即当药物在体内分布达到动态平衡后，体内药量与血浆中药物浓度的比值。

清除率有明确的生理学意义，是反映药物自体内消除的重要参数之一。清除率有加和性，体内总清除率等于药物经过各种途径清除率的总和。多数药物主要以肝的生物转化和肾的排泄两种途径从体内消除，因此药物在体内的总清除率约等于肝清除率与肾清除率之和。

（张　娜）

yàowù shēngwù bànshuāiqī

药物生物半衰期 （biological half-life of drug）

药物在体内的量或血药浓度下降一半所需要的时间。以 $t_{1/2}$ 表示。为与放射性同位素的半衰期区别，将发生在生物体内的这一过程称为生物半衰期（biological half-life）。

生物半衰期是衡量药物从体内消除快慢的指标。代谢快、排泄快的药物，生物半衰期短；代谢慢，排泄慢的药物，生物半衰期较长。有线性动力学特征的药物，生物半衰期是药物的特征参数，不因药物剂型或给药方法（剂量、途径）而改变。不同患者之间由于生理和病理情况不同，同一药物的生物半衰期可能发生改变，应根据患者生理与病理情况制定个体化给药方案。联合用药情况下可能产生药物之间相互作用使生物半衰期改变，此时也应调整给药方案。

生物半衰期在创新药物研究、药物剂型选择与设计、临床用药方法确定等过程中有重要的作用。利用生物半衰期可确定给药时间间隔和给药剂量。为维持药物疗效，常采用多次给药以保持有效血药浓度。生物半衰期是决定给药次数和间隔的重要参数。根据临床经验，一般习惯以药物的生物半衰期为给药间隔时间，但也有例外。例如，对中毒剂量和治疗剂量差距很小的地高辛、洋地黄类药物，宜选择小于药物生物半衰期的时间为给药间隔时间。

（张　娜）

yàowù fēnzǐ tǐnèi shēngwù zhuǎnhuà

药物分子体内生物转化 （drug biotransformation）

药物分子在体内代谢酶的作用下转变为极性代谢物的过程。代谢物的极性（或水溶性）较原药大，利于从体液排出到体外。药物分子体内生物转化是狭义的"药物代谢"。在人体的脏器和组织中，肝是药物在体内进行生物转化的主要部位，肺、胃、肠、血浆也含有少量生物转化酶。

药物经过适当途径进入机体并发挥药理效应，但药物作为一种外源性化学物质，机体组织需要设法将其排出体外。药物在体内生物酶的作用下发生生物转化，也称药物代谢。药物分子经代谢后通常转化为低效或无效的代谢物并易排出体外；但也可利用药物生物转化过程将无效结构转变成有效结构，这是代谢活化过程，也常用于前体药物的设计。

药物的生物转化分为两相。①药物分子结构Ⅰ相生物转化：又称为药物的官能团化反应，是药物分子体内生物转化代谢酶对药物进行氧化、还原、水解、羟基化、脱卤素等生物化学反应，在药物分子中引入氨基、羧基、羟基、巯基及杂环氮原子等极性基团，或使药物分子暴露出此类极性基团。例如，含苯环的药物主要在体内肝脏 CYP450 酶系催化下发生氧化反应，生成酚类为主的代谢产物。②药物分子结构 II 相生物转化：又称为药物的结合反应，是将含有极性基团的药物原型或经官能团化反应后产生极性基团的代谢产物在酶的作用下与内源性的水溶性小分子，如葡萄糖醛酸、硫酸盐、某些氨基酸等以酯、酰胺或苷的方式结合，所产生的结合物无活性，但极性大、易溶于水，易从尿和胆汁中排出体外。例如，肝细胞内质网中存在葡萄糖醛酸转移酶，能催化尿苷二磷酸葡萄糖醛酸分子中的葡萄糖醛酸基转移到药物分子的羧基、氨基、羟基等极性基团上，生成葡萄糖醛酸苷，原有药理活性减弱或者消失，水溶性增加，有利于从尿和胆汁中排出体外。药物的结合反应通常分两步进行，内源性的小分子物质首先被活化，以活性形式存在的内源性小分子物质在转移酶的作用下与药物或者药物在官能团化反应的代谢产物结合形成代谢结合物。药物或其代谢产物中被结合的基团一般是极性基团如氨基、羧基、羟基、巯基及杂环氮原子等，有的化合物有多个可结合的基团，可进行多种不同的药物结合反应。

（李敏勇）

yàowù fēnzǐ tǐnèi shēngwù zhuǎnhuà dàixièméi

药物分子体内生物转化代谢酶（enzymes related with drug biotransformation）

药物分子在体内发生 I 相生物转化代谢所涉及的酶。又称药物代谢酶。药物进入人体以后发生 I 相生物转化代谢的主要器官为肝，狭义定义是肝药酶。

多数药物进入人体以后，在药物代谢酶的作用下，通过氧化、还原、分解、结合等方式发生不同程度的结构变化，大多数药物通过代谢在体内转化为无药理活性的代谢物而失去活性，但有些药物原来无药理活性或活性较小经代谢后转化为有药理活性的代谢物，也有些药物经代谢转化后生成有毒副作用的代谢物。

药物在体内的 I 相生物转化反应的主要反应类型有：氧化反应、还原反应、水解反应等，其中氧化反应是主要的代谢反应。参与药物在体内 I 相反应的酶系分为：微粒体混合功能氧化酶系和非微粒体混合功能氧化酶系。①大多数药物都可能被微粒体混合功能氧化酶系催化而被氧化。肝微粒体混合功能氧化酶主要存在于肝细胞内质网中，在消化道、肺、肾、皮肤和脑组织中也有分布。此酶系含有 3 种功能成分，即黄素蛋白类的还原型烟酰胺腺嘌呤二核苷酸磷酸、细胞色素 P450 还原酶、血红蛋白类的细胞色素 P450 及脂质。各种外源性和内源性脂溶性分子代谢都需要这 3 种成分。其中细胞色素 P450 酶是重要成分，在激活氧与底物结合中起着关键作用。②非微粒体混合功能氧化酶系有醇脱氢酶、醛脱氢酶、黄嘌呤氧化酶、单胺氧化酶，以及分布于肝及其他细胞中的羧酸酯酶、酰胺酶等。

（李敏勇）

xìbāosèsù P450 méixì

细胞色素 P450 酶系（cytochrome P450 enzyme system, CYP450）

一类亚铁血红素-硫醇盐蛋白的超家族。由于其处在还原状态时能与一氧化碳结合形成一种亚铁羰基加成物，在可见光 450nm 波长处有最大吸收峰，故简称为细胞色素 P450。细胞色素 P450 酶系主要存在于肝，是药物和其他外源性物质的主要代谢酶，临床上大部分的药物相互作用都源于 CYP450 酶系的活性改变，是药物代谢中最主要的途径。CYP450 酶系催化的 I 相反应是药物体内代谢转化的关键步骤，可影响药物的生物半衰期、清除率以及生物利用度等多个重要的药动学特性。

1993 年纳尔逊（Nelson）等科学家制定了根据 CYP450 分子的氨基酸序列，能反映种族间 CYP450 基因超家族的进化关系的统一命名法。

CYP450 酶系的组成复杂，由基因多样性控制，称作 CYP450 基因超家族。根据氨基酸序列的同源程度，CYP450 酶系可分为 18 个家族和 42 个亚家族，涉及大多数药物代谢的 CYP450 酶系主要有 CYP1、CYP2、CYP3 这 3 个家族，相关的有 7 种重要的 CYP450 酶亚型，其中最主要的几种为 CYP1A2（4%）、CYP2C9（10%）、CYP2C19（2%）、CYP2D6（30%）、CYP3A4（50%）。肝脏中 CYP450 以 CYP3A4 为主，大约 150 种药物是该酶的底物，约占全部被 CYP450 代谢药物的 50%，是很重要的代谢酶。

CYP450 催化药物生物转化中的氧化反应，需还原型烟酰胺腺嘌呤二核苷酸磷酸和分子氧共同参与。CYP450 催化的反应有 5 种：①烯烃和芳烃化合物的氧化反应（图 1）。②胺的脱氨基和脱烷基反应（图 2）。胺的脱氨基反应和脱烷基反应可以看成是同一个反应的两个不同产物。③胺类化合物的 N-氧化（图3）。④胺类化合物的羟胺化和亚硝基衍生物的转化（图4）。⑤醚的脱烷基反应（图5）。⑥硫醚的氧化反应（图6）。

药物主要是作为 CYP450 酶系的底物，有时会起到酶的抑制剂或诱导剂的作用。酶诱导剂可使药酶活性增强，酶抑制剂可减弱药酶活性，是产生药物-药物相互作用的原因之一。

（李敏勇）

huányuánméixì

还原酶系（reductases） 体内一类催化还原反应的酶系。又称加氢酶。氢从供体上转移，对底物进行催化加氢反应。

药物还原代谢主要包括对羰

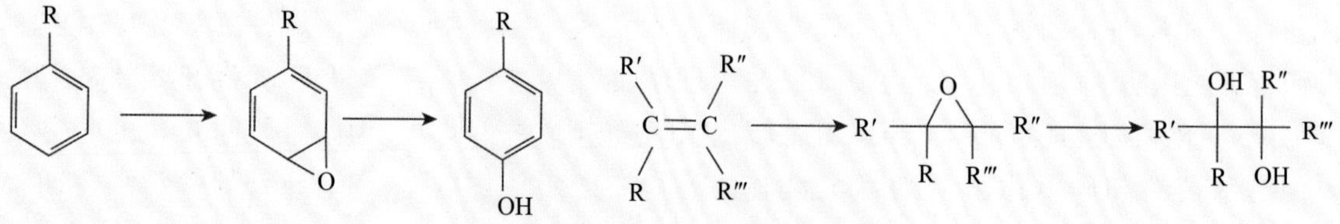

图1 烯烃和芳烃化合物的氧化反应

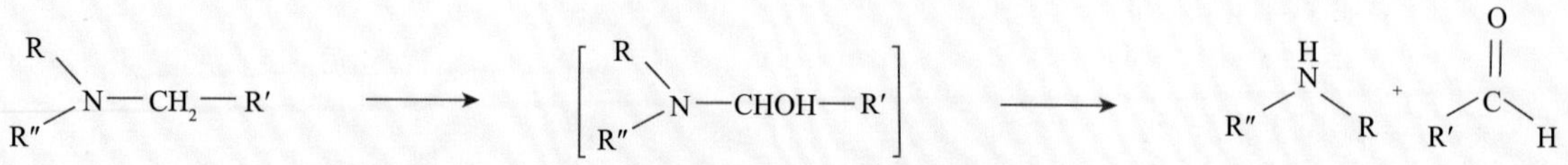

图2 胺的脱氨基和脱烷基反应

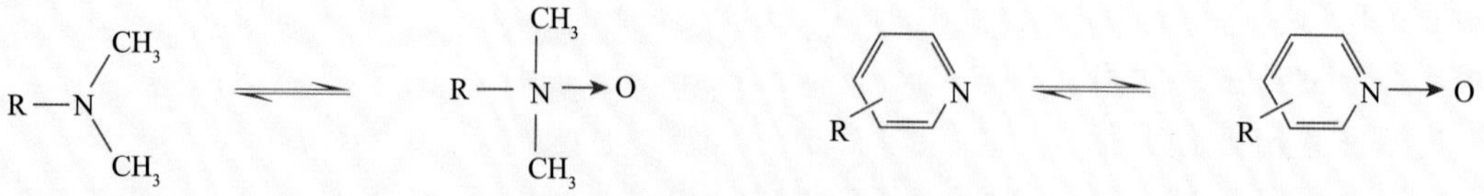

图3 胺类化合物的 N-氧化

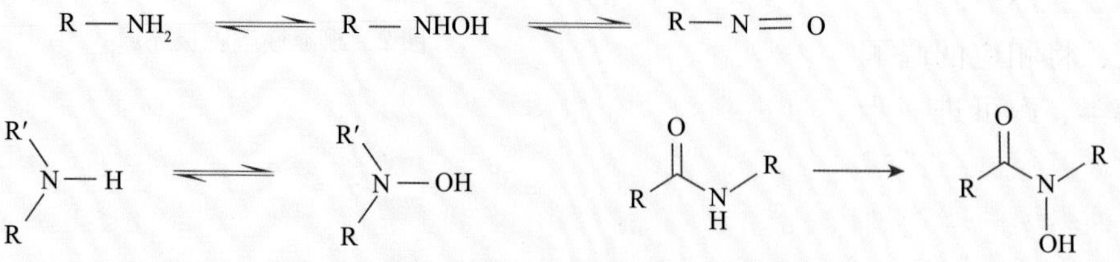

图4 胺类化合物的羟胺化和亚硝基衍生物的转化

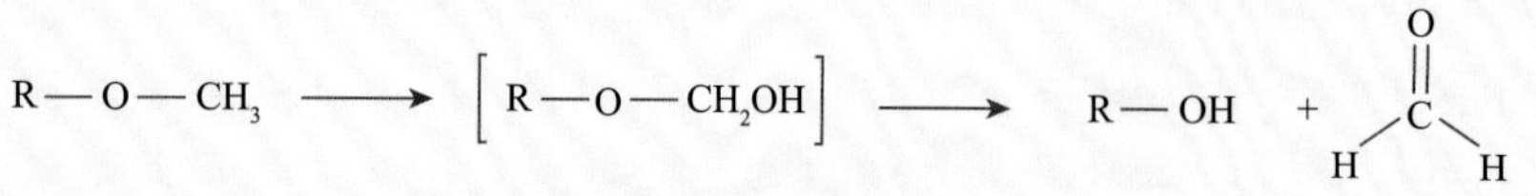

图5 醚的脱烷基反应

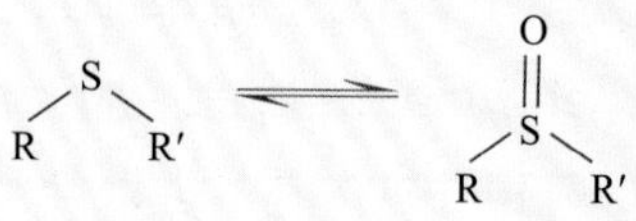

图6 硫醚的氧化反应

基、硝基、偶氮、叠氮化合物等结构的还原，代谢后在分子中往往引入羟基、氨基等易结合代谢的基团，便于进一步进行Ⅱ相结合反应排出体外。参与药物还原代谢的酶有硝基还原酶、偶氮还原酶、羰基还原酶等，其中有一些氧化还原酶既参加氧化反应也参与还原反应，如羰基还原酶同时也是醇和醛的脱氢酶。

硝基和偶氮化合物的还原：肝微粒体包含有偶氮和硝基化合物还原成伯胺的还原酶系统。

硝基还原酶在供电子体如还原型烟酰胺腺嘌呤二核苷酸的存在下，可以将芳香族硝基化合物还原为芳香族氨基化合物。硝基的还原是一个多步骤过程，中间经历了亚硝基、羟胺等中间步骤。还原得到的羟胺毒性大，可致癌和产生细胞毒性。例如长期接触硝基苯会引起的正铁血红蛋白症，就是由体内还原代谢产物的苯羟胺所致，过程见图1。

许多偶氮化合物都能通过肝微粒体中的偶氮还原酶转化为伯胺。例如，抗溃疡性结肠炎药物柳氮磺吡啶被还原生成磺胺吡啶和5-氨基水杨酸（图2）。

羰基的还原：醛酮还原酶可利用还原型烟酰胺腺嘌呤二核苷酸磷酸作为辅酶，将相应的醛酮化合物还原为醇类，醇可进一步与葡萄糖醛酸成苷，或与硫酸成酯结合，形成水溶性分子而易排泄。酮羰基是药物结构中常见的基团，酮在体内难于被氧化，通常在体内经酮还原酶的作用，生成仲醇。由于醛类易氧化，醛很少被还原为伯醇。脂肪族和芳香族的不对称酮羰基在酶的催化下，还原具有立体选择性，还原生成一个手性羟基。例如，镇痛药美沙酮具有6S-(+)手性中心，经代谢后生成3S,6S-α-(−)-美沙醇（图3）。

（李敏勇）

guòyǎnghuàwùméi
过氧化物酶 （peroxidases, POD） 主要存在于细胞的过氧化物酶体，以铁卟啉辅基可催化过氧化氢、氧化酚类和胺类化合物和烃类氧化产物，具有消除过氧化氢和酚类、胺类、醛类、苯类毒性双重作用的氧化还原酶类。过氧化物酶广泛存在于各种植物组织和动物的白细胞、血小板、乳汁，以及其他与类二十烷酸代谢相关的组织内。过氧化物酶是一种对氢受体（H_2O_2）底物有特异性、对氢供体底物缺乏特异性的酶。它的催化反应（图1）一般是基于以下反应：

$$H_2O_2 + 供体 \xrightarrow{POD} 2H_2O + 氧化型供体$$

过氧化物酶是与细胞色素P450单加氧酶系密切相关的血液蛋白。它与细胞色素P450的区别是，细胞色素P450能够利用来自几乎任何类型底物的氢原子进行氧化还原反应，但过氧化物酶催化药物和异源性物质的氧化仅限于易氧化的富电子底物（例如：杂原子氧化、1,4-二氢吡啶钙通道阻滞剂的氧化芳构化和芳胺的氧化）。

$$R—NO_2 \longrightarrow R—NO \longrightarrow R—NHOH \longrightarrow R—NH_2$$

图1　硝基苯还原为苯羟胺过程

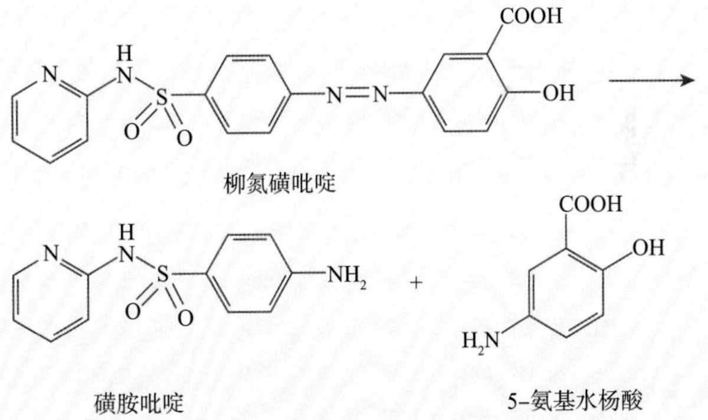

图2　柳氮磺吡啶被还原

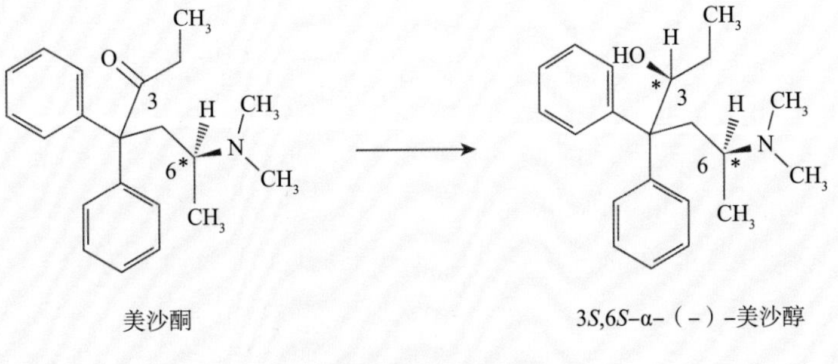

*.该原子为不对称原子。
图3　美沙酮的还原反应

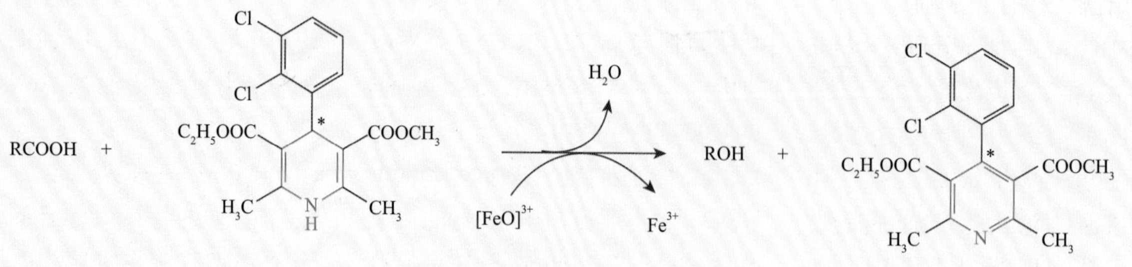

*. 该碳原子为不对称原子。

图1 过氧化物酶催化反应示例

过氧化物酶体有如下功能：①使毒性物质失活。过氧化氢酶利用过氧化氢氧化各种底物，如酚、甲酸、甲醛和乙醇等，氧化的结果使这些有毒性的物质变成无毒性的物质，能有效分解甲醛、甲苯，也使 H_2O_2 进一步转变成无毒的 H_2O。这种解毒作用对于肝、肾特别重要，如人体饮入的乙醇几乎有一半以这种方式被氧化成乙醛，而解除了乙醇对细胞的毒性作用。②脂肪酸的氧化。动物组织有 25%～50% 的脂肪酸是在过氧化物酶体中氧化的，其他则是在线粒体中氧化的。由于过氧化物酶体中有与磷脂合成相关的酶，过氧化物酶体也参与脂的合成。

(李敏勇)

dānjiāyǎngméi

单加氧酶（monooxyenases）催化氧分子中的 1 个氧原子插入到芳香族或脂肪族化合物中的酶。又称羟化酶，是一种混合功能氧化酶。单加氧酶的特点是它催化分子氧中两个氧原子分别进行不同的反应，其分子氧中的一个氧原子与底物结合或氧化进入产物，另一个氧原子被还原型烟酰胺腺嘌呤二核苷酸磷酸（reduced nicotinamide adenine dinucleotide phosphate，NADPH）还原形成水。其催化反应可表示为：

$$RH+NADPH+H^+ +O_2 \rightarrow ROH+NAOP+H_2O$$

单加氧酶实际上是一个酶系，多位于内质网和线粒体内膜上，参与药物、致癌物、类固醇激素和脂肪酸等多种内、外源性物质代谢。它包括细胞色素 P450 酶、黄素单加氧酶和多巴胺 β-羟化酶。细胞色素 P450 酶系是主要的药物代谢酶系，它主要存在于肝及其肝外组织的内质网，是一组血红素偶联单加氧酶，需要辅酶 NADPH 和分子氧共同参与，主要进行药物生物转化中的氧化反应。

细胞色素 P450 酶主要是通过活化分子氧，使其中一个氧原子和有机物分子结合，将另一个氧原子还原成水而在有机物分子中引入氧。它催化的反应类型主要有烷烃和芳香化合物的氧化反应，烯烃、多核芳烃及卤代苯的环氧化反应，仲胺、叔胺及醚的脱烷基化反应，胺类的脱氨反应，将胺转化为 N-氧化物、羟胺及亚硝基化合物以及卤代烃的脱卤反应。

黄素单加氧酶是以黄素腺嘌呤二核苷酸或黄素单核苷酸、NADPH 和分子氧组成的一组氧化还原酶。人体内的黄素单加氧酶有 5 种（黄素单加氧酶 1、黄素单加氧酶 2、黄素单加氧酶 3、黄素单加氧酶 4 和黄素单加氧酶 5），有组织特异性和底物专一性。黄素单加氧酶通常催化 N 和 S 杂原子的氧化，不发生杂原子的脱烷基化反应。黄素单加氧酶和细胞色素 P450 酶在催化底物的专一性上有重叠之处，但所产生的代谢产物有所差别，也带来了潜在的不同毒理学/药理学结果。

(李敏勇)

shuǐjiěméi

水解酶（hydrolases）体内催化药物水解反应的一类酶的总称。如胰蛋白酶就是水解多肽链的一种水解酶。也可以说水解酶是一类特殊的转移酶，用水作为被转移基团的受体。

水解酶以"（底物）水解酶"这种格式来命名。但是，一般的名称却是"（底物）酶"，例如核酸酶就是一种分解核酸的水解酶。按其所水解的底物不同可分为蛋白酶、酯酶、磷酸酶、糖苷酶、核酸酶等。根据它们的作用部位，水解链状底物末端部位的酶称外切酶；水解链状底物内部化学键的酶称内切酶。

水解酶在酶学委员会（Enzyme Commission，EC）编号中分类为 EC3，并以它分解的酶再细分为几个子类：EC3.1（酯键，酯酶）、EC3.2（糖，糖基酶）、EC3.3（醚键）、EC3.4（肽键，肽酶）、EC3.5 [C—N 键（不包括肽键）]、EC3.6（酸酐）、EC3.7（C—C 键）、EC3.8（卤键）、EC3.9（P—N 键）、EC3.10（S—N 键）、EC3.11（S—P 键）、EC3.12（S—S 键）、EC3.13（C—S 键）。

水解酶主要参与羧酸酯和酰胺类药物的水解反应，这些非特定的水解酶大多存在于血浆、肝、肾和肠中，因此大部分酯和酰胺类药物在这些部位发生水解。哺乳类动物的组织中也含有这些水解酶，使药物发生水解代谢。但是药物在肝、消化道及血中更易被水解。酯水解酶包括酯酶、胆碱酯酶及许多丝氨酸内肽酯酶。其他如芳磺酸酯酶、芳基磷酸二酯酶、β-葡萄糖苷酸酶、环氧化物水解酶等，它们和酯水解酶的作用相似。酰胺类化合物比酯类化合物稳定而难水解，水解速度较慢，因此大部分酰胺类药物以原型从尿中排出。

(李敏勇)

yàowù fēnzǐ jiégòu I xiàng shēngwù zhuǎnhuà

药物分子结构 I 相生物转化

（phase I biotransformation） 药物分子在生物体内各种酶的催化下进行的氧化、还原、水解和羟基化等生物转化反应。I 相生物转化反应主要发生在药物分子的官能团上，或分子结构中位阻较小、活性较高的部位，结果是在药物分子中引入或使药物分子暴露出极性基团，如羟基、巯基、羧基和氨基等，也称为药物的官能团化反应。

生物转化将药物（通常是非极性分子）转变成极性分子，再通过人体的正常系统排泄至体外，由此形成人体的药物代谢。I 相生物转化是药物在人体内发生的化学变化，也是人体对自身的一种保护机能。I 相生物转化使多数药物灭活，但少数例外反而活化，故生物转化不能称为解毒过程。药物在体内的生物转化的研究，能阐述药理作用的特点、作用时程，结构的转变以及产生毒副作用的原因。

药物的 I 相生物转化利用肝微粒体的细胞色素 P450 酶系对数百种药物起反应。但该酶系统在转化过程中活性有限，在药物间容易发生竞争性抑制。因此药物的 I 相生物转化并不稳定，个体差异大，且易受药物的诱导或抑制。例如，苯巴比妥能促进光面肌质网增生，使细胞色素 P450 酶系活性增加，加速了药物的生物转化，这是其产生自身耐受性的原因，同时也导致其他药物的代谢加速，缩短了药物在体内的停留时间降低了药效。西咪替丁抑制细胞色素 P450 酶系活性，可使其他药物效应敏化，药效活性增加。这些因某个药物对细胞色素 P450 酶系产生的诱导或抑制作用，影响了其他药物的药效变化是临床上引起药物相互作用的原因之一。

I 相生物转化的官能团反应主要包括：①药物分子氧化反应。药物代谢中的氧化反应包括失去电子、氧化反应、脱氢反应等，是在细胞色素 P450 酶系、单加氧酶、过氧化酶等酶的催化下进行的反应。②药物分子还原反应。酮类药物在酮还原酶的催化下经代谢生成相应的仲醇。脂肪族和芳香族不对称酮在酶的催化下，立体专一性还原生成一个手性羟基，主要是 S 构型，即使有其他的手性中心存在亦是如此。酶催化还原在药物立体异构体间具立体选择性。芳香族硝基在代谢还原过程中可被细胞色素 P450 酶系或其他硝基还原酶等催化还原生成芳香氨基。偶氮基的还原在很多方面与硝基还原相似，偶氮键先被还原为氢化偶氮键，最后断裂形成两个氨基。③药物分子脱卤素反应。含卤素的药物除一部分和谷胱甘肽形成硫醚氨酸结合物代谢排出体外，其余的在体内经氧化脱卤素反应和还原脱卤素反应进行代谢。氧化脱卤素反应是许多卤代烃代谢的常见途径。细胞色素 P450 酶系催化氧化卤代烃生成过渡态的偕卤醇，然后消除卤氢酸得到羰基化合物（醛、酮、酰卤和羰酰卤化物）。还原脱卤素反应主要是在多卤素取代的烃中，通过单电子转移还原脱去卤素。④药物分子水解反应。水解反应是酯和酰胺类药物在体内代谢的主要途径，如羧酸酯、硝酸酯、磺酸酯、酰胺等药物在体内代谢生成酸及醇或胺。

(李敏勇)

yàowù fēnzǐ yǎnghuà fǎnyìng

药物分子氧化反应 （oxidative

reactions） 在药物的环系结构或脂链结构的碳上形成羟基或羧基，在氮、氧、硫原子上脱羟基或生成氮氧化物、硫氧化物的反应。是药物代谢中最常见的反应。该过程可改变药物分子的极性或水溶性，或改变原有的官能团，使其易于代谢和排泄。

药物分子在体内所发生的官能团化反应——氧化反应，是药物在生物体内进行的最主要的生物转化反应。主要包括以下几种形式：①芳环的氧化，含芳环的药物的氧化代谢主要是在细胞色素 P450 酶系催化下进行的，首先生成环氧化物中间体，再经重排引入羟基，成为相应的酚类。②烯烃的氧化，烯烃的氧化代谢与芳环类似，也是先生成环氧化物中间体，但该中间体的反应性较小，进一步水解代谢生成反式二醇化合物，不会与大分子结合。③烃基的氧化，氧化在烃基上引入羟基，可进一步氧化成醛、酮、羧酸，或直接与葡萄糖醛酸生成结合物。④脂环的氧化，经细胞色素 P450 酶系氧化后先生成含自由基的中间体，再经转化生成羟基化合物。⑤胺的氧化，含脂肪胺、芳胺、脂环胺结构药物在体内代谢方式复杂，产物多，主要以 N-脱烃基化、N-氧化、N-羟基化和脱氨基等途径代谢。⑥醚和硫醚的氧化，芳醚类化合物较常见的代谢途径是 O-脱烃化反应。硫醚的氧化途径有 3 种：S-脱烃基化、脱硫、S-氧化。

(李敏勇)

yàowù fēnzǐ huányuán fǎnyìng

药物分子还原反应 （reductive reactions）

药物分子进入体内后，在体内还原酶的作用下，发生化学结构改变的还原反应。药物分子还原代谢是重要的代谢反应，主要涉及含有羰基、硝基、偶氮、叠氮等结构的药物代谢。还原代谢后分子中往往引入羟基、氨基等易结合代谢的基团，便于进一步进行 Ⅱ 相结合反应排出体外。

酮羰基是药物结构中常见的基团，通常在体内经酮还原酶的作用生成仲醇。脂肪族和芳香族不对称酮羰基在酶的催化下，立体专一性还原生成一个手性羟基，主要是 S 构型。

芳香族硝基在代谢还原过程中，在细胞色素 P450 酶系及其他硝基还原酶等酶的催化下，还原生成芳香氨基。硝基还原是一个多步骤过程，其间经历亚硝基、羟基胺等中间体，羟基胺毒性大，可致癌和产生细胞毒性，如长期接触硝基苯会引起正铁血红蛋白症。

偶氮基的还原在很多方面和硝基还原类似，该反应也是在细胞色素 P450 酶系、还原型烟酰胺腺嘌呤二核苷酸-细胞色素 P450 还原酶及消化道某些细菌的还原酶的催化下进行的，还原过程中，偶氮基先还原生成氢化偶氮键，最后断裂形成两个氨基。

(李敏勇)

yàowù fēnzǐ tuōlǔsù fǎnyìng

药物分子脱卤素反应 （dehalogenations）

含卤素药物分子在体内经过酶催化作用进行的氧化脱卤素反应和还原脱卤素反应。含有卤素的药物分子在体内经过酶的催化作用，一部分会和谷胱甘肽或含巯基的氨基酸反应形成硫醚氨酸结合物代谢排出体外，其余的在体内经氧化脱卤素反应和还原脱卤素反应进行代谢。在代谢过程中，卤代烃会生成某些活性中间体，这些活性中间体会产生毒性。

脱卤素反应可以分为氧化脱卤素反应和还原脱卤素反应，其中氧化脱卤素反应是许多卤代烃常见的代谢途径。①氧化脱卤素反应是卤代烃在细胞色素 P450 酶系的催化作用下生成过渡态的偕卤醇，然后再消除卤氢酸得到醛、酮、酰卤和羰酰卤化物等化合物。这一反应需代谢的药物分子中至少有 1 个卤素和 1 个 α-氢原子。单卤代烃化合物经氧化脱卤素代谢得到醛或酮，含有两个以上卤素的偕二卤代烃、偕三卤代烃，如二氯甲烷、三氯甲烷，更加容易被氧化生成活性更强的酰氯或者羟基酰氯的中间体，但有些还会与体内的蛋白质分子发生反应，产生毒性。氯霉素中的二氯乙酰基侧链氧化生成酰氯，能与细胞色素 P450 还原酶中的脱辅基蛋白发生酰化，这是其产生毒性的原因之一。②还原脱卤素反应主要发生在多卤素取代的烃中，经单电子转移还原得到自由基负离子，然后脱去 1 个卤素，生成自由基。该自由基可从体内得到 1 个质子得到还原产物，或者接受 1 个电子形成碳负离子，可转变为卡宾或烯烃，或和氧分子反应生成过氧自由基。

(李敏勇)

yàowù fēnzǐ shuǐjiě fǎnyìng

药物分子水解反应 （drug hydrolysis reactions）

含酯或酰胺结构的药物被肝、血和肾水解酶水解成羧酸、醇（酚）和胺的反应。

水解反应是水与酯或酰胺类化合物反应，将酯或酰胺分解为两部分（例如，酯水解成酸和醇、酰胺水解成酸和胺）。而药物分子的水解代谢则特指药物分子进入人体后，在肝、血和肾等部位被体内有关的酶催化水解，水解后产生的酸、醇和胺，有些更易被人体吸收，有些直接或经 Ⅱ 相生物转化排出体外。在生物体内，酶催化下进行的水解反应也归于这一类。一般酰胺水解的速度较酯慢，水解产物的极性较其母体药物强。

水解反应是酯类药物体内代谢最普遍的途径，在 H^+、OH^- 或广义酸碱的催化下，水解速度会加快。利用此特性，可以设计制作酯类前药。按照水解反应底物的不同可以分为以下几类：①酯类、酰胺和硫酯的水解，如琥珀酰胆碱、普鲁卡因、阿司匹林等药物在伪胆碱酯酶的催化下发生水解反应。②环氧化物的水解，如卡马西平在体内先代谢成环氧化物，再在水解酶的作用下生成二氢二醇失活。

(李敏勇)

yàowù fēnzǐ jiégòu Ⅱ xiàng shēngwù zhuǎnhuà

药物分子结构 Ⅱ 相生物转化 （phase Ⅱ biotransformation）

药物经 Ⅰ 相代谢后产生的含有极性基团的代谢物与体内的内源性

成分。例如，葡萄糖醛酸、硫酸、甘氨酸或谷胱甘肽，经共价键结合，大多生成极性大、易溶于水和易排出体外的结合物的生物合成反应。药物的Ⅱ相生物转化又称结合反应，是在酶的催化下将内源性的极性小分子如葡萄糖醛酸、硫酸、甘氨酸或谷胱甘肽等结合到药物分子中或Ⅰ相的药物代谢产物中。有些含有极性基团的药物也可直接与体内的内源性成分产生结合反应，直接参与Ⅱ相生物转化。药物的Ⅱ相生物转化，主要包括6个方面：与葡萄糖醛酸的结合反应、与硫酸的结合反应、与氨基酸的结合反应、与谷胱甘肽的结合反应、乙酰化结合反应、甲基化结合反应。乙酰化和甲基化结合反应是特定的结合反应，产生的乙酰化和甲基化结合产物的极性减小。其余结合反应是使药物产生水溶性的代谢物，极性加大有利于从尿和胆汁排泄。在结合反应中需要有酶的参与并消耗能量。结合反应分两步进行，首先是内源性的小分子物质被活化，变成活性形式，然后经转移酶的催化与药物或药物在Ⅰ相的代谢产物结合，形成代谢结合物，药物或其代谢物中被结合的基团通常是羟基、氨基、羧基、杂环氮原子及巯基。

与葡萄糖醛酸的结合反应

药物代谢中最普遍的结合反应，生成的结合产物含有可解离的羧基和多个羟基，无生物活性，易溶于水和排出体外。和葡萄糖醛酸的结合反应是药物代谢中最普遍的结合反应，生成的结合产物含有可解离的羧基和多个羟基，无生物活性，易溶于水和排出体外。葡萄糖醛酸结合的反应有4种类型，即O—、N—、S—和C—的葡萄糖醛酸苷化。O-葡萄

糖醛酸苷化和硫酸酯化反应通常是竞争反应，前者在高剂量下发生，后者在较低剂量下发生，因为糖苷化反应具有低亲和力和高反应容量，而硫酸酯化反应是高亲和力和低反应容量。参与N-葡萄糖醛酸苷化反应的胺有芳香胺、脂肪胺、酰胺和磺酰胺。C-葡萄糖醛酸苷化反应通常是在含有1,3-二羰基结构的活性碳原子上，如保泰松及抗痛风药磺吡酮。药物及代谢物也可通过硫酸酯结合反应而代谢，但不如葡萄糖醛酸苷化结合反应那样普遍。

与硫酸的结合反应

形成硫酸酯的结合产物后，水溶性增加，毒性降低也易排出体外。参与硫酸酯化结合反应的基团主要有羟基、氨基和羟氨基。在硫酸酯化结合反应中，只有酚羟基化合物和胺类化合物能生成稳定的硫酸化结合产物。醇和羟胺化合物形成硫酸酯后，由于硫酸酯是一个很好的离去基团，会使结合物生成正电中心，具有亲电能力，显著增加药物的毒性。

与氨基酸的结合反应

许多羧酸类药物或产生羧基的代谢物在体内的主要结合反应。参与结合反应的羧酸有芳香羧酸、芳乙酸和杂环羧酸。参与反应的氨基酸主要是生物体内内源性的氨基酸或是从食物中可以得到的氨基酸，其中以甘氨酸的结合反应最常见。

与谷胱甘肽的结合反应

谷胱甘肽是由谷氨酸-半胱氨酸-甘氨酸组成的含有巯基的三肽化合物，其中巯基在体内起到清除有害物质的作用，谷胱甘肽还有氧化还原性，对药物及代谢物的转变起重要作用。谷胱甘肽和酰卤的反应是体内结合解毒的反应，当多卤代烃如三氯甲烷在体内代

谢生成三氯甲烷或碳酰氯（光气）时，会对体内生物大分子进行酰化产生毒性，谷胱甘肽通过和酰卤代谢物反应后生成酰化谷胱甘肽，解除毒性。

乙酰化反应 含伯氨基（包括脂肪胺和芳香胺）、氨基酸、磺酰胺、肼和酰肼等基团药物或代谢物的一条重要的代谢途径，是将体内亲水性的氨基结合形成水溶性小的酰胺。一般是体内外来物的去活化反应。例如，去结核药对氨基水杨酸经乙酰化反应得到 N-乙酰氨基水杨酸，活性降低。

甲基化反应 一般不是用于体内外来物的结合排泄，而是降低这些物质的生物活性。参与甲基化反应的基团有酚羟基、氨基、巯基等。酚羟基的甲基化反应主要对象是具儿茶酚胺结构的活性物质，如肾上腺素、去甲肾上腺素、多巴胺等，形成甲基化结合物后活性降低或消失，对机体是一种保护作用。

该反应主要在肝进行，其次为肾，也可在其他组织器官中发生。

（李敏勇）

yàowù fēnzǐ yǔ pútaotángquánsuān jiéhé

药物分子与葡萄糖醛酸结合
（glucuronic acid conjugation）

在葡萄糖醛酸转移酶催化下，生物体内的葡萄糖醛酸转移到药物分子或Ⅰ相代谢产物上，产生药物或代谢产物分子的葡萄糖醛酸结合产物的Ⅱ相代谢反应。该反应使药物或代谢产物分子具有了更大的水溶性和极性，可以通过胆汁和尿排出体外，达到代谢的目的。

药物与葡萄糖醛酸结合形成结合物的过程分为两步：葡萄糖

醛酸首先生成尿苷-5-二磷酸-α-D-葡萄糖醛酸,为葡萄糖醛酸的活化形式;然后药物在肝微粒体中尿苷二磷酸-葡萄糖醛酸转移酶的作用下,生成葡萄糖醛酸结合物(图1)。

形成的葡萄糖醛酸结合物一般经尿排泄;若结合物的分子量>300,主要经胆汁排泄。胆汁排泄的葡萄糖醛酸结合物在肠内易发生酶促水解,游离出的药物又可被肠重吸收,形成肠肝循环,使药物在体内保持的时间较长。

葡萄糖醛酸结合作为主要的解毒路径之一,在医药、农药、致癌物及其他外源化合物的转化、代谢和排泄中有重要作用。药物分子的葡萄糖醛酸结合产物减少了药物对其靶标的亲和性,增加了它们在胆汁和尿中的排泄,达到解毒代谢的目的,但是也有一些药物分子,与葡萄糖醛酸结合产生的代谢物比母体化合物具有更强的药理、毒理及生物活性。

新生儿由于肝葡萄糖醛酸转移酶活性尚未发育成熟,可导致药物在体内聚集产生毒性。例如,新生儿使用氯霉素时,由于氯霉素和葡萄糖醛酸不能形成结合物而排出体外,可致药物在体内聚集,引起"灰婴综合征"。

葡萄糖醛酸结合反应的能力与生物体对外来化合物的代谢能力及对癌症的敏感性有一定关系,有个体差异、组织差异及动物的种间差异。这种差异性可能与葡萄糖醛酸转移酶的多态性、表达水平差异、葡萄糖醛酸结合物的不稳定性等因素有关。

(李敏勇)

yàowù fēnzǐ yǔ liúsuānzhǐ jiéhé

药物分子与硫酸酯结合(sulfate conjugation) 在磺基转移酶的催化下,由体内活化型的硫酸

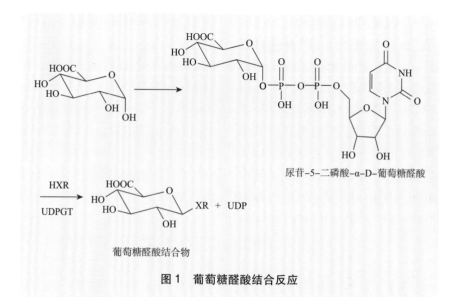

尿苷-5-二磷酸-α-D-葡萄糖醛酸

葡萄糖醛酸结合物

图1 葡萄糖醛酸结合反应

化剂3'-磷酸腺苷-5'-磷酰硫酸盐(3'-phosphoadenosine-5'-phosphosulfate,PAPS)提供活性硫酸基,与药物分子或Ⅰ相代谢产物结合形成硫酸酯的Ⅱ相代谢反应。硫酸酯化后产物水溶性增加,毒性降低,易排出体外。

硫酸结合反应的过程是无机的硫酸盐在ATP硫酸化酶及镁离子参与下,生成腺苷-5'-磷酰硫酸酐(adenosine-5'-phosphosulfate,APS),再经APS磷酸激酶作用,形成活性辅酶PAPS,最后再在磺基转移酶作用下,将硫酸基从PAPS转移给药物分子,形成硫酸酯结合物,并释放出3',5'-二磷酸腺苷(3'-phosphoadenosine 5'-phosphate,PAP)(图1)。

药物与硫酸酯结合代谢过程主要存在于一些含酚羟基的内源性化合物如甾体激素、儿茶酚、甲状腺素等的一个重要的代谢途经。含酚羟基、醇羟基、N-羟基及芳香胺的药物或代谢物可与硫酸结合后灭活,如沙丁胺醇和异丙肾上腺素等的代谢。

因机体的硫酸源较少,且硫酸酯酶的活性强,形成的硫酸结合物易分解,如醇羟基形成的化合物很容易水解成原来的药物(沙丁胺醇),故与硫酸结合的药物不如与葡萄糖醛酸结合普遍。

ATP硫酸化酶   APS磷酸激酶   磺基转移酶   (X=O, NH)

PAPS

图1 硫酸结合反应

羟基胺和羟基酰胺是磺基转移酶较好的底物，在形成磺酸酯后，由于N—O键的非均一性，极易分解断裂生成氮正离子，有较高的亲电性，在体内引起肝脏毒性和致癌性，如解热镇痛药非那西丁在体内经官能团化反应的代谢物，与硫酸酯化结合反应形成磺酸酯，与生物大分子结合，在体内会引起肝、肾毒性（图2）。

（李敏勇）

$$R—COOH + ATP + CoA \xrightarrow{\text{乙酰合成酶}} R—Co—S—CoA + AMP$$

$$R—Co—S—CoA + R' + NH_2 \xrightarrow{N\text{-酰基转移酶}} R—Co—NH^{-}R' + CoASH$$

图1 氨基酸结合反应

yàowù fēnzǐ yǔ ānjīsuān jiéhé

药物分子与氨基酸结合（amino acid conjugation） 羧酸类药物和代谢物与体内氨基酸如甘氨酸、谷氨酰胺等形成结合代谢物的Ⅱ相代谢反应。

含有羧基的药物或代谢物先在乙酰合成酶的作用下，与ATP及辅酶A（CoA）形成活性的酰基辅酶A（RCO-S-CoA），再经N-酰基转移酶催化将活性酰基转移到氨基酸的氨基上，生成氨基酸结合物（图1）。参加反应的氨基酸主要是内源性的氨基酸，以甘氨酸的结合反应最常见。

在与氨基酸结合反应中，主要是羧基参与反应，参与结合反应的羧酸有芳香羧酸、芳乙酸、杂环羧酸；参加反应的氨基酸，主要是生物体内内源性的氨基酸或从食物中可获得的氨基酸，其中以甘氨酸的结合反应最常见。研究药物分子与氨基酸的相互作用，对新型药物的设计有着重要指导作用。

（李敏勇）

yàowù fēnzǐ yǔ gǔguānggāntài jiéhé

药物分子与谷胱甘肽结合（glutathione conjugation） 在谷胱甘肽-S-转移酶催化作用下，药物分子的活性亲电部位与谷胱甘肽反应形成结合物的Ⅱ相代谢反应。

谷胱甘肽（glutathione，GSH）是谷氨酸、半胱氨酸及甘氨酸组成的三肽，除有强亲核性外，其巯基也有显著的还原性。药物分子与谷胱甘肽结合的机制见图1。

谷胱甘肽转移酶能增加谷胱甘肽巯基的离子化比例而提高反应速度，因此与其他结合反应不同，该过程也可以不需该酶存在即可生成结合物。与GSH结合的底物药物的选定是与药物的亲电性有关而不是基于特定的官能团。

GSH的结合反应，可用于含硝基、卤素的芳烃代谢结合，环氧化合物、甾烃、卤烯烃等的结合。体内有较丰富的GSH，一般认为这种结合代谢有重要解毒作用。

GSH与药物的亲电基团（E）结合后得到的结合物，因其分子量较大及有一定脂溶性，大都从胆汁中排泄。结合物也可继续代谢，即在相应的转肽酶的作用下，分别脱去谷氨酸和甘氨酸，再将乙酶辅酶A的乙酰基转移到半胱氨酸的氨基上，最后形成巯基尿酸结合物，通过尿液排出体外，故该结合途径也称为巯基尿酸结合（图2）。

药物在谷胱甘肽转移酶作用下与谷胱甘肽结合后，可降低其毒性，能保护机体的关键性生物大分子免受外源性物质共价修饰导致的毒性。

多数情况下，与GSH结合的化合物的毒性降低，但也有相反的情况，如二溴乙烷，该化合物与GSH结合反而导致结合物生成反应性更强的环硫乙烷离子（图3）。

（李敏勇）

yàowù fēnzǐ yǐxiānhuà jiéhé

药物分子乙酰化结合（acetylations of drug molecule） 药物在体内代谢过程中经乙酰基转移

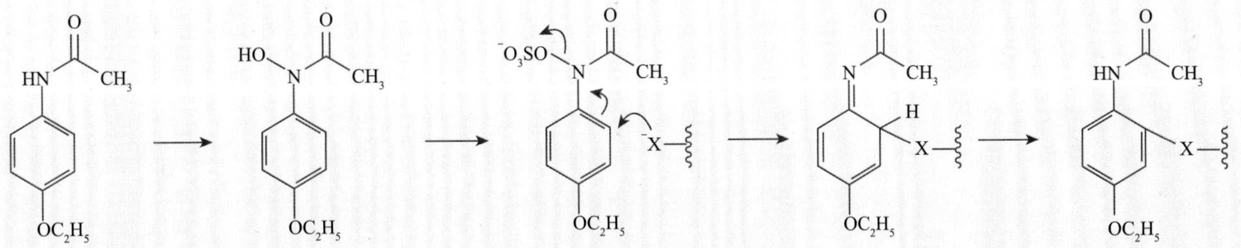

非那西丁

图2 非那西汀与硫酸酯结合反应

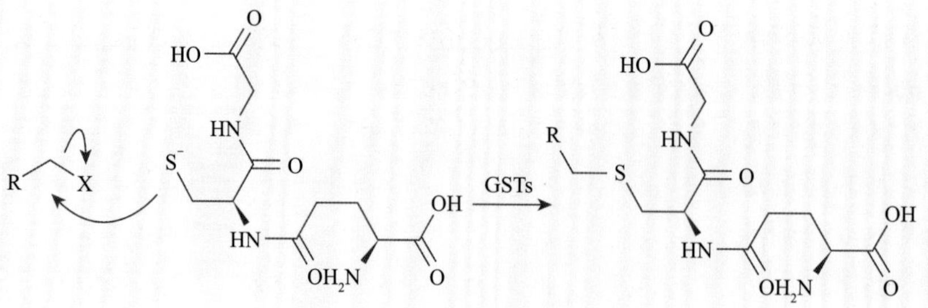

X＝卤素，硫酸盐等。

图 1　药物分子与谷胱甘肽结合机制

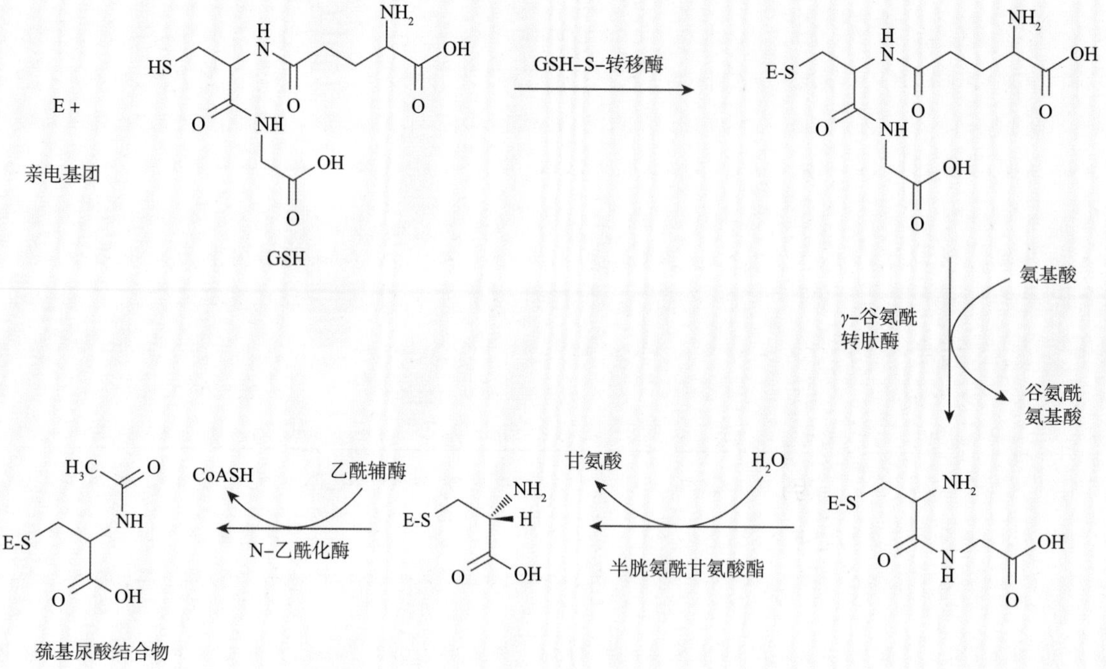

图 2　谷胱甘肽参与的结合反应

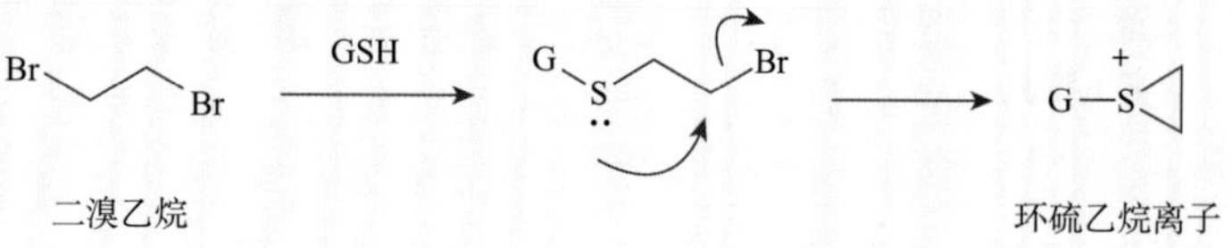

图 3　二溴乙烷与谷胱甘肽的结合反应

酶催化进行药物分子结构乙酰化而失去活性经肾排出的 II 相代谢反应。

乙酰化反应是以乙酰辅酶 A 作为辅酶，在 N-乙酰基转移酶催化下，乙酰基转移到氨基或羟基官能团上。N-乙酰化转移酶的活性受遗传因素的影响较大，故有些药物的疗效、毒性和作用时间在不同民族的人群中有较大差异。

药物经 N-乙酰化代谢后，大都生成无活性或活性较小的产物，是一条有效的解毒途径。但 N-乙酰化的代谢物的水溶性有所减少，不能促进药物通过肾脏进行排泄。

芳香（伯）胺药物和肼类药物在体内大多进行乙酰化结合，酰胺类药物在水解后，以及芳硝基药物在还原后形成的氨基，都可能进行乙酰化结合。药物分子的乙酰化反应通常在肝内胞浆（非微粒体）N-乙酰基转移酶的催化下，以乙酰辅酶 A 作为辅酶，进行乙酰基的转移。

20 世纪 60 年代以来，人们发现药物在体内乙酰化有两种类型，一类以乙酰基水杨酸为代表，乙酰化速率在个体间差异不大；另一类以异烟肼为代表，包括普鲁卡因胺、磺胺二甲嘧啶、氨苯砜和苯乙肼等，这类药物由于种族、遗传等诸因素造成药物的乙酰化过程在时间上有很大的差异，故将此类乙酰化过程划分为快乙酰化型和慢乙酰化型。慢乙酰化型延缓了主要通过肝脏乙酰代谢药物的消除速率，快乙酰化型则加速了药物的消除速率。这种乙酰化速率的差别正是由于遗传因素决定的个体间 N-乙酰基转移酶活性差异。不同的药物分子的乙酰化类型导致药物疗效、药物不良反应均有差别。深入了解药物分子的乙酰化机制，有利于合理安全用药。

（李敏勇）

yàowù fēnzǐ jiǎjīhuà jiéhé

药物分子甲基化结合（methylation of drug molecule）

在甲基转移酶的作用下以 S-腺苷-L-甲硫氨酸（结构式见图1）为辅酶将甲基催化转移到药物的 Ⅱ 相代谢反应。甲基化结合在内源

性胺类化合物（如去甲肾上腺素、多巴胺、5-羟色胺和组胺）的代谢中，以及在调节生物大分子（如蛋白质和核苷酸）的活性过程中都非常重要。

甲基化结合反应对一些内源性的活性物质如儿茶酚胺的代谢灭活起重大作用，如肾上腺素在镁离子和儿茶酚-3-O-甲基转移酶的催化下，可使儿茶酚结构甲基化（图2）。

但甲基化结合对药物的代谢较少见。除对叔胺生成季铵盐的代谢物，增大水溶性外，甲基化结合代谢物的极性都减小，不能促进药物的排泄作用。

药物分子中的含氮、氧、硫的基团都能进行甲基化结合反应，反应大多需要在特异性或者非特异性的甲基化转移酶催化下进行。苯乙醇胺-N-甲基转移酶可以催化内源性和外源性的苯乙醇胺，如麻黄碱的甲基化结合（图3）。

含巯基的化合物，如抗高血

压药卡托普利（结构式见图4）的巯基可进行 S-甲基化代谢。

（李敏勇）

yàowù fēnzǐ dúfù zuòyòng

药物分子毒副作用（toxicity of drug molecule）

用治疗量药物后出现的治疗目的以外的药理作用。例如，麻黄碱在用于治疗哮喘的同时，能兴奋中枢神经，引起失眠，失眠即为麻黄碱的毒副作用。又如，阿托品在缓解胃肠道平滑肌痉挛的同时，能引起口干和视物模糊，后两者即为阿托品的毒副作用。

药物分子毒副作用是导致药物开发失败的主要因素之一，也是研发人员关注的重点问题。药物分子毒副作用涉及的范围非常广，在药物研发过程中，药物分子毒副作用分为两大类：①一般毒副作用。主要包括急性毒性、慢性毒性、细胞毒性等。急性毒性指单次给药引起的毒副作用；慢性毒性指长期多次给药引起的毒副作用；细胞毒性指药物引起

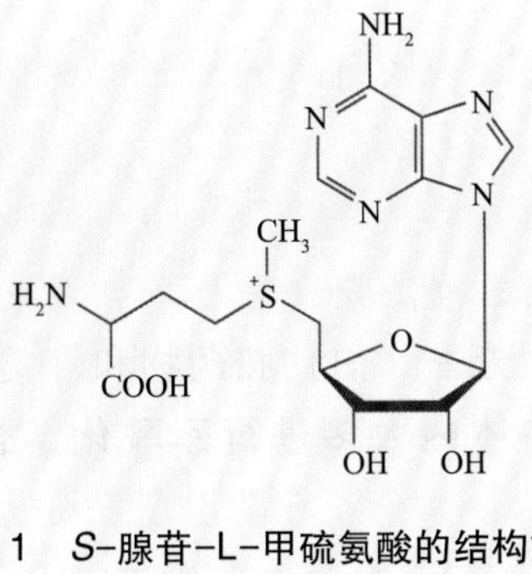

图1　S-腺苷-L-甲硫氨酸的结构式

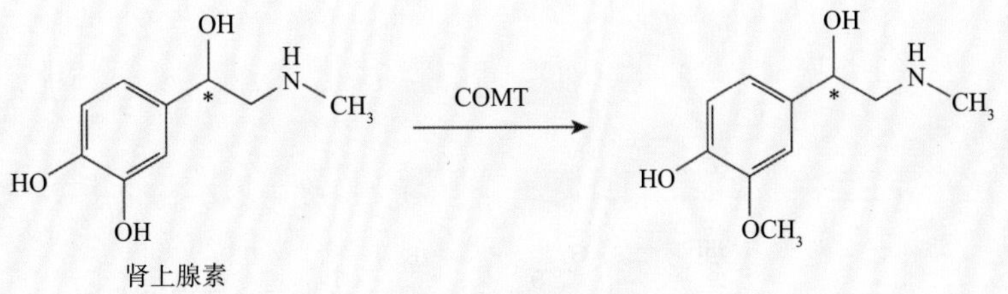

＊.该碳原子为不对称原子。

图2　肾上腺素的甲基化结合

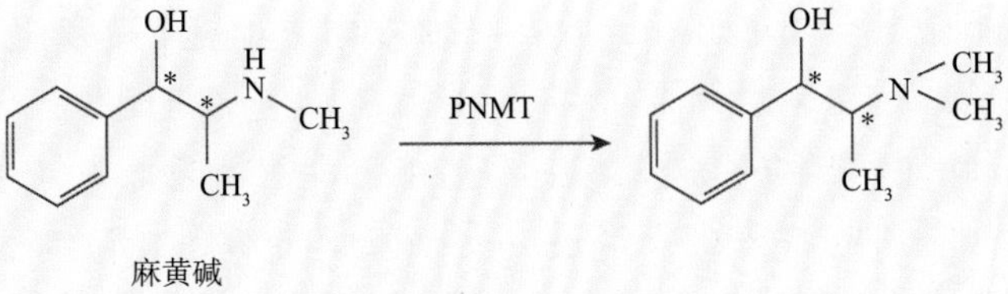

＊.该碳原子为不对称原子。

图3　麻黄碱的甲基化结合

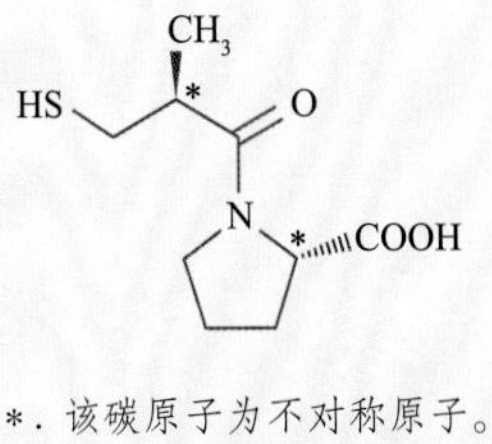

＊.该碳原子为不对称原子。

图4　卡托普利的结构式

的正常细胞死亡。②特殊毒副作用。主要包括致癌性、致畸性、致突变性、生殖毒性、免疫毒性、特定器官毒性等。致癌性指药物诱导的癌症发生；致突变性指药物引起的基因突变或染色体畸变；致畸性指药物引起的胚胎异常发育；生殖毒性指药物引起的生殖系统功能异常；免疫毒性指药物引起的不良免疫反应；特定器官毒性指药物引起的心、肝、肾和脑等器官损伤或功能异常。

药物分子引起毒副作用的机制很多，如药物分子靶标毒性、药物分子脱靶效应、药物分子活性代谢产物、药物分子氧化应激、药物分子诱导细胞色素 P450、药物分子抑制细胞色素 P450 和药物分子阻滞 hERG 通道等。

(张颖杰)

yàowù fēnzǐ bǎbiāo dúxìng
药物分子靶标毒性 （target toxicity）

药物分子与治疗靶标相互作用而诱导产生的治疗目的以外的药理作用。简称靶标毒性或机制毒性。药物治疗靶标是指体内具有生理活性，并能被药物干预达到治疗疾病目的的生物大分子，如蛋白质、核酸和离子通道等。然而很多药物靶标在体内同时发挥多重生物学功能，因此药物对靶标的功能干预在产生疾病治疗目的相关的药理作用的同时，往往会不可避免地引起治疗目的以外的药理作用，如基质金属蛋白酶曾被视为治疗关节炎的潜在药物靶标，然而临床试验结果表明，基质金属蛋白酶抑制剂对基质金属蛋白酶功能的干预会导致靶标毒性——严重的肌肉骨骼综合征。

对会产生靶标毒性的生物大分子是否适合作为药物开发靶标，需经详尽评估和慎重抉择。有严重靶标毒性的生物大分子无法成

为有效的治疗靶标；相应的，会引起严重靶标毒性的化合物也无法通过结构改造和优化，达到既消除靶标毒性又保留治疗活性的目的，难以开发成为药物。

(张颖杰)

yàowù fēnzǐ tuōbǎ xiàoyìng
药物分子脱靶效应 （off-target offect）

药物分子与其特定的治疗靶标以外的蛋白质、核酸或离子通道等生物大分子相互作用而诱导产生的药理作用。例如，抗过敏药组胺 H_1 受体阻断剂阿司咪唑抑制 hERG 离子通道引起的心律失常，即为典型的脱靶效应。又如，抗抑郁药氟西汀和帕罗西汀的治疗靶标均为 5-羟色胺转运体，但由于这两个药物的结构与 β 受体阻断剂类似，长期服用易导致 β 受体敏感性增加的脱靶效应，在氟西汀和帕罗西汀突然停药后会造成静息心率加快和心律不齐等不良反应。典型的脱靶效应还包括药物与 DNA 相互作用诱发癌症，一种药物诱导或抑制细胞色素 P450 代谢酶而导致药物-药物相互作用等。

不少药物分子都可能在与治疗靶标作用的同时，与其他生物大分子发生相互作用，产生脱靶效应的毒副作用。与药物分子靶标毒性不同，对药物或先导化合物进行结构改造和优化以提高其对特定治疗靶标的选择性，可有效降低甚至消除脱靶效应所产生的毒副作用。例如，早期的第一代 H_1 受体阻断剂虽然抗过敏疗效确切，但由于分子量较小、亲脂性较高，易透过血脑屏障而产生中枢抑制和中枢镇静的脱靶效应，又被称为镇静性抗组胺药。经过结构改造和优化，得到对 H_1 受体选择性高、抗组胺作用与中枢神经系统作用分离的非镇静性第二

代 H_1 受体阻断剂而成功消除了第一代 H_1 受体拮抗剂的脱靶效应。

(张颖杰)

yàowù fēnzǐ huóxìng dàixiè chǎnwù
药物分子活性代谢产物 （active metabolite）

药物在体内代谢过程中，经生物转化反应生成的能与机体内源性物质如蛋白质和 DNA 等发生共价结合，引起毒副作用的化合物或中间体。主要包括亲电试剂、亲核试剂、自由基和氧化还原反应物等。亲电试剂与 DNA 共价结合会引起 DNA 突变和癌发生，与蛋白质共价结合会导致蛋白质正常功能丧失。活性代谢产物与特定内源性蛋白质形成的共价结合物还可能被机体免疫系统视为外源性物质，诱发变态反应和免疫毒性。

肝是人体的主要代谢器官，容易产生活性代谢物引起肝毒性。例如，抗抑郁药萘法唑酮被肝脏 CYP3A4 氧化得到的含醌亚胺离子的活性代谢产物，是强亲电试剂，可与细胞色素 CYP3A4 发生共价结合，导致肝毒性（图1）。

有些药物会因为皮肤暴露在光照下而产生有毒或致敏的降解产物，如氟喹诺酮类合成抗菌药易发生光敏反应造成皮肤损伤。光敏反应又分为光毒性反应和光变态反应。光毒性反应是指某些药物在吸收相应波长的能量后转变为激发态，在激发态转变为基态的过程中将能量释放给氧等周围介质，诱导生成单线态氧超氧离子等高反应性物质，这些高反应性物质会直接导致组织损伤。光变态反应的机制为：药物吸收光能后变为激发态，并与蛋白结合成为药物-蛋白结合物，这些药物-蛋白结合物可作为变应原诱导变态反应。

(张颖杰)

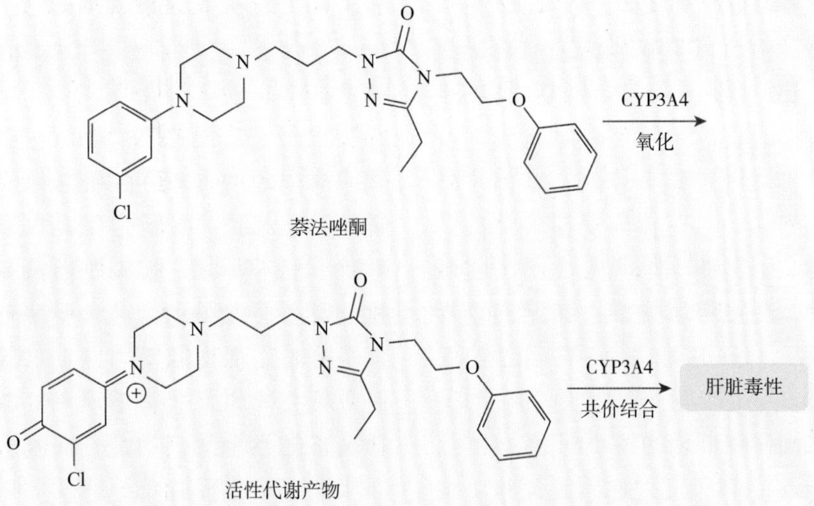

图 1 萘法唑酮被氧化后与细胞色素 CYP3A4 共价结合导致肝毒性

yàowù fēnzǐ yǎnghuà yìngjī

药物分子氧化应激（oxidative stress） 药物分子因在体内发生氧化还原反应引发机体氧化应激产生的活性氧族所导致的毒副作用。氧化应激是机体生成和清除活性氧簇能力的失衡，即氧化程度超出了抗氧化防御能力，产生一类高反应活性氧簇的含氧化学物质。

活性氧簇的化学物质主要包括超氧阴离子、过氧化氢和羟基自由基等。活性氧簇可由机体的氧化代谢正常生成，也可能由紫外线、电离辐射、重金属及其他污染物等环境刺激因素诱导机体产生。某些药物如醌类、芳香硝基和芳胺类化合物等，在体内易发生单电子还原形成自由基、再被氧化形成原型药物的代谢循环，这一还原-氧化循环过程也会产生大量活性氧簇。正常情况下，体内的酶抗氧化系统（主要包括超氧化物歧化酶、过氧化氢酶、谷胱甘肽过氧化物酶等）和非酶抗氧化系统（主要包括谷胱甘肽、维生素 C 等还原性物质）可通过捕获清除活性氧簇来维持细胞的还原性环境，但如果诱导生成的大量活性氧簇超出机体的抗氧化防御能力，可对细胞内包括蛋白质、脂质和 DNA 在内的几乎所有成分造成损伤。

（张颖杰）

yàowù fēnzǐ yòudǎo xìbāosèsù P450

药物分子诱导细胞色素 P450（inducing cytochrome P450） 某些药物分子能增强肝微粒体酶细胞色素 P450 酶系（CYP450）活性，提高药物分子代谢速率。是产生药物相互作用的原因之一。

有诱导 CYP450 作用的药物分子称为 CYP 诱导剂。这类药物能促进自身或其他药物的代谢，连续用药可因诱导而使自身或其他药物的药效降低。CYP 诱导剂对 CYP450 诱导作用的机制比较复杂，共同特点是具有亲脂性，易与 CYP450 结合并具有较长的半衰期。通·常 CYP 诱导剂对 CYP450 的诱导作用具有一定的特异性，在 CYP450 基因超家族中，CYP1A1、CYP2C9、CYP2E1 及 CYP3A4 易被诱导。常见的 CYP 诱导剂有苯巴比妥和其他巴比妥类药物、苯妥英钠、卡马西平、利福平、水合氯醛等。

药物分子诱导 CYP450 可产生两种临床后果：①治疗效果减弱。由于药酶诱导后代谢加快、加强，导致血浆药物浓度降低，减弱治疗效果。例如，苯巴比妥是典型的 CYP 诱导剂，能增加 CYP450 对华法林的代谢，使其抗凝效果降低。利福平是肠及肝 CYP3A4 的强诱导剂，可导致通过 CYP3A4 代谢的药物如皮质激素、环孢素、地西泮、华法林和地高辛的清除率明显增加。为维持这些药物的治疗效果，在与利福平合用时应该增加这些药物的剂量。②治疗效果增强，甚至产生毒性反应。对于需经体内代谢活化的前药可使其转化加快，疗效增强。大多情况下，CYP450 的代谢会产生亲电性的活性代谢物，这些活性代谢物可与 CYP450 形成共价键的相互作用，也可与体内富电子的物体如谷胱甘肽发生共价结合，产生毒性。当 CYP450 活性诱导增加后，产生的亲电性的活性代谢物会增加较多，引起的毒性就会增加。例如，对乙酰氨基酚在体内经 CYP2E1 代谢产生氢醌（NAPQI），正常情况下与谷胱甘肽作用解毒后排泄。乙醇是 CYP2E1 的诱导剂，可诱导该酶的活性增加。服用对乙酰氨基酚或含有对乙酰氨基酚成分药品的患者，若同时大量饮酒就会诱导 CYP2E1 酶的活性，增加 NAPQI 的量，一方面大量消耗体内的谷胱甘肽，造成谷胱甘肽耗竭，另一方面与体内的蛋白等生物大分子作用产生毒性。因此，饮酒可增加对乙酰氨基酚的肝毒性。

（张 娜）

yàowù fēnzǐ yìzhì xìbāosèsù P450

药物分子抑制细胞色素 P450

（inhibiting cytochrome P450）某些化学药物能抑制 CYP450 的活性，使其代谢药物速率减慢。是产生药物相互作用的主要原因之一。有抑制 CYP450 作用的药物分子称为 CYP 抑制剂。临床常见的 CYP 抑制剂有别嘌醇、氯霉素、异烟肼、磺胺苯吡唑和西咪替丁等。

CYP 抑制剂并不引起 CYP450 蛋白变性，主要是使 CYP450 蛋白分子上的某些必要基团（主要是酶活性中心上的一些基团）的化学性质发生变化，引起酶活性降低或活性丧失，可分为两大类：①可逆抑制剂。CYP450 的可逆抑制作用是小分子物质与 CYP450 发生可逆结合，使酶的活性降低。常见的 CYP450 可逆抑制剂有异黄樟脑、对氨基苯甲酸和 N-氨基哌啶等。②不可逆抑制剂。一些药物分子本身不是 CYP 抑制剂，但可在 CYP450 催化氧化时能产生活性代谢物，可与 CYP450 的铁卟啉部位、蛋白质部位或磷脂发生作用，导致 CYP450 不可逆地丧失催化能力，抑制 CYP450 活性。常见的不可逆抑制剂有烷化试剂、亲电试剂（如四硝基甲烷等）、有机磷化合物、有机汞、有机砷化物以及氧化还原剂等。由于 CYP450 的专一性不高，多种药物可作为同一酶系的底物，出现不同药物之间竞争 CYP450 结合部位。不仅本身的代谢速率较慢，而且降低其他药物通过 CYP450 的代谢能力。

CYP450 的抑制剂可产生两种临床后果：①治疗效果减弱。这主要是指那些需在体内活化的前药。由于 CYP450 被抑制后，活性代谢物生成减少，药物作用减弱。例如，可待因在体内与葡萄糖醛酸结合而被代谢，但少量可待因被 CYP2D6 代谢为具有镇痛作用的吗啡，与 CYP2D6 抑制剂合用时，因吗啡生成量减少而降低可待因的镇痛作用。②治疗效果增强。对在体内代谢失活的药物，CYP450 被抑制导致代谢减慢，药物作用增强，甚至出现毒性反应。例如，酮康唑是 CYP3A4 的竞争性抑制剂，当与被同种酶催化的特非那定合用时，导致特非那定代谢明显减慢，血药浓度明显增加，可诱发致命性的心律失常。

（张　娜）

yàowù fēnzǐ zǔzhì hERG tōngdào

药物分子阻滞 hERG 通道

（blocking hERG potassium channel）某些药物分子与人类 ether-a-go-go 相关基因参与编码的心脏钾离子通道相互作用而导致心律失常（获得性长 Q-T 间期综合征）甚至危及生命的现象。是产生药源性心律失常药物毒副作用的主要原因之一。

hERG 基因全称为人类 ether-a-go-go 相关基因（human ether-a-go-go related gene）。在心肌细胞中，hERG 基因编码钾离子通道的 α-亚基。相同 α-亚基组成的四聚体是钾离子通道内部的成孔部分，可通过电压门控的方式控制钾离子流出细胞，形成快速激活延迟整流钾电流（I_{Kr}）。动作电位是心肌细胞正常生理功能的重要基础，包括去极化和复极化两个过程。hERG 钾离子通道和其介导的快速激活延迟整流钾电流在心肌细胞动作电位的复极化过程中发挥至关重要的功能。当某些药物占据 hERG 通道时，可阻滞细胞内钾离子外流，使心肌细胞动作电位的复极化过程时间延长，临床表现为以心电图 Q-T 间期延长为典型特征的心律失常（获得性长 Q-T 间期综合征），严重时甚至会危及生命。

很多上市药物曾因 hERG 通道阻滞引起的毒副作用而被限制使用甚至撤市，如抗过敏药阿司咪唑和特非那定、抗精神病药硫利达嗪、促胃肠动力药舍吲哚和匹莫齐特、促胃肠动力药西沙比利、抗心律失常药多非利特、抗菌药格帕沙星等。因此，药物分子阻滞 hERG 通道而导致的心脏毒性越来越受到药物研发人员的重视，已被各国药品监督管理部门列为新药安全性评价的关键指标之一。可通过计算机虚拟筛选、体外和体内测试的方法高效、准确地评估化合物对 hERG 通道的阻滞能力，极大降低新药研发成本和风险。

对已知 hERG 通道阻滞剂的构效关系研究结果提示，具有以下结构特征的化合物普遍具有较强的 hERG 通道阻滞能力：含有碱性氮原子，$pK_a > 7.3$，且氮原子常为饱和脂肪环或杂环的一部分；含有亲脂性结构片段，$logP > 3.7$；至少含有 1 个芳香环；分子柔性较强（含有可旋转键）；含有 3 个或 4 个疏水性基团。

不利于化合物与 hERG 通道结合，可减少对心律失常的影响的结构特征为：可负离子化的基团；含氧的氢键受体；极性基团。

根据上述构效关系，可采取以下结构改造策略降低化合物的 hERG 通道结合能力和心脏毒副作用风险：降低所含氮原子的碱性或去除氮原子；将氮原子从分子的中心位置移到周边；降低与 hERG 通道结合部分的亲脂性；增加酸性基团；增加含氧的氢键受体；增加分子的刚性（减少可旋转键的数目）；降低芳香环的芳香性，或去掉芳香环；增加芳香环上取代基的给电子能力或降低其吸电子能力；增加极性结构片段；降低分子量；间位和对位取代要好于邻位取代。

（张颖杰）

chuàngxīn yàowù yánjiū
创新药物研究（novel drug discovery and development）

创新药物从发现到上市的整个研究过程。在中国，化学药品创新药物是指在境内外均未上市销售的药品，是含有新的化学结构、具有明确药理作用，且具有临床价值的化学药品，有原创性和知识产权。

创新药物研究与开发是一个耗时且投资巨大的过程。发现、开发和将新药推向市场的实际成本接近 10 亿美元。据统计，经过活性评价的 1 万个新分子实体中，约有 10 个成为候选药物进入临床试验，而仅有 1 个能成为药物上市。候选药物的确定是创新药物研究的关键环节，基于此可将新药创制过程分成创新药物发现（drug discovery）和创新药物开发（drug development）两个阶段。

创新药物发现是要发现非药的活性化合物并将其研发成为安全、有效、质量可控的药物，经历苗头化合物—先导化合物—候选药物几个主要阶段。创制新药的研究过程中，首先要确定疾病发生机制和治疗干预环节的药物分子作用靶标，这是创制新药的出发点。常见的药物靶标包括受体、酶、离子通道、核酸等。药物靶标确定后，需要通过结构生物学技术或药理学方法确定靶标结构及其与配基的结合部位、结合强度以及所产生的功能。通过研究明确靶标和配体结合后产生功能的强度和持续时间，以及激

动剂和拮抗剂之间的活性差别。在靶标明确的基础上，通过随机筛选方法（天然资源来源和高通量筛选），或通过理性的方法（见基于靶标结构的药物设计）发现苗头化合物。除了对苗头化合物进行结构优化将其演化为先导化合物外，也可以通过其他多种研究手段，从不同的来源发现先导化合物。如天然资源来源、现有药物来源、内源活性物质来源等途径发现先导化合物。通过结构修饰和改造进行先导化合物优化，以期提高其活性和选择性、降低毒性，建立构效关系，理解分子的作用模式，评估化合物的药动学性质，为候选药物的确定奠定基础。

对候选药物进行开发，即按照规定要求进行系统的临床前研究和临床研究。创新药物临床前研究主要包括药学（原料药和制剂）研究、药效学研究、药动学研究和毒性评价等；创新药物临床研究是在人体进行的药物系统性研究，以确证新药的疗效和安全性，大致分为 Ⅰ ~ Ⅲ 期。Ⅰ 期临床试验通常在健康志愿者身上进行，但抗肿瘤等化学治疗药物，由于对人体有一定的伤害，则要求在患者身上进行。Ⅰ 期临床研究主要是评价新药在人体中的安全性、耐受性（剂量和副作用），以及药动学性质和药理学作用。Ⅱ 期临床试验在患者身上进行，主要是评价供试药物的有效性，即通过与对照药的比较，了解其治疗价值和安全性；确定新药的适应证及最佳治疗方案；考察新药的不良反应及其危险性。Ⅲ 期临床试验是通过随机、双盲对照试验的方法，进行大规模、多中心的临床试验、确证药物的疗效，监测药物的不良反应。完成 Ⅲ 期

临床研究，将研究资料整理后向国家药品监督管理部门提出新药注册申请，获得批准后即可上市。

（方 浩）

lèiyào fēnzǐ
类药分子（drug-like molecules）

有合适物理和化学性质并可能作为药物发挥作用的小分子化合物。类药分子是有类药性质的小分子化合物。类药性是指化合物的结构及其所具有的物理化学性质使其能作为药物有效地发挥作用，是药物分子的各种性质和结构特征在体内的综合反映。

类药分子不一定是药物，但成药可能性较大；类药性低的分子结构，其成药的可能性小，在药物发现的早期阶段应摒弃，否则将会造成资源的大量浪费，延缓创新药物研发的进程。

类药性反映的是药物分子的内在性质，包括理化性质（如分子量、脂水分配系数、溶解度、稳定性等）、结构特征（如环结构、可旋转键数目、氢键受体和给体数等），以及药动学性质（包括吸收、分布、代谢和排泄）和毒性等。在创新药物的研究中，不仅要重视提高药物分子的药效和生物活性，还应注意优化其类药性质。类药性是对苗头化合物和先导化合物结构的基本要求。

随着现代医药行业的发展，传统的通过整体动物实验测试体内药动学性质和毒性评价已经无法满足快速筛选的要求，可使用数据库分析、预测技术和体外测试技术对化合物进行类药性预测评价。例如，研究人员首先采用基于经验判断的方法，按亲脂性、极性表面积、分子量和氢键等结构参数挑选性质在合理区间内的类药分子，进一步评价其体外的理化性质（水溶性、透膜性）以

及包括代谢稳定性、血浆蛋白结合率等在内的吸收、分布、代谢、排泄和毒性性质。

在创新药物研究早期，通过对苗头化合物或先导化合物的类药性质进行深入研究，可以指导研发工作者发现成药性更高的类药分子，提高候选药物后期开发的成功率。

（方　浩）

miáotóu huàhéwù
苗头化合物（hits）　通过生物测试产生的高于所设定阈值且活性可重复、结构特征确定的化合物分子。苗头化合物通常通过高通量筛选或其他相对广泛的初步测试方法获得，并通过充分验证确定其活性。

苗头化合物可以是全新的化合物，也可以是已知的化合物，苗头化合物是研发新药的起点。苗头化合物的发现有多种途径，主要是用随机筛选的方法（天然产物和高通量筛选化合物库）和理性设计的方法（基于受体或配体结构和机制的分子设计）。苗头化合物未必都能进入研究阶段，可能会因为难以克服的缺陷不能发展成先导化合物。由苗头化合物优化得到先导物的过程是必经阶段，以便达到先导化合物的标准和提高优化的质量。

苗头化合物通常有如下的标准：有一定活性，一般 IC_{50} 或 K_i 值可在两位数或更低的浓度（$<100\mu mol/L$）；有足够的纯度；有较好的量效关系曲线。

苗头化合物的发现和研究应注意以下情况：①排除有潜在反应活性、干扰测试或自聚集的化合物。②活性测试，针对选定的靶标，对高通量筛选得到的活性化合物用相同条件重复测试活性。③测定量效关系曲线，计算出 IC_{50} 或 EC_{50} 值。④若可获取同系物，进行初步构效关系研究。⑤确认与靶标的结合是否可逆。⑥正交测试，用接近于靶标实际生理环境的测试条件或其他不同方法测试苗头化合物的活性。⑦二级筛选，生物功能性实验（激动剂/拮抗剂）或细胞实验确证活性。⑧评价成药性，使用计算方法预测或初步测试苗头化合物化性质和吸收、分布、代谢、排泄性质。⑨化学上的易处理性。从药物化学的角度，评价化合物的合成可行性以及在不同化学环境下的稳定性。⑩知识产权评价。在特定的数据库检索苗头化合物的专利情况，确保其未被知识产权保护。

（方　浩）

miáotóu huàhéwù yōuhuà
苗头化合物优化（hit optimization）　通过对苗头化合物进行合理设计和结构改造，获得活性更强，成药性更高的先导化合物的过程。

苗头化合物向先导化合物的演化没有固定的程序，也难以界定演化到什么程度就可以称为先导化合物。不同的苗头化合物演化的策略和方法是不同的，主要取决于苗头化合物的质量和对生物靶标信息量的认识程度。由于先导化合物需具有一定的活性，选择性、吸收、分布、代谢、排泄性质，渗透性和细胞活性，因此在对苗头化合物演化的研究中，对苗头化合物的结构改造、构效关系研究是重要的内容。

苗头化合物优化的内容一般包括：①骨架的保留与变更。如果苗头化合物分子的骨架为常见的药物骨架，可以不变更；对于化学性质不够稳定或容易发生代谢变化或苗头化合物难合成的，则需要尽可能变更。结构变换最常见的方法是电子等排置换原子、基团或片段。例如，乙酰胆碱可视作苗头化合物，通过结构变换过渡为先导化合物，再经先导物优化，成功发现毒蕈碱 M_1 激动剂西维美林（图1），用于治疗阿尔茨海默病。②探索初步的构效关系。寻找和发现已获得苗头化合物的周边类似物或周边化合物，设计和合成结构相似和相近的类似物，通过对这些类似物的结构与活性关系分析，对药效团有初步的认识，确认哪些基团和片段对于活性是必要的，哪些可以变更，有利于认识先导物的分子特征。③简化结构和调整极性。在

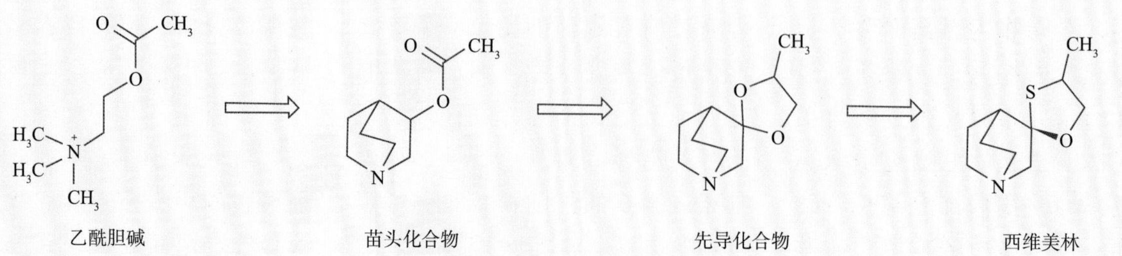

乙酰胆碱　　　　　苗头化合物　　　　　先导化合物　　　　　西维美林

图1　西维美林的发现过程

苗头化合物演变成先导化合物时，要注重化合物的物理化学性质，在保持活性不变或提高的同时，简化结构成较小、亲水性较强或有一定极性的分子，以给后续先导物的优化留出足够的改造空间，避免分子偏离成药的性质。④提高选择性和活性强度。通过对苗头化合物进行优化，提高苗头化合物对药物靶标的亲和力和选择性；通过细胞实验或功能性试验，提高苗头化合物活性强度。

尽管苗头化合物可以认为是先导化合物研究的前期化合物，但是很多时候，苗头化合物和先导化合物并没有严格的区分。苗头化合物未必都能进入研究阶段，主要是因为其固有的缺陷不能发展成先导物，如活性无特异性，药动学、理化性质、安全性、作用机制和获得专利的可能性等存在的问题。

（尤启冬）

xiāndǎo huàhéwù
先导化合物（lead compounds）
满足预定义活性最低标准，有一定选择性、可追溯的构效关系，并在相关的基于细胞的分析中有确认活性，可进一步结构和活性优化的化合物（或化合物系列）。简称先导物。

先导物一般是结构新颖的化合物，也可是有新活性的已知化合物，但其活性应是新发现的。先导化合物可能因为活性太小，选择性不高，或药动学性质不好等原因，不能作为新药开发，但可在该化合物结构的基础上，进行结构改造或修饰，得到符合治疗要求的候选药物。通过引入不同取代基等手段修饰先导化合物的结构，以提高所需的活性，并最大限度地减少或消除不需要的特性，直至鉴定出值得广泛进行

生物学、药理和动物研究的药物候选药物，进而开发出用于临床试验的化合物。

标准确定 先导化合物无统一标准，但从优化过程判断，先导物应有类药特征，反映在药效学、药动学和物理化学性质上有一定标准。①在药效学上，先导物具有活性是研发的前提。先导物的活性强度一般为0.1（酶）~1.0μmol/L（受体），应在细胞水平上呈现明显活性，因为酶（或受体）和细胞实验的区别还在于细胞实验涉及膜、多靶标和特异性作用；先导物应有明确的作用机制；应存在剂量（浓度）和活性的相关性；有明确的构效关系，以表明药理活性是特异性作用。②在药动学性质上，应达到吸收、分布、代谢和排泄基本要求。③在物理化学性质上，先导物的分子量宜<350，以便在优化过程中有余地的添加原子或基团；水溶性应>10μg/ml；脂水分配系数 $\log P$ 或分布系数 $\log D$ 为0~3.0，确保被优化的分子的溶解性和分配性的低限。

发现途径 包括：①天然资源来源先导化合物。指从植物、微生物、海洋动植物及爬虫类和两栖类动物中得到的化合物。例如，从中药青蒿中分离出的抗疟有效成分青蒿素，对耐氯喹的疟原虫有极高的杀灭作用。经过结构修饰，得到抗疟效果更好的蒿甲醚和青蒿琥酯的半合成衍生物，疗效比青蒿素高5倍。②现有药物来源先导化合物。通过观察某些临床药物的副作用，或通过对不相关的活性研究发现新的药理作用（老药新用）得到有新治疗作用的药物，都是以现有药物作为先导物，进一步优化得到新药。例如，异丙嗪是抗过敏药，研究

其构效关系时发现，将支链的异丙基用直链的丙基替代时，抗过敏作用下降，而精神抑制副作用增强，由此启发找到了新的先导化合物氯丙嗪，通过进一步对氯丙嗪的取代基、侧链、三环分别进行改造设计，不仅开发出吩噻嗪类抗精神病药物，还开发出三环类抗抑郁药。哌唑嗪最初作为抗高血压药物上市，临床使用时有抗前列腺增生的作用。③内源活性物质来源先导化合物。以生理学和病理为基础的新药研究，通常是针对与该生理活动有关的酶或受体来设计药物。④组合化学和高通量筛选来源先导化合物。组合化学的化合物库中存在大量具有结构多样性的化合物分子，组合化学也被称为非合理药物设计，采用构建大量不同结构的化合物库，结合高通量筛选发现其组分具有生物活性后再进行分离，并确定其活性化合物的结构，节约了大量的人力物力。

（方浩）

tiānrán zīyuán láiyuán xiāndǎo huàhéwù
天然资源来源先导化合物（lead compounds from natural products）
从动物、植物和微生物中分离得到的天然产物，经过生物活性筛选、评价获得的先导化合物。天然产物作为动物、植物、微生物和海洋生物的次级代谢产物，其内在功能主要包括维持机体自身生理功能、保护自身免受环境侵袭以及维持种群繁衍等。由于天然产物的化学结构独特且丰富多样，有特殊的药理作用，有可能成为治疗药物。例如，从柳树皮中发现了水杨酸，经乙酰化修饰后得到解热镇痛药阿司匹林。临床广泛使用的抗生素（如青霉素、头孢霉素、红霉素

等）都是从微生物发酵液提取得到的，是微生物生长过程中的次生代谢产物，也是一类独特的天然来源的化合物。对这些天然来源的抗生素经过结构改造或修饰，又衍生出一系列新的半合成抗生素（β-内酰胺类抗生素、大环内酯类抗生素等）。

天然来源的化合物有些可以直接作为药物使用，如吗啡、阿托品、奎宁、长春碱、青蒿素等；有些由于存在结构稳定性、溶解度、活性强度、代谢和毒副作用的问题，需要进行结构修饰、半合成改造或结构重组或结构迁越等手段进行优化和再设计得到新的药物。

天然资源来源的先导化合物普遍存在两个主要问题：①可及性问题。天然产物一般自然界含量低、结构复杂、制备成本高，导致药用来源受到限制。例如，紫杉醇作为临床常用的抗癌药物，最初来源于短叶红豆杉的树皮提取物。该药在数种红豆杉属植物中的含量都很低，加之植物本身生长缓慢，剥去树皮后不能再生导致树木死亡，因此紫杉醇的来源一直受到限制。尽管各国的化学家不断研究全合成方法，但终因步骤复杂、成本高，难实现工业化。后来发现浆果紫杉新鲜叶子提取得到的10-去乙酰巴卡亭Ⅲ可作为紫杉醇类药物的制备前体，才最终解决该药的工业化问

题。②成药性问题。除生物碱外，大多天然产物基本只含有碳、氢和氧原子，溶解度差，成药性也差。需要进行深入的结构改造与修饰。许多天然产物结构中存在"多余"的原子或结构片段，不仅未参与靶标的结合，而且对药物的理化性质、药动学性质存在不利影响。因此针对天然资源来源的先导化合物，需要深入研究其构效关系，通过结构改造与修饰，提高其活性和选择性，增强化学稳定性和代谢稳定性，改善包括水溶性在内的理化性质，减少毒副作用，真正做出符合临床需求的高效低毒药物。

（方　浩）

xiànyǒu yàowù láiyuán xiāndǎo huàhéwù

现有药物来源先导化合物

（lead compounds from known drugs）　通过观察某些药物的副作用或其他问题，在此基础上以这些药物为先导物，开发出有新治疗作用的药物。例如，得到活性更强、成药性更好的新药，或通过观察药物副作用发现具有新治疗作用的药物，或进行药物重定位（老药新用）。

药物对机体常有多种药理作用，用于疾病治疗的称为治疗作用，治疗作用以外的其他作用通常称为副作用。在药物研究中，常可从已知药物的副作用出发找到新药，或将副作用与治疗作用

分开而获得新药。例如，吩噻嗪类抗精神失常药氯丙嗪（结构式见图1）及其类似物，是由结构类似的抗组胺药异丙嗪（结构式见图2）的镇静副作用发展而来的。

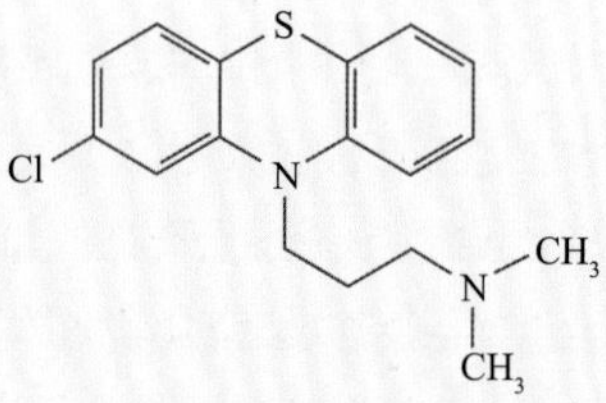

图1　氯丙嗪的结构式

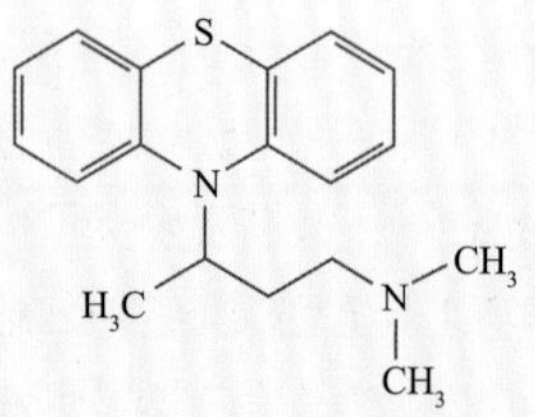

图2　异丙嗪的结构式

又如，在进行磺胺类抗菌药物临床应用时，发现该类药物有降血糖和利尿的副作用。在此基础上，对磺胺类抗菌药物结构与降血糖作用构效关系的进一步研究，发现了磺酰脲类降血糖药氨磺丁脲和甲苯磺丁脲；在对磺胺类抗菌药物利尿副作用的研究后，发现了许多含有磺酰胺结构的利尿药，如呋塞米及氢氯噻嗪结构式见图3等都有很强的利尿作用。

（方　浩）

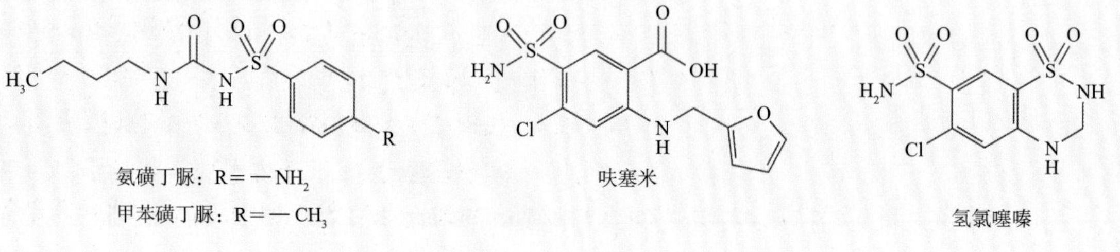

氨磺丁脲：R＝—NH₂
甲苯磺丁脲：R＝—CH₃

呋塞米

氢氯噻嗪

图3　以磺胺类药物为先导化合物开发的药物

现有药物优势结构（privileged structure in drugs）

不同药理活性药物分子之间共有的结构片段。是可承载多种药理活性的药物的亚结构。

根据结构骨架相同或相似的化合物对不同靶标的亲和力，可归纳出现有药物的优势结构。根据统计，临床上半数以上药物的骨架结构集中于 32 种结构片段，说明这些结构骨架占有优势。苯二氮䓬、联苯、苯基吡啶、苯基-1,4 二氢吡啶、N-苯基哌啶、N-苯基哌嗪、二苯甲烷及其并环结构等，是现有药物中较常见的骨架结构。

优势结构一般具有以下特征：①优势结构所具有的结构域常常与靶标结合部位形成互补性结合。②骨架的尺寸较小，有类药性或类先导物性，骨架上存在多个可以连接或引入基团的位置。③一般有半刚性的骨架，一定程度的柔性可使优势骨架改换形状和采取不同的构象，可使原子或基团契合于不同受体的结合部位。④若有两个或多个疏水中心，都成独立存在的亚片段，一般不会发生自身的疏水-疏水相互作用。⑤可用平行合成的方法构建含有优势结构的化合物，形成集中库，这已成为苗头化合物转化成先导物、研究构效关系和先导物优化的重要策略。

优势结构与不同基团组合，可设计出结构多样的化合物，对不同靶标受体呈现出不同作用。

（方 浩）

现有药物代谢产物来源先导化合物（lead compounds from drug metabolites）

通过研究现有药物的代谢产物，在阐明相关作用机制的基础上发现的先导化合物。

药物进入体内后，在一系列代谢酶的作用下发生各种生物转化。药物在体内的生物转化过程通常分为Ⅰ相生物转化和Ⅱ相生物转化。Ⅰ相生物转化是体内的代谢酶与药物分子之间发生氧化、还原、水解等反应，也称药物的官能团化反应，主要目的是在药物结构中引入羟基、羧基等极性基团，提高水溶性；Ⅱ相生物转化是在Ⅰ相代谢产物基础上，进一步引入葡萄糖醛酸、硫酸、甘氨酸等极性大、水溶性好的基团，也称为结合反应，主要目标是形成易于排出体外的结合物。其中，Ⅰ相生物转化反应对药物在体内的活性影响最大。

大部分药物在体内代谢的结果主要是失活和排出体外。但有些药物却发生代谢活化或产生其他新的作用，转化为保留活性、毒副作用小的代谢物，这样的代谢产物可成为新的药物或先导化合物。如 H_1 受体阻断剂阿司咪唑在体内经 N-脱烷基的代谢产物诺阿司咪唑（图 1），对 H_1 受体的选择性比代谢前强，而且活性是代谢前的 40 倍，已作为新药上市。再如，抗抑郁药丙米嗪和阿咪替林的代谢物去甲丙米嗪和去甲替林（图 2），抗抑郁作用比原药强，且具有副作用小、起效快的优点。

也有些药物在体外的生物活性测试中，没有显示出药理活性。但在人体内经过生物转化后，产生有活性的代谢产物，称前体药物。例如，1932 年发现的百浪多息最初是一种染料，体外并无抗菌作用；在体内经代谢转化为磺胺（4-氨基苯磺酰胺）后发挥抑菌作用（图 3）。根据这个发现，科学家们研制了一系列磺胺结构的药物。研究药物的活性代谢产物及作用机制是发现新药的一个重要途径。

（方 浩）

现有突破性药物来源先导化合物（lead compounds from first-in-class drug）

基于某种疾病治疗领域有突破性贡献的药物结构为先导化合物。通过对突破性贡献的药物结构修饰避开原型药物的专利保护范围，研发新药的方法。

随着当代生物医学的发展，

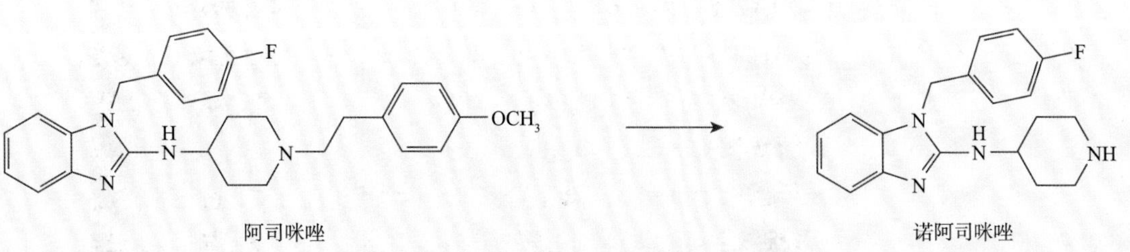

图 1　阿司咪唑在体内代谢为诺阿司咪唑

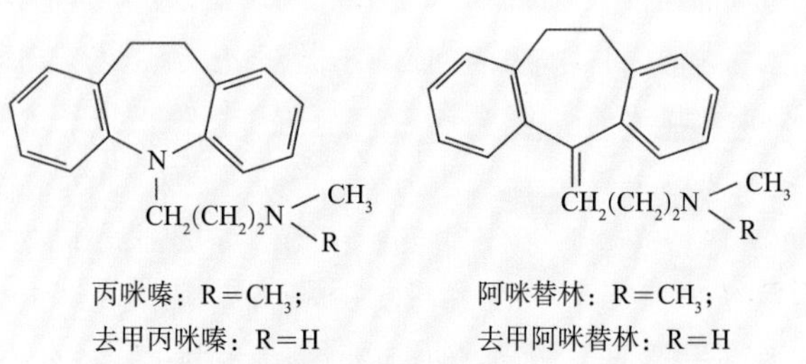

丙咪嗪：R＝CH₃；
去甲丙咪嗪：R＝H

阿咪替林：R＝CH₃；
去甲阿咪替林：R＝H

图2　丙米嗪和阿咪替林及其代谢物的结构式

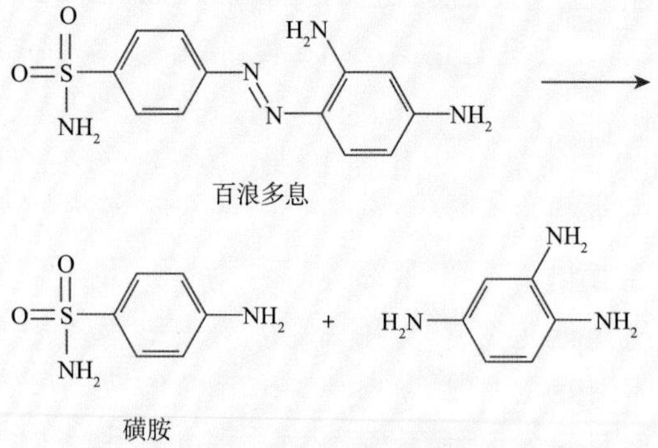

百浪多息

磺胺

图3　百浪多息在体内代谢为磺胺

许多疾病的发病机制及干预疾病进程的关键环节已被阐明。在此基础上，针对某种疾病治疗靶标的首创性药物上市后，有可能大大提升临床治疗的有效性。这种突破性疗法的首创性新药上市，标志着该药物靶标经过临床效果实证，也为后续研究提供可靠的研究先导。后续研究者基于首创性新药的结构母核，研制的模仿创新药物，也是具有自主知识产权的药物，其药效学或药动学性质与原型首创新药物可能更好。

例如兰索拉唑（结构式见图1）及其他拉唑类药物的研究是以奥美拉唑（结构式见图2）为先导化合物进行的，其活性比奥美拉唑活性更强。

（方　浩）

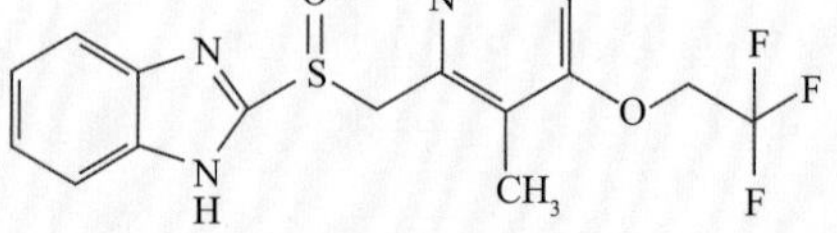

yàowù chóngdìngwèi

药物重定位（repositioned drugs）

一种用于发现老药或在研药物

超出原始批准的适应证，扩大其适用范围和用途的策略。又称老药新用。是21世纪初在医学领域逐渐兴起的一种研发思路，与针对某个适应证开发全新的药物相比，该策略具有多种优势：失败风险较低，可更有效和更安全地使用这些药物；比起从头开始的新药研发，"老药新用"所需时间和经济成本都要小很多，可获得更低的风险和更快的投资回报；药物重定位还能揭示可进一步研究的新靶点和新通路。

药物重定位在很大程度上是随机和偶然的所得，一般是将药物的脱靶效应用于商业开发。比较经典的案例药物是齐多夫定，原设计为抗肿瘤药物，但活性不强，之后作为人类免疫缺陷病毒逆转录酶强效抑制剂用于治疗获得性免疫缺陷综合征（艾滋病）取得成功。随着技术的进步，这种偶然性发现逐渐让位给有目的的筛选，常用方法包括计算方法和实验方法，计算方法包括特征匹配、分子对接、基因关联、

通路映射、回顾临床分析等；实验方法包括结合测定法鉴定相关靶标相互作用和表型筛选等。两种方法经常被协同使用，如利用计算机模型预测可能产生作用的化合物，并利用多种细胞模型进行大规模化合物筛选。

通常，药物重定位策略由3个步骤组成：①针对给定适应证识别候选分子（假设生成）。②临床前模型中药物作用的机制评估。③Ⅱ期临床试验的疗效评估（假设作为原始适应证的一部分，Ⅰ期研究有足够的安全性数据）。

药物重定位已经取得了显著的成功，如齐多夫定、米诺地尔、西地那非。这些成功的案例也促进了更多药物重定位方法的开发，并已成功发现许多有前景的候选药物，用于治疗常见和罕见的疾病（关键的是，药物重定位有时是开发治疗罕见疾病药物的唯一途径）。药物重定位的发展仍然遇到某些阻碍，如技术方法、法规要求和行业组织的壁垒，许多选定的候选药物纷纷在Ⅲ期临床试验阶段因药物再利用特有的障碍（如专利考虑、监管考虑和组织障碍）而失败。

（方　浩）

图1　兰索拉唑的结构式

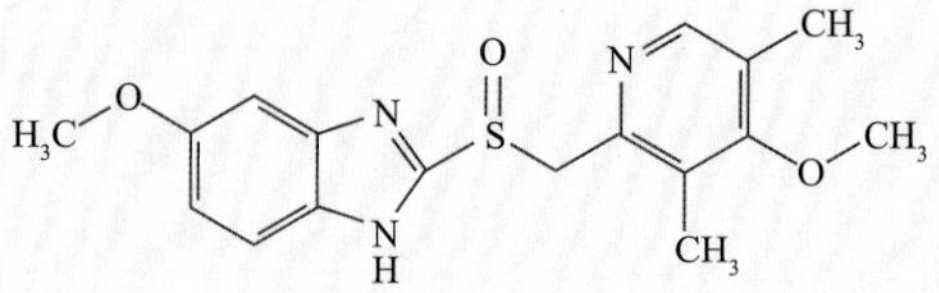

图2　奥美拉唑的结构式

nèiyuán huóxìng wùzhì láiyuán
xiāndǎo huàhéwù

内源活性物质来源先导化合物（lead compounds from endogenous active substances）

以参与体内生命活动或生理调节过程并有独特结构的生物活性物质为先导化合物。以内源性活性物质进行结构优化可获得新药。

现代生理学认为，人体被化学信使（激素、生理介质或神经递质等）所控制。体内存在一个非常复杂的信息交换系统，每一个信使都具有特殊的功能，并在其作用的特定部位被识别。患病时机体失去了平衡，而药物治疗就是用外源性的化学物质（信使）来帮助机体恢复平衡。于是内源性的激素、神经递质，内源性的受体激动剂等内源性的活性分子就顺理成章地成了药物研究的先导化合物。例如，通过对体内内源性的性激素、肾上腺皮质激素的研究，以基本激素为先导化合物，研究得到了甾体激素类药、蛋白同化激素类药物、肾上腺皮质激素药物等；通过内源性嘧啶类核苷合成途径研究，认识到通过酶催化可将尿嘧啶（结构式见图1）5位氢替换成甲基得到胸腺嘧啶，参与体内 DNA 或 RNA 合成。以尿嘧啶作为先导化合物，将5位的氢换成氟，得到氟尿嘧啶（结构式见图2）阻断了5位甲基化的进行，使之成为生物体正常代谢物的代谢拮抗剂，用做抗肿瘤药。

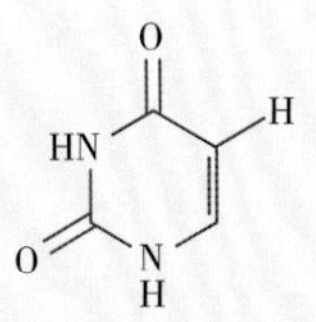

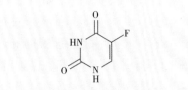

图1 尿嘧啶的结构式

图2 氟尿嘧啶的结构式

（方 浩）

zǔhé huàxué láiyuán xiāndǎo huàhéwù

组合化学来源先导化合物（lead compounds from combinatorial chemistry）

利用组合化学技术发现的具有独特结构和一定生物活性的化合物。组合化学是将一些基本小分子构建模块，如氨基酸、核苷酸以及各种各样的化学小分子，通过化学或者生物合成手段系统地装配成不同的组合，得到大量具有结构多样性特征的分子，快速建立化学分子库的方法。组合化学不但突破了传统的化学反应后处理技术，大大简化了化学合成中非常耗费时间的分离、纯化等工作，而且推动了高效合成方法研究，是药物研发中化合物分子库构建的关键技术之一。

传统的发现先导化合物的方式主要是通过逐个化合物地合成或者提取，然后进行活性筛选。20世纪80年代以来，机器人自动化技术的发展，结合体外活性快速筛选方法的建立和完善，使短时间内快速完成大批量化合物的体外活性筛选成为可能。因此，传统的化合物合成和提取方式已无法满足活性筛选的需求，成为高效、快速发现先导化合物的制约因素。20世纪90年代，组合化学技术的发展及其在药物研发中的应用，可快速构建含有大量结构多样分子的化合物库用于活性筛选，因此有效解决了化合物来源和活性筛选之间的矛盾，大大加快了先导化合物的发现速度。

（张颖杰）

gāotōngliàng shāixuǎn láiyuán xiāndǎo huàhéwù

高通量筛选来源先导化合物（lead compounds from high-throughput screening）

通过大规模集群式筛选（高通量筛选）技术发现的具有独特结构和一定生物活性的化合物。高通量筛选又称大规模集群式筛选，是指以分子水平和细胞水平的实验方法为基础，以微板形式作为实验工具载体，以自动化操作系统执行实验过程，以灵敏快速的检测仪器采集实验结果数据，以计算机对实验数据进行分析处理，同一时间可对数以千万样品检测，并以相应的数据库支持整体运转的体系。

高通量筛选技术的发展始于20世纪80年代，是以药物作用靶点为主要研究对象的分子水平的筛选，是根据样品和靶点结合的表现，判断化合物生物活性的一种技术。20世纪90年代初期，采用传统药理学方法，主要针对20余种药物作用靶点，1个实验室在1年内仅能筛选75 000个样品；到1997年，高通量筛选技术发展到可针对100余个靶点，每年筛选1 000 000个样品；而到1999年，由于高通量筛选技术的进一步完善，每天的筛选量就高达100 000个样品，被称之为超高通量筛选。随着组合化学的发展以及生物化学、分子生物学和基因组学等的进展，新的靶分子的数量以几何级数增加，从而促进了高通量筛选技术的不断发展。高通量筛选技术可实现快速、微量、灵敏的化合物筛选，与组合化学技术相结合，使先导化合物发现的方式和理论产生了巨大的变化。

（张颖杰）

先导化合物优化（optimization of lead compounds）

对先导化合物进行结构修饰或改造，使其活性、选择性和安全性得到改善更具有成药性质，成为理想的候选药物的过程。在新药研究过程中，发现的先导化合物可能存在某些缺陷，如活性不够高，化学结构不稳定，毒性较大，选择性不高，药动学性质不合理等，需要对先导化合物进行结构修饰或改造，使之更具有成药性。对先导化合物的优化有多种方法，大体可分为两大类：传统的药物化学方法和现代的方法。

传统的药物化学方法 包括生物电子等排替换、前体药物设计和软药设计。

生物电子等排替换 生物电子等排体是具有相似的分子形状和体积、相似的电荷分布，并由此表现出相似的物理性质（如疏水性），对同一靶标产生相似或拮抗的生物活性的分子或基团。利用生物电子等排体对先导化合物中的某一个基团逐个进行替换得到一系列的新化合物，是药物化学家对药物分子进行设计和优化的经典方法。例如将 H_2 受体阻断剂西咪替丁结构中的咪唑环用生物电子等排体呋喃环和噻唑环替换得到雷尼替丁和法莫替丁，它们的 H_2 受体阻断作用均比西咪替丁强。

前体药物设计 前体药物的概念最初由艾伯特（Albert）提出，用来描述经过生物转化后才显示药理作用的任何化合物。这一广泛定义包括偶然发现的前药、活性代谢物和为改善活性化合物的药动学性质而制备的化合物。基于这一观点，哈珀（Harper）提出了药物潜伏化的概念表达前体药物设计的意图。药物潜伏化是通过对生物活性化合物的化学修饰形成新的化合物，该新化合物在体内酶的作用下释放出母体药物而发挥作用。前体药物设计的目的和应用可概括为 4 个方面：提高生物利用度和生物膜通透性，提高药物的靶向性，延长药物作用时间，改善药物的水溶性、稳定性、克服不良气味或理化性质以适应制剂的需要。

软药设计 软药是针对在体内代谢较慢、容易蓄积导致毒副作用的药物，将其设计成容易代谢失活的药物，在体内起作用后，经可预料和可控制的代谢途径，生成无毒和无药理活性的代谢产物，避免药物蓄积毒性的药物。软药设计的方法可以减少药物蓄积的副作用，得到广泛应用。

现代的方法 利用计算机辅助药物设计的手段和利用定量构效关系的方法。

计算机辅助药物设计的手段 计算机辅助药物设计就是利用计算机的快速计算功能、全方位的逻辑判断功能、一目了然的图形显示功能，将量子化学、分子力学、药物化学、生命科学、计算机图形学和信息科学等学科交叉融合，从药物分子的作用机制入手进行药物设计。

利用定量构效关系的方法 定量构效关系是研究药物活性与化学结构之间的定量关系。定量构效关系研究是对药物分子的化学结构与其生物活性之间的关系进行定量分析，找出药物的化学结构与生物活性之间的量变规律，或得到构效关系的数学方程，为进一步结构优化提供理论依据。

（李敏勇）

药物活性筛选（biological screening）

通过规范化的实验手段，从大量化合物或新化合物中选择对某一特定作用靶点具有较高活性的化合物的过程。是现代药物开发流程中检验和获取具有特定生理活性化合物的一个重要步骤。

药物活性筛选从本质上讲就是对化合物进行药理活性实验的过程，随着药物开发技术的不断发展，对新化合物的生理活性实验从早期的验证性实验，逐渐转变为筛选性实验，即所谓的药物活性筛选。需要对不同化合物的生理活性做横向比较，因此药物活性筛选的实验方案需具有标准化和定量化的特点。随着组合化学和计算化学的不断发展，人们开始有能力在短时间内大规模合成和分离多种化合物，因而在现代新药开发流程中药物活性筛选逐渐成为发现先导化合物的主要途径之一。

现代科学技术的快速发展，为高效率的药物活性筛选提供了更好的技术条件。一般来说，药物的活性筛选可以分为 3 个阶段：初筛是第一步，其目的在于发现活性物质；随后对初筛命中的活性化合物进行监测；最后则进行特异性筛选。

药物活性筛选主要有 5 种形式：①随机筛选，用一种或多种生物实验手段筛选和评价化合物或自然资源，许多已有的有效治疗药物都是通过随机筛选得到的。然而，由于生成的化合物结构骨架的相似性大于多样性，尽管制备了大容量或超大容量的化合物样品库，但发现苗头化合物和先导化合物的效率较低，所以旨在构建大规模化合物库的组合化学方法已不被采用。②定向合成筛选，这种筛选是根据疾病发病的分子机制，选择关键靶标，建立相应筛选方法，进行靶向筛选，专门筛选防治某种疾病的活性药物。③高通量药物筛选，是一种融合多个学科知识的药物筛选体系，以药物作用靶点为主要对象的细胞和分子水平筛选模型，根据样本和靶点的结合表现，判断化合物的生物活性。④计算机辅助药物筛选，这种筛选的策略是将基于机制的筛选与药物合理设计融为一体，与新技术（如组合化学、高效性药物筛选系统等）相结合，大大地缩短了药物的开发周期。⑤虚拟筛选，分子模拟和计算机化学的发展得以在计算机上进行虚拟筛选，将现实的体外操作推溯到虚拟的计算机中计算。虚拟操作并非真实的实验，但可认为是一个滤器，根据配体的相似性或与靶标结合的互补性，对海量化合物分子进行计算机初筛，聚焦成比较小的范围，再进行实地的活性评价，从而极大地缩短药物的开发周期和开发成本，但其筛选的准确性有待提高。

（李敏勇）

huàhéwù yàngpǐnkù

化合物样品库 （compound library）

特定结构或功能的实体化合物及其相关信息在某种特定的标准下组成的集合。通常用于生物活性筛选。化合物样品库的化合物可以是化学合成的化合物、天然产物或其他来源的化合物，一般数量比较大，有一定结构差异。

分类 按结构可分为 5 类。①小分子库。通过化学合成方法得到的有机分子的集合，有结构多样性和类药性，是发现或优化先导化合物的重要途径。②天然产物化学库。天然产物是自然界的各类动植物在生存、进化和演化过程中生成的次生代谢产物或对自身有一定保护作用的物质。天然产物是药物或先导化合物的重要物质来源，不仅具有结构多样性的优点，而且由于是生物进化固定下来的产物，既可能是酶蛋白催化合成的产物，又可与许多蛋白的功能域相结合。天然产物因为成分多、结构复杂、纯化困难，也常以同类天然产物为单元模块作为组合库，可以减小库的容量。③肽库。大量特定长度且序列不同的小肽的集合，包括该长度短肽中各种（或绝大部分）氨基酸序列的排列组合。蛋白质分子之间的结合或识别主要是由局部肽段上数个氨基酸残基间的相互作用来完成的，这些氨基酸之间形成非共价键；有些多肽虽然其序列与抗原的天然表位不同，但在结合抗体或配体时的方式是相同的，这种具有关键氨基酸残基的多肽称为模拟表位。模拟表位的概念在肽库发展过程发挥重要推动作用。肽库能为药物设计，蛋白质-蛋白质相互作用以及其他生化和药物研究和应用提供强大的工具。④寡聚核苷酸库。寡聚核苷酸可通过偶联条件合成。在可控孔度玻璃珠上，已经合成出所有可能 8 种核苷酸序列的硫代磷酸酯寡核苷酸库。该库是由有 NNXNNN 结构的 4096 个寡聚核苷酸组成的 16 种混合物，其中 N 代表 4 种碱基的混合物，而 X 表示一个规定位置。⑤寡糖库。寡糖是许多生物过程的重要协调物质，为药物分子的介入提供了重要的靶分子，多种疾病的形态和感染都可能通过使用内源寡糖的类似物分子而得到控制，能阻断识别和粘连过程，寡糖是重要候选分子。寡糖库研究匮乏，主要是由于单糖基元分子带来的复杂性。

样品来源 主要有两种。

人工合成 可分为常规化学合成和组合化学合成两种方法。过去国外制药公司主要采用常规化学合成的纯化合物来建立化合物样品库，这些化合物库经过长年积累，其数量和质量均有大幅度提高。但是一般组合化学构建的方法主要是基于母核结构的改造，因此产生的大量化合物在结构多样性方面尚有不足。

从天然产物中分离纯化 天然产物母核结构和活性基团是长期的自然选择形成的，它们所表现出来的生物活性在药物发现中具有人工合成化合物所不能比拟的优势。因此，增加样品库中具有结构多样性的天然化合物及其衍生物数量是提高样品库质量的重要途径。

（方 浩）

gāotōngliàng yàowù shāixuǎn

高通量药物筛选 （high-through-put screens）

快速对大规模化合物样本库进行活性评价的方法。又称大规模集群式筛选。随着高通量筛选的进一步完善，若每天的筛选量高达 100 000 个样品，则称之为超高通量筛选（ultra high-through put screening）。

高通量筛选是以分子水平和细胞水平的实验方法为基础，以微板形式作为实验工具载体，以自动化操作系统执行实验过程，以灵敏快速的检测仪器采集实验结果数据，以计算机对实验数据进行分析处理，同一时间对数以千万样品检测，并以相应的数据库支持整体运转的体系，已经成为新药开发的重要技术手段。高通量筛选系统主要包括：化合物样品库、自动化操作系统、高灵敏检测技术、高效率数据处理系统。

化合物样品库 按照特殊的研究目的研制而成的大量化合物集合。化合物样品库可为高通量药物筛选提供数以千万计化合物样品，实现在短时间内、在特定的筛选模型上完成活性测试。

自动化操作系统 高通量药物筛选的主体部分，包括计算机及其操作软件、自动化加样设备、反应容器、温孵、离心等部分。反应容器一般采用固定分步模式的微孔板，主要有96孔、384孔等，部分仪器甚至可以使用1536孔，不同的微孔板可通过条形码加以标记。整个实验过程通过计算机操作软件控制，将不同的化合物自动加样到载有筛选靶标的微孔中、进行冲洗、温孵、离心等操作，然后通过光电阅读器读取微孔板上的每个位置的光电信号，并将操作结果及相关数据存储在计算机内，其实验过程迅速，筛选结果准确。

高灵敏检测技术 用适当检测方法，将化合物分子与筛选靶标的相互作用以可视化形式反映出来，是实现高通量筛选的关键步骤。针对高通量筛选的特殊要求，一种理想的检测技术应具备下列特点：高通量；原位直接检测；检测成本低；靶点无须标记或修饰；精准的反应筛选结果，避免出现假阳性或假阴性的结果；适合受体、酶、离子通道、细胞等多种筛选模型。高通量筛选现代检测技术包括：①放射性检测技术。用放射性测定法，特别是

亲和闪烁检测方法，测定微孔板上化合物样品与靶标的结合情况。该方法灵敏度高，特异性强，促进了高通量药物筛选的实现，但存在环境污染问题。②荧光检测技术。用荧光成像板阅读器检测法，可在短时间内同时测定微孔板上化合物样品与靶标结合后的荧光强度和变化，是非常理想的一种高效检测方法。同时采用功能性药物筛选系统进行实时多通道荧光检测，96微孔板、384微孔板、1536微孔板一次性加样，实现实时荧光强度信号检测。③AlphaScreen检测技术。是一种基于增强的化学发光的均相免疫技术，通过分子之间的相互作用形成供体微珠、受体微珠和相互作用分子的复合物。用680 nm的激光激发供体微珠导致单线态氧分子释放，引发能量转移级联反应，受体微珠发射520~620 nm的光波，具有较强的抗淬灭能力。若生物分子不存在特异的相互作用，单体氧将无法扩散到受体微珠，则不会有信号的产生。AlphaScreen技术主要优势在于：待测物质的范围宽泛，从小分子到大型复合物；均相体系、快速、稳定，灵敏度更高；不需要荧光标签的引入，避免了空间位阻影响生物分子的相互结合；用于检测生物学粗提物，如细胞裂解物、血清、血浆、体液等，不会影响测读效果。

高效率数据处理系统 高通量药物的特点是多数以万计的化合物样品进行多模型的筛选。与高通量药物筛选相适应的数据库管理系统主要承担4个方面的内容：①样品库的管理功能。化合物样品库对进行高通量筛选的化合物样品的各种理化性质进行存储管理。对每一个新入库的化合

物进行新颖性分析，排除结构雷同的化合物，避免不必要的筛选。②生物活性信息的管理功能。生物活性库存贮每一化合物经过不同模型检测的结果，并根据多个模型检测的结果对化合物的生物活性进行综合评价。③对高通量筛选的服务功能。高通量筛选数据库管理系统对药物筛选相关业务的往来通信、档案管理以及各种样品标签的打印进行管理，使高通量筛选的各个环节程序化、标准化。④药物设计与药物发现功能。高通量药物筛选产生大量的化合物结构信息，高通量药物筛选数据库管理系统通过对在同一模型上呈现阳性反应的化合物进行结构分析，找出其构效关系规律，对药物设计提供参考。

高通量筛选模型 适用于检测药物作用的实验方法。高通量筛选要求总体积小、反应有较高特异性和敏感性的特点。常用的筛选模型一般都属于基于分子水平和基于细胞水平的筛选模型：分子水平的药物筛选模型包括受体筛选模型、酶筛选模型、离子通道筛选模型，主要观察的是药物与生物大分子靶点的相互作用，能够直接认识药物的基本作用机制；细胞水平药物筛选模型可以发现药物对与细胞功能有何影响。

（方　浩）

gāonèihán yàowù shāixuǎn

高内涵药物筛选（high content screening，HCS） 在保持细胞结构和功能完整性的前提下，同时检测被筛样品对细胞形态、生长、分化、迁移、凋亡、代谢途径及信号转导各个环节的影响，在单一实验中获取大量与基因、蛋白及其他细胞成分相关的信息，

确定其生物活性和潜在毒性的过程。

HCS 产生于 20 世纪 90 年代中期，研究者们利用 HCS 对固定在微孔板里的染色细胞进行分析。对细胞内的一些生物学变化，HCS 可以在单细胞水平上进行分析，如蛋白磷酸化、转位、丰度的改变，核内染色质构象改变的动态监测。图像分析软件对所有这些分析都可进行实时或样本采集后的定量分析。在早期临床前研究中，HCS 可使一些高难度和关键性分析自动化，如化合物毒性特征指标、药物处理后细胞内微核的检测。HCS 有广阔的应用领域，如用于基因表达、蛋白定位、G 蛋白偶联受体激活和一般的信号转导分析。与其他技术比较而言，HCS 有多项技术优势，如选择细胞群体和监测细胞变化的能力，以及具有超出选择分析的应用模式。

高内涵药物筛选已经广泛应用于临床前药物研究的各个阶段，HCS 完成定量细胞生物学研究已经成为药物发现领域的一个重要部分，在生物医药领域里的重要性日益凸显。HCS 显微平台和成像分析技术的提高促进了其在高通量药物筛选和先导化合物优化中的应用。图像分析和计算机技术的进步以及系统细胞生物学的技术革新，又将 HCS 的应用拓展到药物靶标确证和包括 RNA 干扰（RNAi）筛选在内的基础生物学研究领域。HCS 用于靶标确证的早期研究，可在更趋生物性环境下进行靶标特性的研究。HCS 前景广阔，可以用来解决药物发现过程中的一些重大问题，包括靶标特异性作用及化合物毒性的区分、新抑制剂筛选及使基因研究超越一般的应答反应；可预见

HCS 将会成为药物与基因分类的新技术手段，比如细胞学谱，这是对药物研究具有直接意义的系统生物学的一个实体展现。

（方　浩）

chéngyàoxìng yōuhuà

成药性优化（optimization of drug-like molecules）　对先导化合物的药效强度和选择性、药动学特征等进行合理优化，使其具备进入临床Ⅰ期试验的吸收、分布、代谢、排泄性质和安全性质，成为候选药物的过程。成药性优化目标是通过结构变换和改造将有活性的化合物发展成患者可使用的药物，从分子水平由非药向成药的演化。

成药性优化是一个复杂的、涉及多方面的综合性研究内容。包括化合物的物理化学性质、生物化学性质、药动学性质和产生不良反应与毒副作用的性质，这些性质是候选药物的化学结构在不同的介质或环境中的表现行为，它们之间具有内在的联系。

成药性优化大体包括以下内容：①提高化合物对靶标的选择性或特异性。化合物对靶标作用的选择性或特异性是药物能否成功的关键。即使所研发的药物是作用于双靶标（或多靶标），也不仅要考察化合物对双靶标（或多靶标）的选择性作用，而且还要考察其作用强度是否相近或匹配。考虑到同源靶标蛋白之间的结构与功能相似，许多化合物往往因选择性不强而产生不良反应，还需要测试活性化合物对同源靶标或靶标亚型是否有作用。②通过细胞或功能性试验评价活性强度。体外的亲和力试验不能代表活性化合物的生物学功能，高亲和力的活性化合物应当进一步在靶标高表达的细胞系上试验，评价其

活性和生物学功能。③提高化合物的代谢稳定性。用克隆的人细胞色素 P450 测试活性化合物是否对重要细胞色素 P450 亚型具有诱导或抑制作用，是否是重要细胞色素 P450 亚型的底物。用肝微粒体和肝细胞温孵试验评价代谢类型和速率。代谢稳定性对于保障化合物的活性、避免药动学的复杂性和降低毒副作用十分重要。④整体动物的药动学试验。对于有可能成为候选药物的分子进行初步药动学试验。用大鼠或犬评价口服生物利用度、化合物在血浆中浓度与时间的关系（C_{max}，T_{max}，AUC 等）、消除半衰期和清除率等。⑤运用药物化学知识指导优化设计。整合各种生物学方法的试验结果，达到对药效强度和选择性、药动学参数的合理配置，以判断受试化合物是否在一定的时间内在作用部位达到足够的药物浓度，确保产生药效作用。⑥改善溶解性和化学稳定性。在分子的非药效团部位引入溶解性基团，消除化学不稳定原子或基团，根据药物的作用部位调节化合物的脂水分配性。⑦提高安全性。在高于药理有效浓度（或剂量）下试验化合物的不良反应或毒性，确保候选药物的安全性，进行细胞毒试验和对心肌 *hERG* 钾通道抑制试验等。

（方　浩）

huàxué jiégòu xiūshìfǎ chéngyàoxìng yōuhuà

化学结构修饰法成药性优化（optimization of drug by chemical structure modification）　通过对先导化合物的化学结构进行化学修饰，优化其结构特征和理化性质等成药性质，获得具有更佳成药性（吸收、分布、代谢、排泄、毒性）的药物分子的研究方法。

药物的成药性体现在其溶解性、透膜性、转运蛋白结合力、代谢稳定性、hERG 通道阻滞等方面。这些成药性质与化学结构密切相关。通过对先导物的化学结构进行修饰，能有针对性的提高目标化合物的成药性。例如，青蒿素是从中药青蒿中提取的倍半萜内酯药物，主要用于间日疟、恶性疟以及耐氯喹虫株的治疗。尽管青蒿素有良好抗疟活性，但其水溶性差，口服生物利用度低。通过引入羧酸侧链并使其成钠盐，可显著提高其水溶性，但该片段在体内极易水解而限制了其应用；改用醚键引入含碱性氮的侧链，既提高了化合物的水溶性，又保证了其稳定性，因此其口服吸收的效果明显改善。青蒿素的成药性优化见图 1。

（方　浩）

lèiyàoxìng yùcè píngjià

类药性预测评价 （ prediction of drug-likeness ）

对活性化合物的理化性质、结构特征、药动学性质和毒性等类药性质进行综合预测评价研究。早期准确评价化合物的类药性将有助于设计、合成优良的化合物及化合物库，提高药物候选物及药物的中靶率。

建立类药性预测评价方法便于药物研发团队在创新药物研究的早期更好地进行规划和设计，适时终止成药性不高的项目，精心改进候选结构的性质缺陷，选出最好的候选药进入新药开发。类药性预测评价的方法主要包括 3 种类型。

基于经验判断的类药性评价　在新药研发过程中，人们积累了丰富的经验，发展了一些预测化合物类药性的方法，包括成药五规则、Ghose 法和类药片段分析法和非类药片段分析法等。这些方法是在已知药物数据库中提取与类药性相关联的理化性质和拓扑结构特征的基础上，形成的经验规律，能够帮助药物化学家快速、高效的筛选出具有类药性的化合物，但不能区分单个化合物是否具有生物活性。不同疾病类型、不同适应证的药物分子的理化性质会集中在不同的范围内，所以对于不同类别疾病靶点的药物先导化合物的寻找、类药性选用的标准也不尽相同，有较多的局限性。

基于理化性质的类药性评价　化合物的化学结构决定理化性质，理化性质又与化合物在体内的生物特性与活性密切相关。药物的定量结构-性质关系是通过评价化合物的脂溶性、pK_a 和水溶性等理化性质评价化合物类药性的一种方法。通常在一系列化合物中，增大化合物的脂溶性可能提高其细胞通透性、影响蛋白结合和分布容积，同时减小溶解度和肾排泄。药物的 pK_a 是其水溶性和透膜性的主要决定因素之一，离子态化合物比中性态易溶于水，离子化程度取决于 pK_a 和溶液 pH 值，改善 pK_a 可提高生物利用度。药物分子必须具备一定水溶性才能透过生物膜，进入血液循环。如果水溶性太差，大部分服用的药物就会被直接排出体外，不能进入血液循环系统。

基于吸收、分布、代谢、排泄、毒性性质的类药性优化　通过虚拟计算和体外测量等方法测试化合物的吸收、分布、代谢、排泄、毒性性质来进行类药性优化。一般从透膜性、代谢稳定性、血浆稳定性、血浆蛋白结合、细胞色素 P450 的抑制或诱导作用、hERG 通道阻滞等方面进行评价。

（方　浩）

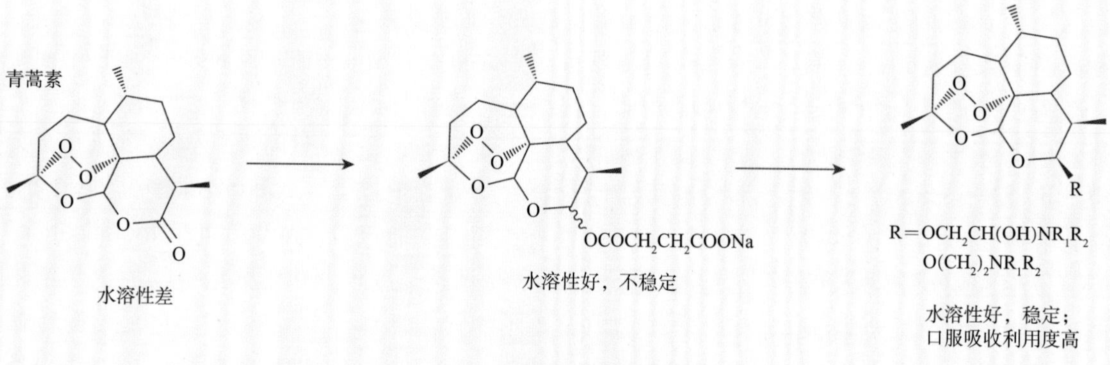

青蒿素

水溶性差

OCOCH₂CH₂COONa

水溶性好，不稳定

R＝OCH₂CH(OH)NR₁R₂
O(CH₂)₂NR₁R₂

水溶性好，稳定；
口服吸收利用度高

图 1　青蒿素的成药性优化

成药五规则

chéng yào wǔguīzé

成药五规则（Lipinski's "rule of five"）　1997 年药物化学家克里斯多夫·利平斯基（Christopher A. Lipinski）等人通过对 2200 余种已通过 I 期临床研究的化合物进行结构性质分析，总结出的具有良好口服吸收性质的化合物所符合的规则。由于该规则的判别值均为 5 或 5 的整数倍，故称之为利平斯基五规则，又称类药性五规则。

成药五规则为，当化合物结构有两个以上特点与下列不相符时，其口服吸收较差或透膜性较差：分子量≤500；脂水分配系数（logP）≤5；氢键供体（OH 和 NH 之和）≤5；氢键受体（O 和 N 之和）≤10。

成药五规则实际上是基于化合物物理化学性质对其吸收和渗透性质的预测，仅适用于小分子化合物被动转运的情况。被动转运是一个可逆的动态平衡过程，其驱动力为细胞膜内外的化合物浓度差。①第一条规则提示具有良好口服吸收性质化合物的分子量一般不超过 500，因为分子量增加会导致分子体积增加，降低化合物水溶性和其在细胞膜内外的浓度差，这不利于被动转运的进行；过大的分子体积还能增强化合物与细胞膜脂质双分子层的结合作用，这也会对被动转运产生负面影响。②第二条规则提示具有良好口服吸收性质化合物的脂水分配系数（logP）一般不超过 5，这是因为过大的脂水分配系数也会降低化合物的水溶性，增强化合物与细胞膜脂质双分子层的结合作用，这均不利于被动转运的进行。③第三条和第四条规则分别对具有良好口服吸收性质化合物所含氢键供体和受体数目的

上限进行了界定，与水分子形成氢键虽然可以提高化合物在水中的溶解度，但在化合物渗透进入并穿过细胞膜脂质双分子层过程中，氢键必须打开，因此氢键数目过多会降低化合物从水相向脂质双分子层被动转运的能力。需要注意的是，化合物违反上述一条规则可能不会导致较差的吸收性质，但随着对上述规则违反数目和程度的增加，化合物具有较差吸收性质的可能性也会显著增加。

成药五规则在药物化学研究领域有广泛的应用，如预测目标化合物的类药性以决定是否对其进行化学合成，预测现有化合物库中目标化合物的类药性以决定是否对其进行购买，考察高通量筛选得到的目标化合物是否具有类药性等。总之，通过成药五规则对化合物的初筛，可有效摒除那些类药性差的分子，降低药物研发的风险和成本。

药物化学家丹尼尔·威柏等人对成药五规则进行了补充和完善，总结出具有良好大鼠口服生物利用度的化合物通常符合以下两条规则：可旋转化学键数目≤10；极性表面积≤14nm²，或氢键供体和受体之和≤12。

（张颖杰）

药物的定量结构-性质关系

yàowù de dìngliàng jiégòu-xìngzhì guānxì

药物的定量结构-性质关系（quantitive structure-property relationships，QSPR）　药物化学结构与其理化性质之间的数学关系。可利用理论计算和统计分析方法进行研究。

由于化学药物都是具有一定的化学结构的物质，这些化合物的化学结构决定了自身的结构性质，如溶解度、氢键、极性表面积、亲脂性、形状、分子量、反

应性和 pKa 等；当化合物这些结构性质与物理的环境作用时，表现出其理化性质，如：溶解度、透膜性和化学稳定性。化合物的结构决定了其理化性质是定量结构-性质关系的基础，药物的定量结构-性质关系研究中的基本假设是化合物的性质可以用描述化学结构的函数来表示，即应用化学理论计算方法和各种数学统计分析方法，定量地描述和研究药物的结构与性质之间的关系，并建立起数学模型。可靠的药物定量结构-性质关系模型一旦建立，经过预测能力的检验，就可以用来预测其他药物的相关性质。

药物的定量结构-性质关系研究方法主要包括化合物性质数据的收集，化合物结构描述参数的选择，以及结构和性质之间函数模型的建立。选择准确可靠的数据并建立数据集是定量结构-性质关系研究的第一步。化合物理化性质数据主要包括溶解度、氢键、极性表面积、亲脂性、形状、分子量、反应性和 pKa 等，可以是研究者自己或他人的试验数据，也可从大量文献或者数据库中收集，可靠的数据是建立可靠预测模型的基础。定量结构-性质关系研究的第二步是选择合适的化学计量学方法建立结构描述参数与性质数据之间的定量关系模型。结构与性质之间可能存在线性关系，也可能存在非线性关系。对于线性问题，可用统计学中的线性回归方法：如多元线性回归、偏最小二乘法等。对于非线性问题，需借助于人工神经网络、遗传算法等非线性算法。

作用：传统的新药研发主要通过对数量庞大的实体化合物库进行活性筛选、成药性评价，从中发现活性高、毒性低、药动学

性质优良的新化学实体，因此是一个周期长、投资高、风险大的过程。计算化学和化学信息学的成熟极大促进了药物定量结构-性质关系研究的发展。药物的定量结构-性质关系研究可合理设计和优化化合物分子，广泛用于化合物的结构与性质的优化研究，提高新药研发效率。

（张颖杰）

jīyú lǐhuà xìngzhì de chéngyàoxìng yōuhuà

基于理化性质的成药性优化

（optimization based on physicochemical properties）　对活性化合物分子结构的修饰和改造，使其理化性质更具有成药特征，可成为候选化合物的研究过程。其理化性质主要包括物理形态、溶解性、分配性、离解性和化学稳定性5个方面。

药物的化学结构特征决定药物的理化性质，药物的理化性质与药物活性的关系密切相关，是药物成药性的具体体现。化合物结构特征主要包括分子量、分子形状、pK_a、氢键、亲脂性、极性表面积、化学反应性等；化合物结构特征所表现的化合物物理化学性质主要有物理形态、溶解度、分配性、离解性和化学稳定性等。活性化合物分子的成药性优化可从5个方面考虑：①改变物理形态。物理形态包括晶型、无定形、多晶型以及溶剂合形式等，对溶解性和稳定性影响很大，与生物药剂学关系密切。高晶格能物质的熔点高，一般水溶解性较低，因此可以通过改变药物的物理形态来改善溶解性和稳定性。②改善溶解性。水溶解性是物质在水介质中呈分子分散状态的程度。水溶解性包括溶质的溶解速率和溶解量，是药物穿越细胞膜、被

吸收的前提，药物分子必须溶于水才能透过生物膜，进入血循环。脂溶性是物质在脂相中的行为，脂溶性强的化合物过膜的速率较快，但水溶性较差。可通过对药物基团的修饰改善药物的水溶性或脂溶性，达到预期效果。③调节分配性。分配性是物质溶解在脂相和水相中达到平衡时浓度的比值，过膜性与适宜的分配性相关，可通过调节脂水分配平衡的浓度提高过膜性。④改善离解性。离解性表示物质在介质中荷电的能力，与溶解性和过膜性密切相关。含有碱性和酸性基团的化合物，在水或缓冲液中离解形式与中性分子呈动态平衡。在特定的pH值条件下，离子化的药物水溶性较好，但透膜性会随之降低，因此可通过调节pH值改善药物分子的溶解性与过膜性。⑤改善化学稳定性。化学稳定性是指物质在空气和其他介质中发生化学变化的能力。酚类、烯醇类、芳胺类药物在空气或溶液中可能发生氧化，颜色加深或在溶液中产生沉淀。酯类或酰胺类药物在水溶液中可能发生水解反应，生成相应的羧酸、醇或有机胺。某些药物在光照、热或水溶液条件还可能发生脱羧、聚合等反应。在药物的存储和应用过程中，应根据药物化学稳定性差的原因，采取除氧、避光、充氮等措施，避免药物降解导致效价降低。

（方　浩）

jīyú ADMET xìngzhì de chéngyàoxìng yōuhuà

基于 ADMET 性质的成药性优化

［optimization based on the properties of absorption, distribution, metabolism, excertion and toxicity（ADMET）］　通过对活性化合物分子结构的

修饰和改造，使其吸收、分布、代谢、排泄和毒副作用等性质更具有成药特征，可成为候选化合物的研究过程。一般从7个方面进行优化：透膜性、转运蛋白、代谢稳定性、血浆稳定性、血浆蛋白结合、CYP450的抑制或诱导作用、hERG 通道阻滞。

优化药物分子透膜性　药物分子透膜性可用于评价化合物通过生物膜的能力，是口服药物生物利用度高低的决定因素之一。提高药物分子透膜性最本质的方法是进行化合物的结构修饰，包括引入不同的化学基团或片段，降低分子极性、调整分子大小、提高药物分子脂溶性，减少氢键受体或供体的数量。

优化转运蛋白介导的主动转运　转运蛋白介导的主动转运是药物透膜的主要方式之一。为提高候选药物的主动转运效率，可在药物分子结构中引入与转运蛋白底物相似的结构片段（如氨基酸片段），使药物成为某种转运蛋白（如氨基酸转运蛋白）的底物，提高药物口服生物利用度。P-糖蛋白是比较常见的保护细胞免受外来有害分子入侵的分子泵，若药物能特异性地结合于P-糖蛋白上，则会被泵出细胞，影响药物口服生物利用度，引入酸性基团可抑制化合物与P-糖蛋白的结合，克服P-糖蛋白的外排作用。

优化代谢稳定性　许多候选药物因代谢过快导致生物利用度降低。肝脏是药物代谢的主要器官，绝大多数体外代谢评价模型是以肝脏为基础建立的，包括微粒体、S9（肝匀浆9000g离心的上清液）、肝切片、原代培养肝细胞、肝细胞系等。在药物研发过程中，研究类药活性化合物的代

谢稳定性以及其可能的代谢位点，然后通过结构改造，阻止类药活性化合物与代谢酶结合或降低代谢位点的反应性等修饰策略，可提高类药活性化合物的代谢稳定性。

优化血浆稳定性 血浆中含有大量的水解酶（如胆碱酯酶、细胞醛缩酶等），而一些化合物中的特定官能基团（如酯、酰胺等）在血浆中可被特定的酶所水解。化合物的血浆稳定性低意味着其易被水解，在吸收、分布、代谢、排泄性质上，表现为有高清除率和较短的半衰期。针对血浆稳定性差的先导化合物，可基于该特点开展结构修饰以提高其耐受水解酶的能力，从而提高血浆稳定性。例如，用酰胺基替代酯基，可提高先导化合物的稳定性。

优化药物与血浆蛋白结合
药物与血浆蛋白结合可降低药物的分布容积、肝代谢和组织穿透能力，延长药物的半衰期。增加药物的脂溶性可提高药物与血浆蛋白结合率。药物分子中引入烷基、芳环、卤素等疏水性基团，可增加与血浆蛋白结合的亲和力；引入氨基、羟基或羧基等极性基团则降低与血浆蛋白结合的作用。

优化药物对 CYP450 的抑制和诱导 药物对 CYP450 的抑制和诱导是导致药物相互作用的重要因素。当 CYP450 的活性发生改变时，药物本身或其他药物的代谢会发生改变，进而影响疗效或引发毒性。已有多种 CYP450酶系的快速筛选模型，当发现某些活性化合物具有 CYP450 抑制或诱导活性时，就可以通过结构修饰来克服这一成药性问题。

优化药物对 *hERG* 钾离子通道的阻滞 *hERG* 钾离子通道存在

于人类心室和心房肌细胞中，药物分子阻滞 *hERG* 通道会导致心脏 Q-T 间期延长诱发心动过速，引发药源性心律失常。药物分子阻滞 *hERG* 通道的评价是药物类药性早期评价的重要内容之一。对 *hERG* 钾离子通道具有阻滞作用的化合物具有以下共性结构特征：1 个碱性氮原子；亲脂性较强；缺乏阴离子基团。早期药物研发时出现上述特征的先导化合物应当重视其对 *hERG* 通道阻滞产生的毒副作用，通过合理设计规避潜在的开发风险。如阿司咪唑可阻断 *hERG* 钾离子通道，推测其结构中哌啶基碱性氮原子、亲脂性的甲氧基苯基均与此有关。针对性地改为二氨基环己烷，且将哌啶氮原子直接与嘧啶酮相连，既可以降低氮原子的碱性，又提高了片段的亲水性，所得药物咪唑斯汀就不存在 *hERG* 通道阻滞作用（图1）。

（方 浩）

hòuxuǎn yàowù

候选药物（drug candidates）对先导化合物进行结构优化并通过关键性评价后得到的可进行进一步临床前研究的化合物。又称临床前候选物（preclinical candidate，PCC）。这些关键性评价包

括活性筛选、选择性、生物利用度、理化标准的研究，并在适当的疾病模型中对治疗效果和副作用进行分析评判。候选药物需要进一步在动物模型中进行详细的药理学、药动学和安全性评价。

确定候选药物标志着分子设计-化学合成-各种生物评价的往复反馈的研究已完成，达到进入新药开发的阶段。确定候选药物还意味着开始更大的投入进行临床前和临床研究。为降低失败的风险率，缩短开发时间，候选药物的选定宜遵循以下一般原则：①药效学（强度和选择性）原则上强于或不弱于临床应用的同类药物。②对大鼠和/或犬有适宜的药动学参数，例如口服生物利用度、合理的分布（例如作用于外周的药物较少进入中枢系统，反之亦然）、适宜的半衰期、较低的血浆蛋白结合率、与细胞色素 P450（包括细胞色素 P450 的底物、抑制剂或诱导剂等）无相互作用。③良好的物理化学性质，例如水溶性、离解性、分配性、化学稳定性和晶型等，这些会影响生物药剂学参数与制剂的质量。④安全性预试验，如致突变、致畸试验，围产期毒性试验，对心肌 *hERG* 钾通道的抑制试验，用

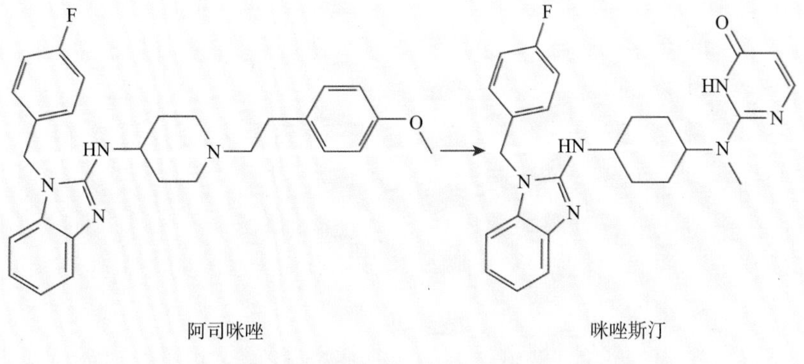

图1 阿司咪唑针对 *hERG* 钾离子通道的结构优化

大鼠和/或犬作 4 周的多剂量的耐受性观察。这些试验中任何一项出现问题，应终止开发。⑤选择多个候选药物，避免单打一。候选药物的开发有很强的时效性，为防止首选开发的化合物夭折而贻误时间，往往同时有后续跟进的药物。后续药物一般与首选物的结构类似，药理作用机制相同。后续药物的跟随开发到什么程度，取决于首选候选药物的命运。

(尤启冬)

chuàngxīn yàowù línchuáng yánjiū

创新药物临床研究 (clinical trial of novel drug)

候选药物在通过临床前动物实验的各项评价研究后，经申请并获得药品审评部门批准在人体进行的安全性、治疗效用等各项研究。候选药物在临床前动物实验中需显示出预期的效果，比现有的疗法具有明显的优势，并且具有可接受的药动学、很少的代谢物、具有合理的半衰期和没有严重的副作用，需向相关审批部门申请并获得批准后才可进行创新药物临床研究。进入临床研究的候选药物称为研究中新药 (investigational new drug, IND)。

研究内容 包括临床试验和生物等效性试验 (bioequivalency, BE)。

临床试验 分为 Ⅰ、Ⅱ、Ⅲ、Ⅳ期。Ⅰ期临床试验主要进行 IND 初步的临床药理学及人体安全性评价试验，观察人体对于新药的耐受程度和药动学情况。确定 IND 在人体内的代谢和药理作用，与增加剂量相关的副作用和获得有效性的早期证据，为制定给药方案提供依据。Ⅱ期临床试验是治疗作用初步评价阶段。在有限数量的患者个体中进行的对照临床研究，以获得 IND 对该疾病或相关病情患者的特定症状或适应证的有效性的一些初步数据。Ⅱ期临床试验有两个亚类：Ⅱa期和Ⅱb期。Ⅱa期试验基本上是试点临床试验，旨在评估在患有需要治疗、诊断或预防疾病或病情的特定患者群体中的有效性（和安全性）。Ⅱb期试验将Ⅱa期试验扩展到在相似患者群体中评估相同参数的良好对照试验。此阶段的研究设计可以根据具体的研究目的采用多种形式，包括随机盲法对照临床试验。Ⅲ期临床试验是治疗作用确证阶段，是在扩大的患者群体中进行的对照和非对照试验。Ⅲ期临床试验是在初步证据表明 IND 在Ⅱ期临床研究获得有效性后进行的，目的是收集更多有关有效性和安全性的信息，以评估药物的总体效益-风险关系。一般应为具有足够样本量的随机双盲法对照试验。Ⅳ期临床试验是新药上市后由申请人进行的大规模患者群应用研究。其目的是考察在广泛使用条件下的药物的疗效和不良反应、评价在普通或者特殊人群中使用的利益与风险关系以及最佳药物使用的信息，改进给药剂量等。

生物等效性试验 用生物利用度研究的方法，以药动学参数为指标，比较同一种药物的相同或者不同剂型的制剂，在相同的试验条件下，其活性成分吸收程度和速度有无统计学差异的人体试验。

研究要求 主要包括 5 个方面。

病例数要求 不同注册分类的药品对临床试验的要求各不相同。罕见病、特殊病种及其他情况，要求减少临床试验病例数或者免做临床试验的，必须经相关药品监督管理部门审查批准。

场所要求 对药物临床试验场所，药物临床试验批准后，应从具有药物临床试验资质的机构中，选择承担药物临床试验的机构，商定临床试验的负责单位、主要研究者及临床试验参加单位。

备案要求 对药物临床试验方案的备案，在药物临床试验实施前，应将已确定的临床试验方案和临床试验负责单位的主要研究者姓名、参加研究单位及其研究者名单、伦理委员会审核同意书、知情同意书样本等报送相关审批部门备案。

用药制备和使用管理要求 临床试验用药物检验合格后方可用于临床试验。药品监督管理部门可对临床试验用药物抽查检验。

保障受试者安全要求 临床研究机构和临床研究者有义务采取必要措施，保障受试者安全。密切注意药物不良反应，按规定进行报告和处理。出现大范围、非预期的药物不良反应，或确证临床试验药物有严重质量问题，相关药品监督管理部门可以采取紧急控制措施，责令暂停或终止临床研究，申请人和临床试验单位必须立即停止临床试验。临床试验过程中发生严重不良事件的，研究者应当在 24 小时内报告有关药品监督管理部门，并及时向伦理委员会报告。临床试验中出现大范围、非预期的不良反应或者严重不良事件，或有证据证明临床试验用药物存在严重质量问题时，有关药品监督管理部门可采取紧急控制措施，责令暂停或者终止临床试验。

(方浩)

mófǎng xīnyào

模仿新药 (me-too drugs)

结构上与已知药物非常相似，只有

微小药理差异的药物。模仿新药是基于已知药物的结构骨架，通过化学结构的修饰与改变，得到活性、生物利用度等有所提高或毒性较低，并能规避专利的药物。

特点 模仿新药也是一类化学创新药。基本原理是结构类似的或带有相仿药效构象的化合物，与同一药物靶标相作用时，会产生类似的药效。模仿新药与化学结构新、作用机制新、作用靶点新等"三新"具备的同类首创新药研究相比，沿用了已知创新药物的研发思路、作用机制和作用靶点，在化学结构上对上市的药物进行了一定的结构修饰、改造，规避了专利侵权，创新性较低。模仿新药的研究开发具备投入少、成功率高、风险低、产出多、经济效益可观、周期短等特点，是新药研究的一条途径。由于结构类型已知，缩短了寻找先导化合物的周期，有可借鉴的药理模型与可比较的药效学数据，也使得新药研究开发周期相对缩短。

设计策略 主要是基于前药原理、生物电子等排体替换、骨架迁越、抗代谢理论等药物化学手段，对新出现的已知药物进行结构修饰和改造，以此找到作用机制相同相似甚至相反的新化学实体，用于疾病的治疗；研究中产生可进行专利保护的新化学实体，形成自主知识产权。对已有专利保护的新药，对专利进行深入调研，研究专利保护的范围，在不侵犯专利的情况下进行专利边缘创新。

设计途径 ①有意识对已知药物的局部化学结构进行改造，如对前药的开发，改变药物的脂水分配系数酸碱性，增加水溶性或脂溶性，有助于生物利用度的

改变，阻滞体内代谢转化，延长作用时间，有可能获得强于母体的新药。②引入杂原子，甚至是稀有元素，以改变化合物的元素组成，如4价原子取代的经典生物电子等排体，提到了用硅（Si）和锗（Ge）原子对化合物中的C原子进行替代。③对同一领域的多个专利同时进行研究和调研，分析总结构效关系，通过杂合原理，运用药物化学和化学合成知识，将两部分或两部分以上的活性构象融合在一个新的化合物中。④重视手性药物的开发与研究，可将外消旋药物进行拆分或进行手性立体合成，得到的单一手性化合物有可能会获得新的模仿药物。⑤对已知药物的分子骨架进行迁越变化，得到新的相似化学结构。

仿创结合 用药物化学、药理学和药物分析学等药学知识，对已有专利保护的化合物进行充分研究，以突破专利的保护，这一过程又被称为"仿创结合"。该过程具体分为以下3个阶段：首先，在进行新药研发前，必须重视对专利文献信息的检索、分析及利用，掌握国内外药物研发水平和动态，追踪竞争对手的技术发展动向，尤其要关注新分子实体，寻找专利保护盲区，经过对其作用机制、作用靶点的分析，进行改进和创新。其次是专利申请。仿创结合化合物的结构与已知药物有很大的相似度；仿创结合化合物要有和已知药物相当的或更好的活性。最后，研究过程中，在对已知药物进行结构修饰改造寻找具有较好活性的化合物分子的同时，还需对化合物的药动学、生物利用度、细胞毒性、安全性、理化性质进行全面的优化得到具有更多优势的药物分子，

这些都可以作为认定其具备创造性的依据。

（方　浩）

同类最优新药（"best-in-class" drugs）作用于某特定药物靶标，在疗效和不良反应之间提供了最佳平衡的药物。即优于其他同类上市产品的药物。例如，洛伐他汀开辟了降低血胆固醇、治疗冠心病的新药物领域，随即有多个羟甲基戊二酸单酰辅酶A还原酶抑制剂药物相继研制成功。辛伐他汀（simvastatin）由洛伐他汀合成而来，侧链上多1个甲基，其降血脂效果是洛伐他汀的2.5倍。随着氟伐他汀、阿托伐他汀、瑞舒伐他汀的上市，在这些同靶标药物中，阿托伐他汀降低低密度脂蛋白胆固醇的作用和减少心脏病发作的疗效明显强于先它上市的他汀，在全世界的销量处于绝对优势地位，21世纪初连续多年年销售额超过百亿美元，是同类最优新药的案例。

寻找同类最优新药，需要考虑一些非常基本的情况。首先，所研究的化合物是否能进入靶标所在部位并与分子靶标有足够持久和较长的接触时间。其次，该化合物是否有适当的选择性，只与靶标的生理相关形式相互作用，避免剂量限制的脱靶毒性。再次，该化合物是否有能力抑制可预测的耐药机制并延长治疗效果。最后，该新药是否能成功地与已有的和/或新的治疗方法结合，避免不必要的药物-药物相互作用和其他副作用。

（方　浩）

同类首创新药（"first-in-class" drugs）对疾病的某个分子靶点或生物途径有调控作用并进入市

场的第一个药物。该分子靶点或生物途径一直未有任何调控剂报道或上市。同类首创新药一般具有化学结构新、作用机制新、作用靶点新等"三新"特点。例如，来自霉菌 *Penicillium citrinum* 的代谢产物洛伐他汀含有二羟基戊酸片段，有 HMG-CoA 还原酶抑制作用，可降低血液中胆固醇作用。洛伐他汀作为羟甲基戊二酸单酰辅酶 A 还原酶抑制剂于 1987 年首次被美国食品药品管理局批准上市，开辟了降低血液胆固醇、治疗冠心病的新药物领域。默克公司经过Ⅲ期临床试验，证明洛伐他汀可显著降低低密度脂蛋白水平，也可降低三酰甘油和一定程度提高高密度脂蛋白水平，有极少的不良反应。由首创新药洛伐他汀演化出许多抑制羟甲基戊二酸单酰辅酶 A 还原酶的他汀类药物随即研制成功。后继研发的他汀类药物，在安全有效性乃至抑酶的热力学特征等多层面上优于洛伐他汀，但首创新药物的地位和作用意义重大。

(方　浩)

xīn huàxué shítǐ

新化学实体（new chemical entity，NCE）　不含国家药政管理部门已经批准使用过成分的活性组分。在很多场合下，也用"新分子实体（new molecular entity，NME）"，指以前从未被国家的药政管理部门以任何形式批准过的活性成分。NME 和 NCE 既有区别有时又可互用。但 NCE 是法规中定义的名词，而 NME 没有定义在法令或条例中。在美国食品药品管理局的文件中更强调 NME 是以前未经其批准的活性成分，无论是作为单一成分药物还是作为组合产品的一部分，NME 要能为患者提供重要的新疗法。新分子实体或新化学实体均不包括现存药物的新型盐类、前药、代谢物和酯类等，也不包括已知药物的组合物。

法律界定的作用和影响　药品试验数据保护制度通过授予创新药物一定时间市场独占，通过"不披露""不依赖"创新药品试验数据，并在注册审评过程中对仿制药采取"不受理"或"不批准"的行政措施，以保护创新药物开发商在临床试验阶段的投资利益，防止仿制药商的"搭便车"行为。NCE 界定直接涉及数据保护产品范围和数量，进而决定数据保护制度的创新激励和药品可支付性等社会效应。

专利保护　新的化学实体发明创造完成后，不能自动获得专利权，必须履行一定申请程序并经严格审查后，才能授予专利权。该程序包括：①专利申请前的准备工作。必须了解是否有人做过相同或基本相同的工作，并找出接近的对比文件，即背景文件。②申请文件。新化学实体专利申请实行书面原则，申请人要想获得专利权，必须向专利机关递交规定的文件，专利申请文件主要有请求书、说明书、权利要求书、说明书摘要、说明书、附图等。③专利申请的审查与批准。初步审查，早期公开，实质复查，授权公告。在新药研究开发立项时，一定要注意检索药品专利等文献，确立高的研发起点，避免毫无价值的重复研究。④发挥自己的科技优势，采用技术创新战略，在若干技术领域内取得优势，并申请专利保护，在积极研究开发的基础上，不断引进世界先进技术，对引进技术采取消化、吸收、创新思想。⑤充分利用公知理论，用分子生物学等多种方法，对已知活性化合物进行"创新修饰"，也可从传统中药活性组分的筛选入手，进行创新药物研究。

药物专利布局策略　针对新化学实体的专利保护策略主要包括两个方面：第一方面是核心专利。核心化合物专利，物质存在的状态专利如旋光体、晶体、溶剂化物、活性盐化合物等。第二方面是外围专利。与其他活性物质的药物组合物专利，制备方法如中间体、化合物新制备方法专利，结构修饰后的衍生物专利，新的医药用途专利，改变给药途径或提高生物利用度的药物制剂专利等。

(方　浩)

yàowù shèjì

药物设计（drug design）　用各种方法和手段，设计预期药理作用的化合物，寻找、发现和获得高效、低毒且便于使用的新药的研究过程。一般指药物的分子设计（也称为配体设计）。药物设计可结合靶标的结构和配体的结构特征，结合构效关系研究，提高筛选命中率，最终获得具有临床价值的新化学实体。广义的药物设计一般包括 3 个内容，即分子设计、剂型设计和剂量设计，分别属于药物化学、药剂学和药理学 3 个领域。

药物设计以解析药物与靶标相互作用为基础。药物分子通过与靶标发生特异性结合而产生作用。常见的药物靶标包括受体、酶、离子通道和核酸，存在于机体靶器官细胞膜上或细胞质内。药物分子与靶标结合后，可引起靶标构象变化，产生药理活性。结构特异性的药物，剂量很小时就能产生强大的药理效应。药物分子和靶标结合包括药物与靶标共价键结合和药物与靶标非共价键相互作用。共价键是药物与靶标之间产生的最强相互作用，一旦形成将不易断裂，属于不可逆结合。药物与靶标的非共价键相互作用包括静电作用、氢键、疏水键、范德华力和电荷转移作用等。这些作用力相对于共价键较弱，临床使用的多数药物与其生物大分子靶标之间的相互作用都建立在这种弱相互作用的基础上。因为药物设计的出发点，是在药物作用于同一种药物靶标，且药物与靶标相互作用力基本一致的基础上。

常用的药物设计方法包括：①基于化学结构的药物设计。是新药研究中应用最广泛的方法。通过研究药物的构效关系，利用同系原理设计法、生物电子等排原理、分子杂合原理和组合化学等方法设计合成前体药物、软药、多靶标药物和类肽药物等。②基于靶标结构的药物设计。一般指应用由 X 线衍射、核磁共振提供的生物大分子靶标的三维结构信息来辅助寻找、设计能够与它发生相互作用并调节其功能的小分子化合物的过程。随着人类基因组计划的完成、蛋白组学迅猛发展，大量的疾病相关基因被发现，使得潜在的生物大分子靶标不断增加，越来越多的靶标三维结构已被解析，但是以 G-蛋白偶联受体为代表的膜受体药物靶标仍未被阐明结构。基于靶标结构的药物设计方法可分为三大类，即根据靶标活性位点构建配体，也就是全新药物设计；基于靶标结构来搜寻配体，也就是分子对接；根据靶点活性位置来构建配体片段，也就是基于片段的药物设计。③基于配体结构的药物设计。是一种间接药物设计的方法。该方法从研究配体的三维结构信息入手，推测配体与靶标的作用方式并以此指导进行新药的分子设计。这方面的研究大致可分为两类：探索系列小分子药物的定量构效关系——主要有二维定量构效关系和三维定量构效关系；根据已知药物结构反推受体结构模型，再行药物设计，如药效团模型方法。

（方 浩）

yàowù fēnzǐ zuòyòng bǎbiāo

药物分子作用靶标（drug' targets）

在体内能与药物特异性结合，并与临床疾病或任何不良事件发生密切有关的蛋白质（如受体、酶、或离子通道）、核酸（RNA 或 DNA）。这些蛋白质和核酸统称为生物大分子，存在于机体靶器官细胞膜上或细胞质内。在疾病中这些靶标的作用通过生化、药理或基因组信息体现。

在已上市的药物中，以受体为作用靶标的药物较多。其中，以 G 蛋白偶联受体占绝大多数。除了传统的作用靶标如酶、离子通道、核酸等，还有许多新发现的作用靶标例如转运体、细胞周期蛋白等。①以受体为靶标。药物与受体结合才能产生药物效应，理想的药物必须具有高度的选择性和特异性。选择性即要求药物对某种病理状态产生稳定的功效，而特异性是指药物对疾病的某一生理、生化过程有特定的作用，即要求药物仅与疾病治疗相关联的受体或受体亚型相结合。以受体为靶标的代表药物，如血管紧张素 II 受体拮抗剂氯沙坦、阿片受体激动剂丁丙诺啡、组胺 H_2 受体拮抗剂西咪替丁等。②以酶为靶标。酶是催化生成或灭活一些生理反应的介质和调控剂，因此酶构成了一类重要的药物作用靶标。酶抑制剂通过抑制某些代谢过程，降低酶促反应产物的浓度而发挥其药理作用。代表药物如抗高血压药物的血管紧张素转换酶抑制剂卡托普利、调血脂药羟甲戊二酰辅酶 A 还原酶抑制剂洛伐他汀等。③以离子通道为靶标。带电荷的离子通过离子通道出入细胞，不断运动并传输信息，是人体生命过程的重要组成部分。离子通道阻滞药和激活剂可以调节离子进出细胞的量，调节相应的生理功能，用于疾病的治疗。代表药物如 Na^+ 通道阻滞药美西律、Ca^{2+} 通道阻滞药硝苯地平等。④以核酸为靶标。人们普遍认为癌变是基因突变导致基因表达失调和细胞无限增殖所引起的。因此，可将癌变基因作为药物设计的作用靶标，利用反义技术抑制癌细胞增殖；或以已知的抗肿瘤药物为先导物，以 DNA 为靶标设计新的抗肿瘤药物。

（方 浩）

shòutǐ

受体（receptors）

细胞内或细胞上能特异性地与信使分子（神经递质、激素、淋巴因子、凝集素、药物等）识别并结合的分子或聚合物结构。受体是一类功能蛋白，与信使分子结合后进而使细胞发生一系列的生物化学反应，对外界的刺激产生相应的效应。体内与受体特异性结合的信使分子统称为配体，也称为第一信使。受体能够特异性地识别配体，不同的受体均有相应的内源性配体，比如激素、神经递质等。配体只与受体上的一个小区域结合，该部位称为结合位点或受点。

特点 受体有灵敏性、特异性、饱和性、可逆性、多样性的特点。灵敏性是指很低浓度的配体就能与受体结合产生显著的效应。特异性是指某一类型的激动剂与同一受体结合时能够产生类似的效应，但是光学异构体与之反应时产生的效应可以完全不同。饱和性是指当受体的数量保持不变时，受体与配体结合时就会产生饱和现象，作用与同一受体的配体之间存在竞争关系。可逆性是指受体与配体是可逆性结合的，配体可以与受体结合形成复合物，该复合物又可解离释放出原来的配体。多样性是指受体的种类是多样的，分布在不同的位置的同一受体与相应的配体结合又可产生不同的效应。

分类　根据受体的亚细胞定位，受体可以分为：①存在于细胞膜上的受体，即膜受体，如生长激素、催产素、抗利尿激素、去甲肾上腺素等儿茶酚胺类的受体及乙酰胆碱受体。②存在于细胞质内的受体，即胞质受体，如雌二醇、肾上腺皮质激素等甾体激素受体。③分布于细胞核内的受体，即核受体，如甲状腺激素受体。

功能　受体通常有以下两种功能：①特异性地识别信号分子——配体。配体是指与受体特异性识别和结合，激活或启动一系列生物化学反应，触发后续的生理反应或药理反应的体内生物活性物质。配体是一类信号物质，它可与受体结合，但不会参加代谢产生代谢产物，也不直接诱导任何细胞活性，没有酶的特点，它的功能就是告诉细胞在环境中存在一种特殊信号或刺激因素。配体与受体的结合是一种分子识别过程，它通过氢键、离子键、范德华力等作用。随着两种分子空间结构互补程度增加，相互作用基团的距离缩短，作用力增强。同一受体可以有两种或两种以上的配体，同一配体与不同类型受体结合会产生不同的生物效应。例如异丙肾上腺素，既可作用于支气管 β_2 肾上腺素受体，松弛支气管平滑肌，又可作用于 β_1 肾上腺素受体，增强心肌收缩力，扩张外周血管等。②把识别和接收的信号准确地放大并传递到细胞内部，启动一系列的细胞内生化反应发生，最后引发特定的细胞反应，使细胞间信号转化为胞内信号。

应用　根据受体与配体的相互作用的原理，设计受体激动剂和受体阻断剂类药物，通过调控受体的效应治疗疾病。

（李敏勇）

shòutǐ jīdòngjì

受体激动剂（receptor agonist）

可与受体相互作用，并激活该受体的生理或药理反应特征（收缩、松弛、分泌、酶激活等）的内源性物质或药物。又称受体激动药。

根据其内在活性强度大小可将其分为完全激动剂和部分激动剂。完全激动剂是指某些激动剂虽然对受体的占有率不尽相同，但是均可引起相同的最大反应，即具有较强亲和力和较强内在活性。部分激动剂与受体结合时具有较强的亲和力，但仅产生较弱的内在活性，即使浓度增加也不能达到完全激动剂那样的最大效应。部分激动剂在单独使用或与受体阻断剂合用时产生比较弱的激动作用，与激动剂一起用则可能会产生阻断作用。因为部分激动剂在与受体结合后，占据了受体但却阻断了激动剂的部分生理效应。部分激动剂具有激动剂和阻断剂的两重性，当有阻断剂存在时，加入部分激动剂能使原有的生理效应增强；当有激动剂存在时，加入部分激动剂则使原有

的生理效应减弱。比如吗啡是完全激动剂，其衍生物盐酸吗啡是临床上常用的麻醉剂，有极强的镇痛作用，且有较强的选择性，多用于创伤，手术，烧伤等引起的剧痛，也用于心肌梗死引起的心绞痛。而喷他佐辛则是阿片受体的部分激动剂，镇痛强度较吗啡弱，临床上常用于术后患者镇痛，该药亦可作为外科手术或麻醉的辅助用药。

根据选择性，受体激动剂可分为两种。①选择性激动剂只对一种受体或受体亚型起激动作用，而非选择性是对一类受体起激动作用。如 β 受体激动剂分为选择性 β_1 受体激动剂，如多巴酚丁胺被用于治疗各种原因引起的心肌收缩力减弱而导致的心力衰竭，也可用于增强心肌收缩力，增加心排出量；选择性 β_2 受体激动剂，如沙丁胺醇、特布他林等选择性的与体内的相应的 β_2 受体结合，发挥相应的作用。②非选择性 β 受体激动剂，如肾上腺素、异丙肾上腺素等。异丙肾上腺素，既可作用于支气管 β_2 受体，使支气管平滑肌松弛，抑制组胺等介质的释放，解除支气管平滑肌的痉挛，扩张支气管；又可激动血管上的 β_2 受体使骨骼肌血管显著增强，对冠状血管也有舒张作用；还可作用于 β_1 肾上腺素受体，使心率加快，心肌收缩力增强，加快心脏传导系统的传导速度。

（李敏勇）

shòutǐ zǔduànjì

受体阻断剂（receptor blocker）

能与受体结合，但不会激活受体的生理或药理反应，并且能阻断配体或激动剂激活该受体产生效应的药物或化合物。又称受体拮抗剂。大部分阻断剂药物都与内源性配体或底物竞争受体结合

位点来达到效果。阻断剂对相应受体有亲和性，但没有内在活性，抑制了激动剂对受体的作用。阻断剂可结合受体的活性位点，也可结合别构位点，甚至单独结合通常没有生物调节作用的位点来达到效果。阻断剂和受体结合性质不同，所以结合时间有长有短，结合的可逆性也有不同。

受体阻断剂根据是否可逆性地与受体的内源性底物发生竞争结合分为两类：①竞争性阻断剂通常与相应内源性激动剂配体相互竞争相同受体活性位点。这种阻断剂的分子结构与相应激动剂相似，但它与受体可逆结合后，非但不激活受体，反而阻止激动剂与该受体结合。阻断剂的效应大小取决于激动剂的浓度和亲和力。激动剂的浓度和亲和力越高，其与受体的结合就越多，产生相同抑制作用所需的阻断剂浓度就越大。在做功效评估时，竞争性阻断剂可使量效曲线向右平移，而斜率和最大效应不变。从治疗学角度看，这种竞争性阻断具有的意义为：竞争性阻断剂的抑制程度依赖于阻断剂的浓度，根据进入体内的药物浓度调节用药量，对产生需要的治疗效应是有意义的；对一种阻断剂的临床反应取决于与受体结合的激动剂的浓度。②非竞争性阻断剂不与相应激动剂竞争相同受体活性位点，但它对激动剂的抑制作用无法消除。与竞争性阻断剂相比，非竞争性阻断剂只影响能产生最大反应的激动剂剂量，而不影响最大反应的强度，非竞争性阻断剂减小了激动剂能产生的最大反应。在量效曲线中，非竞争性阻断剂使最大效应下降，有时还使曲线右移。非竞争性阻断剂有两种抑制机制：第一种是阻断剂与受体的活性位

点结合，这种结合几乎不可逆；第二种是阻断剂与受体的一个和活性位点不同的别构位点结合。这种阻断剂虽然不与激动剂竞争活性位点，但它会导致受体构型改变。

（李敏勇）

méi

酶（enzyme） 体内的生物催化剂能提高生物反应速率的生物大分子。绝大多数为蛋白质。与化学催化剂相同，酶通过降低反应活化能而提高反应速率，但无法改变反应平衡，且酶本身的质量和化学性质在反应前后没有发生改变。如剧烈运动后引起肌肉酸痛的乳酸就是由乳酸脱氢酶催化丙酮酸生成的（图1）。

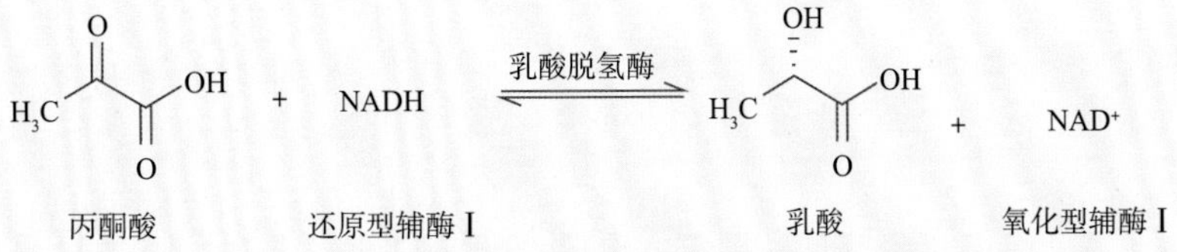

内容 酶必须与底物结合之后才能催化底物发生化学反应。底物（S）经酶（E）催化生成产物（P）的酶促反应过程可用如下简化的模型表示，即酶和底物首先形成酶–底物复合物（ES），该复合物或解离重新形成酶（E）和底物（S），或进一步生成酶（E）和产物（P）（图2）。

酶结构上的活性位点是酶与底物结合和催化反应进行的区域。酶的催化作用具有高效性和选择性。高效性体现在酶的催化作用可使反应速率提高 $10^6 \sim 10^{12}$ 倍，在没有催化剂存在的情况下，生物体系中的许多反应难以进行。选择性表现在反应的专一性和底

物专一性，反应专一性是酶一般只能选择性催化一种或一类相同类型的化学反应，几乎没有副反应；底物专一性是一种酶只能作用于某一种或某一类结构性质相似的物质，包括结构专一性（只作用于一个特定的底物或只作用于一类化合物或化学键）和立体化学专一性（专一性地与某一手性化合物或某种几何异构体底物发生结合）。

图2　酶的催化作用

为解释酶的特异性，埃米尔·费歇尔（Emil Fischer）于1894年提出了"锁和钥匙"模型，认为酶活性位点和底物具有严格匹配、高度互补的几何结构，犹如一把锁与其钥匙在结构上的匹配与互补。该模型虽较好的解释酶对底物的特异性识别，但将酶和底物的结构视为刚性结构，不符合催化反应过程中酶与底物构象发生变化的事实。1958年，丹尼尔·科什兰对"锁和钥匙"模型进行了修正，提出了"诱导契合"假说，认为酶具有一定的柔性，其活性位点并不是事先就以一种与底物严格互补的构象存在，底物与酶活性位点的结合会诱导酶的结构发生变化，从而更好地容纳底物并提高催化活性。

图1　丙酮酸经乳酸脱氢酶催化生成乳酸

部分酶还含有活性位点之外的别构结合位点，别构位点可通过结合相应分子而对酶的构象和活性进行调节，这种调节被称为别构调节。通常情况下，别构调节是一种反馈调节机制。如糖原磷酸化酶a可催化糖原分子磷酸解为1-磷酸葡萄糖，而1-磷酸葡萄糖可通过别构抑制，负反馈调节糖原磷酸化酶a的活性。

部分酶正常功能的发挥还需要非蛋白的原子或分子等辅助因子的参与。例如，基质金属蛋白酶需锌离子的参与来发挥对胶原和明胶的催化水解作用。

分类 根据国际酶学委员会（International Enzyme Commission）的规定，酶主要分为六大类，各类的功能见表1。

国际酶学委员会对每一种酶（核酶除外）都做了系统编号，由4个阿拉伯数字加EC组成。每个数字之间用圆点隔开，第一个数字表示六大类酶的类别，第二个数字表示亚类，第三个数字表示亚亚类，第四个数字表示该种酶的序号。

酶由于其广泛而重要的生物学功能，被视为一类重要的药物

设计靶标。在以酶为靶标的药物中，酶抑制剂是最为重要的一类。

（张颖杰）

méi yìzhìjì

酶抑制剂 （enzyme inhibitors）

通过与酶和/或酶-底物复合物结合而阻碍和阻止酶促反应的物质。通过抑制酶的活性可以纠正代谢失衡、杀灭病原微生物、抑制肿瘤生长和增殖，因此酶抑制剂是药物和先导化合物的重要来源。

临床应用的药物除少数是酶的激活剂外，绝大多数是通过特异性地抑制酶活性起作用的。约有1/3的临床用药是酶抑制剂，因此酶是药物作用的重要靶标，这些酶可以是人体内固有的，也可以是侵入体内病原体的酶系。

酶抑制剂通过抑制酶的活性，达到维持或提高底物的量或浓度，或者降低酶的代谢产物的量或浓度，产生临床有益的效果，即药效。如果体内物质M是酶E的降解或代谢底物，而物质M的缺乏会导致疾病D，那么酶抑制剂EI通过抑制酶E的活性阻止物质M的降解或代谢而提高其在体内的浓度而对疾病D产生治疗作用。

例如，γ-氨基丁酸缺乏可致癫痫发生，而γ-氨基丁酸是γ-氨基丁酸转氨酶的降解底物，γ-氨基丁酸转氨酶抑制剂阻止γ-氨基丁酸降解，有抗癫痫活性。如酶E的代谢或生物合成产物P会导致疾病D，那么酶抑制剂EI通过抑制酶E的活性阻止产物P的生成而降低其浓度，对疾病D产生治疗作用。例如，黄嘌呤氧化酶可将黄嘌呤代谢转化为尿酸，而尿酸过多会导致痛风，黄嘌呤氧化酶抑制剂阻止黄嘌呤代谢转化为尿酸，有抗痛风作用。

有些酶在病原微生物或肿瘤代谢过程中有重要作用，该酶的抑制剂会通过干扰其正常代谢功能而抑制病原微生物或肿瘤细胞的生长和增殖。例如，蛋白激酶是一种磷酸转移酶，催化磷酸基团从ATP转移到底物蛋白的受体氨基酸上，在真核生物的信号传导链中发挥重要作用，调节生物体的代谢、基因表达、细胞生长、细胞分裂和细胞分化等。通过设计蛋白激酶抑制剂可干扰细胞信号传导通路，寻找有效的肿瘤治疗药物。甲磺酸伊马替尼通过抑制Bcr-Abl蛋白激酶的活性，用于治疗慢性髓细胞样白血病。还有药物代谢酶的抑制剂。药物代谢酶是一类代谢转化药物的酶系，这类酶的作用是促进药物在体内化学转化而易于排泄。为了保持药物的作用，延长药物的半衰期，防止药物的代谢失活，可使用药物代谢酶的抑制剂作为辅助药物，以保护药物免遭代谢失活，减少给药次数，提高用药效率。如β-内酰胺酶是细菌产生的水解青霉素或头孢菌素的代谢酶，它可使青霉素或头孢菌素丧失抗菌活性，产生耐药性。因此β-内酰胺酶抑制剂与青霉素或头孢菌素合

表1 酶的分类和功能

EC 编号	分类	功能	举例
E.C.1.x.x.x	氧化还原酶	催化氧化还原反应	单胺氧化酶、羟甲戊二酰辅酶 A 还原酶
E.C.2.x.x.x	转移酶	催化官能团转移	酪氨酸激酶、组蛋白乙酰基转移酶
E.C.3.x.x.x	水解酶	催化化学键水解	酪氨酸磷酸酶、组蛋白去乙酰化酶
E.C.4.x.x.x	裂解酶	以水解和氧化以外的方式催化化学键断裂，通常形成双键或环的结构	腺苷酸环化酶、丙酮酸脱羧酶
E.C.5.x.x.x	异构酶	催化结构重排形成异构体	拓扑异构酶、甘露糖异构酶
E.C.6.x.x.x	合成酶（又称连接酶）	催化形成化学键连接大分子	谷胱甘肽合成酶、DNA 连接酶、泛素连接酶

用可提高抗菌作用。

活性和选择性是决定酶抑制剂是否有药用开发价值的两个关键因素，因为高活性和高选择性可确保酶抑制剂在发挥预期治疗效果的同时，避免产生毒副作用。

经过漫长的进化过程，许多动植物会产生各种有毒活性成分或代谢产物用于捕食猎物或对抗捕食者，这些天然毒素有相当部分为酶抑制剂。例如，茄科植物的某些生物碱类成分是乙酰胆碱酯酶抑制剂，可致神经递质乙酰胆碱蓄积，诱发中毒甚至死亡。酶抑制剂可分为与酶非共价结合的可逆性酶抑制剂和与酶共价结合的不可逆性酶抑制剂。

（张颖杰）

kěnìxìng méi yìzhìjì

可逆性酶抑制剂（reversible enzyme inhibitors）

与酶和/或酶-底物复合物通过氢键、离子键、疏水力、范德华力等非共价键相互作用而结合引起酶的活性暂时性丧失的药物。可逆性酶抑制剂与酶的结合存在着结合和解离的动态平衡，可通过稀释或透析等方法恢复酶的活性。

作用机制　可逆性酶抑制剂与酶和/或酶-底物复合物结合时一般不发生化学结构改变，其作用模式见图1，酶（E）和底物（S）通过可逆结合形成酶-底物复合物（ES）进而发生酶促反应生成酶（E）和产物（P），可逆性酶抑制剂（I）也会与酶（E）或酶-底物复合物（ES）结合形成酶-抑制剂复合物（EI）和酶-底物-抑制剂复合物（ESI）。这些结合都处于动态平衡，可逆性酶抑制剂对酶抑制作用的强弱主要取决于抑制剂的浓度。

举例　绝大多数酶抑制剂均为可逆性酶抑制剂，如表1所示。

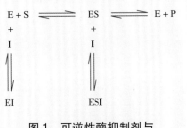

图1　可逆性酶抑制剂与酶和/或酶-底物复合物作用模式示意

作用规律　可逆性酶抑制剂的分类与酶动力学相关，因此首先考察酶反应的一般规律。底物（S）经酶（E）催化生成产物（P）的酶促反应过程可用如下简化的模型表示：

$$E + S \rightleftharpoons ES \longrightarrow E + P$$

该模型假设生成产物的反应是不可逆的。根据上述酶促反应模型，若酶浓度与底物浓度相比小到可以忽略不计，实验表明在大多数情况下，酶促反应（产物生成或底物减少）的速率 V 与酶的浓度 $[E]$ 成正比。若底物浓度 $[S]$ 足够低，则反应速率 V 与底物浓度 $[S]$ 几乎成正比；随着底物浓度 $[S]$ 增加，反应速率 V 的变化逐渐减小，无限接近最大反应速率 $V_{\max}$ 并保持恒定。用反应速率 V 对底物浓度 $[S]$ 作图可得一条曲线（图2），它表示了底物浓度 $[S]$ 与反应速率 V 之间的反应动力学。当底物浓度 $[S]$ 足够低时，反应速率 V 对底物浓度 $[S]$ 呈一级反应。当底物浓度 $[S]$ 足够高时，由于全部酶分子被底物饱和，反应达到最大速率 $V_{\max}$，此时反应速率 V 对底物浓度 $[S]$ 呈零级反应。该曲线可用米氏方程表示，其中 K_{m} 是米氏常数，表示反应速率 V 达到最大反应速率 $V_{\max}$ 一半时的底物浓度。米氏方程的缺点在于

即使用很大的底物浓度，也只能测得趋近于 $V_{\max}$ 的反应速度，而达不到真正的 $V_{\max}$，因此测不到准确的 K_{m} 值。如果用 $1/V$ 对 $1/[S]$ 作图，可得一条直线（图3），该直线所对应的方程为赖氏（Lineweaver-Burk）方程，也称双倒数方程，其为米氏方程的转换形式。直线与 x 轴的截距为 $-1/K_{\mathrm{m}}$，直线与 y 轴的截距为 $1/V_{\max}$，据此可求得 K_{m} 和 $V_{\max}$。

在没有抑制剂存在的情况下，对于特定的酶和底物，米氏常数 K_{m} 是恒定的，与酶的浓度无关；在给定酶浓度的情况下，最大反应速率 $V_{\max}$ 也是恒定的。

分类　根据可逆性酶抑制剂与酶结合的不同特点以及其对 K_{m} 和 $V_{\max}$ 的影响，将可逆性酶抑制剂分为竞争性酶抑制剂、非竞争性酶抑制剂和反竞争性酶抑制剂。其中，竞争性酶抑制剂与底物竞争性结合于酶活性位点，因此可形成酶-抑制剂复合物，但不会形成酶-底物-抑制剂复合物。竞争性酶抑制剂可提高酶的米氏常数 K_{m}，但不影响酶的最大反应速率 $V_{\max}$。非竞争性酶抑制剂结合于酶活性位点之外的位点，既可形成酶-抑制剂复合物，又可形成酶-底物-抑制剂复合物。由于不与酶活性位点结合，非竞争性酶抑制剂理论上不影响酶的米氏常数 K_{m}，但可降低酶的最大反应速率 $V_{\max}$。反竞争性酶抑制剂仅可通过与酶-底物复合物结合形成酶-底物-抑制剂复合物而发挥抑制活性。反竞争性酶抑制剂可同时降低酶的米氏常数 K_{m} 和最大反应速率 $V_{\max}$。

相关参数　抑制常数（K_{i}）指可逆性酶抑制剂-酶复合物的解离平衡常数，K_{i} 可以粗略认为是与50%的酶与抑制剂结合形成酶-

表1 已上市的可逆性酶抑制剂举例

药物名称	结构式	靶标	用途
瑞舒伐他汀		羟甲戊二酰辅酶 A 还原酶	降胆固醇
卡托普利		血管紧张素转换酶	降血压
伊马替尼		Bcr-Abl 酪氨酸激酶	抗肿瘤
依托泊苷		拓扑异构酶 Ⅱ	抗肿瘤

注：＊．该碳原子为不对称原子。

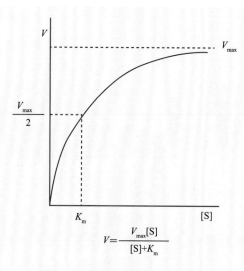

$$V = \frac{V_{max}[S]}{[S] + K_m}$$

图 2　可逆性酶抑制剂的米氏方程

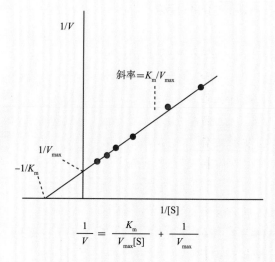

$$\frac{1}{V} = \frac{K_m}{V_{max}[S]} + \frac{1}{V_{max}}$$

图 3　可逆性酶抑制剂的赖氏（Lineweaver-Burk）方程

抑制剂复合物时所需要的抑制剂浓度有关。半数抑制浓度（IC$_{50}$）指使酶催化活性降低50%所需要的抑制剂浓度。K_i和IC$_{50}$值越小的抑制剂，其对酶的抑制活性越强。与K_i不同，抑制剂的IC$_{50}$与底物浓度有关，会随底物浓度的增加而增加。K_i和IC$_{50}$可用如下公式进行换算：

$$IC_{50} = \left(1 + \frac{[S]}{K_m}\right) K_i$$

式中［S］为底物浓度。

（张颖杰）

jìngzhēngxìng méi yìzhìjì

竞争性酶抑制剂 （competitive inhibitors）

通过与底物竞争性结合于酶活性位点而阻止酶-底物相互作用的可逆性酶抑制剂。

作用机制 竞争性酶抑制剂（I）、底物（S）和酶（E）的结合模式用图1表示，即竞争性酶抑制剂和底物不可同时与酶结合。因此，为达到对酶的抑制效果，竞争性酶抑制剂要有适当的浓度，从而促进反应向生成EI的方向进行。

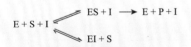

$$E + S + I \quad \begin{array}{c} ES + I \longrightarrow E + P + I \\ EI + S \end{array}$$

图1 竞争性酶抑制剂与底物、酶的结合模式示意

虽然竞争性酶抑制剂可与底物竞争性结合酶活性位点，但由于这种竞争性结合是可逆的，因此足够高的底物浓度可以完全抵消竞争性酶抑制剂的抑制作用，即竞争性酶抑制剂不改变最大反应速率V_{max}。但在竞争性酶抑制剂存在的情况下，要达到酶促反应最大速率V_{max}，则需要更高的底物浓度才能对酶分子进行饱和，因此竞争性酶抑制剂可以提高米

氏常数K_m（反应速率V达到最大反应速率V_{max}一半时的底物浓度），且K_m随着抑制剂浓度［I］增加而增加。在竞争性酶抑制剂存在时，反应速率V与底物浓度［S］的双倒数作图（图2）。从图2可以看出，随着竞争性酶抑制剂浓度［I］的增加，直线的斜率增加，它们与y轴的截距$1/V_{max}$不变（V_{max}不变），与x轴的截距$-1/K_m$变大（K_m变大）。

竞争性酶抑制剂是一类最常见的酶抑制剂，且大部分酶抑制剂类药物都是竞争性酶抑制剂。根据其结构特征，竞争性酶抑制剂又可分为底物类似物类竞争性酶抑制剂和过渡态类似物类竞争性酶抑制剂等。

举例 二氢蝶酸合成酶是细菌合成四氢叶酸的关键酶，可以催化底物对氨基苯甲酸和二氢蝶啶焦磷酸反应生成二氢蝶酸，并进一步生成二氢叶酸和四氢叶酸，作为细菌核酸和蛋白质合成过程中的一碳供体。磺胺类抗菌药含有对氨基苯磺酰胺骨架结构，与对氨基苯甲酸酷似，可以竞争性结合二氢蝶酸合成酶活性位点，抑制二氢蝶酸的合成，属于底物类似物类竞争性酶抑制剂。事实上，二氢蝶酸合成酶也可催化磺

胺与二氢蝶啶焦磷酸反应生成二氢蝶酸类似物，但二氢蝶酸类似物无法通过后续反应生成四氢叶酸。细菌繁殖所需的叶酸只能通过从头合成，因此磺胺类药物通过抑制二氢蝶酸合成酶抑制了四氢叶酸的合成而发挥抗菌活性（图3）。

抗肿瘤药物喷司他丁是腺苷脱氨酶抑制剂。腺苷脱氨酶可催化脱氧腺苷生成脱氧肌苷。在该反应过程中，脱氧腺苷首先与水反应生成过渡态中间体，然后脱氨生成脱氧肌苷。喷司他丁与该反应过渡态中间体结构类似，因此属于过渡态类似物类竞争性酶抑制剂（图4）。

嘧啶碱基合成过程的第一步是氨甲酰磷酸和L-天冬氨酸在天冬氨酸转氨甲酰酶催化下缩合生成N-氨甲酰-L-天冬氨酸。化合物PALA是天冬氨酸转氨甲酰酶的抑制剂，其结构与氨甲酰磷酸和L-天冬氨酸形成的过渡态中间体结构类似，也属于过渡态类似物类竞争性酶抑制剂，该过渡态是由两种底物共同形成的，因此PALA又可认为是天冬氨酸转氨甲酰酶的多底物类似物类竞争性酶抑制剂（图5）。

（张颖杰）

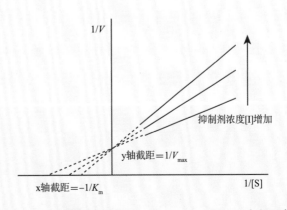

图2 竞争性酶抑制剂赖氏（Lineweaver-Burk）方程示意

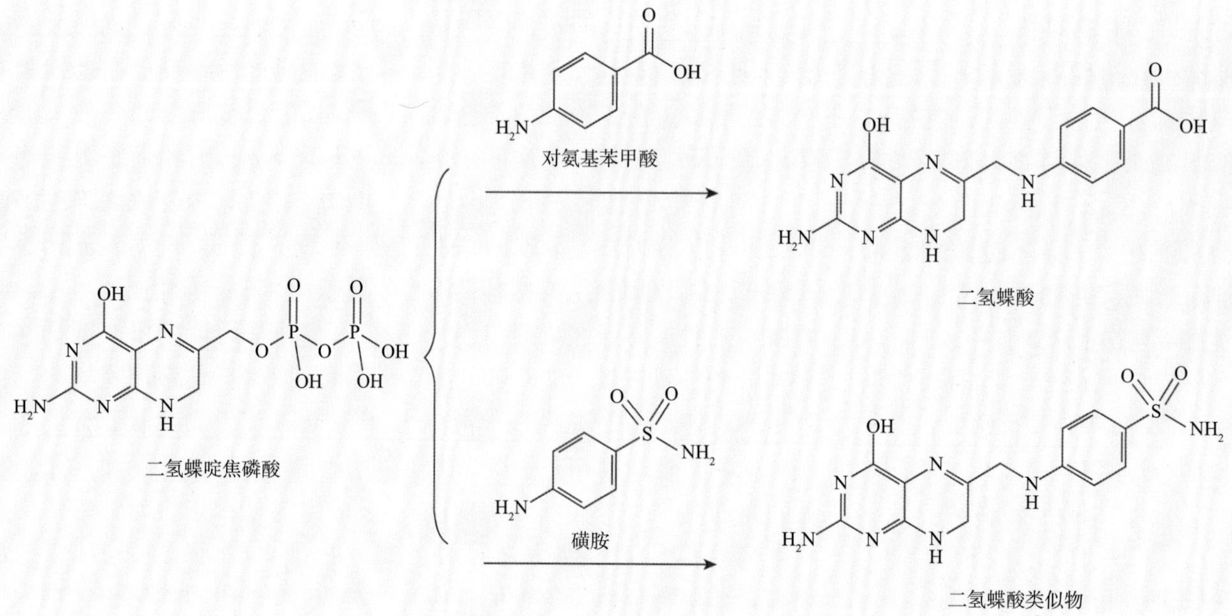

图3 底物类似物类竞争性酶抑制剂磺胺类抗菌药的作用机制

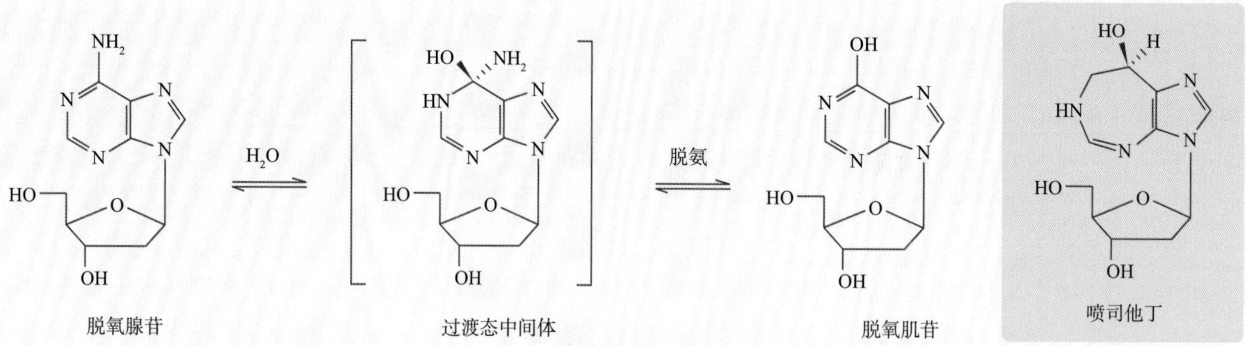

＊. 该碳原子为不对称原子。

图4 过渡态类似物类竞争性酶抑制剂喷司他丁的作用机制

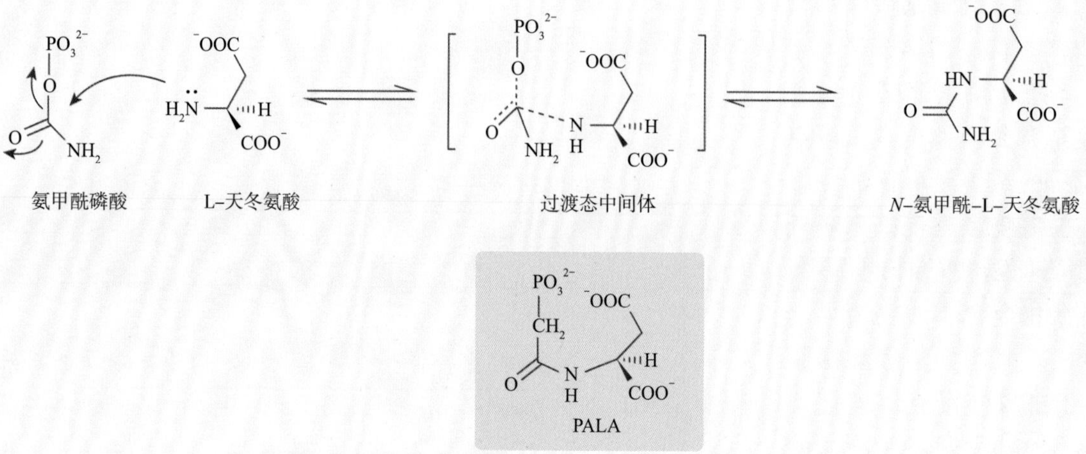

图5 多底物类似物类竞争性酶抑制剂 PALA 的作用机制

fēijìngzhēngxìng méi yìzhìjì

非竞争性酶抑制剂（noncompetitive enzyme inhibitors）

通过与酶活性位点以外的调控部位结合导致酶活性下降的可逆性酶抑制剂。酶活性位点以外的结合位点称别构位点，非竞争性酶抑制剂又称别构抑制剂。

非竞争性酶抑制剂（I）、底物（S）和酶（E）的结合模式见图1，即非竞争性酶抑制剂不但可与酶结合形成酶-抑制剂二元复合物，而且可与酶-底物复合物结合形成酶-底物-抑制剂三元复合物。非竞争性酶抑制剂形成的酶-底物-抑制剂三元复合物不具有催化生成产物的能力。

由于非竞争性酶抑制剂和底物与酶的结合位点不同，因此非竞争性酶抑制剂理论上不改变米氏常数 K_m；但非竞争性酶抑制剂可降低最大反应速率 V_{max}，且 V_{max} 随着抑制剂浓度 $[I]$ 增加而减小。在非竞争性酶抑制剂存在下，以酶促反应速率 V 与底物浓度 $[S]$ 的双倒数作图（图2）。从图2可以看出，随着非竞争性酶抑制剂浓度 $[I]$ 的增加，直线的斜率增加，它们与 x 轴的截距 $-1/K_m$ 不变（K_m 不变），与 y 轴的截距 $1/V_{max}$ 变大（V_{max} 变小）。

事实上，多数非竞争性酶抑制剂与酶别构位点的结合通常会引起酶活性位点的结构改变，而酶活性位点的结构改变通常会降低其与底物的亲和力，即导致 K_m 增加。这些非竞争性酶抑制剂还具有部分竞争性酶抑制剂的性质，因此被称为混合型抑制剂。

（张颖杰）

fǎn jìngzhēngxìng méi yìzhìjì

反竞争性酶抑制剂（uncompetitive inhibitors）

不能与游离的酶结合，只能与酶-底物复合物结合形成酶-底物-抑制剂三元复合物而降低酶促反应速率的可逆性酶抑制剂。

反竞争性酶抑制剂（I）、底物（S）和酶（E）的结合模式见图1，即反竞争性酶抑制剂仅可与酶-底物复合物结合形成酶-底物-抑制剂三元复合物。与非竞争性酶抑制剂类似，反竞争性酶抑制剂形成的酶-底物-抑制剂三元复合物也不具有催化生成产物的能力。

与酶-底物二元复合物相比，反竞争性酶抑制剂参与的酶-底物-抑制剂三元复合物中的底物更难解离，因此反竞争性酶抑制剂增加了酶和底物之间的亲和力，即降低了米氏常数 K_m。此外，由于反竞争性酶抑制剂形成的酶-底物-抑制剂三元复合物不具有催化底物生成产物的能力，因此降低了最大反应速率 V_{max}。在反竞争性酶抑制剂存在下，以反应速率 V 与底物浓度 $[S]$ 的双倒数作图（图2）。从图2可以看出，随着反竞争性酶抑制剂浓度 $[I]$ 的增加，直线的斜率（即 K_m 与 V_{max} 的比值）不变，它们与 x 轴的截距 $-1/K_m$ 变小（K_m 变小），与 y 轴的截距 $1/V_{max}$ 变大（V_{max} 变小）。

（张颖杰）

bùkěnìxìng méi yìzhìjì

不可逆性酶抑制剂（irreversible enzyme inhibitors）

通过共价键与酶和/或酶-底物复合物某

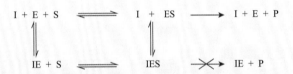

图 1 非竞争性酶抑制剂与底物、酶的结合模式示意

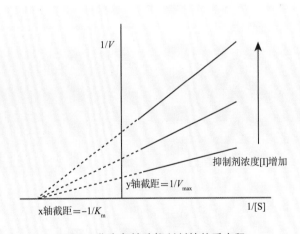

图 2 非竞争性酶抑制剂的赖氏方程

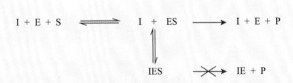

图 1 反竞争性酶抑制剂与底物、酶的结合模式示意

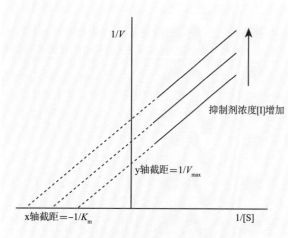

图 2 反竞争性酶抑制剂的赖氏方程

个活性基团结合引起酶永久性失活的抑制剂。不可逆性酶抑制剂一旦与酶和/或酶-底物复合物形成共价键后便不会解离，导致酶的永久失活。

作用机制 不可逆性酶抑制剂的作用模式见图1。不可逆性酶抑制剂的结合位点通常为酶的活性位点，其可通过与酶活性位点的关键氨基酸残基共价结合而永久占据酶的活性位点。因为酶活性位点的关键氨基酸残基，如丝氨酸的羟基和半胱氨酸的巯基都是富电子的亲核基团，所以不可逆抑制剂多为亲电性化合物，如环氧化合物、α, β-不饱和酮、张力较大的内酯和内酰胺等。

不可逆抑制剂通过破坏酶的结构而降低最大反应速率 V_{max}，其本质是降低了酶的浓度。如果酶的初始浓度大于不可逆抑制剂的浓度，则当抑制反应完成后，剩余的酶可进行正常的动力学过程。不可逆抑制作用的本质是在酶的活性部位同抑制剂发生共价结合，使酶失去活性。失活作用是化学计量的，所以无须维持抑制剂的恒定浓度就可以达到抑制效果。因此，与可逆性酶抑制剂相比，不可逆抑制剂的优势在于配

体效率高、作用持久，即不需要一直维持较高的药物浓度便可发挥高效、持久的抑酶活性。但由于不可逆抑制剂多含有高反应活性的亲电基团，其普遍面临稳定性差、选择性低和潜在的免疫原性等毒性问题。

举例 已上市的经典不可逆抑制剂主要包括阿司匹林、青霉素、奥利司他、奥希替尼和奥美拉唑等。

阿司匹林发挥解热镇痛功能的主要靶点为环氧合酶，其作用机制为利用分子结构中的乙酰基对酶活性位点的丝氨酸残基进行乙酰化共价修饰，对环氧合酶产生不可逆抑制作用（图2）。

β-内酰胺类抗生素如青霉素，其结构中的四元 β-内酰胺环可被细菌转肽酶活性位点的丝氨酸残基亲核进攻而开环，并对酶产生共价修饰和不可逆抑制（图3）。

肥胖症治疗药物奥利司他的作用机制与青霉素相似，其结构

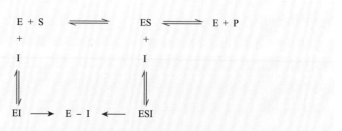

图 1 不可逆性酶抑制剂的作用模式示意

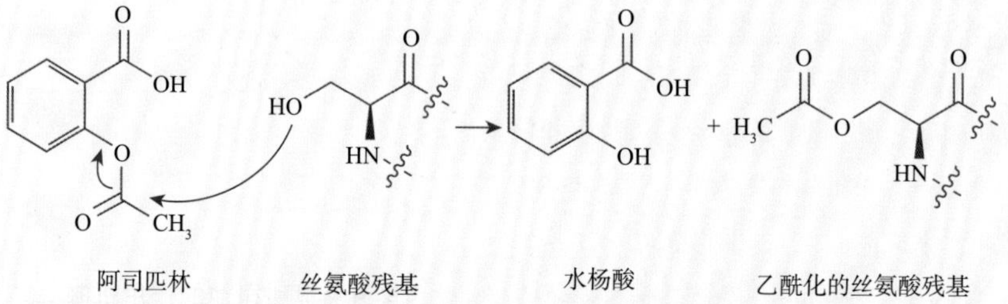

图 2 阿司匹林发挥解热镇痛功能的作用机制

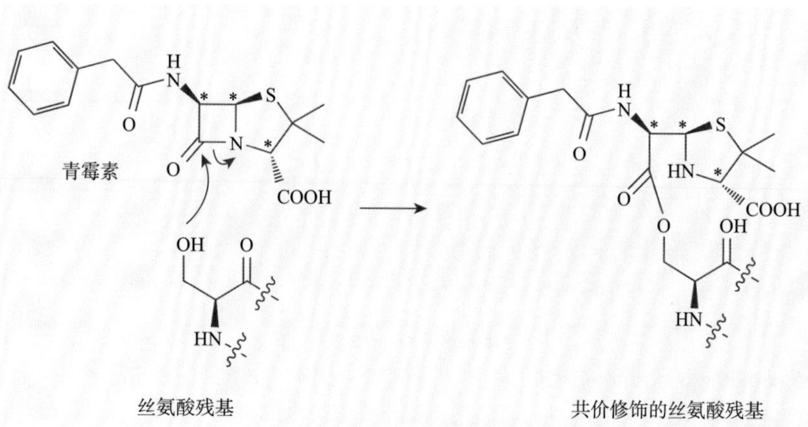

*. 该碳原子为不对称原子。

图 3 青霉素的作用机制

中的四元内酯环可被胰脂肪酶活性位点的丝氨酸残基亲核进攻而开环，并对酶产生共价修饰和不可逆抑制（图4）。

抗癌药奥希替尼结构中的 α, β-不饱和酰胺结构是很好的迈克尔反应受体，可与表皮生长因子受体 ATP 酶活性位点的半胱氨酸发生加成反应，对靶蛋白产生不可逆抑制作用（图5）。

抗溃疡药奥美拉唑是其活性形式次磺酰胺的生物前体药物。奥美拉唑在体外无活性，进入胃壁细胞后在氢离子作用下，依次转化生成螺环中间体、次磺酸和次磺酰胺等形式。研究表明，次磺酰胺可与 H^+/K^+-ATP 酶的半胱氨酸残基共价结合形成二硫键，导致不可逆抑制（图6）。

分类 根据产生不可逆抑制机制的不同，不可逆酶抑制剂分为亲和标记物和基于机制的酶灭活剂。

亲和标记物（affinity labeling agent）又称指向活性部位抑制剂（active-site-directed inhibitors），其结构类似于酶的底物，可被酶的活性部位识别，但因本身含亲电基团等高反应活性基团，与酶活性位点结合后可直接与氨基酸残基发生共价结合（通常是烷化或酰化反应），产生不可逆抑制。前面提到的阿司匹林、青霉素、奥利司他和奥希替尼均属于亲和标记物。由于亲电基团等高反应活性基团的存在，亲和标记物也可能与其他非靶蛋白或生物大分子共价结合而产生脱靶效应和毒副

作用。为尽量避免脱靶效应和毒副作用，亲和标记物主要用以下策略进行设计：①提高结合的特异性，尽可能降低抑制剂与靶酶结合的 K_i 值，以有利于形成酶-抑制剂复合物。②改变或调整活性基团的反应性能，避免因过于活泼或过于惰性而不利于特异性作用，使反应性能与结构的其余部分相匹配。③通过研究酶与底物的作用机制，得出活性部位与底物结合的亲核基团配置，可将反应活性基团连接于抑制剂的适宜位置上，增加与酶结合中心的反应潜力。

基于机制的酶灭活剂（mechanism-based enzyme inactivator）又称催化常数抑制剂（K_{cat} inhibitors）或自杀性底物（suicide substrate），

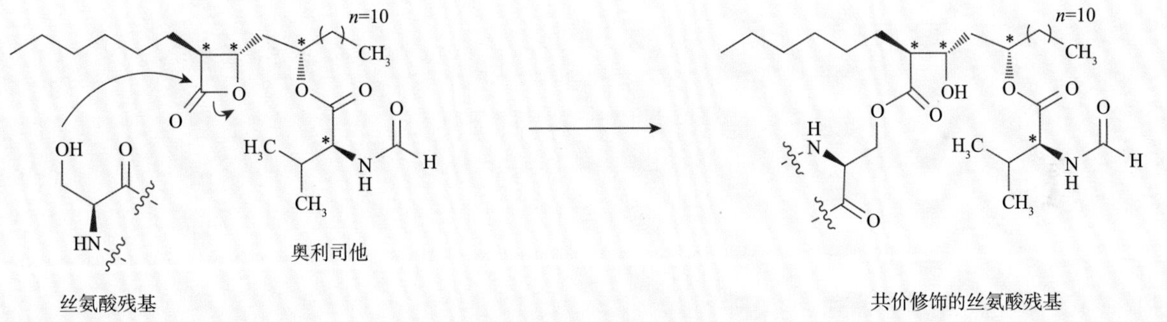

*. 该碳原子为不对称原子。

图4 奥利司他的作用机制

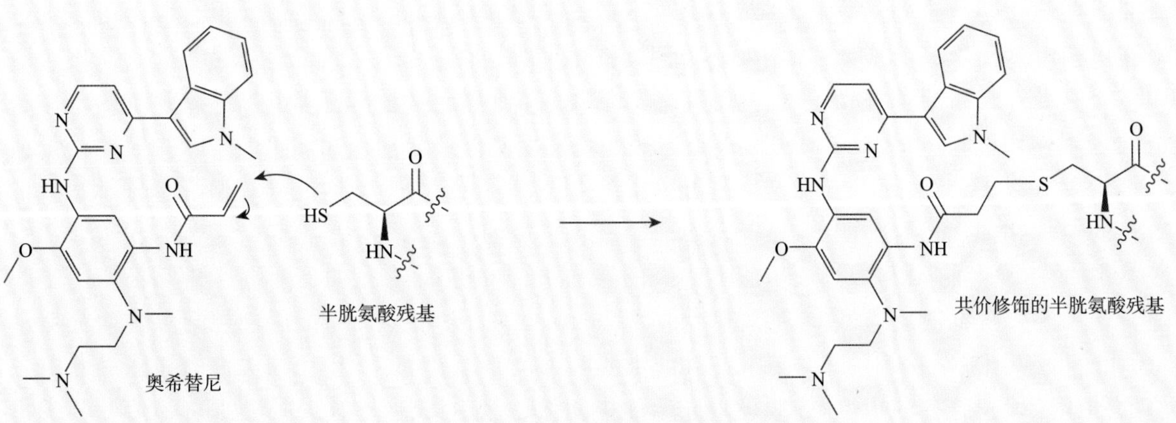

图5 奥希替尼的作用机制

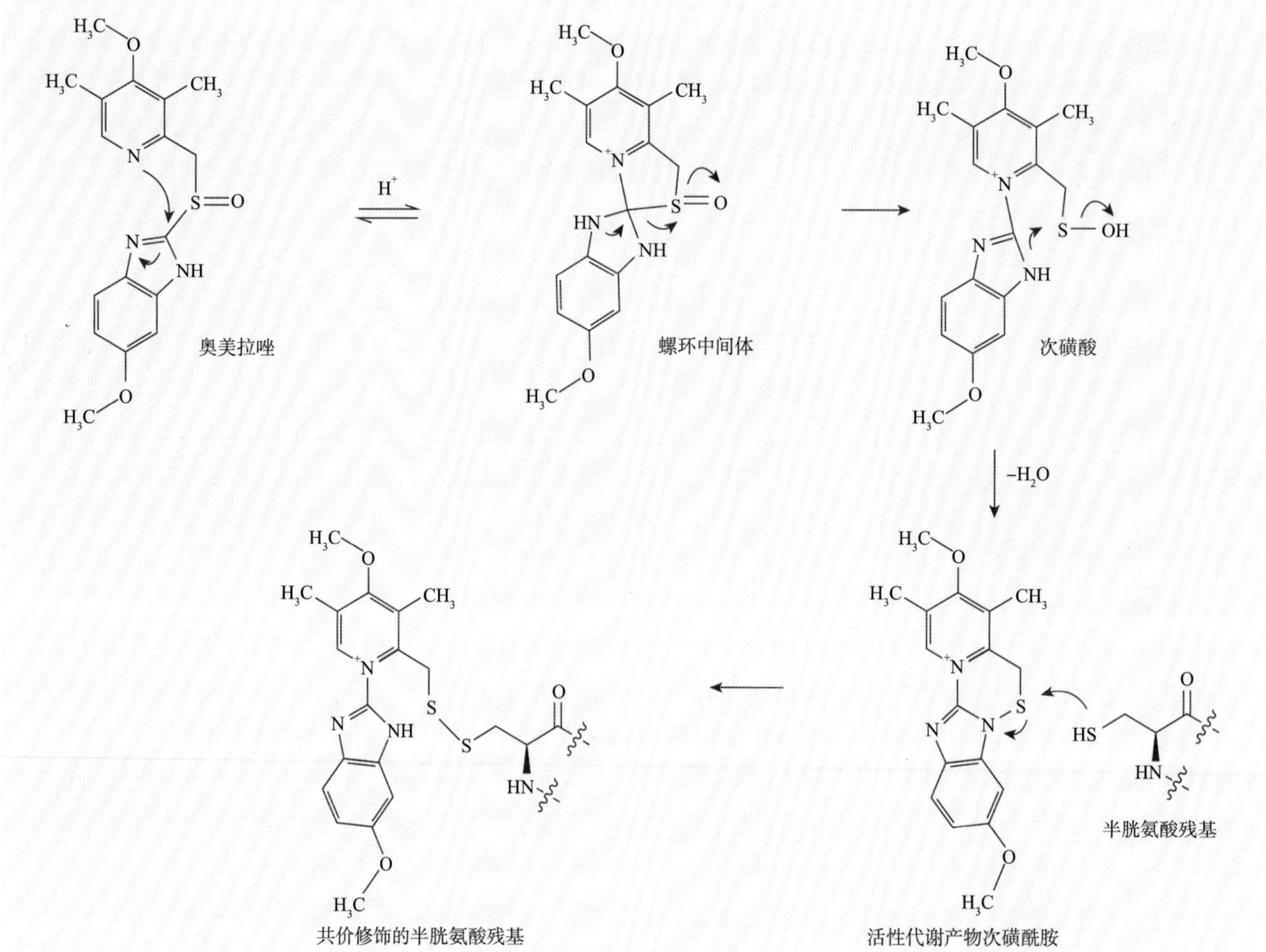

图6 奥美拉唑的作用机制

其结构本身不含有高反应活性基团，在与酶活性位点结合后首先被催化反应生成亲电基团等高反应活性基团，然后再与氨基酸残基发生共价结合产生不可逆抑制。与亲和标记物相比，基于机制的酶灭活剂需要与靶酶结合并活化后才暴露出亲电基团等高反应活性基团，因此具有较高的选择性和较低的毒副作用。基于机制的酶灭活剂主要有以下特征：①与正常底物的结构相似。②可与酶形成复合物，有较大的亲和力。③在通常情况下，含有低反应性能或化学惰性的基团或结构片段。④在酶的催化阶段，原有的惰性基团转变为反应性能强的中间体。⑤与酶的活性部位发生化学反应，

形成共价结合，使酶发生不可逆失活。

例如，单胺氧化酶在辅酶黄素的参与下，可通过单电子转移机制对多种内源性胺类物质进行氧化降解。抗抑郁药反苯环丙胺在黄素参与下通过单电子转移机制氧化得到活性中间体，然后该活性中间体与单胺氧化酶活性位点的半胱氨酸残基发生共价结合，产生不可逆抑制（图7）。

又如，鸟氨酸脱羧酶在辅酶磷酸吡哆醛的参与下，可将鸟氨酸脱羧生成腐胺。α-二氟甲基鸟氨酸在磷酸吡哆醛参与下首先被脱羧生成活性中间体，然后该活性中间体与鸟氨酸脱羧酶活性位点的亲核性氨基酸残基发生共价

结合，产生不可逆抑制（图8）。

（张颖杰）

lízǐ tōngdào
离子通道（ion channel） 由穿过细胞膜的蛋白质亚基组成的复合物。中心是中空的，内有极性氨基酸，形成亲水的隧道或孔。离子通道是神经、肌肉、腺体等许多组织细胞膜上的基本兴奋单元，便于体内的极性分子或离子通过由双相磷脂分子组成的脂质细胞膜，起到信号传导的作用，具有重要生理功能。生物膜对离子的通透性与多种生命活动过程密切相关，例如感受器电位的发生，神经兴奋与传导和中枢神经系统的调控功能，心脏搏动，平滑肌蠕动，骨骼肌收缩，激素分

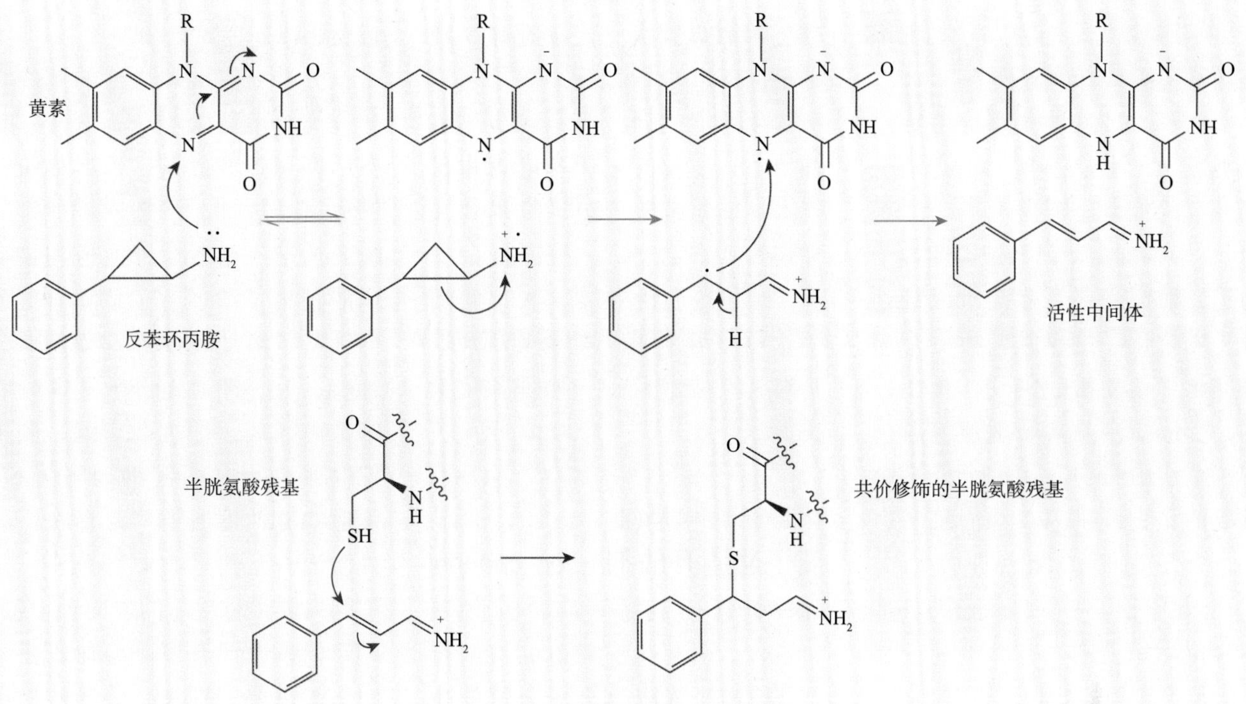

图7 反苯环丙胺的作用机制

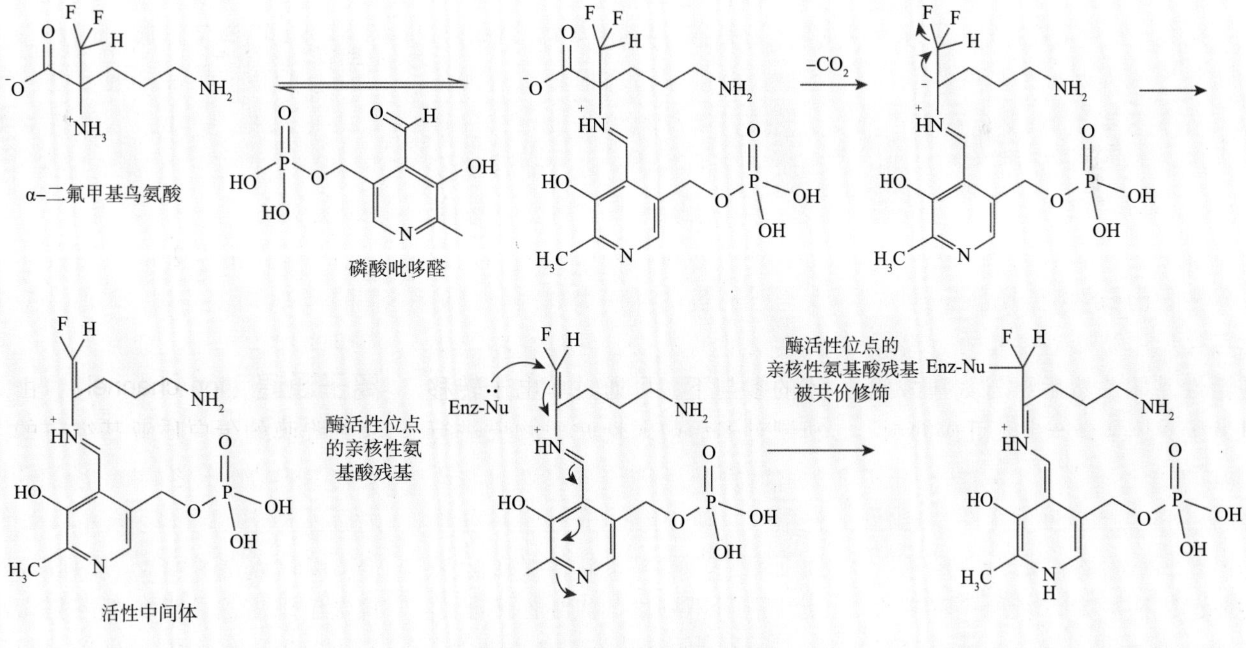

图8 磷酸吡哆醛的作用机制

泌，光合作用和氧化磷酸化过程中跨膜质子梯度的形成等。

内容 活体细胞不停进行新陈代谢活动，必须不断地与周围环境进行物质交换，细胞膜上的离子通道就是物质交换的重要途径。大多数对生命具有重要意义的物质都是水溶性的，如各种离子、糖类等，它们需要进入细胞，生命活动中产生的水溶性废物也要离开细胞，它们出入的通道就是细胞膜上的离子通道。离子通道是细胞产生的特殊蛋白质构成的复合物，它们聚集起来并镶嵌在细胞膜上，中间形成水分子占据的孔隙，这些孔隙就是水溶性物质快速进出细胞的通道。离子通道的活性，就是细胞通过离子通道的开放和关闭调节相应物质进出细胞速度的能力，对实现细胞各种功能具有重要意义。

离子通过这些亲水通道穿过细胞膜上的脂肪屏障，也必须受到一定的控制。需要有一个"锁门"，可根据需要打开或关闭离子通道，根据需要控制离子或极性分子的进出。这个锁门由一个对外部化学信使敏感的受体蛋白控制，受体蛋白是离子通道复合体的一个组成部分，由一个或多个组成的蛋白质亚基。在静息状态下，离子通道关闭（即锁门关闭）。化学信使与受体蛋白的外部结合位点结合时，它会引起一种诱导契合，导致蛋白质改变形状，引起整个蛋白质复合物改变形状，离子通道的锁门打开，使离子或极性分子通过，称为离子通道激活。

分类　离子通道按激活方式不同分为两类：一类是电压门控性，又称电压依赖性离子通道，即因膜电位变化而开启或关闭，如 Na^+、Ca^{2+}、Cl^- 和一些类型的 K^+ 通道；另一类是配体门控性，又称化学门控性离子通道，即配体与膜受体结合后打开的一类离子通道，如乙酰胆碱受体通道、氨基酸受体通道、Ca^{2+} 活化的 K^+ 通道等。

离子通道的两大特性是选择性以及可控制性。选择性是指一种通道往往只允许一种或者少数几种离子通过。例如钠通道开放时，钠离子可通过，而钾离子则不能通过。可控制性是指离子通道的开放和关闭受到严格的控制。一般情况下，大多数离子通道都处于关闭状态，细胞膜上离子交换数量很少，在受到某种刺激后，通道短时开放，然后迅速失活。这种准确的开关能够保持细胞内

离子浓度的相对稳定。通道的开放与激活过程有一定的速率，通常很快，以毫秒计算。离子通道结构和功能的研究需综合应用各种技术，主要有电压和电流钳位技术，单通道电流记录技术（又称膜片钳位技术），通道蛋白分离、纯化等生化技术，人工膜离子通道重建技术，通道药物学、基因重组技术及一些物理和化学技术。

（杜吕佩）

lízǐ tōngdào kāifàngjì

离子通道开放剂（ion channel openers）

与离子通道的受体蛋白结合，引起离子通道的锁门打开，使离子或极性分子通过的化学物质。

对离子通道调控剂研究比较多的是离子通道阻滞剂，离子通道开放剂研究比较少，主要是以钾离子通道开放剂为主。钾离子通道开放剂原指选择性激活钾离子通道，使细胞膜超极化产生平滑肌松弛的药物。随着研究的发展，将其他同时具有钾离子通道激活作用的药物也归纳其中，定义为"一类选择性提高细胞膜对钾离子的通透性，导致钾离子外流增加的药物"。其作用机制是激活钾离子通道，开放平滑肌细胞膜上的钾离子通道，钾离子通透性增大，使钾离子依浓度梯度移向细胞外，钾离子外流增加，促使细胞膜超极化，抑制钙离子内流，使细胞内钙离子浓度降低，导致平滑肌，尤其是血管平滑肌松弛，血管张力降低，血管扩张，以至呈现血压下降，产生抗心肌缺血等药理作用。钾离子通道开放剂松弛血管平滑肌，产生多方面的治疗作用，包括对高血压、哮喘、泌尿系统功能不全、中枢神经系统疾患等。主要作为降压

剂、冠状动脉和周围血管扩张剂进行临床研究。

分类　依据钾通道的调控作用分类一般认为可分为 3 类：钙激活钾通道开放剂，延迟整流性钾通道开放剂，ATP 依赖性钾通道开放剂。钙激活钾通道与细胞内的钙离子浓度有关，随着细胞内钙离子浓度增加细胞膜的电导加大，引起钾通道开放。即使在细胞内钙离子浓度稳定时，膜电位的升高也会引起钾通道开放。延迟整流性钾通道广泛存在于各种组织，尤其是心肌细胞中，是细胞去极化时激活的外向钾电流。ATP 依赖性钾通道是心血管系统中一类重要的钾通道，正常情况下处于关闭状态，一旦细胞内 ATP 浓度明显降低，导致该通道开放，使细胞趋于复极化或超级化，动作电位缩短，抑制钠通道和钙通道的激活，起到保护心脏作用。ATP 依赖性钾通道开放剂是研究最多、应用最广的钾通道开放剂，主要药物有吡那地尔、米诺地尔等。

药理作用　钾离子通道开放剂的药理作用主要有 3 种：①对心肌的保护作用。钾通道开放剂对心肌的直接作用是缩短动作电位时程，即在心肌中心室和浦肯野纤维的动作电位时间明显缩短，因而呈现抗心律失常作用。另外，钾通道开放剂还有显著的抗心肌缺血作用，对心肌缺血再灌注引起的心肌损伤有保护作用。②对血管平滑肌的舒张作用。钾通道开放剂能直接舒张血管平滑肌而降低血压，且能抑制门静脉的自发性收缩，对许多血管紧张素诱发的动脉收缩都有抑制作用。该类药物有较强的扩血管作用，降压活性比钙拮抗剂强。③对气管和支气管平滑肌的舒张作用。钾

通道开放剂能舒张气管和支气管平滑肌，有抗哮喘作用，能对抗5-羟色胺、组胺和乙酰胆碱等引起的气管收缩反应，减少气道的呼吸阻力。

钾通道开放剂的副作用主要是反射性心动过速、头痛、水肿等。

（杜吕佩）

lízǐ tōngdào zǔzhìjì

离子通道阻滞剂（ion channel blockers）

与离子通道受体蛋白结合，引起离子通道的锁门关闭，抑制离子或极性分子进或出（内流／外流）该通道的化学物质。常见的离子通道阻滞剂有钾离子通道阻滞剂、钙离子通道阻滞剂、钠离子通道阻滞剂等。

钾离子通道主要与心血管系统生理、病理和药理学关系密切，钾离子通道被阻滞时，K^+ 外流停止或减少，心肌的动作电位时程和有效不应期延长，改变了心肌的动作电位。常见的钾离子通道阻滞剂种类很多，如无机离子（如 Cs^+、Ba^{2+} 等）、有机化合物（如四乙胺等）、多种毒素（如蝎毒、蛇毒、蜂毒等）以及临床治疗用药物索他洛尔、格列苯脲等。

钠离子通道广泛分布于可兴奋细胞中，如心肌、神经元、骨骼肌等。在心肌细胞中，钠离子通道阻滞剂可抑制 Na^+ 离子内流，延长心肌细胞有效不应期，用于广谱 I 类抗心律失常药如氟卡尼、普罗帕酮等；在神经系统中，钠离子通道阻滞剂可抑制神经电信号的传导，用于局部麻醉药普罗卡因、抗癫痫药等。

钙离子通道可分为两大类：电压依赖性钙通道（随着膜去极化开发）和受体控制性钙通道（随受体激活而开放）。钙离子通道阻滞剂又称钙拮抗剂，是抑制细胞外 Ca^{2+} 内流，降低细胞内 Ca^{2+} 浓度的药物。钙离子参与细胞多种重要功能的调节，在维持细胞和器官的正常生理功能方面发挥极重要的作用，尤其在心肌、血管平滑肌的兴奋和收缩过程、凝血过程等心血管方面起重要作用。钙离子通道阻滞剂具有选择性干扰钙离子通过细胞膜内流，不同程度地影响心脏传导、心肌收缩及血管平滑肌张力的作用。用于临床的钙离子通道阻滞剂主要是选择性作用于电压依赖性 Ca^{2+} 通道 L 亚型的药物，选择性作用于 L 型钙离子通道的药物，根据其化学结构特点，分为 3 类：二氢吡啶类，如硝苯地平、尼卡地平、尼群地平、氨氯地平等；苯并噻氮䓬类，如地尔硫䓬、克仑硫䓬、二氯呋利等；苯烷胺类，如维拉帕米、戈洛帕米等。钙离子通道阻滞剂常用于防治心血管系统疾病，如高血压、冠心病、心律失常等。

（李敏勇）

hésuān

核酸（nucleic acid）

线性核苷酸序列组成的大分子。是生命遗传的基础物质，有储存遗传信息并将其通过复制、转录和翻译的方式合成蛋白质，维持细胞分化和生物物种的生长发育等功能。

组成 核酸是由许多单核苷酸以 $3',5'$-磷酸二酯键聚合而成的线性多聚核苷酸，单核苷酸是组成核酸的基本结构单位。单核苷酸由核苷和磷酸组成，核苷由碱基（嘌呤碱与嘧啶碱）和戊糖形成。戊糖有两种：D-核糖和 D-2-脱氧核糖，据此将核酸分为核糖核酸（ribonucleic acid，RNA）和脱氧核糖核酸（deoxyribonucleic acid，DNA）。

DNA 主要由腺嘌呤、鸟嘌呤、胞嘧啶和胸腺嘧啶 4 种碱基、D-2-脱氧核糖以及磷酸组成，分子结构可分为一级结构、二级结构、三级结构等。DNA 一级结构是指构成 DNA 的各个单核苷酸之间连接键的性质以及组成中单核苷酸的数目和排列顺序（碱基排列顺序）；DNA 的二级结构是一种双螺旋结构，被称为沃森-克里克（Watson-Crick）模型，即由两条反向平行的多核苷酸链，围绕同一个中心轴构成的双螺旋结构，这两条链都是右手螺旋，构成的双螺旋结构较为稳定；在 DNA 双螺旋二级结构的基础上，双螺旋的扭曲或再次螺旋就构成了 DNA 的三级结构。具有三级结构的 DNA 和组蛋白紧密结合组成染色质，它们是不定型的，几乎是随机地分散于整个细胞核中，当细胞准备有丝分裂时，染色质凝集，并组装成因物种不同而数目和形状特异的染色体。DNA 的功能是储存生物的遗传信息，并在适当时机将信息传递给 RNA。

RNA 主要由腺嘌呤、鸟嘌呤、胞嘧啶和尿嘧啶 4 种碱基，以及 D-核糖、磷酸组成。根据结构、功能不同，RNA 主要可以分为信使 RNA（messenger RNA，mRNA）、转运 RNA（transfer RNA，tRNA）、核糖体 RNA（ribosomal RNA，rRNA）。mRNA 在细胞中含量很少，占 RNA 总量的 3%～5%。mRNA 在代谢上很不稳定，它是合成蛋白质的模板，每种多肽链都由一种特定的 mRNA 负责编码，故细胞内 mRNA 种类很多，但分子量极不均一。tRNA 是细胞中一类最小的 RNA，一般由 73～93 个核苷酸构成，在蛋白质生物合成中起携带氨基酸的作用。rRNA 是细胞中主要的一类 RNA，占细胞中全部 RNA 的 80%

左右，是一类代谢稳定、分子量最大的 RNA，存在于核糖体内，又称为核糖体或核糖核蛋白体，是细胞内蛋白质生物合成的场所。除上述 3 类 RNA 以外，细胞内还有一些其他类型的 RNA，如细胞核内的核不均一 RNA、核小 RNA 和染色体 RNA 等。RNA 的功能是通过翻译遗传信息来合成蛋白质。

性质 核酸属于酸性有机化合物，结构特殊，也有不同于其他有机物的性质。

分子大小 用电子显微镜照相及放射自显影等技术，已能测定许多完整 DNA 的分子量。如大肠杆菌染色体 DNA 的放射自显影像为一环状结构，其分子量约为 2×10^9。通常真核细胞染色体中的 DNA 分子量更大，果蝇巨染色体只有一条线性 DNA，长达 4.0cm，分子量约为 8×10^{10}，为大肠杆菌 DNA 的 40 倍。RNA 分子比 DNA 短得多，其分子量只有（2.3~11.0）$\times 10^4$。

溶解度和黏度 DNA 和 RNA 都属于极性化合物，微溶于水，不溶于乙醇、乙醚、三氯甲烷等有机溶剂，但他们的钠盐比较易溶于水。DNA 溶液和 RNA 溶液均属于高分子溶液，有较大的黏度。

酸碱性 核酸分子中既含有酸性基团（磷酸基）也含有碱性基团（氨基），故核酸分子也具有两性性质。核酸分子中的磷酸是一个中等强度的酸，而碱基（氨基）是一个弱碱，所以核酸的等电点比较低，如 DNA 的等电点为 4.0~4.5，RNA 的等电点为 2.0~2.5。

变性及复性 核酸分子有一定的空间结构，维持这种空间结构的作用力主要是氢键和碱基堆积力。有些理化因素会破坏这些作用力，使核酸分子的空间结构改变，引起核酸理化性质和生物学功能改变，这种现象称为核酸的变性。核酸变性时，其双螺旋结构解开，但并不涉及核苷酸间共价键的断裂，因此变性作用并不引起核酸分子量降低。引起核酸变性的因素有很多，如加热、过高或过低的 pH 值、有机溶剂、酰胺和尿素等。变性 DNA 在适当条件下，可使两条彼此分开的链重新由氢键连接而形成双螺旋结构，这一过程称为复性。复性后 DNA 的一系列物理化学性质得到恢复，如紫外线吸收值降低、黏度增高、生物活性部分恢复等。

作用 核酸是生物体的遗传信息物质，所有的蛋白质分子都是由 DNA 转录、翻译得到，遗传信息的传递首先通过复制的方式从亲代 DNA 转移到子代 DNA，DNA 通过转录将所携带的遗传信息传递给 RNA，在 3 种 RNA（mRNA、tRNA 和 rRNA）的共同作用下，将遗传信息翻译成氨基酸信息合成蛋白质。核苷酸与核酸也是生命活动中重要的信号调控分子。核酸作为一类药物分子作用靶标，在疾病的预防和治疗中发挥重要作用，尤其在抗肿瘤和抗病毒领域取得了较大突破，在临床上使用的以核酸为作用靶标的药物包括生物烷化剂、抗代谢药物、反义药物、DNA 嵌入剂、小干扰 RNA 等。

（方 浩）

fǎnyì yàowù

反义药物 （antisense drugs）

一种与 RNA 或 DNA 一个片段互补并和该 RNA 或 DNA 片段结合而抑制其正常功能的寡核苷酸或其类似物。又称反义寡核苷酸。反义药物是通过化学合成得到的具有化学修饰的单链核苷酸分子，为 13~30 个核酸序列的短片段，通过碱基互补配对原则和核酸杂交原理，序列特异性地与靶 DNA 或 RNA 结合而抑制 DNA 或 RNA 的功能。

反义药物可在基因的复制、转录和表达水平上发挥作用，其主要作用机制有：①在细胞核内以碱基互补配对原理与基因组 DNA 结合形成三链结构，在复制与转录水平阻断基因的功能，该反义技术称为反基因治疗。②结合在前体 RNA 的外显子与内含子的连接区，阻止 RNA 的剪接成熟。③与 mRNA 的 5′-末端核糖体结合位点序列结合，阻碍与核糖体的结合，从而阻止翻译过程。④与 mRNA 的 5′-末端编码区结合（主要是与起始编码 AUG 结合），阻止 RNA 的翻译。⑤与 mRNA 的 5′-末端编码区结合，阻止 5′帽子结构的形成。⑥结合于 mRNA 的多聚腺苷酸形成位点，阻止其成熟与转运等。

（方 浩）

DNA qiànrùjì

DNA 嵌入剂 （DNA intercalation agents）

一类含有平面的芳香或杂芳香族特征，能插入 DNA 双螺旋的沟槽或碱基对之间的空间中，通过范德华力等非共价相互作用力与 DNA 形成热力学稳定的、可逆的复合分子，扭曲 DNA 结构，破坏 DNA 功能的化合物。常用于抗肿瘤药物。

DNA 嵌入剂是扁平的、芳香的或杂芳香的分子通过嵌入并堆积在双螺旋的碱基对之间而与 DNA 结合。嵌入的主要驱动力是堆叠和电荷转移相互作用，但氢键和静电力也在稳定中发挥作用。嵌入剂通常严格垂直于螺旋轴，导致碱基对垂直分离，扭曲核苷链中糖基磷酸主链并降低螺旋的螺距。将嵌入分子插入碱基对之间的范德华力比堆叠碱基对之间的范德华力更强,是一个能量上有利的过程。嵌入剂不会在每个碱基对之间结合,优先发生在嘧啶-3′,5′-嘌呤序列而不是嘌呤-3′,5′-嘧啶序列。邻位排除原理表明,嵌入剂最多只能在 DNA 上交替的可能碱基对位点结合,因为每两个位点之间最多有一个嵌入剂以达到饱和。因为一个位点的结合导致相邻位点的构象变化,这阻止了嵌入剂在该相邻位点的结合(称为负协同性)。

DNA 嵌入剂的插入不会破坏沃森-克里克模型中的氢键,但它会破坏有规则的螺旋结构,在结合位点解开 DNA,因此会干扰 DNA 结合酶(如 DNA 拓扑异构酶和 DNA 聚合酶)的作用。DNA 与小分子嵌入剂结合引起 DNA 双螺旋结构改变,DNA 构象的变化导致其正常生理功能受到影响,如不能与 RNA 聚合酶或拓扑异构酶结合,转录或复制受阻等,使相关蛋白合成受阻,达到治疗肿瘤等疾病的目的。

(方 浩)

小干扰 RNA（small interfering RNA，siRNA）

长 20~25 个核苷酸,可与特定基因结合来沉默该特定基因表达,产生 RNA 干扰现象的小双股 RNA。又称短干扰 RNA（short interfering RNA）、沉默 RNA（silencing RNA）。

siRNA 结构中含有 20~25 个核苷酸的双链 RNA,每条链的 3′端为羟基并都带有两个未配对的核苷酸,形成 3′-黏性末端,5′端为磷酸。siRNA 与对应的 mRNA 特异结合,使靶 RNA 降解从而阻止 mRNA 的表达,引起的 RNA 特异性沉默,即产生 RNA 干扰。

小干扰 RNA 药物诞生的原理是 RNA 干扰,它是一个生物过程,即通过双链 RNA 抑制其靶基因的表达。RNA 干扰涉及的步骤与因素较多,属于基因转录后调控,其过程需要 ATP 参与。一般分为两个阶段:外源进入的长双链 RNA 进入细胞后,由依赖 ATP 的 Dicer 核酸酶切割,将其分解成具有约 25 个核苷酸的由正反义链组成的双链 RNA;接着由 ATP 激活的 RISC（RNA 诱导的沉默复合体,是一种蛋白核酸酶复合物）与 siRNA 结合,并使之解旋和解链,然后在 siRNA 反义链指导下,与 siRNA 具有同源序列的靶 mRNA 结合并将它切断,导致转录后基因沉默。

利用 siRNA 引起 RNA 干扰的技术在病毒感染性疾病治疗领域的应用已受到极大关注,尤其在获得性免疫缺陷综合征、乙型肝炎和丙型肝炎等治疗中的应用研究最为活跃。在 siRNA 治疗获得性免疫缺陷综合征的研究中,针对人类免疫缺陷病毒结构蛋白基因及长末端重复序列的 siRNA 可以控制病毒复制。

(方 浩)

药物靶标验证（drug target validations）

某种分子靶标(蛋白质、RNA 或 DNA)和与疾病或不良病理相关的生物途径进行关联的验证过程。通常的验证内容涉及分子靶点在相关细胞、器官或组织中的位置,其在疾病中上调/激活的证据,以及通过使用药物干扰靶点可减弱不良反应的能力。

与疾病相关靶标的发现可通过比较大量患者和大量正常人群的生物信息,发现在两组生物信息中有差异的基因以及相对应的蛋白质。靶标验证可分为以下几个阶段:基于疾病机制的假设选择靶标、通过生理或病理生理相关的信息选择靶标、基于疾病生物学机制确定相关的靶标、运用相关药物的临床效应在动物体内证明靶标的调控作用、通过新药临床试验证明药物对靶标的作用等。

(方 浩)

药物与靶标相互作用（drug-target interactions）

小分子药物与生物大分子靶标结合后引起生物大分子靶标构象变化而产生药理活性的过程。

机制 药物-靶标之间的相互作用,主要有 6 种学说,从不同角度说明了药物-受体作用的一些现象,为进一步从分子水平研究和阐明药物-受体相互作用奠定了基础。

占领学说（occupation theory） 它认为药理效应与靶标被药物结合的数量成正比,而且这种结合是可逆的,其剂量与效应的关系符合质量作用定律。随后这一学说由斯蒂芬森（Stephenson）和艾里思（Ariens）作了修正:药物产生最大效应不需占领全部靶标;药物和靶标的结合能力不代表其引起效应的能力,前者称为结合力或亲和力,后者称为内在活性。亲和力和内在活性均大者是激动剂,亲和力大而无内在活性者是拮抗剂,介于两者之间的是部分激动剂。按照艾里思-斯蒂芬森（Ariens-Stephenson）学说,激动剂和拮抗剂都对受体具有强大亲和力,能够形成药物-靶标复合物。但只有在空间构象和电荷分布上与受体互补和匹配,使两者紧密嵌合,进而发生电荷转移,才能引起受体构象的改变，并产生一定程度的生理效应，此为激动剂的作用特点。反之，只占据激动剂与靶标的结合部位，并不引起受体构象改变，此为拮抗剂的作用方式。

诱导契合学说（induced-fit theory） 它认为，受体也和酶一样，它们作用部位的蛋白质弹性三维实体有较大柔性，特定的药物与受体接触时，由于分子间的各种作用力如离子键、氢键、疏水键和范德华引力等的相互影响，诱使受体作用部位的构象可逆性改变，与药物更相适应地契合，使整个受体分子构象呈可逆性改变，引起相邻部位酶的活性改变或引发生化反应而产生相应的药理效应。药物与靶标结合形成一种构象，使药物结合不太牢固而易于解离，是激动剂；复合作用的结果并不导致构象变化，并结合得较稳定则是一种拮抗剂。

变构学说（allosteric theory）它认为，无论药物是否存在，靶标本身都有两种构象状态：一种是松弛型构象，另一种是紧密型构象，它们和药物的结合部位相似，但微观解离常数不一样。激动剂和拮抗剂可作用在靶标上相同的结合部位，产生竞争性拮抗；也可作用在靶标不同的结合部位，通过变构作用相互消长。

速率学说（rate theory） 它认为药物作用并不取决于被占领靶标的数量，而取决于单位时间内药物与靶标接触的总次数，并认为激动剂与受体结合后能很快分解，使受体恢复自由，然后又和药物分子形成新的结合，每一次结合就为药理效应构成一个刺激"量子"，故药理效应的强弱与形成这种结合物的结合速率及解离速率成正比。

大分子微扰学说 该学说的基本观点与诱导契合学说相似，认为药物（或底物）与生物大分子相互作用时，会对生物大分子产生微扰作用，即药物对生物大分子的构象发生扰动，使两者有更好的互补性和适配性。

二态模型的占领-活化学说 该学说把激动剂和拮抗剂对受体的作用区别为在同一个分子上的两个不同的作用点。未被药物占领的靶标有两种状态：一种静息态，另一种是活化态。激动剂对活化态受体有较高的亲和力；而拮抗剂对非活化态受体具有较高的亲和力。

分类 药物-靶标之间的相互作用形式分为药物与靶标共价键结合和药物与靶标非共价键相互作用。

（方 浩）

yàowù yǔ bǎbiāo gòngjiàjiàn jiéhé
药物与靶标共价键结合
（covalent bonds between drug and target interactions） 药物与靶标的某一原子或某些原子共用一对或多对电子而形成的强而持久的共价结合形式。共价键键能很高，它不仅难形成，更难断裂，除非被体内特异的酶解，否则很难恢复原型，是一个不可逆的过程。

大多数以蛋白质为药物靶标的化合物，其结构中都含有羟基、巯基、氨基等官能团，其本质上都是亲核试剂。能与靶标发生共价结合的药物，在设计中会含有亲电性的官能团如迈克尔（Michael）受体、环氧、卤素、羰基、异氰等结构，可作为亲电体，与有机合成反应相类似，发生共价结合反应。

与靶标形成共价键结合的药物化学反应性较强，在与靶标结合的同时也易与其他蛋白或核酸上的亲核性基团发生共价键结合，

产生毒性（脱靶效应）。在早期药物研发中，除特殊情况外，一般不考虑含亲电性较强的基团作为药物结构，以免药物与靶标产生共价键结合作用，带来细胞毒副作用。在常见的药物中，只有少量药物如阿司匹林、氯吡格雷、拉唑类抗溃疡药物、抗生素药物（如青霉素、磷霉素）以及烷化剂类抗肿瘤药物等是与靶标发生共价键结合（见不可逆性酶抑制剂）。烷化剂类抗肿瘤药物结构中存在 β-氯代乙胺结构是较强的亲电试剂，对 DNA 中鸟嘌呤碱基产生共价结合键，产生细胞毒活性（图 1）。

随着药物研究水平的提高，共价结合药物特有的结合方式和药效特点引起再次关注，研究人员开始考虑如何通过提高共价结合药物与靶标的结合特异性以减少因其泛结合产生的非特异性和脱靶效应等缺陷。比较经典的例子是表皮生长因子受体（epidermal growth factor receptor，EGFR）不可逆抑制剂阿法替尼的开发（2013 年上市），在设计与研发中更多地参考了第一代抑制剂的结合模式，首先需使设计的药物分子结构占据 EGFR 的分子结合空腔，随后引入 α,β-不饱和双键在适宜的空间距离特异性地与 EGFR 蛋白的 Cys797 形成共价结合，使其抑制活性 IC_{50} 高达 0.5nmol/L，同时对突变体 $EGFR^{L858R}$、$EGFR^{L858R/T790M}$ 和同源性较高的原癌基因人类表皮生长因子受体 2 均有较好的抑制活性，成为非常成功的抗肿瘤药。

与靶标形成共价键结合的药物虽然具有巨大的潜力，但这类药物也有潜在的局限性：①尽管持续地与靶标结合能产生有益的治疗效果，但是长时间的结合也

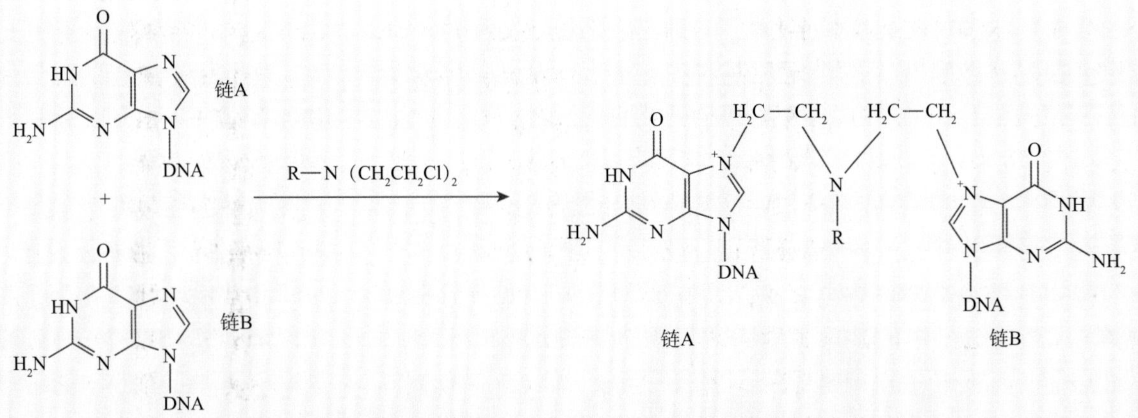

图 1　烷化剂类抗肿瘤药物与 DNA 中鸟嘌呤碱基产生共价结合键示意

会产生毒性，如氯吡格雷经体内的细胞色素 P450 氧化、重排、水解等一系列体内反应后，生成含有巯基的开环产物，选择性地与 P2Y$_{12}$-ADP 受体上的半胱氨酸残基反应生成二硫键，改变受体构象，抑制该受体的活性并阻断血小板聚集，但抑制时间过长也会导致出血时间过长，产生临床副作用。②与靶标发生共价结合的药物在研发过程不能采用传统的评价指标，如解离常数、半数抑制浓度、半数效应浓度等，这些指标难以真正体现其效能与安全性。

(李敏勇)

yàowù yǔ bǎbiāo fēigòngjiàjiàn
xiānghù zuòyòng

药物与靶标非共价键相互作用（non-covalent bonds between drug and target interactions）

药物与靶标之间通过范德华力、氢键、疏水键、静电引力、偶极相互作用力等相互作用形成可逆、非共价键的结合形式。药物与靶标的分子识别并发生相互作用，这种相互作用一般都是形成的非共价键，是一种弱的、可逆的相互作用，如范德华力的键能很小，量级为 10 kJ/mol，但其普遍存在并且具有加和效应，是一种不可忽视的一种作用力。

在这些弱性相互作用中，静电作用是最广泛的相互作用，是由于分子中的某些极性基团发生电离或电荷分布偏移或转移形成离子、偶极等，这些离子或偶极之间通过静电引力发生相互作用。药物与靶标的静电作用包括离子-离子作用，离子-偶极作用和偶极-偶极作用。离子-离子作用由正负离子间的静电引力产生，其作用没有方向性；离子-偶极作用是由带电荷的原子或基团与含有偶极的基团之间产生的静电作用；偶极-偶极作用是由两个偶极分子或偶极键之间产生的静电引力。

氢键即氢原子与电负性强的原子或原子团发生共价结合，能再与另一个具有孤对电子的原子（常见的有氧原子、氮原子等）相互吸引形成的一种非共价键。氢键是生命科学中最常见的一种非共价作用形式。在生物体系中氢键用于维持 DNA 的双螺旋结构、蛋白质和多肽的 α 螺旋或 β 片层的二级或三级结构等。药物与靶标的氢键作用可以使分子结合形成链状、环状、层状或立体的空间结构。氢键具有方向性，所以药物与靶标形成氢键时，识别基团在空间上存在某一固定的位置与距离。

疏水键是分子的疏水基团或侧链（非极性基团或侧链）之间的一种非共价的相互作用，它们在水相环境中产生避开水而相互聚集的趋势。药物与靶标的疏水作用是由药物的非极性氨基酸侧链和靶标上的芳烃和脂肪烃以及卤素等基团的疏水部分由于空间邻近引起的相互作用。

范德华力是一个原子的原子核对另一个原子的外层电子的吸引作用，存在于相邻中性原子或分子之间的一种弱的相互作用力。范德华力是所有键合作用中最弱的一种，但非常普遍，无处不在。药物与靶标的范德华力作用是药物分子与生物靶标之间的暂时偶极产生的相互吸引。

电荷转移作用发生在电子相对丰富的分子与电子相对缺乏的分子间，通过电荷转移而形成复合物。电荷的给体一般都是富含电荷的分子或基团，例如烯、炔、芳环、含孤电子对的杂原子等；电荷接受体是缺电子基团，例如烯、炔、含拉电子基团的芳环或含有弱酸性氢的基团等。**药物与靶标的电荷转移作用往往可增加药物的稳定性以及溶解度,并增加药物与受体的结合。**

(李敏勇)

yàowù yǔ bǎbiāo de jìngdiàn zuòyòng
药物与靶标的静电作用 (electrostatic interactions between drug and target)

药物分子中的某些极性基团发生电离或电荷分布偏移或转移形成离子、偶极以及诱导偶极,与体内生物大分子(如蛋白质、核酸以及生物膜等)的表面存在的许多可电离的或有偶极的基团,形成的离子键及其他静电相互作用。药物与靶标的静电作用包括离子-离子,离子-偶极和偶极-偶极的相互作用。

离子-离子作用的形式是形成离子键,又称为盐键。在生理条件下,药物分子的许多基团(羧基、氨基等)都呈电离状态,以阳离子或阴离子的形式存在。季铵盐类药物具有持久性的正电荷。受体主要由蛋白质构成,蛋白质由不同的氨基酸组成,一些氨基酸侧链官能团也会电离出带正电荷或者负电荷的基团。带正电荷的阳离子与带负电荷的阴离子之间,通过静电吸引力而产生电性作用,形成离子键。离子键的结合力较强,可增加药物的活性,是所有化学键中键能最强的一种(键能为 $400 \sim 4000$ kJ/mol)。一般酸性药物的 pK_a 越小,在生理pH条件下(≈ 7)电离生成阴离子的离子化程度越高,如抗菌药苄基青霉素($pK_a = 2.76$)的离子化程度接近100%,而镇静催眠剂苯巴比妥($pK_a = 7.41$)的离子化程度小于50%。含氨基的碱性药物 pK_b 越大,在生理条件下越易离解为阳离子,如解痉药物阿托品($pK_b = 9.96$)的离子化程度超过99%,而镇痛药吗啡($pK_b = 7.87$)的离子化程度仅为74.6%,远远小于阿托品。通过离子相互作用,药物向受体扩散的更近,使其与受体的结合能力明显增加。而且离子键能的强度可以保证受体和药物之间初始瞬间相互作用的发生,却不像共价键那样强得足以阻止复合物的分解。

离子-偶极、偶极-偶极相互作用是分子之间电荷分布不均匀产生的弱相互作用。在药物和受体分子中,当碳原子和其他电负性较大的原子,如 N、O、S、卤素等成键时,由于电负性较大原子的诱导作用使得电荷分布不均匀,导致电子的不对称分布产生偶极。药物分子的偶极与另一个带电离子形成相互吸引的作用称为离子-偶极相互作用。如果一个偶极和另一个偶极产生相互静电作用,称为偶极-偶极相互作用(偶极-偶极相互作用的键能为 $5 \sim 25$ kJ/mol)。离子-偶极和偶极-偶极相互作用广泛存在于药物受体复合物中。需要特别指出的是水分子也是偶极分子,药物分子中的固定电荷或偶极同样也可以与水分子发生离子-偶极和偶极-偶极相互作用。

(李敏勇)

yàowù yǔ bǎbiāo de qīngjiàn zuòyòng
药物与靶标的氢键作用 (hydrogen bonding between drugs and targets)

药物(或作用靶点)分子中具有孤对电子的 O、N、S、F、Cl 等原子与作用靶标(或药物)中和 C、N、O、S 等共价结合的氢原子形成的弱化学键。氢键作用是药物分子与靶标(受体、酶、离子通道以及核酸等)结合时最常见的形式之一。

氢原子与电负性较强的原子成键后(如常见的 O—H、N—H),降低了氢原子的电荷密度,使得氢原子成为一个相对的正电荷。这个相对裸露的氢原子核因其带有部分正电荷,得以与另一相邻的含有孤对电子的电负性原子形成引力键,即为氢键。在生理pH条件下,氢原子是唯一能同时满足带正电荷和在分子中保持共价键合作用两个条件的原子。氢原子体积足够小,能容纳第二个电负性原子的逼近。这就决定了氢键为氢原子所特有。

氢键是有机化学中最常见的一种非共价作用形式,也是药物和生物大分子作用的最基本的化学键合形式。和一般化学键一样,氢键键强度与构成氢键两端的原子间距离成反比。氢键是高度指向性的,氢键的键能大小与构成氢键的 $\angle XHY$ 的角度相关($X = $O、N、S 等电负性较大的与氢原子成共价键的原子,$Y = $另一电负性大的原子),其中 $\angle XHY$ 为 $180°$ 时,键能最大。氢键的键强度在生物体系中为 $10 \sim 40$ kJ/mol,比共价键弱,比范德华力强,键长为 $0.25 \sim 0.31$nm,比共价键短。氢键具有饱和性和方向性。由于氢原子半径小而电负性原子比较大,所以 X—H 中的氢原子只能和 1 个 Y 原子结合形成氢键。由于带同种电荷的离子之间相互排斥,另一个电负性大的原子就难于再接近氢原子,这是氢键的饱和性。氢键具有方向性则是由于电偶极矩的影响,只有当 X、H 和 Y 在同一条直线上时作用最强,同时 Y 原子一般含有未共用电子对,只有当氢键的方向和未共用电子对的对称轴一致时,Y 原子中负电荷分布最多的部分最接近氢原子,这样形成的氢键最稳定。氢键在生物体内和药物分子中均广泛存在。

在生物体内，氢键对维持机体的许多生理功能和组织结构的稳定性起重要作用。药物分子中常见的有羟基和羰基，二者之间形成氢键，可降低体系的总能量。在生物大分子，如蛋白质、DNA中，存在着众多的羰基、羟基、巯基和氨基，甚至还存在一些带电荷的基团，这些基团充当了氢键的接受体或者供给体，为生物体内氢键的形成提供了生理基础。药物与生物大分子通过氢键相结合的例子很普遍，如酰胺类利尿药通过氢键与碳酸酐酶结合，其结合位点与碳酸和碳酸酐酶的结合位点相同。药物分子自身可形成分子间氢键和分子内氢键，一方面对药物的理化性质如溶解度、极性、酸碱性等产生影响，药物与溶剂分子间形成氢键时，溶解度增大，而形成分子内氢键时，则溶解度减小；另一方面氢键的形成也会影响药物的生物活性，如水杨酸甲酯形成分子内氢键时，可用于肌肉疼痛治疗，而对羟基苯甲酸甲酯的酚羟基则无法形成这种分子内氢键，对细菌的生长产生抑制作用。

（李敏勇）

药物与靶标的疏水作用 （hydrophobic interaction between drugs and target）

药物结构中非极性链部分和生物大分子中非极性链部分间的一种弱的、非共价的相互作用。药物结构中非极性链部分和生物大分子中非极性链部分相互作用时，由于二者之间亲脂能力相近，所以结合比较紧密，导致两者周围围绕的能量较高的有序水分子层被破坏，形成无序状态的水分子结构，导致体系的能量降低而稳定药物受体复合物。这种结合称疏水作用。

碳原子与氢原子的电负性相近，碳氢键的极性很小，构成饱和烷烃的氢不能形成氢键，故饱和烷烃一般既不被水溶剂化，也不溶于水，呈现疏水特性。当烷烃（或药物分子中的疏水性基团）与水接触时，在非极性分子或分子的非极性区域周围的水分子呈现有序化排列，其能量高于其他的水分子。当药物分子的亲脂部分与受体的亲脂部分接近到某一程度时，非极性结合部位周围有序的水分子被挤出去，形成水合现象，被置换出来的水分子呈现无序状态，导致体系熵值增加，总自由能下降，使两个非极性区域的接触稳定化，稳定药物受体复合物，这种稳定复合物的形成就是疏水作用的结果。疏水作用与氢键作用同属药物与靶标结合的非共价方式。疏水作用的强弱与分子中的疏水基团的数目成正比，疏水基团的数目越多，疏水作用越强，烷基中每个亚甲基的疏水键键能约为 $3.4 \mathrm{kJ/mol}$，链长时疏水键的键能总和可形成较强的结合力。疏水作用还与温度有关，一般温度越高，作用越强。药物分子的疏水性可以用脂水分配系数（P）来评价，一般用药物分子在有机相和水相中达到平衡时，在有机相中的浓度（C_0）除以在水相中的浓度（C_w）计算得到，其中有机相通常选择正辛醇，这是由于它的结构与构成生物膜的脂肪酸类似，同时具有极性的羟基和非极性的长碳链，可以用来模拟膜的两亲性，脂水分配系数越大，则表明分子越亲脂，即疏水性越大，对药物分子的研究起到指导作用。

疏水作用以及疏水和亲水的平衡在蛋白质结构与功能的方方面面都起非常重要的作用，在蛋白质的折叠和药物分子与受体的结合方面扮演着不可替代的角色。高分子的蛋白质可形成分子内疏水链、疏水腔或者疏水缝隙，起稳定生物大分子结构的作用。除某些氨基酸残基的烷基侧链可参与生成疏水链，一些芳香氨基酸的侧链芳环也可与药物分子的芳香环形成疏水键。这种由共轭 π 键参与的疏水性相互作用被称为 π-π 相互作用。生物体内疏水基团的存在为药物分子与靶标的结合奠定了基础，如局部麻醉药 4-氨苯丁酯与异亮氨酸之间就可能存在疏水作用。

（李敏勇）

药物与靶标的范德华力作用 （Van der Waals forces between drugs and targets）

药物分子经过人体吸收分布，到达靶部位并与靶标接近到一定程度后，通过普遍存在的范德华力相互吸引，形成药物-靶标复合物发挥药物作用。药物（或靶标）中的一个原子的原子核对靶标（或药物）中另一个原子的外层电子的吸引作用，产生的相互作用，是存在于相邻中性原子或分子之间的一种弱的相互作用力。范德华力相互作用来自于非极性分子（如药物或受体）中的原子存在的暂时性电子密度非对称分布，导致暂时偶极子的产生。这个分子的临时偶极会在诱导与其接近的分子产生相反的偶极，形成分子间范德华力作用。范德华引力随着分子间的距离缩短而加强，是所有键合作用中最弱的一种，但很普遍。

范德华力的主要来源有 3 种机制：①取向力。极性分子的永久偶极矩之间的相互作用。②诱导力。一个极性分子使另一个分子发生极化，产生诱导偶极矩并相互吸引。③色散力。色散力在所有分子或原子间都存在，是分子的瞬时偶极间的作用力，即由于电子的运动导致瞬间电子的位置对原子核是不对称的，也就是说正电荷重心和负电荷重心发生瞬时的不重合，产生瞬时偶极，这种相互耦合产生静电吸引作用力。这3种力的贡献不同，通常第三种作用力即色散力的贡献最大。药物与靶标的范德华力作用主要就是由这种色散力来发挥作用的。作用力强弱表现规律为药物分子的极性越大，范德华力作用越强；药物分子量越大，范德华力作用越强；药物分子结构上的支链越多，范德华力作用越弱。当药物分子和生物大分子接触时，特别是药物与受体结构可达到镶嵌互补时，这种引力将对药物-受体复合物稳定性有较明显的影响。

(李敏勇)

yàowù yǔ bǎbiāo de diànhè zhuǎnyí zuòyòng

药物与靶标的电荷转移作用

(charge-transfer interaction between drugs and targets) 富电子分子（电子供体）和缺电子分子（电子受体）间通过电荷转移形成复合物的相互作用。这种作用相距较远，在药物与靶标作用的最初阶段。

药物与靶标的电荷转移作用的实质是电子供体的最高占据分子轨道的电荷转移到电子受体的最低空缺分子轨道上，实现电荷在分子间的离域偏离，形成电荷转移复合物，这实际上是一种分子偶极-偶极相互作用，这种键的键能较低，复合物相对比较稳定，降低了药物与生物大分子相互作用的能量。例如，抗疟疾药氯喹可插入到疟原虫的 DNA 碱基对之

间形成电荷转移复合物，它的性质可由光吸收推断，出现的特征吸收相当于电子转移到它的一个激发态。

在生物体内的靶标大多是蛋白质大分子，并且蛋白质分子结构中电荷分布不均匀，有的区域电荷密度大呈现电负性，有的区域缺少电荷而呈现正电性，此特征使带有正负电性的药物巧妙地与靶标通过电荷进行相互作用而产生药物作用。药物与靶标通过电荷转移作用形成的电荷转移复合物往往可增加药物的稳定性以及溶解度，并有利于药物与受体的结合，从而发挥药物作用。

电子供体通常是富 p 电子的烯烃、炔烃或芳环，或含有弱酸性质子的化合物，如酪氨酸的芳香环或天冬氨酸的羧酸基团；某些杂环化合物分子由于电子云密度分布不均匀，有些原子附近的电子云密度较高，有些较低，这些分子既是电子供体，又是电子受体，如组氨酸、色氨酸和天冬酰胺。

药物在体内的作用机制是通过大多数药物与机体生物大分子之间的相互作用实现，这种相互作用引起机体生理、生化功能的改变从而发挥作用。药物与靶标的电荷转移作用持续时间短，利于中枢神经系统药物的作用，不需要较高的能垒，并且对于药物与靶标来说作用力已经足够稳固，不易于从作用部位除去，在一些情况中是药物相互作用机制的最初阶段。

(李敏勇)

yàowù yǔ bǎbiāo de fēnzǐ shíbié jīzhì

药物与靶标的分子识别机制

(recognition mechanism of drug-target interactions) 药物进入体内与其生物大分子靶标相互作用，

使药物与靶标特异性结合，发挥药理作用的适配关系。

内容 药物与靶标的分子识别具有互补性，最初解释这种性质的学说是埃米尔·费歇尔（Emil Fischer）在 19 世纪提出的著名的"锁钥学说"。该学说认为机体内受体或者酶等生物大分子犹如要开启的锁，药物或者其配体作为钥匙应精确地与锁匹配，才能将锁开启，即产生药理效应。药物作用的靶标在三维空间上有一定特异性，生物大分子靶标与结构特异性药物的结合会引起整个大分子的构象变化，生成一种适合发挥生物效应的构象。

影响因素 结构特异性药物与靶标主要依靠两个方面来实现互补作用：一是药物与靶标分子中电荷的分布与分配，电荷对应，位置匹配；二是药物与靶标分子中各基团和原子的空间排列与构象互补。药物与靶标的互补性程度越大，则其特异性越高，作用越强，该互补性随着药物-靶标复合物的形成而增高。药物分子中取代基的改变、手性中心的改变均可引起与靶标相互作用的活性基团的空间构象发生变化，改变药物-靶标复合物的稳定性，影响药效的强弱。

药物与靶标的分子识别还受立体化学因素的影响。药物中的官能团的距离、手性中心及取代基空间排列的改变，均能强烈地影响药物受体复合物的互补性，影响药物与受体结合。受体和药物都是三维实体，也导致药物的立体异构，即几何异构、光学异构对药物活性有较大的影响。

几何异构是药物分子中含有双键，或有刚性、半刚性结构时，会引起药物构型不同，产生异构现象。几何异构体结构差别较大，

引起药物分子的药效基团和受体异构体互补的相差较大，生物活性往往有较大差别。顺反异构是双键或环等刚性或半刚性系统导致分子内旋转受到限制而产生的。顺反异构体的理化性质和生理活性都有较大的差异，各基团之间距离不同，因而它们与受体相互作用以及在体内的转运均有差异。如已烯雌酚的顺式和反式构型在生物活性上有很大差别。

光学异构分子中存在手性中心，两个对映体除了将偏振光向不同的方向旋转外，有相同的物理性质和化学性质。但其生理活性则有不同的情况，有作用完全相同的，有作用相同但强度（有无或大小）不同的，也有作用方式完全不同的几种类型。这与药物的手性中心在靶标结合中的部位有关。如药物的手性中心不在靶标结合的部位，则对映体的作用完全相同；如药物的手性中心在靶标结合的部位，则对映体或者作用强弱不同，或者作用方式不同。

锁钥学说用来解释药物与靶标识别的机制具有一定的局限性。该学说视受体和药物分子为刚性结构，能够很好地解释药物与受体结合前后三维结构和构象变化较小的过程，但结合前后构象变化较大时，则难以解释。20 世纪发展起来的结构生物学技术使用实验技术的手段，可较直观反映药物分子与靶标的结合情况，为进一步认识药物分子的作用机制和新药的设计提供了强有力的支撑。

（李敏勇）

结构生物学技术（structural biology technology）

jiégòu shēngwùxué jìshù

用物理学技术，配合生物化学和分子生物学研究阐明生物大分子如蛋白、核酸等的的三维空间结构、动态过程和生物学功能的方法。结构生物学技术研究可提供生物大分子在原子分辨率水平的原子坐标、相互作用的细节信息以及生物大分子在行使其功能时的动态变化，这些结构信息与功能研究相结合，不仅能促进人们对生物大分子的生物功能和分子机制的认识，阐述重要的生物学问题，还能探索与生物大分子功能失调相关疾病的发病机制。

结构生物学技术主要有 X 线晶体学、核磁共振波谱学、电镜技术等物理学技术手段，用来获得构成活体细胞的各种各样大分子生物组件的高分辨率图像信息，用于研究生物大分子的结构、功能和相互作用机制。

X 线晶体衍射技术 20 世纪 50 年代沃森（Waston）和克里克（Crick）提出了 DNA 的双螺旋模型；60 年代，佩鲁茨（Max Ferdinand Perutz）和肯德鲁（John Cowdery Kendrew）用 X 线晶体衍射技术获得了球蛋白的结构。X 线晶体衍射技术的应用，使大分子的结构研究在晶体水平进行，该技术的发展成为结构生物学发展最重要的决定因素。20 世纪 60～70 年代，发展了电子晶体学技术，研究对象主要是有序的、对称性高的生物体系，如二维的晶体和对称性很高的三维晶体。X 线晶体衍射技术的优势在于能够达到很高的分辨率，接近原子水平；对蛋白质的大小和成分类型没有限制。但此方法必须有高质量的大尺寸晶体作为前提，而得到质量较好的晶体对于分子量较大或者结构柔性的蛋白质具有一定的难度。

核磁共振波谱技术 20 世纪 70～80 年代，多维核磁共振波谱学的发明使得在水溶液中研究生物大分子成为可能，因为水溶液中的生物大分子可能更接近于生理状态。核磁共振衍射技术同样具有高分辨率的特点，仅次于 X 线晶体学技术。但核磁共振衍射技术的缺点是蛋白分子不能过大，一般在 50 000 以下；另外该技术的反应体系是溶液，这对膜蛋白等不溶性蛋白的研究比较困难。

电镜技术 20 世纪 80 年代，杜波谢（Dubochet）等人报道了一种单粒子电子显微镜技术新成果，将该技术引向了高分辨率成像。他们在低温条件下将待检样品放在一层薄薄的、透明的冰上用单粒子电子显微镜进行成像观察。这种方法就是所谓的"低温冷冻电镜技术"，能够对含水的粒子进行直接成像。冷冻电子显微镜的发明不仅能够研究生物大分子在晶体状态和溶液状态的结构，而且能够研究复杂的大分子体系、超分子体系，对 G 蛋白偶联受体相关研究具有重要意义。

（方 浩）

基于化学结构的药物设计（drug design based on chemical structures）

jīyú huàxué jiégòu de yàowù shèjì

在已知化学结构的药物或先导化合物的基础上进行的经典药物设计方法。主要是对已知药物的再设计或先导化合物的结构优化，获得活性高、选择性强、毒副作用小的新药。

基于化学结构的药物设计涵盖的研究内容和方法主要包括药物构效关系、同系原理设计法、前体药物、软药、多靶标药物、生物电子等排体、类肽药物以及分子杂合原理等。药物构效关系是药物化学的中心内容，也是药物设计的基础。药物分子的设计和优化依赖于对药物构效关系的认识。同系原理设计法是用同系的烷基链或环对先导化合物进行局部结构改造和结构修饰，以期获得更理想的理化性质、更良好的药动学性质、更小的毒副作用等的新药。前体药物进入体内后经酶或非酶作用，释放出活性物质而产生药理作用。前药有两大类，一类是生物前体药物，另一类是靶向前体药物。前药原理是一种最常用的对先导化合物进行优化的手段。多靶标药物相比于单靶标药物，多靶标药物即使其针对单一靶标的活性相比于单靶标药物可能有所降低，但由于多靶标调节所产生的协同作用，使总效应大于单个效应的总和，从而产生更好的疗效和更小的不良反应，并改善耐药性，呈现出良好的应用前景。研发多靶标药物的过程与研发单靶标药物没有本质区别，都包括先导物的发现和优化两个阶段。

对先导物用生物电子等排体进行结构修饰，可产生类似药理活性或拮抗作用、降低毒性、改善药动学性质等，是先导化合物优化中常用的、有效的方法。分子杂合原理将两个不同或相同的先导化合物或药物经共价键连接，得到一个新的化合物，经体内代谢后，产生以上两种具协同作用的药物，活性增强或产生新的药理活性，或选择性提高等。

（方　浩）

yàowù gòuxiào guānxì

药物构效关系（structure-activity relationships）

一系列药物或生物活性物质的化学结构与生物活性之间的关系。化学药物是有一定化学结构的物质，这些化合物的化学结构决定了自身的结构性质，如氢键、极性表面积、亲脂性、形状、分子量、反应性和 pK_a 等，当化合物与体内生物大分子作用时就产生了生物化学性质，如代谢、与蛋白和组织的结合、转运（摄取、外排），这些都与化合物的生物活性相关。

药物进入生物体后，需与特定的靶标识别并结合，产生选择性的治疗作用，药物只有具备与相关靶标相适应的化学结构，才能参与特定的生化过程并改变其机能活动。在一般情况下，化学结构相近似的药物通常能与同一受体或酶结合，产生相应的激动作用或拮抗作用。例如，拟胆碱药的化学结构与乙酰胆碱相似，基本具有季铵或叔胺基团，都能与胆碱能受体结合，形成具有活性的复合物，表现出相似的作用。

药理作用的类型通常由它们的基本结构决定，它们的药理作用的相对强度则由基本结构上各个取代基团的性质决定。例如，磺胺类药物中对氨基苯磺酰胺是必需基团，氨基必须处于苯环的对位，如位于邻位或间位则无抑菌作用；磺酰氨基的 N 原子上必须是具有吸电子作用的单取代基，才有抑菌作用，当取代基为杂环时，抑菌作用明显增加，N-双取代化合物一般均丧失活性。

（方　浩）

tóngxì yuánlǐ shèjìfǎ

同系原理设计法（homologous principles）

在药物设计中，用一系列由重复单元如亚甲基、肽残基等，组成相互不同化合物的设计方法。如在烃链化合物中，通过对同系物增加或减少亚甲基数（—CH_2—）、改变分子的大小来优化先导化合物。

同系物是一系列以恒定单位（链烃化合物一般为 CH_2 基团）不同的化合物，并且随着单位数目的增多，其生物学特征呈现出增强或减弱的规律。对单烷烃及环烷烃化合物，均可采用同系物设计法。当烃链延长、缩短或分支化时，或保留原活性，或产生拮抗作用，或产生其他作用。在同系物设计中，增加 1 个到数个碳原子时，可能得到活性类似的结构，碳原子增加的数目与活性的关系通常具有一种抛物线的关系。对于许多系列化合物，将饱和碳链由 1 个碳原子延长至 5~9 个碳原子药理作用会增加，进一步延长会导致药理作用下降，其峰值就是优化最佳的化合物。例如，对依那普利拉类的血管紧张素转换酶抑制剂对环的大小进行结构修饰，发现当环由五元环变为八元环时，活性增加了 4000 倍，是活性数据的峰值，随着环继续增大，活性反而降低。

（方　浩）

qiántǐ yàowù

前体药物（prodrugs）

一类在体外无活性或活性较小，在体内经酶或非酶作用释放出活性物质而产生药理作用的化合物。简称前药。

分类　前体药物可分为两大类：靶向前体药物和生物前体药物。靶向前体药物，也称载体前药，是活性药物（原药或原型药物）与载体基团组成，或者由活性药物、连接基团和载体 3 部分构成，在体内经过酶转化或非酶转化释放出活性药物。药物设计中应用最为广泛的靶向前体药物的设计。生物前体药物的结构不含有载体和活性原药，是在体内经过生物转化后得到活性代谢物而发挥药效。靶向前体药物与生物前体药物的区别见表1。

根据官能团，前药又可分为：

表 1　靶向前体药物与生物前体药物的主要区别

类别	组成	体内生物转化
靶向前体药物	原药+载体、原药-连接基团-载体	水解反应
生物前体药物	无载体、无原药	氧化、还原或其他反应

①羧基、羟基、疏基官能团的酯类前药。成酯是前药设计中最常用的修饰手段。已上市的前药中，约49%是由酶的水解产生活性的。酯类前药常用来掩蔽水溶性药物中的羧酸、磷酸等带电荷基团，增加原药的脂溶性，提高它们的被动膜渗透性。酯类前药的合成通常很方便，酯类前药进入人体以后，血、肝及其他组织器官中普遍存在的酯酶可以将酯键水解。这些酯酶包括羧酸酯酶、乙酰胆碱酯酶、丁酰胆碱酯酶、对氧磷酰酯酶和芳基酯酶等。例如，用于注射的纳布啡二酯类前药，由于实验动物的物种不同，磷酸酯酶也有显著的差异，很难预测其前药的药学分布，这也是酯类前药面临的一个重大问题。②羧基和氨基的磷酸酯类前药。水溶性差的药物的羟基和氨基常被设计成磷酸酯/磷酸盐，以提高其水溶性，更适于口服或注射给药。磷酸酯/磷酸盐类前药在小肠刷状缘或肝脏的磷酸酯酶作用下能很快发生生物转化生成原药，和羧酸酯类前药不同，磷酸酯/磷酸盐类前药的碱性磷酸酯酶实验显示，磷酸酯/磷酸盐类前药在不同的实验动物物种中的水解速率相近。尚没有关于磷酸酯/磷酸盐类前药由于物种差异而致人体药动学表现不佳的文献报道。磷酸酯/磷酸盐类前药用于注射给药有很多成功的例子，但在开发阶段遇到的一些问题，使得口服给药的磷酸酯/磷酸盐类前药只有少数几个上市。这些问题包括磷酸盐类前药

较难发生酶性生物转化；由于原药不是水溶性的形式，前药在肠腔分解时会导致原药沉淀析出，这最终会导致药物的吸收度降低；乳制品或抗酸药中存在的钙，会导致药物的生物利用度下降。③羧基、羟基及氨基的碳酸酯和氨基甲酸酯类前药。羧基、羟基及氨基的碳酸酯和氨基甲酸酯前药不同于羧基两端连有氧或氮的酯。它们与相应的羧酸酯相比，对酶的稳定性更好，但比酰胺类化合物更易水解。碳酸酯是羧酸和醇的衍生物，氨基甲酸酯是羧酸和胺的衍生物。④羧酸和胺的酰胺类前药。酰胺键可以被体内广泛存在的羧酸酯酶、肽酶和蛋白酶水解，常用于合成特定的肠内吸收转运体的作用底物来改善口服吸收。⑤酮、脒及胍的肟类前药。肟（如酮肟、脒肟、胍肟）是酮、脒及胍类化合物的衍生物，为缺少羟基、氨基或羧基的分子提供了被修饰的机会。肟可以被微粒体细胞色素P450酶系水解。强碱性的脒肟和胍肟也常被用于增强药物的膜渗透性和改善吸收。

应用　前体药物广泛应用于多种药物分子的给药途径和剂型设计。在肿瘤治疗中应用最广。传统的化疗药物缺乏肿瘤细胞特异性，在杀伤肿瘤细胞的同时对正常细胞的毒性也很大，导致严重的系统毒副作用。许多化学治疗药物存在水溶性差、生物利用度低等问题，限制了其临床应用。通过前药设计，将药物修饰为无

毒的前体药物经特定条件活化后释放出原药，是创新药物研究的常用策略。

（方　浩）

shēngwù qiántǐ yàowù

生物前体药物（bioprecursor-prodrugs）　本身没有药理活性，在体内经代谢活化而呈现药效活性化合物的药物。不同于靶向前体药物，生物前体药物不含靶向载体和原药，其体内活化过程主要依赖各种酶的催化代谢产生新的活性化合物。生物前体药物是前体药物中一类特殊的类型，不少是在研究中发现的。

20世纪30年代，人们发现一种红色染料百浪多息在动物体内具有抗菌活性，但在体外却无抗菌活性。研究人员从服用百浪多息的患者尿液中分离得到了对乙酰氨基苯磺酰胺，由于乙酰化是体内代谢的常见反应，推断百浪多息在体内先代谢成对氨基苯磺酰胺，又称磺胺，然后磺胺再被乙酰化代谢成对乙酰氨基苯磺酰胺。实验还发现，加入还原剂会使百浪多息在体外也具有抗菌活性，推断百浪多息在体内的还原代谢产物对氨基苯磺酰胺可能是其活性代谢产物。实验还发现对氨基苯磺酰胺确实在体内外都具有抗菌活性。以上实验证实了百浪多息的体内抗菌活性来自于其代谢产物对氨基苯磺酰胺。百浪多息是对氨基苯磺酰胺的生物前体药物（图1）。

虽然很多生物前体药物，如百浪多息的发现有偶然性，但随着药物设计学的发展，药物化学家可根据常见的体内代谢方式，通过对活性母体化合物进行合理结构改造和修饰得到生物前体药物，以改善母体化合物的性质。例如，抗癌药物卡培他滨是氟尿

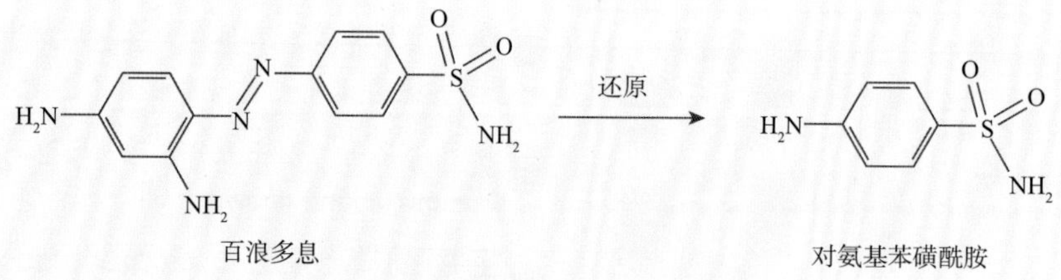

图1　百浪多息还原为对氨基苯磺酰胺

嘧啶的三级靶向前体药物。口服后，卡培他滨首先在肝脏中经过羧酸酯酶水解，暴露出伯氨基团，然后被位于肝脏和肿瘤组织中的胞嘧啶核苷脱氨酶氨解，最后在肿瘤细胞内胸腺嘧啶核苷磷酸化酶代谢成氟尿嘧啶（图2）。参与最后一步代谢活化的胸腺嘧啶核苷磷酸化酶主要存在于肿瘤细胞内，所以卡培他滨可在肿瘤细胞内经胸苷磷酸化酶催化靶向释放氟尿嘧啶，能有效降低毒副作用。

生物前体药物是利用体内代谢活化方式得到的活性化合物，主要包括氧化代谢、还原代谢和消除代谢等。根据体内代谢活化方式的不同，生物前体药物可分为氧化活化机制前体药物、还原活化机制前体药物和消除活化机制前体药物等。注意，有的生物前体药物需要经过多级代谢活化，如卡培他滨。

（张颖杰）

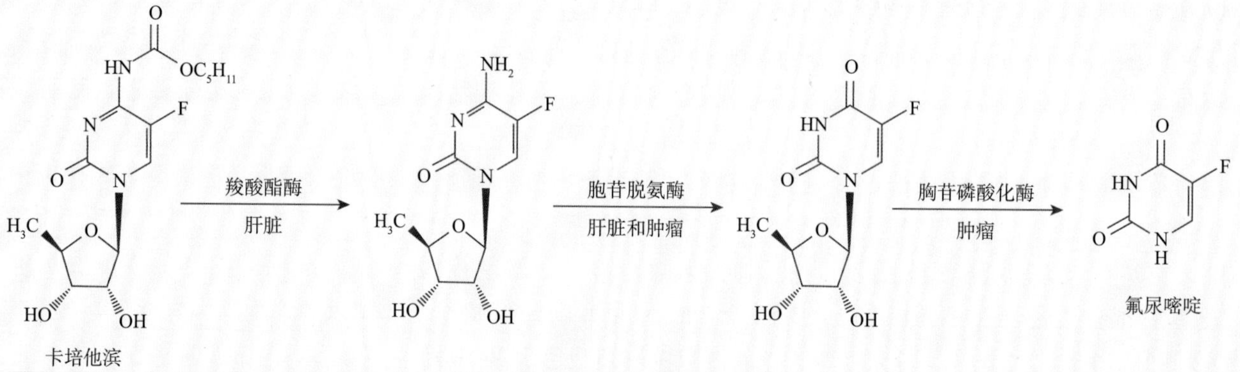

yǎnghuà huóhuà jīzhì qiántǐ yàowù

氧化活化机制前体药物（oxidative activation based prodrugs）　本身没有药理活性，在体内经氧化代谢生成活性母体化合物的生物前体药物。

抗高血压药氯沙坦是一种典型的氧化活化机制前药。氯沙坦本身对血管紧张素转换酶Ⅱ受体的阻断活性并不强，在体内其分子中的伯醇可被肝脏细胞色素P450氧化成羧酸，生成对血管紧张素转化酶Ⅱ受体阻断活性更强的活性代谢产物（图1）。

抗血小板药物氯吡格雷本身无二磷酸腺苷受体抑制活性，但在体内可经过氧化和水解反应，生成开环的活性代谢产物，可与二磷酸腺苷受体的半胱氨酸残基形成二硫键，抑制血小板聚集发挥抗凝血活性。因此，氯吡格雷

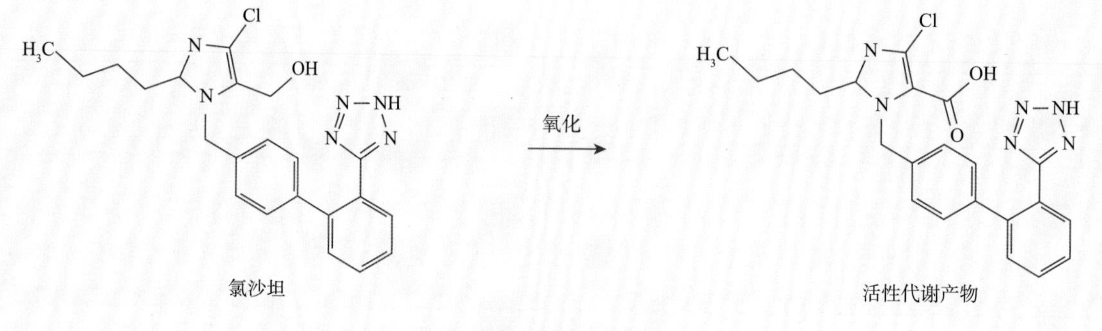

图2　卡培他滨的体内代谢过程

图1　氯沙坦的氧化活化

属于氧化活化机制前药（图2）。

抗疱疹病毒药阿昔洛韦分子间的氢键作用降低了它的水溶性，该药物口服生物利用度只有20%。6-脱氧阿昔洛韦在体内可以被黄嘌呤氧化酶催化，6位发生羟基化生成阿昔洛韦而发挥活性，因此是阿昔洛韦的氧化活化机制前药。与阿昔洛韦相比，6-脱氧阿昔洛韦晶格能低，水溶性提高了六百多倍，生物利用度提高了5倍。需要注意的是，6-脱氧阿昔洛韦在体内也可以发生8位氧化，生成阿昔洛韦的异构体（图3）。

（张颖杰）

huányuán huóhuà jīzhì qiántǐ yàowù

还原活化机制前体药物 （reductive activation based prodrugs） 本身没有药理活性，在体内经还原代谢生成活性母体化合物的生物前体药物。

抗炎药舒林酸为亚砜类化合物，本身无环氧合酶抑制活性。舒林酸在体内可通过不可逆氧化生成无活性的砜类代谢产物，还可通过可逆还原生成活性的硫醚类代谢产物，在体内通过抑制环氧合酶发挥抗炎活性（图1）。舒林酸是还原活化机制前体药物。

抗溃疡药奥美拉唑本身无

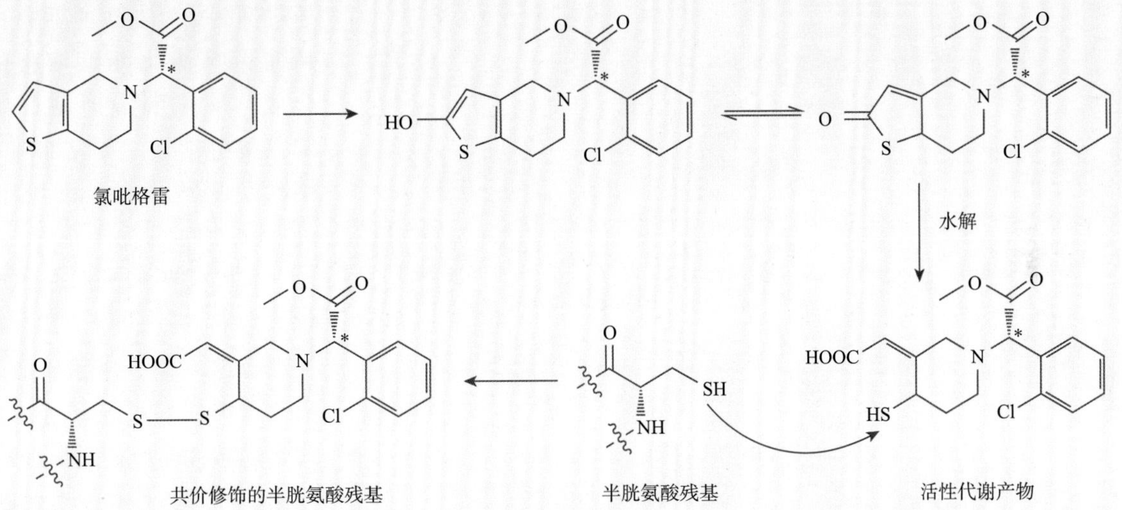

＊. 该碳原子为不对称原子。

图2 氯吡格雷的氧化活化

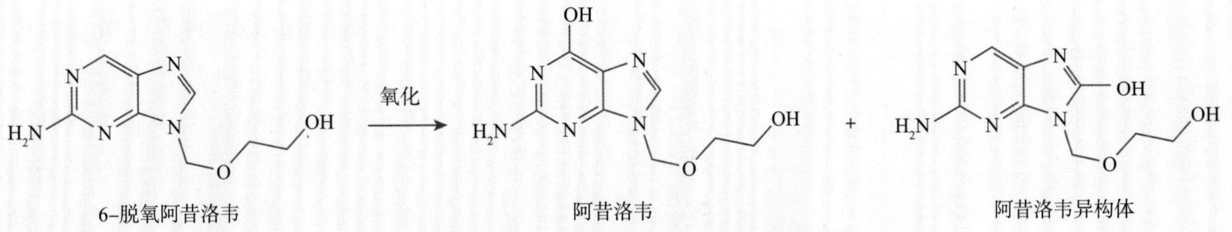

图3 阿昔洛韦的氧化活化

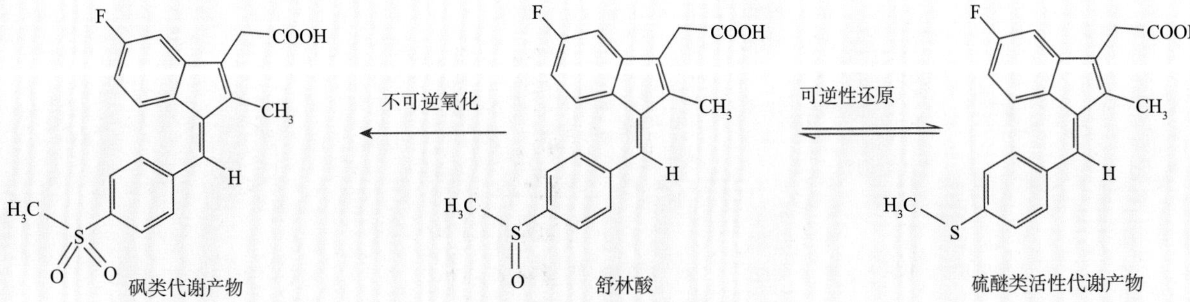

图1 舒林酸的氧化和还原活化

H⁺/K⁺-ATP 酶抑制活性，但在体内的酸性环境中可依次经重排、还原及分子内亲核取代反应，生成活性代谢产物环状次磺酰胺。次磺酰胺可与 H⁺/K⁺-ATP 酶的半胱氨酸巯基共价结合形成二硫键，导致质子泵永久失活（图 2）。奥美拉唑是次磺酰胺的前药，而次磺酰胺由于极性太大、体内吸收困难而不能直接药用。

对-甲基亚砜基苯基氮芥也是一个需要还原活化的生物前体药物。在正常组织中，该化合物结构中甲基亚砜基的吸电子性，使对位氮芥氮原子的孤对电子对不易发生分子内亲核取代反应，难以生成活性乙烯亚铵离子，因而细胞毒作用较弱。但在实体瘤细胞内缺氧的条件下，对-甲基亚砜基苯基氮芥的甲基亚砜基可被还原成甲硫醚基，甲硫醚基的供电子性增加了对位氮芥的氮原子电子云密度，提高了亲电性，易于生成活性乙烯亚铵离子发挥抗癌活性（图 3）。

（张颖杰）

xiāochú huóhuà jīzhì qiántǐ yàowù

消除活化机制前体药物（elimination activation based prodrugs）

本身没有药理活性，在体内经消除代谢生成活性母体化合物的生物前体药物。

来氟米特是一种免疫抑制剂，通过抑制二氢乳酸脱氢酶的活性，从而影响活化淋巴细胞的嘧啶合成。来氟米特抑制二氢乳酸脱氢酶的活性主要来自在体内经消除反应生成的活性代谢产物（图 1）。

抗癌药环磷酰胺是氮芥类烷化剂的非活性前药，其在体内需依次经过氧化、开环和消除（逆迈克尔加成）反应，生成高活性的磷酰胺代谢产物发挥 DNA 烷化作用。环磷酰胺既属于氧化活化机制前药，又属于消除活化机制前药（图 2）。

（张颖杰）

bǎxiàng qiántǐ yàowù

靶向前体药物（targeted prodrugs）

利用对某些组织细胞有特殊亲和力的分子作载体，与药物偶联后形成的一种特殊前体药物。又称载体前体药物。靶向前体药物利用特定的载体将药物定向输送到作用的靶器官部位，克服传统前药相关的问题。

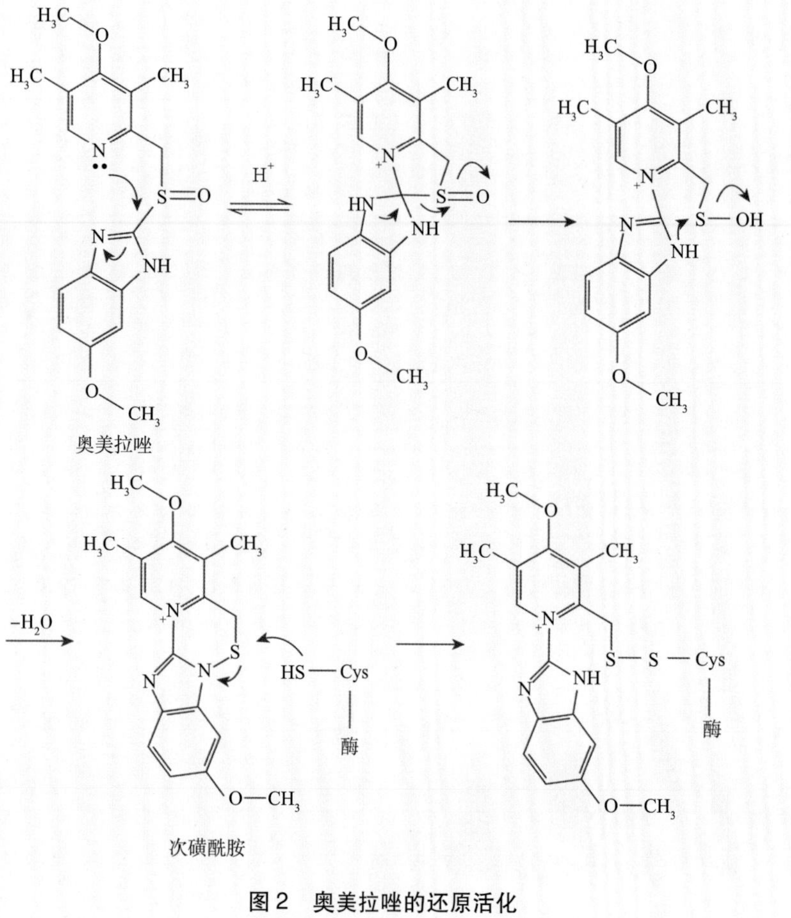

图 2 奥美拉唑的还原活化

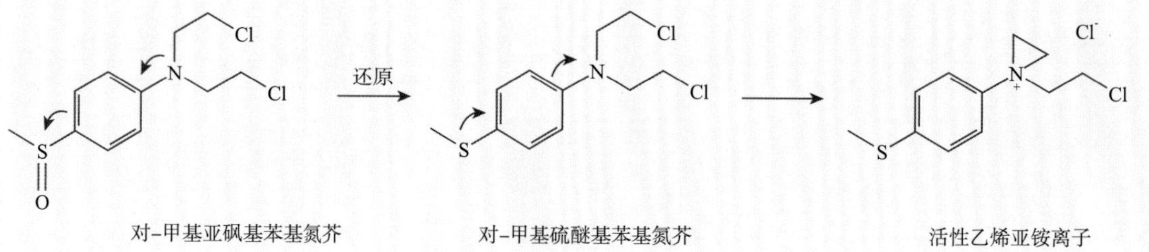

图 3 对-甲基亚砜基苯基氮芥的还原活化

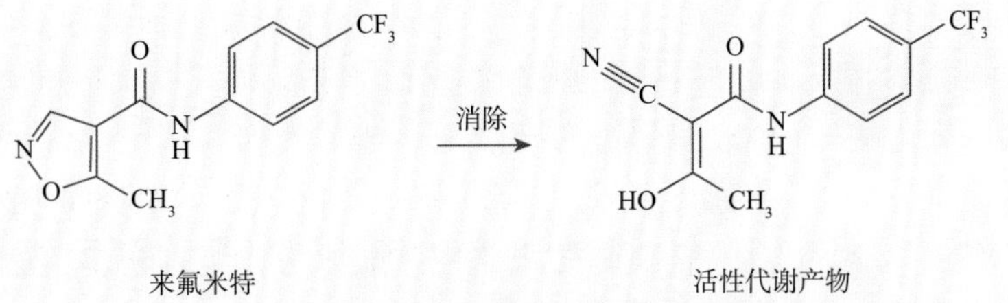

图1 来氟米特的消除活化

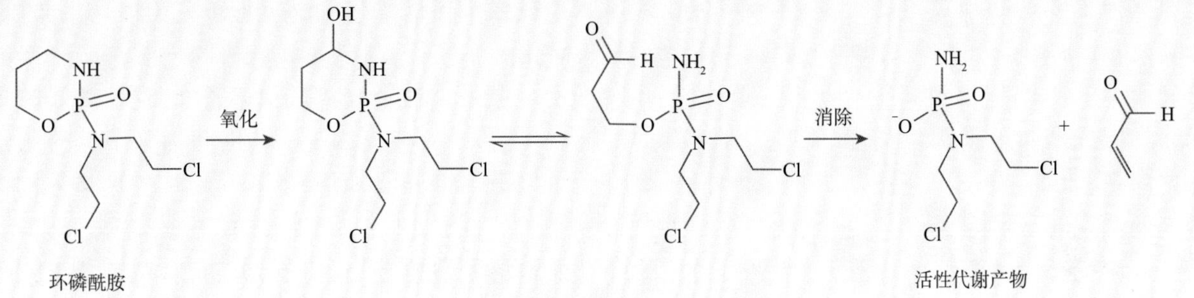

图2 环磷酰胺的体内活化

目的和作用 ①改善药物的溶解性。②改善药物的吸收，提高生物利用度。③提高药物的选择性，提高药物到达体内靶组织的位点特异性。④增加药物的稳定性，避免药物的首过效应，减少药物在体内的快速代谢，解决药物在体内不稳定、生物利用度低的问题。⑤延长药物作用时间，改善药物在体内的释放和药物作用时间。⑥降低药物的毒副作用，通过提高靶组织选择性，降低药物在体内的毒性。⑦改善患者依从性。

设计原则 靶向前体药物分子的设计主要考虑以下几个因素：①原药结构中可修饰的官能团。②原药和前药的吸收、分布、代谢、排泄及药动学特征。③前药在体内发生转化后的副产物。④前药本身应无活性或活性低于原药，且制备简单易行。⑤载体分子应无毒性或无生理活性，且廉价易得。⑥前药应当在体内能定量地转化成原药，应尽量降低前药的直接代谢失活。

常用官能团 靶向前体药物设计常用的官能团有：羧基、羰基、氨基、醛基、酮基等。靶向前体药物通常由这些官能团的修饰产生，包括酯、碳酸酯、氨基甲酸酯、酰胺、磷酸酯和肟。

作用机制 靶向前体药物以受体或酶与配基特异性结合为基础，利用受体或酶具有高度的结构专一性，能特异性地识别配基并与之结合，形成受体或酶介导靶向前体药物，使用最多的是靶向抗肿瘤药物。利用肿瘤组织中某些酶的特性、肿瘤细胞表面上特异性表达的抗原，将药物分子（毒剂、核素等）与不同分子量的载体，如糖类、生长因子、抗体、肽类以及合成的聚合物等相结合，可使药物定向转运至肿瘤部位，然后在肿瘤细胞附近释放。

药物靶标 ①组织器官水平，使药物选择性地蓄积在肿瘤组织、炎症部位或心肝脾肺等特定器官内，减少全身性的不良反应。针对肿瘤组织的靶向化学治疗药物是研究的一大热点，如针对肿瘤缺氧、低pH值、新生血管密集等特定环境设计的靶向药物能够提高肿瘤组织内的药物浓度，显著改善肿瘤化学治疗的效果。②细胞水平，利用病变细胞表面的某些特定受体，在药物或其载体表面修饰与该受体特异性结合的配体（如抗体、多肽、糖链、核酸适配体或其他小分子等），使药物能精确定位到病变细胞并将其杀伤，对正常细胞则不产生明显的毒害作用。③亚细胞水平，很多药物（如核酸药物、大多数蛋白药物及部分小分子药物）需要进入细胞内部，或在特定细胞器（如线粒体、细胞核）内才能发挥作用。穿膜肽、核定位序列等是研究较多的靶向组件。

药物－载体偶联物　应有以下特点：①偶联物自身无药理作用。②偶联物中药物与载体之间的化学键（一般是共价键）在血浆及细胞外液中稳定，使偶联物在向靶部位的转运过程中药物不被释放。但此种化学键必须对靶器官酶系统或 pH 等敏感，能在靶组织部位裂解，释放出活性药物分子。③偶联物应能通过给药部位与靶细胞之间所有的生物屏障，被靶细胞上的膜受体识别、结合、内吞并进入溶酶体。④偶联物自身应无毒性及抗原性，其载体具有生物可降解性。

常见的靶向前体药物　①抗体药物偶联物（antibody-drug conjugate，ADC），是将小分子药物与抗体连接在一起形成的药物，一般多指强细胞毒性的化学治疗药物（或毒素）与单抗偶联形成的具备靶向抗肿瘤活性的药物。抗体药物偶联物的主要结构包含了抗体、药物以及将两部分相连的连接链。此种双功能分子利用了抗体与癌细胞抗原的特异性识别提高分子的靶向性，到了靶部位又释放出化学治疗药物（或毒素），达到靶向杀死癌细胞的效果。抗体与抗原分子的识别与结合是高度专一性和特异性的过程，也是抗体药物开发的生物学基础。例如，用于治疗人表皮生长因子受体-2 基因阳性（过量表达）的乳腺癌的赫塞汀曲妥珠单抗和以表皮生长因子受体为靶点的结肠癌和非小细胞肺癌治疗药物西妥昔单抗等。②生理活性配体－药物偶联物，其基本原理和抗体药物

偶联物的设计原理类似，即通过特定的连接链把高活性的药物分子和一些能选择性地结合肿瘤细胞表面受体的天然配体或其类似物进行偶联，借此提高药物分子对肿瘤细胞的靶向性。配体为小分子被称为小分子药物偶联物（small molecule-drug conjugate，SMDC），配体为多肽被称为多肽药物偶联物（peptide-drug conjugate，PDC）。它通过生理活性配体（小分子或多肽）替代抗体极大减小了分子量，简化了生产工艺，降低了开发难度。但是，这些生理活性的配体，特别是小分子配体，与相应受体结合的特异性一般不如抗原-抗体高，同时细胞表面受体的肿瘤细胞特异性也不足，限制了其进一步的临床开发。最典型的例子是以叶酸作为生理活性配体开发的各类叶酸-药物偶联物已经有了较长的研究历史，但是仍然没有获得临床研究的充分证实。

分类　根据靶向前药的特点，可将其分为主动靶向前体药物（如喜树碱-甘氨酸-聚乙二醇-叶酸前药）与被动靶向前体药物（如多聚 HPMA 偶联的多柔比星）两类。

（方　浩）

zhǔdòng bǎxiàng qiántǐ yàowù

主动靶向前体药物　（active targeting prodrugs）　与有主动靶向作用的靶向因子连接、能被靶部位受体特异性识别、到达靶部位后连接键断裂并释放出原药的化合物。应用前体药物设计原理设计。

主动靶向前体药物可大大提高药物的靶向传输效率，降低药物剂量，提高治疗效果。在此过程中药物和靶向分子应在温和的偶联条件下，通过体内可断裂的

化学键连接，避免降低靶向因子与靶标结合的特异性，同时保证释放出的原型药物保持活性。例如，治疗肝癌的 N-（2-羟丙基）甲基丙烯酰胺-多柔比星-半乳糖胺-多柔比星是抗肿瘤药物，半乳糖胺是靶向分子，它与肝癌细胞膜表面的脱唾液酸糖蛋白特异结合，定向将多柔比星递送到肝癌部位发挥治疗作用。

抗体药物偶联物（antibody-drug conjugate，ADC）是 21 世纪初发展最快的一类主动靶向前体药物。单克隆抗体是良好的靶向因子，利用药物分子上的化学基团如羟基、巯基、氨基等，将治疗药物与单抗化学连接形成 ADC，利用单克隆抗体实现靶向递送，避免了药物对正常组织的毒性作用，选择性地发挥治疗作用。单克隆抗体应具备靶标清晰，靶标在肿瘤组织高表达、正常组织低表达；支持药物装载，形成的 ADC 稳定性好，单抗与靶标结合后能介导 ADC 细胞内化；良好的药动学特性；非特异性结合少等性质。连接键在循环中稳定，在细胞内药物能被释放（如在溶酶体内酶切释放或抗体降解后释放）。细胞毒药物应具有药效明确、机制清晰，与单抗进行偶联的药物有阿霉素、柔红霉素、平阳霉素、博安霉素、丝裂霉素、新致癌菌素、甲氨蝶呤等。

（张　娜）

bèidòng bǎxiàng qiántǐ yàowù

被动靶向前体药物　（passive targeting prodrugs）　利用靶部位的某些特殊物理、化学或生物学特性（如靶部位与非靶向组织相比，有更高酶活性或异常的 pH 值），应用前体药物设计原理设计增加药物在靶部位的蓄积，

减少药物在其他部位作用的药物。例如，①肾中 γ-谷氨酰胺转肽酶的浓度很高，可将氨基酸和肽的 γ-谷氨酰胺的衍生物断裂。多巴胺被动靶向前药 γ-谷氨酰胺多巴衍生物，在肾 γ-谷氨酰胺转肽酶的作用下可转化成多巴，后经脱羧酶作用，转化为多巴胺，脱羧酶在肾的浓度也很高，特定作用于肾血管，实现被动靶向作用。②氟尿嘧啶对癌症具有良好的治疗作用，但毒性较高。去氧氟尿苷是氟尿嘧啶的前体药物，利用癌细胞中高的尿苷磷酸化酶，可将去氧氟尿苷转化为氟尿嘧啶，大大提高治疗指数。③氮芥是一种有效的抗癌药物，但其选择性差，毒性大，而肿瘤组织中酰胺酶的活性和含量高于正常组织。人们合成了酰胺类氮芥，其进入机体后，到达肿瘤组织时被酰胺酶水解，释放出氮芥，其中环磷酰胺已证明是临床上最常用的毒性较低的氮芥类抗癌药。

将药物与大分子物质连接制成前体药物，又叫大分子前药缀合物。由于肿瘤组织血管的通透性和渗漏增加，大分子在肿瘤组织比正常组织中更容易蓄积，被肿瘤细胞摄取后，在特定酶作用下裂解释放原型药物。

（张　娜）

软药（soft drugs）

软药（soft drugs）　一类本身具有生物活性，在体内起作用后，经人为设计的可预料的和可控制的代谢途径，生成无毒和无药理活性的代谢产物的药物。软药的设计目的是保证药物发挥治疗作用后被迅速代谢失活并排出体外，避免毒副作用，提高治疗指数和安全性。

与软药相对的是硬药（hard drug），是指有活性的药物，在体内不能或不易被机体代谢的化合物，或要经多步代谢才能失活的药物。软药与前体药物不同，前体药物是本身无活性的化合物需经体内代谢活化，才能产生活性。而软药是本身有活性的化合物在体内发挥作用后，经可预料的和可控制的代谢途径代谢失活。根据设计基本原理，软药大致可分为软类似物、活化软药、活性代谢物软药、非活性代谢物软药和前体软药。

软类似物　分子中存在特定易代谢结构片段的已知药物的结构类似物，其易代谢结构片段一般是易于水解的酯键。软类似物发挥治疗作用后，可迅速经一步代谢生成无活性代谢产物，避免毒副作用。

软类似物设计一般遵循以下原则：①整个分子是先导物的生物电子等排体，结构极其类似。②易代谢结构片段处于分子的非关键部位，对药物的亲和力、活性及转运影响很小。③易代谢结构片段的代谢是药物失活的主要或唯一途径。④代谢过程不产生高度反应活性的中间体，代谢产物无毒、低毒或没有明显的生物活性。⑤通过易代谢结构片段附近的立体或电性因素，控制可预测的代谢速率。

例如，氯琥珀胆碱是一个典型的软药。早期曾用十烃季铵作肌肉松弛药，由于在体内难代谢，作用维持时间太长，手术后患者需长时间才能恢复肌肉功能。根据构效关系研究，两个 N 之间大约 10 个原子为好，将烷基用相同原子数的酯替代得到氯琥珀胆碱，易被胆碱酯酶水解，成为易掌握的短作用时间的肌肉松弛药。临床静注用于气管内插管，静滴用于手术肌松（图1）。

活化软药　在已知的无毒、无活性的化合物母体分子上引入必要的活性基团而得到的活性化合物。该活性化合物在发挥药理作用过程中，引入的活性基团离去而恢复为无毒、无活性的化合物母体或进一步分解成无毒产物。活化软药不是已知药物的结构类似物，也不是依靠整个分子与靶点作用，而是将活性基团

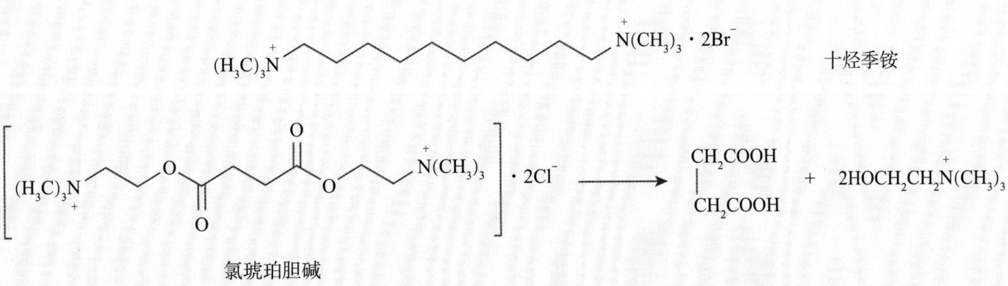

图1　十烃季铵结构式和氯琥珀胆碱的体内代谢

释放到需发挥作用的部位，因此活化软药没有特定的结构要求或限制。

例如，N-氯胺类化合物释放的 Cl⁺ 离子具有杀菌活性，但通常的 N-氯胺类化合物因稳定性差和腐蚀性强，难以作为抗菌药使用。在设计活化软药时，发现在氨基酸、氨基醇酯或酰胺等，特别是 α-碳原子上没有氢的胺类母体上引入 Cl 原子，得到的 N-氯胺（结构式见图 2）具有稳定性好、腐蚀性低的特点，其在进入细菌细胞壁前后，可释放 Cl⁺ 离子发挥抗菌作用并生成胺类母体化合物。实验证明，无氯取代的胺类母体无杀菌活性。

软性烷化剂（结构通式见图 3）也属于活化软药的范畴，其结构特征是，脂肪酸或芳香酸醇酯的醇基部分 α-碳上有卤素原子。这种 α-卤代酯是比较弱的烷化剂，在转运到肿瘤细胞的过程中，不因较强的烷化作用对机体产生无选择性的烷基化作用。这类软性烷化剂还会因酯基的水解而失活，所以毒性低于常规烷化剂。

活性代谢物软药　药物代谢过程中产生的活性类似于原药的代谢产物。与原药相比，活性代谢产物不但具有类似的药理活性，而且有更接近最终被清除代谢产物的结构，在发挥药效后，可比原药更快速地转变成低活性或无活性的最终代谢产物，并被从体内清除。这样的软药，在药动、药效和毒性等方面，有容易控制的特点。

例如，镇静催眠药地西泮经氧化代谢生成替马西泮（图 4），其镇静催眠作用与地西泮相似但毒副作用较小，替马西泮可作为地西泮的活性代谢物软药。

很多药物在体内可经多级代谢生成一系列活性代谢产物，后者的药动学等性质可能存在差异。如 β 受体阻断剂丁呋洛尔有多种不同的活性氧化代谢产物 M1、M2 和 M3（图 5），这些代谢产物的生物消除半衰期分别为 7、12、4 小时。根据软药设计的要求以及药物代谢的一般原理和规律，适宜作为活性代谢物软药的代谢产物，应具有更接近最终被清除代谢产物的结构或更理想的生物消除半衰期，以便在发挥药效后可迅速经一步代谢失活并被从体内清除。代谢产物 M3 更适宜作为丁呋洛尔的活性代谢物软药。

无活性代谢物软药　以某种药物已知无活性代谢产物为母体，经结构修饰获得的具有药理活性，但经一步代谢可转化成原来的无活性代谢物母体的类似物。

甾体糖皮质激素类药物中 17β-乙醇酮基侧链是该类药物在体内的氧化代谢敏感基团。如泼尼松龙的 17β-乙醇酮基可先后被氧化代谢成酮醛、酮酸和泼尼松龙酸（图 6）。其中代谢产物酮酸和泼尼松龙酸是尿中发现的无活性代谢产物。根据无活性代谢物软药的设计原理，以泼尼松龙酸为母体，羧基经与氯代甲醇成酯得软药氯替泼诺（结构式见图 7）。氯替泼诺抗炎作用比泼尼松龙更强，易被水解为无活性的有机酸，当用于眼睛后，迅速代谢为无活性的泼尼松龙酸，降低了系统毒性。

前体软药　软药的前药，其本身无药理活性，需经酶促转化变成有活性的软药，发挥作用后，又被酶催化失活。

某些内源性生物活性物质，如糖皮质激素、性激素等甾体激素或多巴胺、γ-氨基丁酸等神经递质，都可被认为是天然的软药。因为这些内源性活性物质在发挥活性后，机体会迅速高效地将其代谢失活，而且不生成高反应性中间体，这是机体自身的一种防御反应。但当这些内源性活性物质作为外源性药物使用时，有时会由于体内局部浓度过高而导致毒副作用。例如，氢化可的松虽然是内源性糖皮质激素，但局部

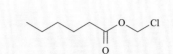

图3　软性烷化剂的结构通式

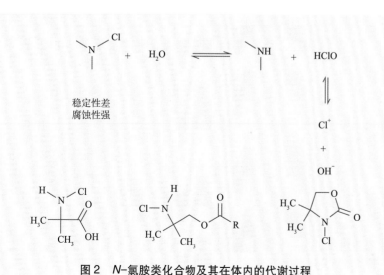

稳定性差
腐蚀性强

图2　N-氯胺类化合物及其在体内的代谢过程

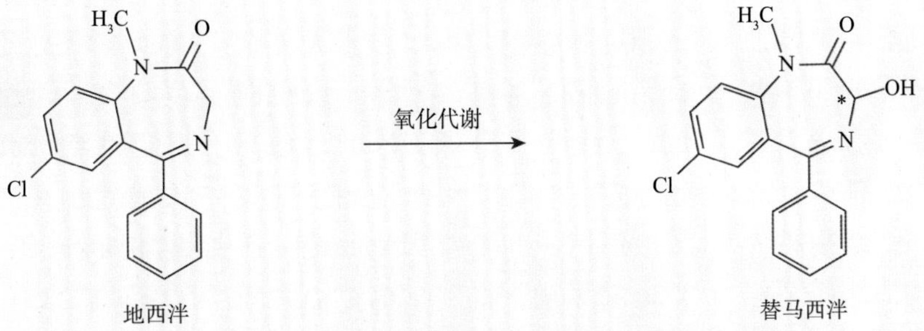

*．该碳原子为不对称原子。

图4　地西泮经氧化代谢生成替马西泮

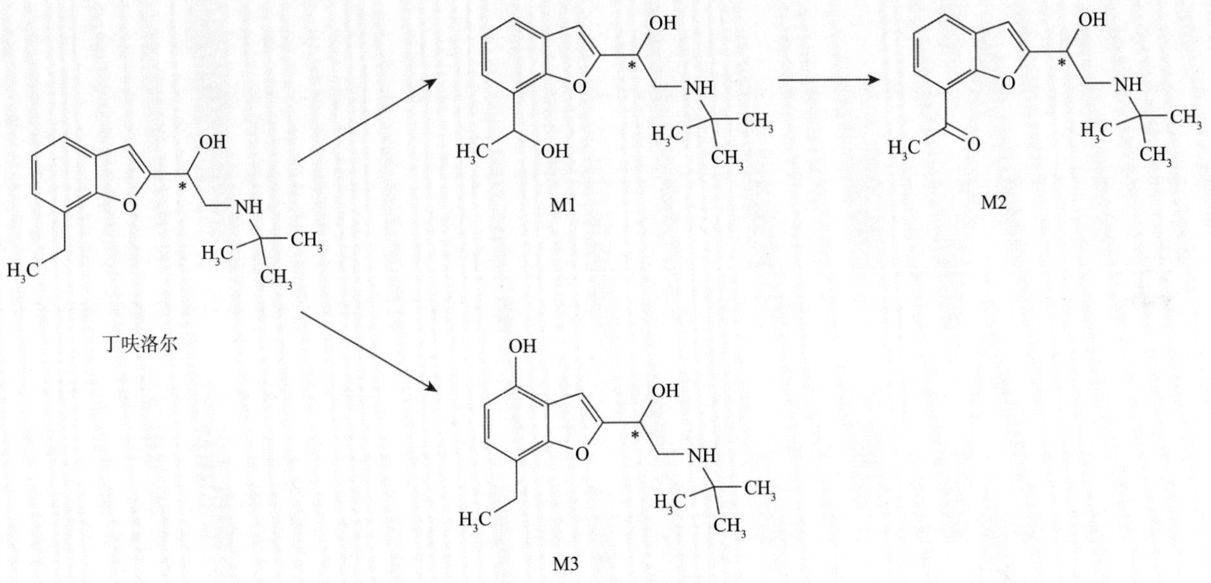

*．该碳原子为不对称原子。

图5　丁呋洛尔及其活性氧化代谢产物

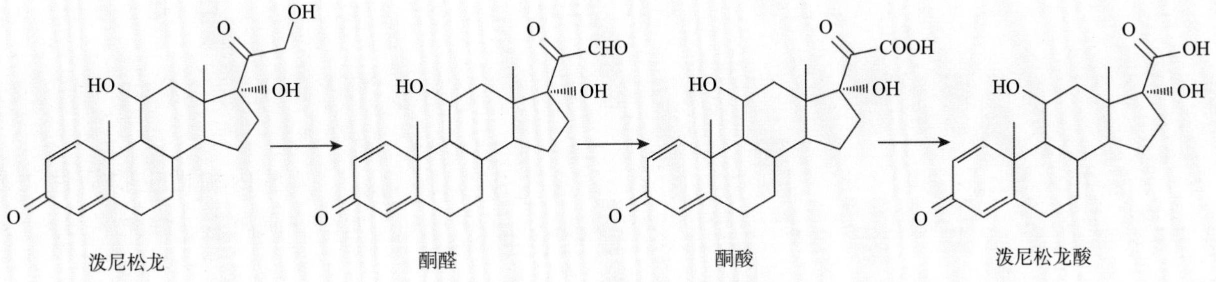

图6　泼尼松龙的体内代谢过程

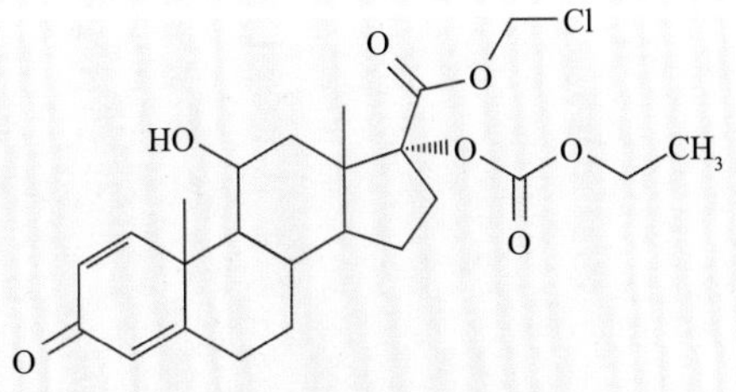

图7　氯替泼诺的结构式

应用由于吸收良好而进入全身，引起胸腺退化，皮肤萎缩及肾上腺功能抑制等不良反应。为避免氢化可的松的全身系统毒性，提高其选择性，可与化学转释系统相连，制成本身无活性的衍生物。这种衍生物只在皮肤停留，经化学作用慢慢释放出氢化可的松发挥药效，并被机体迅速、完全地代谢失活，不产生蓄积毒性。例如，将醋酸氢化可的松分子的活性必需基团3-酮基用半胱氨酸乙酯进行封闭，制得含有螺噻唑烷甲酸乙酯结构的前体软药。该前体软药结构中不存在 α, β-不饱和酮结构，失去了与糖皮质激素受体结合的能力，本身无活性。局部给药后，其螺噻唑烷结构首先开环生成巯基化合物，然后与组织蛋白中的巯基生成二硫键使分子固定于控释部位，最后亚胺键断裂缓慢释放醋酸氢化可的松发挥局部抗炎活性，有效避免全身系统毒性（图8）。

（张颖杰）

duōbǎbiāo yàowù

多靶标药物 （multi-target drugs）

具有选择性的能够作用于多靶标、多途径的药物。多靶标药物以病理学和分子生物学等基础学科为指导，结合疾病发生的机制以及靶标的结构综合分析、合理设计。

基于靶标的药物设计主要遵循"一个药物作用于一个靶标，治疗一种疾病"的原则，但人体的细胞和组织是由包含多种复杂交错的信号通路的网络系统组成的，针对单一分子靶标的药物在治疗疾病时通常很难达到预期效果或作用于非治疗部位的靶标产生毒副作用，特别是单靶标药物很难治愈多基因疾病，如肿瘤、炎症、抑郁症、心血管疾病以及糖尿病等。多角度攻击疾病系统可以克服许多单靶标药物的局限性，达到更优的治疗效果，据此提出了多靶标药物治疗。这种方式可以同时调节疾病网络系统中的多个环节，不易产生抗药性，已在很多重大疾病的治疗中应用，如肿瘤、阿尔茨海默病、精神分裂症、糖尿病和获得性免疫缺陷综合征等。

根据多靶标药物的组分、靶标及作用方式，多靶标药物可分为三大类：多药单靶标药物、多药多靶标药物和单药多靶标药物。

根据药物与作用靶标间的关系，多靶标药物的作用方式可分为3类：①通过影响不同的靶标而产生组合作用，各靶标可存在于特定组织、细胞或细胞间液中的相同或不同信号转导通路。②药物对第一个靶标的作用可对第二个靶标产生影响。③作用于同一靶分子或分子复合物（如原核细胞线粒体）上的不同位点，发挥联合作用，增强药理活性。

多靶标药物在不同的靶标和位置，阻止疾病信号的产生、传递和作用，达到治疗疾病的目的，故进行多靶标药物设计也备受人们的重视。其设计策略主要有基于药效团的多靶标药物设计、筛选法和从天然产物中发现多靶标药物。

（方 浩）

duōyào dānbǎbiāo yàowù

多药单靶标药物 （multiple drugs targeting one target）

为达到治疗目的将两种或两种以上

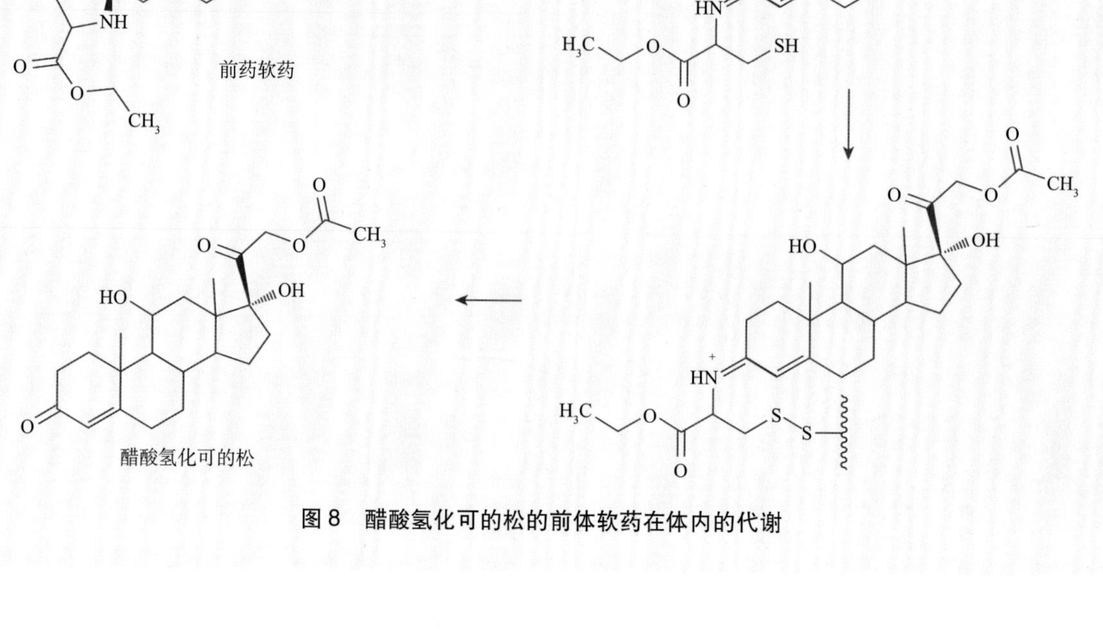

图 8 醋酸氢化可的松的前体软药在体内的代谢

同时或先后应用的药物组合。又称药物联合应用（multidrug combination）。旨在增加药物的疗效或减轻药物的毒副作用。主要有两种方式：一种是单靶标药物鸡尾酒疗法，如姑息疗法治疗获得性免疫缺陷综合征过程中联合应用逆转录酶抑制剂和蛋白酶抑制剂（鸡尾酒疗法）；另一种方式是联合应用作用于同一途径的两种或者多种药物，如帕金森病患者合用左旋多巴和多巴脱羧酶抑制剂，可抑制外周左旋多巴转化为多巴胺，使循环中左旋多巴含量增加，增加进入中枢的左旋多巴含量，更好地改善震颤麻痹症状。

用多药单靶标药物应小心谨慎，减少药物相互作用所致不良反应。

（方　浩）

dùoyào duōbǎbiāo yàowù

多药多靶标药物（multicomponent drugs）

作用于同一疾病同一途径不同靶点的多种药物组合。通常是将两种或多个药物活性组分制成单一片剂或胶囊等形式使用。

多药多靶标药物的优点是：①在临床证明单一药物有效、作用机制明确的基础上合并用药，成功率比较高。②组合的药物治疗类型和化学结构非常广泛，速度快，投入低。③实现个体化给药，可根据患者要求调整不同的组方和剂量，用药灵活。④可实现序贯性给药，发挥最大的治疗优势。但也有缺点：①需要确证配伍的合理性。②要实现药效与药动在一个剂型中的协调。③可能会发生药物-药物相互作用。一些临床应用较好的联合用药已被制成了新的多组分药物，如早期的由磺胺甲噁唑和甲氧苄啶组成复方新诺明，广泛用于治疗呼吸道感染、菌痢及泌尿道感染等；以及由依非韦伦、恩曲他滨、替诺福韦3种成分组成的复方片剂替拉依用于治疗获得性免疫缺陷综合征；由沙美特罗/氟替卡松组成的复方吸入粉剂舒利迭，用于治疗支气管哮喘。然而，由于复杂的给药方案，越来越多的单靶标药物使患者因为多种药物相互作用或因依从性差而使风险成倍增加。

（尤启冬）

dānyào duōbǎbiāo yàowù

单药多靶标药物（single drug targeting multiple targets）

可与体内多个药物靶标相互作用而产生生物学活性的单体药物。即严格意义上的多靶标药物。单药多靶标药物的最大特点是其对多个靶标的低亲和力相互作用。生物网络理论认为，弱的相互作用可以稳定整个网络。多靶标药物可看作是一个处于生物网络中周围充满弱相互作用的节点，通过增加网络中弱的相互作用而对整个网络起到稳定作用。

抗精神病药物齐拉西酮是运用拼合原理设计的多靶标非经典抗精神病药物，是在抗精神病药物替螺酮的母核3-苯并异噻唑基哌嗪上连接氧代吲哚乙基而得到的药物（图1）。替螺酮具有高度D_2亲和力，在氧代吲哚乙基类化合物对$5-HT_{1A}$受体和D_2受体均有高亲和力，两者的拼合使齐拉西酮对D_2和$5-HT_{1A}$均有很强的

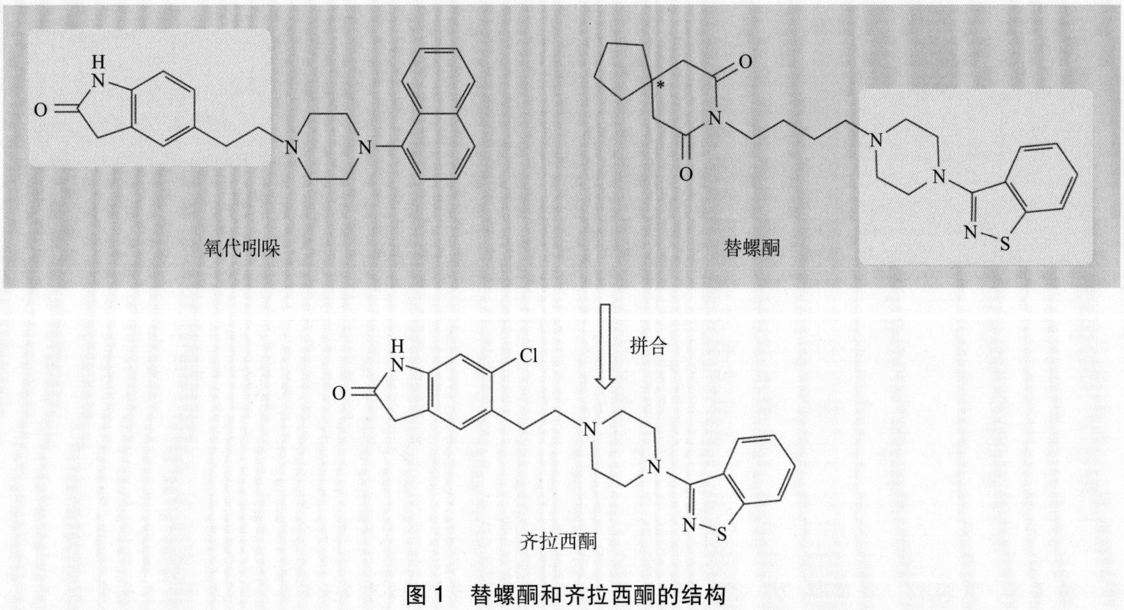

图 1　替螺酮和齐拉西酮的结构

拮抗活性。它还与大脑组织中的 $5-HT_{2C}$、$5-HT_{1D}$ 和 $5-HT_{1A}$ 有高亲和力，有利于缓解阴性症状，提高情绪调节能力，而对于 α_1 受体、H_1 受体和毒蕈碱 M_1 受体亲和力低。这一特点显示齐拉西酮可治疗精神分裂症的阳性症状，并使认知损害、肥胖和高催乳素血症等不良反应相对较少。

（方　浩）

shēngwù diànzǐ děngpáitǐ

生物电子等排体 （bioisosterism）

一些原子或基团因外围电子数目相同或排列相似而产生相似或拮抗的生物活性并有相似物理或化学性质的分子或基团。1919 年朗缪尔（Langmuir）提出电子等排体（isosterism）的概念，电子等排体是指具有相同原子数和价电子的原子或分子，如 N_2 和 CO_2 有相同的电子数和排列方式，是电子等排体，具有相同理化性质。生物电子等排体的概念从电子等排体概念基础上发展而来。以生物电子等排体取代的活性物质分子在生物体内有相似的生理过程，并且作用于相同的靶点。有时，这类物质可能是某一受体的拮抗剂，也可能是其激动剂。

分类　生物电子等排体可分为为经典和非经典两大类型。第一类是经典的生物电子等排体，以氢化物置换规则为基础，从元素周期表中的第四列起的任何一个元素的原子与 1 个或几个氢原子结合成的分子或原子团，其化学性质与其邻近的较高族元素相似，互为电子等排体，如—F、—OH、—NH₂、—CH₃。第二类是非经典的生物电子等排体，一些原子或原子团尽管不符合电子等排体的定义，但在相互替代时同样可以产生相似或拮抗的活性。

这些非经典的相互替代可具有相似活性的基团，最常见的有—CH＝CH—、—S—、—O—、—NH—、—CH₂—等。一些环与非环结构的替换，也常常具有相似活性。常用的生物电子等排体见表1。

应用　生物电子等排原理常用于先导物优化时进行类似物变换，是药物设计中优化先导化合物非常有效的方法，有许多成功例子。用生物电子等排体原理设计优化先导化合物，达到的目的有 4 个方面：①用生物电子等排体替代时，得到相似的药理活性。这种情况最普遍，通过药物设计可以得到新的化学实体或类似物。②用生物电子等排体替代时，可能产生拮抗的作用。常常用这种原理设计代谢拮抗剂类的药物，例如将尿嘧啶 5 位的 H，以其电子等排体 F 替代，得到抗肿瘤药氟尿嘧啶（图 1）。③用生物电子等排体替代时，毒性可能会比原药降低。如钙敏化类强心药硫马唑的毒性大，用苯环替代吡啶环得到毒性下降的伊索马唑（图 2）。④用生物电子等排体替代时，能改善原药的药动学性质。如头孢西丁的 S 分别用生物电子等排

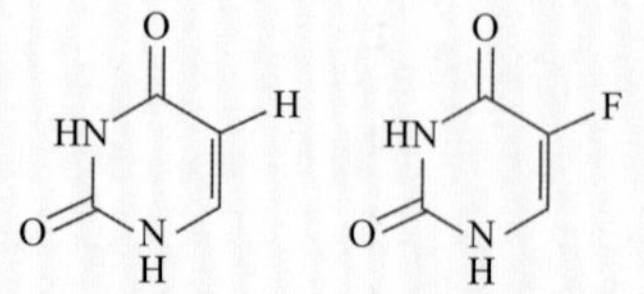

图 1　尿嘧啶和氟尿嘧啶的结构式

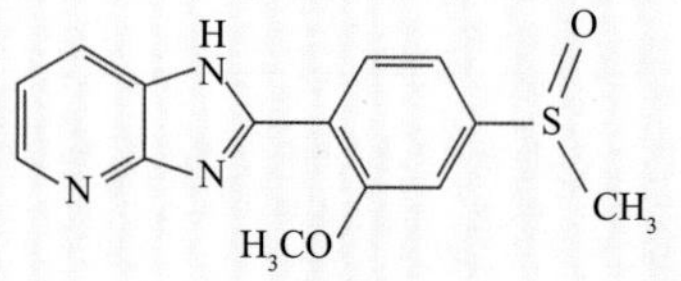

硫马唑

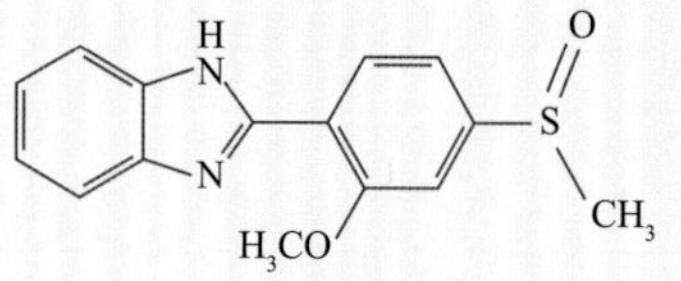

伊索马唑

图 2　硫马唑和伊索马唑的结构式

表 1　常用的生物电子等排体

分类	可相互替代的等排体
一价原子和基团类电子等排体	—F，—H —NH₂，—OH —F，—CH₃，—NH₂，—H —OH，—SH —Cl，—Br，—CF₃，—CN —i-Pr，—t-Bu
二价原子和基团类电子等排体	—CH₂—，—O—，—NH—，—S—，—CONH—，—CO— —C＝O，—C＝S，—C＝NH，—C＝C—
三价原子和基团类电子等排体	—CH＝，—N＝，—P＝，—As＝
四价原子类电子等排体	$-\overset{\mid}{\underset{\mid}{N}}{}^{\oplus}-$，$-\overset{\mid}{\underset{\mid}{C}}-$，$-\overset{\mid}{\underset{\mid}{P}}{}^{\oplus}-$，$-\overset{\mid}{\underset{\mid}{As}}{}^{\oplus}-$
环内等排体	—CH＝CH—，—S—，—O—，—NH— —CH＝，—N＝
等价体环类	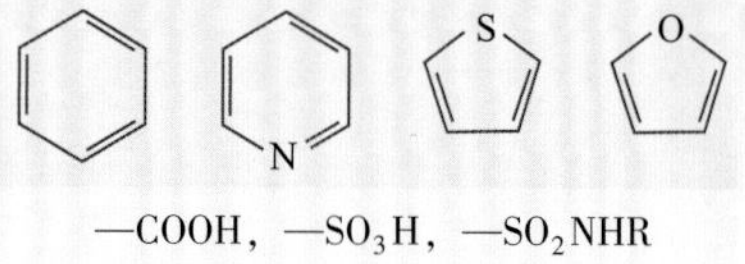
其他	—COOH，—SO₃H，—SO₂NHR

体 O 或—CH_2—替代时，得到的拉氧头孢和氯碳头孢具有良好的药动学性质，不但增加了血药浓度，且延长了作用时间（表 2）。

（方 浩）

jīngdiǎn shēngwù diànzǐ děngpáitǐ

经典生物电子等排体（classical bioisosterism）

按格林（Grimm）的氢化物取代规律形成的等排体，具有同价外围电子层的原子、基团和自由基。格林的氢化物取代规律认为将 1 个原子与 1 个氢原子结合，生成假原子（如 CH），该假原子与高 1 个原子序数的原子（如 N）之间，有相似的物理性质。

经典的生物电子等排体可分为：一价、二价、三价、四价及环内等价 5 种类型。

一价原子或基团的取代 一价生物电子等排体在药物先导化合物优化中的例子很多，主要包括 F 替代 H，NH_2 替代 OH，SH 替代 OH，F、OH、NH_2、CH_3 之间的相互替换以及拓展到 Cl、Br、SH、OH 之间的相互替换。

口服降糖药丁磺酰脲的—NH_2 被其生物电子等排体—CH_3 或 Cl 取代，分别得到甲苯磺丁脲和氯磺丙脲，与母体药物相比，它们具有更长的生物半衰期和较低的毒性。

紫杉醇在体内易发生氧化代谢，得到 6-α-羟基紫杉醇。为了避免这一代谢反应的发生，可以用—H 的电子等排体—F 在紫杉醇的 6 位进行替换，得到的 6-氟代紫杉醇具有类似的体内和体外活性，而不易发生 6 位的羟化反应，提高了化合物的代谢稳定性（图 1）。

二价原子或基团的取代 二

表 2 头孢西丁、拉氧头孢和氯碳头孢的结构式

母核	R_1	R_2	X	药物名称
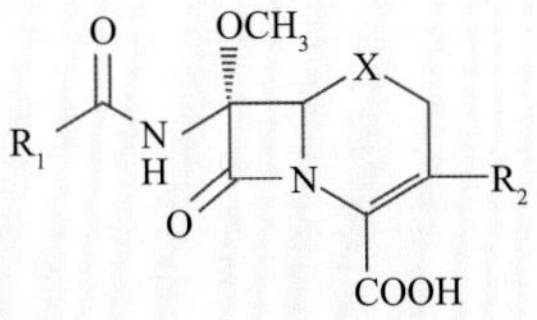	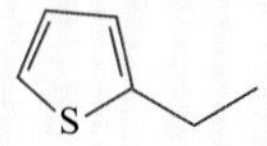	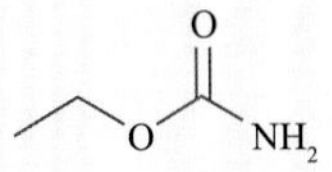	S	头孢西丁
	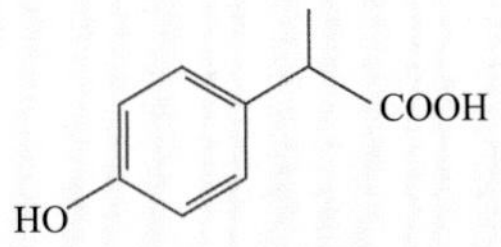	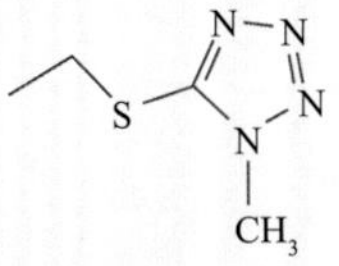	O	拉氧头孢
	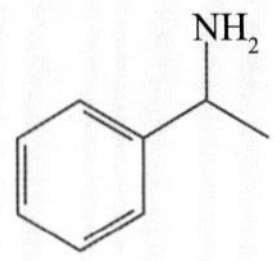	Cl	CH_2	氯碳头孢

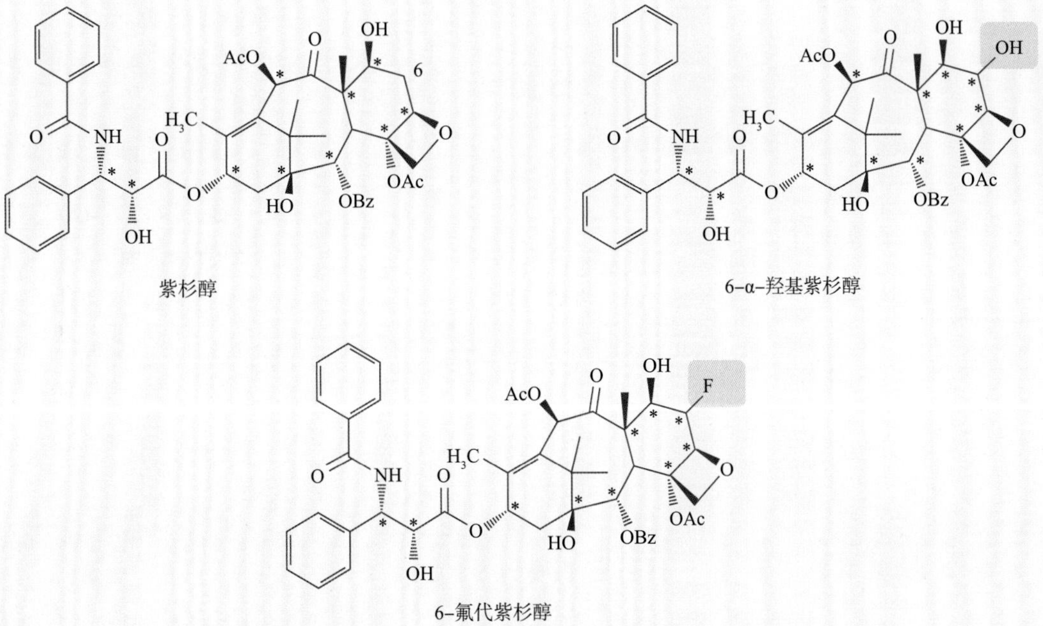

紫杉醇　　　6-α-羟基紫杉醇

6-氟代紫杉醇

*. 该碳原子为不对称原子。

图 1 紫杉醇、6-α-羟基紫杉醇和 6-氟代紫杉醇的结构式

价原子或基团相互替换经典的代表系列为 O、S、NH 及 CH₂。生物电子等排体取代最常见于二价原子和基团之间，其立体相似性是借助于键角的相似性而实现的。键角相似的基团，空间的分布也相似。用生物电子等排体替代时，还能改善原药的药动学性质。如头孢西丁的 S 分别用生物电子等排体 O 或—CH₂—替代时，得到拉氧头孢和氯碳头孢具有良好的药动学性质，不但增加了血药浓度，且延长作用时间。头孢西丁、拉氧头孢和氯碳头孢的结构式见生物电子等排体。

三价原子或基团的取代　三价原子或基团相互替换的经典代表是芳环中—CH＝与—NH＝的替代。吲哚美辛（indomethacin，结构式见图 2）具有极好的抗炎作用，但有严重的胃肠道刺激性。吲哚环结构中的三价氮原子被替

换后，再经母核结构修饰得到了舒林酸（sulindac，结构式见图 2）。该药不仅抗炎活性极强，且毒副作用小。

四价基团的取代及环系等价体　四价取代中最常用的为季铵盐中氮原子与季碳原子的替换以及 C 和 Si 的替换等。在生物电子等排的运用中，四价基团的取代并不常见，但是发现可以用 Si 和 Ge 取代化合物中的 C 原子。用 Si 取代化合物中的 C 原子进行化合物的设计，往往可以开发出活性更好，具有独立知识产权的候选药物。但是，C、Si 原子之间在原子大小、负电性和亲脂性等方面有很大差异，而且 Si–H 键也很不稳定，所以，这类电子等排体之间的替换还是存在很大局限性的。

一些不同的芳香环和杂环相互替代，可产生相似的生物活性，这些环被称为环等当体（ring

equivalents）。环等当体的替换适用于任何可能的环系之间，例如 H₂ 受体阻断剂的发展就是一个典型的例子。西咪替丁是第一个 H₂ 受体阻断剂，吸收迅速，具良好的抑制胃酸作用。但对细胞色素 P450 酶有较强的抑制作用，使与其他同时使用的药物毒副作用增加。用环等当体对其进行结构改造，将咪唑环用二甲氨基甲基呋喃环置换，得到第二代的 H₂ 受体阻断剂雷尼替丁，活性超过西咪替丁，而且没有酶抑制作用。再将呋喃环用噻唑环或苯环替代，分别得到法莫替丁和罗沙替丁（图 3）。

（方　浩）

fēijīngdiǎn shēngwù diànzǐ děngpáitǐ

非经典生物电子等排体

（non-classical bioisosterism）一些不符合电子等排体定义但在相互替代时可产生相似或拮抗活性的原子或原子团。非经典的生物电子等排体不仅包括经典生物电子等排体以外具有相似或相拮抗生理作用的生物电子等排体，还包括疏水性、电性和空间效应等重要参数相近，并具有相似或相拮抗生理作用的生物电子等排体。

结构　非经典的生物电子等排体不是简单地满足经典生物电

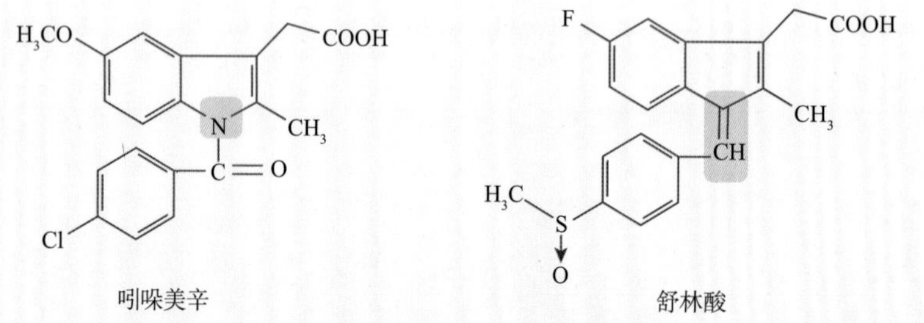

图 2　吲哚美辛和舒林酸的结构式

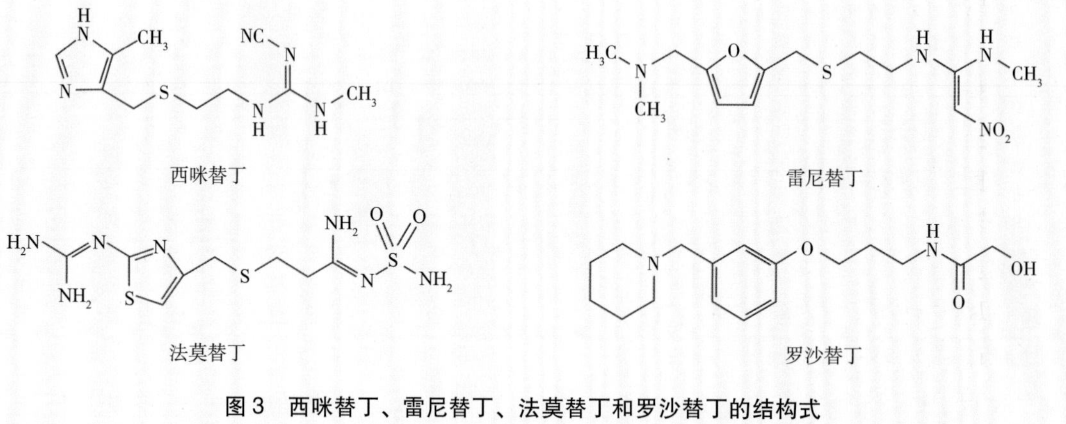

图 3　西咪替丁、雷尼替丁、法莫替丁和罗沙替丁的结构式

子等排体的立体性和电性规则。常用的一些化学结构可相互更换的、非经典的生物电子等排体包括：①羰基及其非经典的生物电子等排体（图1）。②羧基及其非经典的生物电子等排体，如—COOH等（图2）。③羟基及其非经典的生物电子等排体，如—OH、—NHCOR，—NHSO$_2$R，—CH$_2$OH，—NHCONH$_2$，—NHCN，—CH（CN）$_2$等。④邻苯二酚及其非经典的生物电子等排体（图3）。⑤卤素及其非经典的生物电子等排体，如—F，—Cl，—Br，—I，—CH$_3$，—CN，—N（CN）$_2$，—C（CN）$_3$。⑥醚及其非经典的生物电子等排体（图4）。⑦硫脲及其非经典的生物电子等排体（图5）。⑧甲亚胺及其非经典的生物电子等排体（图6）。⑨吡啶及其非经典的生物电子等排体（图7）。

实例 非经典的生物电子等排体是一类最具有挑战性的电子等排关系，包括：环与非环结构、等效基团、基团反转等策略。

环与非环结构 环与非环之间的替代，可产生相同的作用，同样视为生物电子等排体。如 *N*-甲基四氢吡啶甲酸甲酯，具有抗炎活性。将其结构3位的羧酸酯基用环的生物电子等排体1, 2, 4恶二唑替代，3位杂环衍生物具有相同的抗炎活性（图8）。

等效基团 根据非经典的生物电子等排体概念，极性相似的基团互为生物电子等排体。

磺胺是百浪多息的活性代谢物，作为抗菌药使用。后来的研究表明，磺胺与对-氨基苯甲酸在结构上极为相似，这种相似性不仅体现在电子分布和构型方面，还体现在 pK_a、log$P$ 等理化性质方面。所以，磺酰胺基（—SO$_2$NH$_2$）和

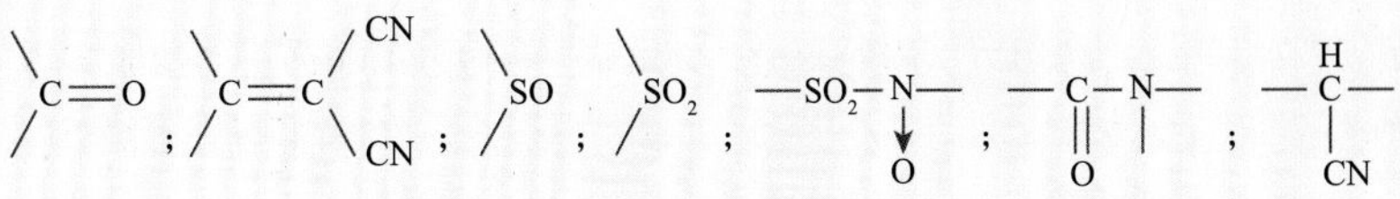

图1 羰基及其非经典的生物电子等排体的结构

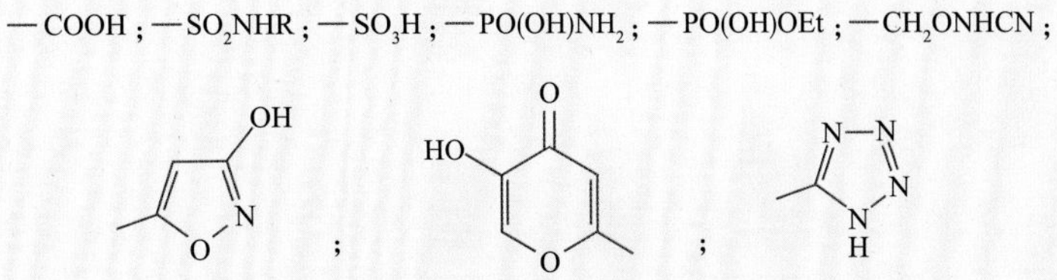

图2 羧基及其非经典的生物电子等排体的结构

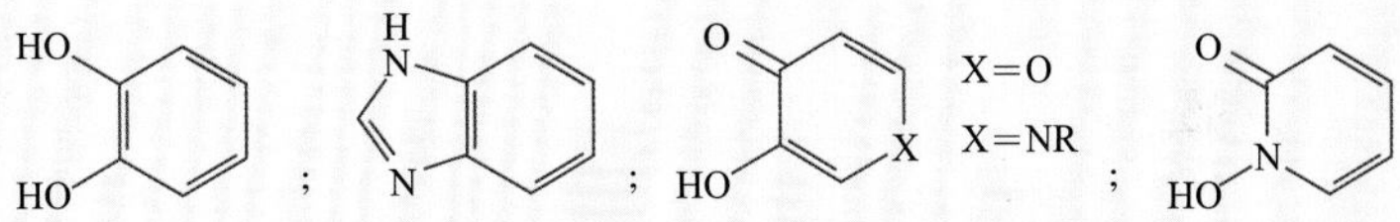

图3 邻苯二酚及其非经典的生物电子等排体的结构

图4 醚及其非经典的生物电子等排体的结构

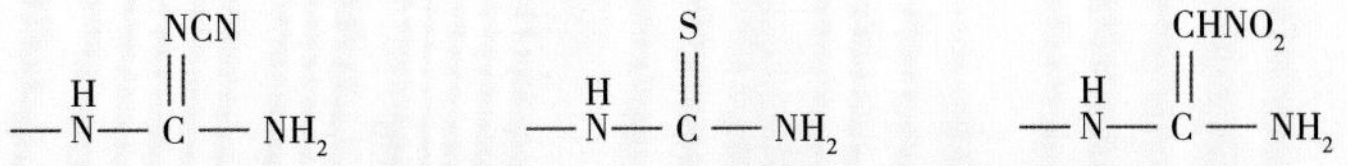

图5 硫脲及其非经典的生物电子等排体的结构

图6 甲亚胺及其非经典的生物电子等排体的结构

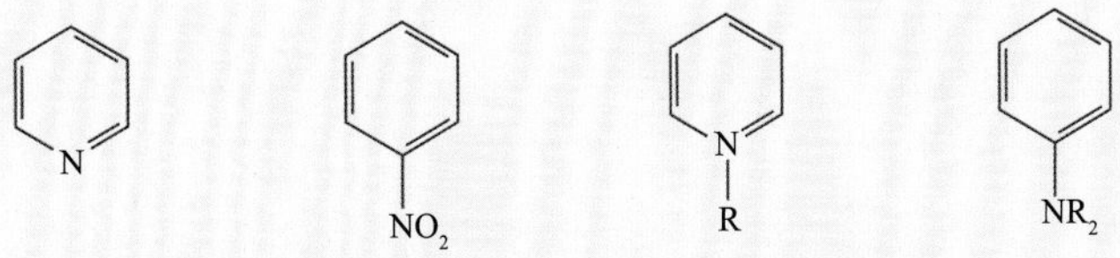

图7 吡啶及其非经典的生物电子等排体的结构

羧基（—COOH）可以说是具有真正意义上的生物电子等排关系（图9）。

羧基是酸性的极性基团，在结构修饰中，常以异羟肟酸、磺酰氨基以及一些酸性的杂环如四唑、羟基噻唑等替代。如非甾体抗炎药布洛芬是芳基烷酸类结构，将羧基用其等排体异羟肟酸替代，得到的异丁普生，在体内代谢生成布洛芬而产生抗炎活性（图10）。

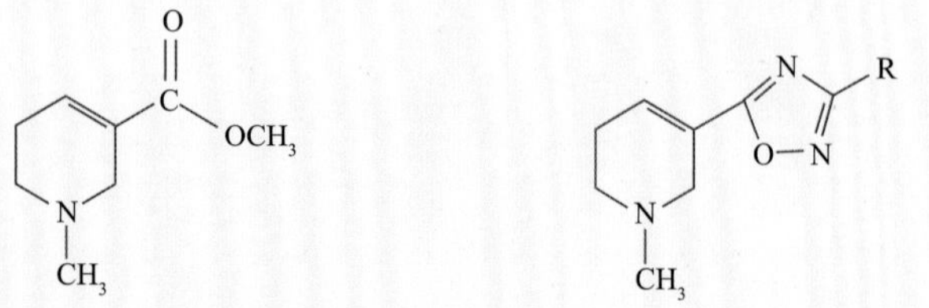
N-甲基四氢吡啶甲酸甲酯　　1,2,4 噁二唑-5-（*N*-甲基四氢吡啶）衍生物

图 8　*N*-甲基四氢吡啶甲酸甲酯及其生物电子等排体的结构

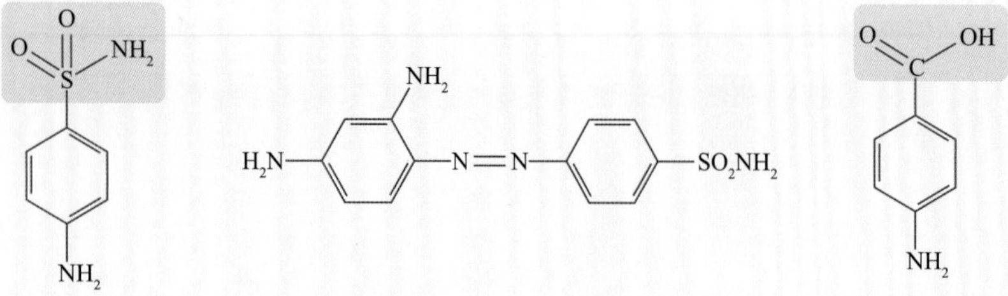
磺胺　　百浪多息　　对-氨基苯甲酸

图 9　磺胺及其生物电子等排体的结构

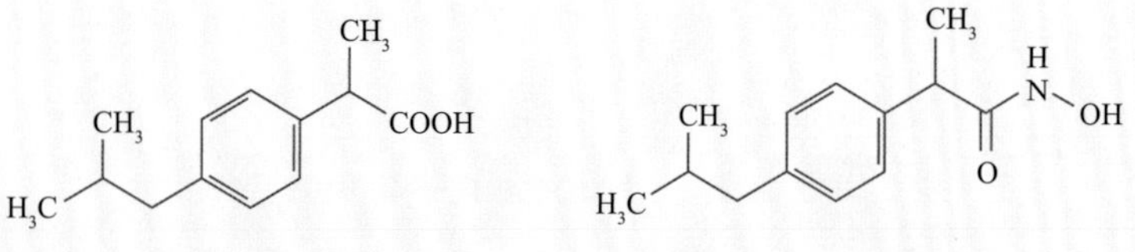
布洛芬　　异丁普生

图 10　布洛芬及其生物电子等排体异丁普生的结构

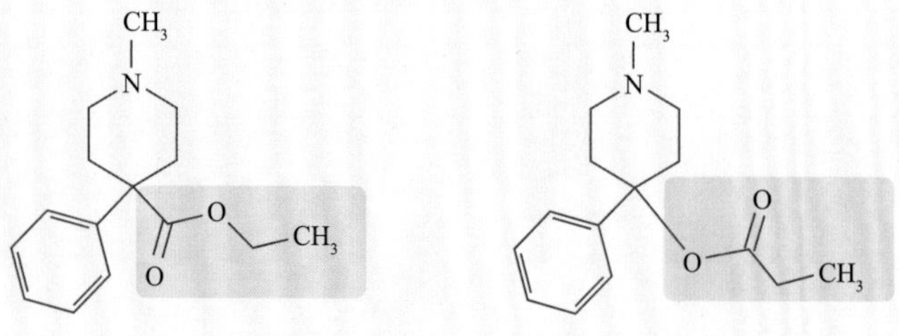
哌替啶　　4-哌啶醇丙酸酯化合物

图 11　哌替啶及其生物电子等排体的结构

基团反转　常见的一种非经典电子等排类型，是同一功能基团间进行的电子等排。如哌替啶的4位是甲酸乙酯，将其结构反转得到4-哌啶醇丙酸酯，镇痛活性比哌替啶强5倍，是酯基反转的典型例子（图11）。

（方　浩）

yàowù gòuxiàng xiànzhì

药物构象限制（drug conformational restriction）　通过成环固定或引入基团形成立体位阻的方式对药物分子进行的构象异构的限制。目的是使药物分子的优势构象接近于药效构象，从而提高药物生物活性。对可旋转键数目在5个或者5个以上的化合物，其晶体结构并不能代表其与蛋白结合的真实构象。同一个药物的不同构象可能会与不同靶标分子相结合，导致选择性降低，引起毒性和不良反应。药物分子拥有太多的自由旋转键不利于与靶蛋白的结合和口服吸收。因此，在基于结构的药物设计中，适当的构象限制可用于控制配体构象，并使分子偏向所需的构象以进行结合。构象限制涉及成环化、螺环化、桥环化、引入甲基等方法。此类结构修饰不仅可以提高化合物的活性和选择性、改善药动学性质，而且可以完善结构缺陷、突破专利保护，得到更理想的新颖化合物，为先导化合物结构改造提供新的研究思路。构象限制策略在先导化合物优化中有重要意义。

对分子进行构象限制的方式有很多种，如柔性键可通过成环固定，柔性链可以通过引入大环、螺环、环丙基、桥环等结构进行构象限制，还可以通过引入甲基等立体位阻方式进行构象限制。

将柔性化合物改为构象限制

性的环状结构是常用的药物设计方法，并已在法尼基转移酶、凝血酶、金属蛋白酶、丙型肝炎病毒蛋白酶和人类免疫缺陷病毒蛋白酶等靶标的药物研究中得到成功应用。对于高柔性结构的先导物，成环后可使其刚性增加，减少先导物潜在构象数量并保留所有必要的结合部位，提高化合物的靶点选择性和活性。例如在法尼基转移酶抑制剂的研究中发现，与链状化合物1相比，环状化合物2不仅表现出更高的活性，而且药动学特性也有所提高，降低了对 $hERG$ 通道的抑制作用（图1）。

（方　浩）

huántài

环肽（cyclopeptide）　成环的肽类化合物。肽类化合物可分为链状线性肽及约束环肽，其中环肽作为构象受限的肽类，结构上较链状线性肽更刚性，有一些独特的优良性质：①肽类药物分子质量介于化学小分子和抗体大分子之间，一般大小为500～2000，因构象变化多，有非常不利的熵效应。而环肽结构极大约束了潜在构象，减少熵效应的自由能损失，有更佳的结合亲和力和靶标选择性，同时因环肽分子有较大尺寸结构，与大分子靶标接触面大，对于小分子无法有效靶向的结合位点，也能发生较多的相互作用。②环肽分子有更优的代谢稳定性和膜通透性。与线性肽不同的是，环肽凭借引入多种修饰手段可增加肽类药物的代谢稳定性，包括血浆的蛋白酶水解稳定性、肝脏代谢稳定性。另外因为环肽分子刚性较强，更易透过细胞膜，进入细胞内发挥效用，因而表现出更高的药理活性。这些成药性方面的性质特点也为后续的治疗应用带来一定优势，增强了患者的依从性。因此，通过将链状线性肽进行环化，可以得到构象限制的约束环肽，改善药物的吸收、分布、代谢、排泄性质和生物活性。

（方　浩）

jītuán fǎnzhuǎn

基团反转（inversion of functional group）　同一功能基团的原子位置对调得到的电子等排体。基团反转是一种常见的非经典电子等排类型。常见的基团反转类型包括：酯基反转、酰胺反转、磺酰胺反转和 N-羟基脲反转（表1）。如酯基反转，R—COOR′ 与 ROOC—R′ 从结构角度看均属于酯类化合物，但酯基的关键原子位置反转替换后，两个酯基的羧酸（R—COOH 和 R′—COOH）和醇（R′—OH 和 R—OH）结构均不相同，属于两个结构不同的化合物，但其理化性质仍然近似。

阿替洛尔（结构式见图1）的发现是基团反转成功的案例。普拉洛尔（结构式见图2）是早期发现的 β 受体阻断剂，和普萘洛尔类似的抗心律失常作用，但毒性很大，可引起全身红斑狼疮，严重时可致死。对其进行结构改造，把乙酰胺基团翻转，得到阿替洛尔，副作用很小，为临床常用药。

（方　浩）

nǐtài yàowù

拟肽药物（peptidomimetics）　在天然活性肽结构的基础上通过结构修饰或替换得到能模仿或拮抗天然活性肽生物作用的非肽结构化合物。又称肽模拟物、肽类似物。拟肽不再具有经典的肽特性，如易被酶裂解的肽键。

传统的肽类药物由于存在不能口服、自身稳定性差等原因，其临床应用受到很大限制。拟肽药物是在内源性生物活性肽结构基础上，经过结构修饰和改造，将肽结构单元替换成非肽，尽可能地保留肽类结构的基本特征，获得拟肽药物，以克服肽类化合物代谢稳定性差、选择性和活性不足的问题，发现活性更强、成药性更好、毒副作用更低的创新药物。

拟肽药物设计的基本原则：①保持肽类化合物的某些能够产生所希望的生物活性构象，提高拟肽药物对靶标的亲和力和选择性，改善药效学性质；尽可能地消除或避免不希望的性质。②改变肽的物理与化学性质，特别是溶解度和解离性，调整拟肽药物的吸收性和代谢稳定性等药动学性质。③消除肽结构可能引起的免疫原性，降低毒性和不良反应。

以活性肽分子为先导物设计

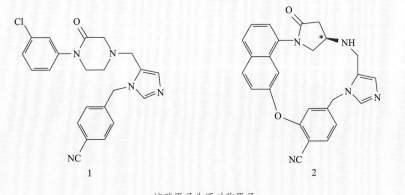

*．该碳原子为不对称原子。

图1　构象限制示例

表 1 磺酰胺反转和 N-羟基脲反转

类型	母体化合物	基团反转后的活性结构
磺酰胺反转	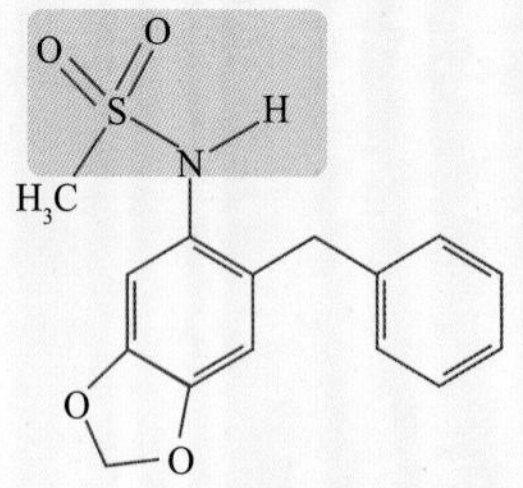	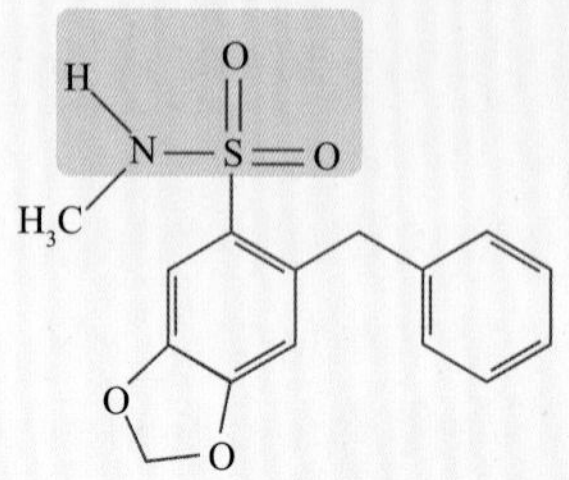
N-羟基脲反转	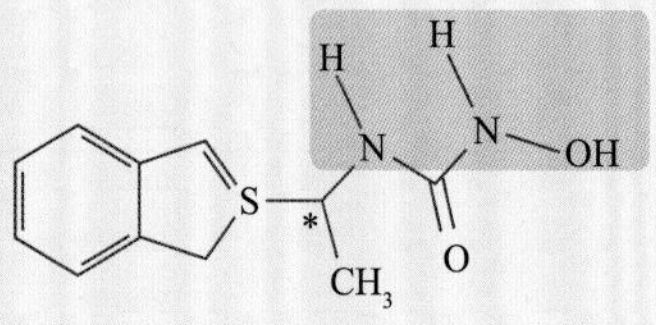	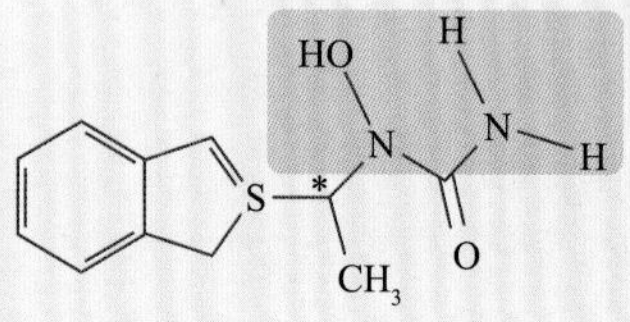

注：*. 该碳原子为不对称原子。

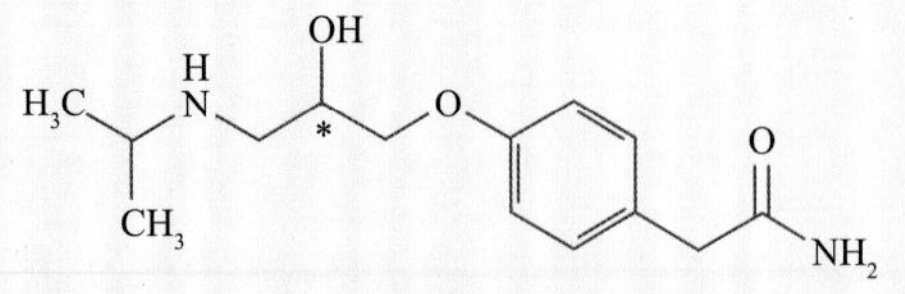

*. 该碳原子为不对称原子。

图 1 阿替洛尔的结构式

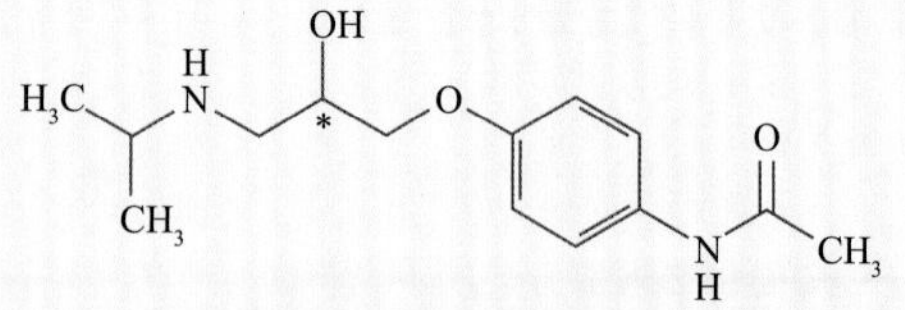

*. 该碳原子为不对称原子。

图 2 普拉洛尔的结构式

拟肽药物时，大多数生物活性肽是柔性分子，存在许多可旋转的键，在溶液中产生多种构象体，它们之间处于平衡状态。不同的构象会与不同的受体亚型结合以启动不同的生物效应，构象的多样性导致活性的多样性，缺乏选择性。在柔性的肽分子中引入构象限制因素可对活性产生限制性影响，如影响对受体的亲和力、选择性、药效强度、药动学性质及对酶降解的稳定性。

构象限制的方法：通过在活性构象体中引入限制因素，起到将该构象加以固定的作用，实际上突出这种活性构象结构，消除或避免其他构象的存在，提高该活性构象分子与受体的亲和力，只得到所需要的生物效应。

拟肽药物可分为 3 种类型：①肽骨架结构模拟物。对肽的氨基酸修饰或是对肽结构的局部修饰，基本上还是保留了结构中的酰胺键和肽的结构单元。②结构衍生模拟物。考虑肽类化合物成药性的局限性，从肽类化合物到创新的小分子药物的演化，最根本的是对肽的骨架结构进行变革性的改造，保留肽类结构的药效基团和空间构象信息，替换不利于成药性质的结构片段或化学官能团，设计和发现新的拟肽药物。③非肽小分子模拟物。通过深入构效关系研究，逐步了解肽和拟肽药物的药效基团的结构特征，设计非肽小分子化合物，模拟活性肽的功能。

（尤启冬）

fēnzǐ záhé yuánlǐ

分子杂合原理（molecular hybrid） 拼合有两种药物的药效结构单元或兼容有两者的药效基团形成药物分子。这种药物分子兼具两者性质或取长补短。

早在 19 世纪中叶，在明确了某些药物的主要药理作用所依存的基本结构以后，人们就设计将两个药物的基本结构整合在一个分子中，以期获得毒副作用降低、药效增强的新药。但限于科学水平，成功的例子不多。随着生物化学、分子药理学和有机合成化学等相关学科的发展，该方法才在药物设计中被广泛运用。分子杂合是利用杂交技术进行的药物设计，主要目标是：提高活性，获得更高的选择性，降低药物的毒性。旨在通过对分子杂合药物结构进行调节，影响到两个或多个生物靶标的活性，加速药物开发。

分子杂合的研究方法主要有两种：混合方法和矢量化方法。孪药是将两个药物结合在一起的分子杂合体。一些孪药在体外无生物活性，进入体内后经酶促和非酶分解，才能发挥相应的药理作用，这也是前药的一种特殊形式。

（方 浩）

孪药（twin drugs） 依据分子杂合原理，将两个相同或不同的先导化合物或药物，经共价键连接，缀合成的新分子。该新分子经体内代谢后，产生以上两种具协同作用的药物，结果是增强活性或者产生新的药理活性，或者提高作用的选择性，孪药实际上是一种特殊的前体药物。

　　设计方法 孪药设计常用拼合方法，主要有两种。一种方法是将两个作用类型相同的药物或同一药物的两个分子拼合在一起，产生更强的作用或降低毒副作用或改善药动学性质。构成孪药的两个原分子可有相同的药理作用类型，如阿司匹林和对乙酰氨基酚均具有解热镇痛活性，酯化缀合生成贝诺酯，后者在体内代谢生成阿司匹林和对乙酰氨基酚产生协同作用，既解决了阿司匹林对胃的酸性刺激，又增强了药效。贝诺酯同时是阿司匹林和对乙酰氨基酚的前药（图1）。

　　另一种方法是将两个不同药理作用的药物拼合，产生新的或联合的作用，如苯丁酸氮芥是抗肿瘤药，但毒性较大。甾体激素受体在肿瘤细胞分布较多，如果设计以甾体为载体，可增加靶向性。用这种思路将氢化泼尼松（泼尼松龙）和苯丁酸氮芥形成抗肿瘤药泼尼莫司汀（结构式见图2），对恶性淋巴瘤和晚期乳腺癌有较好的效果，降低了苯丁酸氮芥的毒性。

　　连接方式 孪药的连接方式有 3 种（图3）：①直接结合模式，即两个分子不经连接基团而直接连接，如双香豆素（图4）。②连接链模式，即两个药效单位经连接基连接，如舒他西林（图5）将氨苄西林和舒巴坦通过亚甲

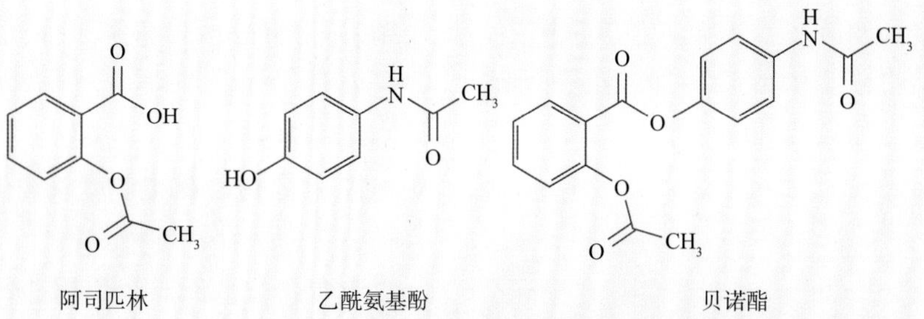

图1　阿司匹林、乙酰氨基酚、贝诺酯的结构式

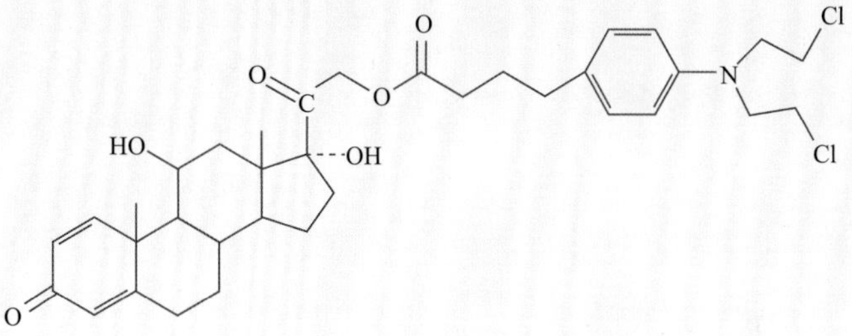

图2　泼尼莫司汀的结构式

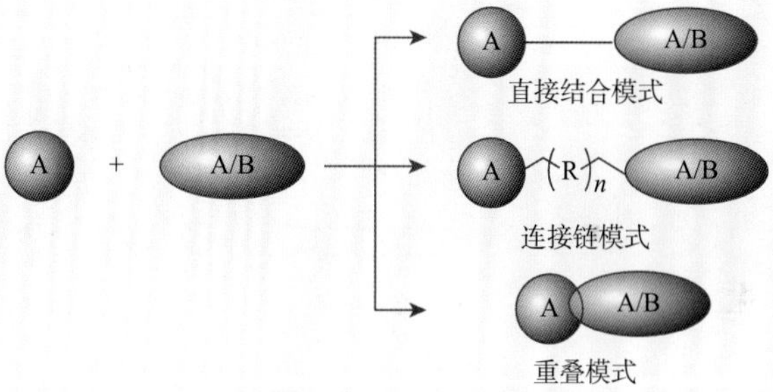

图3　孪药的连接方式

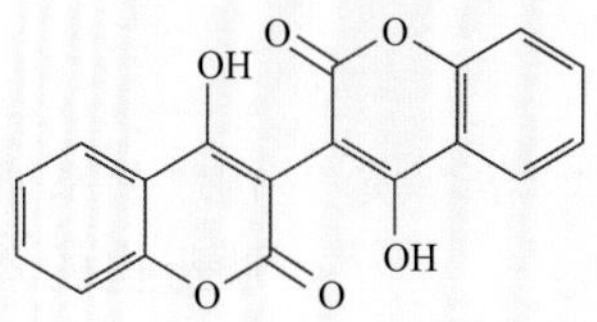

图4　双香豆素的结构式

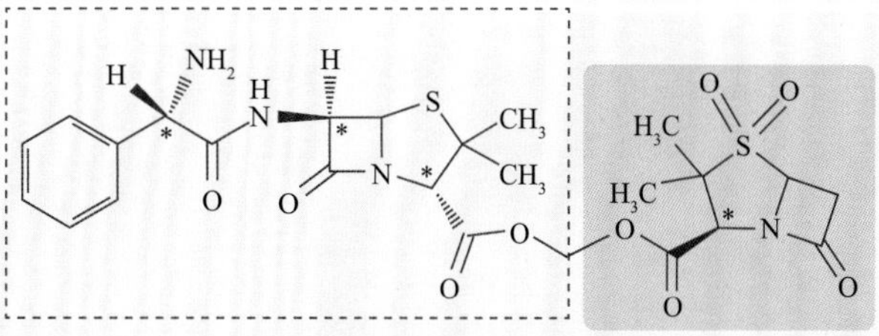

*．该碳原子为不对称原子。

图5　舒他西林的结构式

基相连接。连接基可以是单链、聚合物链、芳环等。③重叠模式，即将分子中的某些片段重叠而键合，如呱西替柳（图6）。

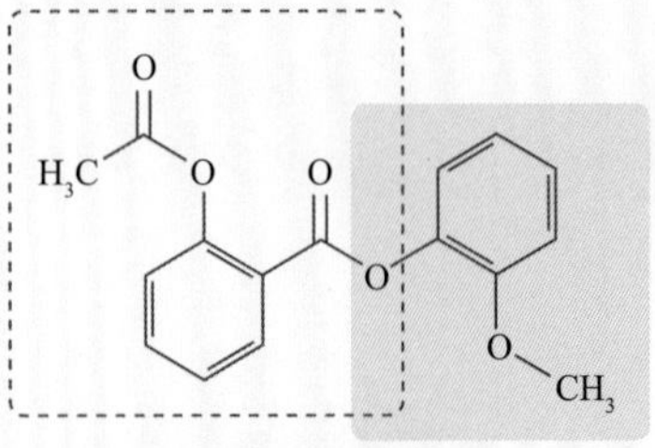

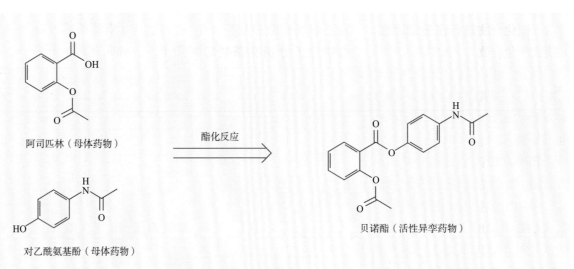

图6 呱西替柳

分类 根据孪药设计目的和手段，孪药一般分为两类。

同孪药：是一种分子重复形式，即两个或多个相同的分子或片段经共价键结合形成的分子设计实例见图7。同孪药可以是对称分子亦可以是不对称分子。同孪药设计的理论基础是自然界能产生高对称性化合物，在生物大分子聚合物中普遍地存在这种对称性。

异孪药：也称双效作用药物，分子中的两个药效结构单元可分别与不同靶组织结合，产生不同药理作用。这种拼合分子与两种药物单独给药相比，主要在于异孪药的药动学性质的改变，能改善药效。特别是能以适当的平衡同时发挥两种药理作用，或者其本身是一种前药，在体内经生物转化裂解成两个活性药物而发挥协同作用，设计实例见图8。

（尤启冬）

组合化学技术（combinatorial chemistry） 可在同一时间合成大量不同结构顺序或不同取代基及取代位置化合物的平行合成技术。又称同步多重合成化学或组合合成化学。是在固相合成方法基础上发展起来的。组合化学结合合理药物设计，进行新药分子的设计和合成，建立分子多样性的化合物库，结合高通量筛选技术，进行大范围、快速、高效的活性筛选，加快了新药设计和发现的速度。

组合化学技术在药物研究中已超出了单纯的化学范围，成为一个集合性的概念，是综合了分子模拟、实验设计、快速合成、

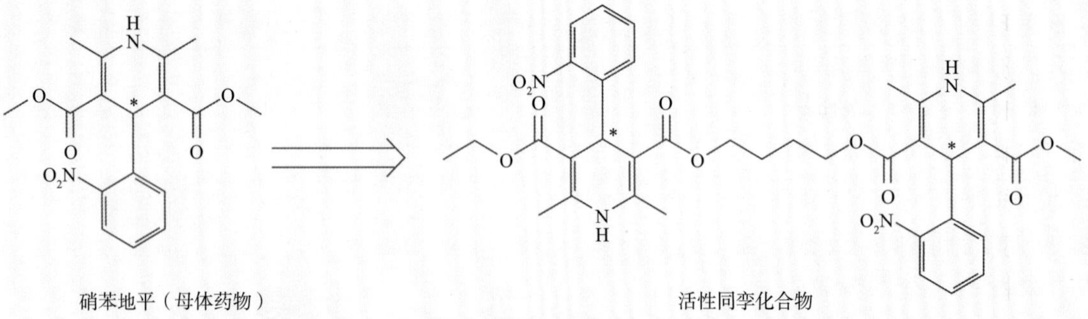

硝苯地平（母体药物）   活性同孪化合物

*. 该碳原子为不对称原子。

图7 同孪药设计实例

阿司匹林（母体药物）

对乙酰氨基酚（母体药物）

酯化反应

贝诺酯（活性异孪药物）

图8 异孪药设计实例

快速筛选分析以及数据统计分析等各项学科技术整合为一体的综合技术，能在短时间内将不同构建模块根据组合原理系统反复连接，从而产生大批的分子多样性群体，形成化合物库，并用巧妙的手段（通常与高通量筛选相配合）对库成分进行筛选优化，得到可能的有目标性能的化合物结构，是当代药物研究与开发过程中先导化合物发现和优化的重要手段之一。

原理　组合化学技术建立在高效平行的合成之上，其从一组化合物的结构出发，将一组化合物的共同结构，即结构骨架或结构模块，与有相同功能基的基团或片段（即构建模块）相连接，组装形成一批类似的化合物——化合物库，连接的方式是通过同种成键反应实现的，即平行、系统、反复地共价连接不同结构的构建模块，在此要求构建模块中的反应物间能顺序成键，构建模块必须具有多样性且是可以得到的，模块中反应物进行的反应速度要接近，产物的结构和性质有高的多样性，反应条件能调整，操作过程能实现自动化，同时构建模块越多，生成的化合物的数量越大，然后将一次性或批量得到的类似化合物进行高通量筛选，寻找先导化合物。

方法　组合化学方法进行新药发现研究主要有3步：①化合物库的制备。包括设计模板分子、研究和优化组合合成方法、选择构建模块、规定化合物库的容量、保证化合物库的再生、寻求化合物库的质量监控方法及优化条件、完成自动化合成等。②库成分的检测。③目标化合物的筛选。目标化合物通常是活性最大的产物，设定液相或固相筛选方法，即合成物是挂在树脂上还是切落于溶液中进行筛选，同时选择合适的筛选模型，包括细胞功能性筛选、受体、抗体、基因表达蛋白筛选、位置扫描排除法，采用的指示方法如染料染色、荧光标记、同位素标记以及自动化筛选等。

化合物库的构建方法　组合化学研究的核心问题是解决如何构建分子多样性的化合物库，化合物库按反应条件可分为固相库和液相库，化合物库的构建方法有许多，包括混合物合成方式和平行合成方式，其中平行合成是常用的策略，实施的方案有多针同步合成法、茶袋法和一珠一肽法等。多针同步合成法是将带有载体针的小棒固定在同一块板上，其位置与96孔滴度板相对应，然后在96个孔中分别加入不同的反应物和试剂，即可同步合成96个样品，合成得到的化合物库可直接进行酶或受体的结合试验，使用酶联免疫吸附测定、放射显影或荧光测定等方法评价化合物的活性。茶袋法是指进行化合物合成时将载体树脂珠封闭到聚乙烯袋中，组建模块分子、试剂和溶剂等可以自由通过聚乙烯袋的小孔，将所有茶袋置于一个容器中，经过一系列脱保护、洗涤、中和及再偶联等顺序反应，生成的化合物分子分别在茶袋的树脂上，且整个合成过程每步都有记录，所以结构是确定的，也可以根据制备量调节茶袋的大小，并实现自动化操作等。一珠一肽法是首先将组建模块单独装配，然后与粒状树脂珠均匀混合，再分成与下一步要键联的组建模块数相等的组分，进行反应，通过多次这样分开-合并的操作，建造大容量的化合物库，且确保每个树脂珠上连接单一种分子，得到的混合物样品可用多种方法进行生物学评价，最好从树脂珠上切割下来在溶液中测定活性，活性目标物的确定则可用再合成和活性测定方法来确定。除以上3种组合合成方法，还有迭代展开法、正交法以及"从库到库"的转换方法，为了产物合成的同时被检验，又出现了编码法等。

应用　组合化学作为一门交叉性科学使更多领域在化学中渗透和发展：①材料科学方面。组合化学技术广泛应用于各种新材料的开发，已报道许多以组合化学方法开发的新材料，如抗磁材料、磷光材料、铁电材料、半导体、介电材料、催化剂、沸石和聚合物及复合材料等。②催化剂领域。科学家将组合化学方法引入催化剂研究领域，形成了组合催化技术，应用于催化剂的设计、制备、评价和表征等方面。③药物开发方面。组合化学应用最多的是新药物的设计、合成和筛选方面，为快速合成和快速筛选提供了新思路，能够加速化合物库的合成，从而加速先导化合物的发现和优化，加快了新药的研制速度，缩短药物的研发周期。④新农药合成与筛选方面。组合化学法结合高通量的筛选，加快了农药研究开发的速度。⑤有机合成方面。采用组合化学技术合成杂环小分子、对称及不对称有机分子、多环天然产物衍生物等。⑥生物合成方面。组合化学技术已用于合成杀假丝菌素、土霉素等多烯类化合物。

（杜吕佩）

duōtài zǔhékù héchéng jìshù

多肽组合库合成技术（synthesis technology of polypeptide combinatorial library）　合成多肽分子多样性化合库的方法。也是

组合化学技术最早应用的领域。

多肽组合库的合成用固相合成法，以氨基酸为构造砖块，将氨基酸固定在特定固体载体上，经过与另一个保护氨基的氨基酸进行缩合反应，将该保护氨基的氨基酸系统组装到载体–氨基酸或载体–肽链上，然后脱除保护基，循环与新的保护氨基的氨基酸进行缩合反应，建立起组合不同、结构各异肽库的方法。一般固体载体为高分子不溶性载体，包括树脂、反应珠、聚乙烯小针等。建立起多肽组合库后，可通过分库、分组群体、群集筛选的方法，选择平均活性高于其他的一组为目的分库，再采用现代分离手段，如高效液相色谱法、亲和性柱色谱法或经典多肽合成方法分别得到分库中各单一分子，经鉴定，筛选获取活性最高的目标化合物为先导物，为新药的研究提供帮助。

原理 多肽组合库合成技术利用氨基酸缩合反应，将氨基酸按一定间隔连接在同一固体载体上，混合脱保护后，分别与多种保护氨基的氨基酸进行偶联反应，同一步骤进行多次，脱除侧链保护但是不从固体载体上切下，可以得到若干个连接在同一固体载体上不同肽段组成的肽库，最终得到多种组合不同、结构各异的肽库。

方法 主要有 7 种：①"一株一肽"合成法。以树脂为固体载体，进行随机合成，可以同步合成若干个多肽分子。②迭代展开法。③位置扫描法。④光控定位组合库法。以固相多肽合成和光刻技术为基础的肽合成法。⑤茶袋法，在带微孔的聚乙烯或聚丙烯为固相载体的小袋中进行。⑥多针法，以聚乙烯针状小棒为固相载体。⑦纤维载体法，纤维素材料作固相载体。

应用 多肽组合库合成技术为快速、大量合成生物活性肽类化合物提供了全新的思路，是组合化学的一个很有发展潜力的重要分支。为新药先导化合物的发现、最大限度地筛选各种新化合物及其异构体，即"快速筛选"，提供了可能。

(杜吕佩)

gùxiàng zǔhé huàxué héchéng jìshù

固相组合化学合成技术

（solid phase synthesis） 用固态聚合物为载体，在载体上进行合成反应，所得最终产品用化学或光化学法使其与作为支点的聚合物脱离，得到小分子组合化合物库的方法。例如，将三氯三嗪与结合于 PEG-PS 的各种氨基酸反应，得到结合于固相载体的二氯三嗪，后者仍有两个位置可发生亲核取代反应，可引入新的结构多样性中心，在亲核取代氨化反应之后，将产物用胺从固相载体上切下（图 1）。第一步反应用 20 个结合于 PEG-PS 的氨基酸；第二、第三步反应，依次用 30 个和 20 个胺进行两次胺化反应，可得到一个含有 12 000 个化合物的组合库。

特点 固相合成反应往往使用某一过量的试剂促使反应完全，而此过量试剂及杂质可用溶剂很快洗脱。对一些收率低（20%～30%）的反应，也可以应用。但是反应温度不宜过热或者过冷，以免引起聚合物载体碎裂或者侧链断裂。生成产物量较少，1g 带有侧链的载体往往只能合成几毫克到几十毫克的产品，所以其生产成本较高。一个可以代替的方法是共价键清除剂法，它可通过与聚合物载体的键合将多余的反应试剂清除或者与产物键合后，通过过滤提纯分离产物（见液相组合化学合成技术）。

应用 21 世纪初，固相合成快速发展，固相有机反应包括的范围也越来越广，酰化反应（酰胺和脲的合成）、烷烃化反应（主要是 N 和 O 上的烷烃化）、N-芳基化、联苯和交联偶合、C—C 缩合反应、成环反应（1,3-偶极）、去保护反应（对 N、O 功能基）、醇的卤代反应、杂环的形成（Ha-

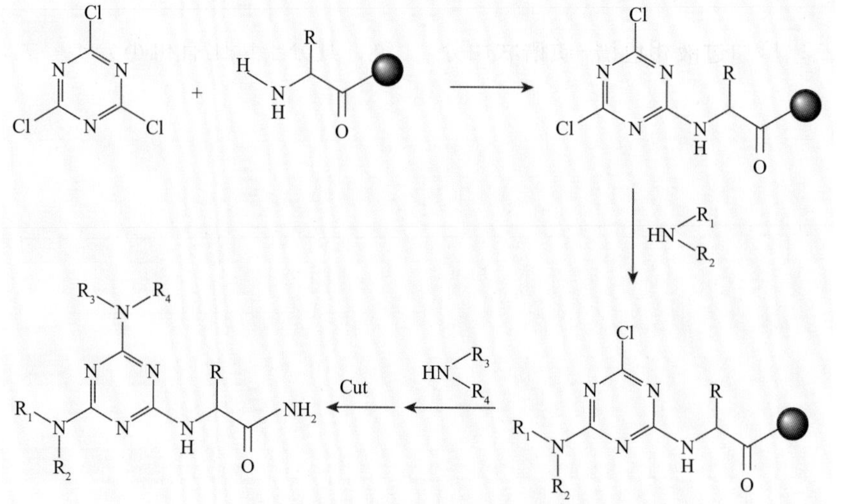

图 1 三氯三嗪与结合 PEG-PS 的各种氨基酸反应

ntzsoh 缩合，Pictet-Spedgler 吲哚的费歇尔合成，Pd-杂环化）、多组分缩合、烯烃合成、氧化反应、还原氨化、SN$_2$ 亲核取代（C—C，C—N，C—O 合成）等都已经成功用于固相反应。利用固相反应已经成功地合成了烷基四唑类衍生物、含有 2-氨基硫酚的杂环、四取代吡咯、吲哚、喹啉衍生物、杂环二乙胺衍生物、5-取代咪唑、1,5-二并二氮杂-2-酮、大型杂环和相关芳环类化合物、苯并吡喃类化合物等各种类型杂环化合物，还成功地合成了连翘苷类似物、酚类甾族化合物、羟基甾体类衍生物、膦酰非肽类化合物等各种类型杂环化合物。

（方　浩）

yèxiàng zǔhé huàxué héchéng jìshù
液相组合化学合成技术

（solution phase synthesis）　用可溶性的高分子载体代替不溶的交联树脂，在可溶性的高分子载体上进行合成反应，所得最终产品用化学或其他方法使其从可溶性的高分子载体上脱离，得到小分子组合化合物库的方法。

早期涉及的液相反应一般有路径较短、反应简单、收率高、分离和提纯方便等特点，而采用的策略多是平行合成法，反应结束以后通过液相色谱-质谱联用分离鉴定目标产物。21 世纪初，随着组合化学技术的快速发展，一些新的液相合成及提纯方法相继出现。

将固相合成易分离的优点与液相反应结合起来，用可溶性的高分子载体代替不溶的交联树脂。这样既可保持经典有机反应的条件，又可应用高分子本身的性质解决产物的提纯（如进行重结晶、超过滤等）问题，这种方法叫液相组合合成。它既避免了固相合成不能在液相进行的缺点，又保持了它积极的一面。液相组合合成的载体需满足以下条件：①易得或易合成。②有良好的机械和化学稳定性。③有能键合有机小分子的官能团，并在适当条件下可解离。④显示较好的溶解性能，能在有机溶剂中与有机小分子互溶。聚乙二醇是液相组合合成中应用最多、最成功的载体。简达（Janda）用它合成了一个肽库和一个非肽库证实了这种技术的可行性。

树状载体组合合成：树状组合合成是在树状载体上进行的液相组合合成（图 1），在概念上类似于固相组合合成，不同的是反应在液相中进行。树状载体的结构是从一个中心出发形成许多支链，其分子量比有机小分子要大，但又比高分子载体小得多，因而其负载容量比固相载体要大。反应结束后，树状中间体可通过分子排阻色谱或超过滤等方法进行分离，最后得到的树状载体可回收利用。

氟标记化合物合成：该方法把有机小分子底物通过"氟标记"键合到含氟化合物（类似于固相合成中的载体）上，然后进行反应，反应结束后，通过液-液萃取，反应中所用的过量试剂和有机杂质进入有机相，盐类进入水相，得到氟标记产物。最后把目标产物从氟标记分子上解离下来。氟合成法的局限性在于很难把反应过程中形成的含氟副产物从目标产物中去除。

用高分子辅助试剂的合成：随着高分子聚合物制备技术的发展，在液相反应中引入固相试剂。根据反应的不同，固相试剂的引入主要有两种方法：一种是在液相反应中使用过量的反应试剂使反应平衡向产物方向移动，使反应更加充分，然后对过量反应试剂加以捕获并除去。其原理是在液相中用常规法进行混合合成，然后用螯合树脂对所有中间体及副产物进行识别清除。另一种是使用树脂来捕获目标产物，也可以达到分离的效果，如在羧酸、

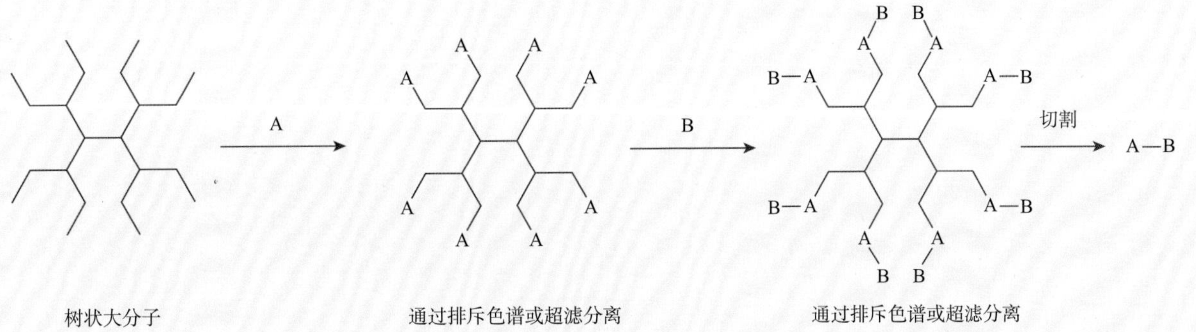

树状大分子　　　　　通过排斥色谱或超滤分离　　　　　通过排斥色谱或超滤分离

图 1　树状载体组合合成

醛、胺及异腈化合物的4组分缩合反应中，可用树脂从未反应的原料及产生的副产物中将目标产物分离出来。

（方　浩）

动态组合化学技术 （dynamic combinatorial chemistry，DCC）

dòngtài zǔhé huàxué jìshù

通过物理或化学动态变化同时结合筛选为一体的组合化学研究方法。该方法融合了组合化学和分子自组装过程两个领域的特点，建立了可变通的、适合新药开发的动态组合化学库。在动态组合化学库中，用靶点分子的诱导结合驱动作用，能选择性筛选到与靶点分子存在强相互作用的优势化合物或化学片段。该方法简化了烦琐的合成、分离和筛选的传统过程，可快速、有效地识别目标分子。

与传统组合化学技术相比，动态组合化学增加了靶标模板方法，模板的加入诱导了组合库内的分子组分持续可逆化学转化，因此平衡反应发生移动，生成的组合库中与靶点模板作用强的组分得以富集，形成富集库。该库的成分具有与模板相互作用的功能，有的成分是模板的最佳伴侣，如果建立的模板是为了筛选药物，这一技术可以应用于先导化合物的发现过程。

动态组合化学库构建过程首先选择最初的分子单元，它们之间能进行可逆相互作用。然后找出建立化学库的反应条件，以便分子单元形成特殊的分子"钥匙"配体。如果反应是可逆的，库中不配对的"钥匙"解离、重组、形成配对的"钥匙"。以上所描述的是第一种情况。其另一种可能的情况是组合化学形成的分子作为"锁"，相关的生物大分子却变成了"钥匙"。动态组合化学库的原理是用一些小分子自我组装形成一个有效的"钥匙"或"锁"，与传统的组合化学相比，动态组合化学的基本概念可以解释为动态的代替了静态的，灵活的代替了预定的，潜在的代替了现实的。如图1中，（Ⅰ）由初始3组分子单元 A_1、A_2、B_1、B_2 和 C_1、C_2 拼组构成的数个可逆变化的"钥匙" D_1（$A_1B_1C_1$）、D_2（$A_1B_1C_2$）、D_3（$A_1B_2C_1$）……D_8（$A_2B_2C_2$），形成一个潜在的动态库。（Ⅱ）在分子"锁" E（模板）加入后，"钥匙" D_8 与"锁" E 结合从中筛选出与分子"锁"结合最紧密的结合体 F。（Ⅲ）剩下的 $D_1 \sim D_7$ 解离，放出分子单元；它们通过（Ⅰ）和（Ⅱ）的过程，重新进行组合以便产生更多的结合体 F。

"动态"即可逆性，是动态组合库的一个基本特征。构成动态组合库的成员之间可以连续不断地交换它们的分子单元，这种交换是受热力学控制的，而不是动力学控制，靶标模板（如生物聚合物或其他化合物）的加入，结合了动态组合化学库的部分成员。这些成员从体系中的取走，使体系重新建立平衡，富有结合力的成员又产生，并使结合较弱的成员减少到最小量（图2）。

（方　浩）

基于靶标结构的药物设计 （structure-based drug design）

jīyú bǎbiāo jiégòu de yàowù shèjì

一种基于X线或核磁共振获得靶标的三维结构进行的药物设计策略。由于科学技术的发展，用X线单晶衍射技术、多维核磁共振技术以及冷冻电镜技术可方便地获得生物大分子靶标三维结构信息，并根据靶标三维结构信息有的放矢地设计和发现与靶标空腔结构互补、理化性质匹配的分子，减少药物设计中的盲目性。

随着人类基因组计划的完成、蛋白组学的迅猛发展，大量与疾

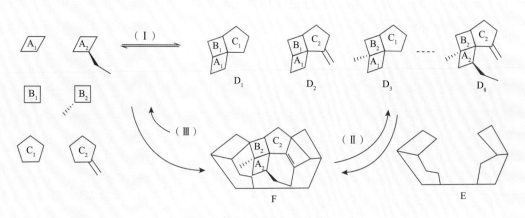

图1　动态组合化学库的图解

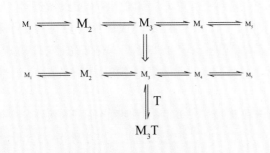

字母的大小代表成分的富集量。

图2 动态组合化学库的成分（M）的互变及模板（T）驱使下的连续变化分布

病相关的基因已被发现，由此发现的药物靶标也急剧增加。计算能力也随计算机技术快速发展空前提高，使过去无法开展的药物分子设计变得可行。在多种因素的推动下，基于生物大分子靶标结构的合理药物设计技术已经日趋完善。以靶标结构为主的药物设计可分为三大类：根据靶标活性位点构建配体，即全新药物设计；以靶标结构搜寻配体，即分子对接；根据靶标活性位置构建配体片段，即基于片段的药物设计。

（方 浩）

bǎdànbái jiégòu yùcè

靶蛋白结构预测 （prediction of drug target structures） 根据物理、化学原理，基于蛋白质的氨基酸序列结合已知相关结构的蛋白质信息，采用理论计算（如分子力学、分子动力学计算）方法，对蛋白质的三维空间折叠构象结构进行预测的技术。

原理 基于靶标结构的药物设计是基于靶标的三维空间结构，利用靶点与配体之间相互作用的诱导-契合原理，进行的药物设计策略。尽管大量药物靶点的三维结构已被测定，但仍有很多重要的药物靶点难以解析其三维空间结构。科学家们开发了多种预测蛋白质三维结构的方法，以帮助

人们在仅知道蛋白质一级结构序列的基础上，通过预测蛋白质三维结构进行针对靶点结构的药物设计。

蛋白质结构预测问题从数学视角认识，是寻找一种从蛋白质的氨基酸线性序列到蛋白质所有原子三维坐标的一种映射。典型的蛋白质含有几百个氨基酸、上千个原子，而大蛋白质（如载脂蛋白）的氨基酸个数超过4500。所有可能的序列到结构的映射数随蛋白质氨基酸残基个数而呈指数增长，是海量信息。然而幸运的是，自然界实际存在的蛋白质是有限的，并且存在着大量的同源序列，可能的结构类型也不多，序列到结构的关系有一定的规律可循，因此蛋白质结构预测是可能的。

方法 蛋白质结构预测原理的基本假设是蛋白质的三级结构由其氨基酸序列唯一决定。安芬森（Anfinsen）根据变性的核糖核酸酶A在一定的条件下可以自发地再折叠形成天然酶分子的实验，提出了这个假设。这一假设后来被许多蛋白质体外实验证实，如许多去折叠的蛋白质在变性因素被去除后，能在体外自发折叠成有活性的天然分子。蛋白质结构预测方法主要分为两大类。

理论分析方法或从头算方法 该方法假设折叠后的蛋白质取能量最低的构象，根据物理、化学原理，通过理论计算，进行结构预测，如从头预测法。

统计方法 该类方法对已知结构的蛋白质进行统计分析，建

立序列到结构的映射模型，进而对未知结构的蛋白质根据映射模型直接从氨基酸序列预测结构。是进行蛋白质结构预测较为成功的一类方法。这一类方法包括：①经验性方法。根据一定的氨基酸序列可形成一定结构的倾向进行结构预测。通过对已知结构的蛋白质（如蛋白质结构数据库PDB、蛋白质二级结构数据库DSSP中的蛋白质）进行统计分析。②结构规律提取方法。从蛋白质结构数据库中提取关于蛋白质结构形成的一般性规则，指导建立未知结构的蛋白质的模型。有许多提取结构规律的方法，如通过视觉观察的方法，基于统计分析和序列多重比对的方法，利用人工神经网络提取规律的方法。如折叠识别法。③同源模型化方法。根据具有相似氨基酸序列的蛋白质倾向于折叠成相似的空间结构的原理，通过同源序列分析或者模式匹配预测蛋白质的空间结构或者结构单元（如锌指结构、螺旋-转角-螺旋结构、DNA结合区域等）。如果一个未知结构的蛋白质与一个已知结构的蛋白质具有足够的序列相似性，那么可以根据相似性原理给未知结构的蛋白质构造一个近似的三维模型。在蛋白质结构预测方面，预测结果最可靠的方法是同源模建法。

（尤启冬）

tóngyuán mójiànfǎ

同源模建法 （homology mode-ling） 用结构已知的同源蛋白质结构模型构建结构未知的目标蛋白质结构模型的方法。又称比较模建法（comparative modeling）。该方法认为同源性高的蛋白质可能由同一祖先进化而来，故其结构有一定相似性。是靶蛋白结构

预测的一种方法。

适用范围 实行同源模建法需目标蛋白质至少有一个已知三维结构的同源蛋白质，且两者之间要有较高的相似性。同源模建法的准确性不仅取决于目标序列和同源模板序列之间的同源性大小，同时也与两个蛋白质结构和功能的相似性有关。如果目标蛋白质与模板蛋白质一级结构氨基酸序列的相似性>50%，则同源模建法的准确度很高，蛋白质主链的均方根仅有 0.1 nm 左右（均方根误差是观测值与真值偏差的平方和观测次数 n 比值的平方根，能够很好地反映出测量的精密度），可以与中等分辨率的磁共振或低分辨率 X 射线衍射得到的精密度结果相媲美。如果相似性介于 30%~50%，则可以得到中等精度的结果，此时约 90% 主链部分的均方根为 0.15 nm。一般情况下若两个蛋白质的序列同源性>30%，它们的三维结构也基本相同。

研究步骤 同源建模法一般是以下步骤的循环操作，直到得出满意结果。

模板的搜寻 搜寻出已知结构的同源蛋白质作为模板是进行同源建模的前提条件，此步骤可通过搜索蛋白质结构数据库完成。一般从目标蛋白质的序列出发搜索 PDB 蛋白质结构数据库，找到有已知结构的同源蛋白质序列，选取一个或几个作为目标蛋白质序列的模板。常用 BLAST 搜索。

目标模板的序列比对 同源建模中最核心的操作步骤，该步骤的准确性决定了目标蛋白质结构模型确定的准确性。目标蛋白质结构和模板蛋白质的序列比对主要是为了确定结构保守区，常

用多重序列比对实现。

蛋白质主链结构的建模 该步骤主要是将结构保守区的模板蛋白质结构模型坐标拷贝到目标蛋白质的结构模型中，构建目标蛋白质的主链骨架。然后再调整目标蛋白质结构模型中主链各个原子的位置，使主链骨架的构象符合立体化学原则。

环区的建模 环区的建模可以看作短片段蛋白质结构预测的问题。主要有两大类方法：一类是从头预测，即根据物理化学和量子化学原理预测、获得能量最低的短片段蛋白质稳定结构；另一类是基于已知环区结构的同源建模，预测、获得能量最低的短片段蛋白质稳定结构。21 世纪初还发展了许多其他预测方法，如人工神经网络、片段搜索、快速从头预测等，以提高环区建模的准确性。

侧链的建模和优化 侧链的建模用经验数据。例如，首先用目标蛋白质序列片段搜索数据库，再从数据库中提取与目标蛋白质相似片段蛋白质侧链的空间取向。在此基础上构建目标蛋白质该片段的侧链结构并进行能量优化，得到稳定的蛋白质侧链构象。

整体结构模型的优化 同源建模法得到的最初目标蛋白质结构模型通常含有一些不合理的原子间接触，需要用分子力学、分子动力学和模拟退火等方法消除。所得的目标蛋白质结构模型中有些键长、键角和二面角也可能并不合理，需要用立体化学合理性和序列与结构相容性原理评估修正。

决定同源模型的准确性和可信度的关键步骤是目标蛋白质与模板蛋白质的序列比对和环区建

模。同源建模的每个步骤可用不同程序完成，也可用同源建模服务器 SIWSS-MODEL，或自动建模的程序 MODELLER 完成。

（方　浩）

zhédié shíbiéfǎ

折叠识别法（fold recognition）

通过对未知结构蛋白（目标蛋白）和与其同源或相似关系比较远的已知结构蛋白之间进行检测和比对预测目标蛋白三维空间结构的方法。其核心是建立有效的方法来定量评价氨基酸序列和结构之间的匹配关系，是预测与其他结构已知蛋白序列同一性较低（<25%）的目标蛋白结构的有用方法。

原理 蛋白质折叠方式的保守性远远大于序列的保守性。有些蛋白质的序列无很高的同源性，但有相似的三维结构，有相似的折叠方式和功能。可将一条序列分段与许多不同的蛋白质结构或结构片段进行比对，计算出该片段最可能的折叠结构，将氨基酸序列折叠成三维结构。即通过在蛋白质结构数据库中识别与待测序列有相似折叠类型，实现对待测序列的空间结构预测。

研究步骤 如图 1 所示，首先构建结构模板数据库，然后用未知结构蛋白的查询序列逐步替换库中已知蛋白质结构的序列。通过优化设计的评分函数，实现目标蛋白氨基酸序列与每个结构模板的对齐。对模板数据库中的所有已知三维结构重复该过程，直到找到最佳拟合。选择统计上最可能的排列作为线程预测，并通过将目标蛋白氨基酸序列的主链原子放置在所选结构模板的对齐主链位置，构建目标蛋白结构模型。其中关键的是：①确定模板中每个残基的局部细微结构。

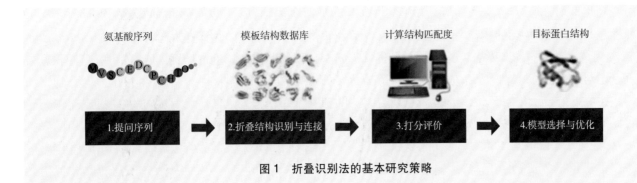

氨基酸序列　　　模板结构数据库　　　计算结构匹配度　　　目标蛋白结构

1.提问序列　➡　2.折叠结构识别与连接　➡　3.打分评价　➡　4.模型选择与优化

图1　折叠识别法的基本研究策略

②衡量并优化目标蛋白氨基酸序列与模板蛋白质结构之间的氨基酸序列-结构关联。③生成最终的预测结构。

（方　浩）

cóngtóu yùcèfǎ
从头预测法（de novo prediction）

在仅有未知结构蛋白（目标蛋白）的氨基酸序列而无其他资讯可用时，根据物理、化学原理，通过理论计算预测蛋白质的三维结构的方法。从头预测法的假设是折叠后的蛋白质取能量最低的构象。碎片组装法是最成功的从头预测方法，其基于的假设是：短的氨基酸序列片段局限在蛋白质结构数据库中最相关的序列局部结构。

该法分两个步骤：第一步将目标序列切割成互相重叠的小碎片，并产生每个碎片的局部二级结构；第二步用基于贝叶斯概率论的能量函数和蒙特卡罗（Monte Carlo）片段插入法组装这些局部结构产生模型，选择最小能量模型。第一步对限制第二步的搜索空间非常有效，但是如果找不到合适的碎片或者碎片不存在碎片库中，尽管第二步的能量函数很精确，也不能得到正确的折叠。为了解决这个问题，井下（Takshi Ishita）等提出一种新的方法产生局部二级结构，该方法用与每个碎片相似的候选序列建立概率分布图，计算主链相对于每个碎片的中心残基的二面角，是对ROSETTA方法的改进。在第二步中，仅靠能量最小值选择近天然结构很难，因为基于知识的能量函数不足以精确到确保最小能量构象对应于天然结构。大卫·贝克（David Baker）及其团队将基于物理和统计学（贝叶斯概率论）知识能量函数结合设计出的ROSETTA方法，可以很好解决这个问题，它用结构聚类来选择近天然结构模型，搜索最大相关性的簇，而不是最小能量的构象簇，是简化了的蒙特卡罗搜索方法。

从头预测法更适用于同源性<25%的大多数蛋白质，仅从序列产生全新结构，所以对于蛋白质分子设计以及蛋白质折叠的研究等有重要意义，同时该方法及其理论在其他蛋白质结构分析中也有重要作用，如同源模建法中侧链安装、模型优化、X线衍射晶体结构的优化。

（方　浩）

huóxìng wèidiǎn fēnxī
活性位点分析（binding site identification）

以简单的分子或碎片为探针通过生物物理、生物化学或计算机辅助的手段，探明、检测和确定生物大分子的活性位点的技术。活性位点分析通常不能直接产生完整的配体分子，但它得到的有关靶点结合的信息对后面的全新药物设计和分子对接等都有很好的指导意义。

活性位点分析通过生物物理和生物化学的实验，测定探针分子与生物大分子结合常数、解离常数，引起的结合过程的热力学自由能的变化，以及对催化过程、信号转导和生化反应等变化，逐步确定活性位点。

随着计算机技术的发展，已有不少软件可用于活性位点分析和预测。代表性的软件有GRID、MCSS等相关程序。①GRID程序：由Goodford研究小组开发，其基本原理是将靶点蛋白的活性部位划分为有规则的网格，应用分子力场的方法计算探针分子（水分子或甲基等）在不同的格点上与靶点活性部位的相互作用能，以此解析探针分子与靶点活性部位相互作用情况，发现最佳作用点。应用GRID程序研究流感病毒的重要靶点神经氨酸酶时，以氨为探针分子搜寻神经氨酸酶结合位点时发现用胍基取代抑制剂Neu5Ac2en的4-羟基，得到的化合物扎那米韦活性大为提高，已作为抗A型感冒病毒药物上市。②MCSS程序：是卡普拉斯（Karplus）课题组发展的一种活性位点分析方法，既考虑探针和蛋白质的非键相互作用，又引进了探子分子片段的构象能；将探针分子以多拷贝形式放置在活性口袋中，利用蒙特卡罗模拟结合分子力学进行优化来寻找最佳作用位点。阿德林顿（Adlington）等用 MCSS 对前列腺特异性免疫抗原的活性位点进行了详细分析，以此对已有的前列腺特异抗原抑制剂进行结构优化，得到了迄今为止活性最高的前列腺特异抗原抑制剂，其半数抑制浓度为（226±10）nmol/L。

（方 浩）

fēnzǐ duìjiē

分子对接（molecular docking）

借助计算机分子图像学及相关软件研究靶标与小分子配体库之间适匹的相互作用、预测二者结合模式和亲和力，进行基于结构药物设计的一种方法。根据配体与靶标作用的"锁钥原理"，分子对接可有效确定与靶标活性部位空间和电性特征互补匹配的小分子化合物。

分类 根据对接过程中是否考虑研究体系的构象变化，可将分子对接方法分为以下几类：刚性对接、半柔性对接、柔性对接、整体对接和片段对接等。①刚性对接：是指研究体系的构象在对接过程中不发生变化，仅改变研究体系的姿态和空间位置，有计算量小、简化程度高的特点，适用于蛋白和蛋白之间相互作用、蛋白质和核酸之间的相互作用等研究。②半柔性对接：是指一般固定研究体系中大分子靶标的构象，而在一定范围内改变小分子配体的构象的对接方法，适用于研究小分子配体与大分子靶标之间的相互作用，可以保持较高的计算效率。③柔性对接：是指研究体系在对接过程中构象可以自由变化，提高了对接的准确度但所需的计算量较大，也需要耗费更多的时间。④整体分子对接：

是运用特定搜索算法考察配体分子在靶点结合部位，根据评分函数找出最优结合方式。⑤片段对接：是将配体分子视为若干片段结构的集合，先将其中 1 个或几个基本片段放入结合空腔，然后在活性部位构建分子的其余部分，最终得到理论上最优的结合方式。

步骤 分子对接步骤因软件而不同，大致可分为 5 个程序：①准备大分子结构文件。在蛋白数据库（PDB）中下载或同源模建构建靶标大分子的三维空间结构的相关文件。②准备小分子结构文件。用 Chemdraw 或分子对接软件构建小分子的三维结构。Dock 程序要求分子文件必须为 mol2 结构，因为 mol2 文件可以记录分子中各个原子的带电量等，包含信息比较多。③对接前处理。首先对靶蛋白分子进行处理，去除靶蛋白 PDB 文件中包含的其他小分子和水分子，无关紧要的金属离子等。然后给靶蛋白分子加上 H 原子，同时计算带电量。保存靶蛋白为 mol2 格式。对要进行对接的小分子进行同样操作，加氢和加电，然后保存为 mol2 格式。④对接研究。根据对接体系的不同，选择合适的对接软件和对接模式进行对接。⑤结果处理。运用相应的软件分析和处理对接结果，最终以图片的形式导出结果。

常用软件 已开发的分子对接软件很多，可以分为学术性免费对接软件和商业性对接软件。学术性免费对接软件主要包括 AutoDock、AutoDOCK Vina、LeDock、rDock、UCSF DOCK；商业性对接软件主要包括 Glide、GOLD、MOE Dock、Surflex-Dock、LigandFit、FlexX 等。

（方 浩）

fǎnxiàng fēnzǐ duìjiē

反向分子对接（inverse docking）

借助计算机分子图像学及相关软件，以小分子化合物（天然产物、先导化合物及化学合成物）为探针，对已知结构的靶标数据库进行自动反向对接搜索，寻找能与小分子化合物相匹配的靶标，以此预测小分子配体所结合靶标的研究方法。

反向分子对接也是基于费歇尔（Fisher E）的"锁钥匙模型学说"，不同的是，反向分子对接以小分子化合物（天然产物、先导化合物及化学合成物）为探针，在已知结构的靶点数据库内搜寻可能与之结合的生物大分子，通过空间和能量匹配相互识别形成分子复合物，进而预测药物潜在的作用靶点。根据配-受体之间的匹配程度，反向分子对接可分为药效团模型法、配体相似法和结合位点相似法等。

反向分子对接常用的软件有 INVDOCK、Tar-FisDock、PharmMapper、Reverse Screen 3D、idTarget 等。

反向分子对接常用的靶标数据库有 PDTD、DrugBank、BindingDB、PDBbind、KiBank、RELIBASE、AffinDB、TTD、PDB、MMDB、TargetBank 等。

根据不同的软件，反向分子对接的主要操作步骤也不同，大致的操作流程见图 1。来源于靶点数据库内的生物大分子，经修饰后与特定的小分子化合物进行匹配，根据受体与配体分子的性质和形状的互补性，调整分子构象，计算对接时各个取向的受体-配体相互作用能量，进行分子动力学模拟和计算，求得复合物的全局最优化结合构象，即得到最佳的对接靶标。在获得分子靶标后，

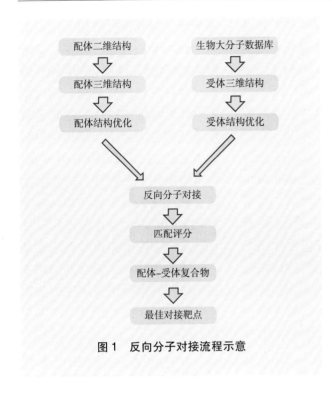

图1 反向分子对接流程示意

运用化学生物学手段测定小分子化合物与靶标的相互作用，进行验证，必要时可进行小分子与靶标结合的结构生物学研究。

（尤启冬）

jìsuànjī xūnǐ shāixuǎn

计算机虚拟筛选（virtual screening）　用计算机程序评估已知化合物是否可能是某一特定靶标的先导化合物的方法。又称虚拟筛选。计算基程序所使用的模型可以是靶标大分子结构，也可以是基于物理化学参数或配体构效关系。虚拟筛选是使用的计算机程序进行的评估，不能确保虚拟筛选得到的"阳性结果"化合物实际上都具有活性的，仍然需要结合实验筛选进行确证，但虚拟筛选的方法可以提高实验筛选方法的效率。换句话说，如果有几千种化合物可供测试，就可以在实验筛选前使用虚拟筛选来识别那些化合物最有可能具有活性，减少实验筛选的工作量。

虚拟筛选的实验方法分为两类：①基于受体的虚拟筛选。又

称基于分子对接的虚拟筛选，是指在实验确定或同源模建的受体靶标三维结构的基础上，研究小分子化合物与受体靶标作用位点之间的相互作用（静电作用、氢键作用、疏水作用、范德华力等）和结合模式，根据与结合能相关的亲和性打分函数评价小分子化合物与受体靶标之间的亲和力，从而优选出预测亲和力较高、结合模式较合理的化合物，用于后续的生物活性评价。②基于配体的虚拟筛选。是指运用计算化学软件在化合物库中搜索与活性小分子化合物结构和理化性质相似的化合物，或在化合物库中用药效团模型筛选能够与它匹配的小分子化合物，而后将这些化合物挑选出来进行后续生物学活性评价和验证。药效团模型筛选可以在较短时间内完成对几百万或几千万的小分子数据库的筛选，所需的计算量较小。

（方浩）

quánxīn yàowù shèjì

全新药物设计（*de novo* drug design）　基于靶标（受体或酶）结构及与配体结合位点信息进行药物分子设计的方法。又称从头设计。在全新药物设计中，需要根据靶标活性部位的形状和性质要求，通过计算机自动构建出结构与化学性质互补的新配体分子。全新药物设计的研究基础是与药物相结合的靶标分子的三维结构。

而靶标分子的三维结构除可通过X线衍射数据和核磁共振数据的物理实验方法获得外，还可通过蛋白的同源模建法、折叠识别法及从头预测法等构建其结构模型。在靶标分子的三维结构基础上，用相应的方法分析靶标分子的活性部位并构建与活性部位相匹配的药物分子。利用全新药物设计的方法通常能够在分子设计中引入一些新的化学结构，从而帮助研究者突破原有的思想束缚，提出全新的先导结构。

应用全新药物设计方法，首先需要分析靶标的活性部位，确定结合部位的基本特征（如疏水场、氢键场、静电场的分布）；然后按照互补原则在靶标的活性部位上产生基本构建模块，通过计算和数据库搜索，得到与靶标性质与形状互补的分子结构；得到的大量分子需要进一步评估和结构验证，一般多采用计算配体与靶标相互作用能的方法，给每个分子打分，按照得分的高低进行排序，以便选择最佳的配体分子。

根据基本构建模块的产生方法不同，全新药物设计方法又进一步可细分为模板定位法、原子生长法、分子碎片法等，其中分子碎片法应用最为广泛。①模版定位法：主要利用点和线构造出与受体活性部位形状互补的图形骨架，并根据活性部位的性质，给骨架上的点和线赋予具体的原子和键的参数，使骨架转化成分子。②原子生长法：利用不同种类的原子直接组合生长出分子。③分子碎片法：是指在靶标分子的活性部位，根据静电、疏水和氢键相互作用，以碎片为模板，逐步生长出性质与形状互补的分子。该方法的原理是首先要确定靶标与配体结合的位点（供体与

受体部位），然后从预先计算好的空间几何形状的数据库中读取小分子或分子片段，并将它们放置在结合口袋中，使小分子或分子片段尽可能地与靶标上的供体与受体结合位点相匹配，最后，通过化学方式将小分子或分子片段连接成分子组，以及连接形成更大的结构，使得靶标上的所有相互作用位点都被匹配，并填充整个结合口袋。

（方　浩）

基于片段的药物设计

jīyú piànduàn de yàowù shèjì

（fragment-based drug design, FBDD）　一种将随机筛选和基于结构的药物设计有机结合的药物发现新方法。使用生物物理和生物化学相结合的方法，快速筛选小分子片段分子库，检测并发现分子量小、与靶标相对结合效率高的活性分子片段，继之将得到的数个小分子片段连接起来，并结合结构生物学研究进行分子优化设计，得到类药性更好的先导化合物和候选化合物，进行创新性药物开发。

步骤　基于片段的药物设计方法首先筛选得到低分子量和低亲和力的片段，然后基于药物靶标结构信息将片段进行优化或连接，得到与药物靶标亲和力高且类药性强的新分子。

研究内容　基本内容包括3项。

片段库的设计　药物小片段分子应具有良好的药动学性质并便于片段连接和结构优化，在片段连接和结构优化的过程中，小片段分子常伴随着结构变大而分子量增加。为了能有效地指导片段分子的筛选，康格里夫（Congreve）等提出评价分子片段的三原则，即片段的分子量<300、氢

键供体数目≤3、氢键受体数目≤3、clog$P$≤3。基于该原则，建立了不少药物片段化学小分子库。

片段库筛选与检测　由于片段的结构较小且与靶标结合时的亲和力较低通常为毫摩尔（mmol）级（一般半抑制浓度为50μmol/L~1 mmol/L），故很难用常规的生物测定方法检测，常需用 X 线晶体学、核磁共振、质谱技术、生物物理（如表面等离子体共振等）或高内涵筛选等方法，在较高的片段分子浓度下（10^{-3}mol/L级）寻找较低亲和力（10^{-6} ~ 10^{-3}mol/L）的片段小分子。小分子片段常有高 μmol/L 或低 mmol/L 亲和力，因此它们必须在水溶液中有较高的溶解度（通常>1 mmol/L），以便在高浓度下采用生化或生物物理的方法进行片段筛选。

从片段连接到先导化合物的结构优化　将所得活性片段分子在结构指导的基础上采用增长、连接、拼合等方法拼装优化为小分子苗头化合物（图1），再利用 X 线晶体学、核磁共振及质谱技术对这些分子中的片段与靶蛋白的结合模式和结合强度进行分析，根据得到的结合信息对片段分子进行结构优化，从而得到先导化合物。

优点　基于片段的药物设计是将化合物活性筛选、结构生物学技术、分子模拟、化学合成和构效关系整合在一起的综合技术，

用小分子与靶蛋白的结合特征指导优质先导化合物的生成，为成药性的优化预留较大的化学空间，因而提高药物研发效率。相比传统的高通量筛选，片段筛选具有化学空间采样广泛、命中率高、命中的苗头化合物的配体效率高、命中的苗头化合物有类似于药物的物理与化学特性等优势。对药物化学研究者而言，通过片段拼合的方法将较小的片段扩增成最终的先导化合物也更直观，此方法开发出的先导化合物在药动学性质的优化方面工作量也可能会大大减少。

（尤启冬）

基于配体结构的药物设计

jīyú pèitǐ jiégòu de yàowù shèjì

（ligand-based drug design）　从配体的三维结构信息入手，推测配体与靶标的作用方式并指导药物分子设计的方法。属间接药物设计（indirect drug design）方法。基于配体结构的药物设计可用于靶标结构信息不清楚时的药物设计。

基于配体的药物设计主要包括两个方面的研究内容，一是研究一系列药物的定量构效关系，二是构建共同作用于同一靶标的药效团模型。定量构效关系研究是应用数学模式来表达药物的化学结构因素与特定生物活性强度的相互关系，通过定量解析药物与靶标特定的相互作用，寻找药物的化学结构与生物活性间的量变规律，为新一轮的结构优化提

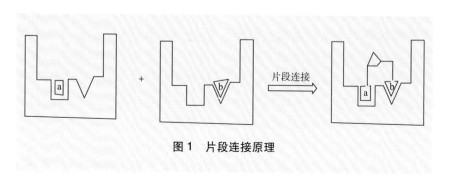

图1　片段连接原理

供理论依据。而构建药效团模型的用途不仅可以用于预测新的化学结构是否具有活性，还可进一步配合虚拟化合物库的三维结构搜索，为发现新的先导化合物提供新的方法。

（方　浩）

dìngliàng gòuxiào guānxì

定量构效关系（quantitative structure-activity relationships, QSAR）

将一系列化合物的化学结构和药理活性定量联系起来的数学关系。一种借助分子的理化性质参数或结构参数，以数学和统计学手段定量研究有机小分子与生物大分子相互作用、有机小分子在生物体内吸收、分布、代谢、排泄等生理相关性质的方法，用于定量构效关系的方法包括各种回归和模式识别技术。定量构效关系是研究药物结构与生物活性之间的关联和定量分析，找出结构与活性间的量变规律，得到构效关系的数学方程，并根据信息指导对药物的化学结构进行优化。这种方法广泛用于药物发现、农药开发和环境科学等领域的研究。在早期的药物设计中，定量构效关系方法占据主导地位，20世纪90年代后由于结构生物学技术的发展，许多靶标蛋白的三维结构得到准确测定，定量构效关系研究不再拥有药物设计领域的主导地位。

1868年有人提出，药物的生物活性与化合物的结构特征是函数关系，可用数学模型$A = f(C)$表示化合物的化学结构与生物活性间的关系，式中的A是生物活性，C表示化合物的结构特征。20世纪60年代，3个研究组分别建立了不同的定量构效关系的研究方法，在药物设计中发挥了重要作用。第一种方法是1964年美国汉斯（Corwin Hansch）和日本藤田稔夫（Fujita Minorio）共同开创的汉斯分析法，该法的特点是以热力学为基础，应用化合物的疏水性参数、电性参数和立体参数表达药物的结构特征，分析结构与生物活性的构效关系。第二种方法是弗里-威尔逊（Free-Wilson）方法，是用数学加和模型表达药物的结构特征，分析其定量构效关系。第三种方法是基尔（Kier）分子连接性方法，是根据拓扑学原理用分子连接性指数作为化合物结构的参数。上述研究方法所用的化合物结构参数大多由化合物的二维结构得出，只考虑了化合物与受体作用的位点，没有考虑化合物与受体（酶）的结合时构象的变化，所有参数只能表达二维意义上的结构特点，所以这类定量构效关系研究被称为二维定量构效关系。

二维定量构效关系不能精确描述分子三维结构与生理活性之间的关系，故在此基础上提出了三维定量构效关系。三维定量构效关系是利用统计方法分析一组化合物的生物活性与其空间性质之间的定量关系。1979年，克里平（Crippen）提出"距离几何学的三维定量构效关系"；1980年霍普芬格（Hopfinger）等人提出"分子形状分析方法"；1988年克雷默（Cramer）等人提出了"比较分子场方法"，比较分子场方法一经提出便成为了应用最广泛的基于定量构效关系的药物设计方法；1990年以后，又在比较分子场方法基础上改进，提出了"比较分子相似性方法"以及在"距离几何学的三维定量构效关系"基础上发展的"虚拟受体方法"等新的三维定量构效关系方法，但是经典的比较分子场方法依然是使用最广泛的定量构效关系方法。21世纪初又进一步发展了四维定量构效关系和五维定量构效关系。

（方　浩）

èrwéi dìngliàng gòuxiào guānxì

二维定量构效关系（2D-quantitative structure-activity relationships, 2D-QSAR）

将分子整体的理化性质参数如脂水分配系数、电性参数、立体参数，分子拓扑参数，量子化学指数和/或结构片段指数等作为药物活性函数的自变量，通过在两者之间建立回归方程表示分子结构与活性的关系。预测二维定量构效关系的方法很多，有汉斯分析、弗里-威尔逊（Free-Wilson）方法和基尔（Kier）分子连接性指数法等，其中最为著名、应用最为广泛的仍然是汉斯分析方法。

弗里-威尔逊（Free-Wilson）方法又称基团贡献法。1964年，弗里（Free）与威尔逊（Wilson）根据多变量回归分析理论，在对有机物质分子结构信息和生物活性的相关研究基础上建立的一种方法。该方法认为一个系列化合物的生物活性是其母体结构（基本结构）的活性贡献与取代基活性贡献之和。应用该方法不需要各种物化参数，在农药、医药、化学反应、光谱学研究中都有大量应用，但是只能应用于符合加和性的生物活性，其结果不能说明化合物机制；另外，它只能预测该系列化合物中已经出现的取代基在新化合物中的生物活性，对于未出现的取代化合物则无能为力。因而该方法在应用中受到很多限制。

基尔（Kier）分子连接性指数法（molecular connective index, MCI）是由基尔（Kier）和霍尔（Hall）提出的，该方法使用拓扑学参数，将化合物的结构参数化。根据分子中各个骨架原子排列或相连接的方式来描述分子的结构性质。MCI 是一种拓扑学参数，有零阶项、一阶项、二阶项等，可以根据分子的结构式计算得到，与有机物的毒性数据有较好的相关性。MCI 能较强地反映分子的立体结构，但反映分子电子结构的能力较弱，因此缺乏明确的物理意义，但由于其具有方便、简单且不依赖于实验等优点，也得到广泛应用和发展。

（方 浩）

hànsī fēnxī

汉斯分析（Hansch analysis）

用多元回归分析法研究一系列化合物的生物活性与其物理化学取代基或代表疏水、电子、空间和其他效应等参数之间定量关系的分析方法。该方法最初由美国的汉斯（Corwin Hansch）提出，后来日本学者藤田稔夫（Fujita Minorio）共同进行了发展，所以又称汉斯－藤田分析（Hansch-Fujita analysis）。

原理 汉斯分析法将物理有机化学研究中哈米特（Hammett）和英格尔德（Ingold）有关定量评价取代基的电性或立体效应对反应中心影响的原理进一步延伸，成功应用于处理药物分子与生物系统的构效关系研究，为定量构效关系的研究确立了初步的科学思路和方法，是定量构效关系研究和计算机辅助分子的一个重要的里程碑。该方法是研究二维定量构效关系最常用的方法。

汉斯分析法认为，药物能呈现生物活性，是药物小分子与生物大分子相互作用的结果，这种相互作用，与药物的各种热力学性质有关，而且这些热力学性质具有加和性，又称线性自由能相关模型。

汉斯方程的基本通式是：

$$\log 1/C = -a\pi^2 + b\pi + c\sigma + dEs + \cdots\cdots + k$$

或 $\log 1/C = -a\log P^2 + b\log P + c\sigma + dEs + \cdots\cdots + k$

式中方程左端 C 表示生物活性，为化合物产生某种特定生物活性（如半数有效量、半数有效剂量或最低抑菌浓度等）的浓度；方程右端的各项是结构特性参数，$\log P$ 或 π 代表结构的疏水参数，σ 代表结构的电性参数，Es 代表结构立体特征参数。上述参数大多数有加和性，便于计算。汉斯方程常用 I 表示指示变量，是一种半定量的参数，只有 1 和 0 两个值。用来描述不能用连续变量表达的药物分子特征，例如顺反异构体、对映异构体、某个特定的基团等。方程式右边的各项并不都是必需的，可以根据具体情况进行取舍。由于所有参数都与系统的自由能有关，因此汉斯分析法又称线性自由能相关法（linear free energy relationships, LFER）或超热力学学相关（extra-thermodynamic relationships）模型。

用汉斯分析方法研究定量构效关系时，首先要设计合成一定数量的化合物，分别测出它们的生物活性。然后选定参数（疏水参数 π，电性参数 δ 和立体参数 Es 等），这些参数值有的来自文献，有的则通过计算或实验求得。下一步通过统计学方法，将各衍生物的活性数值与相应的参数值进行回归分析，得到定量构效关系方程。

汉斯方程一般按多元线性回归分析处理，用最小二乘法求得各参数项的系数，得出回归方程。所得定量构效关系方程中，其拟合能力的统计评价指标主要有相关系数 r，标准偏差 s（或 SD）和费歇尔（Fisher）检验值 F。相关系数 r 和 F 值越高，标准偏差 s 越小，表明模型的拟合能力越好。

定量构效关系不仅仅是对活性与结构的分析总结，还应有预测能力，以帮助研究者寻找活性更好的化合物。预测能力的评估主要有两种方法，即测试集和交叉验证的预测。测试集是用来测试所构建的定量构效关系模型可信度和预测能力。在定量构效关系研究中，研究对象首先被分为训练集和测试集两个独立且互不重叠的部分，训练集用于模型的构建，而测试集则用来评估模型的可信度和预测能力。交叉验证指的是依次从 N 个样本中抽出 n 个样本，其余的 $N-n$ 个样本建立定量构效关系方程。然后该方程预测抽出的 n 个样本的活性，重复此操作，直到所有样本都被抽取和预测。如果每次抽出 1 个样本（$n=1$），就是最常用的抽一法交叉验证，简称抽一法（leave-one-out）。评价交叉验证的指标主要有交叉验证的预测误差平方和和交叉验证的相关系数（R_{CV}，也可用 Q 表示）。交叉验证的预测误差平方和越小或者 R_{CV} 越大，表明方程的预测能力越强。

应用 汉斯分析广泛应用于药物、农药、化学毒剂等生物活性分子的合理设计，在预测同源化合物的生物活性，指导药物设计与合成，帮助了解药物的受体图像等方面具有重要意义。汉斯分析方法的主要缺陷是二维定量构效关系研究方法只考虑化合物与受体作用的结合，没有考虑化合物与受体在结合时构效的变化，所以参数只能表示二维意义上的结构特点，对研究药物与受体三维空间作用有一定的局限性；另外，汉斯分析方法不能研究药物构象与构型对活性的影响，故不能全面解释生物活性的本质，不能描绘三维结构与生物活性间的关系，只能优化先导化合物，而不能发现先导化合物。

（方浩）

tuōpǔlìsī juécèshù
托普利斯决策树（Topliss tree）

将先导物分子结构中取代基的电性、疏水性和立体性对生物活性的影响进行综合考察，绘制成试样的决策树，形成合成→生物试验→决策→合成的策略。是一个经验性的药物设计方法，由托普利斯（Topliss）于1927年提出。

托普利斯决策树应用汉斯分析中超热力学方法的原理，考虑取代基的引入或变换可使化合物的电性、疏水性和立体性发生改变，导致生物活性的变化，提出一套设计、合成和生物活性评价的决策方法。

托普利斯决策树遵循一定的规则变换取代基，在设计时主要考虑取代基的亲脂性（π 疏水常数）和电性（σ 以哈米特常数表示）两个因素，进行逐步改变，判断基团变换对活性影响的内在原因，并启示下一个可能具有高活性的化合物，以期得到生物活性最优的衍生物。在逐步设计中，取代基的性质亦由 π 和 σ 扩展至其他的影响因素。对这些影响综合考虑，绘制成试样的决策树，根据每步合成的化合物生物活性的强弱来决定下一步合成对象，这种边合成、边测定、边设计的探试策略，对于那些合成困难而容易进行生物活性评价的化合物设计是非常有用的。

托普利斯决策树已扩大其应用范围至酯、酮、胺和酰胺等脂肪侧链的修饰。在脂肪化合物中用 π、σ（Taft 常数，相当于哈米特 σ 常数）和 Es（Taft 的位阻常数）。在设计中常先将异丙基（π, 1.30，σ∗ −0.19，Es −0.47）来取代甲基（π 0.50，σ∗ 0.00，Es 0.00）。该法可应用于取代苯基的取代基及侧链的结构改造。托普利斯决策树芳环取代基的选择顺序主要是从取代基的 p 及 s 两个参数考虑，其次是立体参数。

托普利斯决策树不需先合成大量化合物，然后计算其参数的最佳值，而是根据前一个化合物的活性，设计下一个化合物，由此一步步上升分支。由于分子的修饰以生物活性为指导，故适用于有筛选生物活性条件的实验室。该法考虑的因素较少，故可简便地参考已有的常数加以探索，进行结构修饰，但这一点亦正是其限制性。要找最佳化合物，往往需要考虑多因素。当参数较多时，简单的推论就难以适用。

（方浩）

sānwéi dìngliàng gòuxiào guānxì
三维定量构效关系（3D-quantitative structure-activity relationships，3D-QSAR）

用统计学方法分析一组化合物生物活性和三维空间性质的定量关系。这种方法间接地反映了药物分子与大分子相互作用过程中两者之间的非键相互作用特征，相对于二维定量构效关系有更明确的物理意义和更丰富的信息量。3D-QSAR 与传统的汉斯分析方法的最大不同是于考虑了药物的三维结构信息，从而能够准确地反映出药物分子与靶点作用时的真实图像，更加深刻地揭示出生物活性分子与靶点的结合机制，因此引起了药物化学家的重视。经典的三维定量构效关系方法有 3 种。

分子形状分析法（molecular shape analysis，MSA） 柔性分子可有多种构象，而受体所能接受的形状是有限的。因此分子的活性就应该与该分子形状对受体腔的适应能力有关。MSA 用一些可表达分子形状的参数，如与参照分子之间重叠体积、共同重叠体积比例、非共同重叠体积比例和分子势场积分差异等作为变量，经统计分析求出定量构效关系式。构效关系分析之前，MSA 法首先要确定药物分子体系的活性构象，并将其作为分子体系的参照构象。然后将药物分子相应构象与参照构象进行合理重叠，求算它们的分子形状参数。

距离几何分析法（distance geometry，DG） 药物-靶点的相互作用通过药物的活性基团和受体结合部位相应的结合点直接作用实现。因此药物的活性高低可通过其活性基团和受体结合位点的结合能衡量，这一结合能与药物活性基团的性质和受体结合点的类型有关。通过选择合理的靶点结合点分布模型和药物分子的结合模式，建立药物分子结合能力与活性之间的关系，可得到一套与药物活性基团和受体结合点类型相关的能量参数。确定新化合物结合模式后，用这些能量参数，可定量预测其结合能，进而推知其药效程度。

比较分子力场分析法（comparative molecular filed analysis，CoMFA） 在分子水平上，影响生物活性的相互作用主要是非共价键作用的立体和静电等相互作用。作用于同一靶点且结合模式相同的一系列药物分子，它们与受体之间的上述立体和静电作用力场应有一定相似性。在不了解靶点三维结构的情况下，研究这些药物分子周围 3 种作用力场的分布，把它们与药物分子的生物活性定量地联系起来，既可推测受体的某些性质，又可依次建立一个模型来设计新的化合物，并定量地预测新化合物分子的药效强度。比较分子力场分析法是使用最多的方法。CoMFA 由于其自身优势，除了已被广泛应用于药物的结构与活性关系研究之外，还被用于分析化合物结构-毒性关系、环境分析等多个领域。

汉斯分析所使用的物化参数是建立在化合物二维结构基础上的，不能反映立体情况缺乏描述构型构象的参数且只能应用于同源物之间的构效关系研究。而 CoMFA 法正可弥补汉斯分析法的这些不足。另外，由于 CoMFA 仅能应用于纯药效学或绝大部分为药效学的数据（如以酶受体或细胞测定的体外数据），对包含药动学成分的活性数据（如测定整体动物的体内数据）则不宜应用。CoMFA 方法的不足恰好是汉斯分析法的长处，因为汉斯分析法含有药动学有关的物化参数，适用于药动学和体内的活性数据。

（方　浩）

yàoxiàotuán móxíng

药效团模型　(pharmacophore modeling)

确保能与特定生物靶标结构发生最佳超分子相互作用，触发（或阻止）其生物反应所必须的空间和电子特征的集合。药效团模型是根据药效团的信息，总结出这些化合物对于活性至关重要的原子或者基团以及它们之间的空间结构，就是将一类化合物共有的活性特征或者是药效特征以 3D 模型的形式将其用分子表现出来。药效团并不代表一个真实的分子结构或一类真实官能团集合，而是一个纯粹的抽象概念，

它反映了一组化合物对其靶标结构产生的共同分子相互作用能力，可视为一组活性分子所共有的特征因素。药效团总结了活性所需的重要结合基团，及它们在空间上的相对位置，是分子中有生物活性的结构特征。这些特征包括氢键基团、正负电荷基团、疏水基团等。满足某些位置、具有与受体结合的结构单元又称为药效特征元素。在药效团模型中，药效团是各种特征元素在空间形成固定分布的、有规律性的、非连续性的几何形状呈现出的物理化学特征，是对已确定了的活性分子结构进行彻底的本质分析，是对活性药物的深化认识抽象，是更深一层的构效关系。

内容　药效团模型作为药物设计必不可少的方法之一，首先就是从有相同活性但不同骨架类型的先导化合物入手，经过一系列手段，提取得到表现其活性的药效团，构建药效团模型。该药效团模型是这类配体小分子产生相同活性时其结构特征的集中体现。只要小分子符合该类药效团模型特征，就会产生相同的生物活性，其结构没有必要完全相同，药效团模型方法可用来寻找结构全新的先导化合物，以便进行药物设计。

药效团模型一般包含氢键接受体、氢键给予体、疏水中心、芳环中心、正负电荷中心、排斥体积等特征元素。氢键接受体是一些有孤对电子的电负性较强的基团。氢键给予体，主要是一些能够提供氢的基团，如羟基、氨基等。疏水中心是有疏水作用的、连续的一组非极性的碳原子或者基团，如甲基、乙基、苯环等。疏水中心不能够根据原子类型来判别，不同的药效基团中的疏水

中心的判别方法也不一样。芳环可参与药物分子和蛋白受体之间 π 电子离域系统中的 π-π 作用。芳环中心一般指的是五元环和六元环。电荷中心可分为两类，一类是正电荷中心，是一些带正电的原子，比如说伯胺中的氮原子。一类是负电荷中心，是一些带负电的原子，如羧酸中的羟基氧等。排斥体积是受体和配体进行相互反应时，配体上的一些原子基团与受体原子产生不利于反应进行的碰撞，是一种空间约束形式，它是基于配体的空间特征，因为排斥体积中存在原子或者原子基团，所以化合物的活性会大大降低。

根据对上市药物结构的分析，药效团模型有以下几个特征：①一般多于 3 个药效基团特征元素，研究表明含有 2 个特征元素的化合物不能成药。②至少有 1 个芳环或脂肪环，没有成环的活性化合物也不具有类药性。③一般不超过 6 个药效基团特征元素，超过 6 个特征元素的药效基团一般无类药性。④一般不含 2 个相同或相反电荷中心，如两个羧基的化合物难以成药。药效团模型还要包括各药效团特征元素之间的几何约束，几何约束指各个特征元素之间的取向、角度、距离等的位置约束，其中限制距离是最常见的约束形式。

药效团模型的构建有两种方法：一种方法是基于配体结构的药效团模型，在作用机制或者靶标未知的情况下，先收集一系列的作用于同一靶标结合位点的生物活性小分子，这些生物活性小分子必须是有相同作用机制的化合物，之后通过一系列的构象分析等研究手段就能推测出该化合物与靶标结合时的基团或者功能特征以及这些基团和功能特征之

间的空间排列，就能得到一个基于配体分子的共同特征的药效团模型；另一种方法基于受体结构的药效团模型，在靶标或作用机制已经明确的情况下，分析药物分子与靶标的结合位点以及它们相互作用的方式，由此通过一系列的数据分析来推断出药效团可能的结构，就能够得到基于受体分子结构的药效团模型。

应用 利用基于配体的药效团模型有效地在药物设计中发现先导化合物，基于药效团进行模拟筛选，得到药效团相近或者相同但属于不同类型的化合物，会有相同或者相近的生物活性，该种方法能够有效地避免因为设计不足的优化评分性能低下引起的各种问题，是药物设计中应用广泛的方法之一。药效团模型还应用于全新药物的设计，从头设计给定药效基团的完全新的化合物结构，药效团模型还可定量去解释化合物的构效关系，阐明化合物的作用机制，还能对该化合物进行优化设计，用于设计多靶标药物和提高靶标识别的准确性。

（李敏勇）

gǔjià qiānyuè
骨架迁越（scaffold hopping）
用计算化学或药物化学方法分析已知的活性分子结构和药效团模型构建新的拓扑结构分子。其核心是从现有药物或者活性化合物出发，通过改变其骨架结构，得到结构新颖但功能类似的分子。用药物化学方法进行骨架迁越，是以活性作为指标，引导骨架变换的操作，是一个动态演变的过程，是在不断"修正"骨架结构中达到预期的目标。

骨架迁越可改变已有活性分子的母体结构，有以下特点：①增加药物的溶解度，将极性骨架用亲脂性的骨架替换。②改变药物的分配性，调整骨架亲水/亲脂的相对程度。③提高药物的稳定性，将容易发生代谢作用的骨架用代谢稳定性的骨架替换。④改善药动学性质。⑤降低分子的柔性。⑥提高对受体的亲和力，有的骨架不只是对药效团起支撑作用，也参与同靶标的结合，改变骨架可提高对靶标的亲和力。⑦从知识产权的角度考虑，中心骨架的改变，产生了新的结构，能获得专利保护。

骨架迁越设计方法一般可分为3类：杂环替换、环的打开和关闭、基于拓扑形状的迁越。对骨架环系上杂原子/杂原子和杂原子/碳原子的互换是一种最常见的骨架迁越方法，这种策略类似于环状的生物电子等排体设计，对骨架结构改变比较小，所产生的结构新颖性相对比较低。例如，抗过敏药物非尼拉敏作用于组胺 H_1 受体。该类药物一般均有如下结构特征：两个芳环通过3个C原子的链和N原子连接，并存在一个正电性中心。对非尼拉敏进行闭环骨架迁越，将两个芳环固定在新的三环骨架上（图1），降低了分子柔性，得到了赛庚啶。赛庚啶对组胺 H_1 受体有更强的亲和力，分子刚性增强使其更易被口服吸收。

用骨架迁越原理的成功例子很多，如罗氏（Roche）公司从先导化合物钙离子通道阻断剂米贝拉地尔的结构出发，利用 CATS 软件进行药效团和骨架迁越研究，成功得到了活性更好和副作用更少的候选药物分子氯哌莫齐（图2）。

（方浩）

jìsuànjī fǔzhù yàowù shèjì
计算机辅助药物设计（computer-aided drug design，CADD）
借助计算机数值计算、逻辑判断、图形处理和数据库技术和功能，用化学和生物信息学提供的信息资源，直接模建出靶点图像或间接地模建推测靶点图像，根据分子匹配理论和计算化学方法进行基于结构的药物分子设计。计算机辅助药物设计可用于先导化合物的发现或先导化合物优化，是实现基于结构和基于性质的药物设计的技术手段。是药物分子设计的基础，新药研究的工具。

计算机辅助药物设计分为两种。①基于靶标结构的药物设计：也称直接药物设计方法。在已知受体的三维结构，或通过同源建模的方法得到的情况下，将化合物分子与靶标进行对接，经过筛选和优化设计得到药物分子，但首先要保证蛋白三维结构的正确，这是保证其结果准确的关键。基于片段的药物设计方法是基于靶标结构的药物设计中的一种策略，

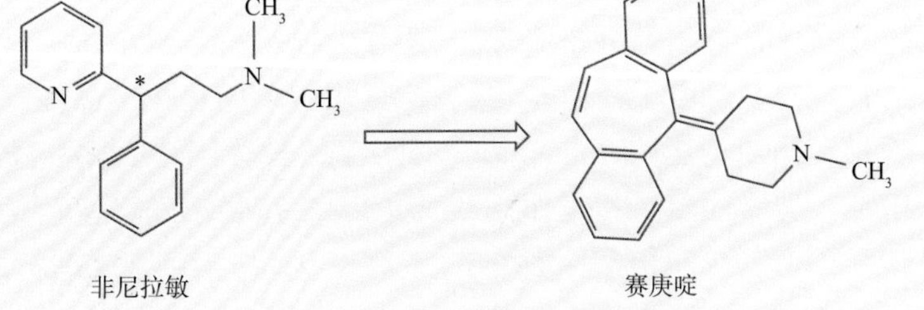

＊．该碳原子为不对称原子。
图1　非尼拉敏的骨架迁越设计

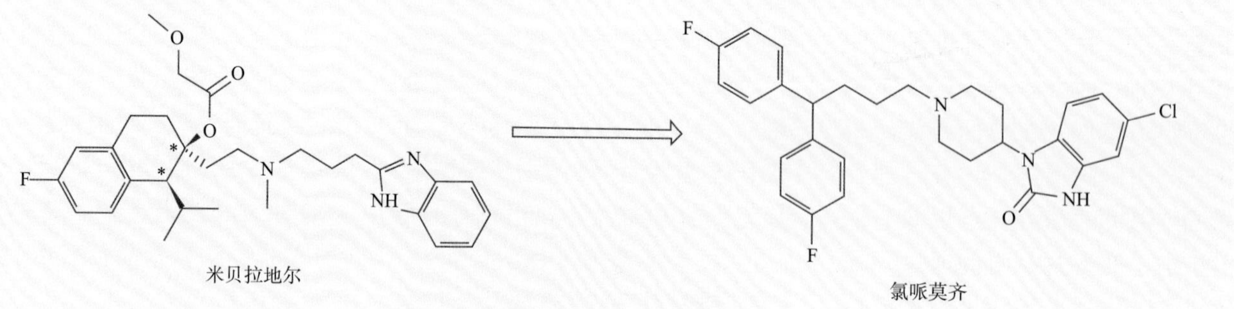

＊. 该碳原子为不对称原子。

图2　贝拉地尔的骨架迁越应用

该方法是将药物视为由两种及以上的片段组成，通过筛选得出针对靶点并能与靶点结合的片段，再确定与片段结合的靶点结构信息，评估结合区域如何相互作用，最后根据结构信息对片段进行优化或衍生，或将片段连接得到较大的配体。基于片段的药物设计方法设计出的配体有更好的成药性。通过分析靶点的空间结构，得到药物的活性和选择性也更高。但是基于片段的药物设计也存在着很多问题：首先基于片段的药物设计将药物视为多个小片段，导致了配体与靶点的相互作用面积也比较小，亲和力也比较低。其次，片段之间连接或增长来设计出的配体结构十分复杂，合成困难。虽然基于片段的药物设计可有效推动药物设计，但还需不断改进优化。②基于配体结构的药物设计：通过分析与受体结合的配体结构进行药物设计，又称间接药物设计，主要包括药效团模型、定量构效关系。基于配体结构的药物设计方法只分析了配体的结构特点，忽略了受体结构与药物相互作用的影响，可能出现假阳性。受体和配体相互作用的过程中，靶点空间构象不断变化促进两者结合。靶点构象不断转变，其功能也随内部动力学改变而变化，了解靶点的动态特性

也很重要。

已有许多计算机辅助药物设计的成功案例。例如，基于定量构效关系/三维定量构效关系成功得到了抗癌药物9-苯胺吖啶、治疗阿尔茨海默症的药物多奈哌齐等；基于药效基团-构象分析成功得到了抗凝血活性的化合物苯并二氮杂二酮类似物；用数据库搜寻的方法根据人类免疫缺陷病毒蛋白酶-抑制剂复合物的晶体结构及作用方式得到了人类免疫缺陷病毒抑制剂药效团模型，同样的方法得到内皮素受体阻断剂；基于结构的药物设计得到了人类免疫缺陷病毒抑制剂。

（李敏勇）

yàowù héchéng

药物合成 （synthesis of chemical drugs）

用化学反应和物理处理，将简单的有机物或无机物转化为结构比较复杂且可用于预防、治疗及诊断疾病，调节机体生理功能的化学物质的过程。药物合成是生产制备化学合成药物的主要方法，大多数药物合成以化学结构比较简单的化工产品为起始原料，某些药物合成从有一定基本结构的天然产物出发。一个化学合成药物可通过多种合成途径制备。

药物合成工艺路线的设计（见药物合成路线设计）是化学制药工艺研究的起点，对整个工艺

研究过程有很重要的影响，是决定整个工艺成败的关键环节。在创新药物研究中，所设计的目标化合物均为未见文献报道的新化合物，用于制备这些化合物的合成路线需要研究者自行设计，药物合成工艺路线的设计是创新化学药物研究中不可或缺的组成部分。然而，合成路线设计并不限于创新化学药物研究阶段，它将贯穿化学药物研发、生产的整个过程。在非专利化学药物（包括化合物专利即将到期的药物）研究开发过程中，原研企业会采取专利保护、技术保密等手段使其他企业无法模仿其工艺路线，迫使仿制企业自行设计新颖的合成路线，形成自主知识产权。在化学药物大规模生产过程中，某些客观因素的变化（如药品质量标准的提高、所用原料价格的上升、安全问题的出现或环境要求的提升等），会促使企业开发新的合成路线以替代现有的工艺途径。

从技术层面来看，药物合成工艺路线的设计可归于有机合成化学的范畴，其特殊之处在于所合成的目标分子为药物或可能成为药物的生物活性分子。对任何药物而言，其合成工艺路线都是多种多样的，与之相应的合成路线设计思路也各有不同。其中，以逆向逻辑思维为基础的逆合成

分析法是合成路线设计的最基本、最常用的方法，其过程可概括为：以目标分子的结构剖析为基础，将切断、确定合成子、寻找合成等价物 3 个步骤反复进行，直到找出合适的起始原料。以类比思维为核心的模拟类推法也是药物合成工艺路线设计的常用方法，药物分子（目标化合物）与其类似物在化学结构方面存在共性是使用模拟类推法进行药物合成工艺路线设计的基础。

进入 21 世纪以来，手性药物研究发展势头强劲，手性药物的制备技术也备受关注，成为医药工业发展的重要生长点。在设计手性药物合成路线的过程中，除考虑分子骨架构建和官能团转化外，还必须考虑手性中心的形成！在手性药物的合成中，一种途径是先合成外消旋体、再拆分获得单一异构体，另一种途径是直接合成单一异构体。使用外消旋体拆分途径，合成路线的设计过程与常规方法相同，但要求所使用的拆分方法必须高效、可靠。直接合成单一异构体的途径主要包括手性源合成技术和不对称合成技术。在使用手性源合成技术制备手性药物的过程中，产物手性中心的构型与手性原料相比较，既可能保持，也可能发生翻转或转移。不对称合成是手性药物制备的关键技术，其突出特征是底物分子中的前手性单元以不等量地生成立体异构产物的途径转化为手性单元。实用的不对称合成方法分为底物控制方法、辅剂控制方法、试剂控制方法和催化控制方法等 4 种类型。它们各有特色，利弊共存，但催化控制方法最具吸引力，因为该方法使用手性物料的用量最少，更经济、高效。

优化合成工艺路线具有质量可靠、经济有效、过程安全、环境友好等基本特征，呈现汇聚式合成策略、反应步骤最少化、原料来源稳定、化学技术可行、生产设备可靠、后处理过程简单化、环境影响最小化等技术特点。以上述技术特点为基础，以市场分析为导向，将技术分析和市场分析紧密结合，以求获得综合成本最低的优化工艺路线。

（张为革）

yàowù héchéng lùxiàn shèjì
药物合成路线设计（design of synthesis routes of chemical drugs）

探索、发现并最终确立用结构相对简单的化学原料经一系列化学反应和物理处理步骤制备特定化学药物的新颖路径的研究过程。是化学药物的合成工艺研究工作的起点，是决定工艺优劣的关键环节，对化学药物整个工艺研究过程有很重要的影响。

按照研究阶段和任务目标分类，药物合成路线设计可分为药物合成权宜路线（见药物分子合成权宜路线）和药物合成优化路线（见药物分子合成优化路线）两大类。前者为药物研究早期阶段建立的、以制备小量样品为目标的合成路线，后者是为药物工业化生产而专门建立的、适用于药品大批量生产的合成路线。

在创新药物研究中，所设计的目标化合物为未见文献报道的新化合物，用于制备这些化合物的合成路线，无论是早期的权宜路线还是后期的优化路线，都需要研究者自行设计，药物合成工艺路线的设计是创新药物研究中不可或缺的组成部分。在非专利药物（包括化合物专利即将到期的药物）的开发过程中，仿制企业一般用药物原研企业成熟、可靠的工艺路线，最大限度规避开发风险；可是，原研企业会利用其先发优势，采取专利保护、技术保密等手段，使仿制企业无法模仿其工艺路线，维护自身在商业竞争中的有利地位；原研企业设置的专利藩篱和技术壁垒，迫使仿制企业自行设计新颖的合成路线，掌握核心技术，形成自主知识产权。在药物大规模生产过程中，某些客观因素的变化，如药品质量标准的提高、所用原料价格的上升、安全问题的出现或环境要求的提升等，会促使企业开发新的合成路线以替代现有的工艺途径。某些新颖化学技术（如新反应、新试剂、新催化体系等）的出现或高端化工设备的普及，也会推动企业设计新的合成工艺路线。

从技术层面来看，药物合成工艺路线的设计可归于有机合成化学范畴，是有机合成化学的一个分支，其特殊之处仅在于所合成的目标分子为药物或可能成为药物的生物活性分子。对于任何药物或活性分子而言，其合成工艺路线都是多种多样的，与之相应的合成路线设计思路也各有不同，其中，药物分子逆合成分析和药物合成模拟类推法是药物合成工艺路线设计的常用方法。

（张为革）

yàowù fēnzǐ nìhéchéng fēnxī
药物分子逆合成分析（retrosynthesis analysis of chemical drugs）

通过逆向思维剖析药物分子结构，使其分解为连续简化的结构，直到得到简单的或通过商业渠道可获得的可用于合成该药物分子的起始材料为止的方法。逆合成分析是有机化合物（包括化学药物）合成路线设计的最基本、最常用的方法，又称为反合成分析（antisynthetic analysis）或切断法（the disconnection approach）。逆合成分析是有机合成化学大师、哈佛大学科里（Elias James Corey）教授在20世纪60年代提出的，并用于完成了百余个复杂天然产物的全合成，他据此获得了1990年诺贝尔化学奖。

原理 药物分子逆合成分析是运用逆向逻辑思维，通过剖析药物分子的结构特点，根据药物分子中各原子间不同的连接方式（化学键的特征）以及有无手性中心等特点，综合运用有机化学反应方法和反应机制的知识，选择合适的化学键进行切断，将目标分子转化成一些稍小的中间体，即结构亚单元；再将这些结构亚单元进一步切断成更小的中间体；直到得到简单的或通过商业渠道可获得的起始材料。

药物分子逆合成分析的核心是以药物分子的结构为对象，反复用药物分子切断法（见**药物分子切断**）将药物分子中合适的化学键切断、确定药物分子合成子，寻找药物分子合成等价物，直到找出合适的起始原料。

研究内容 由目标药物分子通过切割逆推得到结构亚单元的化学结构，所获结构亚单元又在后续的分析中不断被切割，直到得到简单的或通过商业渠道可获得的起始材料，需要反复推敲才

能确定。通过药物分子逆合成分析，最终会得出一个由多个结构亚单元构成的"逆向合成树"（图1），每个节点代表不同化学结构的中间体，从逆向合成树底部的化合物出发可设计出可能的药物分子合成路线。以不同的方式切割，会得到不同的"逆向合成树"，其中最理想的是完成药物合成路线最经济可行的"那棵树"，当然这与有机合成试剂的发展以及新合成反应的发现有关。

每一个逆合成分析步骤都需要找到一个含有关键亚单元结构的中间体，而亚单元结构需应用一个特定的转换反应而获得，这需要通过成熟的有机化学反应方法来实现。例如，HO—C—C—C＝O亚单元结构可通过羟醛转换实现。不同亚单元结构，需不同转换反应，产生了不同的简化目标药物分子结构的逆向分析途径。选择合适的化简转换途径，可在逆合成方向上降低合成过程分子的复杂性，因此关键亚单元结构的中间体在所有转换的层级中占有特殊的位置。

研究方法 分子复杂性的特点是选择策略时需要考虑的重要因素。每一种类型的复杂性分子都对应一组可处理这种复杂性的一般策略。目标分子内的每一个亚结构单元都是合成的主要障碍，

从复杂分子结构预测出亚结构单元往往能为制定策略提供思路。最有效的逆合成分析方法不是单独应用某项策略，而是并用尽可能多的不同的独立策略。

基于转换的策略 例如，利用计算机软件对复杂分子进行大范围的搜索或预测，可将一个强大的化简转换（或化简转换的策略组合）用到一个有特定关键特征的目标药物分子上。在一个复杂的目标物中，确保这种强大转换的结构亚单元并不存在，而是需要一些逆向的步骤（子目标）生成它。

以结构为目标的策略 这种策略以潜在的中间物或起始物的结构为导向。这个目标极大缩小了逆合成搜索范围，并允许应用双向搜索技术。

拓扑策略 确定一个或多个单独的化学键切断或相关的一对化学键切断的策略。用拓扑策略，也可识别可拆解的关键亚结构中间体，或使用重排转换。

立体化学策略 对含有手性中心的复杂分子，逆合成分析中可以有两种策略，一种是在结构亚单元中保留该手性中心，另一种是在手性中心处将分子剖解，即将手性中心清除。这是在立体因素控制下清除（即移除）立体中心和立体联系的一般策略。这种立体控制源于转换机制控制或底物结构控制，以保证药物分子合成时，可方便重现分子中的手性中心。在前一种情况下，特定转换所需的反转子包含一个或多个立体中心的关键立体化学信息（指原复杂分子中手性中心的绝对构型的或相对构型的信息）。用立体化学策略，可在逆合成过程中保留某些立体中心，或在三维空间距离中完成原子对接。因此，

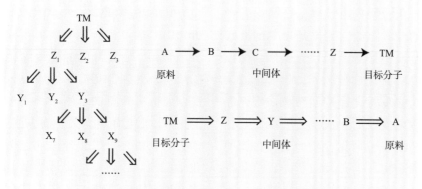

图1 药物分子逆合成分析中的"逆向合成树"

立体化学策略的一个主要功能是在实验中有效地清除立体中心，包括清除分子手性。

基于官能团的策略 通过逆合成降低与某些官能团相关的分子复杂性有着多种形式。单个官能团或成对的官能团（以及相互连接的原子路径）可以直接将复杂分子的骨架断开以形成更简单的分子或是单纯应用以氢来取代官能团的变换。官能团转换是一种常用的方法，用于从复杂分子经简化转换产生反转子。官能团策略可能是通过立体选择性去除立体异构体，也可能是破坏拓扑战略中的化学键，或是通过连接邻近原子形成环的关键变换。

其他策略 因为需要解决某个特定的问题而使用的策略。例如，①需要从共同的中间体合成一些相关的目标结构。②对抵抗逆合成简化的目标物，可能需要发明新的化学方法。③找到合成障碍，才能促进这类新过程的发现。需用一系列假设，寻找一条有效的逆合成分析路线。

在一系列合成路径通过逆合成分析被反生成之后，接下来的策略是针对药物的合成设计的优化，尤其是为了顺利完成药物分子的合成，要进一步进行合成步骤的排序，进行官能团的保护或活化，用此步骤或许还会产生替代路径。

(张为革)

yàowù fēnzǐ qiēduàn

药物分子切断 （disconnection of chemical drugs） 药物分子合成路线设计的逆合成分析方法中的一个操作步骤。想象中，将药物分子中的某个（或某些）化学键断裂，形成相应的碎片，即合成子（synthon），进而找到合适的合成方法并推断出可能的化学原料，用于完成该化学键的实际构建。

在药物分子逆合成分析中，切断可分为异裂切断、均裂切断、协同转换等方式。但无论哪种方式切断，都需有合适的化学反应和可方便获得的化学原料与之对应。

异裂切断最常见，其特点是将化学键不均匀断裂，使目标分子形成电正性碎片和电负性碎片两个部分。例如，在解热镇痛药物阿司匹林（乙酰水杨酸）的逆合成分析中，可选择 C—O 键作为切断位点，进行异裂切断，逆推（用⇒表示）到电正性碎片 C^+ 和电负性碎片 O^-（图1）。与该切断相对应的化学反应为 O-酰化反应，两种化学原料分别为乙酸酐和水杨酸。

均裂切断是将化学键均匀断裂，使目标分子被切割成两个电中性碎片。例如，在药物合成中间体氯苄的逆合成分析中，选取 C—Cl 键进行均裂切断，逆推到电中性碎片 $C^\cdot$ 和 $Cl^\cdot$。与之对应的化学反应为自由基机制的苄位氯代反应，原料分别为甲苯和氯气（图2）。

协同转换较少见，对应于反应过程中无中间体生成、化学键的断裂和生成是同时发生的协同反应，如环加成、电环化、σ迁移等周环反应。

(张为革)

yàowù fēnzǐ héchéngzǐ

药物分子合成子 （synthon of chemical drugs） 药物分子合成路线设计逆合成分析方法中切断操作所得到的碎片结构。想象中断裂药物分子中的某个（或某些）化学键形成的分子拆解单位。

在药物分子逆合成分析中，不同的切断方式可形成不同类别的合成子。异裂切断可使目标分子形成电正性碎片和电负性碎片两个部分，其中，电正性碎片为亲电性受体合成子，电负性碎片

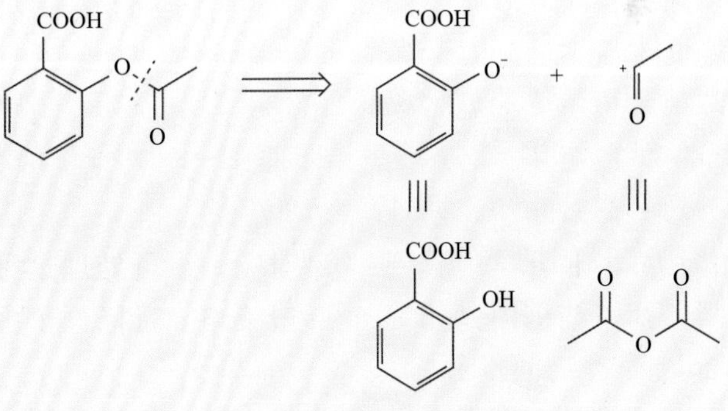

图1 阿司匹林的异裂切断

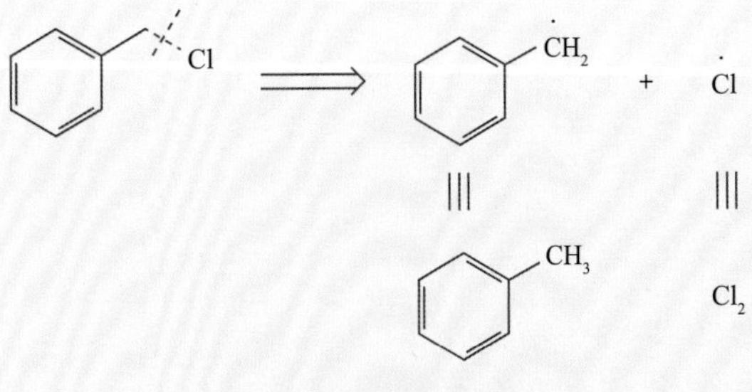

图2 氯苄的逆合成分析

为亲核性供体合成子。均裂切断和协同转换所形成的往往是电中性合成子。每种合成子通常可与数种化学原料相对应，这些原料有合成子的化学功能。

例如，2-氯-1-（2,4-二氟苯基）乙酮是广谱抗真菌药物氟康唑的合成中间体，其逆合成分析的异裂切断位点可选择在羰基与苯环间的 C—C 键，进而逆推到亲核性供体合成子 A 和亲电性受体合成子 B，这两个合成子分别与可购得的化学原料间二氟苯和氯乙酰氯相对应（图1）。

以间二氟苯和氯乙酰氯为原料，在 AlCl$_3$ 等路易斯（Lewis）酸催化下发生弗里德-克拉夫茨（Friedel-Crafts）酰基化反应，完成 2-氯-1-（2,4-二氟苯基）乙酮的实际合成。

（张为革）

yàowù fēnzǐ héchéng děngjiàwù
药物分子合成等价物 （synthetic equivalent of chemical drugs）
药物分子合成路线设计的逆合成分析方法中，有合成子化学功能的实际化合物。例如，在广谱抗真菌药物氟康唑的合成中间体 2-氯-1-（2,4-二氟苯基）乙酮的逆合成分析中，通过裂切断羰基与苯环间的 C—C 键而逆推得到的亲核性供体合成子 A 对应于合成等价物间二氟苯，亲电性受体合成子 B 对应于合成等价物氯乙酰氯（见药物分子合成子；图1）。

在采用逆合成分析方法设计药物分子合成路线的实际操作过程中，一个合成子可与一种或多种合成等价物相对应。例如，亲电性芳基合成子 Ar$^+$ 的合成等价物通常为芳基重氮盐 ArN$_2^+$X$^-$；亲电性烷基合成子 R$^+$ 的合成等价物为卤代烷烃或烷基磺酸酯，包括

RCl、RBr、RI、ROTs 等；亲电性酰基合成子 RC$^+$＝O 的合成等价物通常为酰氯或酸酐，也可是酯或酰胺；亲电性合成子 $^+$CH$_2$CH$_2$COR 的合成等价物为 α,β-不饱和羰基化合物 CH$_2$＝CHCOR；亲电性合成子 R$_2$C$^+$—OH 的合成等价物为酮类化合物 R$_2$C＝O。再如，亲核性合成子 R$^-$ 的合成等价物通常是格氏试剂 RMgX、有机锂试剂 RLi 或有机铜锂试剂 R$_2$CuLi 等，这些试剂可由卤代烷烃转化而来；亲核性合成子 CN$^-$ 的合成等价物为氰化钠；亲核性合成子 RCOCH$_2^-$ 的合成等

价物为相应的烯醇负离子锂盐或钠盐。

（张为革）

yàowù héchéng mónǐ lèituīfǎ
药物合成模拟类推法 （simulation and analogy in the design of synthetic routes of chemical drugs）
以类比思维为核心的化学药物合成工艺路线设计方法。

步骤 由"模拟"和"类推"两个阶段构成。在"模拟"阶段，要综合运用多种文献检索手段，获得结构特征与目标药物分子高度近似的多种类似物及其化学信息；对多种类似物的多条

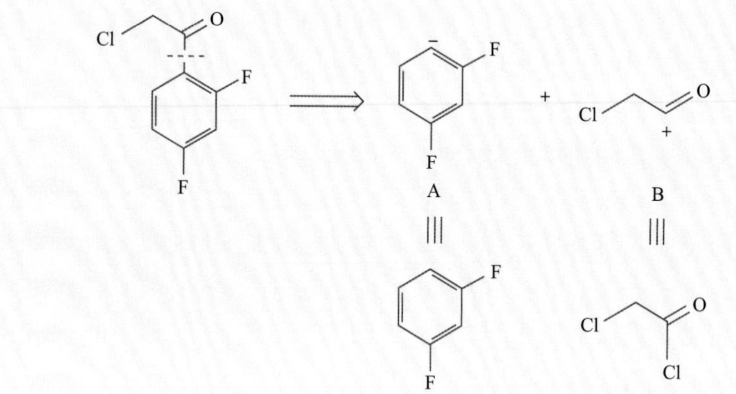

图1 2-氯-1-（2,4-二氟苯基）乙酮异裂切断的合成子

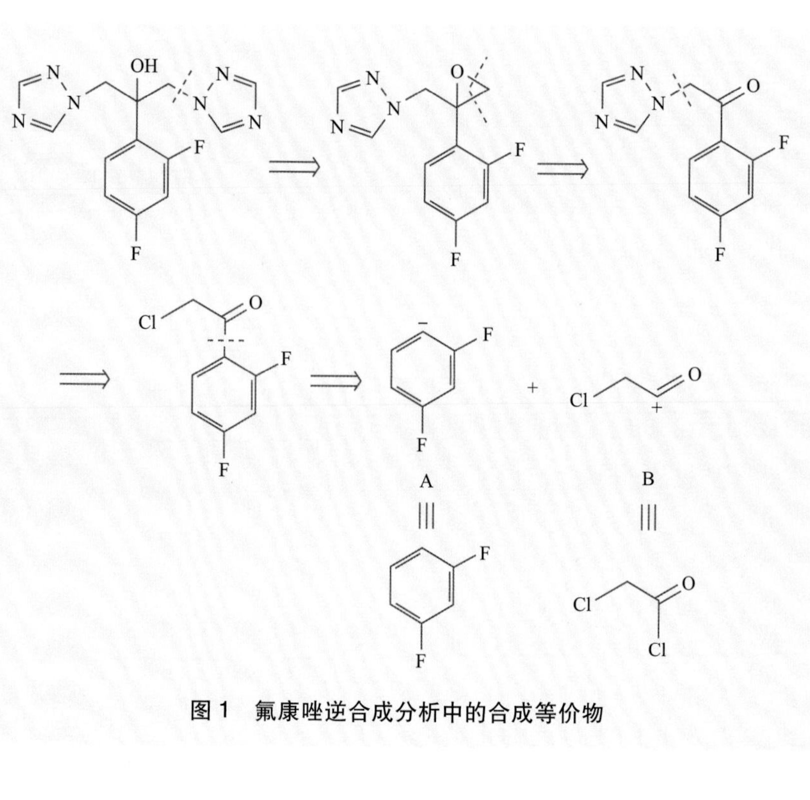

图1 氟康唑逆合成分析中的合成等价物

合成路线进行比对分析和归纳整理，逐步形成对文献报道的类似物合成路线、设计思路的广泛认识和深刻理解。在"类推"阶段，首先从多条类似物合成路线中，挑选出有望适用于目标药物分子合成的工艺路线；并进一步分析目标物与其各种类似物的结构特征，确认前者与后者结构之间的差别；最后以精选的类似物合成路线为参考，充分考虑目标物自身的实际情况，设计出目标药物分子的合成路线。

适用基础 目标药物分子与其类似物在化学结构方面存在共性是用模拟类推法进行药物合成工艺路线设计的基础。通过分析药学发展的历史和现状不难发现：药物的数量明显高于药物作用靶点的数量，往往是多个药物作用于同一个药物作用靶点；作用于同一靶点的药物在化学结构方面存在相似性，其中部分药物之间结构高度近似。多数的药物与另外一些药物之间存在结构共性，几乎所有的药物都与某些非药物的分子之间存在结构共性。在很多情况下，模拟类推法是药物合成工艺路线设计的简捷、高效的途径。需要特别说明的是，模拟类推法与逆合成分析法并不矛盾，在药物合成工艺路线设计的实践中，经常将这两种方法联合使用，相互补充。

适用范围 对作用靶点完全相同、化学结构高度相似的共性显著的系列药物，用模拟类推法进行合成工艺路线设计的成功概率较高。奥美拉唑是第一个上市的 H^+/K^+-ATP 酶抑制剂，可显著抑制胃酸分泌，用于消化道溃疡的治疗。以此为基础，兰索拉唑、泮托拉唑、雷贝拉唑和艾普拉唑等 H^+/K^+-ATP 酶抑制剂相继研制成功，使消化道溃疡性疾病的治疗水平全面提升。兰索拉唑等药物与奥美拉唑的化学结构相似，基于这种结构共性，以奥美拉唑合成工艺为参照，采用了模拟类推法，完成了兰索拉唑等药物合成工艺路线的设计。以 2-巯基苯并咪唑类化合物和 2-卤代甲基吡啶类化合物为原料，经 S-烷基化反应制得硫醚中间体，再经氧化反应将硫醚转化为亚砜即可完成上述药物的制备（图 1）。

缺点 药物合成工艺路线设计中的模拟类推法作为以类比思维为核心的推理模式，有其固有的局限性。某些化学结构看似十分相近的药物分子，其合成路线并不相近，有时甚至相差甚远。诺氟沙星、环丙沙星和氧氟沙星均为喹诺酮类抗菌药物（结构式见图 2），化学结构类似，但其合成工艺路线却存在较大差别。这

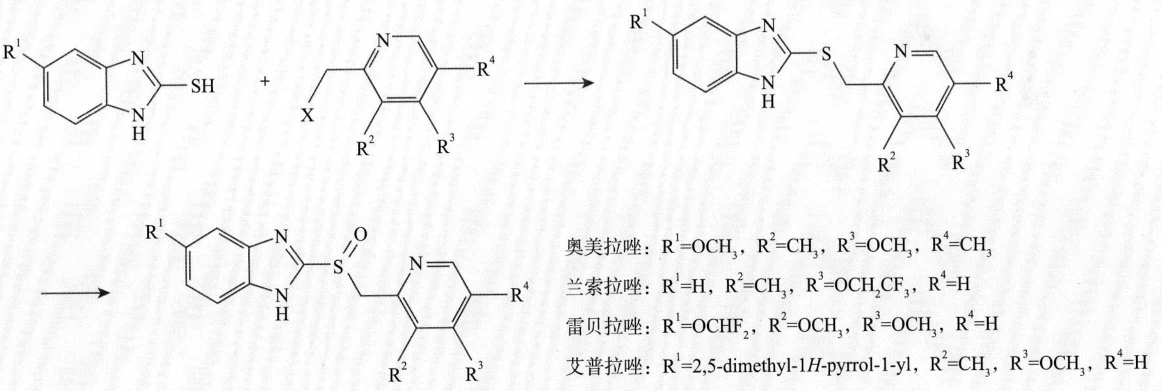

奥美拉唑：R^1=OCH$_3$，R^2=CH$_3$，R^3=OCH$_3$，R^4=CH$_3$
兰索拉唑：R^1=H，R^2=CH$_3$，R^3=OCH$_2$CF$_3$，R^4=H
雷贝拉唑：R^1=OCHF$_2$，R^2=OCH$_3$，R^3=OCH$_3$，R^4=H
艾普拉唑：R^1=2,5-dimethyl-1*H*-pyrrol-1-yl，R^2=CH$_3$，R^3=OCH$_3$，R^4=H

图 1　模拟类推法合成工艺路线设计实例

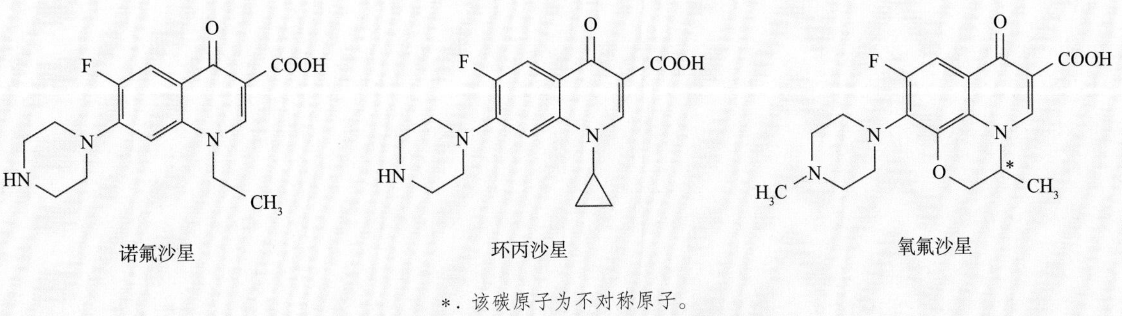

诺氟沙星　　　　　　　　环丙沙星　　　　　　　　氧氟沙星

*. 该碳原子为不对称原子。

图 2　诺氟沙星、环丙沙星和氧氟沙星的结构式

一现象提示我们，在利用模拟类推法进行药物合成工艺路线设计时，一定做到"具体问题，具体分析"。在充分认识多个药物分子之间的结构共性的同时，需深入考察每个药物分子本身的结构特性。如果药物分子间的结构共性占据主导地位，有机会直接采用模拟类推法设计合成工艺路线，即可大胆采用；如果某个药物分子的个性因素起到关键作用，无法进行直接、全面的模拟类推，则可进行间接、局部的模拟类推，在巧妙地借鉴他人的成功经验基础上，独立思考，另辟蹊径，创立自己的新颖方法。

（张为革）

shǒuxìng yàowù héchéng lùxiàn shèjì

手性药物合成路线设计

（design of the synthetic routes of chiral drugs） 根据药物分子的结构特征，特别是手性单元部分，用化学合成的方法和策略，制定制备手性药物所需的化学原料、化学反应、反应步骤及分离纯化方法的过程。是手性药物生产的理论基础与重要依据。药物的对映体在生物活性上存在广泛差异，因此手性药物合成路线设计中不仅要考虑目标产物手性单元的构建途径，还要使产物的光学纯度符合要求。

合成路线设计，可用不同的策略构建产物结构中的手性中心，主要包括：手性药物普通合成方法、手性药物手性源合成方法和手性药物不对称合成方法。手性药物手性源合成法中，产物的手性单元均源自原料结构中的手性单元。手性药物普通合成与手性药物不对称合成方法中，产物的手性单元均需要在化学反应过程中新生成。手性药物不对称合成方法可以最大限度地得到所需立体构型的目标产物，避免手性药物普通合成方法中复杂的对映体拆分过程。

综合运用已有的合成反应和手性中心构建策略，设计出目标分子的最佳合成路线，为手性药物研发和工业生产提供技术支撑，是手性合成路线设计研究的主要内容。在设计手性药物合成路线过程中，首先应剖析手性药物的化学结构特征，特别是手性中心部分，然后围绕手性中心选择对应的合成策略。

为某一手性药物选择和确定合成路线要考虑合成路线的可行性和经济性。影响手性药物或手性化合物生产成本的因素很多（包括起始原料、拆分剂、化学或生物催化剂的成本、反应步骤的数量等），孰主孰次没有普遍适用的衡量标准；路线评价与选择要具体分析，总的原则是尽早进行拆分或不对称合成。

（关 奇）

shǒuxìng yàowù pǔtōng héchéng fāngfǎ

手性药物普通合成方法 （generic synthesis of chiral drugs）

以前手性化合物为原料，用普通的化学合成方法得到外消旋体，再将外消旋体拆分得到手性药物的方法。这是手性药物普通制备的方法，也是工业中常采用的手性药物制备方法。有别于手性药物不对称合成方法，前手性原料经普通化学合成得到的产物是由一对等量的对映异构体组成的外消旋体，因此单次拆分的收率最高也只有50%。但通过将非目标异构体进行消旋化转化后再次拆分，循环往复，可使理论收率接近100%，提高手性药物普通合成的经济价值。

普通化学合成在非手性环境中进行，反应过程中底物的前手性单元转化为一个新的手性单元时没有手性环境的诱导，因此生成的产物是一对等量的对映异构体混合物，必须经过对映异构体拆分（见手性药物对映体拆分方法）才能实现二者的分离，最终得到所需光学纯的产物。对映异构体拆分过程是手性药物普通合成的关键步骤。拆分过程应注意选用价廉易得、光学纯度高的拆分试剂；应尽量纯化所得的非对映异构体，这是控制产品光学纯度的关键步骤；如果是拆分外消旋的中间体，需要考虑后续反应步骤是否会引起手性构型的转化，同时要对中间体的光学纯度进行监控。

用普通化学合成方法制备手性药物时，为节约生产成本应将拆分步骤尽量前置。对映异构体中间体或产品的拆分效果直接影响产品的质量。若是拆分对映异构体中间体，需要对拆分后产物的光学纯度进行监控，并在后续反应步骤中避免使用易发生消旋化的反应条件，以免影响最终产品的质量。

（关 奇）

shǒuxìng yàowù duìyìngtǐ chāifēn fāngfǎ

手性药物对映体拆分方法

（resolution of enantiomers of chiral drugs） 通过建立不对称环境，用物理手段使两个等量的对映异构体进行分离的手性药物纯化方法。不对称环境包括建立外部的不对称环境和构建自身的不对称环境。自身的不对称环境是用拆分试剂与外消旋体中两个等量的对映异构体作用，形成两个非对映异构体后，利用二者理化性质的差异使之分离，得到光学纯的单一立体异构体。手性药物的对映体拆分是手性药物普通合成中最重要的环节。

原理和分类 手性药物对映体的拆分主要是用两个对映异构体之间理化性质的差异进行物理分离的过程。但对映异构体的理化性质非常相似，难达到分离目的，需通过各种方法，如加入某种光学异构体的晶种或加入拆分剂，建立不对称环境，放大二者理化性质的差异达到分离目的。根据拆分原理，手性药物对映体拆分方法可分为：手性药物结晶拆分法、手性药物复合拆分法、手性药物包合拆分法、手性药物动力学拆分法、手性药物色谱拆分法和手性药物半量拆分法。

拆分剂是含手性因素的化学物质，与对映异构体作用形成稳定或不稳定的非对映异构体中间体，放大二者理化性质的差异进行分离。手性药物结晶拆分法、手性药物复合拆分法和手性药物包合拆分法需用化学计量的手性试剂进行拆分，手性药物半量拆分法只需用被拆分物化学计量一半的手性试剂，手性药物动力学拆分法通常只用催化量的手性试剂。而手性药物色谱拆分法因用手性固定相，无须额外手性试剂便可实现对映异构体的直接分离。

研究内容 手性药物对映体拆分过程中，被拆分物的结构特征（特定官能团）直接决定了拆分方法的选择；使用的手性拆分剂和反应溶剂直接影响拆分效果和产品光学纯度；拆分过程中的加料顺序、反应温度、反应时间、搅拌等控制条件直接影响产品的光学收率。因此手性药物对映体拆分研究的基本内容包括对手性拆分剂和反应溶剂等反应物料的选择和对反应条件（如加料方式、温度、反应时间等）的优化。不仅要综合考虑拆分过程的经济成本，包括手性拆分剂和反应溶剂等的来源或易获得性、试剂的回收套用、易操作性，还要考虑试剂对环境影响等其他实际因素。

研究方法 对化学合成产生的外消旋体进行拆分，首先需要建立可靠稳定的产品纯度分析方法作为指导方针，然后根据被拆分物的化学结构特征筛选合适的拆分方法，经过多次尝试、不断优化提高产品质量和收率。按照被拆分物的量级和所处的研究时期，拆分条件的优化过程也可分为实验室规模、中试规模和工业生产规模。适用于工业生产的拆分条件需经过实验室小试和中试放大摸索后获得。

手性药物对映体拆分需要给外消旋混合物制造一个合适的不对称环境，使两个对映异构体能够分离，手性拆分剂的使用不可避免。在研究过程中需充分考虑手性拆分剂的易获得性、用量、可回收性及对环境的影响情况，提高产品收率和质量、降低成本及减少环境污染。

发展方向 在传统的外消旋体拆分中，若其中某一个对映体被100%的拆分出来，其拆分的产率最高也只能达到50%，另外一半的对映体将成为废物被浪费掉。将传统拆分方法与底物消旋化相结合，利用手性底物或手性中间体消旋化的动态平衡，使废弃的手性底物或手性中间体通过消旋、再拆分的循环过程，最终转化成所需的立体异构体，达到最大限度得到单一手性化合物的目的，理论收率可达到100%，是手性药物对映体拆分方法发展的重要方向。手性底物或手性中间体消旋化方法有化学法和酶法，酶法较化学法更具有环境友好性，但大部分药物水溶性差，所以发展新型非水相的酶催化反应更适合工业化生产。随着与新技术相结合，对映体拆分方法不断向过程简便、质量稳定、操作自动化方向发展，在手性药物生产中将继续发挥重要作用。

（关 奇）

shǒuxìng yàowù jiéjīng chāifēnfǎ

手性药物结晶拆分法（crystallization resolution of chiral drugs） 用结晶方式将化学制药过程中生成的外消旋体药物分离的方法。外消旋体药物是指由旋光方向相反、旋光能力相同的分子等量组成的混合物。拆分目的是得到所需立体构型的手性药物。手性药物结晶拆分法是一种较常用、较主要的手性药物对映体拆分方法，也常用在化学制药过程中某些中间体的分离。外消旋体药物主要分为两种类型：外消旋化合物和外消旋混合物。外消旋化合物的晶体由 *R* 和 *S* 两种构型的对映异构体分子（指分子互为镜像关系的立体异构体）通过完美有序的排列构成，每个晶核包含等量的两种对映异构体；而外消旋混合物是等量的两种对映异构体晶体的机械混合物，每个晶核仅包含一种对映异构体。

分类 按结晶过程不同，手性药物结晶拆分法分为两种方法。

手性药物直接结晶拆分法：用外消旋体有形成聚集体的性质，使两种构型的对映异构体各自聚集并从溶液中结晶析出。此方法只适用于拆分外消旋混合物类型的手性药物。手性药物直接结晶拆分法需被拆分物具有形成聚集体的性质，经过物理手段形成结晶进行分离。外消旋混合物在结晶的过程中，两种构型的对映异构体分别各自聚集，会以对映结晶的形式等量地自发析出。这种结晶在平衡条件下进行，为提高结晶拆分效率，可在饱和或过饱和的外消旋混合物溶液中加入其中所需构型的对映异构体晶种，使该构型对映异构体略过量造成不对称环境，结晶就会按非平衡的过程进行，使构型与该晶种相同的异构体从溶液中优先结晶析出。

手性药物间接结晶拆分法：将外消旋体与某一光学纯的手性化合物（拆分剂）作用形成非对映异构体混合物，用生成的非对映异构体（指有 2 个或多个非对称中心且分子互不为镜像关系的立体异构体）间物理性质（溶解度、溶解速率）的差异通过结晶法进行分离，最后脱除拆分剂得到所需立体构型的手性药物或化学制药过程中的中间体。一般是利用被拆分物中存在的特殊官能团（如羧基、氨基、羟基、酯基、醛或酮基等）与光学纯的化合物（手性拆分剂）通过离子键或共价键，形成非对映异构体，然后用溶解度差异通过结晶进行分离。

拆分剂 一个外消旋化合物 A（或酸，或碱）与一个光学纯的拆分剂 B（或碱，或酸）发生反应，会形成两种非对映异构体盐的混合物（A 和 B 的旋光方向相同，称为 p 盐；A 和 B 的旋光方向相反，称为 n 盐），然后利用于 p 和 n 盐之间的溶解度差异，通过结晶的方法将它们分离，最后再脱除拆分剂，可分别得到一对对映异构体。常用的拆分剂包括天然拆分剂和合成拆分剂两大类。自然界存在的或通过发酵可大规模生产的各种手性酸或碱是天然拆分剂的主要来源。一些容易合成的手性化合物及工业上可大规模生产的光学纯中间体构成了合成拆分剂的重要组成部分。与天然拆分剂相比，合成拆分剂的特点是两种对映异构体均可合成得到，并用作拆分剂。

应用示例 可用手性药物直接结晶拆分法纯化抗高血压药物 L-甲基多巴。先将外消旋的甲基多巴与硫酸形成盐，加热形成外消旋混合物的过饱和溶液；再通过含 L-甲基多巴晶种的结晶室进行结晶，最后经过滤、重结晶、脱盐等操作即可制得 L-甲基多巴纯品（图 1）。

D-苯甘氨酸是抗生素工业生产中的重要中间体。以光学纯的（+）-樟脑磺酸为拆分剂，水作溶剂，用手性药物间接结晶拆分法即可得到光学纯的 D-苯甘氨酸（图 2）。

(关 奇)

shǒuxìng yàowù fùhé chāifēnfǎ

手性药物复合拆分法 （composite resolution of chiral drugs）

通过使外消旋化合物与手性拆分剂之间形成电子转移复合物或与手性金属络合物之间形成配合物而实现对手性药物及反应中间体的拆分的方法。外消旋化合物与手性拆分剂之间形成的复合物或配位物具有非对映体性质，易于通过结晶等物理方法进行分离。该方法主要是利用被拆分物与手性拆分剂通过分子间的弱相互作用力形成的非对映异构体复合物或配合物的性质差异达到拆分目的，适用于具有 π 电子结构（如烯烃、芳香族化合物）以及富有孤对电子元素（有机硫化合物、有机砷化合物、有机磷化合物等）的外消旋体化合物拆分。手性药物复合拆分法和手性药物包合拆分法主要是对被拆分物结构中不存在明显的、可利用的官能团，无法直接使用手性药物结晶拆分法时发展的新的替代技术。

原理 具有 π 电子结构的烯烃、芳香族外消旋化合物能和含有 π 电子的手性拆分剂形成电子转移复合物，富有孤对电子元素的外消旋化合物和手性有机金属络合物形成配合物，使原外消旋体中的两个对映异构体转化为易于分离的非对映异构体混合物，

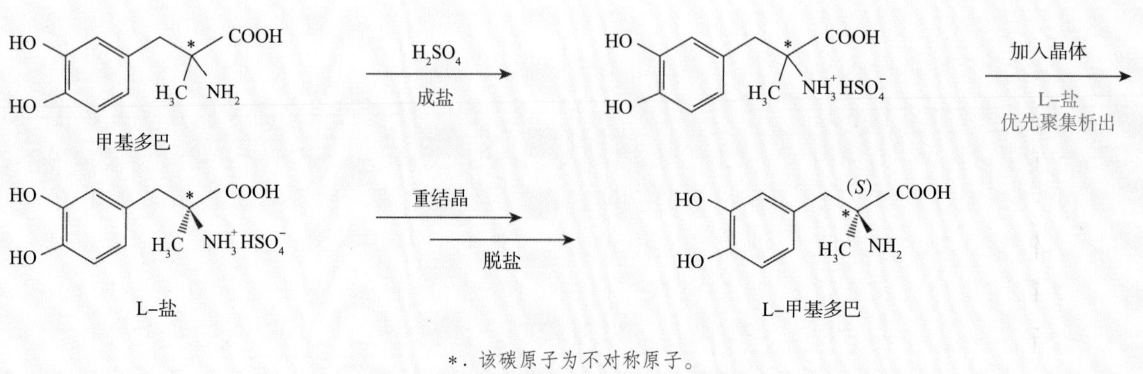

*. 该碳原子为不对称原子。

图 1 直接结晶拆分法得到 L-甲基多巴

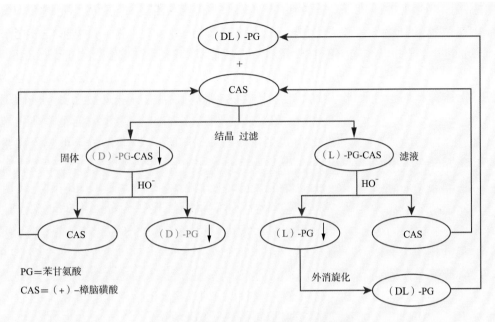

图2　间接结晶拆分法得到 D-苯甘氨酸

最后脱除手性拆分剂得到所需立体构型的手性药物或反应中间体。

手性药物复合拆分法与手性药物结晶拆分法相似，都是通过形成非对映异构体混合物进行拆分，主要区别是外消旋化合物与手性拆分剂的结合方式不相同，手性药物复合拆分法是通过分子间相互作用力进行结合，手性药物结晶拆分法则是通过形成盐键相结合。手性药物复合拆分法特别适合于缺乏与手性拆分剂形成非对映体盐的官能团，或难以得到稳定的物理结晶而无法使用手性药物结晶拆分法的化合物拆分。

应用示例　α-（2,4,5,7-四硝基-9-芴亚氨氧基）丙酸（TPAP，结构式见图1）是一种富含 π 电子的有机酸，能和富电子的稠环芳烃或芳烃形成 π 电子复合物或 π 电子转移复合物，这些复合物颜色较深，有较好的晶型和熔点。抗疟药伯氨喹（结构式见图2）的结构中虽然含有碱性基团（氨基），但它的外消旋体在常规条件下是一种黏性的油状

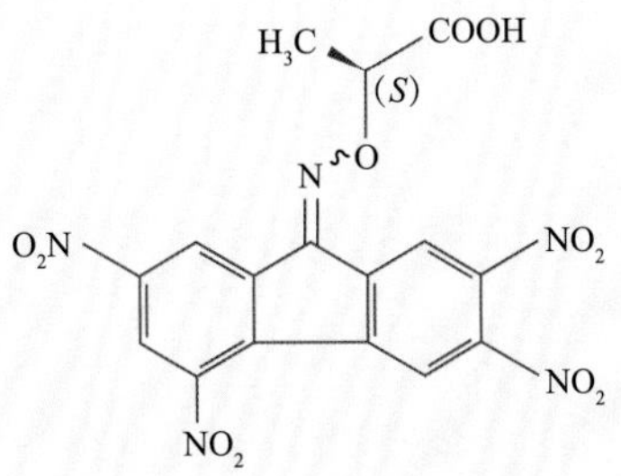

图1　α-（2,4,5,7-四硝基-9-芴亚氨氧基）丙酸（TPAP）的结构式

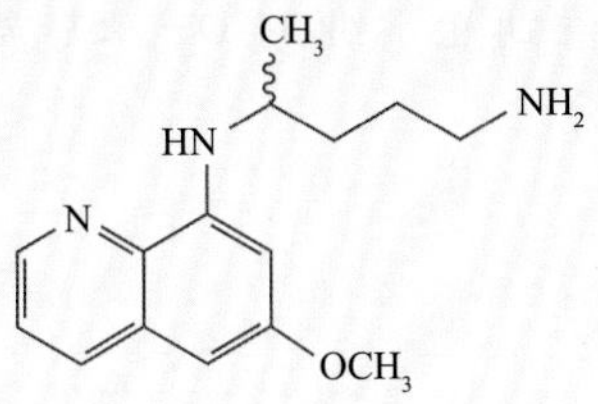

图2　伯氨喹的结构式

混合物，无法使用手性药物结晶拆分法进行拆分。但是外消旋的伯氨喹可以与 TPAP 通过分子间的 π-π 相互作用形成深绿色的 π 电子复合物而从四氢呋喃溶剂中析出晶体。由于（R）-伯氨喹和

（S）-伯氨喹与 TPAP 形成结晶的溶解度不同，通过结晶法便可实现二者的分离。

（关 奇）

shǒuxìng yàowù bāohé chāifēnfǎ
手性药物包合拆分法（inclusion resolution of chiral drugs）利用拆分剂分子中存在的一些空穴，能将一定形状和大小的被拆分分子包合在其中，形成非对映异构体的包合物，再通过结晶的方法将两个对映异构体分离，实现手性药物及中间体分离纯化的方法。这种分子被包嵌在手性拆分剂的空穴内所形成的特殊复合物，称作包合物（inclusion compound）。被拆分分子必须有一定柔性，以便使自身能够较好地进入到手性拆分剂的空穴中。手性拆分剂与被拆分分子之间的匹配程度是影响拆分效果的关键因素。与手性药物复合拆分法的区别主要是手性拆分剂能否具有可形成包合物的空穴结构。

原理　利用两个对映异构体与手性拆分剂的空穴之间形成非共价键体系的相互作用，可使其

中一个对映异构体优先与手性拆分剂形成包合物，再利用物理性质（溶解度、溶解速率）的差异通过结晶法进行分离，最后脱除拆分剂得到所需立体构型的手性药物或中间体。

分类 根据包合物的生成形式，手性药物包合拆分法可分为两类。

洞穴包合拆分法：以生成洞穴包合物形式进行的手性药物包合拆分法。在洞穴包合物中，被拆分分子部分或全部被手性拆分剂自身结构的空穴包合着。常用的手性拆分剂有手性的环状多元醚类（结构式见图 1）和 α-环糊精、β-环糊精、γ-环糊精（结构式见图 2~4）。

笼状包合拆分法：以生成笼状包合物形式进行的手性药物包合拆分法。在笼状包合物中，多个手性拆分剂结合成笼状或隧道的形状将被拆分分子包合其中。常用的手性拆分剂有尿素（结构式见图 5）和三邻百里香酚酸交酯（结构式见图 6）等。尿素是非手性化合物，可与多于 6 个碳原子的直链烷烃分子及其衍生物形成晶体包合物，有直链烷烃存在时，尿素可形成内壁为六方晶格的管道，直链烃则直立地包在管道内，这类管道的直径约为 0.5nm。直链烷烃自正庚烷开始才能与尿素形成包合物，羧酸类则自正丁酸开始，而支链和环状的烷烃分子一般直径>0.5 nm，不能被尿素包合。只有不具有支链的烷类及其衍生物如醇、酮、酯、一元及二元羧酸、胺、硝基化合物、卤化物、不饱和烃、硫醇、硫醚等，能嵌入尿素的管道中形成结构稳定的包合物。尿素分子本来属于四方晶系，晶格较松，分子间的范德华力较小，大小合适的分子填充入尿素分子中形成包合物后，结构变得紧密，在能量上反而有利。又由于尿素分子中的氨基与相邻的尿素分子中的氧原子形成氢键，便使包合物呈六方晶系，有螺旋隧道结构，即有左螺旋和右螺旋之分，可实现外消旋体的拆分。

应用示例 非甾体抗炎药非诺洛芬结构中的苯环部分可插入到 β-环糊精的空穴中（图 7），因此外消旋的非诺洛芬可利用 β-环糊精进行洞穴包合拆分。在

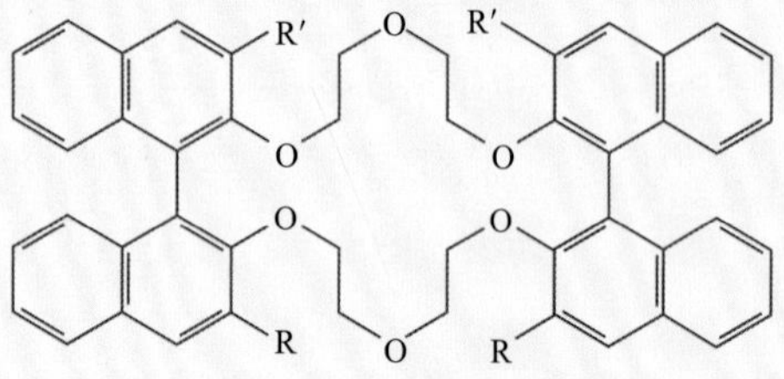

R，R'=H 或 R=CH_3，R'=H

图 1 环状多元醚类手性拆分剂结构

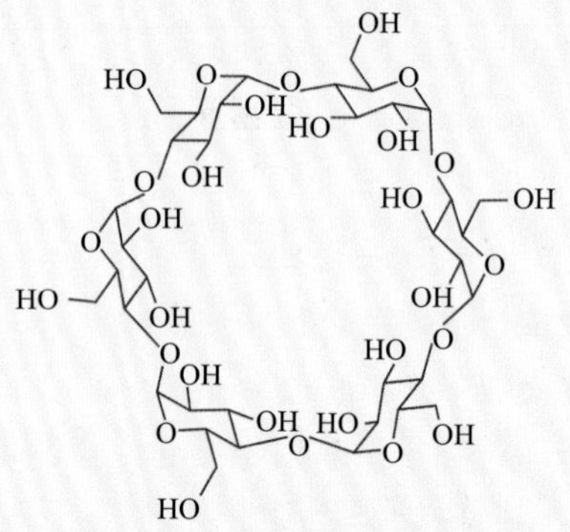

图 2 α-环糊精的结构式

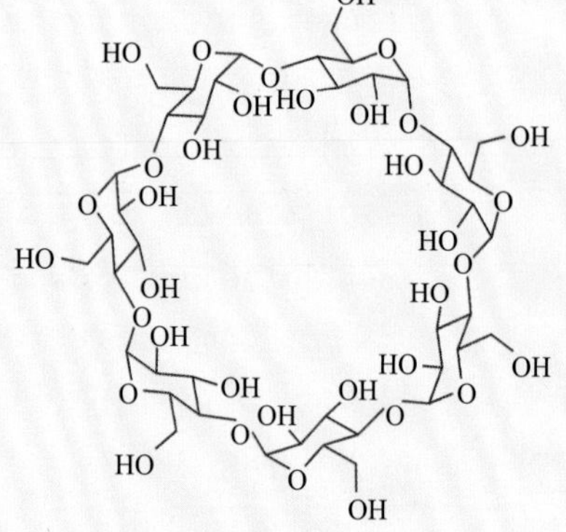

图 3 β-环糊精的结构式

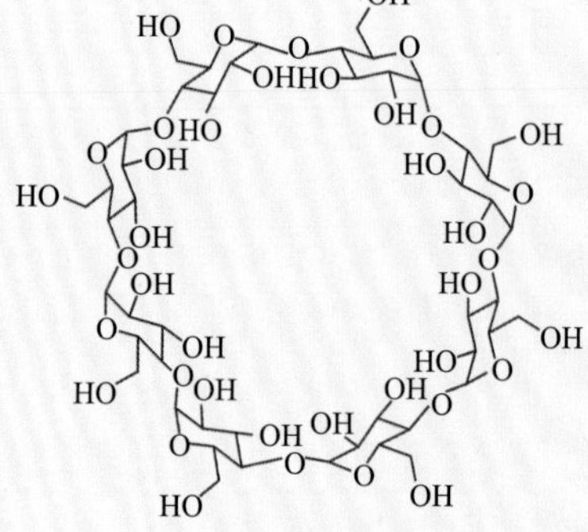

图 4 γ-环糊精的结构式

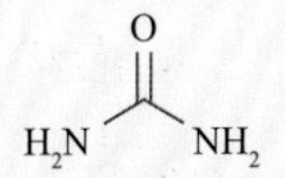

图 5 尿素的结构式

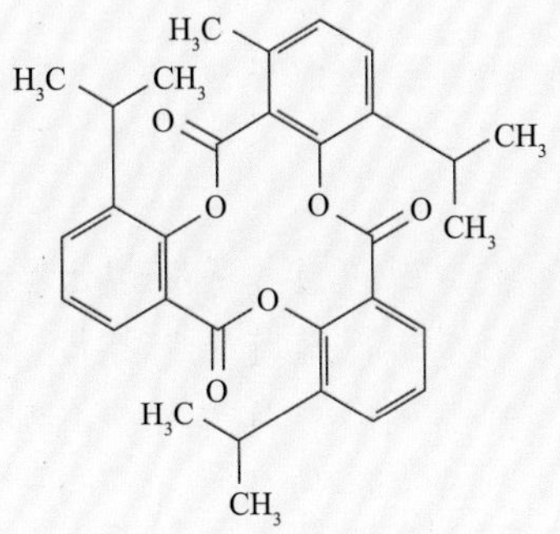

图 6 三邻百里香酚酸交酯
的结构式

结晶过程中，（*R*）-非诺洛芬和β-环糊精形成的洞穴包合物以"头-头"相连的形式构成二聚体，排列成直线形状；而（*S*）-非诺洛芬和β-环糊精形成的洞穴包合物以"头-尾"相连的形式构成二聚体，排列成直线形状。由于（*R*）-对映体和（*S*）-对映异构体与β-环糊精形成的结晶形态不同，通过结晶法便可实现二者的分离。

（关 奇）

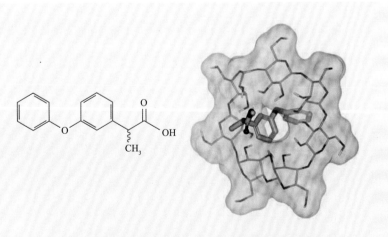

图 7 非诺洛芬结构式及其与β-环糊精形成的包合物

shǒuxìng yàowù dònglìxué chāifēnfǎ

手性药物动力学拆分法

（kinetic resolution of chiral drugs） 利用外消旋混合物中两个对映异构体（A 和 B）与手性试剂或手性催化剂反应速度不同，实现手性药物或手性中间体对映异构体部分或完全分离的方法。两个对映体的反应速度差别越大，拆分效果越好。由于拆分过程中主要有一个异构体发生了化学结构改变，形成的非对映异构体结构差异较大，导致二者理化性质差异也较大，更利于分离。反应类型通常为催化反应，使用的手性试剂可以是化学试剂也可以是酶或微生物。

原理 外消旋体中两个对映异构体（A 和 B）在手性试剂或手性催化剂作用下，由于反应中生成的过渡态不同而导致两个对映体的反应速度不同，通过控制反应进程使反应速度慢的对映体（A）仍以原有形式大量存在于反应体系中，而反应速度快的对映体（B）主要转化成易与 A 进行分离的产物（P_A），从而实现外消旋体的拆分。

分类 根据手性试剂或手性催化剂的来源不同，手性药物动力学拆分法可分为化学动力学拆分法和生物动力学拆分法。前者是以有机小分子如手性酸、碱或过渡金属配合物等作为手性催化剂进行手性药物动力学拆分的方法；后者是以酶或微生物为催化剂进行手性药物动力学拆分的方法。相比于化学动力学拆分法，生物动力学拆分法具有环境污染小，副反应少、光学纯度高等优点。

应用示例 如图 1 所示，（*S*）-环氧氯丙烷是药物左旋肉碱生产所需的重要手性原料，其纯化过程采用了手性药物动力学拆分法。（*S*）-环氧氯丙烷的制备是在手性催化剂（*S*）-salen-Co 的存在下，对外消旋的环氧氯丙烷进行水解，其中（*R*）-环氧氯丙烷与水分子的反应速度较快优先生成水解产物，而（*S*）-环氧氯丙烷以较高的对映选择性保留下来，通过简单的分离纯化即可得到光学纯度较高的产品。

酯酶可催化手性酸形成的酯发生水解反应，用于制备手性酸。（*S*）-萘普生的制备可通过念珠菌属酯酶（*Candida cylindracea lipase*，CCL）催化外消旋的萘普生甲酯进行水解，得到目标产物，转化率39%，对映体过量98%（图2）。

普瑞巴林的合成工艺路线可采用生物动力学拆分法，利用脂肪酶选择性水解氰基二酯成手性单酯，然后经过加热脱羧、水解和催化氢化，制得普瑞巴林，产物纯度99.5%，光学纯度（e.e.值）99.75%。动力学拆分、脱羧、水解和催化氢化等步骤都可以在水相中进行，且非目标（*R*）-氰基二酯在碱性条件下外消旋化，可循环使用，使总收率提高至40%以上（图3）。

（关 奇）

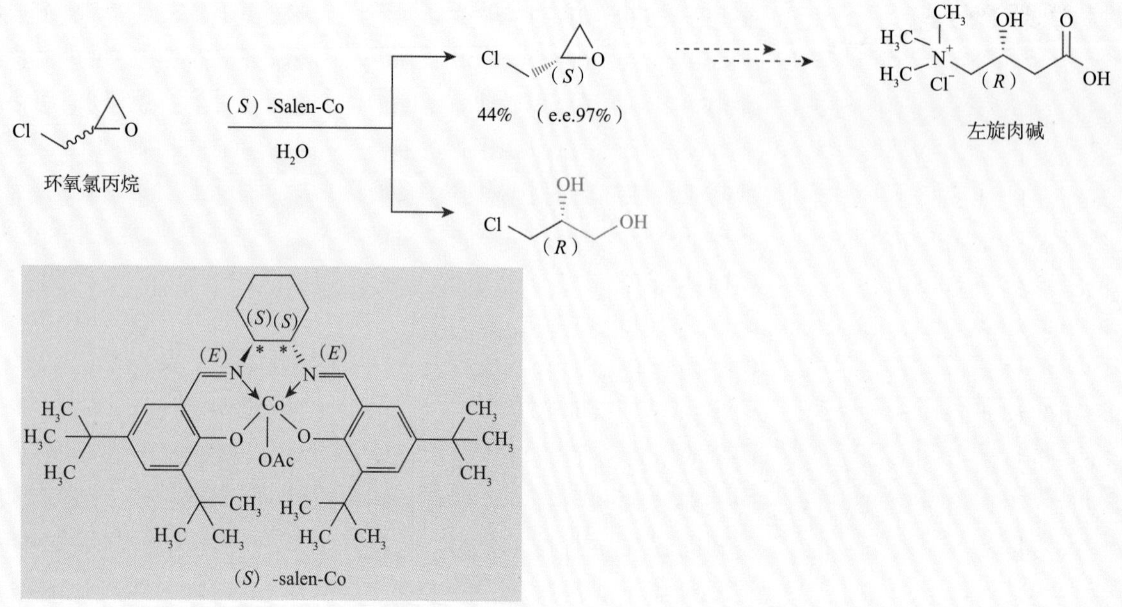

* . 该碳原子为不对称原子。

图1　环氧氯丙烷的化学动力学拆分

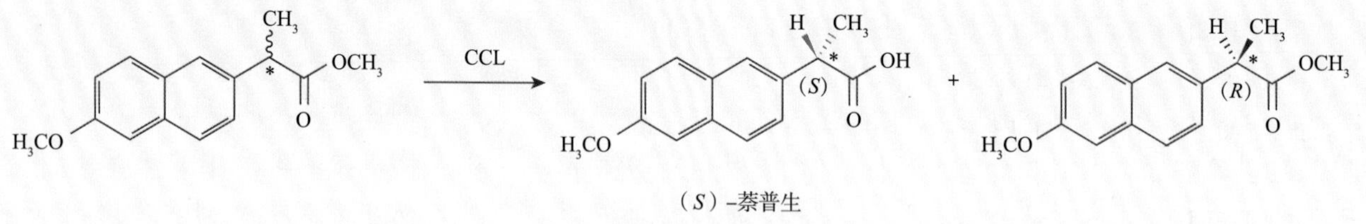

* . 该碳原子为不对称原子。

图2　萘普生的生物动力学拆分

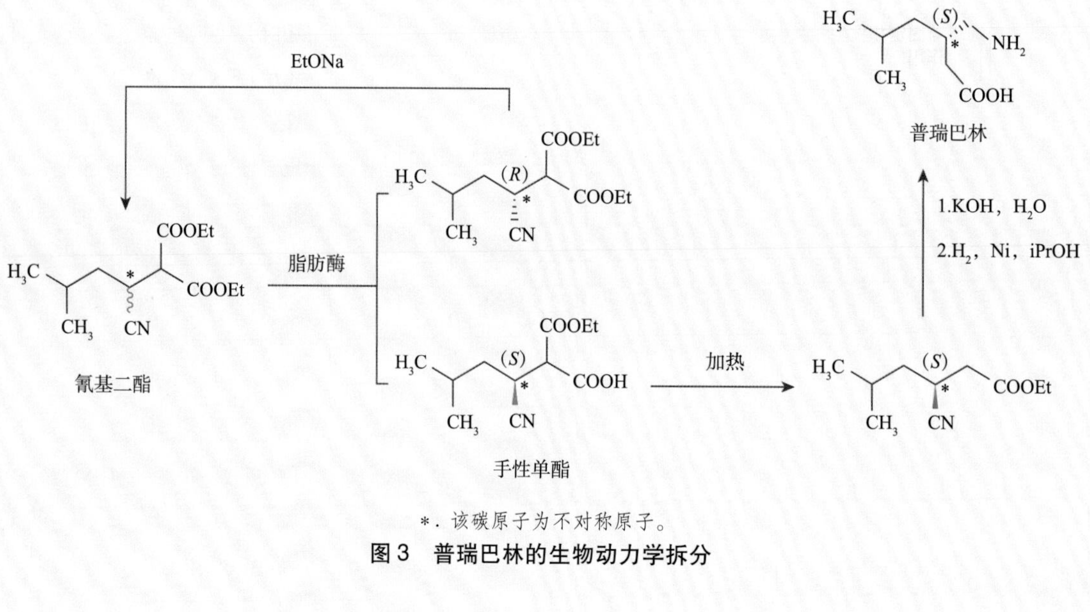

* . 该碳原子为不对称原子。

图3　普瑞巴林的生物动力学拆分

shǒuxìng yàowù sèpǔ chāifēnfǎ

手性药物色谱拆分法 (chromatographic resolution of chiral drugs)

用色谱技术分离手性药物对映异构体的方法。分离过程中还能对产品的纯度进行分析及确定被分开组分的绝对构型。手性药物色谱拆分法是以制备为目的，所用固定相的载样量要高于以分析为目的使用的固定相。但受到固定相载样量及生产成本的限制，该方法只能用于少量样品的分离纯化，不适合大规模的工业化生产。早期的手性药物色谱拆分法需要将对映异构体混合物转化为非对映异构体混合物，然后利用色谱技术对混合物进行分离、分析。随着手性固定相的发现与应用，对映异构体混合物已无须事先衍生化，可实现直接分离，操作更简便。常用的色谱技术有薄层色谱、高效液相色谱、闭环循环色谱、模拟流床色谱、超临界流体色谱等。

原理 被拆分样品随流动相（携带样品向前移动的相）经过固定相（固定不动的相）时，与固定相发生相互作用。样品中各组分的结构和理化性质存在微小差异，与固定相的作用强度不同，导致在固定相上的滞留程度也不同，结果在被流动相携带向前移动的过程中产生了差速移动，因而被分离（图1）。

分类 手性药物色谱拆分法一般采用两种形式：直接色谱拆分法和间接色谱拆分法。

直接色谱拆分法 利用色谱技术直接将手性药物对映体分离的方法。优点是无须对样品进行衍生化等预处理过程，可以避免样品的消旋化、最大限度减小损失及实验误差。缺点是需要使用昂贵的手性固定相或在流动相中加入手性添加剂。直接色谱拆分法主要有3种拆分方式：①利用手性固定相进行拆分。对映体与手性固定相直接相互作用时，两个对映异构体与手性固定相形成非对映复合物的稳定性不同，导致在固定相上的滞留程度也不同，在流动相的推动下而被分离。②利用手性流动相进行拆分。在流动相中加入手性添加剂或直接使用手性试剂作为手性流动相，与对映体形成非对映复合物，在非手性固定相上的滞留程度不同而被分离。③利用手性添加剂吸附在非手性固定相上进行拆分。用含有手性添加剂的流动相预先处理非手性固定相，使流动相中的手性添加剂吸附在非手性固定相，形成手性固定相，从而将对映体直接分离。

间接色谱拆分法 先通过手性试剂将手性药物对映体转化为非对映异构体后，再利用色谱技术进行分离的方法，适用于不宜直接拆分的手性药物。优点是拆分效果较好、分离条件简便，使用一般的非手性固定相即可满足要求；缺点是操作烦琐，需要使用高纯度的衍生试剂。

应用示例 骨骼肌松弛药物氯美扎酮可用直接色谱拆分法进行对映异构体的拆分（图2）。若外消旋体的氯美扎酮随着流动相进入到具有层状排列结构的三醋酸纤维素固定相中，利用中间层间空穴形成的不对称环境与两个对映异构体的键合能力不同，可实现两个对映异构体的有效拆分。

非甾体抗炎药布洛芬可使用间接色谱拆分法进行对映异构体拆分（图3）。拆分过程中使用$(R)-(+)-1-(1-$萘基$)$乙胺$[(R)-NEA]$作为手性衍生剂，先将外消的布洛芬转化为非对映异构体混合物，再通过普通色谱分离，最后脱除手性衍生剂分别得到R构型布洛芬和S构型布洛芬。

（关 奇）

shǒuxìng yàowù bànliàng chāifēnfǎ

手性药物半量拆分法 (resolution of chiral drugs by half the amount of splits)

用被拆分化合物化学计量一半的光学活性试剂（手性拆分剂），与外消旋被拆分

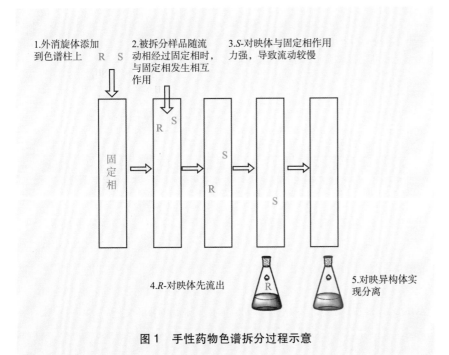

1.外消旋体添加到色谱柱上

2.被拆分样品随流动相经过固定相时，与固定相发生相互作用

3.S-对映体与固定相作用力强，导致流动较慢

4.R-对映体先流出

5.对映异构体实现分离

图1　手性药物色谱拆分过程示意

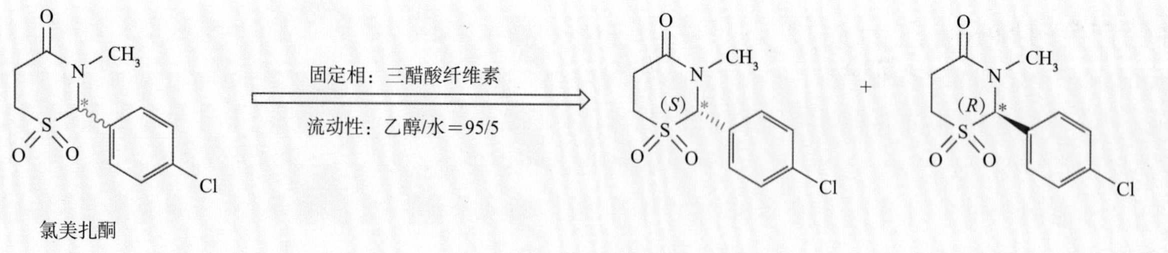

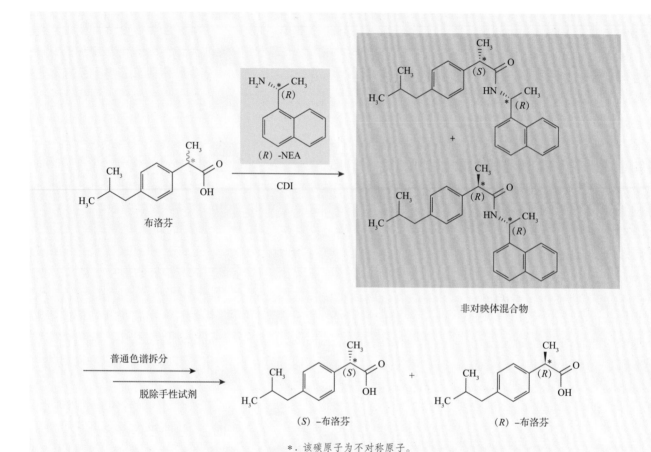

*. 该碳原子为不对称原子。

图2　采用直接色谱拆分法对氯美扎酮进行对映异构体拆分

图3　采用间接色谱拆分法对布洛芬进行对映异构体拆分

化合物形成相应的非对映异构体复合物，再利用其理化性质差异进行手性药物及中间体分离纯化的过程。手性药物半量拆分法是对手性药物结晶拆分法和手性药物复合拆分法的改进，手性拆分剂的用量是被拆分化合物量的一半，另一半采用无光学活性的拆分剂（非手性拆分剂），不仅降低了手性拆分剂的用量、节约成本，而且有时可增大非对映异构体复合物之间理化性质的差异，更利于分离纯化。

原理　外消旋体中两个对映异构体与手性拆分剂和非手性拆分剂形成非共价键结合的非对映异构体复合物，利用这些复合物间理化性质的差异（如溶解度）通过物理手段进行分离，最后脱除拆分剂得到所需立体构型的手性药物或反应中间体。与手性药物结晶拆分法和手性药物复合拆分法相似，主要区别在于使用手性拆分剂的化学计量不同，有利

于降低拆分过程的成本。

应用示例　非甾体抗炎药萘普生的对映异构体拆分可使用手性药物半量拆分法。在拆分过程中，外消旋的萘普生与半量的手性拆分剂 N-烷基葡萄糖胺以及另一半量的非手性的胺混合形成过饱和溶液中，此时可形成（S）-酸-手性胺的盐和（R）-酸-非手性胺的盐。其中（S）-酸-手性胺的盐溶解度最小，能够优先从溶液中结晶析出，过滤后

再经酸解析可得到（*S*）-萘普生。母液中含有（*R*）-酸-非手性胺的盐，经加热非手性胺催化（*R*）-酸消旋化生成消旋酸-非手性胺盐，循环使用（图1）。

（关　奇）

shǒuxìng yàowù shǒuxìngyuán héchéng fāngfǎ

手性药物手性源合成方法

（synthesis of chiral drugs by chiral pool）　以价廉易得的手性起始原料或手性中间体为手性源，通过化学合成及生物合成等方法，制备手性药物或中间体的合成方法。是手性药物合成路线设计的一种方法，即利用具有与手性药物相似结构和手性单元的手性原料来制备手性药物。反应过程中手性原料的手性单元立体构型既可保持原有构型也可进行构型转化。原料的手性单元和目标化合物结构特征的相似性是采用此方法设计合成路线的重要参考因素。

手性药物手性源合成是以天然手性物质为原料，经过构型保持或构型转化等化学反应合成新的手性化合物。天然产物和目标化合物结构特征的相似性是采用此方法设计合成路线的重要参考因素。天然手性物质在自然界中含量丰富且易获得，如糖类、有机酸（如酒石酸、乳酸、苹果酸等）、氨基酸和生物碱等，它们通常只含有1种对映体，利用原料中原有的手性中心，可避免复杂的对映体拆分过程。产品的光学纯度主要取决于起始物料的光学纯度和后续反应过程对手性中心发生构型变化的可能性及程度。

研究内容　手性药物合成路线设计，最简捷的方法就是挑选与药物分子结构中手性单元结构相近的手性原料或手性中间体，即手性源，进行手性药物合成。这样的手性源主要是天然存在或通过生物技术获得的手性化合物，它们结构类型丰富、价格低廉，适合手性药物的大规模生产需求。当没有合适的手性源时，可采用手性药物对映体拆分方法、手性药物不对称合成方法等制备手性药物。

研究方法　手性药物的手性源合成方法既是最传统也是最常用的手性药物的合成方法。与手性药物普通合成方法不同，手性药物的手性源合成方法是在化学制药过程中利用原料或中间体结构中的手性元素，最终直接得到所需立体构型的产品。

在手性药物的合成中，手性源的用途主要有两类：一是作为手性合成子（指通过已知的合成方法能够与有机分子相连接的手性结构单元），直接利用手性源的手性中心，把手性起始原料中的部分或全部手性元素转化到手性药物分子结构中；二是作为手性辅剂（指为控制立体化学的合成结果而暂时加到有机合成反应中的手性化合物，通常最后脱除并可回收使用），利用手性辅剂的手性诱导使底物产生新的手性中心，而不是直接被转化到最终产物的结构中。

应用示例　奥司他韦是一种神经氨酸酶抑制剂，用于抗流感病毒治疗。经典的合成工艺路线是以天然莽草酸为起始原料的半合成路线（指利用了天然产物分子为原料进行的合成），由10步反应组成。莽草酸发挥手性合成子的作用，其手性结构在产物奥司他韦中几乎全部保留或转化；在合成过程中，莽草酸结构中的3个手性中心里，有1个手性中心构型（图1奥司他韦结构中橙色部分）保持，有2个构型（图1奥司他韦结构中蓝色部分）发生了翻转。

在非甾体抗炎药（*S*）-萘普生的合成过程中，手性源L-酒石酸二甲酯可用作手性辅剂发挥不对称诱导作用，使反应中间体6-甲氧基-2-丙酰萘产生了一个新的手性中心，反应过程中可回收L-酒石酸使其生成L-酒石酸二甲酯后再循环使用（图2）。

（关　奇）

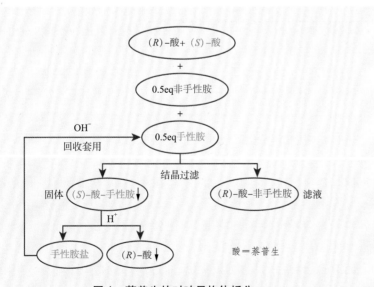

图1　萘普生的对映异构体拆分

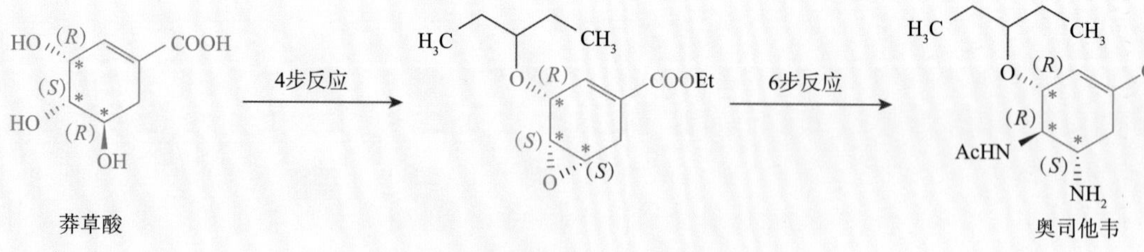

莽草酸 4步反应 6步反应 奥司他韦

——.化学键向纸面前；…….化学键向纸面后；
R.手性中心为R构型；S.手性中心为S构型；
*.该碳原子为不对称原子。

图1 以天然莽草酸为起始原料，经反应获得奥司他韦

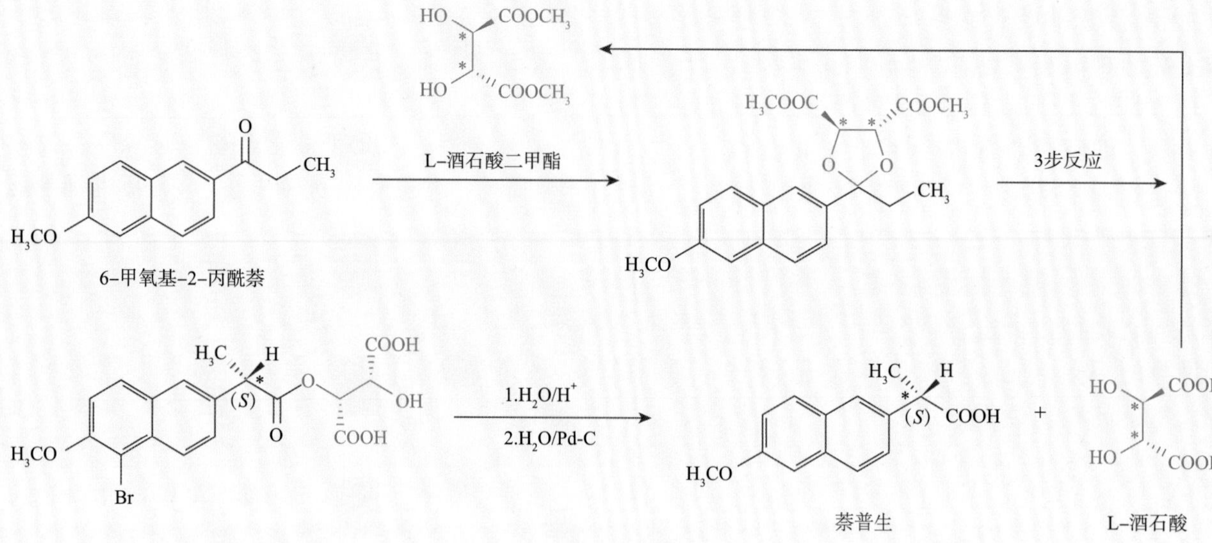

6-甲氧基-2-丙酰萘 L-酒石酸二甲酯 3步反应

1.H₂O/H⁺
2.H₂O/Pd-C

萘普生 L-酒石酸

*.该碳原子为不对称原子。

图2 将L-酒石酸二甲酯用作手性辅剂，经过反应在中间体分子上引入一个手性中心（S构型）

shǒuxìng yàowù shǒuxìngyuán láiyuán

手性药物手性源来源

（sources of chiral pool of chiral drugs） 用于制备手性药物的手性原料的获取途径。手性源的来源主要有3种途径：一是自然界中大量存在的手性化合物（如糖类、萜类、生物碱等）；二是经微生物合成，可大量廉价获得的手性化合物（如乳酸、酒石酸、L-氨基酸等简单手性化合物和抗生素、激素和维生素等复杂大分子）；三是以手性的原料或前手性的原料经化学合成得到的光学纯化合物。理想的手性源应当是具有来源广泛、价格低廉、光学纯度高和易于化学修饰等优点。

手性药物手性源主要是用作手性药物手性合成过程中的原料，其结构种类多样，常用的包括糖类、羟基酸类、氨基酸类、萜类和生物碱类等。这些手性原料不仅可作为手性合成子、手性辅剂用于手性药物的合成，还可用作拆分剂及不对称合成催化剂的手性配体。

糖类手性源 广泛存在于自然界中，含多个手性羟基，是一类重要的天然来源的手性源化合物。如D-葡萄糖，它的还原胺化产物葡甲胺是制备各种造影剂的辅剂，如造影剂钆喷酸葡胺；它的氢化产物D-山梨醇可用于制备维生素C（图1）。一些由D-葡萄糖生成的具有不对称中心的衍生物也都是重要的手性源化合物。

羟基酸类手性源 大多是生物代谢的产物，含单个或多个羟基酸手性中心，主要是通过微生物发酵技术获得，如L-乳酸、L-酒石酸、（S）-L-苹果酸、扁桃酸和（R）-β-羟基丁酸等（图2）。其中，L-酒石酸由于具有应用范围广和价格低廉等特点，既是工业生产过程中广泛应用的拆分剂，又是一个非常有用的手性合成子。

氨基酸类手性源 氨基酸的

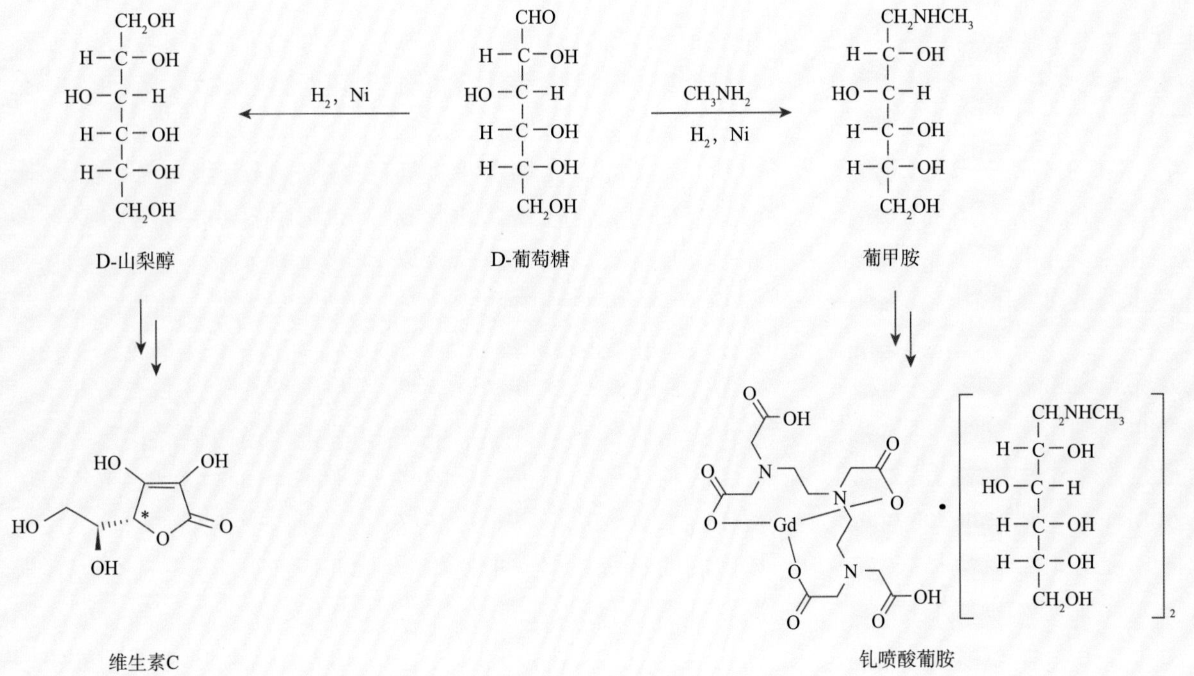

D-山梨醇 ← H₂, Ni ← D-葡萄糖 → CH₃NH₂ / H₂, Ni → 葡甲胺

维生素C

钆喷酸葡胺

*. 该碳原子为不对称原子。

图1 D-葡萄糖作为手性源分子，经不同的反应可以获得不同的手性药物

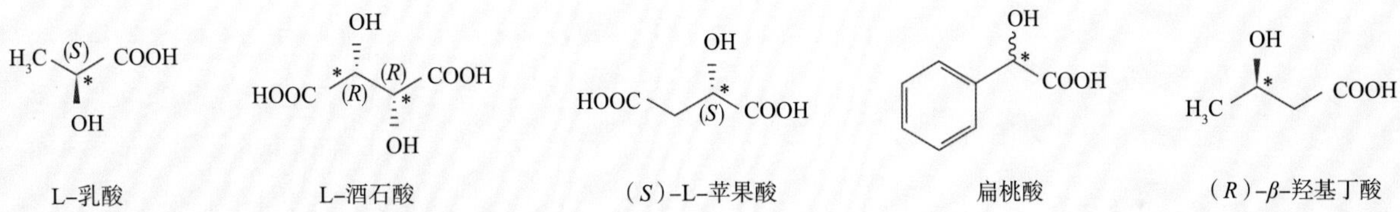

L-乳酸　　L-酒石酸　　（S）-L-苹果酸　　扁桃酸　　（R）-β-羟基丁酸

➤.化学键向纸面前；⋯.化学键向纸面后；

〜.化学键有向纸面前和向纸面后两种可能；

*.该碳原子为不对称原子。

图2 L-乳酸、L-酒石酸、（S）-L-苹果酸、扁桃酸、（R）-β-羟基丁酸的立体化学结构式

结构相对简单，主要包括天然的L-氨基酸类和非天然的D-氨基酸类两类。各种天然氨基酸均可通过微生物发酵等方法大量制备，是手性源中最重要的一类化合物。L-脯氨酸（立体结构见图3）是许多血管紧张素转换酶抑制剂包括卡托普利、依那普利、赖诺普利等手性药物合成的关键原料；D-苯甘氨酸（立体结构见图3）是合成氨苄西林、头孢克洛和头孢氨苄等β-内酰胺抗生素的侧链的手性源；D-对羟基苯甘氨酸是合成阿莫西林、头孢哌酮和头孢曲松等β-内酰胺抗生素侧链的手

性源。

萜类手性源　自然界中具有手性的萜类化合物很多，手性萜类化合物除了用于合成其他萜类化合物，也可做拆分剂或拆分剂的前体，还可做不对称催化剂的

手性配体。通常萜类很少用做手性合成子，这是因为它们多为液体，难于提纯，结构中活性官能团少。常见的单萜类手性源化合物如图4所示。

生物碱类手性源　与上述手

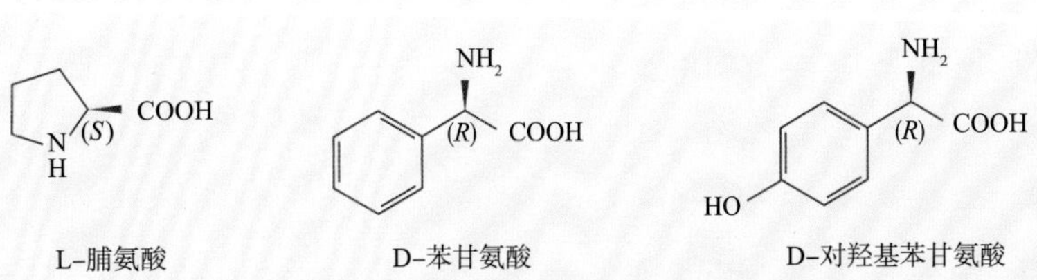

L-脯氨酸　　　　D-苯甘氨酸　　　　D-对羟基苯甘氨酸

S, 手性中心为 S 构型；R, 手性中心为 R 构型。

图3 L-脯氨酸、D-苯甘氨酸的立体化学结构式

性源相比，生物碱类手性化合物分子量大、价格高。常用做手性源的有金鸡纳生物碱类化合物，如奎宁、辛可尼丁（结构式见图5）等。不仅可作为拆分剂用于某些外消旋酸的拆分，还可作为不对称催化剂的手性配体或不对称催化反应的碱性催化剂。

（关 奇）

shǒuxìng yàowù búduìchèn héchéng fāngfǎ

手性药物不对称合成方法

（asymmetric synthesis of chiral drugs） 通过化学反应将底物中的前手性单元最大限度地转化为所需立体构型的手性单元，立体选择性地合成手性药物的过程。不对称合成方法又称手性合成方法、立体选择性合成方法、对映选择性合成方法，是制备手性药物最直接的方法。与手性药物普通合成方法相比，不对称合成方法获得光学纯产品的收率可 >50%，最高可接近 100%。

原理与分类 不对称合成需要在一个人为的不对称环境中进行，将底物分子的非手性单元转变成手性单元。这个不对称环境可以由底物自身或反应中使用的辅剂、试剂及催化剂诱导产生，因此根据反应过程中诱导产生新手性单元的影响方式，手性药物不对称合成方法可分为手性药物合成底物控制方法、手性药物合成辅剂控制方法、手性药物合成试剂控制方法和手性药物合成催化控制方法。①手性药物合成底物控制方法：利用反应底物中已经存在的手性单元，在发生化学反应时对邻近的前手性单元进行分子内定向诱导作用，使产物形成两种构型的概率不均等，其中一种构型为主要产物。该方法在环状及刚性分子上能发挥较好的作用。②手性药物合成辅剂控制方法：利用手性辅剂的手性诱导产生新的手性中心。与手性药物底物控制法相比，类似之处是手性控制仍是通过反应底物中的手性基团在分子内实现的；区别之处是起不对称诱导作用的手性辅剂是有意事先连接在非手性底物上，以便对反应进行不对称诱导，并在达到目的后或反应结束后再除去。此方法需要手性辅剂的连接-脱除两个额外步骤，即先在反应底物上连接手性辅剂，反应结束后再脱除手性辅剂，增加了合成步骤。③手性药物合成试剂控制方法：利用手性试剂中已经存在的手性单元作不对称诱导因素，使反应底物中的前手性单元立体选择性地生成新的手性单元。手性试剂可通过在一般的非手性试剂中引入不对称基团制得。④手性药物合成催化控制方法：通过用手性催化剂实现不对称合成手性药物的方法。在不对称合成的诸多方法中，手性药物合成的催化控制法是最理想的制备手性药物的方法，它具有高对映选择性、经济、易于实现工业化的优点。由于在每次催化循环中，手性催化剂可再生，因此使用少量的催

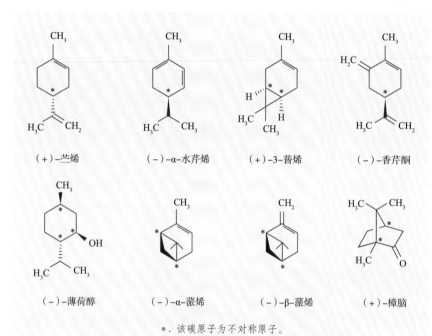

（+）-苧烯   （−）-α-水芹烯   （+）-3-蒈烯   （−）-香芹酮

（−）-薄荷醇   （−）-α-蒎烯   （−）-β-蒎烯   （+）-樟脑

*. 该碳原子为不对称原子。

图 4　常见的单萜类手性源化合物立体化学结构式

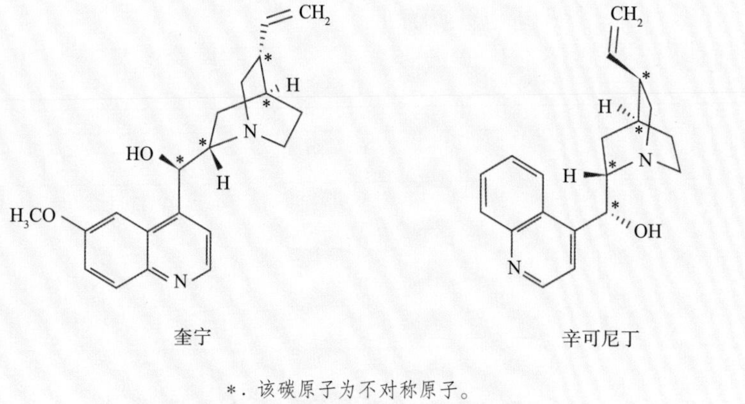

奎宁　　　　　辛可尼丁

*. 该碳原子为不对称原子。

图 5　奎宁、辛可尼丁的立体化学结构式

化剂便可获得大量光学活性的产物，是获得手性药物最理想的方法。手性催化剂可以是简单的化学催化剂（手性酸、碱和手性配体金属配合物）或生物催化剂。

研究内容 不对称合成研究是手性药物构建的关键方法和手段。在手性药物的不对称合成路线设计中，当没有合适的手性原料时，可通过化学方法将反应底物中的前手性单元定向地转化为产物中所需构型的手性单元。其目的是替代手性药物拆分法和手性源法，以最简单、廉价的原料，最经济、最高效的途径制备手性药物。手性药物不对称合成方法研究的基本内容包括手性辅剂、手性试剂及手性催化剂的设计、选择与适用范围探索，以及对反应条件进行优化，高收率地获得高光学纯的产物。好的不对称合成方法不仅可以减少设计路线的步骤，缩短生产周期，显著提高生产收率，而且产品具有较好的光学纯度。

研究方法 用不对称合成制备手性药物，需要建立稳定的、可工业化的反应条件，最大限度提高反应产物的光学纯度，用廉价易得的手性实体（手性辅剂、手性试剂、手性催化剂），减少手性实体的用量。手性药物合成催化控制法是手性药物不对称合成的最佳途径，通过发展新型的手性催化剂，可进一步提高反应的催化活性和立体选择性。还需考虑操作的简便性、反应条件（溶剂、温度、搅拌速度等）、纯化条件以及生产成本，以确定最优的不对称合成方法。

发展方向 纯化学法的不对称合成应用比较广泛，但是仍存在一些待改进的地方。例如，工业生产中一般会使用大量溶剂，并产生大量工业"三废"，选用更清洁、绿色的反应体系，以减少有毒、有害物质的排放将是手性药物不对称合成的发展方向。利用生物酶作催化剂是当今不对称合成研究的热点领域。酶催化反应可提供许多常规化学合成不能或不易获得的化合物，反应条件温和、选择性强，由于酶无毒、易降解，是最绿色的合成方法，但酶催化反应的专一性使反应的适用范围受到了限制。利用基因技术对酶进行编辑改造，以及发展像酶催化体系一样高效、绿色且更具普适性的化学反应体系，将是制备光学纯手性药物的一个高效和实用的途径。

（关 奇）

shǒuxìng yàowù héchéng dǐwù
kòngzhì fāngfǎ

手性药物合成底物控制方法

（substrate control methodin chiral drug synthesis） 通过手性底物自身在反应过程中产生的不对称诱导作用，使产物中形成新的手性中心，实现手性药物不对称合成的方法。通过这一方法，底物的手性可被传递到新形成的手性中心上，因此底物控制法也被称作手性传递法。此方法无须使用复杂的手性催化剂或手性试剂，但对手性底物的光学纯度要求较高且其结构中必须含前手性基团，一般为廉价易得的天然手性化合物（如氨基酸、萜类、糖类等）或易于制备的光学纯化合物。虽然产物的绝对构型可以根据起始的手性底物进行推测，但却难以根据需求进行改变。

原理 在手性药物合成的某一阶段，当手性底物分子中的前手性基团与反应试剂相结合时，底物分子中原有的不对称因素（手性中心）会通过空间位阻等作用驱使前手性基团更倾向于形成某一立体构型，使产物的结构在保留底物不对称因素的基础上又产生了新的手性中心。通常产物为不等量的非对映异构体混合物（图1）。

应用示例 对硝基-α-乙酰氨基-β-羟基苯丙酮（结构式见图2中化合物1）的麦尔外因-彭杜尔夫（Meerwein-Ponndorf）还原反应，是氯霉素的合成工艺中的关键步骤，得到的产物主要是苏式立体构型的产物。这是因为原料对硝基-α-乙酰氨基-β-羟基苯丙酮结构中有1个手性中心（C-2），异丙醇铝的铝原子与1位羰基上的氧发生络合，同时又与3位上的羟基发生反应并脱

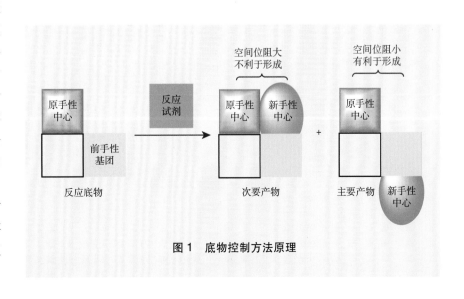

图1 底物控制方法原理

除1分子异丙醇，形成一种稳定的六元环过渡态（结构式见图2中的化合物2），使得1、2位间的C—C键无法自由旋转而变成刚性结构。C-2是手性碳原子，所连的两个基团（H和—NHCOCH₃）空间位阻差别显著，因此，异丙氧基上的负氢向C-1的转移主要发生在位阻较小的一侧，导致生成的产物主要是苏型（结构式见图2中的化合物3）。在图2中，以C-2为R构型的原料对硝基-α-乙酰氨基-β-羟基苯丙酮为例说明了上述过程，所得产物（图2中的化合物3）的构型为1R、2R，即D-苏型。

（关 奇）

shǒuxìng yàowù héchéng fǔjì kòngzhì fāngfǎ

手性药物合成辅剂控制方法

（auxiliary agent control method in chiral drug synthesis） 利用光学纯的手性辅剂与底物相结合，通过不对称诱导作用不对称合成手性药物的方法。此方法的优点是反应具有很高的非对映选择性且产物易于提纯，一般通过重结晶或色谱法即可将任何不需要的非对映体除去，然后再除去手性辅剂就得到基本为光学纯的产物。

原理 在化学合成的某一阶段，等计量的手性辅剂先与含有潜手性碳原子的底物相结合生成带有手性的中间体，当与另一反应物作用时，辅剂通过不对称诱导作用将底物分子内的潜手性碳原子转化为一个新的手性中心，最后切除底物上的辅剂即可得到目标手性分子。通常情况下，辅剂从底物上切除后可回收再次使用（图1）。从经济的角度来看，手性辅剂的回收和循环使用是该方法的关键问题，与经典拆分过程中拆分剂的回收利用相似。此外，手性辅剂的分子量越小越经济。常见手性辅剂有含有手性因素的磺酰胺类、亚砜类、双磺酰基甲烷类、樟脑磺酸类、糖类、噁唑烷酮类化合物等。

应用示例 萘普生是一种广泛使用的非甾体α-芳基丙酸类镇痛消炎药，其（S）-构型的药效是（R）-构型的28倍。为降低低活性（R）-构型的异构体所引起的毒副作用，已逐渐倾向于使用单一手性异构体。在（S）-萘普生的合成过程中，L-酒石酸酯用作手性辅剂与6-甲氧基-2-丙酰萘缩合后，在催化量溴化氢作用下与溴素发生不对称α-溴代反应，再经过水解反应、氟硼酸银催化的重排反应和用浓盐酸水解重排产物后制得（S）-萘普生，手性辅剂可以回收和循环使用（图2）。

硼替佐米是第一个应用于临床的蛋白酶体抑制剂，用于治疗多发性骨髓瘤和复发难治性套细胞淋巴瘤，2003年5月13由美国食品药品管理局批准上市，全球年销售额约12亿美元。硼替佐米的合成过程中，应用磺酰胺类手性辅剂（结构式见图3的化合物2）与异戊醛（结构式见图3的化合物1）缩合得到手性亚胺中间体（结构式见图3的化合物3），在铜盐催化下，联硼酸酯对手性

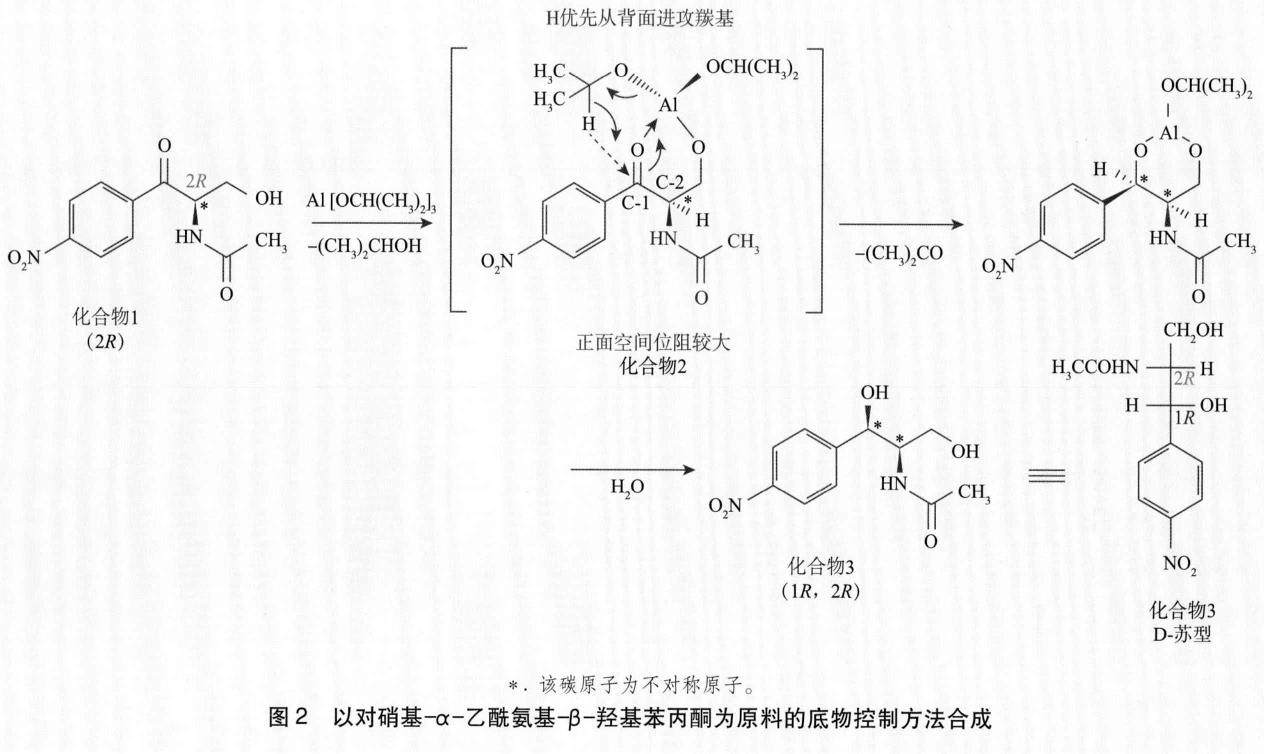

*. 该碳原子为不对称原子。

图2 以对硝基-α-乙酰氨基-β-羟基苯丙酮为原料的底物控制方法合成

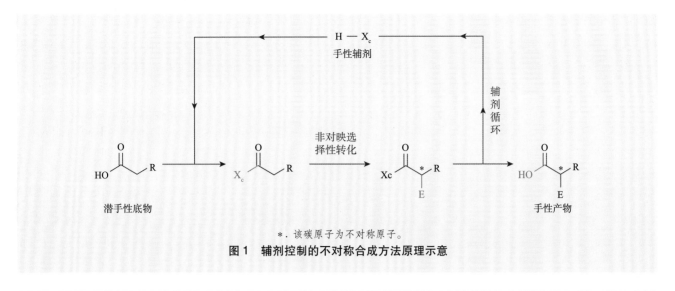

图1 辅剂控制的不对称合成方法原理示意

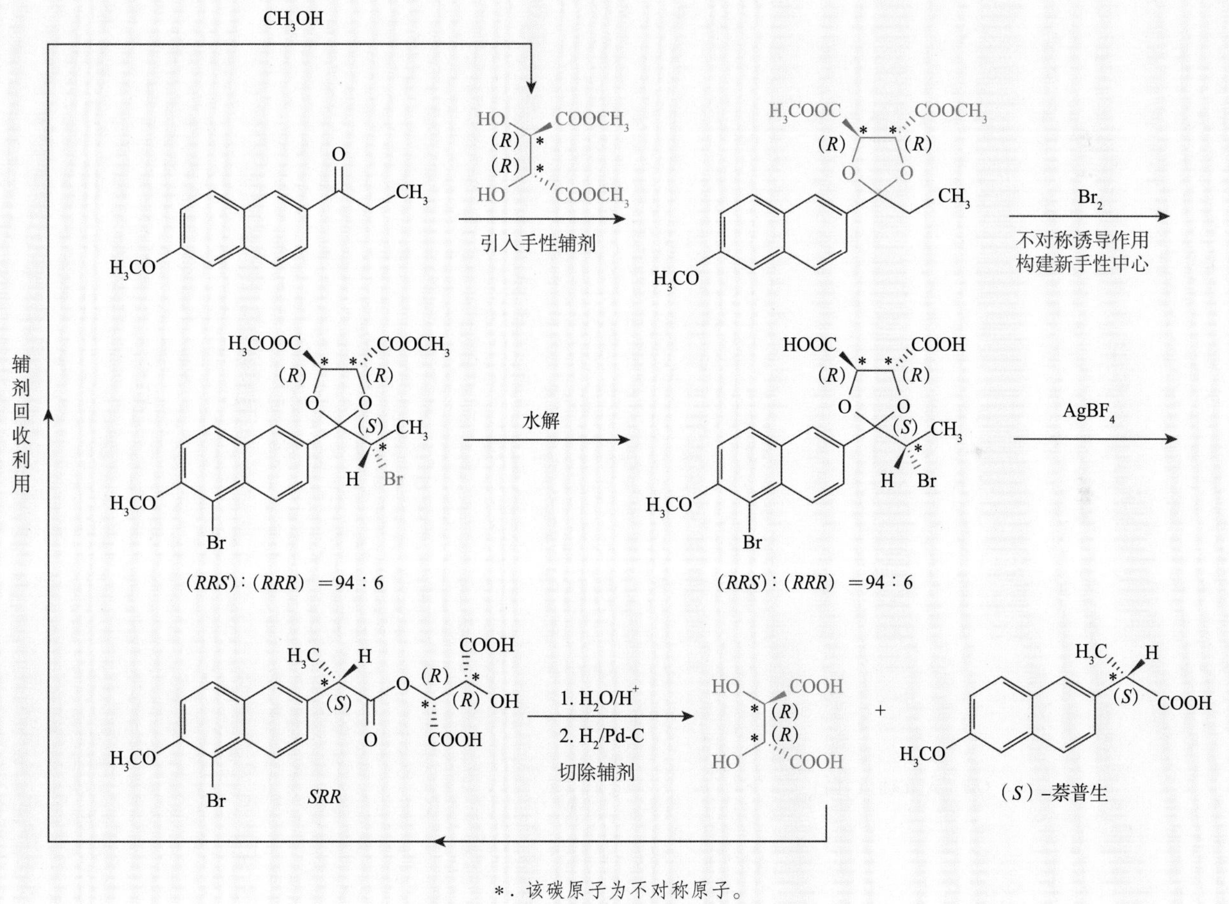

* . 该碳原子为不对称原子。

图2 （S）-萘普生的不对称合成路线

* . 该碳原子为不对称原子。

亚胺进行不对称加成得到手性中间体（结构式见图3的化合物4），此反应的非对映选择性很高。该手性中间体在酸性条件下脱除手性辅剂得到盐酸盐（结构式见图3的化合物5），再经二步转化可制得硼替佐米（图3）。

（关 奇）

shǒuxìng yàowù héchéng shìjì kòngzhì fāngfǎ

手性药物合成试剂控制方法

（reagent control method in chiral drug synthesis） 利用手性试剂的不对称因素，诱导产物新生成的手性单元趋向于某一立体构型，以实现手性药物不对称合成的方法。此方法本质上与手性药物合成底物控制方法相同，只是看待"反应底物"和"反应试剂"的视角不同。经典的例子包括用手性硼烷还原剂对碳-碳双键的不对称硼氢化反应，以及用手性还原剂将酮转化为手性仲醇的不对称还原反应，其中手性还原剂可看

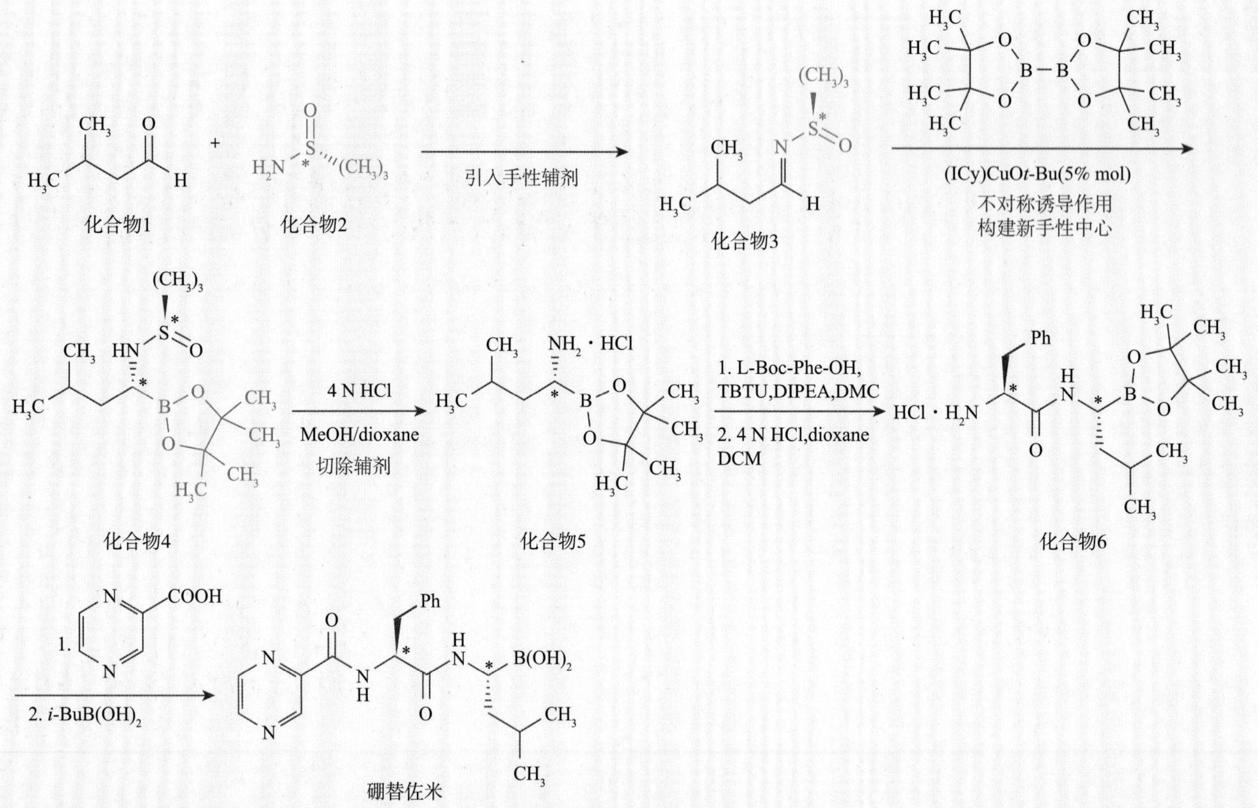

* . 该碳原子为不对称原子。

图3 硼替佐米的不对称合成路线

成是"反应试剂"，还原过程形成的手性中间体可看成是"反应底物"。若使用手性底物与手性试剂反应，可同时在产物中高效地构建两个或多个新的手性单元，也被称为双不对称反应，是合成复杂天然产物（尤其是手性单元密集的结构）的重要手段，常用的反应类型有狄尔斯-阿尔德（Diels-Alder）反应和羟醛缩合反应。

原理 当底物分子中的前手性单元与手性反应试剂相结合产生新的手性单元时，反应试剂中的不对称因素（手性单元）通过空间位阻等作用，驱使新生成的手性单元更倾向于某一立体构型，使反应产生立体选择性。产物为不等量的立体异构体混合物。当反应底物也有手性时，也会对反应的立体选择性产生影响，即与手性试剂产生匹配（增效）或错配（减效）。有些情况下，如果手性试剂对反应的立体选择性起主导作用，即使在错配情况下，也能达到较好的不对称诱导效果。

应用示例 酮羰基的不对称还原反应，是构建药物结构中手性仲醇基团的重要方法。手性烷氧基联萘酚氢化铝锂（BINAL-H，结构式见图1中化合物1）是一种常用的手性还原剂，尤其适用于无位阻的芳烷基酮和无环共轭烯酮的还原。如（R）-反式-3-羟基-1-碘-1-辛烯（结构式见图1中化合物3）可由原料（结构式见图1中化合物2）经 BINAL-H 对酮羰基进行不对称还原制得。在反应过程中，BINAL-H 的铝原子与原料（图1中化合物2）的羰基氧络合形成两种过渡态，由于这两种过渡态是非对映异构的关系，因而能量不同。在优势过渡态中，BINAL-H 的负氢处于面

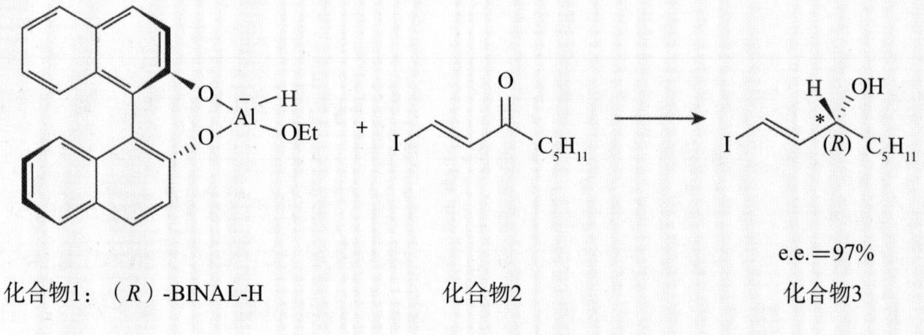

* . 该碳原子为不对称原子。

图1 （R）-反式-3-羟基-1-碘-1-辛烯经 BINAL-H 对酮羰基进行不对称还原制备

外，而 1,1′-联二萘酚片段位于面里。因此，负氢从空间位阻较小的一侧进攻酮羰基，再经水解即可得到光学纯度较高的 *R* 构型产品（结构式见图 1 中化合物 3）。

在质子泵抑制剂艾司奥美拉唑合成的最后一步，可以使用戴维斯（Davis）手性氧化试剂（即樟脑磺酰胺过氧化物，结构式见图 2 中化合物 2），以较高的对映选择性获得（*S*）-构型的艾司奥美拉唑。

（关 奇）

shǒuxìng yàowù héchéng cuīhuà kòngzhì fāngfǎ

手性药物合成催化控制方法

（catalytic control method of chiral drug） 用少量手性催化体系，将大量前手性底物高度对映选择性地转化为特定构型的手性产物的一种高效率不对称合成手性药的方法。

原理 在催化反应过程中，反应底物中的前手性单元与催化剂发生了某种形式的化学作用，使其在形成新手性单元时更倾向于生成某一特定构型。由于催化剂在反应过程中可重新再生，因此使用少量的催化剂便可获得大量光学活性产物。

分类 手性药物催化控制方法包括化学催化控制法和生物催化控制法，一般指利用化学催化剂或生物酶作为手性诱导因素，将大量前手性底物立体选择性地转化成特定构型的产物，实现手性药物的不对称合成。该方法的优势是可以最大限度地获得所需立体构型的产物。

化学催化控制法 使用纯化学催化剂实现的不对称合成。催化剂包括均相过渡金属配合物催化剂、非均相过渡金属配合物催化剂以及有机催化剂 3 类。手性配体过渡金属配合物催化剂的发展和应用，使部分不对称合成反应成为合成手性药物的重要途径。

应用示例：萘普生是一种广泛使用的非甾体 α-芳基丙酸类阵痛消炎药，其（*S*）-构型的药效是（*R*）-构型的 28 倍。为降低低活性（*R*）-构型的异构体所引起的毒副作用，逐渐倾向于使用单一手性异构体。使用 BINAP-Ru 二羧酸配合物作为手性催化剂，以甲醇为溶剂，压力 1.3×10^7 Pa，室温氢化，可从不饱和前体可得到（*S*）-萘普生（图 1），对映体过量（表示一个对映体对另一个对映体的过量，通常用百分数表示。常用"e.e.%"来描述）97%，收率 92%。

生物催化控制法 利用酶或

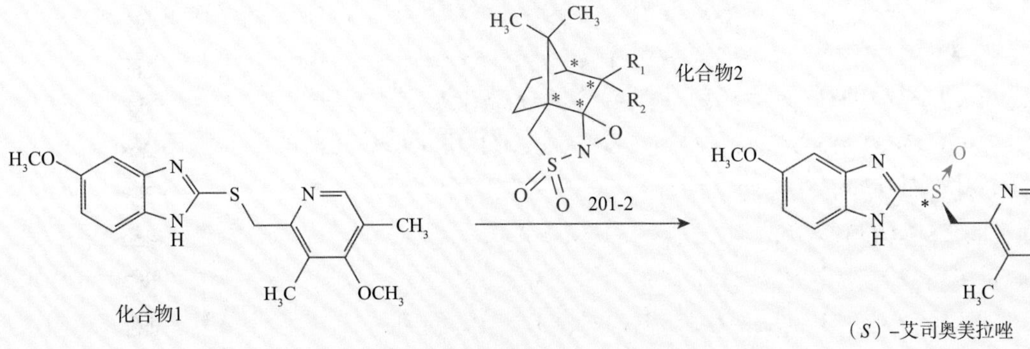

*. 该碳原子为不对称原子。

图 2　使用 Davis 手性氧化试剂以较高的对映选择性获得（*S*）-构型的艾司奥美拉唑

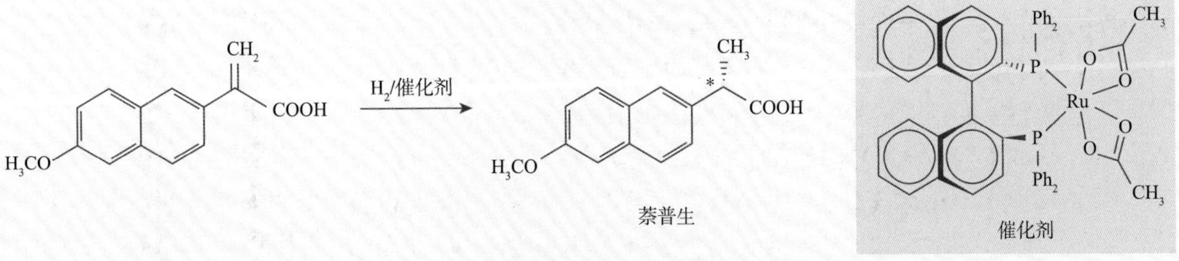

*. 该碳原子为不对称原子。

图 1　化学催化控制法合成萘普生

含酶的动植物组织、细胞作为生物催化剂，实现不对称合成过程，也可用于手性药物动力学拆分。使用的酶可以是自然界存在的，也可以借助基因技术人工表达制备。相对游离的酶，固定化的酶具有稳定性好、可连续操作、易于控制、易于提纯和收率高等特点。此方法既可用于制备简单的手性化合物如乳酸、酒石酸、L-氨基酸，又用于制备相对复杂的大分子，如抗生素、激素和维生素等。

应用示例：西格列汀是一种二肽基肽酶－4（DPP－4）抑制剂，临床用于治疗2型糖尿病。其结构中手性中心可通过固定化的氨基转移酶将中间体（结构式见图2中化合物1）中的前手性基团——酮羰基转化为R构型产物。

（关 奇）

yàowù fēnzǐ héchéng quányí lùxiàn
药物分子合成权宜路线

（expedient routes of chemical drugs） 在药物研究与开发早期，以制备少量化学药物样品为目标

而设计、实施的药物分子合成路线。

在创新药物研究初期，药物化学家依据药物作用靶标（生物大分子）和/或先导化合物（活性小分子）的结构特征，设计多种可能具有特定生物活性的目标化合物，并在较短的时间内（通常为数周）完成这些化合物小量样品（通常为毫克级或克级）的制备，用于活性筛选。这些样品的合成路线一般以类似化合物的常规合成途径为基础进行设计，只求缩短研究周期、保证样品质量，不必过多考虑合成路线长短、技术手段难易、制备成本高低等问题。这种合成路线仅限于小量样品的实验室制备，无法被应用于药物的批量生产，是典型的权宜路线。

在创新药物研究的中期，经过系统的临床前评价，某个目标化合物被确定为具有开发前景的候选药物，需要制备较大数量样品（通常为千克级）用于Ⅰ、Ⅱ、Ⅲ期临床试验研究。研发企业的工艺化学家介入研究工作，设计

出一条稳定可靠的实用合成路线用于候选药物样品的批量制备。此类合成路线虽有一定的实用性，但在设计过程中对经济、安全和环境等因素的考虑依然较少，极少能被直接用于药物的大批量生产，通常仍属于权宜路线的范畴。

（张为革）

yàowù fēnzǐ héchéng yōuhuà lùxiàn
药物分子合成优化路线

（optimization of synthetic routes of chemical drugs） 具有明确的工业化价值的化学药物合成路线。必须具备质量可靠、经济有效、过程安全、环境友好等特征。

优化路线研究的主要对象包括即将上市的新药、化合物专利即将到期的药物和产量大、应用广泛的药物。在创新药物研究过程的后期阶段，某个候选药物在临床试验中呈现出优异性质，有望成为新化学实体，研发企业就需要抓紧开发合成该新化学实体的优化路线，并适时申请工艺发明专利，为新药的注册和上市做好准备。药物的化合物专利到期后，其他企业便可以仿制该药物，药物的价格将大幅度下降，生产成本低、产品价格廉的企业将在市场上具有更强的竞争力，优化路线研究显得尤为重要。某些活性确切的老药，社会需求量大、应用面广，如能使用更为合理的优化路线提高产品质量、降低生产成本、减少环境污染，可为企业带来极大的经济效益和良好的社会效益。

药品是用于预防、诊断和治疗人类疾病、有目的地调节人的生理功能的物质，是关系人类生命健康的特殊商品。药品质量是反映药品符合法定质量标准和预期效用的特征之总和，包括有效性、安全性、稳定性、均一性等

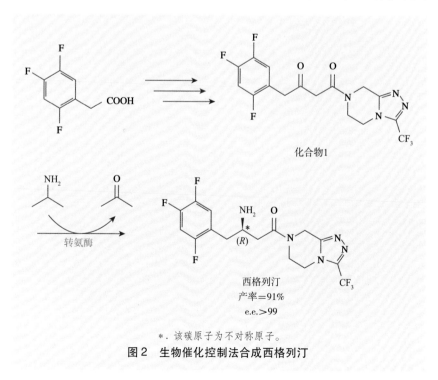

化合物1

西格列汀
产率＝91%
e.e.＞99

*. 该碳原子为不对称原子。

图2 生物催化控制法合成西格列汀

几方面。原料药质量是药品质量的基础,用于原料药工业化生产的优化路线首先必须保证成品的质量。为此,优化路线所使用的各种化工原料以及各步反应所制得的中间体的质量必须达到要求,各步化学反应及后处理过程必须稳定可控。如果不能充分保障原料药的产品质量,该合成路线无论在其他方面存在怎样的优点,均无法成为具有工业化价值的优化工艺路线。药物的商品属性决定了药物的研发与生产均属于商业行为,获得利润是医药企业生存和发展的内在需求。合成路线的经济有效性的核心是最大限度地降低药物的生产成本。原料药生产成本的构成比较复杂,包括原辅料价格、能源消耗、人力成本、管理成本和设备投入等诸多方面,应以实际工业生产过程中的综合成本作为确定优化路线的评价指标。化学制药工艺过程的安全性问题直接关乎生产人员的生命安全和身体健康,必须予以高度重视。任何化工工艺过程都无法做到绝对安全,但对其危险程度需要有充分的认识。如果合成工艺路线所涉及的化学品或工艺方法存在严重的安全隐患,必须严格避免使用。对于理论上认为相对安全的工艺路线,也需要通过细致的实验加以安全性评估,尽可能将不安全因素排除掉,最大限度地降低工艺过程的危险性。环境保护是人类可持续发展的基础,也是中国的基本国策。应用于实际生产的优化路线必须以国家的有关环境法规为指导,严格依法办事。在优化路线的设计和选择过程中,需要采用原子经济性良好的绿色化学方法,使用无毒或低毒试剂,注意溶剂、试剂的回收与循环使用,努力使废水、废气和废渣的种类和数量最小化,并考虑制定相应的"三废"处理方案。同时,需要尽量降低能源消耗,减少能源生产过程中的"三废"数量。

(张为革)

yàowù héchéng lùxiàn xuǎnzé
药物合成路线选择 (selection of drug synthetic routes)

对文献报道和/或自行设计的某一化学药物的多条合成路线进行对比和分析,从中挑选一条(或数条)有良好工业化前景的合成工艺路线的研究过程。药物的合成路线数量较多,每个路线各具特色,对这些路线做出准确的评价和合理的选择是一项艰巨而复杂的任务,理想工艺路线的确立需要长期研究,反复实践。

研究内容 有良好工业化前景的优化合成工艺路线必须具备质量可靠、经济有效、过程安全、环境友好等基本特征。药物合成工艺路线选择必须以技术分析为基础,以市场分析为导向,将技术分析和市场分析紧密结合起来,以求获得综合成本最低的优化工艺路线。只有这样,才能使企业以较少的资源投入换取较多的利润回报,带来可观的经济效益;同时,为社会提供质优、价廉的医药产品,产生良好的社会效益。

研究方法 在技术分析方面,药物合成工艺路线选择首先要以药物合成路线评价指标为准绳,对每条路线的优势和不足做出客观、准确的评价;其次要对各路线的优劣、利弊进行反复的比较和权衡,挑选出具有明确工业化前景的备选工艺路线;再经过系统、严格的研究、论证,确定技术方面的优选路线。在工艺路线选择的实际操作中,市场分析起关键性作用。企业要在切实保证产品质量、过程安全和环境友好的前提下,以经济有效性作为衡量工艺路线的核心指标。换言之,在质量、安全和环境因素达到基本要求后,企业往往选择综合成本最低的工艺路线应用于工业生产。工艺路线综合成本的初步估算包括原辅材料的成本、合格产品的收率以及每千克产品所需中间体和原辅材料的总量等;还应考虑产能(单位时间生产的合格产品数量)、回收套用的原辅料量、回收套用的中间体量以及相关的处理成本。比较不同路线的综合成本,通常可用表格的方式,包括反应步骤、反应收率、原辅料种类、原辅料单价(工业原料的市场价格)、原辅料用量(生产每千克合格产品的该原辅料消耗量)、原辅料成本(生产每千克合格产品的该原辅料花费)以及原辅料在总成本中的比重(该原辅料在总成本中的百分比)等项内容。此表格能直观反映出工艺路线原辅料成本的基本情况,可据此对不同工艺路线做出初步估价。化学制药工艺的综合成本的构成既包括原料、试剂、溶剂等物料的成本,也包括设备投资、能源消耗、质量控制、安全措施、三废处理等成本,还包括人工、管理等成本。不同药物、同一药物的不同合成工艺路线的成本构成的侧重点并不相同,同一工艺路线在不同市场环境下、在不同的生产规模下实际成本也有区别。

(张为革)

yàowù héchéng lùxiàn píngjià zhǐbiāo
药物合成路线评价指标 (evaluation of drug synthetic routes)

分析、判定化学药物合成路线优劣的主要技术指标。是药物合成路线选择的技术基础。有良好工业化前景的化学药物合成工艺路线必须具备质量可靠、经济有效、过程安全、环境友好等基本特征。围绕这些基本特征，确定药物合成路线评价指标主要包括：药物汇聚式合成路线、反应步骤最少化、原料来源稳定、化学技术可行、生产设备可靠、后处理过程简单化、环境影响最小化等几个方面。

药物汇聚式合成路线 多数药物的化学结构比较复杂，需经多步化学反应才能制备；优化的多步骤合成路线往往采用汇聚式合成策略，分别合成目标分子的主要部分，并在接近合成结束时再将这些部分连接到一起，完成目标药物分子的构建。

反应步骤最少化 合成路线的简捷性是评价工艺路线最简单、直观的指标；在其他因素相差不大的情况下，反应步骤较少的合成路线往往具有良好的总收率、更短的周期和较低的成本，简捷、高效的合成路线通常是精心设计的结果。在一步反应中实现两种（甚至多种）化学转化，是减少反应步骤的常见思路之一。还可设计合理的反应顺序，使第一步生成的中间体引发后续的转化，产生串联反应或多米诺反应，大幅度减少反应步骤，缩短合成路线。串联反应是指将两个或多个属于不同类型的反应串联进行，在一瓶内完成；多米诺反应是指串联反应中一个反应的发生可启动另一个反应，使多步反应连续进行。

原料来源稳定 稳定的原辅材料供应是保证正常生产的前提条件。评价合成路线需了解每一条合成路线所用的各种原辅材料的来源、规格和供应情况，还要考虑原辅材料的贮存和运输等问题。某些原辅材料无法得到供应，则要考虑自行生产。对准备选用的合成路线，需列出各种原辅材料的名称、规格、单价，算出单耗（生产 1kg 产品所需各种原料的数量），算出所需各种原辅材料的成本和原辅材料的总成本，以便比较。

化学技术可行 优化的工艺路线各步反应均需稳定可靠，产品的收率和质量有良好的重现性。各步骤的反应条件比较温和，易达到，且便于控制，应尽量避免高温、高压或超低温等极端条件，最好是平顶型反应。平顶型反应是优化条件范围较宽的反应，即使某个工艺参数稍稍偏离最佳条件，收率和质量也不会受到太大的影响；相反，如工艺参数稍有变化就会导致收率、质量明显变化，则属于尖顶型反应。工艺参数通常包括物料纯度、加料量、加料时间、反应温度、反应时间、溶剂含水量、反应体系的 pH 值等。

生产设备可靠 在工业化合成路线选择的过程中，必须考虑设备的因素，生产设备可靠性是评价药物合成路线的重要指标。实用的工艺路线应尽量使用常规设备，最大限度地避免使用特殊种类、特殊材质、特殊型号的设备。大多数光化学、电化学、微波、超声、高温或低温、剧烈放热、快速淬灭、严格控温、高度无水、超强酸碱、超高压力等条件需要借助特殊设备，只有在反应路线中规避这些条件，才能有效避免使用特型设备。

后处理过程简单化 分离、纯化等后处理过程是工艺路线的重要组成部分，在工业化生产过程中，约占 50% 的人工时间和 75% 的设备支持。在整个工艺过程中，减少后处理的次数或简化后处理的过程能有效减少物料损失、降低污染物排放、节省工时、节约设备投资、降低操作者劳动强度并减少其暴露在可能有毒性的化学物质中的时间。压缩后处理过程的常用方法是反应结束后产物不经分离、纯化，直接进行下一步反应，将几个反应连续操作，实现多步反应的"一锅操作"，俗称为"一勺烩"。如果"一勺烩"方法使用得当，不仅可以简化操作，还有望大幅度地提升整个反应路线的总收率。

环境影响最小化 环境保护是实现经济、社会可持续发展的根本保证。传统的化学制药工业产生大量的废弃物，虽经无害化处理，但仍对环境产生不良影响。解决化学制药工业污染问题的关键，是采用绿色工艺，使其对环境的影响趋于最小化，从源头上减少甚至避免污染物的产生。评价合成工艺路线的"绿色度"，需要从整个路线的原子经济性、各步反应的效率和所用试剂的安全性等方面考虑。药物合成路线的原子经济性被定义为出现在最终药物分子中的原子质量和参与反应的所有起始物的原子质量的比值；原子经济性好的反应应该使尽量多的原料分子中的原子出现在产物分子中，其比值应接近 100%。各步反应的效率涵盖产物的收率和反应的选择性两个方面，其中，选择性包括化学选择性、区域选择性和立体选择性（含对映选择性）。此处的反应效率主要用以标度主原料转化为目标产物的情况，只有提高反应的收率和选择性，才有可能减少废弃物的产生。所用试剂的安全性主要是强调合成路线中所涉及的各种试剂、溶剂都应该是毒性小、易回收的绿色化学物质，最大限度避免使用易燃、易爆、剧毒、强腐蚀性、强生物活性（细胞毒性、致癌、致突变等）的化学品。

（张为革）

yàowù huìjùshì héchéng lùxiàn

药物汇聚式合成路线（convergent synthetic routes of chemical drugs）

化学药物的多步骤合成路线的一种装配策略。其特点为：分别合成目标分子的主要部分，并使这些部分在接近合成结束时再连接到一起，完成目标物构建。

多数药物分子化学结构比较复杂，往往需要经过较多步骤的化学反应才能制备。对于一个多步骤的合成路线而言，存在两种极端的装配策略。一种是"直线式合成"，一步一步地进行反应，每一步增加目标分子的一个新单元，最后构建整个分子；另一种就是"汇聚式合成"。

以 8 个结构单位构建的化合物为例（图 1），在直线式合成法中的第一个单元要经历 7 步反应，假如各步反应的收率均为 80%，该路线的总收率为 $0.8^7 \times 100\% = 21.0\%$；而在采用汇聚式合成法进行合成时，反应的总数并未变化，仍为 7 步，但每个起始单元仅经历 3 步反应，若各反应收率仍按照 80% 计算，则路线的总收率为 $0.8^3 \times 100\% = 51.2\%$。由此可见，在药物分子合成过程中，采用汇聚式合成路线，有利于改善合成效率，提高路线的总收率。

与直线式合成法相比，汇聚式合成法还具有其他的优势。首先，中间体总量减少，需要的起始原料和试剂少，成本降低；其次，所需要的反应容器较小，增加了设备使用的灵活性；最后，降低了中间体的合成成本，在生产过程中一旦出现差错，损失相对较小。

（张为革）

yàowù héchéng zhōng de yuánzǐ jīngjìxìng

药物合成中的原子经济性（atom economy of drug synthesis）

药物合成过程中出现在目标药物分子中的原子质量和参与反应的所有起始原料的原子质量的比值。又称药物合成中的原子效率（atom efficiency）。原子经济性为绿色化学的核心概念之一，由著名化学家特罗斯特（B. M. Trost）于 1991 年正式提出，用于描述化学反应过程中反应物所涉及的原子出现在目标产物分子中的转化效率。

按照质量守恒原理，在药物合成的化学反应过程中各种原料或反应物的总量等于所有产物的总量，反应物的总分子量与产物的总分子量相同。然而，在某些化学反应程中一些被消耗的反应物的原子并未成为目标产物的一部分，而是出现在共生产物中，导致部分反应物原子被浪费，增加了目标产物的生产成本并可能引发环境问题。

传统的药物合成化学主要关注反应产物的收率，忽视了共生产物或废弃物的生成。原子经济性与化学反应的收率是两个不同的概念，某些高收率的化学反应仍会导致大量共生产物生成，原子经济性并不理想。例如，制备伯胺的盖布瑞尔（Gabriel）反应、由醛制备醇的坎尼扎罗（Cannizzaro）反应、用于构建碳-碳双键的维蒂希（Wittig）反应等收率均较高，但原子经济性却并不理想。如图 1 所示，制备苄胺的 Gabriel 反应包括 N-苄基化和肼解两步，反应物为邻苯二甲酰亚胺钾盐、溴苄和肼，目标产物为苄胺，共生产物包括邻苯二甲酰肼和溴化钾，该反应的原子效率仅为 27.6%。

消除（A→B+C）、取代（A+B→C+D）等类型的化学反应由于有共生产物生成，原子经济性往往较差；而加成反应（A+B→C）、重排反应（A→B）并无共生产物生成，原子经济性良好。狄尔斯-阿尔德（Diels-Alder）、催化加氢等反应为典型的原子经济性反应，原料分子中的原子近乎定量地出现在产物分子中，原子效率趋近于 100%。按照原子经济性的尺度来衡量，加成和重排反应最为可取，取代反应尚可接受，而消除反应需尽量避免；催化反应是最佳选择，催化剂的用量低于化学计量，且反应过程中不消耗；保护基是非常糟糕的，保护-脱保护的过程中，注定要产生大量废弃物；辅剂的使用也应

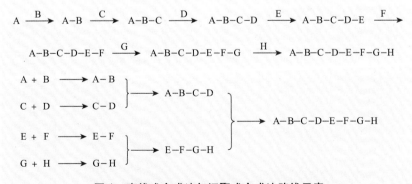

图 1　直线式合成法与汇聚式合成法路线示意

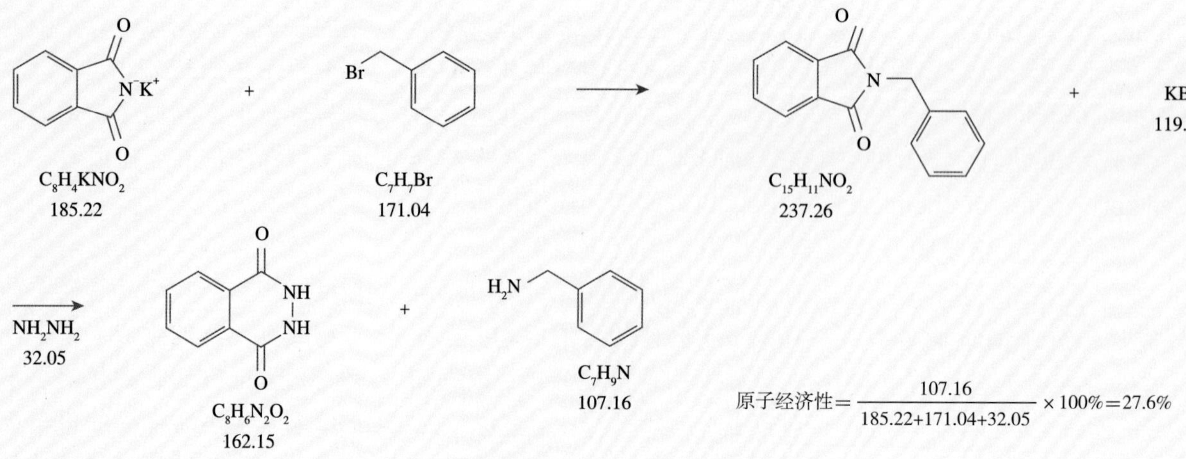

$$原子经济性 = \frac{107.16}{185.22+171.04+32.05} \times 100\% = 27.6\%$$

图 1　制备苄胺的 Gabriel 反应的原子经济性

尽量减少，某些可以回收再利用的辅剂［如伊文思（Evans）手性辅剂］将会有较好的原子经济性。

（张为革）

yàowù héchéng lùxiàn de yuánzǐ lìyònglǜ

药物合成路线的原子利用率

（atom utilization of drug synthesis routes）　整个合成路线的最终目标生成物与整个合成路线中所有反应原料（不含中间体）总质量之比。是衡量药物合成路线原子经济性的重要指标，其计算公式为：

原子利用率
= 合成路线最终目标生成物的质量 / 整个合成路线中所有反应原料的总质量 × 100%

用原子经济性的药物合成路线，是从源头上减少污染物产生、保护生态环境的有效措施。

布洛芬是临床上最常用的非甾体抗炎药物之一，其经典的合成工艺路线以异丁苯为原料、以达琴（Darzens）反应为核心，共计 6 步化学反应。该路线虽然成熟可靠，但原子经济性不理想，原子效率仅为 40.0%，有大量的污染物生成。1992 年开发成功的

HCB 路线，仍以异丁苯为原料，经过 HF 催化傅里德－克拉夫茨（Friedel-Crafts）酰基化、骨架镍（Raney Ni）催化加氢和 Pd（Ⅱ）催化 CO 插入这 3 步反应，以 92.2% 的总收率制备布洛芬，气态催化剂 HF 可循环使用，两种金属催化剂使用后可回收重金属（图 1）。尤为重要的是该路线的原子经济性明显改善，原子效率达到 77.4%；如果考虑共生产物乙酸可以回收利用，则该路线的原子效率可趋近于 100%（表 1）。HCB 路线总收率高、原子经济性好、副产物与催化剂回收利用产生废弃物少，切实实现环境影响的最小化，曾获得 1997 年度美国

"总统绿色化学挑战奖"的变更合成路线奖。

（张为革）

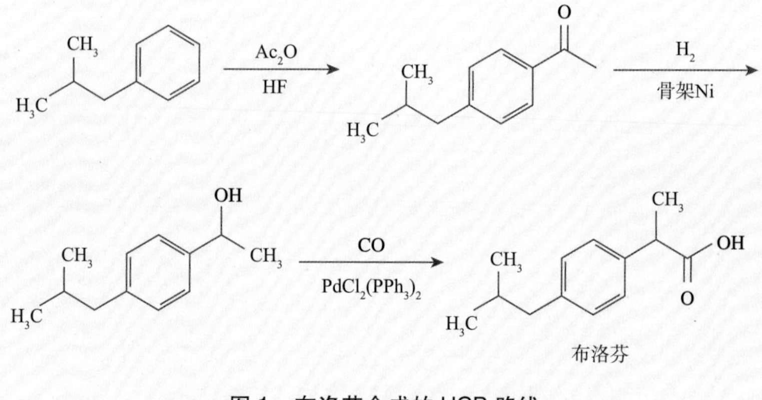

huàxué zhìyào gōngyì

化学制药工艺

（chemical pharmaceutical process）　对化工原料或自然界中的天然物质，通过化学合成及生物合成等方法，制备成化学原料药成品的方法与过程。在药物研发和生产过程中，对化学原料药的制备工艺进行设计和研究，研究工艺原理和工业生产过程，制订生产工艺规程，目的是实现化学制药生产过程的经济、安全、高效。化学制药工艺研究一方面要为新药的研究和开发组织易于生产、成本低廉、

图 1　布洛芬合成的 HCB 路线

表1　布洛芬 HCB 合成路线的原子利用率表

反应物分子式	分子量	产物中被利用的分子式	分子量	产物中未被利用的分子式	分子量
$C_{10}H_{14}$	134	$C_{10}H_{13}$	133	H	1
$C_4H_6O_3$	102	C_2H_3O	43	$C_2H_3O_2$	59
H_2	2	H_2	2	—	—
CO	28	CO	28	—	—
原料: $C_{15}H_{22}NO_4$ 266		布洛芬: $C_{13}H_{18}O_2$ 206		废弃物: $C_2H_4O_2$ 60	

原子利用率 = $206 \div 266 \times 100\%$ = 77.4%

操作安全和环境友好的生产工艺；另一方面要为已投产的药物通过不断改进工艺，特别是要为产量大、应用面广的品种，研究和开发出更先进的技术路线和生产工艺。

分类　根据加工或处理的规模，也就是制备原料药成品的量，化学制药工艺分为化学药物实验室制备工艺、化学药物中试放大工艺和化学药物工业化生产工艺，分别是实验室工艺研究、中试工艺研究以及工业化生产工艺研究 3 个相互递进阶段的研究结果。每步化学合成反应或生物合成反应一般不会因实验室工艺、中试放大和工业化生产的条件不同而有明显变化，但各步反应的最佳工艺条件，会随加工或处理的规模和设备等外部条件的变化而有所不同。实验室工艺研究投料量小，在玻璃器皿中进行反应，反应规模一般在 500 ml 以下，研究目标是打通合成路线，对产品和中间体进行结构确证，建立产品和中间体质量检测方法。中试放大比实验室试验规模放大 50～100 倍，一方面验证和完善实验室工艺所确定的反应条件，另一方面研究确定工业化生产所需设备的结构、材质、安装以及车间布局等。同时，中试放大也为临床前的药学和药理毒理学研究以及临床试验

提供一定数量的药品。工业化生产工艺通常是对已投产的药物进行工艺路线和工艺条件的改进，研究和应用更先进的技术路线和生产工艺。在这 3 个阶段的工艺研究中均需进行化学制药工艺的优化和化学制药工艺的实验设计。

研究内容　影响化学反应的因素很多，反应试剂、催化剂和反应溶剂等参与反应的物料直接决定反应的活性和选择性；配料比与反应浓度、加料顺序与投料方法、反应温度、反应压力、搅拌程度、反应时间、后处理与纯化方法等直接影响反应的收率和产品质量。化学制药工艺优化是对影响化学反应的因素进行分析，通过改变反应条件，实现产物产率最大化的过程。工艺优化的基本内容包括对反应试剂、催化剂和反应溶剂等反应物料的选择、对反应条件（如配料比、加料方式、温度、反应时间、搅拌形式等）的优化和对后处理与纯化方法的选择与优化。不仅要综合考虑反应的成本，包括反应试剂、催化剂和反应溶剂等来源或易获得性，还要考虑试剂的安全性和毒性、原子经济性（原料分子中的原子转化成为产物的相对比例），以及易操作性、废物易处理性等其他实际因素。工艺优化的

结果是确定最佳工艺路线和工艺参数，为制药工程设计与设备选型提供必要数据。工艺研究与优化的具体目标是提高产品收率和质量、降低成本、提高反应效率及减少"三废"排放。

研究方法　对某种原料药的合成工艺进行优化，是从每一步反应的工艺优化到建立可行的工艺过程，需要投入大量时间、人力、物力才能完成。化学制药工艺实验设计是以概率论和数理统计为理论基础，经济、科学地安排实验的一项技术。化学制药工艺实验设计对包含多影响因素和多水平反应的工艺优化非常实用，可用于在应用简单的单因素或单水平方法设计时未获得理想结果的反应的优化，又可用于收率和生产效率稍微变动，就会对生产成本产生重大影响的中试放大工艺的优化。

发展方向　化学制药工业"三废"（废渣、废气、废液）多，且成分复杂，严重危害环境，原辅材料和中间体很多是易燃、易爆、有毒性的，化学制药工艺的发展方向是绿色制药工艺，即应用绿色化学的原理和工程技术来减少或消除造成环境污染的有害原辅材料、催化剂、溶剂和副产物，基本思想是从传统的追求高收率、低成本转变到将废物排出达到最小化的清洁化技术上，实现化学原料药的清洁生产。不同的制药企业，其设备生产能力、精密度以及操作工人的熟练程度等因素各不相同，对同一种原料药成品而言，不同制药企业制定的工艺也不同，同一个制药企业在不同时期的制药工艺也有可能不同。也就是说就某一产品而言，制药工艺可有多种，设计并采用安全有效、节约能量、环境友好

的先进生产工艺和技术是化学制药工艺发展方向。在取得生产批件之后，原料药的生产必须在符合药品生产质量管理规范要求的车间进行，并且药品的质量必须符合国家规定的药品标准。

(赵临襄)

huàxué yàowù shíyànshì zhìbèi gōngyì

化学药物实验室制备工艺

(lab processes of chemical drugs) 化学原料药产品的制备量为 0.01~10 g 的实验制备过程。在实验室条件下，对选定的合成路线进行实验研究，其特点是快速可行，目标是打通合成路线、建立小试工艺、得到质量合格产品。化学药物实验室制备工艺研究是化学制药工艺中的基础研究，为化学药物中试放大奠定基础。

实验室制备工艺研究是对选定的合成路线进行实验研究，确定可行有效的过程，包括：①对合成路线中每步化学反应的研究，探索反应物料、反应条件、后处理和纯化精制方法对每步反应收率的影响规律。②对影响合成路线总收率、产品质量的关键反应进行优化，得到稳定的实验室小试工艺。③对化学原料药和关键中间体进行结构确证，建立质量分析方法。④对原辅材料种类、消耗量、成本等进行统计，估算制备 1 g 或 10 g 产品的成本。⑤考察设备、安全生产技术、"三废"防治、综合利用等因素。

进行实验室制备工艺研究，首先应明确研究目标、制订研究计划，对可能出现的安全问题进行评估；然后按照文献方法对合成路线中每步化学反应进行实验研究，打通路线，得到质量合格的产品；最后对实验结果进行分析，对影响合成路线总收率、产品质量的关键步骤进行优化，得

到稳定的实验室小试工艺。基本原则是简单、有效和安全，具体为反应操作简单、对反应设备的要求不苛刻、中间体易分离纯化、原辅料要尽量安全无毒、环保、价格低廉易得等，还要保证产品质量、成本符合要求。

作用：为相关研究提供质量合格的产品。建立稳定的小试工艺，为化学药物中试放大奠定基础，做好技术准备。

(赵临襄)

huàxué yàowù zhōngshì fàngdà

化学药物中试放大 (scale-up processes of chemical drugs)

原料药成品的制备量比实验室试验制备量规模放大 50~100 倍的实验过程。是在一种化学药物实验室小试制备工艺基础上的加工或处理。目的是研究在一定规模装置中各步反应条件的变化规律，并解决实验室阶段未能解决或尚未发现的问题。化学药物制备时应用的化学合成反应或生物合成反应一般不会因加工或处理的小试、中试放大和大型生产的条件不同而有明显改变，但各步反应的最佳工艺条件则需要随着试验规模的变化和使用设备等外部条件的改变而调整，因此化学药物中试放大是化学制药工艺中进行化学药物工业化生产前必须进行的一种规模放大研究。

化学药物中试放大是对已确定的化学药物制备工艺路线进行的实践性审查，包括所需设备材质与形式的选择、考查搅拌形式与搅拌速度、进一步研究反应条件、确定工艺流程与操作方法、建立并完善原辅材料和中间体的质量监控的方法等。中试放大阶段对生产车间的布置、车间的面积、安全生产、设备投资、生产成本等也必须进行审慎分析比较，

最后审定工艺操作方法，划分和安排工序等。化学药物中试放大过程中不仅要考察产品的质量和经济效益，还要考察工人的劳动强度和环境保护问题，这对以后进行化学药物工业化生产也同样意义重大。

常用的中试放大方法有 3 种。①经验放大法：根据空时得率相等的原则，即单位时间、单位体积反应器所生产的产品量（或处理的原料量）相同，通过物料衡算，求出为完成规定的生产任务所需处理的原料量后，求得放大后所需反应器的容积。此法适用于反应器的搅拌形式和结构等反应条件相似，且放大倍数不宜过大的情况，是通过逐级放大摸索所需反应器的特征。②相似放大法：按相似准数相等的原则放大，一般只适用于物理过程的放大，不宜用于化学反应过程的放大，有一定的局限性。③数学模拟放大法：利用数学模型预计大设备的行为，实现中试放大，是中试放大方法的发展方向。

作用：药物的研发初期采用的合成工艺在产业化生产时需进行很多改进，中试放大是在中试规模反应器上研究各步化学反应或生物合成条件的变化规律，是降低产业化过程风险的有效措施，可为产业化生产积累必要的经验和试验数据，有重要意义。化学药物中试放大还可为新产品研究开发中需要进行的相关的临床前药学和药理毒理研究以及临床试验提供一定数量的原料药样品。

(赵临襄)

huàxué yàowù gōngyèhuà shēngchǎn

化学药物工业化生产 (industrial production of chemical drugs) 通过一个或多个化学单元反应及物理过程制造药物活性

成分的工业化生产过程。它是在化学药物实验室制备工艺过程中研究化学本征动力学的基础上，结合中试放大研究的传热传质规律，在工业规模反应设备上开发的商业化生产。

按最终产品是否有无菌检测要求，化学药物分为无菌原料药和非无菌原料药，相对应的工业制造过程也分为无菌原料药生产与非无菌原料药生产过程，二者工艺大同小异，区别是无菌原料药生产对除菌和区域洁净度的要求较高。化学药物工业化生产是复杂的系统工程，离不开可靠的工艺设备、可控的生产环境、规范的质量保障和训练有素的人员。

厂房与设施　化学药物工业化生产厂房分为合成车间与"精烘包"车间，前者完成化学药物合成，后者完成化学药物的精制、干燥与包装。合成车间使用多种有机溶媒，存在火灾与爆炸的风险，故合成车间要有防火分区和防爆设施；而"精烘包"车间的药物有暴露在空气中的机会，可导致药品污染或人员伤害，故该车间要划分洁净生产区和设计人流物流通道。按中国《药品生产质量管理规范》要求，以房间中空气的悬浮粒子和微生物含量作为标准将车间的洁净级别由高到低划分为A、B、C、D 4个级别，保证空气洁净级别的设施主要是洁净空调系统。根据化学药物生产操作暴露空气中被污染风险不同，选择相应级别洁净环境。以无菌原料药精制工艺为例，其溶解与脱色工艺在C级洁净区进行；后序的结晶、过滤、洗涤、干燥、粉碎在B级洁净区进行；而包装工艺中，由于药品会暴露在空气中，属于可能发生污染的高风险工序，因此包装操作在以B级为

背景区域的局部A级限制进入隔离系统中进行。

工艺与设备　化学药物生产工艺除有普通化学品生产的共性外，还要严格遵守《药品生产质量管理规范》要求。一般化学药物生产工艺可分合成与精制工艺，合成工艺又分合成、结晶、分离、干燥等工序；精制工艺又分为原料溶解、活性炭脱色、结晶、过滤、洗涤、干燥、粉碎、包装等工序。化学制药生产设备是实现工艺的场所，科学合理选择设备类型、操作条件是实现工艺过程的前提保障，为此要开展一系列实验研究，通过化学药物生产工艺验证确认工艺的合理性与稳定性。为防止污染和交叉污染，对化学制药生产设备和管路的材质和安装有特殊要求，一般金属材质要求316L不锈钢，非金属采用聚四氟乙烯等，阀门选择卫生级隔膜阀，管路设计尽量短或将多个工艺步骤合为一步进行，如将过滤、洗涤、干燥3步操作合并，在同一台名为三合一的设备中完成，既减少物料转运带来的污染风险又减少洁净区的面积。

质量控制　化学药物是人用的特殊物质，要求安全、有效、质量可控。药物活性成分是化学原料药的物质基础，通过建立经过验证的分析方法对中间体、成品成分和杂质水平进行分析，评价药品质量。根据质量传递性规律，在整个生产过程中要进行严格生产工艺控制和操作参数控制，才能保证药品生产质量稳定。对每一种上市的化学药物，都要建立药物主控档案，用以描述产品的物理和化学性质、生产方法、质量控制与生产过程控制等重要内容，给下游药物制剂生产提供产品信息和质量保障。

发展方向　化学药物工业化生产发展方向是清洁生产和连续制造。化学原料药生产所用设备基本是搅拌釜，生产过程用间歇生产，密闭性较差，所用溶媒多为易燃、易爆、有毒性的有机溶剂，对环境污染较大。从设备角度，开发高效传热传质设备可促进反应物料混合均匀，提高产品收率和选择性。从操作方式角度，用连续且密闭生产可减少有机溶媒挥发，提高生产效率。从催化剂角度，用酶作催化剂，可使反应条件更温和、降低热能消耗，甚至可在水中进行反应、降低有机废液排放，实现环境友好型生产。从质量控制角度，化学药品生产工艺复杂、工序较多，需对中间体进行质量检测控制，现有控制手段多是离线分析，不适应连续化生产，需要发展在线检测分析技术。21世纪初发展起来的微通道连续流反应技术和近红外在线分析技术，可提高反应收率和选择性，减小溶媒用量，实现密闭生产和在线参数控制，有很好的应用前景。

（郭永学）

huàxué zhìyào shēngchǎn shèbèi

化学制药生产设备（chemical pharmaceutical production equipments）　化学药物制造过程中的工艺设备。是药品生产中物料投入其中转化成产品的载体，可进行化学药物的合成、分离、干燥、包装等重要工序。

分类与选型　化学药物生产工艺不同，化学制药生产设备也不同，基于化学药物制造的共性，典型设备有一致性。典型化学制药生产设备包括化学制药反应设备、化学制药搅拌设备、化学制药分离设备、化学制药仪器仪表和化学制药粉碎包装设备。

制药反应设备 按反应设备结构不同，分为搅拌釜式反应器、管式反应器、固定床反应器、流化床反应器和微通道连续流反应器等。反应设备选型要综合考虑主副化学反应级数、反应液黏度及反应物浓度和温度对反应收率和选择性的影响。对要求反应物初始浓度大，主反应级数高的反应宜选择管式反应器或间歇操作釜式反应器，对要求反应物浓度低、主反应级数低或自催化反应宜选择连续操作釜式反应器，对气相催化反应宜选用固定床或流化床反应器。

化学制药搅拌设备 用于药品溶解、脱色、结晶、配制等操作的搅拌釜，结构类似于搅拌釜式反应器，根据用途不同，配备不同搅拌器。依据工艺要求和液体黏度选择搅拌器。搅拌旨在传热的应选择螺旋桨，搅拌旨在混合分散的应选涡轮桨，在药品结晶操作中，为防止剪切力过大导致晶体粒度分布过宽，可选择锚式搅拌器。液体黏度低的应选择高转速搅拌器，液体黏度高的应选择低转速搅拌器。

化学制药分离设备 主要有过滤设备、萃取设备、干燥设备、精馏设备等，依据分离体系物理特性，用不同机制分离。过滤设备分离机制在于固体颗粒与液体分子的粒径不同；萃取设备分离机制在于化学活性物质在两液相中分配系数不同；干燥设备分离机制在于物料含水量与空气相对湿度平衡常数不同；精馏设备分离机制在于液液混合体系各组分沸点不同。这类设备选型原则要根据具体工况。例如，化学制药过程中脱色过滤，要求分离设备有容纳渣滓能力，选择板框压滤机或袋式过滤机；过滤除菌操作

要求设备具备精密的孔径（0.22μm），因此选择囊式过滤器或棒式过滤器。又如，在干燥操作中，若被干燥物料有耐热性，一般选择热力干燥，如双锥回旋干燥器、真空干燥箱或流化床干燥器；若被干燥物料不耐热，则应选择冷冻干燥设备。

化学制药粉碎包装设备 粉碎是化学制药重要工艺步骤，依据产品粒度要求不同，配备不同类型的粉碎设备，化学制药常用的粉碎设备包括锥磨、锤磨、气流磨，其中气流磨粉碎粒径最小可达纳米级。化学原料药常用包装设备为连续袋式或铝桶包装设备。

化学制药仪器仪表 根据测量参数不同，化学制药用于管路系统的常见仪表包括压力表、流量计、液位计、pH计等，用于产品质量在线测量的有近红外光谱仪、激光粒度仪和紫外检测仪等。

要求 《药品生产质量管理规范》对化学制药设备有一定要求，如关键设备要求易于清洗、消毒和灭菌，直接接触药品设备材质选用316L不锈钢，不接触药品的重要部位可选304不锈钢，非金属材料多用聚四氟乙烯、偏聚四氟乙烯、聚丙烯等材质。

(郭永学)

huàxué zhìyào fǎnyìng shèbèi

化学制药反应设备 (chemical pharmaceutical reaction equipments)

提供化学制药反应场所，并在反复使用中基本保持原有实物形态和功能的压力容器。是化学制药过程的核心设备。

分类 一般分为4类。

釜式反应器：是制药行业最常见的设备，整体结构由釜体、夹套、封头和搅拌器构成，釜体

用来容装反应液，夹套内通过介质对反应釜进行加热或制冷。釜盖（封头）装有多个接管，工艺接管用作物料或溶媒加入或排出通道，非工艺接管用作测量温度、压力的通道，釜盖上设有固体物料投入口和视窗。搅拌器用来混合釜内物料，实现传热传质均匀。

管式反应器：是很多细管串联或并联而构成的一种反应器，通常反应器长度和直径之比为50~100。管式反应器单位反应体积有较大的传热面积，特别适用于硝化、卤代、催化氢化等热效应较大的反应，及反应速度在中等以上的反应。

床层式反应器：主要包括固定床反应器和流化床反应器。固定床反应器是将催化剂等固体颗粒填入筒体，形成反应床层，气相反应物通过床层而进行气固催化反应。流化床反应器与固定床相似，也是将固体催化剂颗粒装入筒体，作为反应物料的气体或液体以一定流速，从下向上流过固体催化剂颗粒床层而将固体催化剂颗粒托起，使固体催化剂颗粒可以在床层内自由流动，整个床层具有流体的状态，强化传热传质效果。

微通道连续流反应器：是化工微反应器的主流形式，其结构特点是反应通道加工成有特殊形状的微米级（一般为10~300μm），以保证反应液在通道内流动顺畅且混合均匀。在微尺度条件下，反应器的传热和传质性能都得到强化，提高了化学反应的转化率和选择性。微通道反应器的微尺度特点决定了其无放大效应和本质安全，特别适合药物合成中常见的硝化反应、氢化反应、迈克尔加成反应、格氏反应等。

工业级别的微反应器是成百万上千万的微型通道的并联，以获得足够大的传热传质面积，进而实现规模化生产。

操作方式 釜式反应器有3种操作方式。①间歇式操作：是指一次加入反应物料，在一定的反应条件下，经过一定的反应时间，达到所要求的转化率时，取出全部物料的生产过程。间歇操作反应釜一般适用于反应时间较长的慢反应，操作灵活、简便，在小批量、多品种的制药行业有着最为广泛的应用。②连续式操作：是指连续加入反应物和排出产物，连续操作反应釜利用率高，产品质量稳定，易自动化控制。③半连续式操作：是指一种物料分批加入，而另一种物料连续加入的生产过程，或是一批加入物料，用蒸馏等方法连续移走部分产品的生产过程。半连续操作反应釜可用于要求一种反应物的浓度高，而另一种反应物浓度低的复杂化学反应，将要求浓度高的物料一次加入反应釜，另一种采用滴加方式，通过调节加料速度来控制反应温度或提高反应的选择性。

在制药行业中，间歇操作的釜式反应器最常用，自动化程度较高的反应器（如微通道连续流反应器）代表制药反应设备未来的发展方向。

（郭永学）

huàxué zhìyào jiǎobàn shèbèi

化学制药搅拌设备 （agitating devices in chemical pharmaceutical processes）

用于完成化学制药过程以混合为目的的搅拌操作、装有内置式搅拌器的压力容器。搅拌操作是化学制药最常见的操作过程，目的是使两种或两种以上的物料能达到最大限度的接触，在预定的时间内完成混合、传质、传热或反应，常用于药品制造过程中的溶解、结晶等操作。

原理和分类 制药过程的搅拌可分为均相混合和非均相分散两种类型。在均相混合过程中，两种物料以块团的形式相互结合，随着搅拌的进行，团块被逐渐打破而变小，最后通过分子扩散作用完成均匀混合。非均相分散是对两种互不相溶液体、液固或液气等进行混合，一般两液相分散时体积大的作连续相，体积小的作分散相；气液分散时气体作分散相；固液分散时固体作分散相。液液分散机制是在搅拌器的剪切下，液体团块被打碎为细的液滴分散到连续相中。气液分散过程的机制是气体在通入液体后，在搅拌器的剪切下，液体中的大气泡被打碎，分散为更细小气泡，增加气液接触面积。固液分散和气液分散过程相似，如无搅拌器作用，每种颗粒在液体中都可能上浮或下降，通过搅拌器搅拌使釜内液体流速增大，湍动加剧，降低颗粒沉降或上浮速度，使颗粒悬浮在液体内。搅拌形式虽不同，但本质相同，都是通过搅拌器将机械能传给混合体系，非均相体系通过增大相界面来吸收机械能，从而导致分散相液滴或气泡变小，达到分散均匀的目的。

设备结构 搅拌釜式反应器形式多样，主要由罐体、搅拌装置、轴封和换热装置四大部分组成。通气式搅拌反应釜是釜式反应器的典型代表，其结构如图1所示。

罐体由圆形筒体、上盖、罐底构成。筒体一般为钢制圆筒，与上盖用法兰连接，与罐底用焊接连接，形成罐体操作空间。上盖除装有传动装置外，还装有人孔、手孔、视镜、工艺接管等。罐底一般只装有卸料管，常用的形状有平面形、碟形、椭圆形和球形。搅拌装置由电机、传动装置和搅拌轴组成，目的是强化传热与传质，提高釜内物料混合均匀度。轴封是防止物料从罐体与搅拌轴间隙泄露的装置，常用的密封方式有填料密封和机械密封，制药行业应用较多的是无泄露磁力搅拌设备。换热装置是用来加热或冷却反应物料的附属构件，其结构主要有夹套式、蛇管式、外部循环式等。影响釜内物料混合均匀度的因素很多，包括物料黏度、密度和搅拌器的形式等。对于低黏度液体，选用涡轮

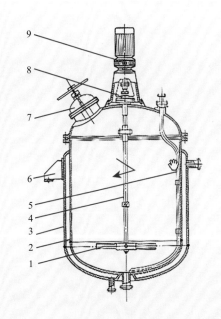

1. 搅拌器；2. 罐体；3. 夹套；4. 搅拌轴；5. 压出管；
6. 支座；7. 人孔；8. 轴封；9. 传动装置。

图1 通气式搅拌反应釜

式和螺旋桨式搅拌器；对于高黏度的液体，选用锚式或框式搅拌器。

应用范围 化学制药搅拌釜结构简单、加工方便、传质效率高、温度分布均匀，操作条件的可控范围广，操作灵活，能适应多样化要求，常用于制药过程溶液配制、结晶分离和活性炭脱色等操作。

(郭永学)

huàxué zhìyào fēnlí shèbèi

化学制药分离设备 （separation apparatus in chemical pharmaceutical processes）

化学制药过程中利用各组分物理或化学性质上的差异，实现物质有序迁移将物质分离的机械设备。

分离原理与分类 制药过程物系可分为两类，一类是均相物系，另一类是非均相物系。均相物系是指物系内部各处均匀，无相界面的混合物，包括液液混合物和气气混合物。非均相物系指内部有相界面，界面两侧的性质存在差异的混合物，非均相物系包括气固混合物、液固混合物、气液混合物、液液混合物等。

根据物质的溶解度和沸点不同，均相物系的分离操作有萃取、吸收和精馏，对应设备以塔器为主。非均相物系主要利用物质密度、颗粒尺寸、分子量的不同进行分离，机制是用设备创造条件，促成两相产生相对运动，因运动速度不同而分离。按两相运动方式的不同，可分为沉降、过滤和膜分离。按所处力场不同，沉降又可分为重力沉降和离心沉降，相应的分离设备分别是重力沉降罐和离心沉降机。依据推动力的不同，过滤又可以分为重力过滤、真空过滤、加压过滤和离心过滤。重力过滤很节能，但受重力大小

的限制，只适合颗粒含量较少的低黏度稀溶液的过滤，否则过滤效率会降低。真空过滤对设备要求不高，但受限于溶媒会随真空度增大沸点降低，容易在抽滤过程中产生大量气泡，既造成推动力降低，又导致溶剂浪费，多用在水溶液等高沸点物料的过滤。制药中常用的是加压过滤和离心过滤，因为二者可以获得较高的推动力，过滤生产能力较高，其对应的设备有三足式离心过滤机和三合一过滤机，前者可用于原料药生产过程中晶体与母液的分离，后者可用于无菌原料药重结晶后晶体与母液的分离，后者的密闭性好，在制药中较为常用。

设备举例 三足式离心机结构如图1所示，主要构件由转鼓、主轴、轴承、轴承座、底盘、外壳、三根支柱、带轮及电动机等部分组成。转鼓、主轴、轴承座、外壳、电动机、V型带轮都装在底盘上，再用三根摆杆悬挂在三根支柱的球面座上。摆杆套有缓冲弹簧，摆杆两端分别用球面和底盘及支柱连接，使整个底盘可以摆动，这种支承结构可自动调整装料不均导致的不平衡状态，减轻主轴和轴承的动力负荷。离心机由装在外壳侧面的电动机通过三角皮带驱动，停车时，转动机壳侧面的制动器把手使制动带刹住制动轮，离心机便停止运转。

三足式离心机采用间歇操作，每个操作周期一般由启动、

加料、过滤、洗涤、甩干、停车、卸料几个过程组成。操作时，为使机器运转平稳，物料加入时应均匀布料。悬浮液应在离心机启动后再逐渐加入转鼓；分离膏状物料时，应在离心机启动前均匀放入转鼓内。物料在离心力场中，所含的液体经由滤布、转鼓壁上的孔被甩到外壳内，在底盘上汇集后由滤液出口排出，固体则被截留在转鼓内，当达到湿含量要求时停车，从转鼓上部人工卸料。

三足式离心机结构简单、操作方便、占地面积小，滤渣颗粒不易磨损，适用于过滤周期长、处理量不大、滤渣含水量要求较低的生产过程。适于颗粒状的、结晶状的、纤维状的颗粒物料分离。

(郭永学)

huàxué zhìyào yíqì yíbiǎo

化学制药仪器仪表 （instruments and meters in chemical pharmaceutical processes）

化学药物生产和研究过程中，对温度、压力、流量、物料浓度、成分等物理量进行检测、显示、转换、控制与调节的仪器与仪表。

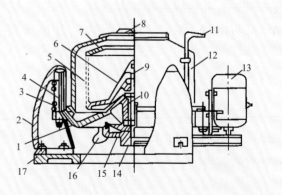

1. 底盘；2. 支柱；3. 缓冲弹簧；4. 摆杆；5. 转鼓体；6. 转鼓底；7. 拦液板；8. 机盖；9. 主轴；10. 轴承座；11. 制动器把手；12. 外壳；13. 电动机；14. 三角带轮；15. 制动轮；16. 滤液出口；17. 机座。

图1 三足式离心机构造示意

通过控制工艺参数和产物成分等关键数据对工艺和生产过程进行调节与控制，是保障制药生产和实验过程达到安全、低耗、高效、环保、稳定等综合目标的必要装置。

化学制药仪器仪表按其功能分类大致分为测量仪表、显示仪表、控制仪表、执行仪表、运算仪表五大类，在实际使用过程中有时还需要辅助以采样、调节等自动化装置及其他类辅助仪表。

在化学制药研发和生产过程中，从原料加工到产品完成，工艺内部各变量间关系复杂，操作要求高。同时，药物生产的特点又对其产品的灭菌、纯度和质量等品质提出了非常严格的要求，因此化学制药类仪表以防爆、耐腐蚀、耐温、耐压为基本设计指标，高度强调其可靠性、抗干扰性、稳定性和精确性。

现代药物生产规模逐步扩大、工艺过程日趋复杂、对产品质量要求愈加严格，这对化学制药仪器仪表提出了更高的要求。现代化学制药仪表由于大规模集成电路和微处理器芯片以及网络技术的迅速发展，电动模拟仪表以及初级数字仪表有了本质的飞跃，现代仪表有可在线编程、信息自动记忆与存储、强大的运算与数据处理等特点。化学制药仪器仪表的智能化、综合化、网络化、一体化将成为必然发展趋势。

（郭永学）

huàxué yàowù shēngchǎn gōngyì yànzhèng

化学药物生产工艺验证

（process validation of chemical drugs） 建立成文证据证明某一化学药物生产过程将能始终生产出符合预定规格标准和质量特性药品的活动。可为产品质量提供高度保证。《药品生产质量管理规范》要求化学制药生产工艺在商业化生产中必须按照注册工艺组织生产，并进行工艺验证以获得持续的生产质量保障。化学制药生产工艺验证的意义是通过实施工艺验证，确保制药企业有关操作的关键要素得到有效控制，确保产品质量符合规定，确保患者的生命安全。

分类 化学药物生产工艺验证分为4类。①前验证：指一项工艺在投入使用前，证明其确实能够达到预期结果的有文件证明的质量活动，新工艺在投入使用或变更前必须采取前验证。是工艺验证首选方法。②同步验证：指在工艺常规运行的同时进行的验证，即从工艺常规运行过程中获得数据来建立文件化证据，证明工艺确实达到了预计要求的验证。③回顾性验证：指以历史数据的统计分析为基础，得出结论，旨在证实正常的生产工艺条件适用性和可靠性的验证，仅适用于工艺已经很好确立，且有充分的历史数据可以利用的情况。④再验证：指对产品已经验证过的生产工艺在生产一定周期后进行的重复验证，证明工艺维持"验证状态"没有发生飘移，药品生产中的关键工艺往往需要进行再验证。

要素 包括4个基本要素。①验证文件：验证过程中形成的证据，包括验证主计划、验证方案、测试记录、验证报告等。②验证对象：基于风险评估的方法确定影响药品质量的验证项目，既包括设施、设备等硬件系统的确认，又包括生产工艺、质量控制方法、在线控制试验方法以及计算机系统验证。③验证结果：要达到预期目标，如工艺重现性、可靠性，符合质量标准等。④验证活动：验证实施过程的行为。

验证基础 工艺验证的有效性以相关硬件系统的确认为基础，工艺验证活动开始前，应当首先完成对关键设备和辅助系统设备的确认。①设计确认：是对提议的设施、设备或系统能够满足预期目的的一种成文的确认。②安装确认：进行各种检查，确认设备的安装符合厂商的标准、《药品生产质量管理规范》规定及本公司的技术要求，将供货商提供的技术资料归档，收集制定有关管理文件。③运行确认：确定机器设备的运行是否确实符合设定的标准，即单机试车及系统试车是否达到预期的技术要求。安装确认和运行确认的通过是设备验收的先决条件。④性能确认：性能确认是试验并证明生产设备和辅助系统对生产的适用性。

验证范围和程度 工艺验证的范围和程度应通过风险评估确定，并证明有关操作的关键要素能够得到有效控制：①文件管理。验证应按照书面并且经过批准的流程执行，验证文件应有独立的文件编号，并且应至少经过质量部门的审核和批准。②人员培训。培训是验证项目实施过程中的一个重要组成部分，它贯穿整个验证生命周期。一个验证项目的实施应建立详细的培训流程，用于确保项目的实施、方案的执行能够达到预期的效果。③仪器校准。药品生产企业在实施验证过程中，仪器仪表的校准工作是验证工作不可缺少的重要环节，离开了计量和校准，验证的可靠性就失去了基础。④偏差管理。偏差是对批准的指令或规定的标准的偏离。在确认和验证执行过程中出现的异常情况，未按方案执行或出现超标结果等都属于偏差。应对偏差进行评估，并制定适宜的纠正、预防措施。⑤变更控制。变更指任何对系统、工艺、设备、物料、产品和程序的补充、删除或改变。变更控制是由适当科学知识对可能影响厂房、系统、设备或工艺的验证状态的变更提议或实际的变更进行审核的一个正式系统。其目的是为了使系统维持在验证状态而确定需要采取的行动并对其进行记录。

验证收益　验证的实施可带来一系列收益，包括企业生产的不合格品数量降低，公用系统成本降低，有关工艺失败产生的投诉减少，工艺偏差得到及时纠正，提高企业各方面人员理解设备、工艺过程或系统的程度，减少对中间体和成品的全面深入检验的依赖性，减少废品、返工和投诉，提高生产效率，减少设施花费，避免投资风险，增加产量、降低成本等。

（郭永学）

yàowù huóxìng chéngfèn

药物活性成分（active pharmaceutical ingredient）　用于药品制造中的任何一种物质或物质的混合物，且此种物质在疾病的诊断、治疗、症状缓解、处理或疾病的预防中有药理活性。

药物活性成分来源有：①植物来源，如从中药丹参中分离得到的抗氧化成分丹酚酸B，从红豆杉树皮中分离的抗癌活性成分紫杉醇，从植物石杉中分离得到的抗癌活性成分石杉碱甲等。②动物来源，如作为解热、解毒的中药牛黄来源于牛的胆结石，作为手术前预防出血的蛇毒凝血酶来源是巴西矛头蝮蛇的毒液，凝血酶天然特异抑制剂水蛭素来

源于水蛭的唾液腺。③微生物来源，抗生素类药物是某些微生物的代谢产物，对各种病原微生物有强力的抑制作用或杀灭作用，如青霉素来源于青霉菌代谢产物，链霉素来源于灰链霉菌的代谢产物，大环内酯类抗生素红霉素来自于红霉素链霉菌的代谢产物。④人工合成来源，包括对天然来源活性物质进行结构修饰得到的半合成产物和以简单化学原料进行全合成的化学药物。从天然产物中发现具有活性的先导化合物，采用合成或发酵的方式改造其分子结构，以获得更安全、有效的药物活性成分或新的药物活性成分，如菊科植物黄花蒿的活性成分青蒿素是抗疟原虫的首选药物，将分子结构改造为青蒿琥珀酸酯，可提高生物利用度；又如二氢青蒿素是青蒿素的体内代谢活性产物，对卵巢癌、肝癌、肺癌有一定抑制作用，作为新的药物活性物质，可用人工半合成方式大量获得。在中国，药物活性成分的生产应当遵守《中华人民共和国药品管理法》和《药品生产质量管理规范》的要求，以及《中华人民共和国药典》的质量标准。

药物活性成分依据来源不同，实施质量管理工序也不相同，化学制造从将活性药物成分的初始原料加入到生产过程中开始，草药萃出物作为活性药物成分从进一步萃取开始，生物工艺发酵从工作细胞库的维护开始进行质量管理。

（郭永学）

yàowù zhǔkòng dàng'àn

药物主控档案（drug master file）　生产商向国家药品监督管理部门提供的有关某一种原料药、原料中间体、药品或用于这些物质制备的原料中的一种物质的生

产全过程的完整文件资料。

药物主控档案主要内容是所备案产品的物理和化学性质描述、产品生产方法详述、产品质量控制与生产过程控制、产品稳定性实验、标准操作规程、原材料及成品的贮存与管理、文件管理、验证、批号管理制度、退货及处理。以美国药物主控档案为例，质量类别的内容包括质量标准、溶出数据、工厂信息、处方信息、批检验、生产信息、微生物信息、新剂量、包装信息、稳定性信息等。制定药物主控档案要关注一些特殊的项目和问题，如建立良好的生产工艺，恰当地定义原料、中间体、成品及包装材料的质量标准，列出中间控制、取样点程序、确认设施和设备、验证分析方法、建立杂质分析档案、建立稳定性程序等。

药品管理档案中的信息可用于支持新药审查申请、新药申请、新药简略申请、出口申请或以上文件中任何一种的修正和补充。在制剂生产商向国家药品监督管理部门提交注册资料时，原料药部分资料可直接引用该原料药的药物主控档案文件登记号。药物主控档案遵照年度更新规则，需要按客户的要求以及工艺和设施变更的情况不断地修改补充完善，重大的变更必须通知客户。国家药品监督管理部门要求，即使没有变更，每年也要递交一份没有变更的声明。药品主控档案可由持有者主动提交申请终止，也可因没达到药品监督管理部门的要求而被动终止。

（郭永学）

huàxué zhìyào gōngyì yōuhuà

化学制药工艺优化（process optimization of chemical drugs）　对影响化学制药反应效果的因

素进行分析，通过改变反应条件，实现化学药物产率最大化的研究过程。化学制药工艺优化是化学制药工艺研究中的重要内容，通过精密的实验设计，详细考察反应条件的变化对反应结果的影响，分析影响化学反应效果的主要因素，确定合适的工艺路线和工艺参数，为制药工程设计提供必要的数据，达到提高反应效率、提升产品产率和质量、降低成本、减少"三废"排放目的。

原理与分类 化学原料药合成路线确定后，工艺优化的主要工作就是对工艺路线中的每一步反应的条件进行摸索、优化，包括化学制药反应物料选择、化学制药反应条件优化、化学制药反应后处理方法、化学制药产物纯化精制方法，实现产品（终产物）产率的最大化，同时建立该品种的工艺条件。

研究内容 化学原料药合成工艺过程中，能对终产物结果产生影响的所有因素，都应进行详细系统的工艺考察。化学原料药或关键中间体的合成路线确定后，工艺考察的重点就是对每个操作单元的主要影响因素进行工艺条件摸索，最终确定适合工业化生产的、能达到高效、低成本要求的优化的工艺参数。这些对操作单元结果起主要作用的因素可能是反应开始前反应试剂、催化剂、反应溶剂的种类和投料量、配料比与反应浓度、加料顺序与投料方法，反应进行中的反应温度、反应压力、搅拌方式与搅拌速度、反应时间，反应结束后的后处理与纯化的方法等。

对收率低的反应步骤进行工艺优化能显著提高整个工艺路线收率，降低产品成本，是工艺优化的重点。最后一步反应条件及纯化方法的优化对终产品的质量和成本控制至关重要，也是工艺优化的重点单元。

优化某一步反应的工艺时，仅对反应试剂的配料比进行调整，研究工作容易开展，花费时间较少，对反应体系中其他反应几乎没有影响。改变反应试剂、催化剂、配体、溶剂等也可达到工艺优化的目的，但可能产生新的杂质，后者可能对后续反应产生影响，需考察其他反应的工艺条件是否对这种杂质耐受。

减少杂质生成是化学制药工艺优化的重点任务。在原料药制备过程中，杂质的存在可能导致产品质量不合格，难除杂质不仅会增加最后一步反应工艺优化的难度，还会降低总收率，增加产品成本。优化制药工艺，减少杂质生成可从根本上解决后续杂质问题。

研究方法 化学制药工艺优化前应充分考虑所用有机试剂的理化性质，对已知或预测化学物质的毒性进行评估；对有机化学反应潜在的危险进行预测，如反应放热程度、气体溢出等；还要对设备、工艺操作，人员安全等运行条件全面评估。

对工艺路线中的某一个单元操作进行工艺优化的具体方法是：首先通过文献调研或工作总结根据经验设计和选择基本的反应条件（包括主反应物、反应试剂、反应条件等）、反应规模，对反应结束后得到产物的收率和纯度等结果进行初步分析和评价。然后对该反应效果可能起到主要影响的某一因素进行系统的研究，根据化学制药工艺实验设计，进行单因素多水平实验，即保持反应规模和其他因素不变，改变该因素条件，分析比较反应结果，再以验证性实验，确定该工艺参数。如果对该反应有多个主要影响因素，可利用化学制药工艺实验设计，进行多因素多水平实验，得到最优反应条件，再以验证性实验确定该操作单元的最优工艺条件。

发展方向 化学制药行业特殊的"三废"排放特点，使制药工艺优化倾向于绿色制药工艺的开发。现代制药企业越来越重视环境保护与可持续发展，保证产品高质量、低成本，仍是制药工艺优化的目标，但减少废物排放，达到清洁化生产也已成为化学制药工艺优化的重要内容及发展趋势。从源头上采用原子经济的反应、试剂选择时尽可能选用无毒或低毒的原辅材料、尽可能少地应用各种试剂，以及对生产设备的严格管控，都是实现原料药清洁生产的有效手段。每个原料药有多条合成路线，制药企业应根据自己的实际情况，包括设备、人员、场地等，选择并采用一条适宜的工业化生产路线进行工艺条件的优化，最终获得质量合格、安全有效、经济环保的先进的制药工艺与技术。

（刘 丹）

huàxué zhìyào fǎnyìng wùliào xuǎnzé

化学制药反应物料选择（selection of reaction materials in chemical pharmaceutical reactions） 用于化学药物制备反应的反应试剂、催化剂、反应溶剂等除主反应物之外的反应物料的选择。化学制药反应物料选择的目标是提高物料转化率与反应收率、降低成本以及减少"三废"排放，是化学制药工艺优化中的一个重要因素。通过化学制药反应物料的选择可以为制药工艺研究提供相关工艺参数，建立稳定可行的工艺过程。

确定了化学药物制备的合成路线，也就确定了药物制备的起始原料以及各步反应的主要反应底物，因此选择合适的反应物料对促进反应的进行、减少副产物、提高反应效率、提升产品质量、减少三废的排放、降低生产成本有重大影响。化学制药反应物料的选择包括化学制药反应试剂选择、化学制药反应溶剂选择等。

注意事项：①对所选择反应物料的活性、物理参数、毒性有充分的了解。②反应物料在反应中所起的作用，物料的种类、用量的确定，对成本的影响。③反应物料在操作时安全方便、最好可以易于回收并套用，并有易行的回收套用方法。④反应物料要有稳定的来源及质量要求。⑤反应物料在反应结束后所产生的"三废"及处理方法，是否可以废物再利用或简单处理后是否能达到排放标准，符合对环境保护的要求等。

化学制药反应物料的选择需在了解各种物料（试剂、催化剂或溶剂）理化性质的基础上，分析反应机制及反应物与产物的性质，按照反应的要求：①选择安全低毒易操作的物料。②优先选择反应活性高且反应选择性强、尤其是原子经济性高，对反应贡献较大的物料。③考虑物料的来源方便、成本低廉、安全低毒、易操作可回收、废物易处理。从经济环保的角度考虑，试剂/催化剂/溶剂的用量应尽可能少，易于回收套用（多次套用后催化剂的催化活性仍能保持较高）；产生的废物可控，可再利用或处理后满足排放标准。

化学制药的发展方向是绿色制药工艺，即要从源头上选择原子经济性高的合成路线，减少废物的排放，减轻环境的压力。这就需要在化学反应确定后，选择对环境无毒或低毒的原辅材料、催化剂及溶剂。选择高效绿色催化剂，催化活性高，经过简单处理后可高效回收，并再次活化，减少催化剂损耗；减少试剂及溶剂用量（甚至无溶剂反应），在保证产品质量的前提下，增加其循环套用次数。化学制药反应中物料选择的发展方向即为安全、环保、高效，低成本。

（刘 丹）

huàxué zhìyào fǎnyìng shìjì xuǎnzé

化学制药反应试剂选择（selection of chemical reagents in chemical pharmaceutical reaction） 化学制药过程中使反应发生和参与化学反应的物质或化合物的选择。反应试剂不包括反应物，有一定的选择范围，是化学制药反应物料选择的内容之一。化学制药反应中，化学试剂是除反应物以外，使反应发生和参与反应的物质或化合物，包括简单的有机化合物、氧化剂、还原剂、催化剂等。

化学试剂的选择要综合考虑其反应活性（选择性）、来源、成本、安全性等因素，还应以实际操作的简易程度为另一个衡量标准，考虑后续副产物的处理及对环境的影响。达到在预期的时间内以高收率获得预期产物，同时实现反应过程和后处理过程操作的安全性和最简化，进而控制生产成本的目的。

选择适当的化学试剂可使化学制药反应能高效、专一地完成，且化学试剂还应安全无毒（或低毒），易操作，尽量避免使用需要通过特殊设备加入的气体类试剂。化学制药反应中如使用贵金属和/或重金属作为催化剂，反应后要注意对其进行回收，回收的金属催化剂尽量套用，同时保持高催化活性，一方面可减少药物中金属残留和防止环境污染，另一方面通过回收有助于减低成本。在选择合适的化学试剂时，还要考虑在反应完成后，后处理简单易行，特别是许多反应在淬灭后会形成胶体和大量盐的副产物，合理的化学试剂的使用将简化操作且减少环境污染。

化学药物品种多，结构复杂，化学制药涉及的化学反应类型丰富，反应试剂繁杂，选择合适的反应试剂对控制药品的生产成本、操作的安全性和便利性、废物处理和环保等都有重要作用。例如，在氧化反应中，高锰酸钾和重铬酸钾等高价态的过渡金属类氧化剂，氧化活性强，收率高，但含有对环境产生毒害作用的重金属（如锰、铬）。非过渡金属氧化剂，选择性好，污染小，但因氧化活性稍弱，可能会影响收率。如能充分利用氧气或空气中的分子氧，通过合适的催化剂催化进行氧化反应，不仅可取得较好的选择性和收率，而且因氧气和空气来源丰富，价廉易得，属于绿色氧化剂，可能是一种最好的选择。

还原反应亦是如此，如在反应中优先考虑使用氢气或自主发生的氢气作为还原剂也是一种绿色的还原反应。但氢气属于易燃易爆气体，使用时需要特殊的生产设备和特殊操作，因而可能会增添设备，增加成本，还需统筹考虑。一些还原反应，如还原脱氯的氢解反应，常可在使用水合肼、无水肼、环己二烯及氢气等还原剂中进行选择。以肼为还原剂，副产物为氮气和氯化氢，很容易从反应体系中除去（氯化氢可吸收后再利用）；环己二烯的副产物为苯，需要进行额外的环保处理；又因水合肼较无水肼安全价廉，故选择水合肼作为还原剂较为理想。

（刘 丹）

huàxué zhìyào cuīhuàjì xuǎnzé

化学制药催化剂选择 （selection of catalysts in chemical pharmaceutical processes） 催化剂是可改变（提高或降低）化学制药反应中反应物化学反应速率而不改变化学平衡，且本身的质量和化学性质在化学反应前后都没有发生改变的物质。化学制药反应中约 80%~85% 的反应会应用催化剂，催化剂选择的合适与否直接关系到产物的质量、生产周期、循环套用、后处理及"三废"组成。催化剂选择有一定规律和特点，是制药反应中物料选择的重要部分。

催化剂主要是通过降低反应活化能，使反应易于进行，达到加快反应的目的。催化剂只能加速热力学上允许的反应，且使正反应和逆反应的速度同时增加，不改变化学反应的平衡。催化剂的选择具有特殊性，化学反应类型不同，应用的催化剂也不同，同一个化学反应，应用不同的催化剂，效果也不同，甚至产物都不同。因此，要根据具体化学反应，选择安全、稳定、催化效率高、易再生、生成的废渣易处理的适宜催化剂。化学制药工程中涉及的催化剂的选择主要是化学制药酸碱催化剂选择、化学制药金属催化剂选择、化学制药相转移催化剂选择以及化学制药催化氢化催化剂选择。

工业生产对催化剂的要求主要有催化活性、催化的选择性和催化剂的稳定性。催化剂的活性是指催化剂的催化能力。催化剂

的选择性体现反应体系对催化剂的选择，以及催化剂对反应体系的选择，即不同的化学反应要求不同的催化剂，相同的反应体系应用不同的催化剂也可能得到不同的产物。催化剂的活性和选择性可能随时间变化以及工业生产上套用次数增多而发生改变，这就体现了催化剂的稳定性。

催化剂的活性是衡量催化剂好坏的重要指标，用转化数表示，即单位时间内单位重量（或单位表面积）的催化剂在特定反应条件下转化底物的质量。催化剂的催化能力与反应条件密切相关，影响催化剂活性的主要因素是反应温度、助催化剂、载体，及催化抑制剂，各因素对催化反应的影响见表1。

通常，高活性的催化剂能在较低的温度、较低的浓度或比表面积很小的情况表现出催化活性。催化剂的活性并非一成不变，使用过程中会逐渐衰退，最终失去活性。活性降低的催化剂还可以再次活化，不同程度的恢复催化能力。

（刘 丹）

huàxué zhìyào suānjiǎn cuīhuàjì xuǎnzé

化学制药酸碱催化剂选择 （selection of acid-base catalysts in chemical pharmaceutical processes） 化学制药过程中的有机合

成反应大多数在溶液中进行，选择溶剂系统的酸碱性或带有酸碱性的化学物质，可对反应产生很大的影响，这些酸碱性的化学物质称为酸碱催化剂。选择酸碱催化剂时需特别注意原料及产物在反应体系中的稳定性。有机溶剂的酸碱度，常用布朗斯台德共轭酸碱理论（Bronsted acid-base theory）和路易斯酸碱理论（Lewis acids and bases）等广义的酸碱理论解释说明。

布朗斯台德共轭酸碱理论认为，凡是能给出质子的分子或离子都属于酸，凡是能接受质子的分子或离子都属于碱。大多数含氧化合物以及一些含氮化合物参与的反应，常被酸催化，比如酸催化的羧酸与醇的酯化反应，首先，羧酸与酸性催化剂 H^+ 加成，先生成碳正离子，再与醇作用，生成酯，若没有酸参与，则该酯化反应很难发生。

路易斯酸碱理论认为，凡是含有空轨道能接受外来电子对的分子或离子称为酸，凡是能提供电子的物质都是碱。如芳烃的弗里德-克拉夫茨（Friedel-Crafts）烷基化中，路易斯酸分子中的空轨道接受氯代烃中氯原子的孤对电子，使碳-氯键活化，增加了碳原子亲电能力，若没有路易斯酸催化，则反应很慢甚至不能

表1　影响催化剂活性的主要因素

影响因素	催化效果
温度	反应温度升高，催化剂活性通常提高，反应速度逐渐增大，达到最大速度后，继续升温，则活性降低
助催化剂	本身对反应无催化活性或催化作用很小，但能显著提高催化剂的活性和选择性
载体	把催化剂负载在惰性载体上可以使催化剂分散，增大活化面积，提高催化活性，减少用量，增加其稳定性
抑制剂（催化毒物）	对催化剂的催化活性有抑制作用的物质。通常适用于适当降低催化剂的活性，增加反应的选择性

发生。

常见的各种酸碱催化剂见表1。

（刘　丹）

huàxué zhìyào jīnshǔ cuīhuàjì xuǎnzé

化学制药金属催化剂选择

（selection of transition metal catalysts in chemical pharmaceutical processes） 化学制药过程中，以金属状态存在的活性组分作为催化剂参与的催化反应中，对金属催化剂的选择。金属催化剂根据形态不同可分为均相金属催化剂和非均相金属催化剂。均相金属催化剂一般是由中心金属原子和配体构成的配合物，能溶解于一般有机溶剂，反应时呈均匀相。非均相金属催化剂一般是固态催化剂，不溶于有机溶剂，反应时呈非均匀相。非均相金属催化剂可由单个金属构成（如铂、镍），也可由多种金属复合而成（如铜－镍、钯－金等合金催化剂）；可以是不含载体的独立骨架金属（如骨架镍）、金属粉末（铁粉、铜粉），金属颗粒（铜颗粒）等，也可以是附着在载体上的金属催化剂（金属负载在活性炭或纳米材料上）。

金属催化剂的金属原子通常为最外层有1~2个s电子，次外层为d电子或有空的d轨道的Ⅷ族（Fe，Co，Ni，Ru，Rh，Pd，Os，Ir，Pt）和ⅠB族（Cu，Ag，Au）过渡元素，在化学反应中可提供空轨道或孤对电子，形成中间体（络合物），降低反应活化能，促进反应发生。

应用于化学制药反应构建C—C键的均相金属催化剂通常由中心过渡金属原子和配体构成。金属催化剂的配体含有孤对电子或π键，能与过渡金属配位结合的原子、离子和分子，用以稳定中心金属原子、调节催化体系催化活性、增加催化剂在反应体系中的溶解度，手性配体还可在不对称合成反应中提供手性环境，得到手性产物。金属催化作用与d电子性质、金属晶体，表面结构有关。催化剂配体相同，金属部分不同，催化体系活性不同，甚至得到不同的产物；催化剂的金属部分相同，配体不同，也会影响催化体系的催化活性和选择性，得到不同的产物。许多金属催化反应有高度特异性，要得到合适的配体需进行大量的配体筛选工作，并反复摸索条件，以确定可靠高效的工艺。

非均相金属催化反应在金属催化剂表面进行，反应进行的程度和速度与金属催化剂表面性质密切相关。催化反应过程包括底物分子向金属催化剂界面扩散；底物分子在催化剂表面的吸附；底物分子在催化剂表面进行化学反应；得到的产物分子在催化剂表面解吸附；产物从催化剂表面向反应介质扩散。通常底物吸附和产物解吸附的速度越快，催化反应进行的越迅速。

过渡金属催化剂在还原、氧化、异构化和芳香化等反应体系中应用广泛，特别是在不对称合成中取得了较好的反应效果，有些过渡金属催化的反应已应用于工业化生产。

在选择金属催化剂时，应考虑金属组分与反应物分子间应有合适的能量适应性和空间适应性，以利于反应分子的活化。首先根据反应类型选择合适的金属，再确定金属发挥催化反应时的状态（单金属还是合金，是否负载在载体上以及负载形式），根据金属的种类和状态选择合适的配体，最终确定催化反应的条件及催化剂回收活化的工艺条件。

（刘　丹）

huàxué zhìyào xiàngzhuǎnyí cuīhuàjì xuǎnzé

化学制药相转移催化剂选择

（selection of phase transfer catalysts in chemical pharmaceutical processes） 化学制药反应在互不相溶的水相和有机相双相体系中进行，能帮助反应物

表1　常见的酸碱催化剂

分类	催化剂
酸性催化剂	
无机酸	盐酸，氢溴酸，氢碘酸，硫酸，磷酸等
强酸弱碱盐	氯化铵，吡啶盐酸盐等
有机酸	对甲苯磺酸，草酸，磺基水杨酸等
卤化物	三氯化铝，二氯化锌，三氯化铁，四氯化锡，三氟化硼，四氯化钛等
碱性催化剂	
金属氢氧化物	氢氧化钠，氢氧化钾，氢氧化钙等
金属氧化物	氧化钙，氧化锌等
强碱弱酸盐	碳酸钠，碳酸钾，碳酸氢钠，醋酸钠等
有机碱	吡啶，甲基吡啶，三甲基吡啶，三乙胺，N,N-二甲基苯胺等
醇钠和氨基钠	甲醇钠，乙醇钠，叔丁醇钠等
有机金属化合物	三苯甲基钠，苯基钠，苯基锂，丁基锂等

从一相转移到另一相中，使反应顺利进行并能提高系统反应速率的物质为相转移催化剂。选择合适的相转移催化剂非常重要，对化学制药反应收率影响很大。化学制药反应在互不相溶的水相和有机相体系中进行时，使用相转移催化剂能帮助反应物从一相转移到另一相，使反应顺利进行并提高系统反应速率，对相转移催化剂的选择非常重要。

离子型反应物一般可溶于水相，不溶于有机相，有机反应物则易溶于有机溶剂，相转移催化剂可与水相中的离子结合，并利用自身对有机溶剂的亲和性，将水相中的反应物转移到有机相，促使反应在均相内进行，加快反应速率（图1）。

相转移催化剂根据结构可分为以下3类（表1）：①镓盐类。

该类相转移催化剂由呈阳离子的中心原子（P、N、As、S等）、中心原子上的取代基和负离子3个部分构成，特点是可与有机溶剂以各种比例混合，后处理通过萃取即可除去，价格低廉，是最常用的相转移催化剂。②冠醚类。是一类大环多醚类化合物，其形状似皇冠而得名。冠醚可根据环大小与不同金属正离子形成络合物，使与金属正离子结合的负离子部分溶解在溶剂中，提高其在非极性溶剂中的反应活性。由于冠醚催化剂在有机溶剂中的溶解度小、价格昂贵且有毒，故在工业生产中应用很少。③非环多醚类。即非环聚氧乙烯衍生物，是一类非离子型表面活性剂，具有价格低、稳定性好、合成方便等优点。

（刘　丹）

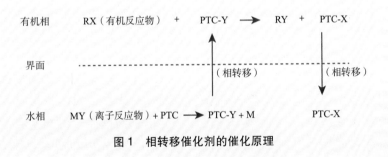

图1　相转移催化剂的催化原理

表1　常见的相转移催化剂

类别	代表结构	催化特点
镓盐类		
季铵盐类	四丁基溴化铵（TBAB），苄基三乙基氯化铵（TEBA）	制备方便，使用最广泛，种类最多
镓盐类	十六烷基三丁基溴化鏻（HTBPC）	对热和碱的稳定性较好
盐类	四苯基氯化钾（TPASC）	以水合物形式存在，毒性较大，应用受限
冠醚类	18-冠醚-6，15-冠醚-5	比季铵盐稳定，对固-液相反应效果较好
非环多醚类	PEG-400，PEG-600	柔性的分子，可以与不同大小的离子络合，应用性广

huàxué zhìyào cuīhuà qīnghuà cuīhuàjì xuǎnzé

化学制药催化氢化催化剂选择（selection of catalytic hydrogenation catalysts in chemical pharmaceutical processes）

在化学制药过程中，能够促进反应物与氢气接触并发生反应的物质为催化氢化催化剂。在催化氢化反应中，选择合适的催化剂是决定催化反应完成时间、产品质量和收率的重要因素，是催化氢化反应考察的重要内容。

催化氢化反应包括催化加氢和催化氢解，副产物少，有很好的原子经济性，符合清洁化生产的要求。催化氢化反应的关键是催化剂的选择，催化剂不同，反应产物不同。催化氢化反应的催化剂主要是金属催化剂，包括附载型金属催化剂、骨架型催化剂、金属氧化物催化剂、金属硫化物催化剂、金属络合物催化剂等。常用的催化氢化催化剂类型及使用特点如表1中所示。

催化氢化反应的催化剂大多含有过渡态金属，在选择时应考虑催化剂回收套用及去除金属残留等问题。

（刘　丹）

huàxué zhìyào fǎnyìng róngjì xuǎnzé

化学制药反应溶剂选择（selection of solvents in chemical pharmaceutical processes）

化学制药反应中，溶解反应物形成溶液的物质为溶剂。溶剂能使参与反应的物质分布均匀，增加分子间碰撞机会，促进反应完成；可使反应能平稳传热和放热，降低操作的危险性；有些溶剂可与反应中间体形成过渡态，影响反应平衡和产物结构，进而影响反应速度和收率；溶剂可否回收套用及作为"三废"处理时的工序

表1 常用催化氢化反应金属催化剂

类型	结构组成	使用范围和特点
附载型金属催化剂	Ni、Pd 和 Pt 负载于载体（活性炭或纳米材料）上，提高分散性和均匀性，增加强度和热稳定性	价廉，活性高，适用于大部分加氢反应，易中毒，低温也可反应
骨架型金属催化剂	活性组分与载体 Al、Si 制成合金，用碱溶解非活性成分，得到骨架型催化剂，提高催化面积。最常见的为骨架镍催化剂，镍为 40%~50%。	活性很高，机械强度大，适用于各类加氢过程
金属氧化物催化剂	MoO_3、CrO_3、ZnO、CuO 和 NiO 单独或混合使用	活性较低，需较高的反应温度，耐热性欠佳
金属硫化物催化剂	MoS_2、WS 和 NiS_2 等	活性较低，需较高的反应温度，可用于含硫化合物的氢解
金属络合物催化剂	Ru、Rh、Pd、Ni 和 Co 与各种配体形成的络合物	活性高，选择性好，条件温和，但催化剂与产物难分离

还将直接影响药品的生产效率和生产成本。选择适当的反应溶剂可提高反应收率、保证反应的可重复性和操作的安全性，并且保证目标产物的质量和产率。

溶剂的分类 溶剂分类方法有很多种，与制药反应过程密切相关的分类是按溶剂的结构特征和极性分类，可分为 5 类：①质子溶剂，又称氢键供体类溶剂，指能提供质子与溶质分子以氢键缔合或形成配位阳离子形式的溶剂，属路易斯酸，如水、液态氨、甲醇和乙酸。②氢键受体类溶剂，属路易斯碱，如水、三乙胺、乙酸乙酯、四氢呋喃、N-甲基吡咯烷酮和丙酮等；能生成氢键的溶剂通常会影响溶质的溶解性。③极性非质子溶剂，也称"无羟基溶剂"，是不能提供氢键的极性较大的溶剂，如二甲基亚砜和二甲基甲酰胺。④氯代烷烃和氟代烷烃类溶剂，如二氯甲烷、氯苯、三氟甲苯。⑤饱和烃和不饱和烃类溶剂，如正己烷、环己烷、甲苯等。

溶剂的物理性质 溶剂的不同理化性质直接影响在溶液中进行的化学反应的结果，了解溶剂的主要物理性质对化学反应溶剂选择至关重要。①极性：化学反应的溶剂通常选择能尽可能多溶解反应物的溶液，并能促进反应进行的溶剂。根据"相似相溶"的原理，若被溶解的物质极性大，则容易溶解在极性较大的溶剂中；反之，则易溶于非极性溶剂中。因此，溶剂的极性是溶剂选择时要考虑的重要因素。溶剂的极性常用偶极矩、介电常数和溶剂极性参数等参数表示。偶极矩越大，介电常数越大，溶剂的极性也较大。②凝固点：溶剂对反应的温度有限制，例如，冰醋酸的熔点为 16.6℃，只适合反应温度 > 16.6℃的反应。③沸点：高沸点溶剂可扩大反应的温度范围，避免使用高压设备，但较难除去，可能需要特殊操作或装置，如二甲基甲酰胺、二甲基亚砜；低沸点溶剂反应结束后容易移除，一般常压蒸馏即可，但完全回收相对困难，如二氯甲烷。④共沸性：两种或多种不同液体混合，在恒定压力下进行蒸馏时，仅得到一个沸点恒定、比例特定的混合均相溶液，这种现象称为共沸。利用有机溶剂与水共沸可以除去体系中生成的水分，促进反应的进行，或者用来干燥溶剂及反应设备，这对无水条件下的反应尤为有利。但所形成的共沸混合物无法以简单蒸馏的方法进行分离。⑤黏性：黏度大的溶剂会减慢过滤速度，延长操作时间，如异丙醇。⑥与水的混溶性：与水混溶性差的溶剂对后处理有利，适合萃取操作。⑦闪点：闪点是可燃性液体挥发出的蒸气与空气形成可燃混合物的最低温度。使用任何闪点低于 15℃ 的液体都必须考虑其可燃性，准备适当的措施预防其危险性。低沸点的化合物通常具有低闪点，如乙醚、正戊烷、正己烷等，由于其易燃性，工业生产中很少应用。⑧生成过氧化物：在可能产生过氧化物的溶剂（主要是醚类）中的反应，应对过氧化物的生成进行密切监控，避免发生爆炸。⑨毒性：避免或限制使用有毒有害的溶剂，如苯、1,2-二氯乙烷、四氯化碳等。

化学制药生产中常用溶剂理化性质见表1。

溶剂的选择 溶剂选择的基本原则：首先要以反应为核心，要能促进反应正常进行，其次考虑反应后处理及产物纯化的简便性。既能促进反应进行，又能使产物直接从反应体系中析晶出来的安全溶剂通常为最佳溶剂。①均相反应的溶剂选择：均相反应条件不仅能提高反应速率，还能减少副产物的生成。不溶的起始原料和试剂会减慢反应速率，甚至不发生反应。因此在工艺研发的初期，应选择能溶解起始原料和反应试剂，形成均相反应的溶剂。必要时可利用溶剂的混溶性，采用混合溶剂，促进反应在

表1 常用溶剂及其物理性质

溶剂	介电常数	熔点/℃	沸点/℃	闪点/℃	与水的共沸点/℃	水中溶解度/wt%
水（H$_2$O）	80.1	0	100	–	无	–
甲醇（MeOH）	33.0	–98	65	11	无	∞
乙醇（EtOH）	25.3	–114	78	13	78	∞
乙酸（AcOH）	6.2	17	118	39	无	∞
正丁醇（n-BuOH）	17.8	–90	118	37	93	7.450
乙腈（CH$_3$CN）	36.6	–48	81	6	76	∞
二甲基亚砜（DMSO）	47.2	18	189	95	无	∞
丙酮（CH$_3$COCH$_3$）	21.0	–94	56	–20	无	∞
二氯甲烷（CH$_2$Cl$_2$）	8.9	–97	40	–	38	1.300
醋酸乙酯（EtAc）	6.1	–84	77	–4	70	8.100
四氢呋喃（C$_4$H$_8$O）	7.5	–108	66	–14	64	∞
1,4-二氧六环（C$_4$H$_8$O$_2$）	2.2	12	101	12	88	∞
甲苯（PhCH$_3$）	2.4	–93	111	4	84	0.060
三乙胺（Et$_3$N）	2.4	–115	89	–7	75	5.500
环己烷（C$_6$H$_{12}$）	2.0	6	81	–20	69	0.006

均相溶剂中发生。例如，维生素B$_1$催化安息香缩合的反应，溶剂采用乙醇/水，以乙醇溶解原料苯甲醛，水溶解催化剂维生素B$_1$，反应在乙醇/水均相溶液中发生。②非均相反应的溶剂选择：选择对反应物溶解度大而对产物溶解性小或不溶的溶剂，使产物及时移除反应体系以促进反应持续进行，提高原料转化率。及时将产物移出，还可防止产物进一步发生其他反应。

制药企业实际生产中应尽可能选用经济、安全的溶剂，并尽量减少用量，溶剂量少对安全生产有利，可节省溶剂回收和废液处理的费用。对工业化生产来说，溶剂的回收和套用是必须的操作，一般采用水洗、蒸馏的办法，在溶剂选择上要考虑到回收套用的可操作性。尽量不选择高沸点的溶剂，反应后难于回收，只能进行废液处理，如二甲基甲酰胺和二甲亚砜。选择水中溶解度小的溶剂可减小废水处理的压力。采用无溶剂进行反应，用水代替有机溶剂做反应溶剂，以及寻找可取代有毒/危险溶剂的替代溶剂等均有良好的发展前景。

（刘丹）

huàxué zhìyào fǎnyìng tiáojiàn yōuhuà
化学制药反应条件优化（optimization of reaction conditions in chemical pharmaceutical processes） 对影响化学药物制备效果的反应条件进行分析，通过改变反应条件，达到化学药物产量最大化的过程。反应条件优化是化学制药工艺优化的主要过程，是多因素、多水平反复优化的过程。反应条件的优化可以提高反应转化率，减少"三废"的生成，提高反应收率，简化后处理操作。

确定化学药物制备的合成路线，了解反应系统中反应物、反应试剂、催化剂及溶剂的性质后，需进一步探索及掌握反应条件对反应过程，以及反应物和反应试剂的影响，将这些因素都综合统一，获得经济、安全、高效的工艺条件。化学制药反应条件优化包括化学制药反应配料比优化、化学制药反应浓度优化、化学制药反应加料顺序优化、化学制药反应投料方法优化、化学制药反应温度优化、化学制药反应时间优化、化学制药反应压力优化、化学制药反应搅拌方式优化等策略。

化学反应条件优化应以化学反应机制为核心，充分了解单元操作经历的反应历程，确定正确的投料比、加料顺序与加料方式；了解反应对于能量的需求，有利于选择合适的反应温度，避免副反应发生及能源浪费；了解反应是否有挥发性、毒性、刺激性试剂参与或生成，以确定体系的压力及设备选材，保证反应效率和安全操作；了解反应试剂的黏度及是否有不溶性固体参与反应或生成，选择合适的搅拌方式和搅拌速度，使反应顺利平稳进行。

化学制药操作单元中某一化学反应条件优化的具体方法是：根据文献报道方法及化学合成经验，选择合适的搅拌模式，运行基本反应过程，通过单一因素变量考察确定影响反应效果的关键因素，反应物料和溶剂用量、反应温度、反应压力等；通过实验设计，运行单因素多水平或多因素多水平实验，确定最优反应条件，并最终验证。在此过程中考虑有毒有害试剂的操作、回收套用、减少"三废"的生成、简化后处理操作，节约动力与能源，保障平稳运行与安全生产。

（刘丹）

huàxué zhìyào fǎnyìng pèiliàobǐ
yōuhuà

化学制药反应配料比优化

（optimization of mixture ratios in chemical pharmaceutical processes） 化学制药反应中反应物与反应物之间物质的量比例的优化。化学反应很少是按理论值定量完成的，有些反应是可逆反应，有些反应的主反应与副反应同时发生，合适的配料比能够提高主反应物的转化率、提高反应收率、减少后处理与"三废"处理的负担，缩短生产周期。

参加化学反应的各物料之间物质的量的比例称为配料比，也叫作投料比、摩尔比。化学制药反应配料比的优化，首先要考虑化学反应的类型、反应机制，了解各种物料与产物及副产物的关系；其次要考虑物料成本、后处理方法、"三废"处理等问题。

一般配料比的优化遵循以下原则：①为降低成本、提高生产效率，加入反应的原料、试剂和溶剂量应最小化。在合理的时间内完成反应的基础上，实现反应试剂用量最小化，可以降低加料、后处理等过程所需要的工作时间，废物处理量相应也下降，对降低整体生产成本和提高生产效率有相当大的影响。为达到适当的反应速率，主反应物与其他反应物的配比一般为（1：1.02）～（1：1.2）。如果试剂价格便宜且增加的废料容易处理，可适当增加其投料比例。在考察配料比与收率关系的同时，还需要将单耗控制在较低的某一范围内，降低生产成本。②若反应中某种反应物不稳定，可增加其用量，以保证有足够量的反应物参与主反应。例如，催眠药苯巴比妥的生产中，2-苯基-2-乙基丙二酸二乙酯与尿素的缩合反应，反应条件在碱性下加热（一般为乙醇溶液回流）进行（图1）。由于尿素在碱性条件下加热易分解，且价钱便宜，后处理易于除去，故该反应中尿素通常为过量，以提高反应收率。③若参与主、副反应的反应物不尽相同，可利用这一差异，增加某一反应物的用量，以增加主反应的竞争力。例如，抗精神病药物氟哌啶醇的关键中间体4-氯苯基-1,2,5,6-四氢吡啶的合成（图2），通过对氯-α-甲基苯乙烯与甲醛、氯化铵作用生成取代噁嗪中间体，在酸性条件下重排得到目标中间体，其副反应之一是对氯-α-甲基苯乙烯与2分子甲醛反应，生成1,3-二氧六环化合物。实际操作中可通过增加氯化铵的用量至理论量的2倍，抑制该副反应的发生。④为防止连续反应和副反应的发生，有些反应的配料比小于理论配比，使反应进行到一定程度后停止。例如，在 $AlCl_3$ 的催化下，将乙烯通入苯中制得乙苯。由于乙基的推电子作用，极易引进第二个乙基。在工业生产上控制乙烯与苯的配料比为0.4：1.0左右，乙苯的收率较高，过量的苯可回收，循环套用。

（刘 丹）

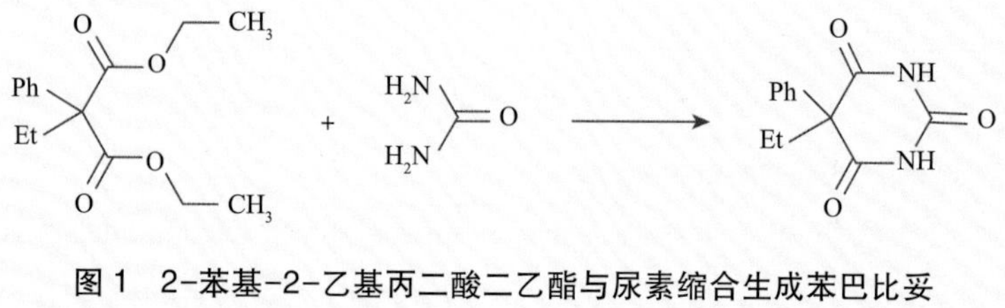

图1 2-苯基-2-乙基丙二酸二乙酯与尿素缩合生成苯巴比妥

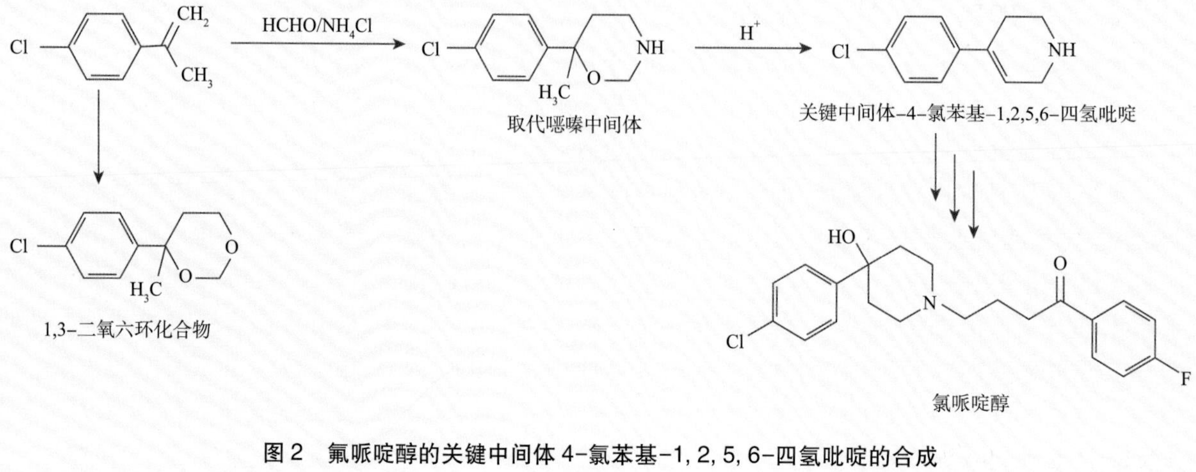

图2 氟哌啶醇的关键中间体4-氯苯基-1,2,5,6-四氢吡啶的合成

huàxué zhìyào fǎnyìng nóngdù yōuhuà

化学制药反应浓度优化 （optimization of reactant concentrations in chemical pharmaceutical processes） 对加入反应体系中的反应原料、反应试剂、催化剂浓度的优化。优化参加反应的各物质浓度既可以提高反应速率，缩短生产周期，也可以减少"三废"生成与后处理负担。

化学制药反应浓度优化的一般原则：加入反应的原料、试剂和溶剂的总量最小；在保证反应效果的基础上，反应试剂用量应最小化。溶剂量小，意味着反应物浓度较高，反应时间可能较短，但实际生产中可能会造成搅拌困难，传热传质不均等问题。优化反应物浓度的目的是达到均相反应状态，对于新反应进行实验室小试工艺研究，起始反应物浓度一般控制为 0.3~0.4 mol/L。

（刘 丹）

huàxué zhìyào fǎnyìng jiāliào shùnxù yōuhuà

化学制药反应加料顺序优化 （optimization of additive sequence of reagents for chemical pharmaceutical reaction） 对化学制药反应中的反应底物、反应试剂、催化剂和溶剂等物料加入反应体系的先后顺序进行分析，得到最合理的加料顺序的过程。通过优化加料顺序可以促进主反应的进程，减少副反应的发生，降低操作的危险。是化学制药反应条件优化的操作之一。

加料顺序优化一般需要先分析反应机制，以底物和反应试剂的反应活性为出发点，考虑对主反应的促进和减少副反应的发生，同时考虑加料的方便性和安全性。

加料顺序不同，可导致反应主产物不同、引起反应收率发生变化，也影响杂质的生成。例如，当以 3-氧代戊二酸二乙酯为底物，氯代丙酮和甲胺作为试剂和催化剂，进行化学制药反应时，将反应的物料一起加入反应器中，然后通过加热等反应条件，可以发生汉茨（Hantzsch）缩合，主产物为 5-甲基吡咯类化合物；若将 3-氧代戊二酸二乙酯与甲胺先加入反应器中反应，再加入氯代丙酮，则主产物为 4-甲基吡咯类化合物，如图 1 所示。

考虑到操作的安全性和方便性，一般先加入有毒有害试剂，以溶剂稀释，避免剧烈反应溅出或挥发；放热反应通常最后加入反应底物，并考虑分批加入，以免造成反应剧烈引起爆沸；液体物料比固体和气体物料加入更为方便，因此一般后加入液体物料。溶剂的加入需注意对其他物料加入的影响，如果先加入有机溶剂，后加入其他反应物料，容易造成溶剂飞溅，污染环境并导致安全隐患，所以有机溶剂通常最后加入，减少溶剂的蒸发损失，也更安全。但可能造成搅拌困难。但有时也需改变溶剂的加料顺序，尤其是当固体物料难溶于反应溶剂时，若溶剂在固体物料加入后再加入，则固体物料难以分散和溶解，需先加入溶剂，搅拌下分批加入固体物料，以利于固体的溶解。

（刘 丹）

huàxué zhìyào fǎnyìng tóuliào fāngfǎ yōuhuà

化学制药反应投料方法优化 （optimization of feeding methods in chemical pharmaceutical processes） 对化学制药反应中的固体物料和/或液体物料加入反应体系的方式进行分析，得到最合理的加入方法的过程。物料的加入方法，可分为一次性加入、滴加、控温滴加等，选择何种加料方法，主要以能够控制反应的

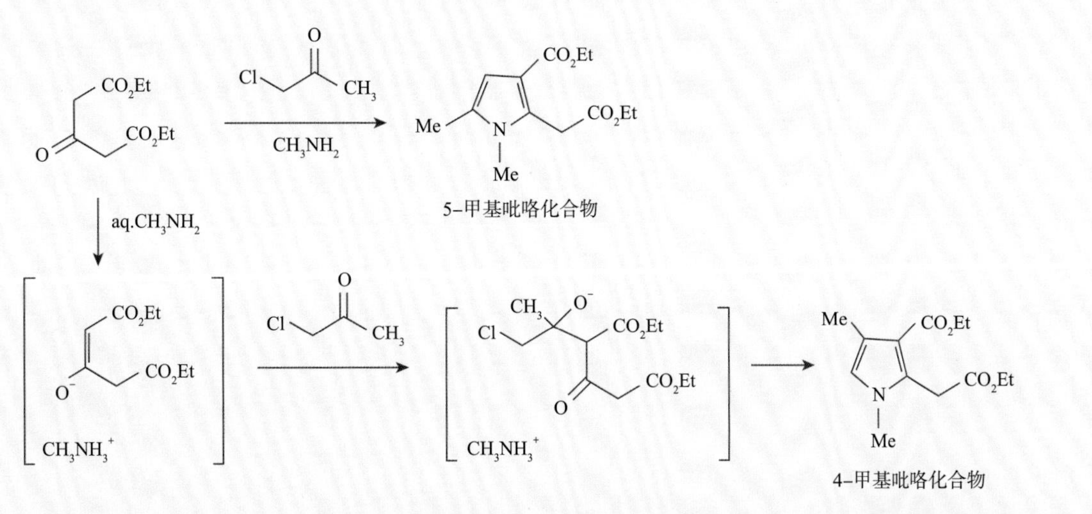

图 1 以 3-氧代戊二酸二乙酯为底物，氯代丙酮和甲胺为试剂和催化剂进行反应，因加料顺序不同，产物不同

发生过程为原则。对投料方法进行优化的目的是达到安全生产、提高反应效率和增加反应选择性。

固体物料投料方法包括直接投入和将固体物料配成溶液投入；液体物料（包括配成溶液的固体物料）的投料方法包括直接加入和控温滴加两种。在化学制药工业生产中，固体物料直接加入时阻力大，做功也大，粉末易扩散造成损失和污染，而液体物料的加入更方便、安全，一般将固体物料或反应溶剂配成溶液，形成液体物料加入反应体系。若反应物浓度对反应影响不大，可通过泵入或加压压入，或通过减压抽吸等方式一次性加至反应釜内；对于反应剧烈或对底物浓度要求严格的选择性反应，则需要分批投料或控温滴加。

液体物料以重量计量比以体积计量更准确，在化学制药生产中，大部分液体物料都以重量计量。

在夏普莱斯（Sharpless）不对称二羟基化反应中（图1），为提高产物的立体选择性，控制反应物烯烃的浓度非常重要。保持反应物烯烃浓度<1%，可达到较好的反应收率和立体选择性。如滴加的速率大于反应的速率，反应物蓄积，催化剂将失去对映体选择性催化的能力。在中试规模反应中，采用蠕动泵将2.5kg的

反应物烯烃以5.6ml/min的速度加入反应液中，加料时间超过6小时，产物的收率可达94%，e.e.值>95%。

（刘 丹）

huàxué zhìyào fǎnyìng wēndù yōuhuà

化学制药反应温度优化

（optimization of reaction temperatures in chemical pharmaceutical processes） 研究化学制药过程中反应体系的温度变化对反应结果的影响，确定最适宜反应温度的过程。通常情况下，提高反应温度可加快反应速率，缩短反应时间，增加生产效率，但提高的温度也会降低反应的选择性，增加后处理纯化的难度。对反应温度进行优化就是筛选在能源消耗合理的范围内得到高质量、高收率产物的温度的过程。

化学反应需热的传输和转换，不同的反应对能量的需求也不同，放热反应一般需要在较低温度下进行，吸热反应则相反。反应温度也影响着反应的速率，理论上，反应温度每升高10℃，反应速率加快1倍甚至更多，但有时却使反应速率下降。

常用类推法对反应温度进行优化，即先参考相关文献报道的类似反应的温度，根据反应物的立体位阻和亲电性等综合因素进行优化。对全新的反应，先从室温开始，通过适当检测方法，如

色谱法追踪反应发生的变化，根据变化逐步提高或降低反应温度以达到最优的反应温度。

在中试放大和工业生产中反应温度在-40~120℃是容易实现的，超出此温度范围则需要特殊控温设备和动力供应。生产中如果适宜室温或接近室温的温度条件下进行反应，可避免高温或低温操作导致的能源损耗，也可以避免高温反应产生的副产物及有色杂质。

（刘 丹）

huàxué zhìyào fǎnyìng shíjiān yōuhuà

化学制药反应时间优化

（optimization of reaction times in chemical pharmaceutical processes） 研究化学制药过程中反应时间对化学反应结果的影响，确定最适反应时间的过程。对反应时间的优化就是寻找达到最佳收率/转化率与最低成本之间平衡的时间点。

在中试放大和工业生产中进行反应时间优化时，一方面要考虑该反应进行的程度，要有适当的转化率；另一方面要考虑该工序尽量减少反应设备的占用时间，减少能源消耗，两者之间要达到一种平衡，以保证成本最低。

大多数化学反应在中试放大和工业生产时反应时间会比实验室小试阶段的反应时间相应延长，并出现其他状况。如随着反应时间延长，反应尚未完成时，产物在反应条件下就可能出现降解，或杂质生成增多，此时就要及时采取必要的措施，终止反应，及时进行后处理操作。例如，制备依那普利马来酸盐时（图1），上一步反应得到的依那普利与其非对映异构体部分浓缩后，加入乙酸乙酯，再与马来酸在乙酸乙酯中成盐析出。浓缩的过程中依那

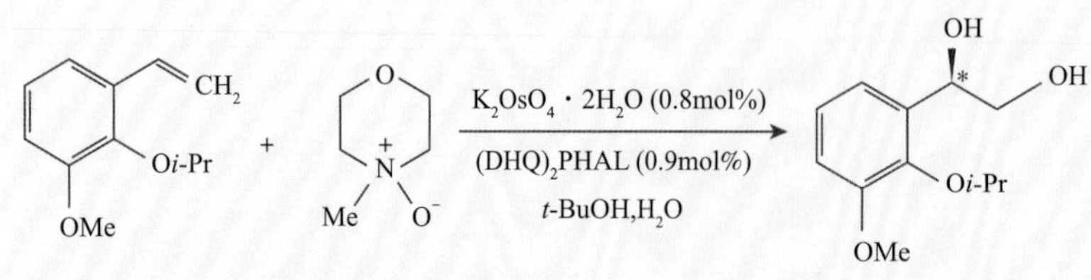

*. 该碳原子为不对称原子。

图1 夏普莱斯（Sharpless）不对称二羟基化反应中控制反应物烯烃的浓度可提高产物的立体选择性

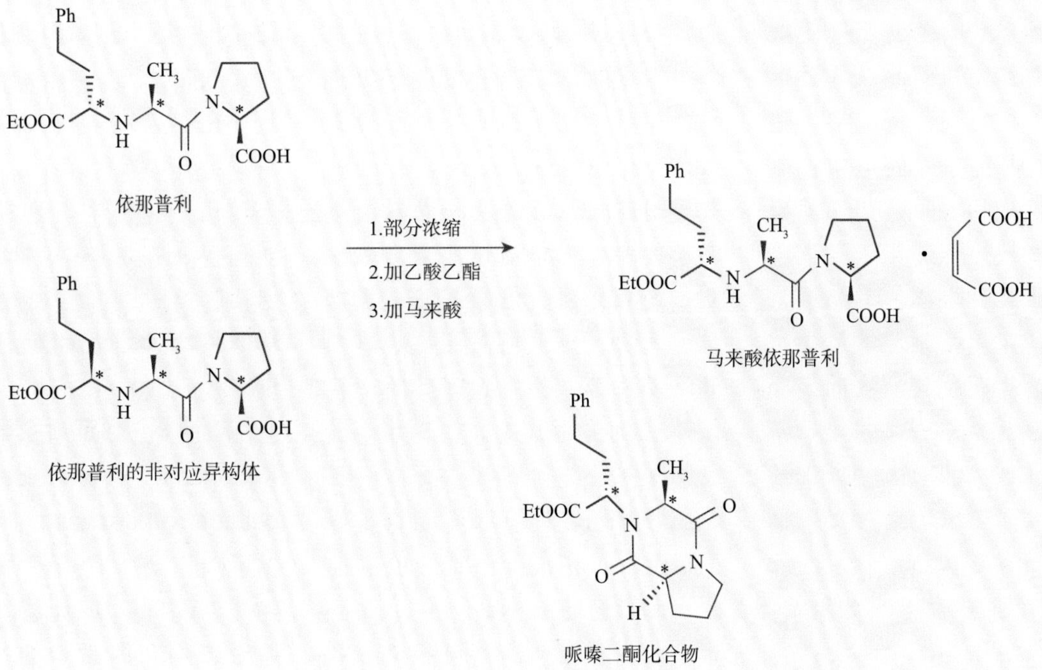

*．该碳原子为不对称原子。

图1 控制时间提高依那普利马来酸盐纯度

普利以每小时1%的速率形成哌嗪二酮化合物。在工业生产中必须注意把握反应时间节点，及时加入马来酸，减少其转化，提高终产物马来酸依那普利的纯度和收率。

（刘 丹）

huàxué zhìyào fǎnyìng yālì yōuhuà

化学制药反应压力优化

（optimization of reaction pressures in chemical pharmaceutical processes） 研究化学制药过程中反应体系的压力变化对反应结果的影响，确定最适宜反应压力的过程。反应体系的压力对于液相或液固相反应一般影响不大，而对气相、气固相或气液相反应及有气体生成反应的平衡、反应速率及产率影响比较显著。优化反应压力可加大反应速率、增加反应的收率，节省能源的消耗。

反应系统中，以压力表示的平衡常数（K_p）与摩尔数表示的平衡常数（K_N）之间的关系如下：

$$K_p = K_N \times p^{\triangle V}$$

式中 $\triangle V$ 为反应过程分子数或体积的增加量。理论产率决定于 K_N，并随 K_N 的增大而增大。反应体系的平衡压力 p 增大时，$p^{\triangle V}$ 的值视 $\triangle V$ 的值而定。如果 $\triangle V < 0$，即反应后体积减小，p 增大后，则 $p^{\triangle V}$ 减小。加压使平衡向体积数减小（分子数减少）的正反应方向移动，因此加压对反应有利。相反，如果 $\triangle V > 0$，加压使平衡向反应物方向移动，则加压对正反应不利。如果 $\triangle V = 0$，反应前后体积或分子数无变化，则压力对理论产量没有影响。

加压反应一般需要特定的加压设备。在密封、耐压的反应釜中进行反应可保持适当压力，一方面使有毒或有刺激性的成分不能溢出，保护操作者和环境；另一方面使挥发性试剂保持适当浓度，保证反应的进行。对挥发性试剂参与的反应，使反应釜保持轻微正压对加快反应很重要。常见的挥发性试剂包括 H_2、NH_3、HCl、低分子量的胺类和硫醇等。

（刘 丹）

huàxué zhìyào fǎnyìng jiǎobàn fāngshì yōuhuà

化学制药反应搅拌方式优化

（optimization of agitation and it's types in chemical pharmaceutical processes） 通过研究化学制药过程中搅拌器类型、尺寸和转速的变化对化学反应结果的影响，确定最适宜的搅拌方式的过程。搅拌是化学反应顺利进行的重要操作，可使反应物更充分的接触，反应体系的温度更加均匀，使化学反应平稳安全进行。

化学制药反应的搅拌方法主要有磁力搅拌和机械搅拌。磁力搅拌的仪器为磁力搅拌器，其工作方式为在容器中放置一个磁力搅拌子，利用磁场同性相斥，异性相吸的原理，搅拌器产生的磁场驱动搅拌子进行圆周运动，达到搅拌目的。磁力搅拌器适用于搅拌黏稠度低的液体的均相反应体系或固液混合体系，是化学和制药工艺实验室进行小试实验的必备仪器。机械搅拌的仪器为机械搅拌器，其原理是将电机产生的动能转换成机械能，传递给反应体系。机械搅拌适用于黏稠度高的液体或有大量固体参与或生成的反应。在化学制药进行中试放大和生产工艺优化研究时，应选择机械搅拌器。

在中试放大和工业生产时，物料数量大，热量传导及反应物分散过程不容易快速达到，因此搅拌方式的选择与优化尤为重要，机械搅拌较常用。常用的搅拌器类型有旋桨式、涡轮式、锚式和螺带式等。搅拌方式对均相反应体系的反应进程影响不大，适当搅拌即可使反应组分达到充分的混合和接触，只要在关键试剂投料时考虑搅拌方式和速率即可。对于非均相的反应体系（液-液、固-液、和气-液）或较黏稠的反应体系，搅拌是影响传质和传热的重要因素，搅拌的效率直接影响反应效果。

（刘 丹）

huàxué zhìyào fǎnyìng hòuchǔlǐ fāngfǎ

化学制药反应后处理方法

（workup in chemical pharmaceutical processes） 化学反应完成后，从终止反应到从反应体系中分离得到粗产物所进行的操作过程。化学反应结束后，目标化合物可能以游离形式存在，也可能以活性中间体的形式存在，无论哪种形式，目标产物通常与多种物质混合在一起，包括未反应完的原料，反应生成的副产物、催化剂以及溶剂等，后处理的基本思路就是依据反应发生原理，对中间体的活性、产物和副产物的理化性质及稳定性进行科学的预

测，终止反应、除去反应杂质以及安全处理反应废液。

常见的化学制药反应后处理方法包括：化学制药反应后淬灭方法、化学制药反应后萃取方法、化学制药反应后除去金属及金属离子方法、化学制药反应后催化剂后处理方法、化学制药反应后浓缩方法、化学制药反应后溶剂替换方法等，使后处理后的产物以便于纯化的形式存在，并为后续操作提供安全保障。

后处理过程应尽可能具备以下特点：①在保证一定纯度的前提下，产物的收率最大化。②实现原料、催化剂、中间体及溶剂的回收利用，降低生产成本，减轻环保压力。③操作步骤简短，所用设备少，人力消耗少。④"三废"产量最小化。

反应后处理要注意以下事项：①尽量使后处理的操作简单高效。在保证产物质量的前提下，尽可能采用较少的操作步骤、较少的反应器、较少的萃取次数和溶剂量，以提高反应收率。②查阅或预测产物的稳定性是保证后处理操作成功的关键。通过考察产物在极端反应条件下的稳定性，可避免产物的损失，并提供安全保障，对指导实际操作有重要意义。③液液萃取是后处理中最常用的方法，查阅或预测产物和反应试剂的溶解性对指导后处理操作至关重要。已知物质的溶解性可通过查阅文献数据获得，没有文献报道的化合物可以根据其结构中的亲水性、亲脂性以及离子化官能团进行预测。对产物的溶解性不了解可能会增加实验操作步骤，影响后处理进度。产物可能溶解在废液中无法被萃取转移，萃取中可能形成乳浊液，或出现沉淀物。④充分利用所有相分离技术。

为获得高质量的产物，应充分利用液液/固液相分离技术。萃取液中如有不溶性杂质，应及时除去，否则影响萃取的效果。除去萃取分离过程中有机相中的少量水分，不仅可加速整个后处理过程，而且可提高分离出的产物的质量。

（刘 丹）

huàxué zhìyào fǎnyìnghòu cuìmiè fāngfǎ

化学制药反应后淬灭方法

（quenching in chemical pharmaceutical processes） 化学反应结束后，向反应体系中加入某些物质，或将反应液转移到另一体系中以中和体系中的活性物种，使反应中止的操作方法。对反应进行淬灭可防止或减少副反应，除去反应杂质，降低后续操作的危险性。

原理和方法 有些化学反应中某一活性物种（反应物或活性中间体）是过量的，通过监测确认反应完成后，通常向体系中加入另一个更容易与活性物种（反应物或活性中间体）反应的化合物，与其反应，使活性物种失活，降低反应体系中该物种的浓度，降低反应速率，达到终止反应的目的。这些活性物种可能是反应中间体（产物的活性形式）或反应试剂，在淬灭处理后转化成产物或者副产物。

淬灭的活性物质通常化学反应活性较高，淬灭过程通常会剧烈反应并放出大量的热，要特别注意谨慎操作，可预先冷却反应体系（或淬灭试剂）、淬灭时同时冷却、控制反应液（或淬灭剂）的加入速度，并剧烈搅拌，以降低反应的剧烈程度，减少操作的危险性，同时防止所需产物在淬灭过程中产生局部高温发生分解。对高活性试剂，淬灭过程放热剧

烈，可分步进行。

若淬灭涉及酸碱中和反应，应考虑中和过程中生成盐的溶解性，方便后处理。钠盐比相应的锂盐和钾盐在水中的溶解性差，锂盐在醇溶液中溶解度比相应的钠盐和钾盐高。

分类 按照淬灭剂加入方式，淬灭操作分为正淬灭和逆淬灭。正淬灭是向反应体系中直接加入淬灭试剂或含有淬灭试剂的溶液以终止反应，是最简单、最常用的淬灭操作方法。根据反应物的活性差别，正淬灭的操作也不一样。例如，四氢铝锂是比硼烷还原性更强的负氢还原剂，在还原反应完成后，使用四氢铝锂还原剂的反应体系先冷却到0℃，加水淬灭，再加10%氢氧化钠溶液处理，经过滤即得到粗品；而硼烷的淬灭不像四氢铝锂那么快，需要的时间较长，一般用甲醇淬灭，且需冰浴冷却，缓慢滴加，加完后尚需回流1小时以上才能完全淬灭。

逆淬灭是将反应物加入到淬灭试剂溶液，终止反应的操作。逆淬灭适合反应活性过高的物质的淬灭，以避免发生淬灭过程过于激烈或放热量较大。

影响因素 淬灭剂加入的方式有时会影响终产物的结构。如氰基化合物与格氏试剂反应后，淬灭剂水的加入方式不同可导致生成的主产物比例不同（图1）：搅拌下将反应液倾入冰水中（逆

淬灭），产物以酮基化合物（结构式见图1中化合物1）为主；若是相反操作，将冰水滴加到反应液中（正淬灭），则反应体系中会先生成酮基化合物，继而与反应体系中过量的格氏试剂反应，生成醇（结构式见图1中化合物2）的产物为主。

淬灭操作结束后，应尽快进行其他后处理操作。

（刘 丹）

huàxué zhìyào fǎnyìnghòu cuìqǔ fāngfǎ

化学制药反应后萃取方法

（extraction in chemical pharmaceutical processes） 化学制药的后处理操作中，向分液器中的待分离溶液中加入与之互不相溶（或微溶）的溶剂（也称萃取剂），形成两个互不相溶的液相，使所需的物质进行分离或纯化的操作方法。萃取是化学反应结束后常用的分离所需产物或初步除去杂质的方法，也是液体混合物进行分离提纯的常用方法。

萃取是根据被提纯物质和杂质在互不相溶（或微溶）的两相溶剂中溶解度不同或分配系数不同，将两个溶液分离，实现溶解在其中的物质的分离，达到初步分离纯化目的。要把被提纯物从溶液中完全分离出来，通常1次萃取不够，需要重复萃取。

萃取注意事项：①萃取溶剂的选择。萃取剂与原溶剂不能互

溶（若微溶，其量也要比较小）；对被提取的物质有较大的溶解能力；且不会与被提取物发生不可逆的化学反应；选择沸点较低的溶剂，易与被提纯物质分离，且易回收。还要考虑萃取剂的价格、毒性和安全性等因素。②萃取次数和温度的选择。对萃取的次数，原则上是"少量多次"，通常3次萃取操作即可获得满意效果。一般萃取操作都是在室温条件下进行，但有些对热稳定性差的产物则需在低温条件下进行萃取。③乳化的处理。萃取过程中经常会出现乳化现象，造成产品损失，影响后续操作。乳化发生后，要根据乳化产生的原因进行"破乳"。常见的方法有静置、向水层加入无机盐、调整pH值、加入电解质溶液，适当加热等方法。

（刘 丹）

huàxué zhìyào fǎnyìnghòu chúqù jīnshǔ jí jīnshǔ lízǐ fāngfǎ

化学制药反应后除去金属及金属离子方法

（removal of metal and metal ions in chemical pharmaceutical processes） 化学制药的后处理操作中，将反应中所用金属或金属离子除去，减少金属或金属离子在药品中残留量的方法。化学制药反应不可避免会涉及金属元素的应用，在设计合成路线时，应将可能引入金属或金属离子的反应尽量提前，再经过若干步反应得到终产物，

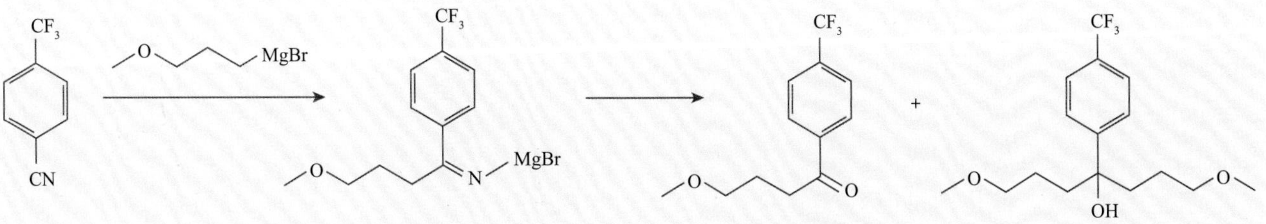

图1 对氰基三氟甲苯与格氏试剂的反应

这样经过多次后处理和纯化才能保证原料药中的金属或金属离子含量合格。

除去反应中金属及金属离子的方法主要有 6 种。①化学沉淀法：金属离子与加入的试剂发生化学反应，生成不溶于水的沉淀，可通过过滤除去。②络合法：利用金属络合剂通过配位键与金属离子络合，在酸性条件下萃取到水相中，达到除去金属离子目的。③吸附法：利用吸附剂（如活性炭、腐殖酸、海泡石等）中的孔隙结构对金属离子进行物理吸附，达到除去金属离子目的。④离子交换技术：一般是利用含弱酸性基团的树脂将金属离子吸附在树脂上，达到除去金属离子目的。⑤萃取法：利用金属离子与一些特定的酸根生成有特殊溶解性的盐（大部分是溶于水的），通过萃取的方法除去。⑥生物处理技术（生物吸附技术）：主要是利用生物体（藻类、微生物类等）本身的负电荷吸附金属阳离子，除去金属离子。

一些常见的金属离子如 Al^{3+}、Cd^{2+}、Cr^{3+}、Cu^{2+}、Fe^{3+}、Mn^{2+}、Ni^{2+} 和 Zn^{2+} 可与氢氧根离子形成不溶于水的沉淀，过滤除去。改性的海泡石水对 Pb^{2+}、Hg^{2+}、Cd^{2+} 有很好的吸附能力，予以除去。

（刘 丹）

huàxué zhìyào fǎnyìnghòu cuīhuàjì hòuchǔlǐ fāngfǎ

化学制药反应后催化剂后处理方法（removal of catalysts in chemical pharmaceutical processes）

在化学制药过程的后处理操作中，将促进反应加速完成的催化剂除去的方法。催化剂可能是有毒的，或含有金属离子，反应结束后从反应产物中除去残留的催化剂尤为重要，必须选择合适的除去方法，以避免其在终产物中的微量残留。

催化剂的除去方法包括萃取、重结晶、吸附、过滤等。通常，不溶于溶液的固体催化剂可通过过滤除去；与产物溶解度有差异的催化剂可通过重结晶提纯产物，使可溶解的催化剂留在母液中。例如原料药生产中常用到重金属钯作为催化剂，可选择硅藻土过滤、活性炭吸附或将产品进行重结晶来除去反应中的钯催化剂。表 1 中列举了常见催化剂类型和从产物中除去催化剂的方法。

（刘 丹）

huàxué zhìyào fǎnyìnghòu nóngsuō fāngfǎ

化学制药反应后浓缩方法（concentration of solvents in chemical pharmaceutical processes）

化学制药的后处理操作中，用加热等方法，使溶液中溶剂汽化并除去，提高溶液中溶质浓度的操作方法。浓缩是后处理过程中处理溶液的常用方法，通过浓缩可使产物（或副产物）达到饱和或过饱和，在结晶时析出，达到纯化目的；萃取后的萃取液浓缩后为后续的产物纯化做准备；柱层析或液相分离得到的溶液也需要浓缩后得到产品。

物质的沸点与体系压力密切相关，压力和沸点呈正相关关系，随着体系压力增加或减小，沸点会相应的升高或降低。浓缩就是在一定压力条件下，通过加热使溶剂达到沸点，易汽化除去，溶质仍然保留在体系中的操作。根据体系压力不同，分为常压浓缩和减压浓缩。常压浓缩时间较长，若需浓缩溶液的溶剂沸点较高，则体系需要的温度也较高，增加能源耗费，还可能导致产物分解。通过降低压力进行减压浓缩，可使溶剂的沸点降低，在较低温度下即可进行，适合沸点较高溶剂和含有高温易分解的产物溶液的浓缩。

（刘 丹）

huàxué zhìyào fǎnyìnghòu róngjì tìhuàn fāngfǎ

化学制药反应后溶剂替换方法（solvent substitutions in chemical pharmaceutical processes）

化学制药的后处理操作中，将反应溶剂替换成其他溶剂的操作方法。反应溶剂若不能满足后续处理的要求，则在相应处理之前替换成其他溶剂。

溶剂替换通常是将反应液浓缩，减少需要替换的溶剂量，形成小体积的可流动的溶液或者悬

表 1 常见的催化剂及其除去方法

催化剂	除去催化剂的常用方法
无机催化剂：相转移催化剂（PTC）、脯氨酸衍生物、4-二甲氨基吡啶（DMAP）、1-羟基苯并三氮唑（HOBt）、2-吡啶酮	稀释、萃取、结晶
可溶性聚合物固载的催化剂：催化剂负载在聚乙二醇（PEG）上	不良溶剂稀释、沉淀和过滤
无机催化剂：硫酸、三氟化硼等	中和、水洗
过渡金属：钯、铂、钌、铑、锆、铜等，以及相关配体	助滤剂或活性炭吸附、萃取、沉淀或重结晶产品
不溶性聚合物固载的催化剂：离子交换树脂、固载4-二甲氨基吡啶（DMAP）、聚乙烯吡啶等	过滤
沸石	过滤

浮液，然后加入较高沸点溶剂继续浓缩，以彻底除去需要替换的溶剂，实现溶剂替换。也可将原溶剂彻底除去后，替换为所需的溶剂（如替换后溶剂沸点较低）。

萃取是常用的后处理方法，若所用的反应溶剂与萃取剂能产生混溶，则需在萃取前将反应混合物浓缩，替换成与萃取剂互溶性差的溶剂。以乙醇做溶剂的反应为例，若后处理时需以水进行萃取，则需要在萃取前将乙醇除去，替换为与水不互溶的有机溶剂（如三氯甲烷、乙酸乙酯、乙醚等），以进行后续萃取操作。

（刘 丹）

huàxué zhìyào chǎnwù chúnhuà
jīngzhì fāngfǎ

化学制药产物纯化精制方法

（purification methods in chemical pharmaceutical processes）

对化学制药产物的粗产品进行提纯，得到质量合格的中间体乃至化学原料药的方法和技术。粗产品是不同物质构成的混合物，纯化精制的过程是首先有效识别粗产品中不同物质理化性质（如沸点、极性、溶解度等）的差别，然后利用能识别这些差别的方法和扩大这些差别的技术和设备，实现化学制药产物的纯化精制，最终得到质量合格的产品，包括中间体和化学原料药。纯化精制方法的差异极大影响产品的收率、纯度以及操作的便捷性。

分类　化学制药产物纯化精制方法包括化学制药产物蒸馏纯化精制方法、化学制药产物柱层析纯化精制方法、化学制药产物打浆纯化精制方法、化学制药产物重结晶纯化精制方法和化学制药产物干燥纯化精制方法。液体产物一般用蒸馏纯化精制方法，但规模化的蒸馏需要特殊设备，

要求产物对热稳定且黏度小；固体产物通常采用打浆和重结晶的纯化精制方法。通过提高并控制中间体的质量，可明显降低终产物纯化的困难。柱层析纯化精制方法也是实验室常见的分离纯化方法，一般是在规模化生产时如采用打浆和重结晶纯化精制方法无法得到符合质量要求的产品时，才会考虑使用柱层析纯化精制方法。干燥纯化精制是除去固体或液体产物中所含水分或有机溶剂的操作过程。

研究内容　在化学制药工艺优化中，反应后处理得到的粗产品往往含有未反应的原料和副产物，并且所有的辅料、中间体、与物料接触的设备、公共系统等都可能成为产品中杂质的来源，因而反应产物经过相应的反应步骤后，必然需要使用相应的纯化精制方法和技术进行分离纯化，旨在除去化学原料药中存在的有害物质和有关物质，获得质量合格的化学原料药用于生产药品。

纯化精制方法研究的基本内容包括纯化精制方法的选择、各种纯化精制方法的适用范围、纯化精制过程中的注意事项、纯化精制条件的探索、相应纯化精制化设备的选取和产品标准的制订。纯化精制方法的选择需要综合考虑所纯化精制混合物的杂质来源、各组分的理化性质差异、纯化精制方法所使用试剂的易获得性、纯化精制设备搭建的成本以及安全性和纯化精制操作后产生的"三废"的处理。对于固体制药产物纯化还需注意不同纯化精制方法和所使用溶剂得到的固体物料晶型的差异。通过纯化精制过程得到的中间体或最终产物需符合相关质量要求后，才可用于下一步反应或药品生产。好的纯化精

制方法不仅可减少纯化步骤，缩短工艺周期，显著提高生产收率，而且有较好的工艺重复性。通过稳定、成熟的纯化精制过程能使化学制药产物的有效性、稳定性和纯净性得到保障，获得质量合格的中间体和化学原料药。

研究方法　对化学制药某种粗产品进行纯化精制，是从混合物的杂质来源分析到建立稳定可行的纯化精制过程，需经多次尝试、不断优化才能实现。纯化精制过程按照产品量级可分为实验室规模、中试规模和工业生产规模。工业生产的纯化精制工艺需经过实验室小试和中试放大进行纯化精制方法的摸索方可获得。影响最终纯化结果的因素很多，如溶剂、温度、搅拌速度等。纯化精制过程中某一参数稍微变动即可显著影响纯化精制收率和产品质量，纯化精制工艺的考察需充分考虑操作的简便性、使用试剂的种类、试剂的用量以及纯化条件，以确定最优纯化精制工艺。

发展方向　传统的纯化精制方法虽然应用较广，但仍然存在一些待改进的地方。例如，工业生产中纯化精制过程一般会使用大量溶剂，并产生大量工业"三废"，选用更清洁、绿色的纯化精制工艺，以减少有毒、有害物质的排放将是未来纯化精制过程的发展方向。一些新兴的纯化化制药方法和技术，如径向层析方法、在线监测技术等，将有助于更科学、更高效地获得高质量的化学制药产品。在未来的发展过程中，应根据粗产品中所含杂质及其自身性质，针对性地开发纯化精制方法和技术。化学原料药的纯化精制过程，必须严格按照《药品生产质量管理规范》的要求

进行，以确保药品的质量符合国家规定的药品标准。

（赵临襄）

huàxué zhìyào chǎnwù zhēngliú
chúnhuà jīngzhì fāngfǎ

化学制药产物蒸馏纯化精制方法 (distillations in chemical pharmaceutical processes)

将化学制药液态产物的粗产品加热蒸发、冷凝，从低到高依次收集不同沸点的组分，得到质量合格的中间体乃至化学原料药的方法和技术。是一种化学制药产物纯化精制方法，是一种热力学的分离方法，将蒸发和冷凝两种单元操作联合应用的过程。

不同液态物质有不同的沸点。利用液体混合物中各组分沸点的差别，使液体混合物加热部分汽化，低沸点组分在蒸气中得到增浓，较高沸点组分在剩余液中也得到增浓，并随之使蒸气部分冷凝，实现不同沸点组分的分离。若目标产品与其他杂质之间的沸点差异较小，则需采用精馏，也就是多次蒸馏的方式。化合物的沸点随外界压力的不同而变化，通过减少体系内的压力而降低液体的沸点，可避免高沸点组分在蒸馏过程中发生分解、氧化或聚合等副反应。

蒸馏纯化精制方法可分为：①常压蒸馏。在常压下进行的蒸馏，液体混合物各组分的沸点必须相差30℃以上，才能得到较好的分离效果。②减压蒸馏。在减压下进行的蒸馏，适用于高沸点物质和那些在常压蒸馏时未达到沸点就已受热分解、氧化或聚合的化合物的分离和提纯。在压力降低到1.3～2.0kPa（10～15mmHg）时，许多有机化合物的沸点可比其常压下沸点降低80～100℃，减压蒸馏对分离或提纯沸点较高或

性质不太稳定的液态产物具有特别重要的意义。③分子蒸馏。利用不同种类分子的分子量不同，逸出蒸发表面后的平均自由程度不同的性质而实现分离的技术和方法。对高沸点、热敏及易氧化物料的分离，分子蒸馏提供了最佳分离方法。

例如，工业生产生育酚，即天然维生素 E 是以食用油精炼过程中的副产物为原料纯化得到的，该副产物成分复杂且相互之间物理化学性质差别不是很大。生育酚有沸点高、易被氧化等特点，生产中是采用分子蒸馏的方法，避免了维生素 E 受热分解，导致产率降低等问题。

（赵临襄）

huàxué zhìyào chǎnwù zhùcéngxī
chúnhuà jīngzhì fāngfǎ

化学制药产物柱层析纯化精制方法 (column chromatography in chemical pharmaceutical processes)

将化学制药粗产品置于层析柱中，利用各组分在固定相和流动相之间分配能力的不同，将多组分混合物分离，得到质量合格的中间体乃至化学原料药的方法和技术。是一种化学制药产物纯化精制方法。粗产品不能以重结晶、打浆等方法纯化精制时，柱层析往往是有效的替代手段。

原理 柱层析由固定相和流动相两相组成，在圆柱形管中填充不溶性基质，形成固定相，洗脱溶剂为流动相。粗产品中各组分的性质不同，各组分与两相的作用力不同，在两相间进行分配平衡的能力不同；在流动相携带组分移动的过程中，组分不断遇到新鲜固定相，不断进行新的分配平衡；造成各组分在层析柱中的移动速度不同，差异化不断扩

大，移动较快的组分会先移出层析柱，即可达到分离的目的。组分在柱内两相间的分配行为用分配系数来描述。

各组分与固定相和流动相作用力的差别，取决于固定相、流动相和各组分性质，还与温度、压力有关，而与柱管特性无关。组分的性质包括分子大小、亲脂性、酸碱性等理化性质。组分与固定相的作用方式主要是吸附和离子交换。

方法 根据填充基质和样品分配交换原理不同，柱层析技术分为 4 种。

吸附柱层析 一般选用硅胶或氧化铝填料做固定相，根据化学制药粗产品组分与固定相的吸附力不同而使各组分分离，使中间体或产品得到纯化。对极性小的组分，可用乙酸乙酯与石油醚混合体系做流动相；对极性较大的组分，流动相可选择甲醇与二氯甲烷的混合体系；对极性更大的组分，用甲醇与水、正丁醇与醋酸系统；加入少量氨水或冰醋酸可避免拖尾。

离子交换层析 以离子交换剂为固定相，缓冲液为流动相的柱层析技术，离子交换剂由基质、电荷基团和反离子构成。基于各组分表面净电荷的差异，离子交换能力不同，达到纯化产品的目的。

凝胶过滤层析 又叫分子筛层析，凝胶有网状结构，小分子组分能进入其内部，而大分子组分却被阻挡在外部。

亲和层析 把有识别能力的配体以共价键的方式固化到含有活化基团的基质上，制成亲和吸附剂，或叫作固相载体。产品中对配体有亲和力的组分借助静电引力、范德华力以及结构互补效

应等作用吸附到固相载体上，改变缓冲液的 pH 值或增加离子强度，即可把该组分从固相载体上解离下来，达到纯化产品的目的。

应用 柱层析纯化精制方法在实验室中应用广泛，其中吸附柱层析和离子交换层析最常用。考虑到工业生产中装柱、吸附样品、大量的溶剂洗脱、浓缩溶液及进一步处理所花费的大量时间和大量人力，柱层析纯化精制方法一般用于产量小、原料成本高的产品的纯化精制。

（赵临襄）

huàxué zhìyào chǎnwù dǎjiāng
chúnhuà jīngzhì fāngfǎ

化学制药产物打浆纯化精制方法（reslurry in chemical pharmaceutical processes）

化学制药过程中生成的固体粗产物在没有完全溶解的状态下在溶剂里充分搅拌，然后过滤，除去可溶性杂质的纯化方法。是一种化学制药产物纯化精制方法。

化学制药过程中生成的固体产物在某种溶剂中不溶解或溶解度小，但吸附在固体产物表面的杂质或高沸点的有机溶剂可溶解在某种溶剂中，利用固体产物与吸附在固体产物表面的杂质或高沸点的有机溶剂溶解性的差异达到纯化固体产物的目的。选择适当的溶剂系统，对固体产物不溶解或溶解度小，而对吸附在固体产物表面的杂质和难以去除的高沸点溶剂有很好地溶解，实现产物的纯化精制目的。

选择适当溶剂系统，将化学制药过程中生成的固体产物与该溶剂系统混合，一定温度下，在产物不溶的状态下充分搅拌，然后冷却、过滤、洗涤、干燥，得到纯化的固体产物；之后回收有机溶剂，对残留物进行无害化处理。打浆应选择对杂质或其他高沸点有机溶剂溶解性强，而对固体产物不溶或溶解度极小的溶剂，可以是单一溶剂，也可以是互相混溶的两种溶剂形成的混合溶剂。

在工业生产中，相比于重结晶方法，打浆过程简单易行容易操作，且劳动强度低，有时是替代重结晶方法的最佳选择。打浆一般可达到两种目的：一是洗掉产物中的杂质，尤其是吸附在产物晶体表面和包裹在固体产物中的杂质；二是除去固体样品中一些高沸点、难挥发的溶剂，如在化学药物原料药合成中常用的高沸点溶剂 $N, N-$二甲基甲酰胺（DMF）、二甲基亚砜（DMSO）等。在打浆过程中因除去了杂质和微量高沸点溶剂，固体产物的晶型可能发生改变。

（赵临襄）

huàxué zhìyào chǎnwù chóngjiéjīng
chúnhuà jīngzhì fāngfǎ

化学制药产物重结晶纯化精制方法（recrystallization in chemical pharmaceutical processes）

将化学制药固体产物的粗产品溶于溶剂以后，又重新使其从溶液中结晶析出，得到质量合格的中间体乃至化学原料药的方法和技术。是一种化学制药产物纯化精制方法。

原理和适用范围 固体有机物在溶剂中的溶解度与温度有密切关系。一般是温度升高，溶解度增大。若把固体有机物溶解在热的溶剂中达到饱和，冷却时即由于溶解度降低，溶液过饱和而析出晶体。利用固体产物粗产品中各组分在某单一溶剂或混合溶剂中溶解度的不同，或在同一溶剂体系中不同温度时的溶解度不同而使它们得到分离，达到纯化产物的目的。该方法适用于产品与杂质性质差别较大、产品中杂质含量<5％的体系。

方法 对化学制药某种粗产品进行重结晶纯化精制，经过混合物的杂质来源分析、溶解度预测、溶剂选择、活性炭脱色、投放晶种、冷却方式、过滤收集结晶、干燥等一系列过程，建立稳定可行的重结晶工艺。

采用重结晶进行产物纯化精制时应注意下列事项：①重结晶工艺稳定、可靠，可得到质量合格的产物。优化重结晶工艺应提高一次结晶的产率，尽量避免二次结晶。②明确冷却速度、结晶料浆的陈化时间等物理因素，控制结晶大小和质量。③明确重结晶相关操作所需的时间，提高重结晶设备使用的效率。④保持搅拌，使结晶均匀分布并促进晶体生长。

化学制药产物重结晶纯化精制方法的重点在于如何调节条件至产物溶解度降低，使产物分子从溶剂中析出并结晶。用于控制与产生结晶的方法有：①最常用方法是将热溶液冷却，结晶析出。②增加溶液浓度、减少溶剂体积，用于产生结晶势。③增加反相溶剂的比例、增加溶剂的离子强度降低有机物的溶解度也被用于产生结晶势。④控制溶剂 pH 值也是产生结晶势的途径，对于两性离子（内盐）化合物，如氨基酸在其等电点处溶解度最小。

研究内容 包括下列方面。

结晶溶剂的选择 在重结晶纯化精制方法实际操作中，溶剂的选择是关系纯化质量和回收率的关键因素。选择重结晶溶剂时，应全面考虑产物在该溶剂中的溶解度、溶解杂质的能力、安全性、市场供应和价格、溶剂回收的难易等因素。选择适宜的溶剂应注意以下几个问题：①选择的溶剂不能与产物发生化学反应。例如，脂肪族卤代烃类化合物不宜用作碱性化合物结晶和重结晶的溶剂，醇类化合物不宜用作酯类化合物结晶和重结晶的溶剂，也不宜用作氨基酸盐酸盐结晶和重结晶的溶剂。②选择的溶剂在温度较高时对被提纯物质应有较大的溶解能力，而在较低温度时溶解能力显著下降。③选择的溶剂对粗品中可能存在的杂质或是溶解度很大，溶解在母液中，温度降低时也不能随晶体一同析出；或是溶解度很小，即使在热溶剂中溶解的也很少，可在热过滤时除去。④选择低沸点、易挥发的溶剂，不要选择沸点比结晶物熔点还要高的溶剂，否则在该溶剂沸点下产物是熔融状态，而不是溶解状态，不能达到重结晶的目的。低沸点的溶剂易于回收，且析出晶体后，残留在晶体上的有机溶剂很容易除去。

重结晶的常用溶剂包括水、甲醇、乙醇、异丙醇、丙酮、乙酸乙酯、三氯甲烷、冰醋酸、二氧六环、四氯化碳、苯和石油醚等。甲苯、硝基甲烷、乙醚、二甲基甲酰胺和二甲基亚砜等也可用作重结晶溶剂。二甲基甲酰胺和二甲基亚砜的溶解能力大，往往不易从溶剂中析出结晶，且沸点较高，晶体上吸附的溶剂不易除去，若找不到其他适用的溶剂，可以试用。乙醚虽是常用的溶剂，但其易燃、易爆，使用时危险性大；乙醚的沸点过低，极易挥发而使被纯化的物质在瓶壁上析出，影响结晶的纯度，工业生产上几乎不用。

单一溶剂对产物进行重结晶常不能取得满意结果，重结晶效率往往较低，只能部分降低杂质含量，导致产物质量差、收率低，得不到质量合格的产物。此时，可考虑使用混合溶剂进行重结晶。混合溶剂一般由溶解度较好的良溶剂和溶解度较差的不良溶剂组成。被提纯物质在良溶剂沸点下溶解，再加入不良溶剂使其析出。不良溶剂常选择与良溶剂混溶的溶剂，如乙醇-水、乙酸乙酯-己烷、乙醇-异丙醚等。

晶种的加入 在结晶过程中，有时会产生过多的晶核形成很多小晶体，对过滤和洗涤等分离过程不利，可通过在饱和溶液中加入晶种的办法解决，加入晶种的目的是提供结晶表面，减少成核。

结晶时冷却温度和搅拌 控制粒径和分布在生产效率和生产过程中起关键性作用，可影响最佳制剂工艺的确定。析晶时温度变化和搅拌速度对形成的颗粒大小和分布至关重要。缓慢冷却静置陈化能产生较大的晶体、相对窄的颗粒大小分布；快速冷却则晶核多、颗粒小；在缓慢冷却中，逐渐冷却一般比梯度冷却效果好，通过逐步冷却，使非常小的晶体逐渐结晶在大晶体上，可控制结晶的大小和质量。搅拌方式对结晶的形成也有影响，快速搅拌可将晶核分散、晶体打散，得到小晶体。在固液分离时，颗粒越小，过滤和洗涤的速度就会越慢。药物生产中，通常需要理想的晶型、合适的粒度范围，因此研究和得到合适的重结晶工艺是药品生产的一个重要步骤。

晶体过滤和洗涤 结晶后用过滤方式收集，并需对过滤得到的晶体进行洗涤。晶体的洗涤有两个目的：一是移除因母液而吸附在晶体表面的杂质；二是用一种溶剂置换另一种溶剂，通常用低沸点溶剂洗涤，易干燥产物，这种情况需用对产物的溶解度尽量小的溶剂。过滤洗涤后的滤饼被转移到干燥器，通常需加热除去剩余溶剂。必须了解残留溶剂含量与干燥器温度的关系，避免在干燥器中熔化。例如，将少量湿品置于熔点管中，逐渐加热，确定熔化温度。

应用 用重结晶法纯化精制最终产物即化学原料药时，一方面要除去由原辅材料和副反应带来的杂质；另一方面要注意重结晶过程对精制品结晶大小、晶型和溶剂化的影响。药物微晶化可增加药物的表面积，加快药物的溶解速度；对水溶性差的药物，微晶化处理很有意义。某些药物在临床应用初期剂量较大，逐步了解其结晶大小与水溶性的关系后，实现微晶化，可显著降低剂量。例如，利尿药螺内酯微晶化处理后，20mg 微粒疗效与 100mg 普通制剂相似，但服用剂量减少 4/5。重结晶法精制化学原料药时，必须综合考虑药物剂型和用途等。

(赵临襄)

huàxué zhìyào chǎnwù gānzào chúnhuà jīngzhì fāngfǎ

化学制药产物干燥纯化精制方法 （drying in chemical pharmaceutical processes）

除去化学制药固体产物或液体产物中所含有机溶剂或水分的方法和技术。该过程是产物纯化精制的最后步骤。是一种化学制药产物纯化精制方法。

原理 常用的干燥方法包括物理方法和化学方法。物理干燥方法包括：自然干燥、共沸蒸馏、蒸馏/分馏、冷冻干燥、真空干燥、吸附干燥（硅胶、离子交换树脂、分子筛等）等。化学干燥方法一般分为两类：一类是与水可逆地生成水合物，包括氯化钙、硫酸钠、硫酸镁等；另一类是与水发生化学反应消耗掉水，达到干燥产物的目的，如金属钠、五氧化二磷等。化学制药固体产物或液体产物含残留的有机溶剂或溶剂，多采用物理干燥方法。无论何种干燥方法，恒重是衡量样品是否彻底干燥的唯一标准。

方法 化学制药产物多为固体产物，用打浆和重结晶纯化精制方法得到的产物，结晶完全后过滤、洗涤，然后对固体样品进行干燥。

固态产物的干燥 固态药物或中间体常用的物理干燥方法有：自然干燥、真空干燥、冷冻干燥。

自然干燥 可用于热稳定性较好物质的干燥。一般低沸点的少量残留溶剂可选择自然干燥，工业上应用较多的是利用热空气作为干燥介质的直接加热干燥法，又称对流干燥法。箱式干燥是一种典型的加热对流干燥方法，实验室的烘箱即为小型箱式干燥设备；工业生产上常在烘房内进行箱式干燥，烘房设有进风口和出风口，以增强干燥热空气和湿物料接触，随空气流动带走物料中的水分。箱式干燥在制药企业中应用广泛，设备简单，投资少，物料破损小，可用于干燥多种不同形态的物料。但箱式干燥过程中可产生大量粉尘，易造成产品交叉污染，对干燥品种较多的车间，通过物料之间隔离、更换物料时设备的清洗等减少成品污染，是箱式加热干燥的重要的环节。

真空干燥 适用于对热敏感、易被氧化及其他干燥方法不合适的物料干燥。一般是在箱式真空干燥器中间接加热，利用加热板与容器接触进行热传导，干燥样品。热源可以是热水、加热蒸汽、

红外线加热、辐射加热等。以真空泵抽出残留在样品中的溶剂。真空干燥不会产生过多粉尘，也不易氧化产品，有对流干燥不可比拟的优势。但该方法需真空装置，运行成本剧增，且效率及产量均低。

冷冻干燥 在低温预冻状态下，水分在真空环境中直接升华除去，特别适用于一些对热敏感和易挥发物质的干燥。与其他干燥方法相比，在冷冻干燥过程中物料的物理结构和分子结构变化极小，其组织结构和外观形态均能较好地保存；物料不存在表面硬化问题，且内部形成多孔的海绵状，具有良好的复水性，可在短时间内恢复干燥前的状态；热敏性物质不发生物理或化学变化，不会被氧化；脱水彻底，且干燥后的样品性质稳定，可长期存放。冷冻干燥技术在实际生产中设备投资大、能源消耗高、生产成本较高，但某些抗生素生产过程中必须使用冻干技术进行干燥。

液态产物的干燥 化学制药产物很少是液体状态产物，液体产物多用共沸蒸馏、蒸馏/分馏的方式，除去水分或有机溶剂，很少用干燥剂脱水的方法。干燥剂脱水一般直接将干燥剂加到液体样品中。选择干燥剂时要考虑：①不能与被干燥物质发生不可逆的反应。②不能溶解在溶剂中。③还要考虑干燥剂的吸水容量、干燥速度和干燥能力等。水分较多时，应避免选用与水反应剧烈的干燥剂（如金属钠），而用氯化钙之类温和的除水剂，除去大部分水后再彻底干燥。大部分吸水后的干燥剂在受热后又会脱水，其蒸气压随着温度的升高而增加，所以对已干燥的液体在蒸馏之前必须把干燥剂滤除。

应用 在化学原料药生产中，使用筒锥式"三合一"设备有明显的优势，这是一种集多功能、多性能于一体的设备产品，将过滤、洗涤、干燥工艺集合在一个设备中，其中干燥用真空干燥方式。可减小物料在转移过程中可能引起的物料损失、物料被污染及环境污染，特别适用于难过滤的浆料和易燃易爆、有毒、易挥发、易污染等物料的处理。结合自动化技术，还可以实现在线监控。

（赵临襄）

huàxué zhìyào gōngyì shíyàn shèjì
化学制药工艺实验设计（design of experiments in chemical pharmaceutical process） 以概率论和数理统计为理论基础，经济、科学安排实验的一项技术。适用于包含多影响因素和多水平反应的工艺优化，可有效减少实验次数，快速实现实验目标。

研究内容 大多数反应的工艺过程很复杂，影响因素众多。影响反应的因素包括：反应试剂、催化剂及其配体、溶剂和助溶剂、配料比、反应浓度、加料顺序与投料方法、反应温度、反应压力、反应时间、搅拌速度与搅拌方式等。对多因素、多水平反应，若开展全面实验即每个因素的每个水平彼此进行组合，虽然实验全面且结论精确，但是实验次数太多，往往因实验条件的限制而难实施，故在开展化学制药工艺研究时，针对多因素、多水平反应，应事先根据实验目的、要求和实际情况，以概率论和数理统计为理论基础，经济、科学地安排实验，制定周密的计划，通过实验设计，就能以较少的实验次数，得到较满意的结果。

研究方法 为降低系统误差

对实验结果的影响，实验设计时必须遵守对照原则和重复原则。必须明确实验目的，即本次实验要解决什么问题。确定实验目的后，要确定出实验指标，如产量、转化率、收率等，筛选需要考察的实验因素并确定每个因素的水平，一般以2~4个水平为宜。随后选择合适的实验设计方案开展实验，记录实验结果。最后对实验结果进行分析，确定各因素的影响作用，为实际实验方案的开展提供指导。化学制药工艺实验设计包括：①化学制药工艺正交设计。使用"正交表"科学地安排与分析多因素实验，并结合数理统计的原理科学地分析实验结果，处理多因素实验的科学方法。正交实验设计是从全面实验点中挑选出具有"均匀分散"和"整齐可比"性的实验点进行实验，其主要优点是通过代表性很强的较少次数实验，即可摸清各个因素对实验指标的影响情况，确定因素的主次顺序，找出较好的工艺条件或最优参数组合。②化学制药工艺均匀设计。由中国数学家方开泰和王元首创，是基于实验点在整个实验范围内均匀散布，从均匀性角度提出的一种实验设计方法。均匀设计法不再考虑数据的"整齐可比"性，只考虑实验点在实验范围内充分"均匀分散"，这就可从全面实验中挑选更少的实验点为代表进行实验，并且得到的结果仍能反映该分析体系的主要特征。③化学制药工艺析因分析。将两个或两个以上的因素及其各种水平进行排列组合、交叉分组的实验设计方法，具有全面性和均衡性。析因分析不仅可检验各因素、各水平间的差异，研究两个或两个以上因素的主效应，而且可检验各因素间的交互

作用。

发展方向　化学制药工艺实验设计对包含多影响因素和多水平反应的工艺优化既能用于使用简单方法没有得到理想结果的小试工艺优化，又能用于中试放大工艺的优化。通过实验设计，能更简单有效地找出影响生产工艺的内在规律以及各因素间的相互关系，为生产工艺优化提供指导。

(赵临襄)

huàxué zhìyào gōngyì zhèngjiāo shèjì

化学制药工艺正交设计

（application of orthogonal design in chemical pharmaceutical processes）　化学制药工艺研究中从全面实验中挑选有"均匀分散，整齐可比"性的实验点进行实验的方法。是一种化学制药工艺实验设计方法。

正交表是正交设计的基本工具。应用正交设计表，挑选出具有"均匀分散，整齐可比"性的实验点来进行实验，通过对代表性实验的结果分析，了解全面实验的情况，实现工艺的优化。正交设计表使得正交实验具备了分散性和整齐可比性，不仅可根据正交表确定因素的主次效应顺序，而且可应用方差分析对实验数据进行分析，分析各因素对指标的影响程度，找出优化条件或最优组合。

化学制药工艺正交设计使用正交表安排实验的流程如下：①明确实验目的，确定评价指标。②根据文献资料和实验情况挑选实验因素。③确定各因素的水平。因素的水平分为定性与定量两种，水平的确定包含水平个数的确定和各个水平数量的确定。④基于选取的因素及其水平制定一张反映实验需要考察研究的因素及各因素水平的"因素水平表"。⑤选

择合适的正交表。⑥确定实验方案。

在化学制药工艺研究中，为研究化学反应各种条件之间的相互影响，通常采用正交设计来安排实验和处理实验数据，目的是以最少实验次数，得出最佳工艺条件。正交设计是一种高效率、快速、经济的实验设计方法，宜用于水平数不多的实验设计，有以下优势：①能合理安排实验，减少实验次数。当因素越多时，正交实验的这一优越性越突出。②在众多影响因素中，可分清因素主次，抓住主要矛盾。③正交实验设计是掌握各影响因素与产品质量指标之间关系的有效手段，为生产过程的质量控制提供有利的条件。④找出最优的参数和工艺。⑤指出进一步实验的方向。

(赵临襄)

huàxué zhìyào gōngyì jūnyún shèjì

化学制药工艺均匀设计

（application of uniform design in chemical pharmaceutical processes）　化学制药工艺研究中基于均匀分散性，从全面实验点中挑选出部分代表性的实验点进行实验的方法。是一种化学制药工艺实验设计方法。

中国数学家方开泰和王元将数论方法与多元统计相结合，在正交设计基础上，创立了均匀设计。不考虑实验数据的"整齐可比"性，而充分体现其均衡性，即让实验点在实验范围内充分的"均匀分散"。均匀设计实验点的数目较正交设计进一步减少，并且得到的结果仍能反映该分析体系的主要特征。

均匀设计的基本工具是均匀设计表和配套的使用表，实验步骤如下：①确定实验指标、因素、水平范围和水平数。②选择合适

的均匀设计表和使用表,建立分次实验的具体因素、水平组合。③执行分次实验并取得每次实验的指标值。④建立实验指标与各因素水平之间关系的回归模型。⑤在实验范围内寻找最佳的各因素水平组合,进行该组合的验证实验。⑥进一步缩小各因素的实验范围,重新选择均匀设计表,即从步骤②开始,进行各因素范围缩小和水平划分更为细致的新一轮实验,进一步寻找最优实验条件组合。找到最优条件,实验结束。

化学制药工艺均匀设计适用于影响因素多、取值范围大、水平多,而实验次数相对较少的实验。与正交设计相比,均匀设计有以下优点:①实验次数少,每个因素的每个水平只做1次实验,实验次数与水平数相等,而正交设计安排的实验次数是水平数平方的整数倍。②因素的水平可以适当调整,避免高水平或低水平的相遇,以防实验中发生意外或反应速度太慢。尤其适合在反应剧烈的情况下考察工艺条件。③利用计算机处理实验数据,准确、快速得到定量回归方程,便于分析各因素对实验结果的影响,可以定量地预估优化条件及优化结果的区间。

(赵临襄)

huàxué zhìyào gōngyì xīyīn fēnxī

化学制药工艺析因分析

(application of factorial design in chemical pharmaceutical processes) 化学制药工艺研究中一种多因素的交叉分组设计,是对各因素、各水平的所有组合进行实验的方法。是一种化学制药工艺实验设计方法。

化学制药工艺析因分析将两个或两个以上的因素及其各种水平进行排列组合,交叉分组进行实验,是一种高效的实验设计方法。析因分析有全面性和均衡性,既可分析各因素中的主因素,又可分析各因素间的交互作用。

化学制药工艺析因分析要求每个因素的不同水平都要进行组合,并且每组内的实验单位数相同,实验方案数是多因素和多水平的乘积。如果各因素间不存在交互作用,分析某一因素的作用只需考察该因素的主效应;若存在交互作用,就不再分析主效应,但必须逐一分析各因素的单独效应。

当实验影响因素数目和水平数都不太大,且效应与因素之间的关系比较复杂时,常常推荐使用析因分析。由于析因分析要求每个因素的不同水平都要进行组合,因此对剖析因素与效应之间的关系比较透彻。此外,析因分析实验结果可运用方差分析,将总变异分解为各因素变异、因素间交互作用的变异以及误差变异,使得分析高效且结果表达直观,因而它不仅适用于单个因素各水平的比较,而且适用于各因素间交互作用的分析。

(赵临襄)

lǜsè zhìyào gōngyì

绿色制药工艺 (green pharmaceutical process of chemical drugs) 用绿色化学原理和工程技术减少或消除化学原料药生产过程中造成环境污染的有害原辅材料、催化剂、溶剂、副产物,安全有效、节约能量、环境友好的先进生产工艺和技术。基本思想是从传统的片面追求高收率、低成本转变到废物排出最小化,从源头减少或消除对环境有害的污染物,实现化学原料药的清洁生产,是一种预防性的环境战略。

其研究内容包括原料绿色化、化学反应绿色化、催化剂绿色化、溶剂绿色化及研究新合成方法和新工艺路线等。①原料绿色化,主要是指用无毒、无害的化工原料或来源丰富的天然产物替代剧毒、严重污染环境的原料。例如,碳酸二甲酯是毒性极低的绿色化学品,它可取代剧毒的光气和硫酸二甲酯,作为羰基化试剂、甲基化试剂或甲氧羰基化试剂参加化学反应。②化学反应绿色化,是指在原子经济性理论基础上,设计高效利用原子的化学合成反应,即尽量提高反应原料和反应试剂的原子利用率。例如,不对称合成反应从根本上消除了手性药物或手性中间体生产过程中无效或有害副产物的产生。③催化剂绿色化,就是尽量使用一些高效环保、易于回收再利用的催化剂,如酶催化剂、手性催化剂等。④溶剂绿色化,即使用环境友好且易回收的溶剂来代替有毒、难回收的有机溶剂,如庚烷替代戊烷、2-甲基四氢呋喃或甲基叔丁基醚替代二异丙醚或乙醚、乙腈替代 N, N-二甲基甲酰胺,且实现溶剂的循环使用。绿色制药工艺的核心是研究新的反应体系,选择反应专一性强的技术路线。

化学合成药物品种多、更新速度快、生产工艺复杂、原辅材料繁多、污染物多且成分复杂。研究新合成方法和新工艺路线时,指导思想要从传统的追求总收率最大化转变到废物排出最小化的清洁化技术。例如,抗寄生虫药物吡喹酮的原路线使用氰化钾等剧毒试剂,同时高温高压反应条件较苛刻,不利于工业化生产;改进后的新路线避免了使用氰化钾和大量使用磷酸,也革去高温高压等苛刻反应条件。不仅大幅度减少废物，而且生产成本也降至原工艺的一半。绿色制药工艺是促进化学制药工业清洁化生产的关键，也是化学制药工业今后的发展方向。

（赵临襄）

yàopǐn shēngchǎn zhìliàng guǎnlǐ

药品生产质量管理（good pharmaceutical manufacturing practice）

药品生产企业对产品生产过程、质量控制及流通环节的管理活动。

发展过程 药品生产质量管理经历3个发展阶段，第一阶段是质量源于检验（20世纪初到40年代），人们对质量管理的认识仅仅局限于质量检验，检验是非破坏性的、百分之百的检验。这种检验方式对产品质量有重要作用，但这种事后把关的检验不能起到预防作用，这种百分之百检验对破坏性和大批量生产是不现实的。第二阶段是质量源于生产（20世纪40~60年代），将数理统计方法运用到质量管理中来，提出通过控制生产过程的关键参数来防止质量波动，这种方法能保证生产过程中的质量控制，但无法保证药品研发源头固有的缺陷，例如在20世纪50年代发生的沙利度胺导致畸形婴儿的药害事件，原因不是生产过程质量控制出现问题，而是药品研发阶段缺少毒理的深入研究。第三阶段是质量源于设计（20世纪60年代以后），人们开始引入系统工程的概念，将药品研究、工艺开发、技术转移、商业化生产作为一个有机整体加以综合研究，实施全员、全过程质量管理。

内容 包括：一个基本原则、四项关键内容、五大管理要素。

一个基本原则 药品生产质量管理的基本原则是药品质量的持续改进，管理体系主要内容包括原料药生产质量管理、建立药品质量标准、制药生产工艺规程、制药工艺过程控制、制药安全生产、制药生产环境保护等。

四项关键内容 包括4个方面。

建立健全企业标准 企业标准分为技术标准和管理标准。技术标准主要分为原材料、辅助材料、包装材料质量标准，半成品标准、产成品标准等。原料药的质量标准是根据已批准的标准（如药典）及产品注册或研发的工艺一致性制订。管理标准包括各种书面的管理规程、工艺规程、操作规程等。原料药企业应按照药品注册批准要求的内容，执行原料药的生产过程，因此制药生产工艺规程的制定应与上报注册批准的一致。

过程管控和检验放行并行控制 随着工业化水平进步，企业的管理水平和能力都有长足进步，质量管理不再简单依赖质量检验的结果。上游原辅料、中间产品的质量管理，产品生产环节的标准化，以及仓储运输管理都是质量管理的组成部分。任何环节出现不符合质量标准的情况，都需要调查、处理，只有通过风险评估，确认没有药品质量风险后方可放行。

多层次自查管理 原料药生产企业应通过建立系统的自查管理制度，保证生产过程的规范性和可溯性。企业都会通过班组、部门、公司等不同层级的检查，对照企业制定的标准操作规程或法规进行自查，进行缺陷项分析，以此保证药品生产企业质量管理的持续改进。

系统化质量管理 质量管理需要对关键质量属性、关键工序、薄弱环节以及主要生产因素等采取的特殊管理措施和办法，实行强化管理，使工厂处于良好的控制状态，保证规定的质量要求。药品质量管理是系统工程，受到设计、制造、仓储、运输、临床应用等因素影响。

五大管理要素 包括5个方面。

人员管理 人员是药品生产质量管理工作中最重要的因素，做好这一要素的关键是做好人员的培训和管理。人员培训是人员获得技术知识、操作技能、法律意识的有效手段，通过培训可使人员掌握岗位操作技能，自觉参与企业的生产活动，培训的内容主要包括相关法律法规政策、企业文化理念，企业管理制度、标准操作程序、生产工艺规程等。培训的方式有内培、外培、岗位练兵等形式。人员管理是发挥人员能动性的重要措施，是保质保量按时完成生产任务的有力保障。

设备管理 设备的完好性是设备管理的重点，通过对设备的管理保证设备的完整性、精确性、稳定性、可靠性以及原有的优越性，对设备的管理做到以下两点：①正确使用。要做到正确合理地使用设备，首先要选配合格的操作员，操作员不仅要对设备的结构、性能、维护知识等能全面了解和掌握，还要遵循"谁使用、谁管理、谁负责"的原则。其次是保证设备在安全的运行条件下运行，每台设备都有其安全运行参数，超出参数范围，不仅容易发生事故，而且会导致设备运行精度下降，影响产品质量。②预先修理，管理人员必须按设备维护、保养规程进行日常维护保养和定期巡视检查，判断设备运行是否存在事故隐患。每台设备都有其各自的安全运行周期，管理部门要严格控制和掌握，对于达到安全运行周期的设备要及时下达停机检修指令，维护部门要按时对设备进行全面仔细地检查和维护，发现磨损配件要及时更换，以消除事故隐患。

物料管理　直接影响药品生产的进度、质量、成本。物料管理要做到以下两点：①精确投料。药品生产具有特殊性，它是按照国家药品标准规定的品种、质量、数量来投料生产的，稍有不慎产品就会发生质量问题。②节约降耗。在药品生产过程中始终存在物料的消耗，一种是有效消耗，在生产投入总量固定的情况下，有效消耗越大产品的产出率越高；一种是工艺性消耗，这是由生产工艺水平决定的，它可随工艺技术的进步逐渐降低到最低限度；一种是非工艺消耗，这是由于管理不善，操作不当造成的。为此，企业要建立合理的物料消耗定额指标并严格进行考核，要严格工艺技术控制，不断提高工艺水平，要加强生产调度管理，制定合理的生产周期，按规定储存物料和中间产品，防止物料受潮、霉变。

工艺管理　生产工艺是指导药品生产和保证产品质量的关键技术，如果不能正确执行，就不能生产出合格药品。生产工艺管理的主要内容是严格工艺制度、工艺检查和工艺监督。药品必须严格按照经批准的工艺规程生产、对投料比例、数量、提取时间、次数、生产温度、压力等一切工艺参数必须严格执行，保证各项工艺参数在生产中得到落实，并始终处于受控状态。

环境管理　药品生产环境分室外环境和洁净生产区，室外环境要做到周围无尘土、无不良气味。洁净区管理主要内容有 3 个方面：①净化系统管理，生产时要保持洁净区与非洁净区之间，不同级别洁净区间的静压差 >10Pa，同一级别不同功能间静压差 5 帕斯卡以上，同时需定期检测生产区的尘埃粒子数和微生物数符合相应级别洁净度要求。②人员和物料进出环境管理，人员和物料必须按规定的路线、方法和要求进出洁净区。人员进入洁净区要进行更衣、洗手、消毒，避免将污染物带进生产区，物料进入洁净区时要对外包装进行清洁、消毒或脱去外包装，避免对生产区的污染。③厂房设施管理，对生产区墙面、地面、设备、工具、平台及护栏等要定期清洗。

（郭永学）

yuánliàoyào shēngchǎn zhìliàng guǎnlǐ

原料药生产质量管理（good manufacturing practice of active pharmaceutical ingredients）

企业为实现所生产的原料药满足法定质量标准和预定用途，对其资源进行有计划的支配、组织和控制的一系列活动。根据产品是否有无菌检查项目，原料药分为无菌原料药和非无菌原料药，管理内容分为无菌原料药生产质量管理和非无菌原料药生产质量管理，生产质量管理核心内容包括生产工艺管理、生产设备管理、厂房设施管理、物料管理和生产过程管理等。

生产工艺管理　《药品生产质量管理规范》规定原料药必须按照注册工艺组织生产，也就是生产的起点及工序应当与上报注册批准的要求一致。药品质量标准是根据现有药典标准或产品研发的工艺来制定的，需注意的是在药品质量标准中，应特别关注原料药杂质的控制，除控制有机杂质、无机杂质、残留溶剂和催化剂外，还要考虑可能存在的元素杂质和遗传毒性杂质。原料药生产质量管理重点关注合成工艺选择、起始原料和中间体的控制、关键步骤和关键工艺参数的确定、试生产批量、结构确认、原料药质量研究、质量标准、稳定性研究等方面。

生产设备管理　原料药生产应使用密闭设备，如用敞口设备或打开设备操作，应有避免污染的措施。用同一设备生产多种中间体或原料药品种，应说明设备可共用的合理性，并有防止交叉污染的措施。设备清洁时，同一设备连续生产同一原料药或阶段性生产连续数个批次时，应间隔适当的时间对设备进行清洁，防止污染物的累积。

厂房设施管理　防止生产过程中的污染和交叉污染是原料药生产管理的关键，要针对所生产的原料药的特性来规划设计厂房设施的布局和使用。例如，生产高致敏性药品（如青霉素类）必须采用专用和独立的厂房、生产设施和设备。生产 β-内酰胺结构类药品、性激素类避孕药品必须使用独立的空气净化系统和专用设备，并与其他药品生产区严格分开。对非无菌原料药精制、干燥、粉碎、包装等生产操作的暴露环境应按 D 级洁净区的要求设置，对无菌原料药包装等工序需要在以 B 级为背景的 A 级限制进入屏障系统内生产。

物料管理　原料药工艺较复杂，物料管理要遵循《药品生产质量管理规范》的相关要求。对大宗溶媒的管理也有严格要求，原料药用有机溶媒的管理应建立收、发、存、用的管理制度，有机溶媒回收套用，需经过验证对产品没有不良影响时才可使用。对不符合质量标准的中间产品或原料药物理加工过程，如蒸馏、过滤、层析、粉碎，可返工处理，但对化学反应的返工需要进行评估，确保原料药的质量未受到生成副产物和过度反应物的不利影响。

生产过程管理　主要包含批次划分、生产过程加工精制、产品包装等方面管理。批次划分通常做法是对于连续生产的原料药，在一定时间间隔内生产的在规定限度内的均质产品为一批；对间歇生产的原料药，可由一定数量的产品经最后混合所得的在规定限度内的均质产品为一批。投料管理要求称量时应采用相应精度的衡器进行称量，称量过程必须双人复核，应将生产关键步骤的实际收率与预期收率进行比较，如发生偏差应进行调查。原料药生产多采用质量中间控制方法，一般应有中间控制和取样操作，规定控制标准、取样方法和检验规程，确保反应、加工过程处于可控状态。包装的要求是容器应当能够保护中间产品和原料药，使其在运输和规定的贮存条件下不会变质、不受污染。

（郭永学）

wújūn yuánliàoyào shēngchǎn zhìliàng guǎnlǐ

无菌原料药生产质量管理

（quality control of sterile active pharmaceutical ingredients manufacturing）　企业为实现所生产的无菌原料药满足法定质量标准和预定用途，对其资源进行有计划的支配、组织和控制的一系列活动。无菌原料药属无菌药品，其生产应严格控制微生物、微粒和内毒素的污染。

无菌原料药生产质量管理除

对人、机、料、法、环进行全面管理外，还要重视人员的培训和先进无菌制造技术的运用。人员的质量意识、无菌工艺知识、生产技能、工作态度是保证无菌药品生产的关键因素，通过培训，帮助员工树立质量风险管理理念，让每位员工深刻理解无菌药品生产必须严格按精心设计并经过验证的方法及规程进行，且要做好过程控制。无菌制药一般采用密闭生产和隔离技术防止污染，洁净生产区液体和气体尽量采用压力或重力在管道中输送，降低泵输送可能产生的微粒污染风险。粉体输送采用真空上料机或标准接口的物料转运桶，增加密闭性减少物料转运过程中暴露在空气中的机会。包装工序宜在限制进入隔离系统中进行，采用无菌连续袋或桶装技术，减少污染。生产环境的洁净度要符合无菌药品生产要求，且有日常监测。

（郭永学）

fēiwújūn yuánliàoyào shēngchǎn zhìliàng guǎnlǐ

非无菌原料药生产质量管理

（quality control of non-sterile active pharmaceutical ingredients manufacturing）　企业为实现所生产非无菌原料药满足法定质量标准和预定用途，对其资源进行有计划的支配、组织和控制的一系列活动。

非无菌原料药生产质量管理体系包括对人员、设备、物料、工艺、环境的全面管理。人员管理的重点是做好定期培训和日常管理，强化人员的法规意识，提高人员的法规意识，提高生产知识和操作技能。设备管理的重点是做好正确的使用和定期维护，正确使用设备可以减轻磨损、保持良好的性能和应有的精度，充分发挥设备正常的生产

效率和性能状态，合理维护保证设备的完整性、精确性、稳定性、可靠性。物料管理贯穿生产全过程，并涵盖原料、辅料、包材以及中间产品、待包装产品和成品的所有形式，物料管理的重点是预防污染、防止混淆，严格按标准操作规程投料、流转、存放等。生产工艺管理的重点是建立严格的工艺制度、工艺检查和工艺监督，确保各项工艺参数、操作方法在生产过程中得到落实，并始终处于受控状态。环境管理包括厂房设施管理与洁净区管理，对厂房生产区的内表面、地面、设备、工具、生产线等要定期清洗和维护，防止生产过程中的污染和交叉污染，对洁净区要有日常监测。

（郭永学）

yàopǐn zhìliàng biāozhǔn

药品质量标准

（drug quality standards of active pharmaceutical ingredients）　国家有关部门对药品质量规格及检验方法所作的技术规定。是药品生产、供应、使用、检验和管理部门共同遵循的法定依据。分为法定标准和企业标准。法定标准包括药典、国家药品监督管理部门药品标准、进口药品标准等。《中华人民共和国药典》（简称《药典》）是收录药品品种最全，权威性最高的国家级药品质量标准。

药品质量标准不是一成不变的，随着药物科学技术、分析技术的进步，药品质量标准不断完善。以《药典》为例，每5年更新1次。2020年版《中华人民共和国药典》共分为4部，第一部收载中药，包括中药药材、饮片、成方制剂；第二部收载化学药品，包括合成化学药、抗生素、生化药品以及放射性药品及其制剂等；

第三部收载生物制品及相关通用技术要求；第四部收载通用技术要求和药用辅料，包括制剂通则、检验方法、药用辅料等。

药品质量标准的内容是多样化的，依据药品品种不同有一定差别。对于化学药物而言，主要规定性状、鉴别、溶出度、含量测定、类别、规格、贮藏方法等。

药品质量标准的制定要坚持以下原则：一是坚持质量第一，充分体现安全有效、技术先进、经济合理；二是从生产、流通、使用的各个环节去考察影响药品质量的因素，有针对性地规定检测项目，切实加强对药品内在质量的控制。

（郭永学）

yàopǐn shēngchǎn gōngyì guīchéng

药品生产工艺规程（master production instruction of drug）

企业将合理的药品生产的工艺过程、操作方法、包装要求，按规定的形式制成的用来指导生产的技术文件。药品生产工艺规程是产品投产前进行生产准备和技术准备的依据，是新建或扩建工厂的原始技术资料。

药品生产工艺规程的基本内容包括3个部分。第一部分是产品说明与质量控制方法，产品说明主要叙述药品的名称、化学结构式、分子式、分子量、物理性质等；质量控制方法主要包括产品质量标准及鉴别方法、定量分析方法、杂质检查方法，杂质最高限度检验方法等。第二部分是工艺与设备资料，主要包括：①化学反应过程，按化学合成工艺路径写出主反应、副反应、辅助反应及其反应原理以及反应终点的控制方法和快速检测方法。②生产工艺流程，以生产工艺过程的化学反应为中心，用图解形式把反应、加热、冷却、过滤、蒸馏、分离、精制等理化过程加以描述。③设备一览表，列出设备名称、规格、数量、材质、电机容量等。④设备流程和设备检修，设备流程图是以设备示意图的形式表示生产过程中各设备的衔接关系。第三部分是生产控制与三废处理，主要包括：①生产工艺过程，包括配料比、生产工艺、包装工艺的工艺条件及其说明，生产过程的中间体及其理化性质和反应终点控制。②生产技术经济指标，包括生产能力、中间体、成品收率，分步收率和产品总收率，劳动生产率及成本，原辅料及中间体消耗定额。③技术安全与防火、防爆、资源综合利用和三废处理。

药品生产工艺规程的制定、审核、批准、发放及变更需按程序和要求进行。工艺规程制定的依据有两类，一类是国家法规与药品标准，如《中华人民共和国药品管理法》《药品生产质量管理规范》《中华人民共和国药典》等；一类是注册资料和工艺技术资料，如国家药品监督管理部门的产品批文、研究开发过程的技术资料、设备操作规程、设备工艺验证资料等。工艺规程由生产技术部门负责起草，组织质量管理部、工程部及各车间等相关部门进行审核，经质量负责人批准颁发执行。

药品生产工艺规程是组织生产的指导性文件，生产的计划、调度只有根据生产工艺规程安排，才能保持各个生产环节之间的相互协调，才能按计划完成生产任务。生产工艺规程更是生产准备工作的依据。从事生产组织的管理人员、生产操作人员必须严格执行。

（郭永学）

zhìyào shēngchǎn wùliào héngsuàn

制药生产物料衡算（material balance in chemical pharmaceutical processes）

利用质量守恒定律，对制药过程的物料进行平衡计算。物料衡算是能量衡算、设备工艺计算、制药过程评价和优化设计的基础。物料衡算范围可以是单个工艺设备，也可以是生产线或整个车间。

原理 制药过程虽然多种多样，但可归纳为由混合、分离和反应3种基本过程所构成，物料衡算是以实现这3种过程的设备及由它们构成的各种系统为对象。对任何封闭系统，质量是守恒的。对敞开体系，进入体系的质量和离开体系的质量差额等于体系内部质量积累。

根据质量守恒定律，有下面几种平衡关联方式用作物料平衡计算式：①总质量平衡关系。任何体系对象，虽然某一组分的质量和摩尔数不一定守恒，但其总质量是守恒的。化学反应过程中，体系中的组分质量和摩尔数会发生变化，而且许多情况下总摩尔数也发生变化，只有总质量是不变的。②组分平衡关联。在物理过程中，体系内各组分的质量和摩尔数都是守恒的。化学反应过程中，体系内不发生化学反应的惰性组分的质量和摩尔数也是守恒的。对参与化学反应的组分，须考虑该组分在反应过程中质量或摩尔数的变化，该组分进入体系的质量或摩尔数与离开体系的质量或摩尔数的差额，等于该组分质量或摩尔数的增加或消耗。③元素平衡关联。元素平衡是物料平衡的一种重要形式，其包括元素质量平衡和元素摩尔数平衡。无论是物理过程还是化学反应过程，元素平衡都是成立的。对化学反应过程，在进行物料平衡计算时，经常用到组分平衡和元素平衡，特别是当化学反应计量系数未知或很复杂，以及只有参加反应的各物质的化学分析数据时，用元素平衡最为方便，有时甚至只能用元素平衡才能解决。

方法　物料衡算的方法和步骤与衡算体系的类型有关。物料平衡体系分为两大类：一类是单元设备的物料衡算；另一类是复杂过程的物料衡算。单元设备的物料衡算体系又可分为物理过程体系和化学反应过程体系；复杂过程的物料衡算体系一般既涉及物理过程又涉及化学反应过程。各设备间的物流联系有串联、并联和循环等基本形式，这些基本形式的变化构成了各种复杂的过程。

步骤　①了解体系的特点、过程性质、未知变量情况，判断采用何种解法。②收集物性数据、操作条件数据。③画出流程图并选择体系，标注进出体系的物流。④选择计算基准并列出进出体系物流表。⑤列出各种关系式。⑥选择合适的解题方法进行解题。⑦整理计算结果并进行验算。

（郭永学）

zhìyào shēngchǎn gōngyì liúchéngtú
制药生产工艺流程图
（process flow charts in chemical pharmaceutical processes）　以图解的形式表示药物生产制备工艺流程的图形。在工艺流程设计的不同阶段，工艺流程图的深度不同，工艺流程图有工艺流程框图、设备工艺流程图、物料流程图、带控制点的工艺流程图等。

工艺流程框图　工艺流程框图是在工艺路线和生产方法确定之后，物料衡算开始之前表示生产工艺过程的一种定性图纸，是最简单的工艺流程图，其作用是定性表示出由原料变成产品的路线和顺序，包括全部的单元操作和单元反应。工艺流程框图（图1）以圆框表示单元反应，以方框表示单元操作，以箭头表示物料的流向，用文字表示单元反应、单元操作以及物料的名称。

设备工艺流程图　以设备的几何图形（参照《管道仪表流程

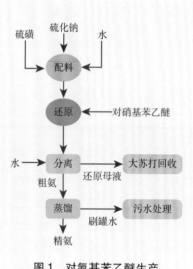

图1　对氨基苯乙醚生产工艺流程

图设计规定》HG20559-93）表示单元操作和单元反应，以箭头表示物料和载能介质的流向，用文字表示设备、物料和载能介质的名称（图2）。

物料流程图　物料衡算完毕，可在工艺流程框图或设备工艺流程图的基础上绘制物料流程图。物料流程图是初步设计的成果，编入初步设计说明书中。如图3所示，物料流程图有3个纵列，左边列表示原料、中间体和成品；中间列表示单元反应和单元操作；右边列表示副产品和"三废"排放物。每一个框表示过程名称、流程号及物料组成和数量，物料流向及其数量分别用箭头和数字表示。为了突出单元过程，可把中间列的图框绘制成双线。

带控制点的工艺流程图　又称管道仪表流程图，是用图示方法把工艺流程所需的全部设备（装置）、管道、阀门、管件和仪表及其控制方法等表示出来，是工艺设计中必须完成的图样，是施工、安装和生产过程中设备操作、运行和检修的依据。带控制

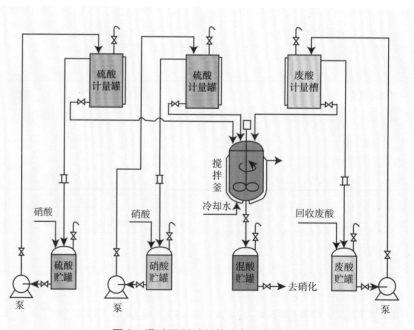

图2　混酸配制过程的设备工艺流程

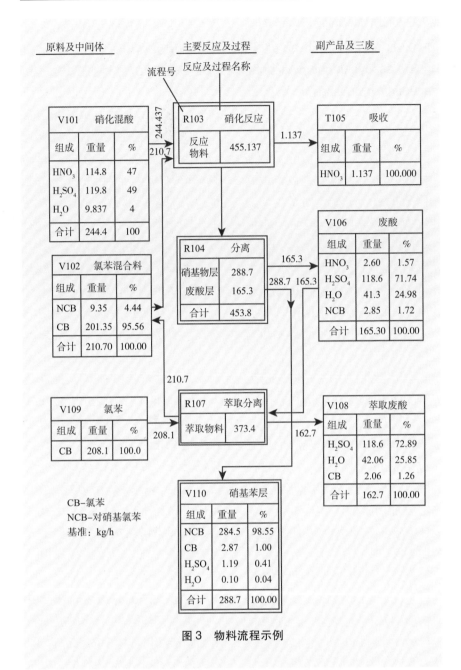

原料及中间体　　主要反应及过程　　副产品及三废

流程号

反应及过程名称

V101	硝化混酸	
组成	重量	%
HNO₃	114.8	47
H₂SO₄	119.8	49
H₂O	9.837	4
合计	244.4	100

R103	硝化反应	
反应物料	455.137	

T105	吸收	
组成	重量	%
HNO₃	1.137	100.000

244.437

210.7

1.137

V102	氯苯混合料	
组成	重量	%
NCB	9.35	4.44
CB	201.35	95.56
合计	210.70	100.00

R104	分离	
硝基物层	288.7	
废酸层	165.3	
合计	453.8	

165.3

288.7　165.3

V106	废酸	
组成	重量	%
HNO₃	2.60	1.57
H₂SO₄	118.6	71.74
H₂O	41.3	24.98
NCB	2.85	1.72
合计	165.30	100.00

210.7

V109	氯苯	
组成	重量	%
CB	208.1	100.0

208.1

R107	萃取分离	
萃取物料	373.4	

162.7

V108	萃取废酸	
组成	重量	%
H₂SO₄	118.6	72.89
H₂O	42.06	25.85
CB	2.06	1.26
合计	162.7	100.00

CB–氯苯
NCB–对硝基氯苯
基准：kg/h

V110	硝基苯层	
组成	重量	%
NCB	284.5	98.55
CB	2.87	1.00
H₂SO₄	1.19	0.41
H₂O	0.10	0.04
合计	288.7	100.00

图 3　物料流程示例

点的工艺流程图用设备图形表示单元反应和单元操作，同时，该图要能反映物料和载能介质的流向及连接；能表示生产过程中的全部仪表和控制方案；能表示生产过程中的所有阀门和管件；能反映设备间的相对空间关系。带控制点的工艺流程图的绘制一般包括 8 个步骤：①确定图幅。②绘出地面、操作台、楼层和屋顶的基准线。③一般从左至右按连接关系绘出主要单元设备，然后根据连接关系和空间关系绘出与主要设备相连的设备，如换热器、计量罐、过滤器等。绘图时应注意主要单元设备与地面、操作台屋顶基准线的关系。④依次绘出工艺管线和辅助工艺管线，同时绘出控制阀等各种管件和仪表控制点。⑤标注设备、管道及楼层高度等。⑥填写标题栏。⑦写出图例和符号说明。⑧列出设备一览表。各个行业、各个部门的带控制点的工艺流程图绘制标准会有差异，在中国设计应以中华人民共和国行业标准《管道

仪表流程图设计规定》HG20559-93 为参照准则。

（郭永学）

zhìyào gōngyì guòchéng kòngzhì

制药工艺过程控制（in-process controls in chemical pharmaceutical processes）　在药品生产过程中，为获得安全、有效、质量稳定的药品而采取的控制策略和技术措施。药品是特殊商品，药品质量关系人的生命安全，药品质量主要由原料质量和生产过程质量共同决定。药品研发需遵循质量源于设计的理念，首先确定药品关键质量属性，通过风险评估方法判定影响药品质量的关键生产因素，再通过实验设计方法优化关键生产因素的参数范围（设计空间），最后用合理控制措施，按工艺规程组织生产获得高质量产品。

工艺和设备　药物生产工艺必须严格遵守《药品生产质量管理规范》的基本要求。一般原料药生产工艺是投料、反应、结晶、过滤、洗涤、干燥和包装等工序，相应的设备为真空上料机、搅拌反应釜、结晶器、三合一设备（处理过滤、洗涤和干燥）和包装设备。药物制剂种类繁多，以常见的片剂为例，主要生产工艺是粉碎筛分、称量混合、湿法造粒、流化床干燥、压片、包衣和包装等工序，相应的设备包括粉碎机、振动筛、电子台秤、混合机、高速剪切制粒机、流化床干燥器、压片机、高效包衣机和包装机等。不论是原料药还是制剂生产，原料的关键质量属性控制和生产过程关键工艺参数控制是生产高质量产品的关键。原料药生产主要通过控制反应条件和结晶条件，来控制杂质含量和药物晶型，这两个参数对下游制剂产品的安全

性和有效性十分重要。在制剂生产中主要控制混合均匀性、中间颗粒产品的粒度以及干燥终点的含水量等，这些因素影响颗粒的流动性、机械加工性、产品剂量准确性及产品的稳定性等。

控制方法 计算机系统已经被广泛应用于制药工业的自动化生产控制与数据管理，过程分析技术是制药过程实时控制的重要手段，在制药工业中得到广泛应用研究，在监管法规允许后会得到迅速应用。常用的在线分析技术可分为光谱类、声化学计量类、实时颗粒录影显微分析类。光谱类包括红外光谱、近红外光谱、拉曼光谱、荧光检测等，特别是近红外光谱技术在原料药识别、混合均匀性、水分测定、多组分分析、包衣厚度检测等方面具有速度快、精准度高的优势。实时颗粒录影显微分析与聚光束反射测量技术结合可以实时检测化学制药结晶过程中晶核生成与晶体成长过程，有利于深入理解结晶过程，缩短结晶工艺开发时间，实现结晶生产控制。

发展方向 化学药物工业化生产发展方向是药物的连续制造，促使制药工艺过程控制向在线过程分析技术快速发展，二者有机结合将发展成为药品智能连续制造。21世纪初期，越来越多的公司开始在药品生产过程的每个工艺步骤配备在线分析仪器，以便使该工艺参数维持在预定的设计空间内，当操作条件偏离设定值时，检测器发出报警，而不是将监测器集成到闭环控制系统中。但随着新的可靠实时数据的处理技术的进步，未来将形成数据在线采集、模型预测和反馈控制的闭环工艺过程系统。

(郭永学)

zhìyào gōngyì guòchéng zàixiàn fēnxī

制药工艺过程在线分析

（in line assays in chemical pharmaceutical processes） 用化学、物理、微生物学方法，对时间、温度、压力、pH 值、晶型等工艺参数进行有效、实时监测、分析和控制，保证制药工艺稳定的在线检测技术。药物生产是由一系列化学反应或物理过程完成的，这些反应和物理过程统称为单元操作。产品质量分别来源于上游原料的质量传递和过程单元操作的质量铸造。各单元操作都赋予所加工原料或中间体的某些质量特性，要确保该过程高质量、可重复，就要控制各单元操作所投原料的质量属性和生产过程工艺条件。设计制药过程在线分析系统分为 3 步：首先确定所生产药品的质量目标和关键质量属性；其次分析生产过程影响因素，并确定关键因素的工艺参数；最后设计关键工艺参数的在线监测与控制方法。

分类 过程分析技术的基础是通过无损检测技术，能实时获取检测对象的生物学、物理或化学参数的信息以形成控制方法。这些检测方法可分为 3 类：①近线检测，样品经取样、分离，尽可能接近生产线进行测定。②在线检测，样品取自生产过程中，也可再返回生产线中的测定。③线内检测，样品不离开生产线，可以是嵌入式或非嵌入式的测定。

技术 在化学原料药生产中应用最多的是近红外光谱技术和拉曼光谱技术。例如，近红外光谱技术在合成工序可用测定有效成分和杂质的含量，监测目标物质的化学反应历程和含量变化，为工艺参数的优化提供依据；在干燥工序可以检测水分或有机溶媒含量，用于判断干燥终点；在混合工序可以用于不同组分含量测定，提供混合均匀度信息，用于判断混合终点；在包装工序可检测溶剂残留监测。拉曼光谱常用在原料药鉴别和原料药混合均匀终点判断。结晶是化学原料药制备重要工序，聚焦光束反射测量技术和颗粒录影测量技术常用于在线追踪颗粒及液滴的粒径、粒数及形状的变化。

优势 采用在线检测和控制，可缩短生产周期，防止产生不合格产品。在线检测是自动控制的前提，增强自动化控制，可建立稳健的生产工艺，减少人为误差的发生，促进连续生产，提高效率和产品质量。在线分析是在密闭条件下进行，可防止操作人员和药物的相互污染。例如，在原料药干燥过程中需要进行水分含量的测定，如果采用离线方式，需从干燥器中取样，这是个耗时且存在污染风险的过程，如果考虑到药品毒性，则要减少或取消在干燥过程中的取样。某公司采用在线近红外光谱技术，成功在一个实验室规模的干燥研究中测定细胞毒性化合物中的水分含量。实验使用近红外光谱数据，以卡尔费休水分测定仪作为参比，进行偏最小二乘法回归建模，模型在 $0\sim15\%$（W/W）水分范围，预测标准误差为 0.99%，成功用来在线检测药品的含水量，确定干燥终点，避免频繁取样导致药品污染和人员暴露中毒风险。

(郭永学)

zhìyào ānquán shēngchǎn

制药安全生产

（safety production in chemical pharmaceutical processes） 制药企业在从事生产经营活动过程中，为避免发生人员伤害和财务损失而采取的相应事故预防和控制措施，以保证从业人员的人身安全、保证生产经营活动得以顺利进行的相关活动。危险源是指可能造成人员伤害、疾病、财产损失、作业环境破坏或其他损失的根源或状态，是特定危险事件发生的可能性后果的组合。根据系统安全工程的观点，危险是指系统中存在导致发生不期望后果的可能性超过了人们的承受程度。化学制药过程典型工序包括合成、结晶、过滤、干燥、包装、溶媒回收等，安全生产措施如下。

合成工序 无论进行何种反应，车间内的电气设备必须符合防爆要求，厂房通风要好，且应采用轻质屋顶，设置天窗或风帽，尾气排放管要高出屋脊2m以上并设阻火器。反应过程应有良好的搅拌和冷却装置，严格控制反应温度、流量，防止超温、超压。反应器和管道上应安装阻火器，阻止火焰蔓延，防止回火。接触器应有泄压装置，并尽可能用自动控制、报警联锁装置。氧化反应一定要严格控制氧化剂的投料比，当以空气或氧气为氧化剂时，反应投料比应严格控制在爆炸范围以外，氧化剂的加料速度不宜过快。如果进行氢化还原反应，反应前必须用氮气置换反应器内的全部空气，经测定确认氧含量符合要求后，方可通入氢气。反应结束后，应先用氮气把氢气置换掉，才可与大气连通进行出料，以免空气与反应器内的氢气混合，引起催化剂自燃引发爆炸。如果进行硝化反应，一定要严格控制温度和加酸比例，保证充分的搅拌和冷却条件，严防因飞温而造成冲料或爆炸。不能把未经稀释的浓硫酸与硝酸混合，稀释浓硫酸时，不可将水注入酸中。硝化过程应严格控制加料速度，控制硝化反应温度。处理硝化产物时，应格外小心，避免摩擦、撞击、高温、日晒，不能接触明火、酸、碱等。管道堵塞时，用蒸汽加温疏通，不可用金属棒敲打或明火加热。

结晶工序 结晶是一个重要的制药单元操作，主要用于制备产品与中间产品、获得高纯度的纯净固体物料。结晶过程常采用搅拌装置，搅动液体使之循环流动，使物料混合均匀。结晶过程使用搅拌器要注意，当结晶设备内存在易燃液体蒸气和空气的爆炸性混合物时，要防止产生静电，避免火灾和爆炸事故的发生。避免搅拌轴的填料函漏油，因为填料函中的油漏入反应器会发生危险。例如，硝化反应时，反应器内有浓硝酸，如有润滑油漏入，则润滑油在浓硝酸的作用下氧化发热，使反应物料温度升高，可能发生冲料和燃烧爆炸。危险易燃物料不得中途停止搅拌，防止搅拌停止时，物料不能充分混匀，反应不良、热量大量积聚，当搅拌恢复时，则大量未反应的物料迅速混合，反应剧烈，往往造成冲料，有燃烧、爆炸危险。如因故障而导致搅拌停止，应立即停止加料，迅速冷却。恢复搅拌时，必须待温度平稳、反应正常后方可加料，恢复正常操作。搅拌器应定期维修，严防搅拌器断落造成物料混合不匀，最后突然反应而发生冲料，甚至爆炸起火。搅拌器应灵活，防止卡死引起电动机温升过高而起火。搅拌器应有足够的机械强度，以防因变形而与反应器器壁摩擦造成事故。

过滤工序 过滤工序安全生产措施包括若加压过滤时能散发易燃、易爆、有害气体，则应采用密闭过滤机，应用压缩空气或惰性气体保持压力，取滤渣时，应先释放压力。存在火灾、爆炸危险的工艺中，不宜采用离心过滤机，宜用转鼓式或带式等真空过滤机。如必须采用离心过滤机，应严格控制电机安装质量，安装限速装置。注意不要选择临界速度操作。

干燥工序 制药常用的干燥设备有厢式干燥器、沸腾床干燥器、喷雾干燥器等。为防止火灾、爆炸、中毒事故的发生。当干燥物料中含有燃点很低或含有其他有害杂质时必须在烘干前彻底清除，干燥室内也不得放置容易自燃的物质。干燥易燃易爆物质，应采用蒸汽加热的真空干燥箱，烘干结束后，需待温度降低后才能放进空气。用电烘箱烘烤能蒸发易燃的物质时，电炉丝应完全封闭，箱上应加防爆门。

溶媒回收工序 制药生产中常要将混合物进行分离，以实现产品的提纯和回收溶媒，对均相液体混合物，最常用的分离方法是蒸馏与精馏。对蒸馏操作，要注意在蒸馏腐蚀性液体时，防止塔壁、塔盘腐蚀，易燃液体泄露或蒸气逸出，遇明火或灼热的炉壁而燃烧。蒸馏燃点很低的液体，应注意蒸馏系统的密闭，防止因高温泄漏遇空气自燃。对高温的蒸馏系统，应注意防止冷却水突然漏入塔内，使水迅速汽化，塔内压力突然增高而将物料冲出或发生爆炸。启动前应将塔内和蒸汽管道内的冷凝水排空，然后使用。冷凝系统的冷却水或冷冻盐水不能中断，否则未冷凝的易燃蒸气逸出，使设备局部温度增高或遇明火燃烧。

包装工序 将干燥工序传递来的干料装入专用内包装袋，用专用锁口封口，贴好标签注明品名、重量、批号。包装的主要生产安全隐患在于机械伤害，需要注意操作人员培训和按操作规程组织生产。

(郭永学)

zhìyào ānquán shēngchǎn shèjì

制药安全生产设计 （safety design in chemical pharmaceutical processes）

为防止制药生产中发生灾害，从本质安全角度对制药工艺系统进行安全设计的活动。它是基于风险评估的工艺设计和设备设计的总称，最终实现对劳动者和财产的保护。

内容 在制药工艺设计过程中，首先对工艺系统和设备系统进行风险识别，找出所有风险点，然后进行风险分析和评估，对不可接受的风险要采取技术措施，降低风险级别到可接受的程度。制药安全生产设计主要包括两项内容。

物料输送及其设备安全设计 制药生产过程的物料输送借助于各种输送机械设备实现。

液态物料的输送采用位差、压差或泵，输送危险控制要点有：①输送易燃液体宜用蒸汽往复泵，如采用离心泵，则泵的叶轮应有防静电处理，以防撞击产生火花，引起爆炸。②对易燃液体，不能采用压缩空气压送，因为空气与易燃液体蒸气混合，可形成爆炸性混合物。③用各种泵类输送可燃液体时，管道内流速不应超过安全速度，且管道应有可靠的接地措施，以防静电聚集。同时要避免吸入口产生负压，防止空气进入系统导致爆炸或抽瘪设备。

气体物料的输送用压差或压缩机，输送危险控制要点是：①输送液化可燃气体用液环泵比较安全。压送可燃气体，进气入口应保持一定正压，以免吸入空气形成爆炸性混合物。②输送管路系统要有足够的强度，且安装压力表和安全阀或爆破片，避免输送管路压力增高而引起爆炸，保证安全阀泄压能将危险气体导送到安全位置。③可燃气体的管道应经常保持正压，并根据实际需要安装逆止阀、水封和阻火器等安全装置。

固体（粉体）物料的输送用机械输送和气流输送。机械输送设备有皮带输送机、斗式提升机和螺旋输送机，其共同的输送危险控制是防止输送超载，造成皮带、料斗或牵引机构损坏，造成作业人员机械伤害。粉体用真空式上料机和压送式上料机，其输送危险是产生静电火花，引起粉尘爆炸。

热量输送及其设备安全设计 传热在制药生产过程中的应用主要有创造并维持化学反应需要的温度条件、创造并维持单元操作过程需要的温度条件。制药生产中的换热在两流体之间进行，目的是将工艺流体加热或冷却。换热过程安全设计要点：①用水蒸气或热水加热时，因加热介质存在一定压力，管路设计时应安装压力表和安全阀，定期检查蒸气夹套和管道的耐压强度。②用充油夹套加热时，因加热温度高，需将加热炉门与反应设备用砖墙隔绝，防止热油泄漏失火。③电加热器的电炉丝与被加热设备的器壁之间应有良好的绝缘，以防短路引起电火花，将器壁击穿，使设备内的易燃物质或逸出的气体发生燃烧或爆炸。④直接用火加热工艺时，因设备内物料温度高，加热炉门与加热设备间用砖墙完全隔离，防止设备一旦泄漏，明火存在点燃物料，引起火灾。

应用 制药生产过程中氢化反应是风险等级很高的操作单元，安全设计内容包括：①温度和压力的报警和连锁，温度或压力过高需及时泄压，切断氢气进气阀，开启排气阀，关闭蒸气开关阀，全开冷水供水自动调节阀，并将搅拌转速开至最大。②反应物料的比例控制和连锁系统，当物料种类>1时，需多管路并联进料，因此在每股物料的管线上加装流量计用以控制物料的比例，同时流量计与进料阀连锁，当达到规定的物料量时自动切断进料阀。③发生故障需临时抢修，需紧急切断氢气进气阀门；自动开启泄压阀；关闭蒸汽阀门；全开冷水阀；将搅拌转速开至最大。④搅拌的稳定控制系统，当转速不稳定或故障时，要停止搅拌进行维修时，应切断氢气进气阀门，自动开启排气阀，关闭蒸汽开关阀，全开冷水供水调节阀。⑤氢气紧急切断系统，氢气管道上安装流量计与自动切断阀，控制氢气的流速不超过 8m/s，如遇紧急情况时切断氢气阀。⑥需加装安全阀、爆破片等安全设施，安全阀与爆破片是氢化装置安全泄放的最后一道措施。⑦氢气检测报警装置，氢化反应间内需要装可燃气体报警装置，在氢化反应间的吊顶下方及贴近地面处均需要设置可燃气体报警装置。氢化釜内装有氧浓度分析仪，氧的体积分数 ≤ 0.5%时方可进行反应。

(郭永学)

zhìyào shēngchǎn huánjìng bǎohù

制药生产环境保护 （environmental protection in chemical pharmaceutical processes）

为解决制药生产所产生的环境污染，协调制药工业发展与保护和改善生态环境之间的关系，保障人类健康和制药工业高质量发展而采取的各种行动。制药工业是关系国计民生的重要产业，但是也存在生产和"三废"治理水平较低等问题。

依据和内容 中国对环境污染的治理十分重视，先后完善和颁布了《中华人民共和国环境保护法》《中华人民共和国大气污染防治法》《中华人民共和国水污染防治法》和《中华人民共和国土壤污染防治法》等法律法规及与各种相配套的行政、经济法规和环境保护标准，形成了一套完整的环境保护法律体系。所有企业、单位和部门都要遵守国家和地方的环境保护法规，采取切实有效的措施，限期解决污染问题。新建、扩建和改造项目都必须按国家基本建设项目环境管理办法的规定，切实执行环境评价报告制度和"三同时"制度，做到先评价后建设，环保设施与主体工程同时设计、同时施工、同时投产，防止发生新的污染。在完善"三同时"申报制度、环境影响评价制度和排污收费制度的基础上，中国还推行环境保护目标责任制、城市环境综合整治定量考核、污染物排放许可证制度、污染集中控制和污染限期治理等制度。

制药生产环境保护的首选策略是从源头上消除或减少污染物的排放，即在对环境污染进行治理的同时，更要努力采取措施，从源头上消除环境污染。制药工业一方面要从技术上减少和消除对大气、土地和水域的污染，从合成路线、工艺改进、品种更新和环境控制上解决环境污染和资源短缺等问题；另一方面要全面贯彻《中华人民共和国药品管理法》，保证化学制药从原料、生产、加工、贮存、运输、销售、使用和废弃处理各环节的安全，保持制药工业持续健康发展。

分类 制药工业的生成过程既是原料的消耗过程和产品的形成过程，也是污染物的产生过程，主要产生废水、废气和废渣，简称"三废"。所用生产工艺和生产技术决定了污染物的种类、数量和毒性。首先应从生产过程入手，尽量用污染少或无污染的生产工艺，并改进污染严重的落后生产工艺；改进生产设备，加强设备管理是药品生产中控制污染源、减少环境污染的重要途径。其次通过对反应母液、反应有机溶剂、催化剂、活性炭等用制药原辅材料循环套用等措施，以消除或者减少污染物的排放；对必须排放的污染物，要积极开展综合利用，尽可能化害为利。最后考虑对污染物，进行制药生产三废处理，以实现无害化。

研究方法 针对制药生产过程的主要环节，重新设计低污染甚至无污染的工艺过程，并通过优化工艺操作条件、改进操作方法及后处理方式等措施，在提高产品质量和收率的同时，能够降低原辅料的消耗、提高资源和能源的利用率、减少污染物的种类和数量、减轻三废处理的负担以及消除或减少对环境的污染。具体方法：①重新设计反应步骤少的工艺路线，简化合成步骤以减少污染物的种类和数量。②用无毒、无害的环境友好原料代替传统的有毒、有害原料，如双（三氯甲基）碳酸酯是一种白色固体，在运输、储藏及使用过程中比较安全，在反应中1分子双（三氯甲基）碳酸酯可起到3分子光气的作用，且反应条件温和，是气体光气的理想替代品。③在生产工艺已经确定的前提下，可从改进操作方法入手，减少或消除污染物的形成。④使用新技术不仅能显著提高生产技术水平，而且有利于污染物的防治和环境保护，如生物控制技术、手性催化技术、超临界技术等的使用，都能显著提高产品的质量和收率，降低原辅料的消耗，提高资源和能源的利用率，也有利于减少污染物的种类和数量。

制药原辅材料循环套用 反应母液循环套用，可显著地减少环境污染。此外，药物生产中大量使用的各种有机溶剂、催化剂、活性炭等经处理后，均可循环套用，或反复使用。冷却水的用量占总用水量比例较大，尽可能实现水的重复利用和循环回用，以期大幅降低废水量，保护水源、控制环境污染。

制药过程中产生的废弃物也是一种"资源"，从排放的废弃物中回收有价值的物料，开展综合利用，也是控制污染的积极举措。例如，对氯苯酚是制备降血脂药氯贝丁酯的主要原料，其生产过程中的副产物邻氯苯酚是主要污染物，将其制成2,6-二氯苯酚可用作解热镇痛药双氯芬酸钠的原料，实现变废为宝。

设备的选型是否合理、设计是否恰当，与污染物的数量和浓度有很大关系。改进生产设备，加强设备管理，提高设备、管道的严密性，杜绝"跑、冒、滴、漏"现象，减少环境污染。

制药生产三废处理 对不能循环套用的污染物进行无害化处理，达到制药工业污染物排放标准，制药生产三废处理分为制药废水处理、制药废气处理和制药废渣处理。

发展方向 推动制药工业绿色改造升级，提升行业清洁生产水平。引导制药企业转变以污染物末端治理为主的管理理念，制定整体污染控制策略，研发和应用全过程控污减排技术，用循环型生产方式，淘汰落后工艺，规范生产和精细操作，减少污染物生成，提高资源综合利用水平，实现制药工业的高速发展和向中高端迈进。

（赵临襄）

zhìyào yuán fǔ cáiliào xúnhuán tàoyòng

制药原辅材料循环套用 （recycling application in chemical pharmaceutical processes）

通过将反应母液和重结晶母液直接或经适当处理后，参与下一批号反应或重结晶纯化的方法。反应母液中含未反应的原料、反应试剂、催化剂和反应溶剂，重结晶母液中含一定量的产品，实现反应母液和重结晶母液的再利用，也就是制药原辅材料的循环套用过程，可节约资源，减少或者消除污染物的排放。

在化学合成反应后处理中，分离除去粗产物后，剩余大量反应母液，其中含未反应的原料、反应试剂、催化剂、反应溶剂和后处理溶剂。重结晶纯化精制过程中，活性炭脱色，收集纯化产品后，重结晶母液中含未析出产物和杂质，反应母液、重结晶母液以及活性炭都可再利用。

将反应母液进行简单的处理。例如，溶剂回收替换，酸碱中和后，投入下一批号反应，实现循环套用，使反应原料和反应试剂得到充分利用。重结晶母液可直接循环套用，但需评估对下一批号产品质量、收率的影响。处理后的催化剂和活性炭在重新评价活性后，均可循环套用，或者反复使用。制药生产中大量使用的

各种有机溶剂，均应考虑循环套用，以降低单耗，减少环境污染。化学制药工业中冷却水的用量很大，必须考虑水的循环使用，尽可能实现水的闭路循环。

将反应母液和重结晶母液循环套用，可显著减少污染物，减轻三废处理的压力。例如，在氯霉素合成中，对硝基-α-氨基苯乙酮盐酸盐在乙酸酐/乙酸钠体系中发生乙酰化反应，将反应母液按乙酸钠含量进行计量，直接应用于下一批反应，避免了回收乙酸钠过程中蒸发、结晶、过滤等操作，减少了废水处理量。母液中含有乙酰化产物，母液循环套用还可提高收率。

（赵临襄）

zhìyào shēngchǎn sānfèi chǔlǐ

制药生产三废处理 （industrial wastes control of chemical drugs）

用物理、化学及生物方法对制药生产排放的污染物进行综合利用和无害化处理的系统工程。按物理状态制药生产排放的污染物分为废水、废气及废渣3类，简称"三废"。制药工业的生产过程既是原料的消耗过程和产品的形成过程，也是"三废"产生的过程，其生产工艺决定了"三废"的种类、数量和毒性。

制药工业是中国国民经济的重要组成部分，对中国经济总量的高速增长做出重要贡献，但也造成比较严重的环境污染。为贯彻《中华人民共和国环境保护法》，防治环境污染，保障生态安全和人类健康，促进制药工业生产工艺和污染治理技术的进步，2008年国家生态环境部首次颁布《制药工业水污染物排放标准》，包括发酵类、化学合成类、提取类、中药类、生物工程类和混装制剂类6个系列，是国家强制性

标准，之后在2012年国家又颁布指导性文件《制药工业污染防治技术政策》。

化学制药工业排出的污染物有毒性、刺激性和腐蚀性，这也是工业污染的共同特征。这些污染物还有组分多、数量大、间歇排放、pH值不稳定、化学需氧量高等特点，上述特点与防治措施的选择有直接的关系。

分类　根据"三废"处理对象的不同，制药生产三废处理分为制药废水处理、制药废气处理和制药废渣处理。制药废水主要来源于废母液、反应残液、蒸馏残液、清洗液、废气吸收液、废渣稀释液、排入下水道的污水及生产系统中出现的跑、冒、滴、漏的各种料液等。制药废气主要包括含尘废气、含无机污染物废气和含有机污染物废气。制药废渣来源较多，如生产中产生的有机或无机物的废物、脱色产生的废活性炭、氧化和还原反应产生的锰泥和铁泥、废水处理产生的污泥等。

研究内容　在制药工业产生的污染物中，以制药废水的数量最大，种类最多最复杂，危害最严重，对生产可持续发展的影响也最大。在制药废水中，化学制药产生的废水是制药废水处理的重点和难点。处理分为一级、二级和三级处理，将废水中的污染物进行分离，或将其转化为无害的物质，使废水满足污染控制指标，进行排放。制药废气具有种类繁多、组成复杂、数量大、危害严重等特点，必须进行综合治理，以免危害操作者健康，造成环境污染。制药废渣的来源很多，组成复杂，且大多含高浓度有机污染物，有些还是剧毒、易燃、易爆物质，必须对药厂废渣进行

适当的处理。

发展方向　化学制药工业的生产过程既是原料的消耗过程和产品的形成过程，也是污染物的产生过程。制药生产工艺决定了污染物的种类、数量和毒性。防治污染首先应从合成路线入手，尽量用低污染或无污染的生产工艺，淘汰污染严重的落后生产工艺；在生产过程中用新技术，在提高资源和能源利用率的同时，既要减少污染物的种类和数量，又要减少或消除污染物的排放。其次，大多药物合成过程都存在副反应，产物不可能从反应混合物中完全分离出来，将反应母液循环套用或经过适当处理后套用，可以有效地减少"三废"的产生。同时必须排放的废弃物也是一种资源，从排放的废弃物中回收有价值的物料，开展综合利用，尽可能化害为利。

制药生产过程中"三废"处理，首先需考虑如何减少"三废"的产生，其次才考虑针对不同的废液、废气和废渣用合理处理方法对污染物进行无害化处理。

（赵临襄）

zhìyào fèishuǐ chǔlǐ

制药废水处理 （waste water control in chemical pharmaceutical processes）　将制药废水中的污染物分离出来，或将其转化为无害物质，使废水得到净化，达到排放标准的技术手段。是一种制药生产三废处理方法。

原理和方法　用物理作用、化学反应和生物方法对制药废水进行净化。物理作用方法是利用沉降、气浮、过滤、离心、蒸发、浓缩等物理作用，将废水中呈悬浮状态的污染物分离出来，在分离过程中不改变其化学性质。化学反应方法是用中和、凝聚、氧

化和还原等化学反应原理分离、回收废水中各种形态的污染物。生物方法是用微生物的代谢作用，使废水中呈溶解和胶体状态的有机污染物转化为稳定、无害的物质，如水、二氧化碳和甲烷等。

制药废水处理的方法很多，按作用原理分为物理法、化学法、物理化学法和生物法。物理法是用物理作用将废水中呈悬浮状态的污染物分离出来，在不改变其化学性质，如沉降、气浮、过滤、离心、稀释、蒸发、浓缩等。化学法是利用化学反应原理分离、回收废水中各种形态的污染物，如中和、凝聚、氧化和还原等，常用于有毒、有害废水的处理。物理化学法是综合利用物理和化学作用除去废水中的污染物，如吸附法、离子交换法和膜分离法等。生物法是利用微生物的代谢作用，使废水中呈溶解和胶体状态的有机污染物转化为稳定、无害的物质，如水、二氧化碳和甲烷等，可去除废水中的大部分有机污染物。

应用　制药废水种类多，按成分大体分为含悬浮物或胶体废水、酸碱性废水、含无机物废水和含有机物废水，应根据制药废水的成分选择适当的废水处理方法。废水中所含的悬浮物一般可通过沉淀、过滤或气浮等物理法除去。酸碱性废水直接排放不仅会造成排水管道腐蚀和堵塞，而且会污染环境和水体。对浓度较高的酸性或碱性废水应尽量考虑回收和综合利用，回收后的剩余废水或浓度较低、不易回收的酸性或碱性废水均需用化学法中和至中性，若中和后的废水水质符合国家规定的排放标准，则可直接排入下水道，否则需进一步处理。制药废水中所含无机物通常

为卤化物、氰化物、硫酸盐以及重金属离子等，常用的处理方法有稀释、浓缩等物理法和各种化学处理法。对不含毒物又不易回收利用的无机盐废水可用稀释法处理，较高浓度的无机盐废水应首先考虑回收和综合利用；对含有氰化物、氟化物的废水一般可用各种化学法进行处理。废水中常见的重金属离子包括汞、镉、铬、铅、镍等离子，此类废水的处理方法主要为化学沉淀法，即向废水中加入沉淀剂，使废水中的重金属离子转化为难溶于水的物质而沉淀，从废水中分离出来。

在化学制药厂排放的各类废水中，含有机物废水的处理是最复杂、最重要的问题。此类废水中所含的有机物一般为原辅材料、产物和副产物等，无害化处理前，应尽可能考虑回收和综合利用，常用的回收和综合利用方法有蒸馏、萃取和化学处理等。对成分复杂、难回收利用或经回收后仍不符合排放标准的有机废水，则需用生物法进行无害化处理。

由于制药废水的特殊性，仅用1种方法一般不能将废水中的所有污染物除去。在废水处理中，常需组合几种处理方法，形成处理流程。一般遵循先易后难、先简后繁的规律，即先用物理法除去漂浮物和悬浮固体，再用化学法和生物法等，使废水达到排放标准。

（赵临襄）

zhìyào fèiqì chǔlǐ

制药废气处理 （waste gas control in chemical pharmaceutical processes）　将制药废气中的污染物分离出来，或将其转化为无害物质，使废气得到净化，达到排放标准的技术手段。是一种制药生产三废处理方法。

原理 制药废气处理过程包含物理作用、化学反应和生物过程。物理作用过程是利用机械力、洗涤、过滤等物理作用除去废气中呈悬浮状态的污染物，或冷凝、吸收、吸附等物理过程除去废气中无机污染物和有机污染物，在这些分离过程中污染物的化学性质保持不变。化学反应过程是利用化学吸附、燃烧、催化等化学原理，而生物过程则利用微生物的代谢作用，两者均可改变废气中无机污染物和有机污染物的化学性质，实现无害化处理。

方法 制药废气分为3类，即含尘（固体悬浮物）废气、含无机污染物废气和含有机污染物废气。根据废气种类的不同，处理的方法也不相同。含尘废气主要来自粉碎、碾磨、筛分等机械过程所产生的粉尘，以及锅炉燃烧所产生的烟尘等。常用的除尘方法有3种，即机械除尘、洗涤除尘和过滤除尘。机械除尘是利用机械力（重力、惯性力、离心力）将固体悬浮物从气流中分离出来。洗涤除尘是用水（或其他液体）洗涤含尘气体，利用形成的液膜、液滴或气泡捕获气体中的尘粒，使尘粒随液体排出。过滤除尘是使含尘气体通过多孔材料，将气体中的尘粒截留下来，使气体得到净化。

制药废气中，常见的无机污染物有氯化氢、硫化氢、二氧化硫、氮氧化物、氯气、氨气和氰化氢等，这一类废气的主要处理方法有吸收法、吸附法、催化法和燃烧法等，以吸收法最常用。吸收法是利用气体混合物中不同组分在吸收剂中的溶解度不同，或与吸收剂发生选择性化学反应，将有害组分从气流中分离出来。

含有机污染物废气的一般处理方法主要有5种。①冷凝法：通过冷却，使废气中所含的有机污染物凝结成液体而分离出来。②吸收法：选用适宜的吸收剂和吸收流程，除去废气中所含的有机污染物是处理含有机物废气的有效方法。用于处理有机污染物含量较低或沸点较低的废气，并可回收一定量的有机化合物。③吸附法：将废气与大表面多孔性固体物质（吸附剂）接触，使废气中的有害成分吸附，达到净化气体的目的。④燃烧法：在有氧条件下，将废气加热到一定温度，使其中可燃污染物发生氧化燃烧或高温分解而转化为无害物质。⑤生物法：利用微生物的代谢作用，将废气中所含的污染物转化成低毒或无毒的物质。

应用 对含尘废气的处理，由于尘粒的粒径分布范围较广和各种除尘装置的优缺点，常将两种或多种不同性质除尘器组合使用。例如，干燥氯霉素成品时，排出气流中含一定量氯霉素粉末，尘粒的粒径分布范围较广，使除尘难度较大，而将多种除尘装置联用，可明显提高除尘效果。含有氯霉素粉末的废气首先经两只串联的旋风除尘器除去大部分粉末，再经一只袋式除尘器滤去粒径较小的细粉，未被袋式除尘器捕获的粒径极细的粉末经鼓风机出口处的洗涤除尘器而除去。无机废气中常见的污染物一般都可选择适宜的吸收剂和吸收装置处理，并可回收有价值的副产物。例如，用水吸收废气中的氯化氢可获一定浓度的盐酸；用水或稀硫酸吸收废气中的氨气可获一定浓度的氨水或铵盐溶液；含氰化氢的废气可先用水或液碱吸收，再用氧化、还原及加压水解等方法进行无害化处理；含二氧化硫、硫化氢、二氧化氮等酸性气体的废气，一般可用氨水吸收，用作农肥或其他需要。

（赵临襄）

zhìyào fèizhā chǔlǐ

制药废渣处理 （waste residue control in chemical pharmaceutical processes）

将无法综合利用或经综合利用后的制药废渣进行无害化处理，使其得到净化，达到排放标准的技术手段。是一种制药生产三废处理方法。

制药废渣是指在制药过程中产生的固体、半固体或浆状废物。废渣的处理方法主要有6种。①化学法：利用废渣中所含污染物的化学性质，通过化学反应将其转化为稳定、安全的物质。②焚烧法：废渣与过量的空气在焚烧炉内进行氧化燃烧反应，使废渣中所含污染物在高温下氧化分解而破坏。③热解法：在无氧或缺氧的高温条件下，使废渣中的大分子有机物裂解为可燃的小分子燃料气体、油和固态碳等。④生物法：利用微生物的代谢作用将废渣中的有机污染物转化为简单、稳定的化合物，达到无害化的目的。⑤湿式氧化法：在高压和150~300℃的条件下，利用空气中的氧对废渣中的有机物进行氧化，达到无害化的目的，整个过程在有水的条件下进行。⑥填埋法：将一时无法利用又无特殊危害的废渣埋入土中，利用微生物的分解作用使其中的有害物质降解。

废渣中常有相当一部分是未反应的原料或反应副产物，在对废渣进行无害化处理前，应回收和综合利用。许多废渣经过某些技术处理后，可回收得到有价值的资源。例如，废钯-炭催化剂首先用焚烧法除去炭和有机物，然后用甲酸将钯渣中的钯氧化物还原成粗钯。粗钯再经王水溶解、水溶、离子交换除杂等步骤制成氯化钯。经综合利用后的残渣或无法进行综合利用的废渣，用适当方法进行无害化处理。例如，铬渣中常含可溶性的六价铬，对环境有严重危害，可用还原剂将其还原为无毒的三价铬，达到消除六价铬污染的目的。再如，将含氰化合物加到氢氧化钠溶液，再用氧化剂使其转化为无毒的氰酸钠；或加热回流数小时后，加入次氯酸钠使氰基转化成二氧化碳和氮气，达到无害化的目的。

(赵临襄)

huàxué yàowù

化学药物 (chemical drugs)

一类对疾病有预防、治疗和诊断或对机体生理功能有调节作用又有确切化学结构的物质。是数量最大、应用最广的药物。化学药物以化合物为物质基础，以药物发挥的功效（生物效应）为应用基础。

化学药物的分类有多种方法，根据来源可分为无机矿物药物、有机合成药物、天然产物药物和抗生素等；也根据化学结构进行分类、根据作用机制分类、根据治疗领域分类等。根据化学结构分类会打乱药物的治疗领域，一般不会采用。

常用的分类方法是作用机制分类和治疗领域分类。化学药物分为：化学治疗药物、中枢神经系统药物、外周神经系统药物、循环系统药物、消化系统药物、呼吸系统药物、泌尿系统药物、内分泌系统药物、炎症和变态反应药物、维生素等。①化学治疗药物：指对微生物感染、寄生虫病及恶性肿瘤有防治作用的化学药物，包括：抗生素、合成抗菌药、抗结核药、抗真菌药、抗病毒药物、其他抗感染药、抗寄生虫药、抗肿瘤药。②中枢神经系统药物：包括中枢神经系统抑制药和中枢兴奋药。中枢神经系统抑制药是指对中枢神经系统产生抑制作用的药物，如镇静催眠药、抗焦虑药、抗癫痫药、抗精神失常药、神经退行性疾病治疗药、镇痛药等；中枢兴奋药是能提高中枢神经系统活动功能的药物，如抗抑郁症药等。③外周神经系统药物：包括传入神经系统药物和传出神经系统药物。传出神经系统是以乙酰胆碱、肾上腺素、组胺等神经递质发挥相应功能的，传出神经系统药物可分为拟胆碱药、抗胆碱药、肾上腺素受体激动剂和肾上腺素受体阻断剂。组胺作为一种重要的"神经化学递质"，存在于哺乳动物的几乎所有组织，发挥一系列复杂的生理作用，属抗变态反应药和抗溃疡药。传入神经系统药物，如局部麻醉药能在用药局部可逆性地阻断感觉神经冲动的发生和传导，在意识清醒的条件下引起感觉消失或麻醉，是一类重要的外周神经系统用药。④循环系统药物：主要是指血液循环系统（血液、血管和心脏）进行调节的药物。循环系统药物主要包括抗心律失常药、抗心力衰竭药、抗心绞痛药、抗高血压药、调血脂药、抗血栓药等。利尿药是增加尿量的药物，可通过减少血液容量降低血压，有时也归于抗高血压药物。⑤泌尿系统药物：包括利尿药、良性前列腺增生治疗药物、抗尿失禁药物、勃起功能障碍治疗药物等。⑥呼吸系统药物：主要是用于消除或缓解呼吸道症状的药物，如平喘药、镇咳祛痰药等。⑦消化系统药物：主要用于治疗消化道症状的药物，如抗溃疡药、胃动力药、镇吐药等。⑧炎症和变态反应药物：主要包括非甾体抗炎药、解热镇痛药、抗痛风药、抗变态反应药。⑨内分泌系统药物：主要是与人体激素调节有关的药物，包括甾体激素类药、降血糖药物、骨质疏松治疗药等。⑩维生素：是维持人类机体正常代谢功能所必需的微量营养物质，作用于机体的能量转移和代谢调节。

(尤启冬)

kàngshēngsù

抗生素 (antibiotics)

某些细菌、放线菌、真菌的次级代谢产物或用化学方法合成的结构类似物。在较低浓度下对某些生物体，特别是病原菌微生物和寄生虫有抑制或杀灭作用，而对宿主不产生严重的毒副作用。

第一个来自天然的抗生素药物青霉素应用开启了抗生素的时代。20世纪40—60年代，发现了许多天然抗生素，如链霉素、金霉素、红霉素。但应用中逐步发现天然抗生素化学稳定性差、抗菌谱窄、毒副作用大等缺点，20世纪五六十年代开始，人们对天然抗生素进行结构修饰，开发出大量结构类似物，即半合成抗生素，并在临床上得到广泛使用，如氨苄西林、阿莫西林、头孢噻肟、头孢他啶、罗红霉素、阿奇霉素、阿米卡星、多西环素等。和天然抗生素相比较，半合成抗生素增加了稳定性，降低了毒副作用，扩大了抗菌谱，减少了耐药性，改善了药物代谢动力学性质，提高了治疗效果。

大多数抗生素用于治疗细菌感染性疾病，某些抗生素具有抗肿瘤（见抗肿瘤抗生素）、抗病毒、抗立克次体、免疫抑制、刺激植物生长等作用。

抗生素通过抑制细菌细胞壁的合成（如青霉素类和头孢菌素类）、损伤细菌细胞膜（如多黏菌素B）、破坏细菌蛋白质合成（如大环内酯类、氨基糖苷类、四环素类）、抑制细菌核酸合成（如利福平）等而发挥抗菌作用。

抗生素的种类繁多，结构复杂。按化学结构特点主要分为：β-内酰胺类抗生素、大环内酯类抗生素、氨基糖苷类抗生素、四环素类抗生素。

(毕小玲)

β-nèixiān'ànlèi kàngshēngsù

β-内酰胺类抗生素 （β-lactam antibiotics）

分子中含4个原子组成β-内酰胺环的抗生素。是临床上使用广泛、用量较大的一类治疗细菌感染性疾病的抗生素类药物，有抗菌活性强、毒性低、临床适应证广及疗效好等优点。

β-内酰胺环是该类抗生素发挥抗菌活性的必需基团，也是导致其不稳定的基团。一方面β-内酰胺抗生素在和细菌作用时，β-内酰胺环开环与细菌发生酰化作用，抑制细菌的生长繁殖。另一方面，β-内酰胺环是四元环，其张力比较大，因此该类抗生素的化学性质不太稳定，容易发生开环而导致失活。

根据β-内酰胺环是否和其他杂环稠合以及所稠合杂环结构的不同，β-内酰胺类抗生素的基本母核主要有青霉烷、青霉烯、碳青霉烯、氧青霉烷、青霉烷砜、头孢烯、碳头孢烯、氧头孢烯和单环β-内酰胺等，结构见图1。

临床上常用的β-内酰胺类抗生素按母核结构的不同，分为经典的β-内酰胺类抗生素和非经典的β-内酰胺类抗生素两大类，经典的β-内酰胺类抗生素包括青霉素类药物和头孢菌素类药物，非经典β-内酰胺类抗生素包括碳青霉烯类（如亚胺培南）、单环β-内酰胺类（如氨曲南）、氧青霉烷类（如克拉维酸）和青霉烷砜类（如舒巴坦）等，其中，氧青霉烷类和青霉烷砜类是β-内酰胺酶抑制剂的主要结构类型。各类药物的结构通式见图2。

针对β-内酰胺抗生素结构不同，在其结构中引入不同的R基团可得到半合成β-内酰胺抗生素。

β-内酰胺类抗生素通过抑制黏肽转肽酶，抑制细菌细胞壁的合成，使细菌细胞不能定型和承受细胞内的高渗透压而裂解死亡。细菌细胞壁的主要成分是黏肽（有网状结构的含糖多肽），是N-乙酰葡萄糖胺和N-乙酰胞壁酸交替组成线状的聚糖链短肽，再在黏肽转肽酶的催化下经转肽（交联）反应形成网状结构的黏肽。β-内酰胺类抗生素与黏肽转肽酶的底物D-丙氨酰-D-丙氨酸的末端有相似的空间构象，使黏肽转肽酶识别错误，能竞争性地和酶的活性中心形成共价键，产生不可逆的抑制作用。人体细胞没有细胞壁，故β-内酰胺类抗生素对人的毒性很小。

(毕小玲)

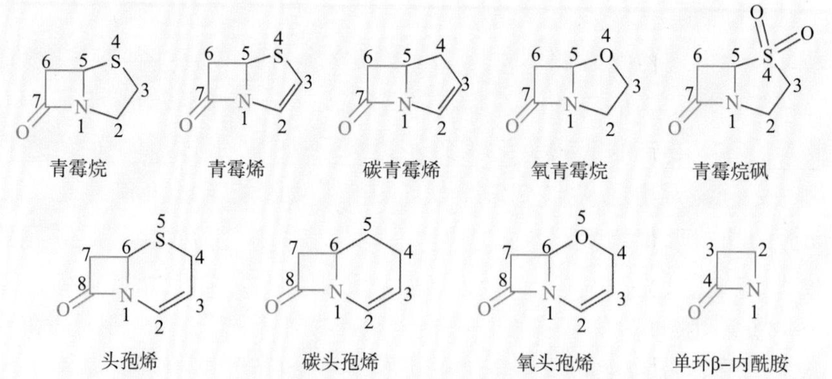

图1　β-内酰胺类抗生素基本母核的结构

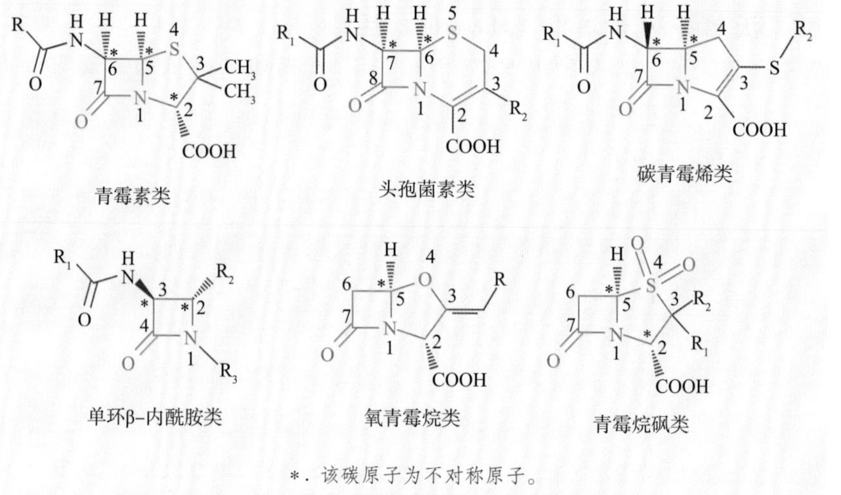

*. 该碳原子为不对称原子。

图2　常见的β-内酰胺类抗生素的结构通式

qīngméisùlèi yàowù

青霉素类药物 （penicillins）

含青霉烷基本母核的 β-内酰胺类抗生素。包括天然的青霉素及半合成的青霉素衍生物，其结构通式见图1。

结构特点 ①母核由四元的 β-内酰胺环和五元的氢化噻唑环稠合而成，两个环不共平面，沿 N-1-C-5 轴折叠。②2 位含有羧基，可形成水溶性的钠盐或钾盐，也可与有机碱成盐，以提高稳定性。③6 位上连有结构不同的酰胺侧链。④母核中有 3 个手性碳原子，只有绝对构型为 2S，5R，6R 的异构体才具有抗菌活性；此外，抗菌活性还与 6 位酰胺侧链中手性碳原子的构型有关。

化学特性 从青霉菌培养液和头孢菌素发酵液中得到的天然青霉素有多种，其中以青霉素 G 的作用最强，产量最高，有临床应用价值。通常所说"青霉素"实际上是指青霉素 G 又称为苄基青霉素 （benzylpenicillin），是第一个用于临床的天然抗生素，其结构见图2。青霉素是 1928 年由伦敦大学的细菌学家弗莱明（Alexander Fleming）发现的，并在牛津大学的生物化学家钱恩（Ernst Boris Chain）和病理学家霍华德·沃尔特·弗洛里（Howard Walter Florey）等人的共同努力下，于 20 世纪 40 年代初用于临床。青霉素的发现和临床应用有

*. 该碳原子为不对称原子。

图 1 青霉素类药物的结构通式

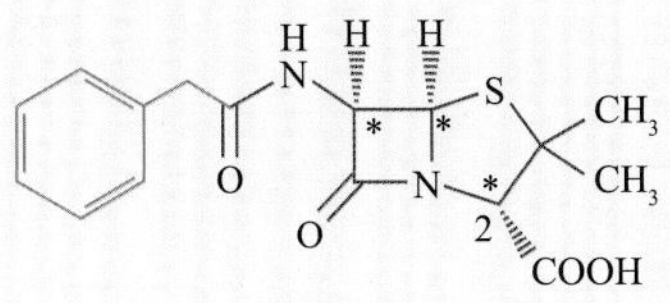

*. 该碳原子为不对称原子。

图 2 青霉素 G 的结构式

划时代的意义。青霉素 G 虽然可全合成，但其成本无法与生物发酵相比。

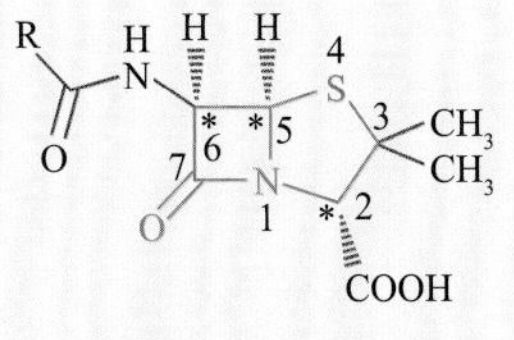

青霉素 G 为有机弱酸（pK_a 2.65~2.70），不溶于水，临床上常将其 2 位的羧基做成钠盐或钾盐以增加水溶性。钠盐的刺激性比钾盐小，故临床使用较多。但青霉素 G 钠的水溶液在室温下不稳定，易发生分解，故临床上常用其粉针剂，注射前现配。

青霉素 G 结构中四元 β-内酰胺环和五元氢化噻唑环的张力均较大，加上 β-内酰胺环和氢化噻唑环两个环不共平面，沿 N-1-C-5 轴折叠的原因，β-内酰胺环中的羰基和氮上的孤对电子不能共轭，易受亲核或亲电性试剂的进攻，使 β-内酰胺环发生开环。青霉素 G 在酸，碱条件下或 β-内酰胺酶存在下，结构中的 β-内酰胺环易发生水解或分子重排而失去抗菌活性。

在强酸条件下或升汞（氯化高汞）的作用下，β-内酰胺环发生裂解，首先生成青霉酸，并进一步水解生成青霉醛酸和 D-青霉胺，青霉醛酸不太稳定，会脱去羧基而生成青霉醛。另一途径为青霉酸先脱二氧化碳生成青霉噻唑酸，再分解为 D-青霉胺和青霉醛。在 pH=4 的弱酸溶液中和室温条件下，侧链上羰基氧原子上的孤对电子可亲核进攻 β-内酰胺环的羰基，再经重排生成青霉二

酸，进一步可分解为 D-青霉胺和青霉醛。青霉素 G 的酸不稳定性见图3。

在碱性条件下或在某些酶（如 β-内酰胺酶）的作用下，青霉素 G 结构中的 β-内酰胺环会受到碱性基团或酶中的亲核性基团的进攻而生成青霉酸，青霉酸遇热易失去二氧化碳，生成青霉噻唑酸，再分解为 D-青霉胺和青霉醛。青霉素 G 的碱和酶不稳定性见图4。

用途 青霉素 G 临床上主要用于治疗革兰阳性菌（如链球菌、葡萄球菌、肺炎球菌等）所引起的全身或严重的局部感染。在长期临床应用中，青霉素也暴露出许多缺点，如对酸不稳定而不能口服，只能注射给药；制备过程中会带入一些杂蛋白，易产生严重的变态反应，使用前需严格按要求进行皮试等。

青霉素 G 钠注射给药后，快速吸收的同时，也很快以游离酸的形式经肾排出，故作用时间较短。酸性药物丙磺舒可竞争性抑制青霉素 G 在肾小管的分泌，增加其血药浓度，延长其作用时间，因此常将青霉素 G 和丙磺舒合用。

半合成青霉素类药物 青霉素 G 对酸不稳定，在胃酸条件下可导致侧链酰胺键水解和 β-内酰胺环开环而失活，故青霉素不能口服，常做成钠盐用肌内注射给药。青霉素 G 对碱也不稳定，其钠盐需做成粉针剂使用。青霉素抗菌谱较窄，对革兰阳性菌的作用强，对大多数革兰阴性菌无效；某些细菌会产生 β-内酰胺酶使青霉素降解而产生耐药性。

为了克服青霉素 G 不耐酸、不耐酶、抗菌谱窄等缺点，人们对青霉素 G 进行了广泛的结构修饰，以 6-氨基青霉烷酸（利用微

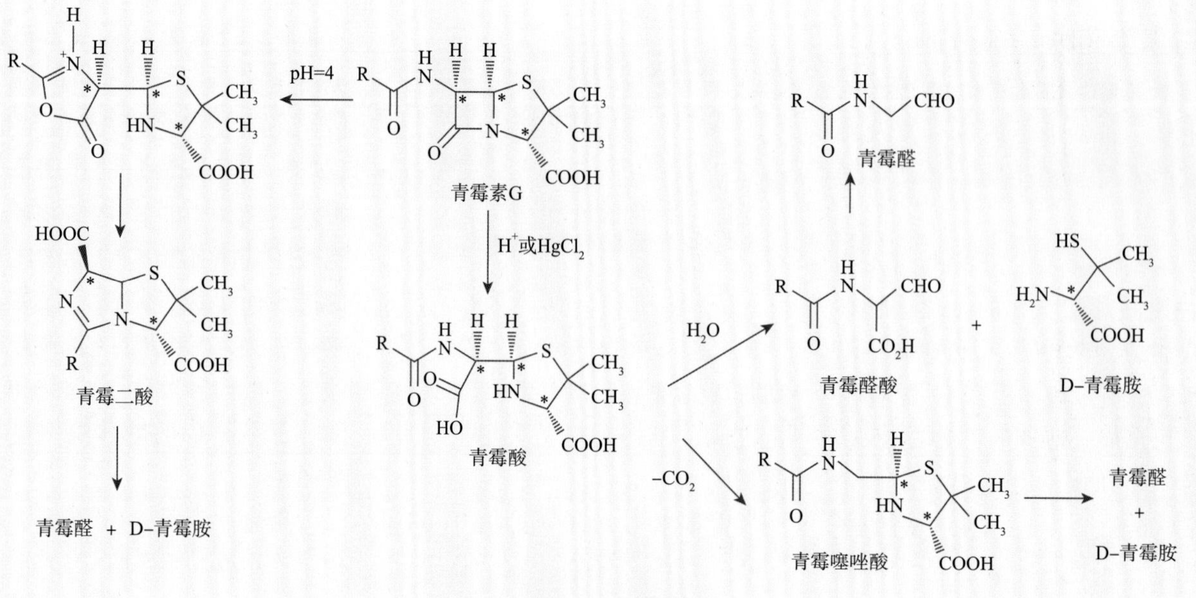

*. 该碳原子为不对称原子。

图3 青霉素 G 的酸不稳定性

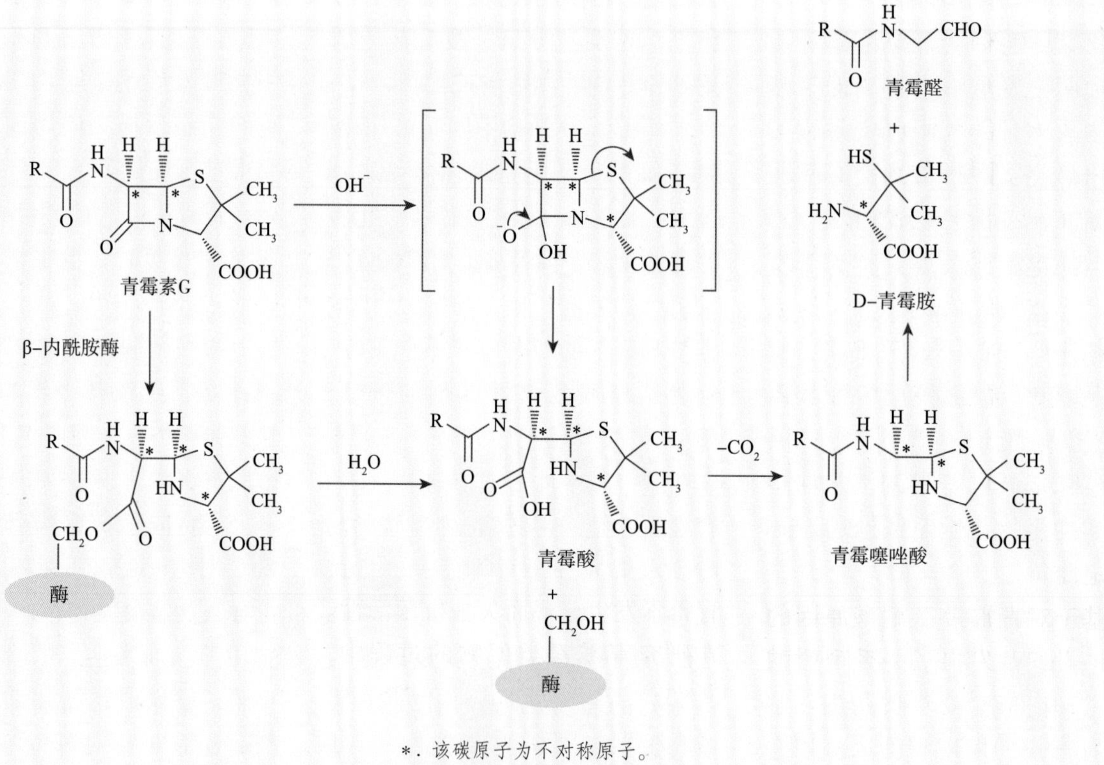

*. 该碳原子为不对称原子。

图4 青霉素 G 的碱和酶不稳定性

生物产生的青霉素酰化酶裂解青霉素 G 得到，结构见图5）为原料，合成出大量的侧链结构各不相同的半合成青霉素类衍生物，从中开发出 40 多种药物在临床上应用，按性能大致可分为：耐酸半合成青霉素、耐酶半合成青霉

*. 该碳原子为不对称原子。

图5 6-氨基青霉烷酸的结构式

素和广谱半合成青霉素。

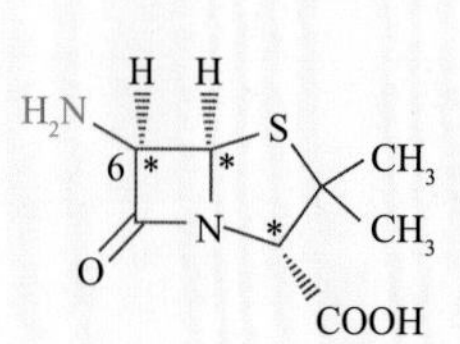

构效关系 随着半合成青霉素类药物的发展，人们也总结出该类药物的构效关系（图6），对半合成青霉素的研究有一定指导作用。

（毕小玲）

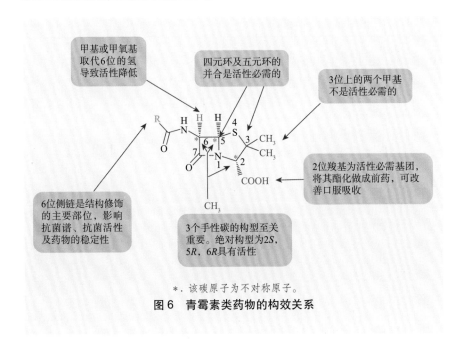

图6 青霉素类药物的构效关系

甲基或甲氧基取代6位的氢导致活性降低

四元环及五元环的并合是活性必需的

3位上的两个甲基不是活性必需的

2位羧基为活性必需基团，将其酯化做成前药，可改善口服吸收

3个手性碳的构型至关重要。绝对构型为2S，5R，6R具有活性

6位侧链是结构修饰的主要部位，影响抗菌谱、抗菌活性及药物的稳定性

*. 该碳原子为不对称原子。

耐酸半合成青霉素 （acid-resistant semisynthetic penicillins）

在青霉素的6位酰胺侧链中引入在羧基α位含有O、N、X等电负性原子或基团所得到的对酸稳定、可口服的半合成青霉素。

青霉素V是一种不易被胃酸破坏、可口服的天然抗生素，结构见图1。其结构与青霉素G的差别在于6位酰胺基上连接的苯氧甲基为吸电子基团，可降低酰胺羧基氧上的电子云密度，减弱了分子内重排，从而增加了对酸的稳定性。

基于对青霉素V耐酸原因的认识，人们开发出了一系列耐酸的可口服的半合成青霉素，常用

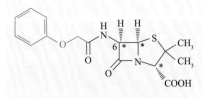

*. 该碳原子为不对称原子。

图1 青霉素V的结构式

药物包括阿度西林、非奈西林和丙匹西林等（表1），这些药物的结构特点是6位侧链中酰胺羧基的α碳上都含有吸电性的取代基。

（毕小玲）

耐酶半合成青霉素 （enzyme-resistant semisynthetic penicillins）

在青霉素的6位酰胺侧链中引入体积较大的基团所得到的对β-内酰胺酶稳定的半合成青霉素。

细菌对青霉素产生耐药的原因之一是其产生的β-内酰胺酶使青霉素发生分解而失去抗菌活性。在研究青霉素类似物的过程中，人们发现将青霉素6位侧链中的苄基换成三苯甲基所得到的衍生物（三苯甲基青霉素）对β-内酰胺酶很稳定，可能源于三苯甲基有较大的空间位阻，且苯基和β-内酰胺环的羧基直接相连，阻碍了药物分子与酶活性中心的结合，也限制了三苯甲基与羧基间的单键旋转，降低了药物分子与酶活性中心作用的适应性。

基于此，人们合成了一系列

侧链中含有较大体积取代基的耐酶半合成青霉素，代表药物包括苯唑西林等，常用药物包括甲氧西林、氯唑西林、双氯西林、美西林等（表1）。

（毕小玲）

běnzuòxīlín

苯唑西林 （oxacillin） 化学名为（2S，5R，6R）-3，3-二甲基-6-[（5-甲基-3-苯基-1，2-噁唑-4-甲酰基）氨基]-7-氧代-4-硫杂-1-氮杂双环[3.2.0]庚烷-2-甲酸，临床上常用其钠盐。结构式见图1。

苯唑西林是利用生物电子等排原理对甲氧西林结构改造而得到的半合成青霉素，以异噁唑环代替甲氧西林侧链中的苯环，同时在其3和5位分别以苯环和甲基取代，其中苯环兼有吸电子和空间位阻的作用，该药物不仅能耐酶，还能耐酸，抗菌作用也较强。

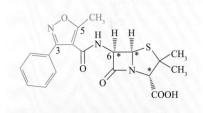

*. 该碳原子为不对称原子。

图1 苯唑西林的结构式

苯唑西林是第一个用于临床的既耐酶又耐酸的半合成青霉素，对产酶的葡萄球菌有良好的抗菌活性，对各种链球菌及不产酶的葡萄球菌的抗菌活性则弱于青霉素G。

苯唑西林在肝、肾、肠、脾、胸腔积液和关节腔液均可达有效治疗浓度，但难透过血脑屏障；血浆蛋白的结合率很高；在肝中代谢，通过肾小球滤过和肾小管

表 1　常用的耐酸半合成青霉素

药物名称及化学结构	结构特点	作用特点及用途
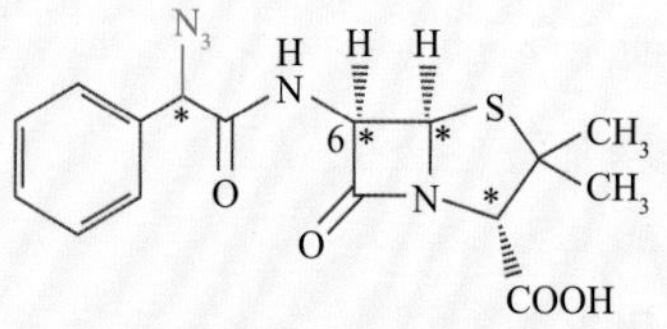 阿度西林（azidocillin）	在青霉素 G 的 6 位侧链上引入了吸电子的叠氮基团	对酸稳定，饭后口服良好；抗菌谱和青霉素 G 相似，但对流感嗜血杆菌的活性更强。主要用于敏感菌引起的呼吸道感染、软组织感染等
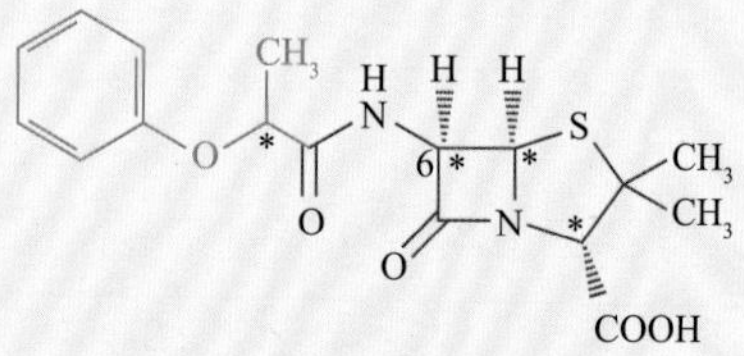 非奈西林（phenethicillin）	青霉素 V 的同系物，6 位酰胺基上含有吸电子的苯氧乙基	口服有效，但食物会影响吸收。抗菌谱和青霉素 G 相似，主要用于敏感菌所致扁桃体炎、中耳炎、支气管炎等呼吸道感染以及皮肤软组织等感染
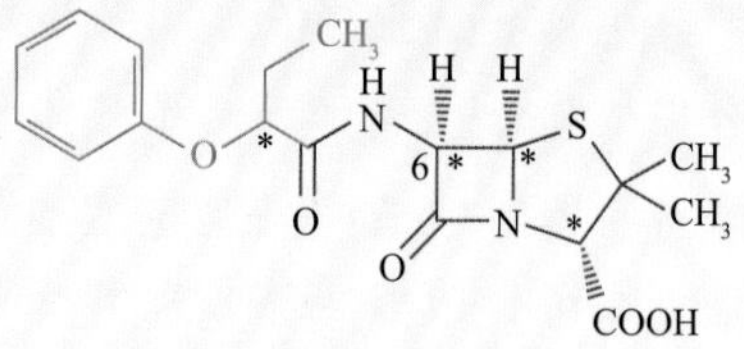 丙匹西林（propicillin）	青霉素 V 的同系物，6 位酰胺基上含有吸电子的苯氧丙基	对酸稳定，口服有效，抗菌谱与青霉素 G 和青霉素 V 相似，但抗菌作用较阿度西林和非奈西林略差，且不耐酶，对产青霉素酶的金黄色葡萄球菌作用差。主要用于敏感菌所致呼吸道感染及软组织感染等

注：＊. 该碳原子为不对称原子。

表 1　常用的耐酶半合成青霉素

药物名称及化学结构	结构特点	作用特点及用途
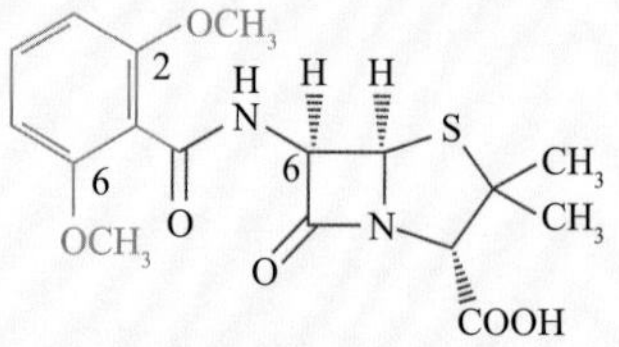 甲氧西林（meticillin）	青霉素 G 的 6 位侧链上的苯甲基用位阻较大的 2,6-二甲氧基苯基替代	对酸不稳定，不能口服给药。对产青霉素酶的金黄色葡萄球菌的作用良好，对青霉素敏感的葡萄球菌等的作用不及青霉素，主要用于耐青霉素的葡萄球菌所致的各种感染。但细菌很快对甲氧西林也产生了耐药性，已很少使用
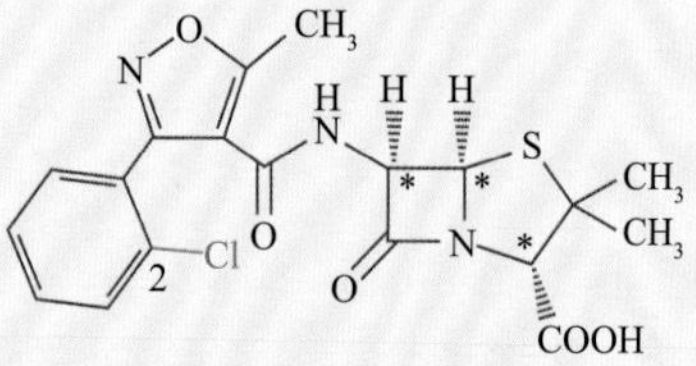 氯唑西林（cloxacillin）	在苯唑西林的苯环 2 位引入氯原子得到的结构类似物	在苯唑西林的苯环上引入卤素后，可进一步提高药物耐酶、耐酸的性质，且能使其药物代谢动力学性质得到显著改善。抗菌作用与苯唑西林相似，血药浓度比苯唑西林高
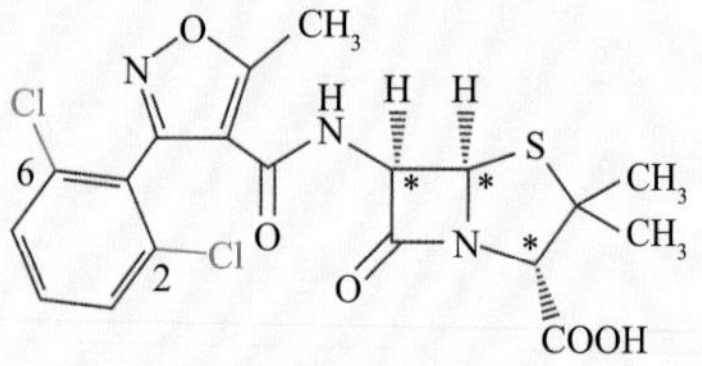 双氯西林（dicloxacillin）	在苯唑西林的苯环 2 位和 6 位引入 2 个氯原子，得到的结构类似物	血药浓度比氯唑西林高。主要用于对青霉素 G 耐药的葡萄球菌感染，包括败血症、感染性心内膜炎、骨髓炎、呼吸道感染及创面感染等
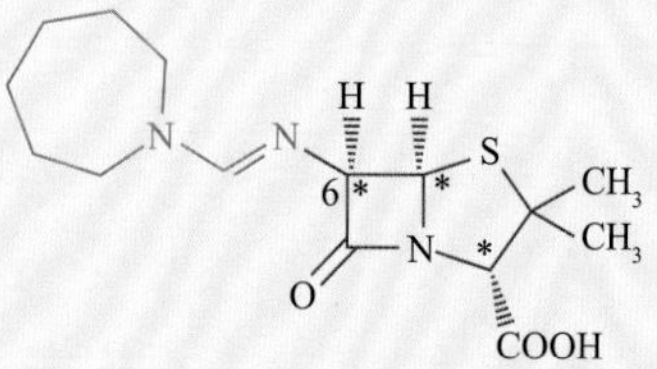 美西林（mecillinam）	6 位引入含氮七元环的希夫碱侧链	由于 6 位引入大位阻基团，增加了对 β-内酰胺酶的稳定性。对革兰阴性菌（包括大肠杆菌）的作用强于氨苄西林，但对革兰阳性菌的作用较弱，临床适应证与氨苄西林相似

注：＊. 该碳原子为不对称原子。

分泌，自肾排出体外。对酸稳定，口服吸收良好，既可口服给药，也可注射给药，口服和肌内注射用于治疗轻度感染，静脉注射或静脉滴注用于治疗严重感染。

苯唑西林主要用于治疗耐青霉素的葡萄球菌所致的各种感染，如败血症、心内膜炎、呼吸道感染、脑膜炎、软组织感染等，也可用于治疗化脓性链球菌或肺炎球菌与耐青霉素葡萄球菌所致的混合感染。和其他 β-内酰胺类抗生素一样，苯唑西林如与氨基糖苷类抗生素混合使用，两者的抗菌活性均明显减弱，因此不能在同一容器内给药。

（毕小玲）

guǎngpǔ bànhéchéng qīngméisù

广谱半合成青霉素（broad-spectrum semisynthetic penicillins）

在青霉素的 6 位酰胺侧链中引入氨基、羧基、磺酸基等极性基团所得到的一类半合成青霉素。对革兰阳性、阴性菌都有较强的抑制作用。

天然青霉素 G 的抗菌谱较窄，对革兰阳性菌的抑制作用较强，而对大多数革兰阴性菌几乎没有抑制作用。青霉素 N 是从头孢菌发酵液中分离出来的另一种天然青霉素，对革兰阳性菌的作用远低于青霉素 G，但对革兰阴性菌显示出较强的抑制作用。比较青霉素 N 和青霉素 G 的结构，差别仅仅在侧链部分，青霉素 N 的 6 位上含有 D-α-氨基己二酸单酰胺侧链，侧链中含有极性的氨基和羧基（图1），这启示人们在侧链中引入亲水性的极性基团有可能会扩大抗菌谱，增加对革兰阴性菌的活性。

在此基础上，人们设计并合成了一系列侧链中含有氨基、羧基、磺酸基等极性基团的半合成广谱青霉素，代表药物包括阿莫西林等，常用药物包括氨苄西林、哌拉西林、羧苄西林、磺苄西林、替卡西林、替莫西林等（表1）。

（毕小玲）

āmòxīlín

阿莫西林（amoxicillin）

化学名为（2S,5R,6R）-6-[[（2R）-2-氨基-2-（4-羟基苯基）乙酰基]氨基]-3,3-二甲基-7-氧代-4-硫杂-1-氮杂双环[3.2.0]庚烷-2-甲酸，又名羟氨苄青霉素，1982 年 12 月 1 日由美国食品药品管理局批准上市，结构式见图1。

阿莫西林的 6 位的氨基上连有对羟基苯甘氨酰基，除母核中的 3 个手性碳原子外，侧链中也含有 1 个手性碳原子，临床用其 R 构型（右旋体），在水中比旋度为+290°~+310°（1mg/ml）。阿莫西林的结构中含有酸性的羧基、弱酸性的酚羟基和碱性的氨基，其 0.5%水溶液的 pH 值为 3.5~5.5。

阿莫西林侧链中含游离的伯氨基，可亲核进攻 β-内酰胺环的羰基而引起聚合反应（图2）。其他侧链中含伯氨基的半合成 β-内酰胺类抗生素（如氨苄西林）也发生类似的聚合反应。阿莫西林的侧链结构中酚羟基的存在可催化聚合反应的进行，故其聚合速度比氨苄西林快 4.2 倍。

在碱性条件下，葡萄糖等糖类物质和多元醇能加速阿莫西林的分解，再发生分子内成环反应，生成 2,5-吡嗪二酮类化合物（图3）。因此，阿莫西林不宜用葡萄糖溶液做稀释剂。

阿莫西林的抗菌谱与氨苄西林相同，对革兰阳性菌的作用与青霉素相同或稍弱，对革兰阴性菌（如淋球菌、流感嗜血杆菌、百日咳杆菌、大肠杆菌、布氏杆菌等）的作用较强，临床上主要用于治疗泌尿系统、呼吸系统、胆道等的感染。阿莫西林对酸稳定，口服吸收好，可做成各种口服剂型。

（毕小玲）

tóubāojūnsùlèi yàowù

头孢菌素类药物（cephalosporins）

含头孢烯基本母核的 β-内酰胺类抗生素。包括天然及半合成头孢菌素，其结构通式见图1。临床用药均为半合成头孢菌素。

结构特点 ①母核头孢烯由四元的 β-内酰胺环和六元的氢化噻嗪环稠合而成，这两个环沿 N-1-C-6 轴折叠。②2 位含有羧

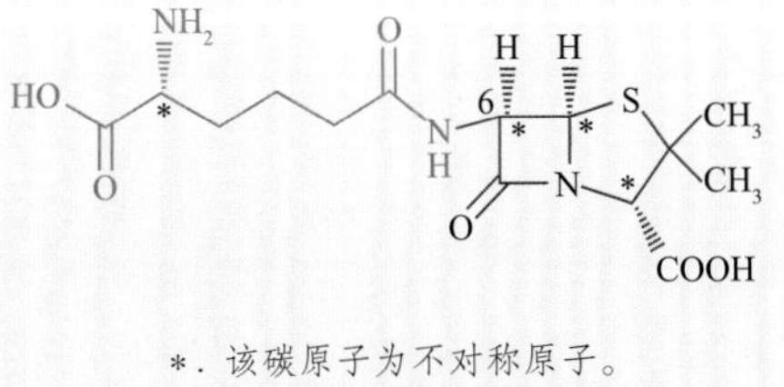

*. 该碳原子为不对称原子。
图1 青霉素 N 的结构式

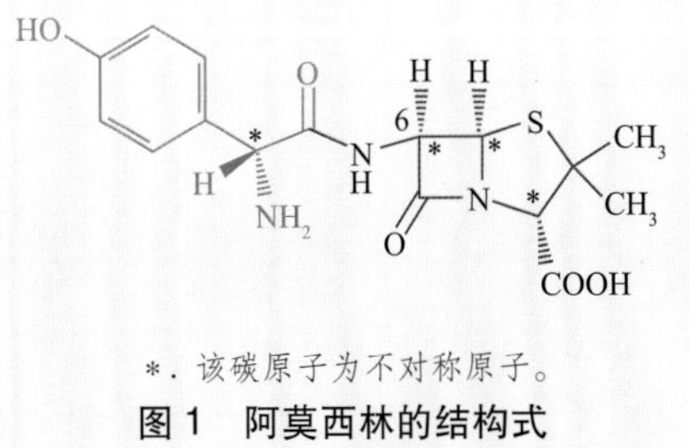

*. 该碳原子为不对称原子。
图1 阿莫西林的结构式

表 1　常用的广谱半合成青霉素

药物名称及化学结构	结构特点	作用特点及用途
氨苄西林（ampicillin）	在青霉素 G 的 6 位酰胺基侧链上羧基的 α 位引入氨基	第一个广谱半合成青霉素，对革兰阳性、阴性菌都有较强抑制作用。口服生物利用度低，临床用其钠盐注射剂。适用于呼吸道感染、胃肠道感染、尿路感染、软组织感染、感染性心内膜炎、脑膜炎、败血症等。但对耐药菌无效
哌拉西林（piperacillin）	在氨苄西林侧链的氨基上引入 4 - 乙基 - 2，3 - 二氧代哌嗪 - 1 - 甲酰基得到的衍生物	抗菌谱更广，对革兰阳性菌的作用弱于氨苄西林，但对铜绿假单胞菌、变形杆菌和肺炎杆菌等的作用明显强于氨苄西林。主要用于铜绿假单胞菌及其他敏感革兰阴性杆菌所致的肺炎、败血症，呼吸道、胆道和泌尿系统感染、化脓性脑膜炎等
羧苄西林（carbenicillin）	在青霉素 G 的 6 位酰胺基侧链上羧基的 α 位引入羧基	对革兰阳性菌的作用与氨苄西林相似但稍弱，对革兰阴性菌（包括铜绿假单胞菌等）的抗菌谱比氨苄西林广。主要用于系统性铜绿假单胞菌感染，如败血症、尿路感染、呼吸道感染，腹腔、盆腔感染及皮肤、软组织感染等
磺苄西林（sulbenicillin）	在青霉素 G 的 6 位酰胺基侧链上羧基的 α 位引入磺酸基	抗菌谱和羧苄西林相似，主要用于铜绿假单胞菌、某些变形杆菌属以及其他革兰阴性菌所致肺炎、尿路感染、复杂性皮肤软组织感染和败血症等
替卡西林（ticarcillin）	将羧苄西林 6 位侧链中的苯环用噻吩环替代得到的类似物	抗菌谱与羧苄西林近似，对革兰阳性菌的抑菌作用弱于青霉素 G，对革兰阴性菌的抑菌作用强于羧苄西林。主要用于革兰阴性菌（变形杆菌、大肠杆菌、肠杆菌属、淋球菌、流感嗜血杆菌等）所致全身感染，对尿路感染的效果甚好
替莫西林（temocillin）	在替卡西林的 6α 位引入甲氧基得到的类似物	对 β-内酰胺酶高度稳定，对革兰阳性菌无效，对革兰阴性菌有很强的抗菌活性，半衰期较长。对胃酸不稳定，不能口服。临床用于治疗敏感菌所致尿路、皮肤和软组织感染等

注：*. 该碳原子为不对称原子。

基，可与碱金属阳离子形成水溶性的盐，制成注射剂使用；也可将羧基制成酯类前药，改善药品的药物代谢动力学性质。③头孢烯的 7 位上连有结构不同的酰胺侧链；3 位上的取代基也不相同。④母核中有 2 个手性碳原子，绝对构型 6R、7R 才有活性。

头孢菌素类母核中"四元环并六元环"稠合体系的张力比青霉素母核的"四元环并五元环"稠合体系张力小，且结构中 2、3

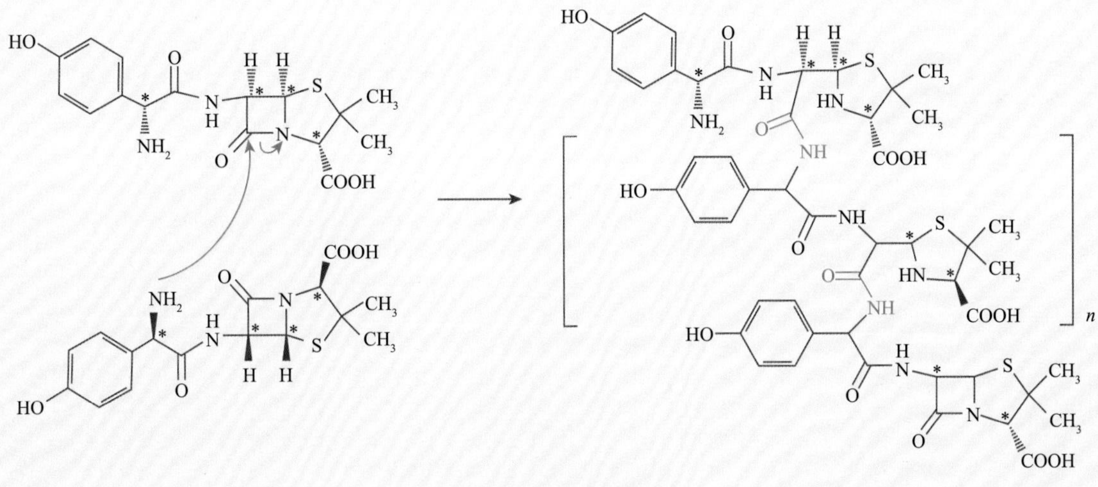

图2 阿莫西林的聚合反应

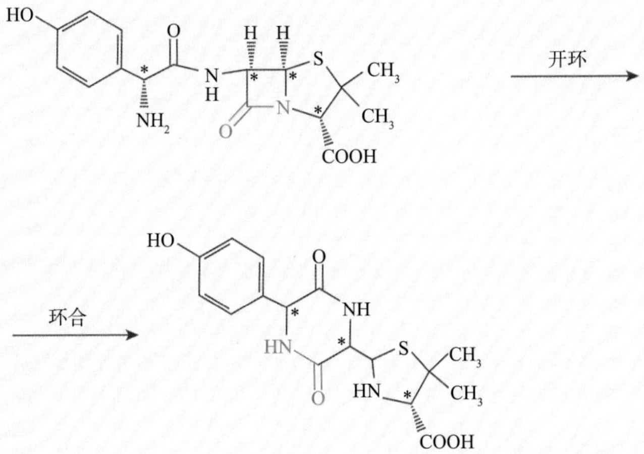

*. 该碳原子为不对称原子。

开环

环合

*. 该碳原子为不对称原子。

图3 阿莫西林在糖类物质和多元醇中的不稳定性

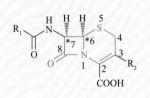

*. 该碳原子为不对称原子。

图1 头孢菌素类药物的结构通式

位的双键可与 1 位氮上的孤对电子共轭，因此头孢菌素类药物的结构比青霉素类稳定。

发展过程 天然的头孢菌素有 3 种：头孢菌素 C、N 和 P，其中头孢菌素 C 的抗菌谱较广，且

毒性较小，结构式见图 2。由于半合成头孢菌素药物的发展，头孢菌素 C 的抗菌活性远低于半合成头孢菌素，所以在临床上已不再使用。

头孢菌素 C 中 3 位的乙酰氧基是一个较好的离去基团，和 2、3 间的双键以及 β-内酰胺环形成共轭体系，使得 β-内酰胺环的羰基易受亲核性试剂的进攻，3 位的乙酰氧基离去，β-内酰胺环开环而失活（图 3）。

另外，在体内酶的作用下 3 位的乙酰氧基易水解，生成活性较小的水解物，处于双键同侧的 3 位羟甲基和 2 位羧基易形成较稳定的五元内酯环，2 位游离羧基（活性必需基团）消失，因此失去抗菌活性（图 4）。

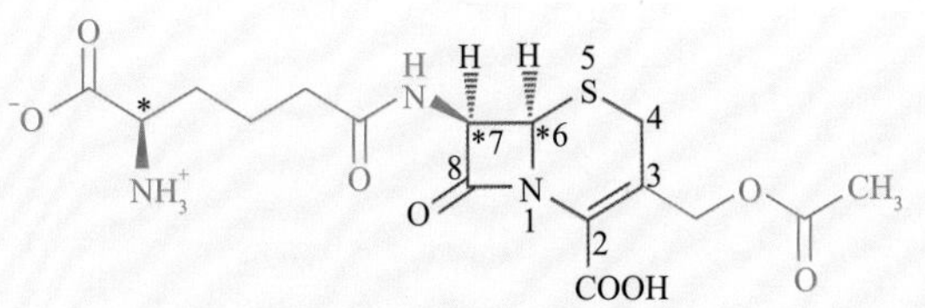

*. 该碳原子为不对称原子。

图2 头孢菌素 C 的结构式

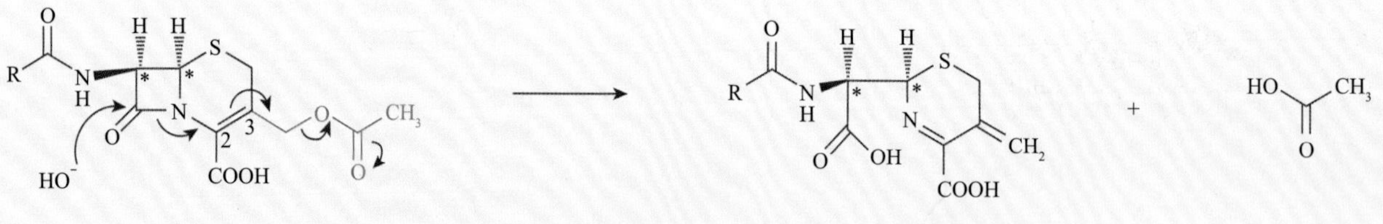

图3 头孢菌素3位乙酰氧基的不稳定性（开环失活）

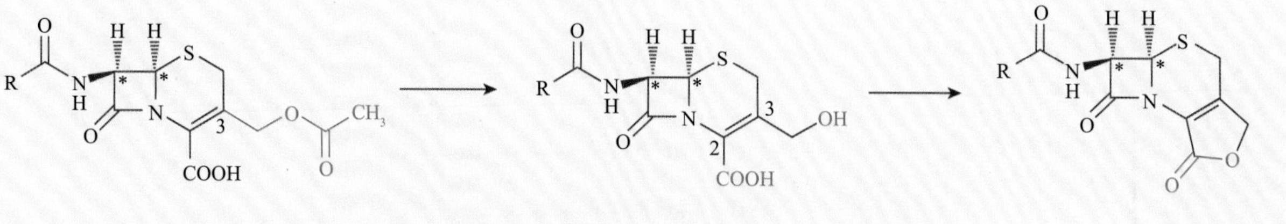

*．该碳原子为不对称原子。

图4 头孢菌素3位乙酰氧基在的不稳定性（水解失活）

*．该碳原子为不对称原子。

3位乙酰氧基的存在是头孢菌素类药物活性降低的最主要原因，因此在对头孢菌素C进行结构修饰时，通常对3位取代基进行改造来提高药物的稳定性。

头孢菌素C虽然临床价值不大，但可对其结构修饰开展半合成头孢菌素的研究。和青霉素类药物相比，头孢菌素类药物的可修饰部位比较多，主要有：①7-酰氨基部分（图5中Ⅰ），主要影响药物的抗菌谱。②7α-氢原子（图5中Ⅱ），可增加对β-内酰胺酶的稳定性。③5位硫原子（图5中Ⅲ），会影响抗菌活性。④3位取代基（图5中Ⅳ），影响抗菌活性及药物代谢动力学性质。半合成头孢菌素的研究发

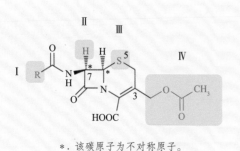

*．该碳原子为不对称原子。

图5 头孢菌素的结构修饰部位

展得比较迅速，上市的半合成孢菌素类药物也比较多。

构效关系 随着半合成头孢菌素类药物的发展，人们总结了该类药物的构效关系（图6），在某些方面与青霉素类的构效关系很相似。

分类 半合成头孢菌素是发展最快的一类抗生素，已有几十种药物在临床上应用，按发明年代的先后和抗菌性能不同，常将其划分为第一代至第四代半合成头孢菌素。

第一代头孢菌素 虽耐青霉素酶，但对许多革兰阴性菌所产生的β-内酰胺酶的抵抗力较弱，革兰阴性菌对第一代头孢菌素易产生耐药性。临床上主要用于治疗耐青霉素酶的金黄色葡萄球菌等敏感革兰阳性球菌和某些革兰阴性球菌的感染。代表药物包括头孢氨苄等，常用药物包括头孢噻吩、头孢唑林、头孢噻啶、

头孢匹林、头孢羟氨苄、头孢拉定等（表1）。

第二代头孢菌素 对革兰阳性菌的抗菌活性与第一代相近或较弱，但由于对多数β-内酰胺酶稳定，对革兰阴性杆菌的作用较第一代强，抗菌谱也比第一代广，对奈瑟菌、部分吲哚阳性变形杆菌、部分肠杆菌属均有效。常用药物包括头孢尼西、头孢呋辛、头孢丙烯、氯碳头孢等（表2）。

第三代头孢菌素 对革兰阳性菌的活性普遍不如第一代，但对革兰阴性菌的作用较第二代优越，抗菌谱也扩大，对铜绿假单胞菌、沙雷杆菌、不动杆菌等有效，可用于对第一代或第二代头孢菌素类耐药的一些革兰阴性菌的感染。第三代头孢菌素的化学结构有明显特征，7位侧链以2-氨基噻唑-α-甲氧亚氨基乙酰胺基居多。代表药物包括头孢噻肟等，常用药物包括头孢唑肟、头孢曲松、头孢他啶、头孢哌酮、头孢克肟、头孢地尼、头孢泊肟酯等（表3）。

第四代头孢菌素 7位侧链的结构与第三代药物相似，3位

含有带正电荷的季铵基团，能与邻位的羧基形成内盐。该类药物对细菌细胞膜的穿透力增强，抗菌活性更强，尤其是对金黄色葡萄球菌等革兰阳性菌，且对β-内酰胺酶稳定。常用药物包括头孢匹罗、头孢吡肟、头孢唑兰、头孢喹肟等（表4）。

（毕小玲）

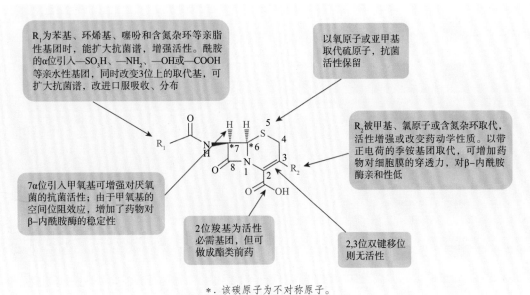

R₁为苯基、环烯基、噻吩和含氮杂环等亲脂性基团时，能扩大抗菌谱，增强活性。酰胺的α位引入—SO₃H、—NH₂、—OH或—COOH等亲水性基团，同时改变3位上的取代基，可扩大抗菌谱，改进口服吸收、分布

以氧原子或亚甲基取代硫原子，抗菌活性保留

R₂被甲基、氯原子或含氮杂环取代，活性增强或改变药动学性质。以带正电荷的季铵基团取代，可增加药物对细胞膜的穿透力，对β-内酰胺酶亲和性低

7α位引入甲氧基可增强对厌氧菌的抗菌活性；由于甲氧基的空间位阻效应，增加了药物对β-内酰胺酶的稳定性

2位羧基为活性必需基团，但可做成酯类前药

2,3位双键移位则无活性

*. 该碳原子为不对称原子。

图6　头孢菌素类药物的构效关系

表1　常用的第一代半合成头孢菌素类药物

药物名称及化学结构	结构特点	作用特点及用途
头孢噻吩（cefalotin）	7位酰胺侧链中含有脂溶性的噻吩环，3位取代基同头孢菌素C	第一个用于临床的半合成头孢菌素，口服吸收差，用其钠盐注射给药。用于耐青霉素金葡菌和敏感革兰阴性杆菌所致呼吸道、软组织、尿路感染及败血症等
头孢唑林（cefazolin）	7位酰胺侧链中引入四氮唑环，3位引入噻二唑环	用其钠盐注射给药。对革兰阳性球菌均有良好抗菌活性，对革兰阴性杆菌的作用也较强，适用于治疗敏感细菌所致中耳炎、支气管炎、肺炎等呼吸道感染、尿路感染、皮肤等感染
头孢噻啶（cefaloridine）	7位侧链同头孢噻吩，3位含吡啶鎓结构，可与羧基形成内盐	易溶于水，口服吸收差，需注射给药，血药浓度较高。抗菌谱及临床用途与头孢噻吩相似，但对革兰阳性菌作用较头孢噻吩强。引起肾功能损害的发生率较高，不宜与氨基糖苷类抗生素联用
头孢匹林（cefapirin）	7位酰胺侧链中含有吡啶结构，3位取代基同头孢菌素C	需注射给药。抗菌谱和头孢噻吩、头孢噻啶相似，对多种革兰阳性菌和一些革兰阴性菌有效，对肺炎球菌和肠球菌有高效。主要用于呼吸系统、尿路和软组织等部位感染

表1 常用的第一代半合成头孢菌素类药物
续 表

药物名称及化学结构	结构特点	作用特点及用途
头孢羟氨苄（cefadroxil）	7位侧链和阿莫西林的侧链相同，3位取代基为甲基，比较稳定	可口服或注射给药。血药浓度高而持久。对金黄色葡萄球菌、溶血性链球菌、肺炎球菌、大肠杆菌、奇异变形杆菌、肺炎克雷白杆菌等有抗菌作用。主要用于泌尿道、胆道及呼吸道等感染和敏感菌所致泌尿道、生殖道、呼吸道、皮肤软组织感染
头孢拉定（cefradine）	头孢氨苄类似物，仅将7位侧链中的苯环用环己二烯替换	可口服或注射给药，血药浓度较高，耐β-内酰胺酶，故对耐药菌有效。主要以原型经尿排泄，尿中浓度较高。可用于呼吸道、泌尿道、皮肤和软组织等感染

注＊. 该碳原子为不对称原子。

表2 常用的第二代半合成头孢菌素类药物

药物名称及化学结构	结构特点	作用特点及用途
头孢尼西（cefonicid）	7位含有α-羟基苯乙酰胺侧链，3位含有强酸性的甲磺酸基团取代的四氮唑结构	用其钠盐注射给药。对革兰阳性和革兰阴性菌以及一些厌氧菌均有抗菌作用，对大多数β-内酰胺酶稳定。可用于敏感菌引起的下呼吸道和尿路感染、败血症、皮肤软组织、骨和关节感染等
头孢呋辛（cefuroxime）	7位酰胺侧链中含有呋喃环和甲氧肟结构，3位含有氨基甲酸酯结构	用其钠盐注射给药。对β-内酰胺酶的稳定性与第三代头孢菌素相似，对革兰阴性菌活性较强。可用于敏感菌所致呼吸道、耳、鼻、咽喉、泌尿道、皮肤和软组织、骨和关节等感染、淋病、败血症及脑膜炎等
头孢丙烯（cefprozil）	7位侧链和头孢羟氨苄的侧链相同，3位为丙烯基取代	可口服给药。有广谱抗菌作用，对金黄色葡萄球菌（包括产β-内酰胺酶菌株）、肺炎球菌、化脓性链球菌的作用明显。可用于敏感菌所致上、下呼吸道皮肤软组织感染等
氯碳头孢（loracarbef）	7位侧链同头孢氨苄，3位氯取代，5位用亚甲基替代硫原子	可口服给药。对大多数革兰阳性球菌均有活性，对一些阴性杆菌也有活性。可用于敏感菌所致肺炎、急性支气管炎、咽喉炎、扁桃体炎、肾盂肾炎、中耳炎、皮肤及软组织感染

注＊. 该碳原子为不对称原子。

表3 常用的第三代半合成头孢菌素类药物

药物名称及化学结构	结构特点	作用特点及用途
头孢唑肟（ceftizoxime）	7位酰胺侧链中含有顺式α-甲氧亚胺基-2-氨噻唑结构，3位无取代基	用其钠盐注射给药。抗菌谱较广，与头孢噻肟相似。主要用于敏感细菌所致败血症、呼吸系统及泌尿及生殖系统感染、胸膜炎等。本药从肾排泄，对肾盂肾炎及尿路感染疗效尤为显著
头孢曲松（ceftriaxone）	7位侧链和头孢唑肟的侧链相同，3位引入-1,2,4-三嗪结构	用其钠盐注射给药。在人体内不被代谢，约40%的药物以原型自胆道和肠道排出，60%自尿中排出。抗菌谱与头孢噻肟相似，用于敏感菌所致下呼吸道、尿路、胆道、皮肤软组织、骨和关节感染、败血症、脑膜炎等
头孢他啶（ceftazidime）	7位侧链和头孢唑肟类似，肟氧原子上连有2,2-二甲基乙酸结构，3位含吡啶鎓结构，可与羧基形成内盐	注射给药。抗菌谱广，抗菌活性强，对β-内酰胺酶高度稳定。主要用于革兰阴性菌的感染，对铜绿假单胞菌作用强。在体内几乎不发生代谢，主要以原型药物随尿液排泄
头孢哌酮（cefoperazone）	7位侧链含有4-乙基-2,3-二氧代哌嗪结构，3位含有四氮唑结构	用其钠盐注射给药。对β-内酰胺酶稳定，抗菌谱广，对革兰阳性菌及阴性菌均有作用，尤其对绿脓杆菌活性强。用于各种敏感菌所致呼吸道、泌尿道、腹膜、胸膜、皮肤和软组织、骨和关节、五官等部位的感染，还可用于败血症和脑膜炎等
头孢克肟（cefixime）	7位侧链和头孢唑肟类似，肟氧原子上连有乙酸基，3位为乙烯基取代	可口服给药。抗菌谱广，对β-内酰胺酶高度稳定。适用于敏感菌所致咽炎、扁桃体炎、急性支气管炎、慢性支气管炎急性发作、中耳炎、尿路感染等
头孢地尼（cefdinir）	头孢克肟的类似物，7位侧链中肟羟基上无取代基	可口服给药。有抗菌谱广、抗菌作用强、毒性低等特点，尤其抗葡萄球菌的活性很强，对β-内酰胺酶稳定。可用于治疗鼻窦炎、中耳炎、扁桃体炎、咽喉炎、急性支气管炎、肺炎等
头孢泊肟酯（cefpodoxime proxetil）	7位侧链和头孢唑肟相同，3位为甲氧甲基取代，2位羧基成酯，为前药	口服给药。进入体内后经非特异性酯酶水解为头孢泊肟发挥抗菌作用，对革兰阳性菌和阴性菌均有效，对β-内酰胺酶稳定。适用于治疗肺炎、急慢性支气管炎、咽喉炎、扁桃体炎等

注 *. 该碳原子为不对称原子。

表 4　常用的第四代半合成头孢菌素类药物

药物名称及化学结构	结构特点	作用特点及用途
头孢匹罗（cefpirome）	7 位侧链同头孢唑肟，3 位含吡啶鎓结构，可与羧基形成内盐	用其硫酸盐，注射给药。抗菌谱广，对葡萄球菌、耐青霉素肺炎球菌及肠球菌均有效，对铜绿假单胞菌的作用与头孢他啶相似，对很多耐药菌有效。可用于治疗严重的呼吸道、尿道及皮肤和软组织感染等
头孢吡肟（cefepime）	7 位侧链同头孢唑肟，3 位含吡咯鎓结构，可与羧基形成内盐	药用其盐酸盐，注射给药。抗菌谱比第三代头孢菌素进一步扩大，对革兰阳性菌、革兰阴性菌都有较强抗菌活性，对 β-内酰胺酶稳定，主要用于各种严重感染如呼吸道、泌尿系统和胆道感染、败血症等
头孢唑兰（cefozopran）	7 位侧链含噻二唑结构，3 位含咪唑鎓结构，可与羧基形成内盐	药用其盐酸盐，注射给药。抗菌谱广，对革兰阴性菌、革兰阳性菌、铜绿假单胞菌均有效，耐酶性好。可用于治疗败血症、外伤创口感染及革兰阳性菌、革兰阴性菌和铜绿假单胞菌等引起的各种感染
头孢喹肟（cefquinome）	头孢匹罗的类似物，不同之处是 3 位与吡啶鎓结构拼合的基团由环戊烯改为环己烯	为人兽两用抗生素，用其硫酸盐，注射给药。具有抗菌谱广，抗菌活性强的特点，用于治疗敏感菌所致猪、牛呼吸系统感染及奶牛乳腺炎及母猪的无乳综合征等

注：*. 该碳原子为不对称原子。

tóubāoānbiàn

头孢氨苄（cefalexin）　化学名为(6R,7R)-3-甲基-7-[(R)-2-氨基-2-苯乙酰氨基]-8-氧代-5-硫杂-1-氮杂双环[4.2.0]辛-2-烯-2-甲酸。又称头孢立新，其结构式见图 1。

头孢氨苄在水中微溶，其水溶液的 pH 值为 3.5～5.5。固态时较稳定，其水溶液在 pH 8.5 以下较为稳定，但在 pH 9 以上则迅速被破坏。头孢氨苄水溶液（5mg/ml）的比旋度为+144°～+158°。

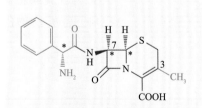

*. 该碳原子为不对称原子。
图 1　头孢氨苄的结构式

头孢氨苄是对天然头孢菌素 C 进行结构改造而得，将氨苄西林结构中的苯甘氨酰胺侧链引入到 7 位，同时将 3 位的乙酰氧甲基替换成甲基。头孢氨苄在体内较稳定，且口服吸收良好，餐后服药会使吸收时间延长并降低血药峰浓度，但吸收量不减。头孢氨苄难透过血脑屏障，但可透过胎盘，故孕妇慎用。

头孢氨苄为第一代头孢菌素，抗菌谱与头孢噻吩相仿，对革兰阳性菌效果较好，对革兰阴性菌效果较差，临床上主要用于敏感菌所致急性扁桃体炎、咽峡炎、中耳炎、鼻窦炎、支气管炎、肺炎等呼吸道感染、尿路感染和皮肤软组织感染。头孢氨苄为口服制剂，不宜用于重症感染。

（毕小玲）

tóubāosāiwò

头孢噻肟（cefotaxime） 化学名为(6R,7R)-3-[（乙酰氧基）甲基]-7-[（2-氨基-4-噻唑基）-(甲氧亚氨基)乙酰氨基]-8-氧代-5-硫杂-1-氮杂双环[4.2.0]辛-2-烯-2-甲酸，临床将其做成钠盐注射给药。其结构式见图1。

头孢噻肟是第一个用于临床的第三代头孢菌素类药物，7位酰胺基的 α 位上连有顺式的甲氧肟基和2-氨基噻唑基团。构效关系研究表明，顺式甲氧肟基可占据靠近 β-内酰胺羰基的位置，阻止酶分子对 β-内酰胺环的进攻，增加了对 β-内酰胺酶的稳定性；2-氨基噻唑基团可增加药物与青霉素结合蛋白的亲和力，因此头孢噻肟具有耐酶和广谱的特点。

头孢噻肟结构中的甲氧肟基通常是顺式构型（cis），其抗菌活性是反式异构体（trans）的40~100倍。头孢噻肟对光不稳定，在光照下顺式异构体会向反式异构体转化（图2），因此头孢噻肟需避光保存，在临用前加注射水溶解后立即使用。

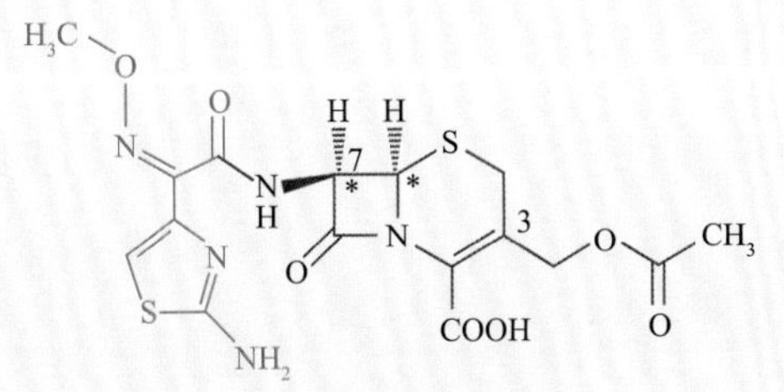

头孢噻肟的抗菌谱广，对大肠杆菌、沙门菌、克雷伯菌、肠杆菌、枸橼酸杆菌、奇异变形杆菌、吲哚阳性变形杆菌和流感嗜血杆菌等革兰阴性菌的活性很强，但是对革兰阳性球菌的作用不如第一代、第二代头孢菌素，对铜绿假单胞菌无抗菌活性。临床主要用于治疗敏感细菌所致败血症、化脓性脑膜炎以及呼吸道、泌尿道、胆道、消化道、生殖器等感染。

（毕小玲）

fēijīngdiǎn β-nèixiān'ànlèi kàngshēngsù

非经典 β-内酰胺类抗生素（nonclassical β-lactam antibiotics） 除青霉素类和头孢菌素类之外的 β-内酰胺类抗生素。主要包括碳青霉烯类、青霉烯类、氧青霉烷类、青霉烷砜类和单环 β-内酰胺类等，其中氧青霉烷类、青霉烷砜类属于 β-内酰胺酶抑制剂。各类药物的结构通式见图1。

氧青霉烷类和青霉烷砜类

β-内酰胺酶抑制剂的主要结构类型。β-内酰胺酶是细菌产生的保护性酶，使某些 β-内酰胺抗生素在未到达细菌作用部位之前将其水解失活，这是细菌对 β-内酰胺类抗生素产生耐药性的主要机制。β-内酰胺酶抑制剂是针对细菌对 β-内酰胺类抗生素产生耐药机制而研究发现的一类药物。氧青霉烷类的代表药物是克拉维酸，青霉烷砜类的代表药物包括舒巴坦、他唑巴坦等。

碳青霉烯类 四元的 β-内酰胺环与五元的二氢吡咯环稠合的化合物。第一个碳青霉烯类化合物是20世纪70年代中期由默克（Merck）公司的研究人员从 *Streptomyces cattleya* 发酵液中分离得到的沙纳霉素（thienamycin，又称硫霉素）。其结构式见图2。

沙纳霉素的结构特点包括：①结构中与 β-内酰胺环稠合的五元环是二氢吡咯环，由于二氢吡咯环中亚甲基的夹角比硫原子小，加之2位与3位间存在双键，使得二氢吡咯环趋于平面结构，这一结构特征使得沙纳霉素不太稳定。②3位侧链的末端有1个氨基，会对 β-内酰胺环的羰基进行亲核进攻，导致其开环而失效。③6位的氢原子为 β 构型，而青霉素类的6位氢为 α 构型。

沙纳霉素的抗菌谱广，对葡

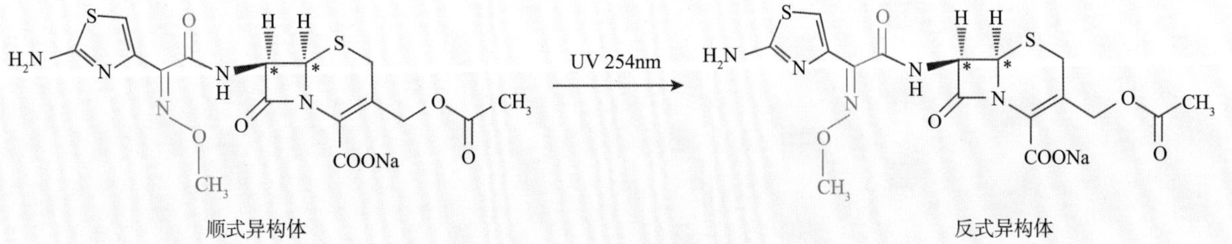

*. 该碳原子为不对称原子。
图1 头孢噻肟的结构式

*. 该碳原子为不对称原子。
图2 头孢噻肟钠对光的不稳定性

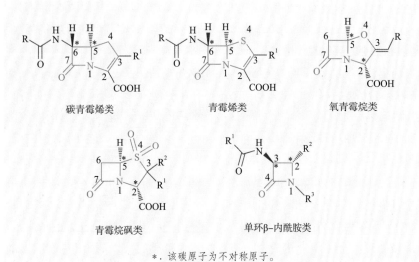

*. 该碳原子为不对称原子。
图1 非经典β-内酰胺类抗生素的结构通式

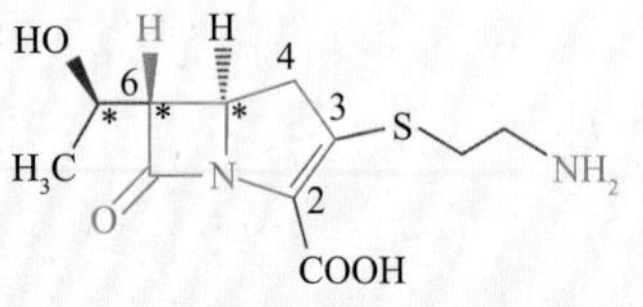

*. 该碳原子为不对称原子。
图2 沙纳霉素的结构式

萄球菌等革兰阳性菌及铜绿假单胞菌、类杆菌等革兰阴性菌有显著的抗菌活性，且对β-内酰胺酶也有较强的抑制作用。沙纳霉素的稳定性差，在体内易受肾脱氢肽酶的降解，故需与肾脱氢肽酶抑制剂西司他丁合用。

研究构效关系时发现，若在碳青霉烯的4位引入取代基，可增加空间位阻，虽抗菌活性明显下降，但可增加对肾脱氢肽酶的稳定性；在3位侧链末端的氨基上引入基团，也可增加药物的化学稳定性和耐酶性，抗菌活性也增加。沙纳霉素衍生物包括亚胺培南、美罗培南等。

美罗培南（meropenem）是临床上第一个能单独使用的碳青霉烯类抗生素，其结构特征为4位甲基取代、3位引入吡咯烷基硫醚侧链，对肾脱氢肽酶稳定，不

需和肾脱氢肽酶抑制剂合用。美罗培南对革兰阳性菌和阴性菌均敏感，尤其对革兰阴性菌有很强的抗菌活性。还有血药浓度高、组织分布广等药物代谢动力学特性。结构式见图3。

单环β-内酰胺类 结构中仅有单个β-内酰胺环的化合物。

第一个单环β-内酰胺类抗生素是从 *Nocardia uniformis* 发酵液中分离得到的诺卡霉素，含有A～G 7个组分，其中A的活性最强。诺卡霉素A（图4）中的单个β-内酰胺环对酸、碱都比较稳定，这是其他天然β-内酰胺抗生素所不具备的特点。由于诺卡霉素A在体内不能生成引起变态反应的氢化噻唑蛋白等聚合物，故不会发生变态反应，且与青霉素类和头孢菌素类抗生素都不发生

交叉变态反应。诺卡霉素A对β-内酰胺酶稳定，但抗菌谱窄，抗菌活性弱，故未用于临床。

天然单环β-内酰胺抗生素的发现，改变了人们认为β-内酰胺环不与另一个环拼合就没有抗菌活性的观点。后来人们制备出了多种衍生物，氨曲南是第一个全合成的单环β-内酰胺抗生素。

（毕小玲）

β-nèixiān'ànméi yìzhìjì

β-内酰胺酶抑制剂 （β-lactamase inhibitors）
针对细菌β-内酰胺酶使β-内酰胺类抗生素降解，导致耐药的机制而研究发现的一类药物。对β-内酰胺酶有很强的抑制作用，本身又具有抗菌活性。

β-内酰胺酶是细菌产生的一类水解酶，使某些β-内酰胺抗生素在未到达细菌作用部位之前将其结构中的β-内酰胺环水解，生成没有抗菌活性的酸性水解产物，这是细菌对β-内酰胺类抗生素产生耐药性的主要机制。β-内酰胺酶抑制剂不仅对β-内酰胺酶有很

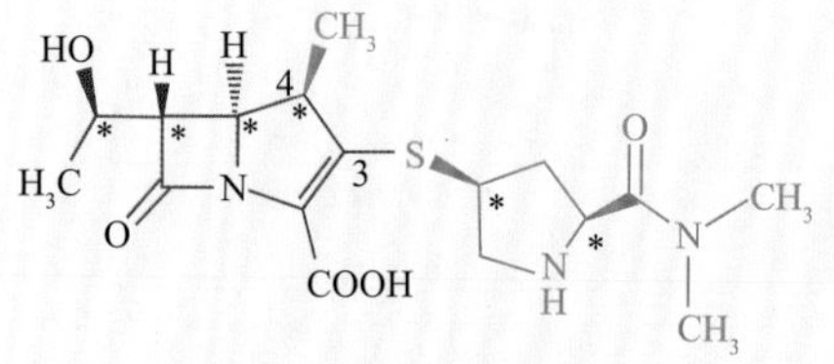

*. 该碳原子为不对称原子。
图3 美罗培南的结构式

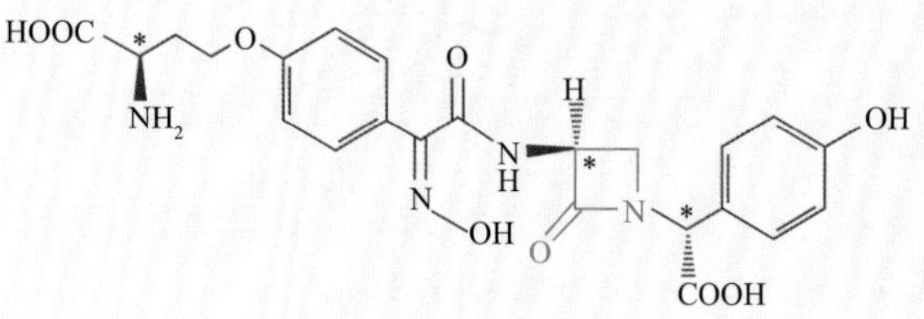

*. 该碳原子为不对称原子。
图4 诺卡霉素A的结构式

强的抑制作用，本身也有抗菌活性，临床上常和不耐β-内酰胺酶的β-内酰胺类抗生素联合应用，以发挥抗菌增效作用。

β-内酰胺酶抑制剂从结构特征来看属非经典β-内酰胺类抗生素，主要包括氧青霉烷类和青霉烷砜类。氧青霉烷类的代表药物是克拉维酸，青霉烷砜类的代表药物是舒巴坦。

他唑巴坦（tazobactam）是在舒巴坦3位的1个甲基上引入三氮唑环而得到的衍生物，是不可逆的竞争性β-内酰胺酶抑制剂，其抑酶谱的广度和抑酶活性均优于克拉维酸和舒巴坦，常和不耐酶的青霉素类和头孢菌素类药物做成复方药物使用，从而发挥协同抗菌作用。临床上用其钠盐，注射给药。结构见图1。

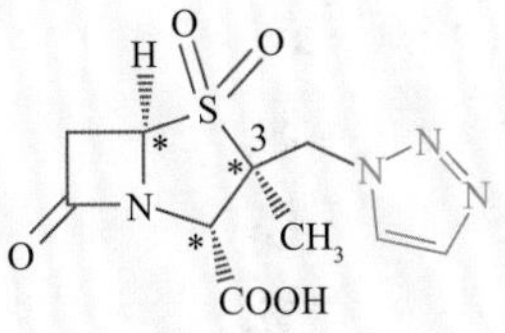

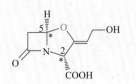

*. 该碳原子为不对称原子。
图1　克拉维酸的结构式

色，在碱性条件下极易降解，其降解速度比青霉素快。比旋度为+55°~+60°。

克拉维酸属于氧青霉烷类，其母核是由β-内酰胺和氢化噁唑环拼合而成。在氢化噁唑氧原子的邻位为sp^2杂化的碳原子，形成烯醚结构，因此克拉维酸的环张力比青霉素类要大得多。

克拉维酸可与多数β-内酰胺酶牢固结合，使β-内酰胺酶彻底失活，是有效的β-内酰胺酶抑制剂，对革兰阳性菌或革兰阴性菌产生的β-内酰胺酶均有效。

克拉维酸本身抗菌活性较弱，单独使用无效，常与不耐酶的青霉素类药物联合应用，以增强抗菌活性。例如将克拉维酸和阿莫西林组成复方制剂，可使阿莫西林增效130倍，用于治疗耐阿莫西林细菌所致感染。克拉维酸也可与其他β-内酰胺类抗生素联合使用。

（毕小玲）

称青霉烷砜。常用其钠盐，注射给药。其结构式见图1。

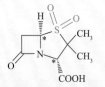

*. 该碳原子为不对称原子。
图1　舒巴坦的结构式

舒巴坦具有青霉烷酸的基本结构，其噻唑环的硫原子被氧化成砜，其化学结构比克拉维酸稳定，但口服吸收差，一般静注给药。

舒巴坦本身对革兰阳性菌和革兰阴性菌都有作用，也是一种广谱的不可逆的竞争性β-内酰胺酶抑制剂，其抑酶活性比克拉维酸稍差，临床上常与不耐酶的青霉素类及头孢菌素类药物合用，使其避免被β-内酰胺酶破坏，增强其抗菌活性。例如，与氨苄西林合用，可用于治疗对氨苄西林耐药的金黄色葡萄球菌、脆弱拟杆菌、肺炎杆菌、普通变形杆菌等引起的感染。其作用机制和克拉维酸相似。

为改善舒巴坦的口服吸收，将氨苄西林的羧基与舒巴坦的羧基通过亚甲基连接形成双酯结构的前体药物，得到舒他西林（sultamicillin），结构式见图2。其口服吸收良好，在体内经非特定酯酶的作用水解生成舒巴坦与氨苄

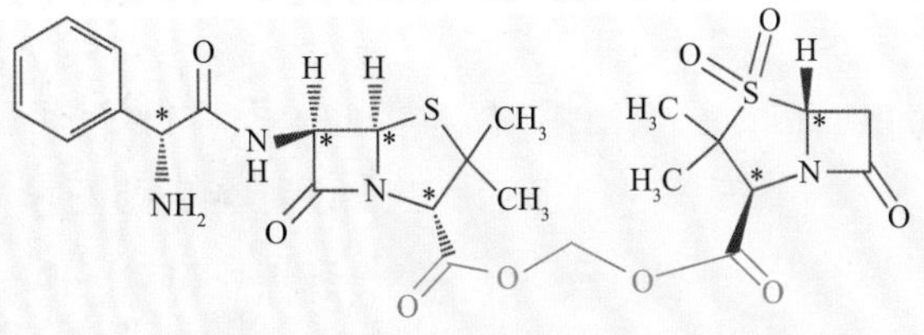

kèlāwéisuān

克拉维酸（clavulanate）　化学名为(2*R*,5*R*,*Z*)-3-(2-羟乙烯基)-7-氧代-4-氧杂-1-氮杂双环[3.2.0]庚烷-2-甲酸，又称棒酸，是从链霉菌（*Streptomyces Clavuligerus*）得到的非经典的β-内酰胺类抗生素。也是第一个用于临床的β-内酰胺酶抑制剂。常用其钾盐，口服给药。其结构式见图1。

克拉维酸钾易溶于水，极易吸湿。水溶液不稳定，会分解变

shūbātǎn

舒巴坦（sulbactam）　化学名为(2*S*,5*R*)-3,3-二甲基-7-氧代-4-硫杂-1-氮杂双环[3.2.0]庚烷-2-羧酸-4,4-二氧化物。又

*. 该碳原子为不对称原子。
图2　舒他西林的结构式

西林，发挥抗菌和抑制 β-内酰胺酶的双重作用。

（毕小玲）

yàànpéinán

亚胺培南 （imipenem）　化学名为(5R,6S)3-[2-(亚氨基甲基氨基)乙硫基]-6-[(1R)-1-羟乙基]-7-氧代-1-氮杂双环[3.2.0]庚-2-烯-2-羧酸，其结构式见图1。

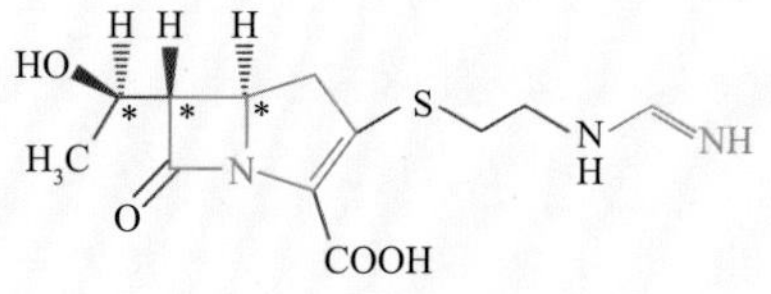

*. 该碳原子为不对称原子。

图1　亚胺培南的结构式

亚胺培南是对沙纳霉素进行结构改造而得到的衍生物，在3位侧链末端的氨基上引入亚氨基，可增加药物的化学稳定性，对大多数 β-内酰胺酶高度稳定，且抗菌活性和抑酶作用均比沙纳霉素强。

亚胺培南对革兰阳性菌、阴性菌和厌氧菌等有广泛的抗菌活性，尤其对铜绿假单胞菌、耐甲氧西林金黄色葡萄球菌及粪球菌有显著的抗菌活性。

亚胺培南单独使用时，受肾脱氢肽酶代谢而失活，故临床上亚胺培南通常和肾脱氢肽酶抑制剂西司他丁合用，以增加疗效，减少肾毒性。

（毕小玲）

ānqūnán

氨曲南 （aztreonam）　化学名为[2S-[2,3(Z)]]-2-[[[1-(2-氨基-4-噻唑基)-2-[(2-甲基-4-氧代-1-羟磺酰基-3-氮杂环丁烷基)氨基]-2-氧代亚乙基]氨基]氧]-2-甲基丙酸，结构式

见图1。

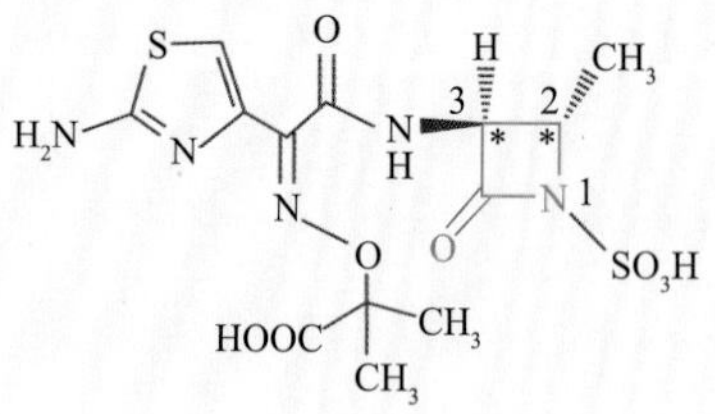

*. 该碳原子为不对称原子。

图1　氨曲南的结构式

氨曲南是第一个全合成的单环 β-内酰胺类抗生素，由美国施贵宝（Squibb）公司开发，1984年首先在意大利上市，随后在欧美许多国家上市。

氨曲南分子中 β-内酰胺环的N原子上连有强吸电子的磺酸基，这更有利于 β-内酰胺环的打开；2位的 α-甲基可以增加氨曲南对β-内酰胺酶的稳定性；3位引入了第三代头孢菌素的侧链。

氨曲南对需氧的革兰阳性菌和厌氧菌的活性较低，但对需氧的革兰阴性菌包括铜绿假单胞菌有很强的活性，对各种 β-内酰胺酶稳定，还能透过血脑屏障，临床可用于呼吸道、尿路、软组织的感染及败血症等，疗效良好。

氨曲南耐受性好，副作用低，且与青霉素类和头孢菌素类抗生素之间无交叉性过敏反应，但对青霉素、头孢菌素过敏及过敏体质者仍需慎用。

单环 β-内酰胺类抗生素为寻找无过敏反应、广谱、高效的β-内酰胺类抗生素提供了一个新的研究方向。

（毕小玲）

dàhuánnèizhǐlèi kàngshēngsù

大环内酯类抗生素 （macrolides antibiotics）　链霉菌产生的一类含12~20元内酯环的抗生素及其衍生物。该类抗生素对革兰阳性菌和某些阴性菌有较强的作

用，特别是对 β-内酰胺抗生素无效的支原体、衣原体、弯曲菌等引起的感染有特效，是治疗军团菌病的首选药，还可治疗获得性免疫缺陷综合征患者的弓形虫感染等，在临床上的应用仅次于β-内酰胺类抗生素。该类抗生素的毒性较低，无严重不良反应，与临床常用的其他抗生素之间无交叉耐药性，但细菌对该类药物仍可产生耐药性。

结构特点　大环内酯类抗生素的结构中都含有1个12~20元内酯环母核，内酯环上的羟基通过糖苷键与1~2个脱氧糖或脱氧氨基糖相连。该类抗生素都含有脱氧氨基糖，是一类弱碱性抗生素；大环内酯类抗生素的化学性质不稳定，在酸性条件下易发生糖苷键的水解，遇碱其内酯环易破裂。

临床上使用的大环内酯类抗生素主要分为14元和16元环两大系列。14元环系列主要有红霉素 A 及其半合成衍生物，16元环系列主要有麦迪霉素、螺旋霉素等以及它们的半合成衍生物等。

抗菌机制　大环内酯类抗生素作用于细菌的50S核糖体亚基，通过阻断转肽作用和 mRNA 转位而抑制细菌的蛋白质合成。

在蛋白质生物合成过程中，氨酰-tRNA 结合到核糖体 A 位并与 P 位上的肽链形成肽键时，大环内酯类抗生素如红霉素能阻断肽酰-tRNA 从核糖体 A 位到 P 位的转位，抑制细菌蛋白质的合成。16元环系列的大环内酯类抗生素则通过抑制肽酰基转移反应达到抑制细菌蛋白质合成的目的。

耐药机制　细菌对该类抗生素的耐药机制包括：①50S核糖体 RNA 的1个腺嘌呤残基转录后被甲基化，引起基因突变，导致

核糖体结合位点发生改变。②耐药细菌产生灭活酶或钝化酶来改变药物的结构，使其失去抗菌活性。③细菌产生外排泵，将药物排出体外。由于大环内酯类抗生素的化学结构相似，故会发生交叉耐药。

常用药物 14元大环内酯类抗生素在临床上广泛使用，大多是红霉素及其半合成产物。红霉素的抗菌谱窄，水溶性小，只能口服，半衰期为1~2小时，而且在酸中不稳定，易被胃酸破坏，易分解迅速失去活性。早期对红霉素的结构修饰，主要是将红霉素制成各种酯类和盐类的前体药物，增加红霉素的稳定性和水溶性，如琥乙红霉素。20世纪80年代开始，针对红霉素在胃中酸性环境下降解的失活机制，对其进行了一系列的结构改造，产生了第二代红霉素类半合成抗生素，包括罗红霉素、克拉霉素、氟红霉素以及阿奇霉素等。针对红霉素类抗生素广泛应用于临床以后，很快细菌对其产生耐药性，进行结构改造得到第三代红霉素类半合成抗生素，如泰利霉素。常用的14元大环内酯类抗生素见表1。

(毕小玲)

表1 常用的14元大环内酯类抗生素

药物名称及化学结构	结构特点	作用特点及用途
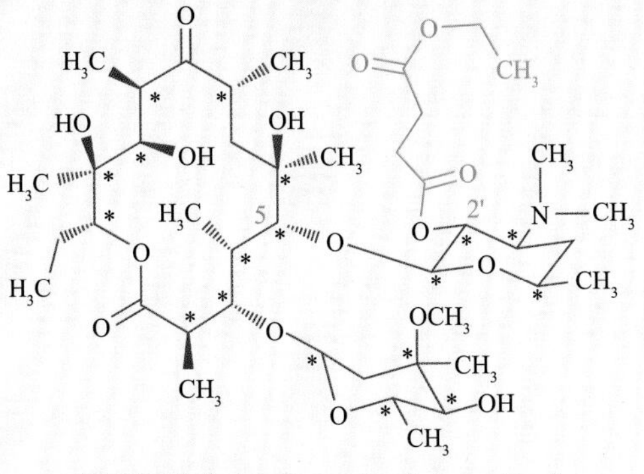 琥乙红霉素（erythromycin ethyl succinate）	红霉素5位氨基糖2′上的羟基和琥珀酸单甲酯成酯而得	水中几乎不溶。到体内水解后释放出红霉素而起作用。因酯化修饰后降低了药物的苦味，且在胃中稳定，可制成不同的口服剂型，供儿童和成人使用
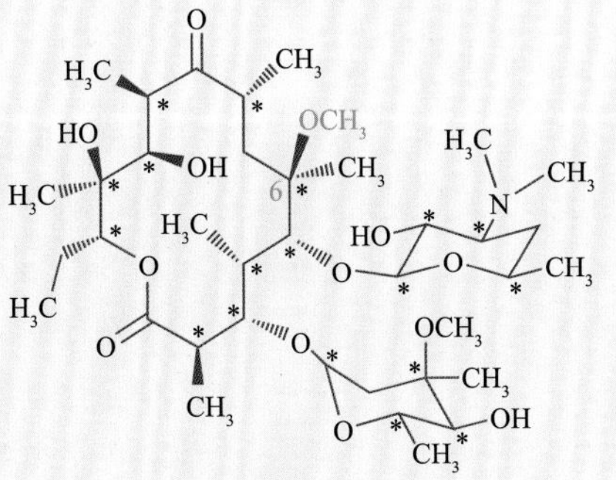 克拉霉素（clarithromycin）	红霉素6位羟基甲基化产物	耐酸，血药浓度高，药效持久。对需氧菌、厌氧菌、支原体、衣原体等病原微生物均有效，体内活性比红霉素强，毒性较小
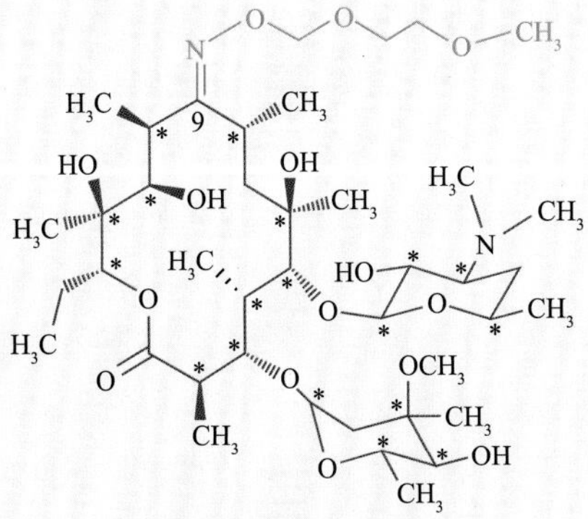 罗红霉素（roxithromycin）	红霉素9位的羰基成肟，在肟氧原子上引入甲氧乙氧甲基	对酸稳定，口服吸收迅速，治疗指数高，副作用小，抗菌作用比红霉素强6倍，在组织中分布广，特别在肺组织中的浓度比较高

表1 常用的 14 元大环内酯类抗生素

续　表

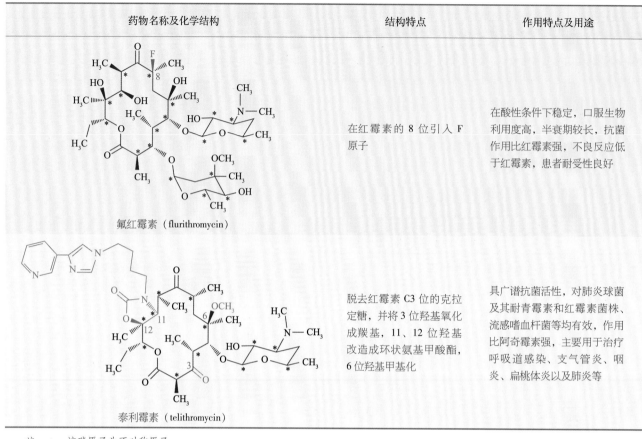

药物名称及化学结构	结构特点	作用特点及用途
氟红霉素（flurithromycin）	在红霉素的 8 位引入 F 原子	在酸性条件下稳定，口服生物利用度高，半衰期较长，抗菌作用比红霉素强，不良反应低于红霉素，患者耐受性良好
泰利霉素（telithromycin）	脱去红霉素 C3 位的克拉定糖，并将 3 位羟基氧化成羰基，11、12 位羟基改造成环状氨基甲酸酯，6 位羟基甲基化	具广谱抗菌活性，对肺炎球菌及其耐青霉素和红霉素菌株、流感嗜血杆菌等均有效，作用比阿奇霉素强，主要用于治疗呼吸道感染、支气管炎、咽炎、扁桃体炎以及肺炎等

注：*．该碳原子为不对称原子。

hóngméisù

红霉素（erythromycin）　化学名为（$2R$，$3S$，$4S$，$5R$，$6R$，$8R$，$10R$，$11R$，$12S$，$13R$）－5－[（3－氨基－3，4，6－三脱氧－N，N－二甲基－β－D－吡喃木糖基）氧]－3－[（2，6－二脱氧－3－C，3－O－二甲基－α－L－吡喃糖基）氧]－13－乙基－6，11，12－三羟基－2，4，6，8，10，12－六甲基－9－氧代十三烷－13－内酯，又称红霉素 A，其结构式见图1。

红霉素是 1952 年从红色链丝菌 *Streptomyces erythreus* 代谢产物中发现的第一个大环内酯抗生素，包括红霉素 A、B 和 C 这 3 种组分，红霉素 A 为主要抗菌成分，是 14 元的红霉内酯与脱氧氨基糖（5 位）和克拉定糖（3 位）缩合而成的碱性苷。

红霉素在水中的溶解度小，故只能口服给药。红霉素在酸中不稳定，易被胃酸分解破坏而失去抗菌活性，红霉素的半衰期较短，1~2 小时。

红霉素在酸性条件下易发生分子内的脱水环合，这与其结构中存在多个羟基及 9 位的羰基有关。在酸性溶液中，红霉素 6 位的羟基与 9 位的羰基形成半缩酮，半缩酮羟基再与 8 位上氢消去 1 分子水，生成 8,9－脱水－6,9－半缩酮中间体；然后 12 位的羟基与 8、9 位的双键加成，生成 6,9－9,12－螺环酮衍生物；11 位的羟基与 10 位的氢脱去 1 分子水，同时水解脱去 1 分子克拉定糖，生成 10,11－脱水－6,9－9,12－螺环酮衍生物（即红霉胺），降解产物失去抗菌活性。红霉素的酸不稳定性见图2。

红霉素对多数革兰阳性菌的抗菌作用较强，对百日咳杆菌、流感嗜血杆菌、淋球菌、脑膜炎球菌等革兰阴性菌亦有效，而对大多数肠道革兰阴性杆菌无活性。红霉素是耐药的金黄色葡萄球菌和溶血性链球菌引起感染的首选药物。

*．该碳原子为不对称原子。

图1　红霉素的结构式

（毕小玲）

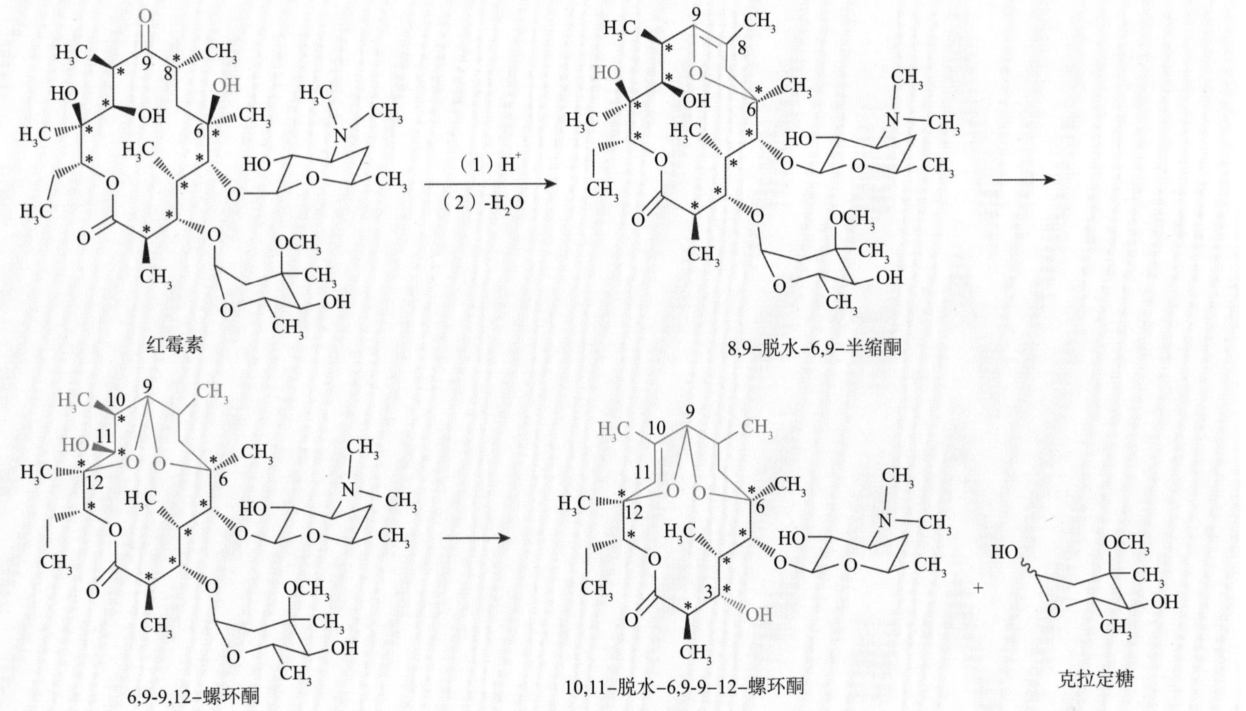

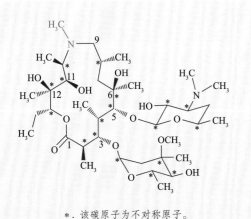

图2 红霉素的酸不稳定性 图的各结构标注：

红霉素 → (1) H⁺ (2) -H₂O → 8,9-脱水-6,9-半缩酮

6,9-9,12-螺环酮 → 10,11-脱水-6,9-9-12-螺环酮 ＋ 克拉定糖

＊. 该碳原子为不对称原子。

图2 红霉素的酸不稳定性

āqíméisù

阿奇霉素（azithromycin）

化学名为（2R,3S,4R,5R,8R,10R,11R,12S,13S,14R）-13-[（2,6-二脱氧-3-C-甲基-3-O-甲基-α-L-吡喃核糖基）氧]-2-乙基-3,4,10-三羟基-3,5,6,8,10,12,14-七甲基-11-[[3,4,6-三脱氧-3-（二甲氨基）-β-D-吡喃木糖基]氧]-1-氧杂-6-氮杂环十五烷-15-酮，其结构式见图1。

＊. 该碳原子为不对称原子。

图1 阿奇霉素的结构式

阿奇霉素是针对红霉素的酸降解机制、对红霉素的9位羰基进行结构改造而得到的第二代红霉素类抗生素，通过将红霉素9位羰基肟化，得到红霉素肟；经贝克曼重排扩环得到内酰胺化合物，再经还原和N-甲基化而制得，是第一个环内含氮的15元环大环内酯类抗生素（图2）。1980年克罗地亚普利瓦（Pliva）制药公司最早发现了阿奇霉素，1981年申请专利保护，1986年普利瓦将阿奇霉素在西欧、美国的销售权转让给美国辉瑞（Pfizer）公司，自身产品于1988年在中东欧销售。1991年，辉瑞公司通过普利瓦授权在其他市场销售阿奇霉素。

阿奇霉素对酸非常稳定，超过胃酸pH值300倍的酸性条件下仍稳定。阿奇霉素有独特的药物代谢动力学性质，吸收后可被特定地转运到被感染部位，达到很高的组织浓度，一般可比细胞外浓度高300倍，体内半衰期较长。

由于阿奇霉素的内酯环中插入了氮原子，其碱性增强，对许多革兰阴性杆菌也有较强的活性，可用于多种病原微生物所致感染，特别是性传染疾病如淋球菌等引起的感染。

阿奇霉素比红霉素有更广泛的抗菌谱，对流感嗜血杆菌、β-内酰胺酶产生菌有很强的抑制作用，对某些难对付的细菌有杀菌作用，还可治疗获得性免疫缺陷综合征患者的分枝杆菌感染。

（毕小玲）

ānjītánggānlèi kàngshēngsù

氨基糖苷类抗生素（aminoglycoside antibiotics）

链霉菌、小单孢菌等细菌产生的有氨基糖

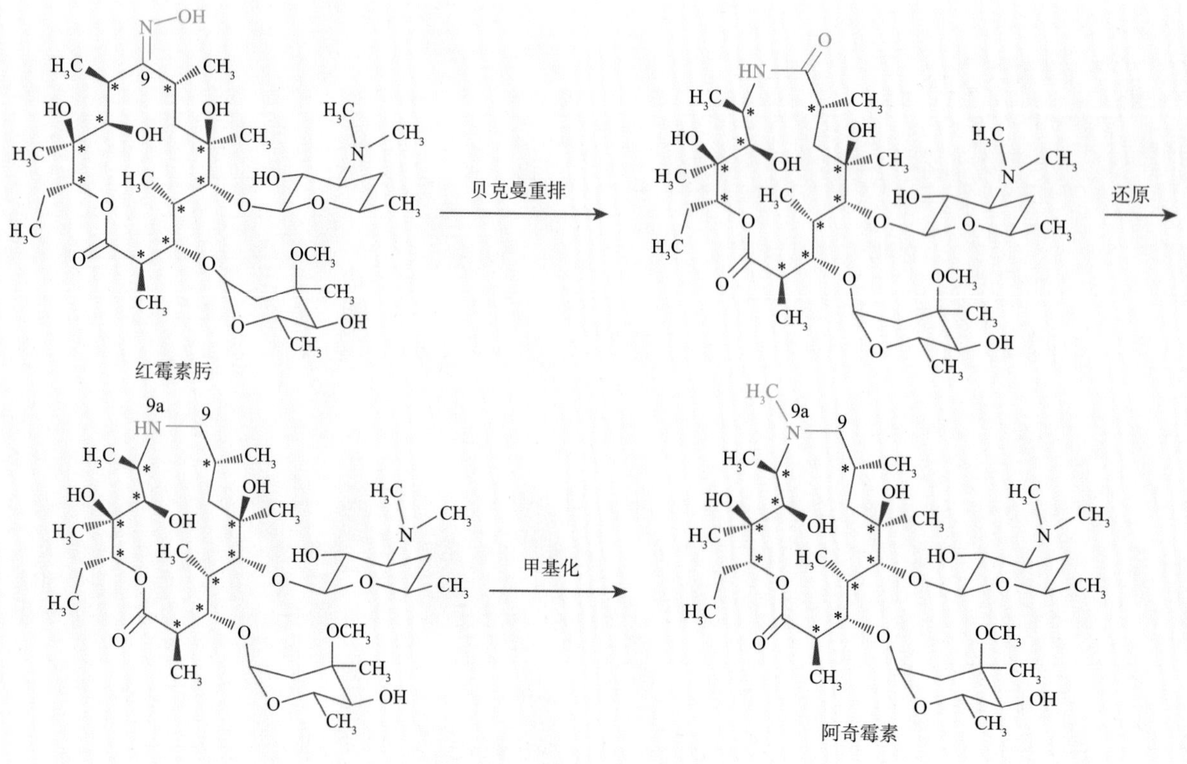

*. 该碳原子为不对称原子。

图2　红霉素肟结构改造得到阿奇霉素

苷结构的天然抗生素及其半合成衍生物。该类抗生素的抗菌谱广，对需氧革兰阴性菌（包括铜绿假单胞菌）有很强的抗菌作用，对革兰阳性菌也有抗菌作用，部分氨基糖苷类抗生素对结核分枝杆菌也有抑制作用。

结构特征及作用特点　氨基糖苷类抗生素通常是以1,3-二氨基肌醇，如链霉胺、2-脱氧链霉胺、放线菌胺等为苷元，与某些特定的氨基糖通过糖苷键相连而形成氨基糖苷结构。由于结构中含有胍基、氨基等基团，该类抗生素多呈碱性，且分子的极性大，水中溶解度较大，脂溶性较低，若口服给药，在胃肠道很难被吸收，临床上一般将其做成硫酸盐或盐酸盐后注射给药。

该类抗生素在体内与血清蛋白的结合率低，绝大多数不代谢失活，以原型经肾小球滤过排出，因此对肾脏产生较大的毒性。此类抗生素还有损害第Ⅷ对脑神经（听觉神经）引起不可逆耳聋、神经肌肉阻断和过敏等不良反应。

抗菌机制　氨基糖苷类抗生素通过抑制细菌蛋白质的生物合成而呈现杀菌作用，主要包括以下5个方面：①与细菌核蛋白体30S亚基结合，使其不能形成30S始动复合物。②引起辨认三联密码错误。③抑制70S始动复合物的形成，抑制了蛋白质合成的始动。④抑制肽链延长，并使第1个tRNA自核蛋白体脱落，肽链中氨基酸顺序排错，导致错误蛋白质合成。⑤抑制70S复合物解离，使核蛋白循环不能继续进行。

耐药机制　细菌对该类抗生素的耐药机制：①细菌产生灭活酶或钝化酶使得药物的结构发生改变而失去抗菌活性。②基因突变导致细菌细胞膜通透性降低或药物转运系统缺损，减少药物的摄取。③细菌产生药物外排系统（药泵），将药物排出体外。④基因突变导致核糖体结合位点改变，抑制蛋白质合成。其中，细菌产生的钝化酶（磷酸转移酶、核苷转移酶、乙酰转移酶）是这类抗生素产生耐药性的主要原因。一种氨基糖苷类抗生素能被一种或多种酶修饰钝化，不同的氨基糖苷类抗生素又可被同一种酶修饰钝化，故氨基糖苷类抗生素之间存在交叉耐药性。

常用药物　用于临床的氨基糖苷类抗生素主要有链霉素类、卡那霉素类、庆大霉素类等。

链霉素（streptomycin）是1944年发现的第一个氨基糖苷类抗生素，从链霉菌 *Streptomyces griseus* 的发酵液中分离得到。链霉素分子是以链霉胍为苷元，通过糖苷键与链霉糖、*N*-甲基葡萄糖胺相连形成氨基糖苷结构，其结构中存在3个碱性中心，临床用其硫酸盐注射给药。其结构式见图1。

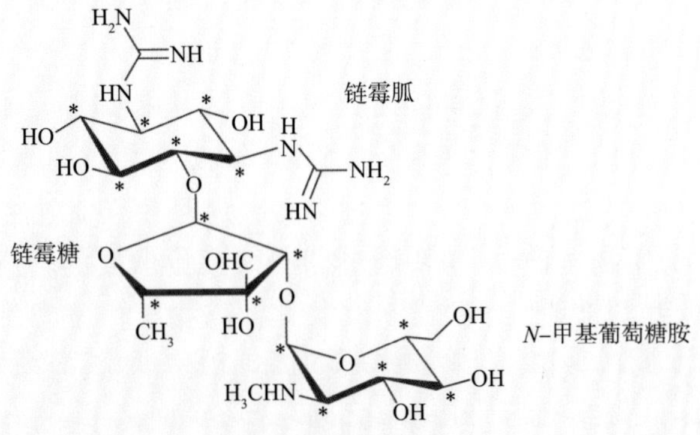

图 1　链霉素的结构式

*. 该碳原子为不对称原子。

链霉素对结核杆菌的抗菌作用很强，临床上可用于治疗各种结核病，特别是对结核性脑膜炎和急、慢性浸润性肺结核有很好的疗效；对尿道感染、肠道感染、败血症等也有效。链霉素的毒副作用较大，对第Ⅷ对脑神经有显著损害，严重时导致眩晕、耳聋；对肾也有较大毒性。长期用抗结核杆菌也会产生耐药性。

除链霉素外，氨基糖苷类抗生素的代表药物包括阿米卡星等，常用药物包括卡那霉素、庆大霉素、奈替米星、依替米星等，见表 1。

（毕小玲）

表 1　常用的氨基糖苷类抗生素

药物名称及化学结构	结构特点	作用特点及用途
 卡那霉素A（kanamycin A）　R^1 OH　R^2 OH　R^3 NH$_2$　R^4 H 卡那霉素B（kanamycin B）　NH$_2$　OH　NH$_2$　H 卡那霉素C（kanamycin C）　NH$_2$　OH　OH　H	含有 A、B、C 3 个组分，以 A 组分为主，临床用其硫酸盐。由 2 分子的氨基葡萄糖与 1 分子脱氧链霉胺形成碱性苷	广谱抗生素，对革兰阴性杆菌、阳性菌和结核杆菌都有效。可用于败血症、心内膜炎、呼吸道感染、肠炎、菌痢和尿路感染等。缺点：对听觉神经和肾有一定毒性，易产生耐药性
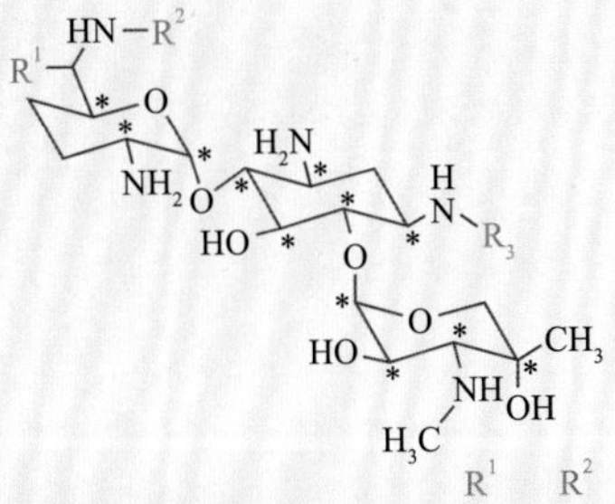 庆大霉素C$_1$（gentamicin C$_1$）　R^1 CH$_3$　R^2 CH$_3$　R^3 H 庆大霉素C$_{1a}$（gentamicin C$_{1a}$）　H　H　H 庆大霉素C$_2$（gentamicin C$_2$）　CH$_3$　H　H	庆大霉素 C$_1$，C$_{1a}$ 和 C$_2$ 的混合物，三者抗菌活性和毒性相似，临床用其硫酸盐	广谱抗生素，对大肠杆菌、铜绿假单胞菌、肺炎杆菌、痢疾杆菌等的作用强。可用于铜绿假单胞菌或某些耐药阴性菌所致感染和败血症、脑膜炎和烧伤感染等。耳毒性和肾毒性比卡那霉素小
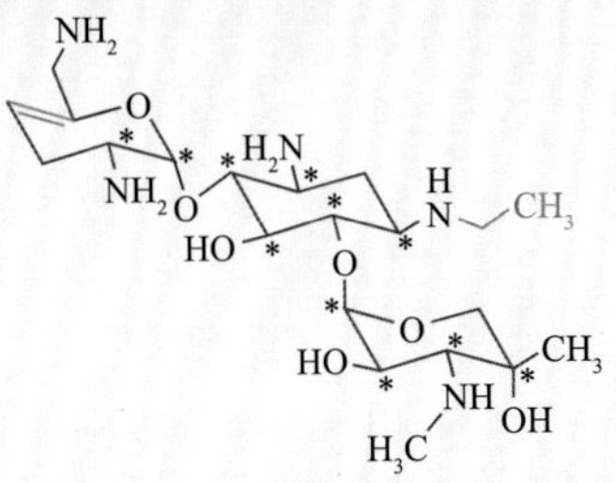 奈替米星	庆大霉素 C$_{1a}$ 的衍生物，1 个糖环上引入双键、在 1 位氨基上引入乙基，药用其硫酸盐	乙基的引入，增加了空间位阻，不易被各种耐药菌产生的转移酶破坏。主要用于大肠杆菌、变形杆菌、肠杆菌属、流感嗜血杆菌、沙门菌等所致的感染，也可用于败血症
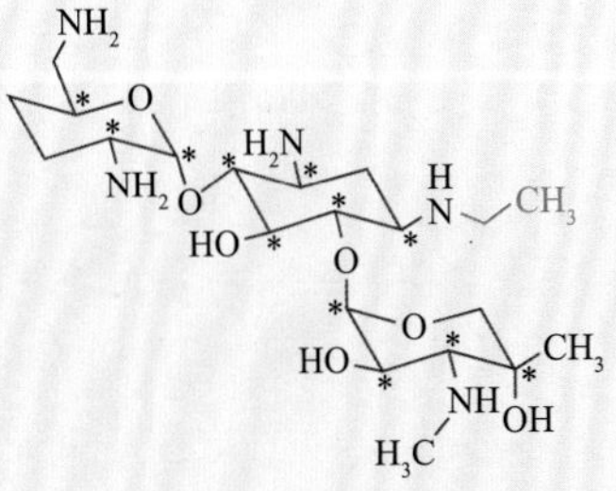 依替米星（etimicin）	庆大霉素 C$_{1a}$ 的衍生物，在 1 位氨基上引入乙基，药用其硫酸盐	抗菌谱广，对多种病原菌有良好的抗菌作用。其耳毒性和肾毒性发生率低，程度也较轻，为一种较安全、有效的抗生素

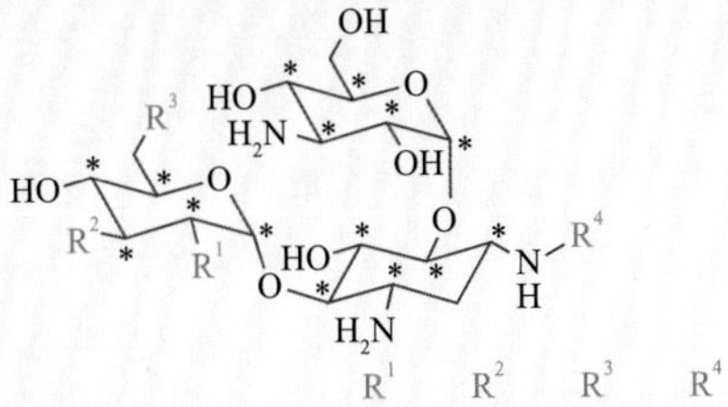

注：*. 该碳原子为不对称原子。

āmǐkǎxīng

阿米卡星（amikacin） 化学名为 O-3-氨基-3-脱氧-α-D-吡喃葡萄糖基-（1→6）-O-[6-氨基-6-脱氧-α-D-吡喃葡萄糖基-（1→4）-N'-]-[（2S）-4-氨基-2-羟基-1-氧丁基]-2-脱氧-D-链霉胺。又称丁胺卡那霉素，药用其硫酸盐。结构式见图1。

阿米卡星为卡那霉素A的半合成衍生物，在脱氧链霉胺的1位氨基上引入L-（-）-4-氨基-2-羟基丁酰基，增加了立体位阻，对耐药菌所产生的各种转移酶均比较稳定。

阿米卡星不仅对卡那霉素敏感菌有效，对卡那霉素产生耐药的铜绿假单胞菌、大肠杆菌和金黄色葡萄球菌也有很强的抗菌作用。其用途与卡那霉素相似，可用于治疗敏感菌所致呼吸道、尿道、皮肤软组织感染、骨与关节感染等，也可用于对庆大霉素、卡那霉素耐药的革兰阴性杆菌如大肠杆菌、变形杆菌和铜绿假单胞菌等引起的各种感染。其血浓度比卡那霉素高，毒性较小。

阿米卡星结构中引入的4-氨基-2-羟基丁酰基侧链的构型对其抗菌活性很重要，为L-（-）型时有很强的抗菌活性，为D-（+）型时抗菌活性大为降低，若为外消旋型，其抗菌活性降低一半。

（毕小玲）

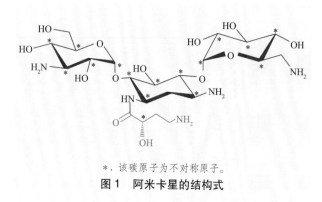

*. 该碳原子为不对称原子。

图1 阿米卡星的结构式

sìhuánsùlèi kàngshēngsù

四环素类抗生素（tetracycline antibiotics） 放线菌产生的一类具有并四苯骨架的可口服的广谱抗生素。主要包括金霉素、土霉素、四环素及半合成衍生物。该类抗生素对革兰阳性菌和阴性菌、立克次体、衣原体、支原体及某些原虫等均有抑制作用。但细菌对这类抗生素易产生严重的耐药性，毒副作用也比较多，临床应用受到一定的限制。

金霉素是1948年从 Streptomyces auraofaciens 的培养液中分离得到的第一个四环素类抗生素，随后相继发现了土霉素、四环素等天然的四环素类药物。它们有易产生耐药性、化学结构在酸性或碱性条件下不稳定等缺点，因此对天然四环素进行了一系列结构修饰，得到一些化学稳定性增加、对耐药菌有效的半合成四环素类抗生素。

结构特点与化学性质 四环素类抗生素的结构中都有氢化并四苯骨架，含有酸性的酚羟基、烯醇羟基和碱性的二甲氨基，因此该类药物均为两性化合物，临床上通常用其盐酸盐。

四环素类抗生素固体在干燥条件下都比较稳定，但遇日光可变色；在酸性及碱性条件下都不够稳定，易发生水解。四环素类药物分子中含有许多羟基、烯醇羟基及羰基，在近中性条件下能与多种金属离子形成不溶性螯合物。

四环素类药物能和体内的钙离子形成黄色络合物，沉积在骨骼和牙齿上。小儿服用会发生牙齿变黄色（称为"四环素牙"），孕妇服用后对胎儿和婴儿也会发生牙齿变色、骨骼生长抑制，小儿和孕妇应慎用或禁用该类药物。

作用机制 四环素类抗生素主要通过抑制细菌蛋白质的合成发挥抗菌作用。该类抗生素与细菌30S核糖体亚单位结合，破坏tRNA和RNA之间的密码子-反密码子反应，阻止氨酰-tRNA与核糖体受体A位点的结合，抑制细菌的生长。

耐药机制 四环素类药物的耐药机制主要包括：①细菌的外排泵将四环素类抗生素泵出胞外，降低胞内药物浓度。②细胞质中的核糖体保护蛋白与核糖体结合，使四环素类药物无法与核糖体发生作用。③细菌产生灭活或钝化酶，对四环素类抗生素进行化学修饰，使其丧失活性。

构效关系 针对天然四环素的缺点，对其进行了广泛的结构修饰，人们总结了该类药物的构效关系，见图1。

四环素类抗生素按来源可分为天然四环素类和半合成四环素类两大类。代表药物包括四环素等，常用药物包括土霉素、多西环素、美他环素、米诺环素等，见表1。

（毕小玲）

sìhuánsù

四环素（tetracycline） 化学名为（4S,4aS,5aS,6S,12aS）-4-（二甲胺基）-1,4,4a,5,5a,6,11,12a-八氢-3,6,10,12,12a-五羟基-6-甲基-1,11-二氧代-并四苯-2-甲酰胺。结构式见图1。

化学结构与稳定性 四环素结构中含有酸性的酚羟基、烯醇羟基及碱性的二甲氨基，为两性化合物，故可形成盐酸盐制成注射用粉针剂，也有口服制剂和软

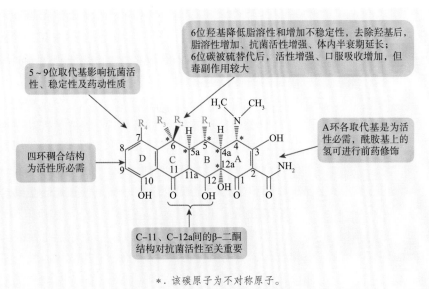

＊. 该碳原子为不对称原子。

图 1　四环素类抗生素的构效关系

表 1　常用的四环素类抗生素

药物名称及化学结构	结构特点	作用特点及用途
土霉素（oxytetracycline）	5 位羟基取代；6 位上有甲基和羟基；7 位无取代基	天然四环素类，抗菌谱广，可口服。化学性质不稳定，可致恒齿黄染、牙釉质发育不良和骨生长抑制，小儿禁用
多西环素（doxycycline）	土霉素的半合成衍生物，去除 6 位上的羟基，增加了稳定性	口服吸收好，对多种细菌的体内抗菌活性强于四环素。多西环素的脂溶性高于天然四环素类，更易进入组织器官，因前庭副作用而限制了其使用
美他环素（methacycline）	土霉素的半合成衍生物，6 位羟基脱水，形成甲烯基	抗菌谱与四环素相似，抗菌活性比四环素强，某些四环素或土霉素耐药的菌株对该药仍可敏感
米诺环素（monicycline）	四环素的半合成衍生物，去除 6 位上的羟基和甲基，7 位引入二甲氨基	抗菌谱与四环素相似，口服吸收好，对四环素耐药的葡萄球菌等也有较强的抗菌作用，且作用时间长，但其肝毒性较大

注：＊. 该碳原子为不对称原子。

膏剂在临床上应用。

四环素遇日光颜色会逐渐变深，故应避光保存。四环素在酸性及碱性条件下都不够稳定。在酸性条件下，C-6 上的羟基和 C-5a 上氢发生消除反应，生成无

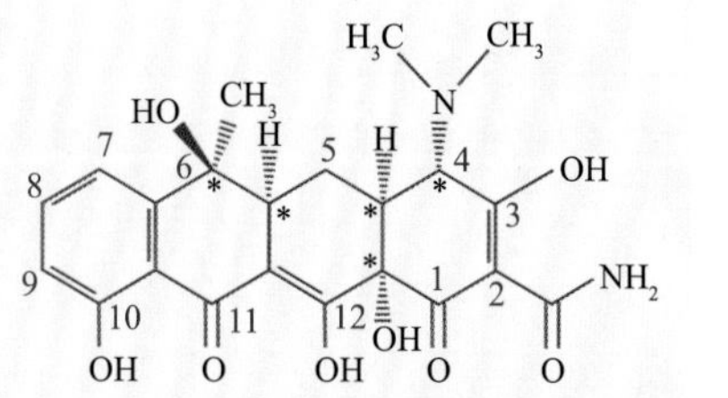

*. 该碳原子为不对称原子。

图1 四环素的结构式

活性的橙黄色脱水物；此外 C-4 位的二甲氨基易发生可逆的差向异构化，生成 4-差向四环素，在酸性条件下进一步脱水，生成 4-差向脱水四环素（图2）。这些产物的抗菌活性均减弱或消失，且差向异构体的毒性也增加。

在碱性条件下，C-6 上的羟基形成氧负离子，向 C-11 的羰基亲核进攻，经电子转移，C 环破裂，生成无活性的具有内酯结构的异构体（图3）。

四环素能和钙离子形成络合物，在体内该络合物呈黄色沉积在骨骼和牙齿上，小儿服用后会发生牙齿变黄色（称为"四环素牙"），孕妇服用后其产儿可能发生牙齿变色、骨骼生长抑制，因此小儿和孕妇应慎用或禁用。

临床应用 四环素为广谱抑菌药，对革兰阳性菌、阴性菌、立克次体、滤过性病毒、螺旋体属以及原虫类都有很好的抑制作用，高浓度时具杀菌作用。

(毕小玲)

héchéng kàngjūnyào

合成抗菌药（synthetic antibacterial agents） 除抗生素类药物以外通过化学合成方法得到的非天然抗菌化合物。能有效地抑制和杀灭病原性微生物，用于治疗细菌感染性疾病，是一类应用广泛的药物。

合成抗菌药物主要包括磺胺类抗菌药物、喹诺酮类抗菌药物和噁唑烷酮类抗菌药物等。①磺胺类抗菌药物。为一大类具有对氨基苯磺酰胺结构的全合成抗菌药，发现于 1935 年，是最早用于治疗全身性细菌感染的化疗药物。其结构通式见图1。磺胺类药物只能抑制细菌繁殖，不能杀灭细菌，因此应用受到很大限制，大多数磺胺类药物已经不在临床上使用。②喹诺酮类抗菌药。自 1962 年第一个喹诺酮类抗菌药萘啶酸问世以来，该类药物发展迅速，尤其是 20 世纪 80~90 年代，该类药物

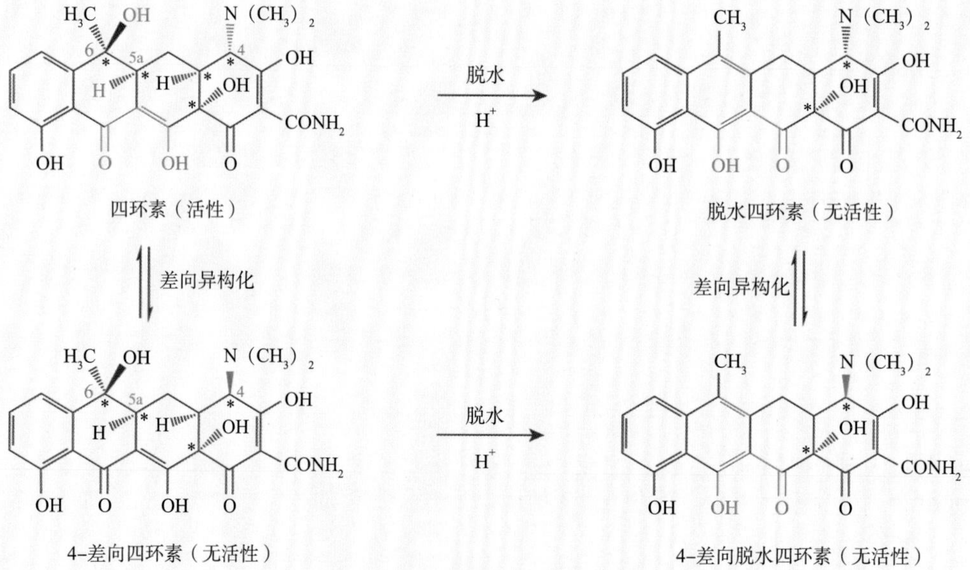

*. 该碳原子为不对称原子。

图2 四环素在酸性条件下的不稳定性

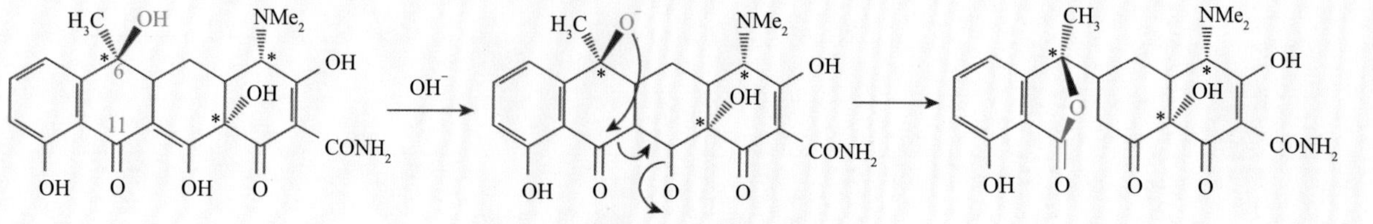

*. 该碳原子为不对称原子。

图3 四环素在碱性条件下的不稳定性

的研究取得了飞跃进展，成为临床上一类重要的合成抗菌药物。大部分喹诺酮类抗菌药物具有1,4-二氢-4-氧代喹啉-3-羧酸结构，结构通式见图2。③噁唑烷酮类抗菌药。20世纪90年代后开发出的具有噁唑烷酮母核的合成抗菌药物，其作用机制与现有的抗菌药物不同，是作用于细菌蛋白质合成的最早期阶段，对革兰阳性菌及耐药肠球菌等的感染均有显著疗效。主要药物有利奈唑胺和羟哌噁酮。

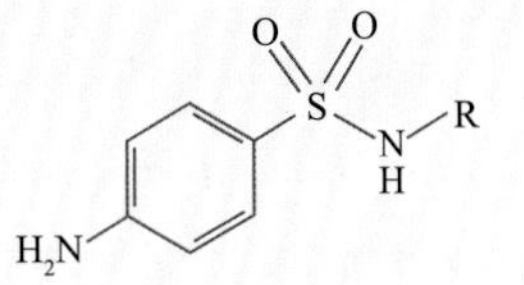

图1 磺胺类抗菌药的结构通式

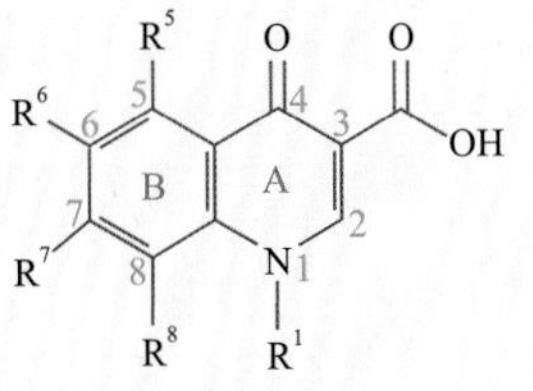

图2 喹诺酮类抗菌药的结构通式

(毕小玲)

kuínuòtónglèi kàngjūnyào

喹诺酮类抗菌药（quinolones antibacterial agents） 一大类具有1,4-二氢-4-氧代喹啉-3-羧酸结构的合成抗菌药物。该类药物通过抑制细菌DNA螺旋酶和拓扑异构酶Ⅳ，干扰细菌DNA的合成而导致细菌死亡。

发展概况 第一个喹诺酮抗菌药萘啶酸是在1962年在研究抗疟药物氯喹衍生物过程中偶然发现的，1963年作为治疗尿路感染药物上市，有中等抗革兰阴性菌的活性。自1962年以来，喹诺酮类抗菌药发展迅速，人们已经开发出第一代、第二代、第三代、第四代喹诺酮类抗菌药在临床上应用，成为仅次于β-内酰胺抗生素的抗菌药物，其中有些药物的抗菌作用和疗效可与优良的半合成头孢菌素相媲美。

第一代喹诺酮类药物 包括20世纪60、70年代上市的药物，如萘啶酸、吡咯酸和吡哌酸等，其特点是抗菌谱窄，对大多数革兰阴性菌有较强的活性，而对革兰阳性菌几乎无活性，并易产生耐药性，临床上主要用于治疗泌尿道的感染，已很少使用。

第二代喹诺酮类药物 包括20世纪80年代以来开发上市的以诺氟沙星为代表的一系列喹诺酮类药物，如培氟沙星、依诺沙星、环丙沙星、氧氟沙星、氟罗沙星、洛美沙星、卢氟沙星等，它们的结构特征是母核6位引入氟原子，7位有碱性哌嗪取代基，故又称氟喹诺酮类药物。氟喹诺酮类药物在体内均有良好的组织渗透性，除脑组织和脑脊液外，它们在各组织和体液中均有良好的分布，提高了抗菌活性，扩大了抗菌谱，适用于治疗呼吸道、泌尿道、肠道、皮肤软组织、外科、妇科和五官科等多部位的感染。

第三代喹诺酮类药物 包括20世纪90年代以后开发上市的一些氟喹诺酮类药物新品种，包括左氧氟沙星、司帕沙星、加替沙星等，该类药物在喹诺酮结构中7位引入更复杂的含氮杂环结构，有更广泛的抗菌谱，抗菌活性更加显著，药动学性质也有明显的改善，对呼吸道感染、急性中耳炎和脑膜炎等疾病有更显著的疗效。

第四代喹诺酮类药物 结构上与第三代没有明显的区别，但活性、治疗效果以及毒副作用方面均要优于第三代药物，如莫西沙星、帕珠沙星、吉米沙星、巴洛沙星和格帕沙星等。

结构类型及特点 喹诺酮类抗菌药按母核结构特征主要分为3类：①萘啶羧酸类，母核的结构见图1。属萘啶羧酸类的药物有：萘啶酸、依诺沙星和妥舒氟沙星等。②吡啶并嘧啶羧酸类，母核的结构见图2。属吡啶并嘧啶类的药物有吡咯酸、吡哌酸等。③喹啉羧酸类，母核结构见图3。属喹啉羧酸类的药物很多，大部分第二代、第三代、第四代喹诺酮类药物都有喹啉羧酸母核结构。

构效关系 通过对大量的喹诺酮类药物的结构和生物活性的研究，人们将其构效关系归纳为图4。

理化性质 喹诺酮类药物在室温下相对稳定，但在光照条件

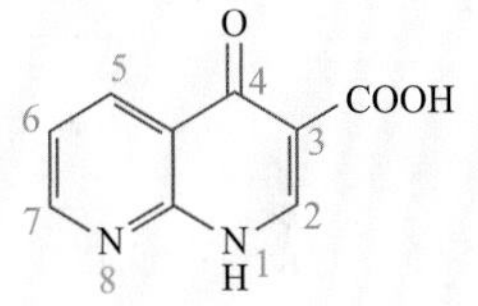

图1 萘啶羧酸类药物的母核结构

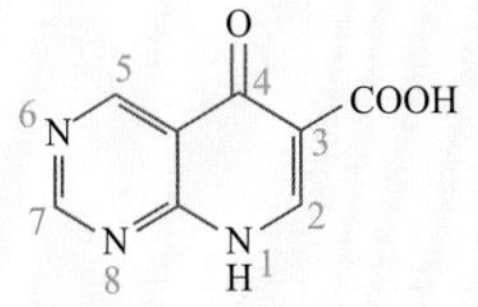

图2 吡啶并嘧啶羧酸类药物的母核结构

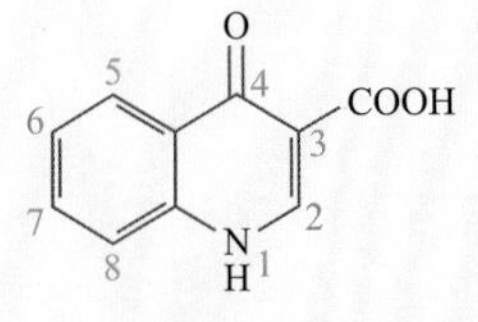

图3 喹啉羧酸类药物的母核结构

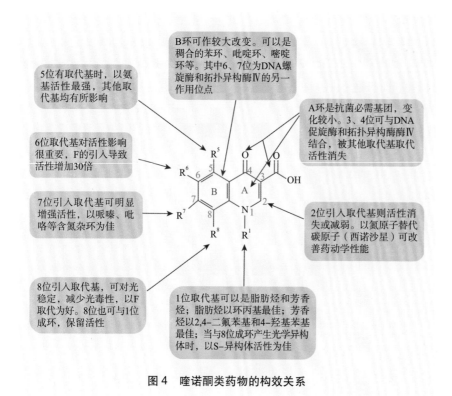

5位有取代基时，以氨基活性最强，其他取代基均有所影响

6位取代基对活性影响很重要，F的引入导致活性增加30倍

7位引入取代基可明显增强活性，以哌嗪、吡咯等含氮杂环为佳

8位引入取代基，可对光稳定，减少光毒性，以F取代为好。8位也可与1位成环，保留活性

B环可作较大改变。可以是稠合的苯环、吡啶环、嘧啶环等。其中6、7位为DNA螺旋酶和拓扑异构酶Ⅳ的另一作用位点

A环是抗菌必需基团，变化较小。3、4位可与DNA促旋酶和拓扑异构酶酶Ⅳ结合，被其他取代基取代活性消失

2位引入取代基则活性消失或减弱。以氮原子替代碳原子（西诺沙星）可改善药动学性能

1位取代基可以是脂肪烃和芳香烃；脂肪烃以环丙基最佳；芳香烃以2,4-二氟苯基和4-羟基苯基最佳；当与8位成环产生光学异构体时，以S-异构体活性为佳

图4 喹诺酮类药物的构效关系

下，7位上的哌嗪可发生分解反应；在酸性条件下回流，则3位羧基可发生脱羧反应。

喹诺酮类药物结构中的3位羧基和4位酮羰基，极易和金属离子（如钙、镁、铁、锌等）形成螯合物。这不仅降低了药物的抗菌活性，也使体内的金属离子流失，会引起缺钙、缺铁、缺锌等副作用，因此该类药物不宜和含钙、铁等食物（如牛奶等）及药品同时服用，而且老人和儿童宜多用。

作用机制 DNA促旋酶（DNA旋转酶）和拓扑异构酶Ⅳ是拓扑异构酶Ⅱ的两种亚型，这两种酶都是细菌生长所必需的酶，任何一种酶被抑制都会导致细菌生长受到抑制而死亡。

喹诺酮类抗菌药即以DNA促旋酶和拓扑异构酶Ⅳ为靶点，形成稳定的DNA促旋酶（或拓扑异构酶Ⅳ）-DNA-药物三重复合物，抑制了这两种酶的活性，干扰了DNA的复制，抑制细菌细胞的生长和分裂。喹诺酮类抗菌药对革兰阳性菌主要作用于拓扑异构酶Ⅳ，对革兰阴性菌则主要作用于DNA促旋酶。

自1963年萘啶酸用于临床以来，已有几十个喹诺酮类抗菌药物在临床上应用，代表药物包括诺氟沙星等，此类药物包括萘啶酸、吡咯酸、西诺沙星、吡哌酸、环丙沙星、依诺沙星、培氟沙星、洛美沙星、氧氟沙星、左氧氟沙星、芦氟沙星、司帕沙星、莫西沙星、加替沙星、吉米沙星、帕珠沙星等（表1）。

(毕小玲)

表1 常用的喹诺酮类抗菌药

药物名称及化学结构	结构特点	作用特点及用途
萘啶酸（nalidixic acid）	有萘啶羧酸结构，1位乙基取代，7位甲基取代	第一代药物，有中等抗革兰阴性菌活性，用于治疗敏感菌所致泌尿系统感染，已少用
吡咯酸（piromidic acid）	有吡啶并嘧啶羧酸结构，1位乙基取代，7位吡咯基取代	第一代药物，只对革兰阴性菌有中等活性，易产生耐药性，体内易被代谢，作用时间短，中枢副作用较大，已少用
吡哌酸（pipemidic acid）	有吡啶并嘧啶羧酸结构，1位乙基取代，7位哌嗪基取代	第一代药物，抗菌谱窄，对大多数革兰阴性菌有较强的活性，易产生耐药性，用于治疗泌尿道感染，已少用

表1 常用的喹诺酮类抗菌药　　　　　　　　　　　　　　　　　　　续 表

药物名称及化学结构	结构特点	作用特点及用途
 环丙沙星（ciprofloxacin）	有喹啉羧酸结构，与诺氟沙星结构相似，1位为环丙基取代	第二代药物，抗菌谱广，杀菌效果好，对所有细菌的活性比诺氟沙星强，优于某些第三代头孢菌素。用于全身各系统感染
 依诺沙星（enoxacin）	有萘啶羧酸结构，与诺氟沙星结构相似，8位为氮原子取代	第二代药物，抗菌谱及活性和诺氟沙星相似，口服易吸收，血液和组织中的浓度高，用于治疗多种细菌感染性疾病
 培氟沙星（pefloxacin）	有喹啉羧酸结构，与诺氟沙星结构相似，7位为4-甲基哌嗪基取代	第二代药物，口服吸收迅速而完全，生物利用度高，可进入多种组织（包括心肌、脑组织）；用于治疗如败血症、心内膜炎、细菌性脑膜炎等严重感染
 洛美沙星（lomefloxacin）	有喹啉羧酸结构，与诺氟沙星结构相似，仅8位氟取代，7位3-甲基哌嗪基取代	第二代药物，体内药物代谢动力学性质改善，口服吸收好，体外抗菌作用与诺氟沙星相似，体内活性显著增强，对包括铜绿假单胞菌的革兰阳性菌、阴性菌均有作用
 氧氟沙星（ofloxacin）	喹啉羧酸类药物，与培氟沙星结构相似，1位和8位成环产生有1个手性碳原子，药用外消旋体	第二代药物，口服吸收迅速且分布广泛，毒副作用小，主要用于革兰阴性菌所致呼吸系统、泌尿系统、消化系统、生殖系统等感染
 左氧氟沙星（levofloxacin）	氧氟沙星的单一光学异构体，为 *S*-(−)异构体	第三代药物，抗菌谱与氧氟沙星相似，体外抗菌活性是氧氟沙星的2倍，主要用于敏感菌所致呼吸系统，泌尿系统，消化系统等急慢性感染，不良反应发生率低
 芦氟沙星（rufloxacin）	与氧氟沙星结构相似，将1、8位成环中的氧原子用硫原子替代	第二代药物，活性低于诺氟沙星，药物代谢动力学性质有很大的改善，半衰期长，可用于敏感菌引起的上、下呼吸道及尿路感染等

表1 常用的喹诺酮类抗菌药
续 表

药物名称及化学结构	结构特点	作用特点及用途
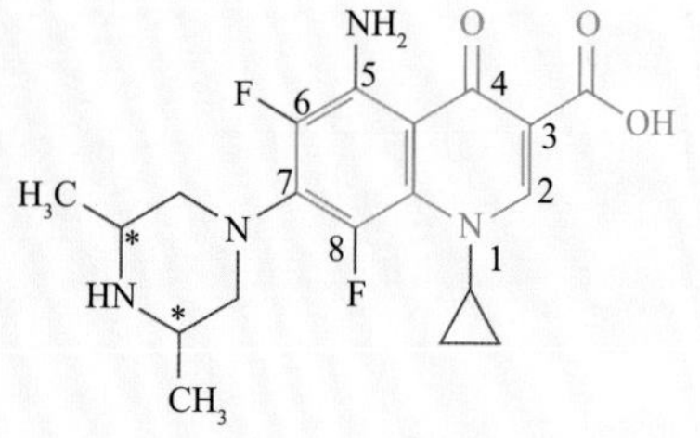 司帕沙星（sparfloxacin）	有喹啉羧酸结构，与环丙沙星结构相似，5位为氨基取代，8位引入氟原子，7位为3、5二甲基哌嗪基取代	第三代药物，抗菌谱扩大，对革兰阳性菌、阴性菌及厌氧菌均有作用，口服吸收良好，生物利用度高，组织中分布较广，半衰期较长
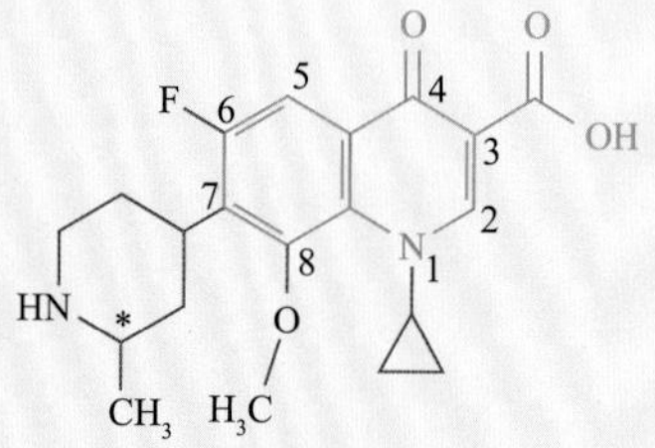 加替沙星（gatifloxacin）	有喹啉羧酸结构，与环丙沙星结构相似，8位引入甲氧基，7位为3-甲基哌嗪基取代	第三代药物，抗菌谱广，抗菌活性强，口服吸收良好，生物利用度高，每天给药1次，用于敏感病原体所致各种感染性疾病
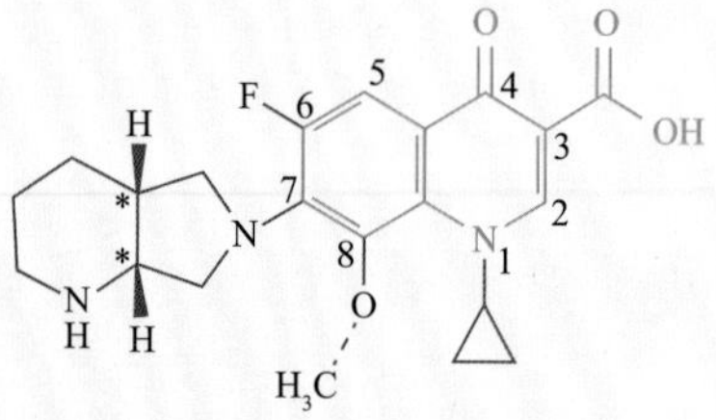 莫西沙星（moxifloxacin）	有喹啉羧酸结构，与加替沙星结构相似，7位为双杂环取代	第四代药物，有抗菌性强、抗菌谱广、不易产生耐药、半衰期长、不良反应少等优点，抗菌活性、治疗效果、毒副作用方面均优于第三代药物
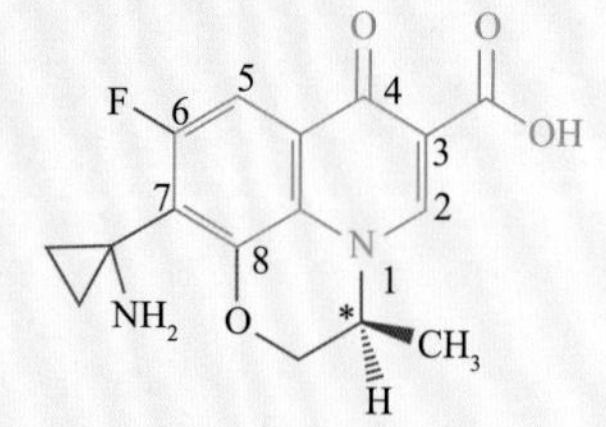 帕珠沙星（pazufloxacin）	有喹啉羧酸结构，与左氟沙星结构相似，7位为1-氨基环丙基取代	第四代药物，优于第三代药物，可用于治疗革兰阳性菌和阴性菌感染，如支气管及肺部感染、细菌性痢疾、泌尿系统、皮肤和软组织感染等

注：*. 该碳原子为不对称原子。

nuòfúshāxīng

诺氟沙星（norfloxacin）

化学名为1-乙基-6-氟-4-氧代-7-（哌嗪-1-基）-1H-喹啉-3-羧酸。又名氟哌酸。1978年由日本杏林（Kyorin）制药公司合成、并于1984年在日本首次上市的第一个氟喹诺酮类抗菌药物。结构式见图1。

诺氟沙星为酸碱两性化合物，在醋酸、盐酸和氢氧化钠溶液中易溶。在室温下相对稳定，但在光照下会发生分解，生成7位哌嗪环开环产物；在酸性溶液中回流可得到3位脱羧产物（图2）。

诺氟沙星结构中的3，4位为羧基和酮羰基，极易与金属离子如钙、镁、铁、锌等形成螯合物，不仅降低药物的抗菌活性，也使体内的金属离子流失，尤其对妇

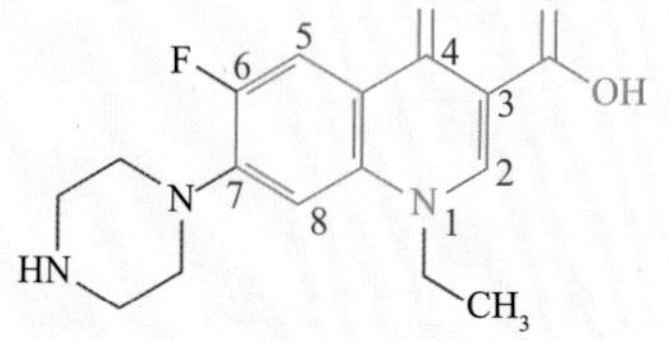

图1 诺氟沙星的化学结构式

女、老人和儿童引起缺钙、贫血、缺锌等副作用，因此这类药物不宜和牛奶等含钙、铁等食物和药品同服，老人和儿童也不宜多用。

诺氟沙星的抗菌谱广，对革兰阴性菌和革兰阳性菌都有明显的抑制作用，特别是对包括铜绿假单胞菌在内的革兰阴性菌作用比庆大霉素等氨基糖苷类抗生素还强，且有良好的组织渗透性，临床主要用于治疗敏感菌所致尿道、胃肠道等感染，也可用于耳鼻喉及皮肤、软组织感染。

（毕小玲）

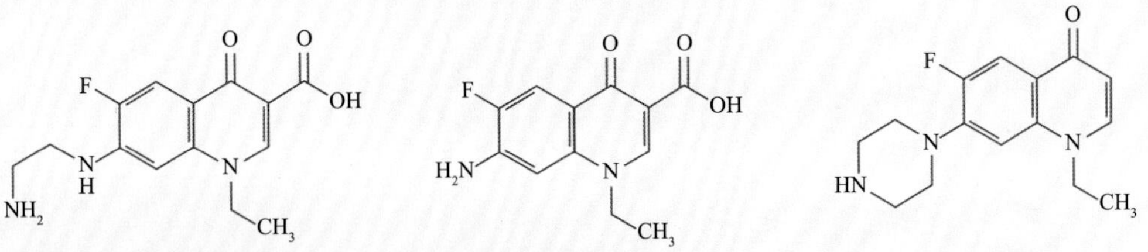

7位哌嗪环开环产物　　7位哌嗪环开环产物　　3位脱羧产物

图 2　诺氟沙星的分解产物

huáng'ànlèi kàngjūnyào

磺胺类抗菌药（sulfonamides）

一类含对氨基苯磺酰胺结构的合成抗菌药物。通过抑制细菌繁殖达到抗菌目的，而不是直接杀灭细菌。该类药物的抗菌谱广，对脑膜炎球菌、溶血性链球菌、肺炎球菌、葡萄球菌、淋球菌等多种球菌及痢疾杆菌、大肠杆菌、变形杆菌都有抑制作用。可用于治疗流行性脑脊髓膜炎，上呼吸道、泌尿道、肠道及其他细菌性感染。

发现和发展过程　对氨基苯磺酰胺（又称磺胺）早在 1908 年就被合成，但当时仅作为合成偶氮染料的中间体，其医疗价值未被人们所认识。直到 1932 年德国化学家多马克（Gerhardt Domagk）发现一种红色偶氮染料百浪多息对链球菌和葡萄球菌有很好的抑制作用，次年报道了用百浪多息治疗葡萄球菌引起败血症的第一个病例，引起了世界范围内对偶氮染料的研究兴趣，人们合成了大量偶氮化合物。磺胺和百浪多息的结构式见图 1。

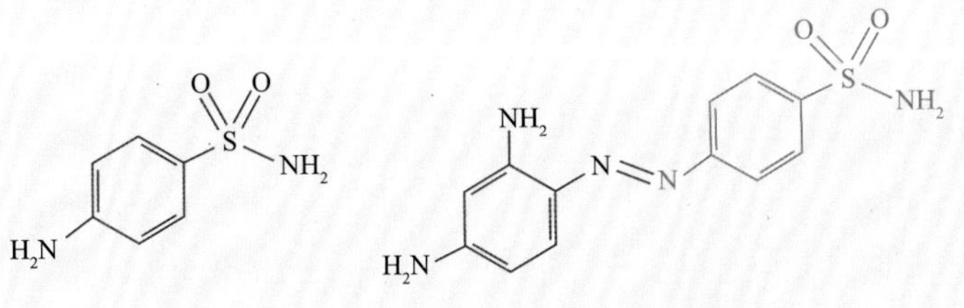

磺胺　　百浪多息

图 1　磺胺和百浪多息的结构式

最初研究人员认为百浪多息结构中的偶氮基团是染料的生色基团，可能也是使其产生抑菌作用的有效基团。但是，结构与活性关系的研究发现，偶氮键的对位含氨磺酰基的偶氮染料才有抗菌作用，且百浪多息在体外无效，进入体内才有抗菌作用，由此推测百浪多息在体内代谢成对氨基苯磺酰胺而发挥抗菌作用，确定了对氨基苯磺酰胺才是这类化合物显效的基本结构，研究工作也从偶氮染料转移到对氨基苯磺酰胺及其衍生物上。

磺胺类药物的研究发展极为迅速，从发现、应用到作用机制学说建立，只用了十多年。人们合成了大量磺胺类化合物，从中开发出 20 多种磺胺类药物在临床上应用。结构通式见图 2。

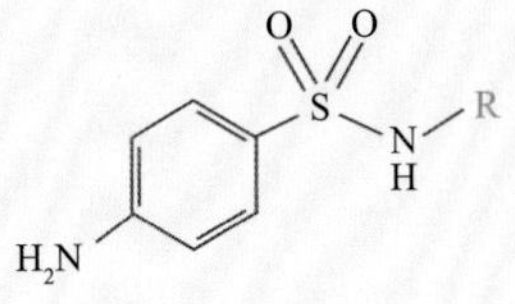

图 2　磺胺类药物的结构通式

构效关系　通过对大量磺胺类化合物的结构与活性之间关系的研究，人们总结出如下的构效关系，见图 3。

作用机制　有关磺胺类药物的作用机制有许多学说，其中以伍德菲尔德（Wood-Fields）学说为人们所公认，且被实验证实。该学说认为磺胺类药物能与细菌生长所必需的对氨基苯甲酸（paminobenzoic acid，PABA）产生竞争性拮抗，干扰了细菌的酶系统对 PABA 的利用，干扰了细菌的正常生长而产生抑菌作用。

在二氢叶酸合成酶的催化下，二氢喋啶焦磷酸酯与 PABA 及谷氨酸或与对氨基苯甲酰谷氨酸合成二氢叶酸，再在二氢叶酸还原酶的作用下生成四氢叶酸，四氢叶酸进一步合成辅酶 F，为细菌 DNA 合成中所需核苷酸的合成提供 1 个碳单位。见图 4。

在二氢叶酸的生物合成中，由于磺胺类药物的分子大小和电荷分布与细菌生长所必需的 PABA 极为相似（图 5），与对氨基苯甲酸竞争二氢叶酸合成酶，生成无功能的伪二氢叶酸，妨碍了二氢叶酸的生物合成，结果使细菌的 DNA、RNA 及蛋白质的合成受到干扰，

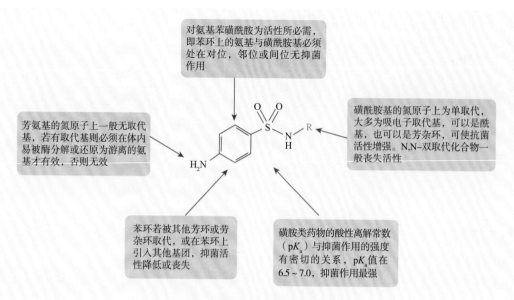

图3 磺胺类药物的构效关系

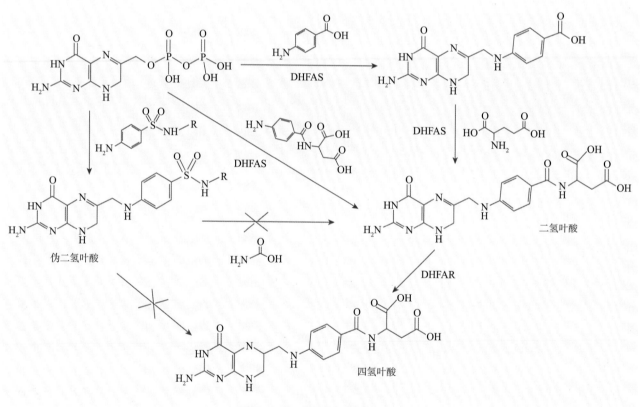

图4 磺胺类药物的作用机制

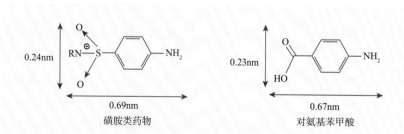

图5 磺胺类药物与对氨基苯甲酸的结构比较

细菌的生长、繁殖受到阻碍。

人和微生物体内代谢均需二氢叶酸，微生物只能自身合成，人可从食物中摄取，因此，人不受磺胺类药物的影响，需自身合成四氢叶酸的微生物对磺胺药物都敏感。

伍德菲尔德学说解释了磺胺

类药物的抗菌作用机制，也提出了从代谢拮抗寻找新药的途径，这是在药物化学研究理论方面的巨大贡献。代谢拮抗（metabolic antagonism）是指设计与生物体内基本代谢物在结构上有某种相似程度的化合物，使之与基本代谢物竞争性或干扰基本代谢物的被利用，或掺入生物大分子的合成之中形成伪生物大分子，导致致死性合成，影响细胞的生长。代谢拮抗的概念已广泛用于抗菌、抗疟及抗癌药物等设计。

磺胺类药物只能抑制细菌的生长繁殖而不能杀菌，使磺胺类药物在临床上应用受到很大限制，加上众多新型合成抗感染药物的出现，多数磺胺类药物已不再使用，仅少数特殊用途药物还在使用。代表药物包括磺胺甲噁唑，

常用药物包括磺胺醋酰、磺胺嘧啶、磺胺异噁唑、磺胺嘧啶银等，见表1。

（毕小玲）

huáng'ànjiǎězuò

磺胺甲噁唑（sulfamethoxazole；SMZ）

化学名为4-氨基-*N*-（5-甲基异噁唑-3-基）-苯磺酰胺。又名新诺明（sinomin），磺胺甲基异噁唑。其结构式见图1。

磺胺甲噁唑为两性化合物，在稀盐酸、氢氧化钠试液和氨试液中易溶；具有芳伯氨基，会发

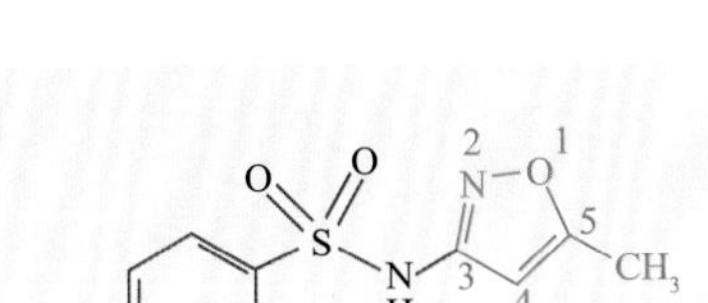

图1 磺胺甲噁唑的结构式

生重氮化-偶合反应，生成橙红色沉淀。

磺胺甲噁唑的抗菌谱较广，与磺胺嘧啶相似，抗菌作用较强，常与抗菌增效剂甲氧苄啶（TMP）合用，按SMZ和TMP以5∶1比例配伍制成复方制剂称复方新诺明，其抗菌作用可增强数倍至数十倍，应用范围也扩大，临床主要用于敏感菌所致尿路感染、呼吸系统感染、肠道感染、胆道感染及局部软组织或创面感染等。

磺胺甲噁唑口服易吸收，可分布于全身组织和体液，排泄较慢，1次给药有效浓度可维持12小时，体内代谢产物苯氨基乙酰化率高达60%，乙酰化产物的溶解度小，易在肾小管中析出结晶，造成尿路损伤，故长期服用需与碳酸氢钠同服以碱化尿液，提高

表1 常用磺胺类抗菌药物

药物名称及化学结构	结构特点	作用特点及用途
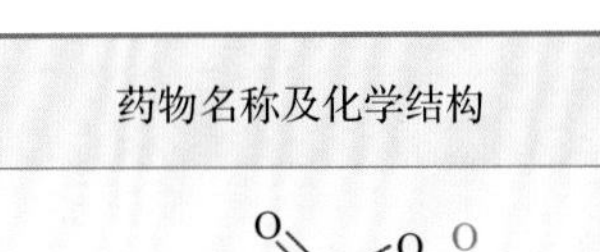 磺胺醋酰（sulfacetamide）	磺酰胺基氮原子上的取代基为乙酰基	常用其钠盐，水溶性好，可做成滴眼剂，用于治疗沙眼、结膜炎和角膜炎。局部应用几乎无刺激性，穿透力强
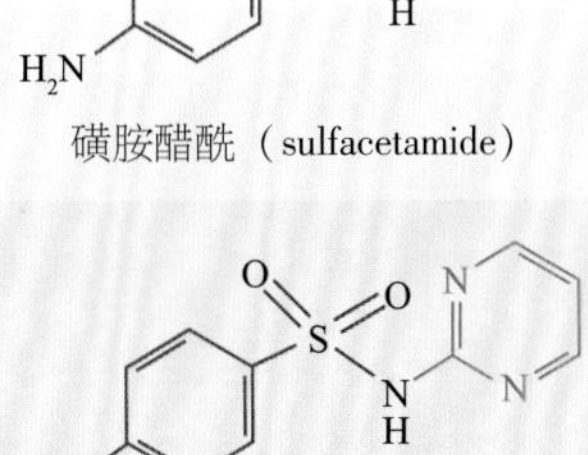 磺胺嘧啶（sulfadiazine）	磺酰胺基氮原子上的取代基为2-嘧啶基	易渗入脑脊液，用于预防及治疗脑膜炎球菌所致脑膜炎，也可用于上呼吸道感染、中耳炎。毒副作用较小
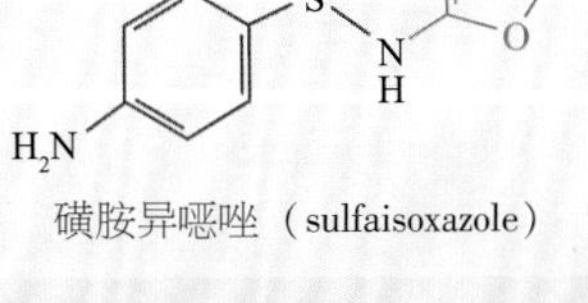 磺胺异噁唑（sulfaisoxazole）	磺酰胺基氮原子上的取代基为3,4-二甲基异噁唑	抗菌谱与磺胺嘧啶相同，抗菌活性比磺胺嘧啶强，其代谢产物N^4-乙酰基磺胺异噁唑在尿中溶解度较高，不易形成结晶尿，有利于治疗泌尿道感染
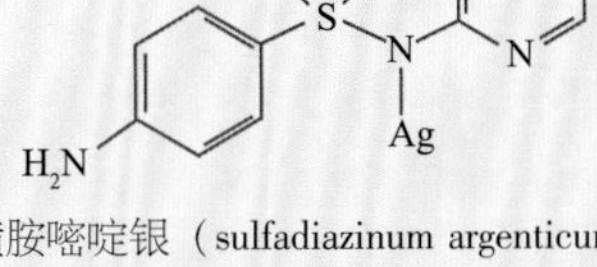 磺胺嘧啶银（sulfadiazinum argenticum）	磺胺嘧啶的银盐	制成软膏剂，外用，有抗菌和收敛作用，用于烧伤、烫伤创面的抗感染，对铜绿假单胞菌有抑制作用

乙酰化物在尿中的溶解度。磺胺甲噁唑能通过胎盘进入胎儿循环，并以低浓度分泌至乳汁，因此孕期及哺乳期妇女用药应谨慎。在2017年10月27日世界卫生组织国际癌症研究机构公布的致癌物清单中，磺胺甲噁唑也被列入3类致癌物。

(毕小玲)

抗菌增效剂

kàngjūn zēngxiàojì

抗菌增效剂（antibacterial synergists） 与抗菌药物联合使用所产生的抗菌效果大于两个药物分别给药作用总和的一类药物。通常是抗菌增效剂和抗菌药物的作用机制协同，能形成双重杀菌的作用，故能达到抗菌增效的目的。

根据作用机制，增效剂可分多种类型。①与抗菌药物的作用部位不同。磺胺类药物的抗菌增效剂，如甲氧苄啶是二氢叶酸还原酶抑制剂，它可阻止二氢叶酸还原为四氢叶酸。磺胺类药物与甲氧苄啶联合应用时，磺胺类药物抑制细菌四氢叶酸合成代谢途径中的二氢叶酸合成酶，甲氧苄啶抑制二氢叶酸还原酶，二者协同抑制了四氢叶酸的生源合成，使细菌体内叶酸代谢受到双重阻断，抗菌作用增强数倍至数十倍，并使磺胺类药物有杀菌作用。②保护抗菌药物不被分解。另一类抗菌增效剂为 β-内酰胺酶抑制剂，如克拉维酸等，与 β-内酰胺类抗生素如青霉素类、头孢菌素类合用时，克拉维酸可与多数 β-内酰胺酶牢固结合，使 β-内酰胺酶彻底失活，是有效的 β-内酰胺酶抑制剂，对革兰阳性菌或革兰阴性菌产生的 β-内酰胺酶均有效。③降低抗菌药物的排泄速度。丙磺舒的抗菌增效机制与以上两类增效剂完全不同。丙磺舒为酸性化合物，可竞争性抑制弱有机酸药物（如青霉素类、头孢菌素类药物）在肾小管的分泌，与青霉素类药物等合用时可降低该类药物的排泄速度，提高其在血液中的浓度，增强青霉素类药物的抗菌作用。

(毕小玲)

甲氧苄啶

jiǎyǎngbiàndìng

甲氧苄啶（trimethoprim；TMP） 化学名为5-[（3,4,5-三甲氧基苯基)-甲基]-2,4-嘧啶二胺。又名甲氧苄氨嘧啶。结构式见图1。

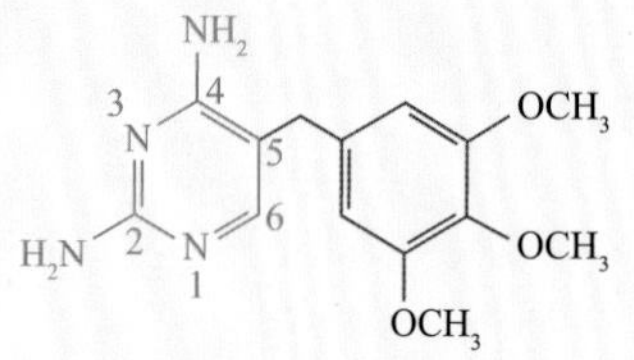

图1 甲氧苄啶的结构式

甲氧苄啶是在研究 5-取代苄基-2,4-二氨基嘧啶类化合物对二氢叶酸还原酶的抑制作用时发现的广谱抗菌药，其本身对革兰阳性菌和革兰阴性菌具有广泛的抑制作用，作用机制为可逆性抑制二氢叶酸还原酶，使二氢叶酸还原为四氢叶酸的过程受阻，影响辅酶 F 的形成，影响微生物 DNA、RNA 及蛋白质的合成，使其生长繁殖受到抑制（图2）。

甲氧苄啶与磺胺类药物联合使用时，磺胺类药物抑制细菌四氢叶酸的合成代谢途径中的二氢叶酸合成酶，甲氧苄啶抑制二氢叶酸还原酶，二者协同抑制了四氢叶酸的生源合成，使细菌体内四氢叶酸的合成受到双重阻断，使其抗菌作用增强数倍至数十倍，因此将甲氧苄啶称为抗菌增效剂。甲氧苄啶和磺胺甲噁唑组成的复方新诺明，广泛用于治疗呼吸道感染、菌痢及泌尿道感染等。甲氧苄啶除与磺胺类药物合用外，还可增强多种抗生素（如四环素、庆大霉素）的抗菌作用。甲氧苄啶单用时易引起细菌的耐药性。

人和动物辅酶 F 的合成过程与微生物相同，甲氧苄啶对人和动物的二氢叶酸还原酶的亲和力比对微生物的二氢叶酸还原酶的亲和力弱 10 000～60 000 倍，甲氧苄啶对人和动物的影响很小，其毒性也较弱。

(毕小玲)

抗结核药

kàngjiéhéyào

抗结核药（antituberculotics） 对结核分支杆菌有良好抑制作用的一类药物。临床上用于治疗结核病和防止结核病传播。结核病是结核分枝杆菌引起的慢性传染病。结核分枝杆菌为一种有特殊细胞壁的耐酸杆菌，其细胞上富含类脂，有高度的亲水性，对醇、酸、碱和某些消毒剂高度稳定。结核分枝杆菌可能侵入人体全身各种器官，但主要侵犯肺，导致肺结核病。

根据化学结构及来源，抗结核药物分为两大类。①抗生素类抗结核药（见抗结核抗生素）。主要有氨基糖苷类的链霉素、卡那霉素等，大环内酰胺类的利福平、利福定和利福喷汀等。还有其他类的环丝氨酸、紫霉素及卷曲霉素等。②合成类抗结核药（见合成抗结核药物）。主要有对氨基水杨酸钠、异烟肼、乙胺丁醇、吡嗪酰胺等。它们均为重要的抗结核病药物。

(毕小玲)

抗结核抗生素

kàngjiéhé kàngshēngsù

抗结核抗生素（antitubercular antibiotics） 可抑制或杀灭结核分枝杆菌的天然抗生素及其半合成衍生物。临床上主要用于治疗各种结核病。此类药物按化学结构特征分为两大类。

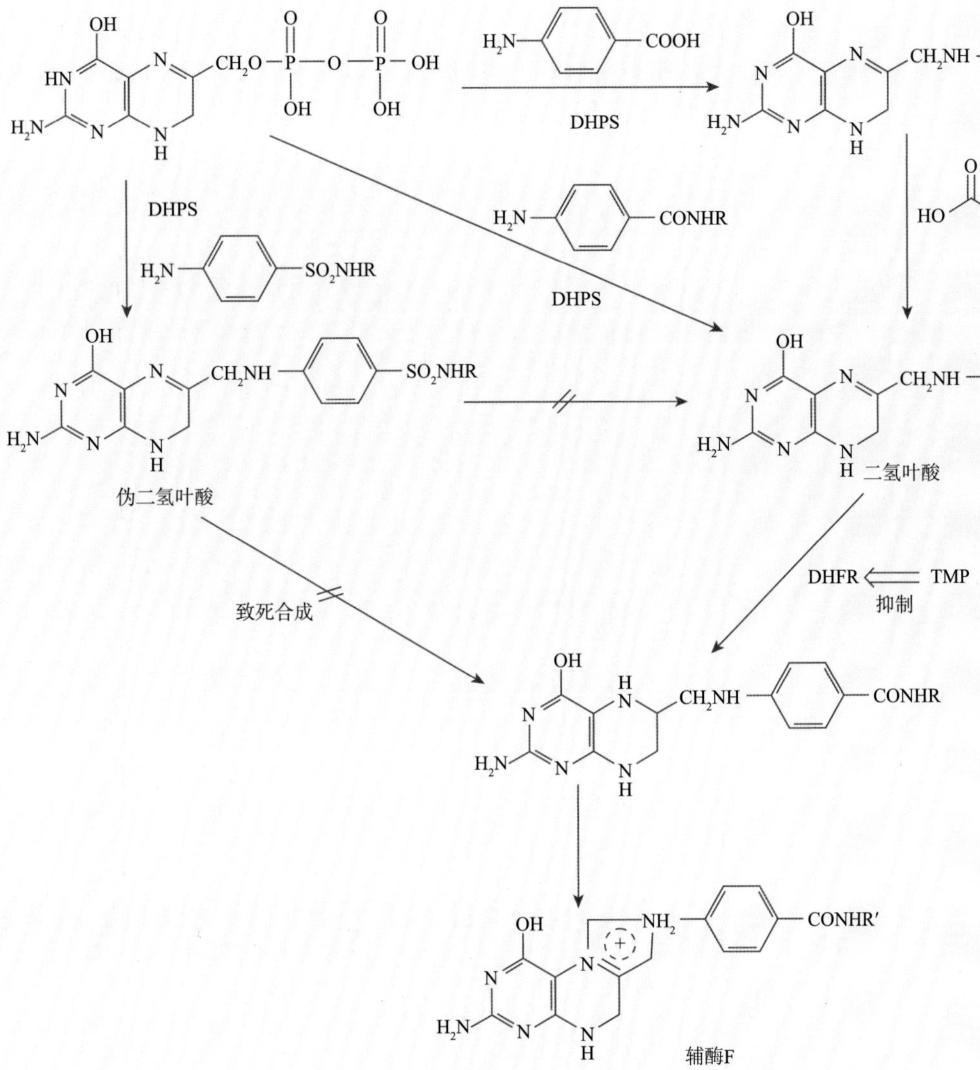

图2 甲氧苄啶对磺胺类药物的增效机制

氨基糖苷类抗生素 链霉素（streptomycin）是第一个氨基糖苷类抗生素，在1944年发现，由 *Streptomyces Griseus* 的发酵液中分离得到，也是第一个用于临床的抗结核药物。链霉素对结核杆菌的抗菌作用很强，临床上用于治疗各种结核病，特别是对结核性脑膜炎和急性浸润性肺结核有很好的疗效；对尿道感染、肠道感染、败血症等也有效。但链霉素有耳毒性和肾毒性，且长期使用易产生耐药性，故需与其他抗结核药合用。链霉素是通过与结核杆菌核蛋白30S亚基结合，使结核杆菌的蛋白质合成受到抑制而发挥抗结核作用。

卡那霉素（kanamycin）是1957年发现的另一种天然的氨基糖苷类抗生素，是A、B、C组分组成的混合物，其中卡那霉素A为主要成分，临床上用其硫酸盐。卡那霉素为广谱抗生素，对革兰阴性杆菌、革兰阳性菌和结核杆菌都有效。临床上用于败血病、心内膜炎、呼吸道感染、肠炎、菌痢和尿路感染等，也可用于结核病的治疗。一些细菌会产生氨基糖苷钝化酶而产生耐药。

大环内酰胺类 利福霉素（rifamycins）为天然的大环内酰胺类抗生素，含A、B、C、D、E等组分，均为碱性，化学性质不稳定，仅分离得到利福霉素B纯品。天然的利福霉素B的稳定性差，抗菌活性不强，不能直接用于临床。将利福霉素9位上的取代基经氧化、水解、还原得到羟基化合物利福霉素SV（rifamycins SV），虽对革兰阴性菌和结核杆菌的活性强于利福霉素B，但口服吸收较差。利福霉素B和利福霉素SV的结构式见图1。

为寻找口服吸收好、抗菌谱广、长效和高效的抗结核药物，对利福霉素SV进行结构改造，得到了利福平、利福定、利福喷汀、利福布汀等半合成利福霉素衍生物，它们是临床上广泛使用的抗结核病药物（表1）。

利福霉素类抗生素能与分枝杆菌敏感菌的 DNA 依赖性 RNA 聚合酶形成稳定的复合物，抑制该酶的活性，细菌合成 RNA 时抑制初始RNA 链的形成，阻断结核菌 RNA的合成，抑制了结核菌的生长。

（毕小玲）

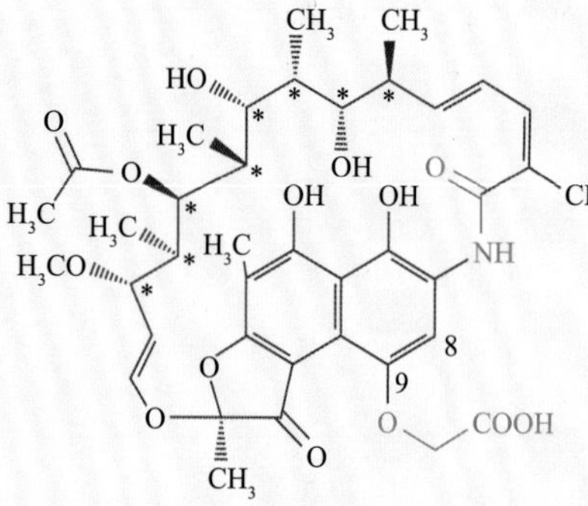

利福霉素B

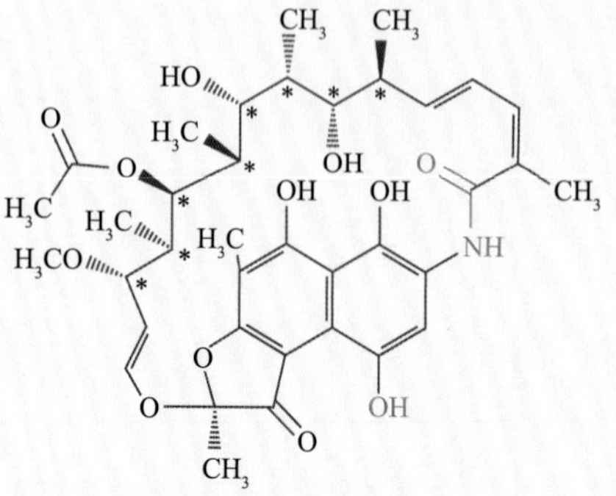

利福霉素SV

*．该碳原子为不对称原子。

图 1　利福霉素 B 和利福霉素 SV 的结构式

表 1　常用的抗结核抗生素

药物名称及化学结构	结构特点	作用特点及用途
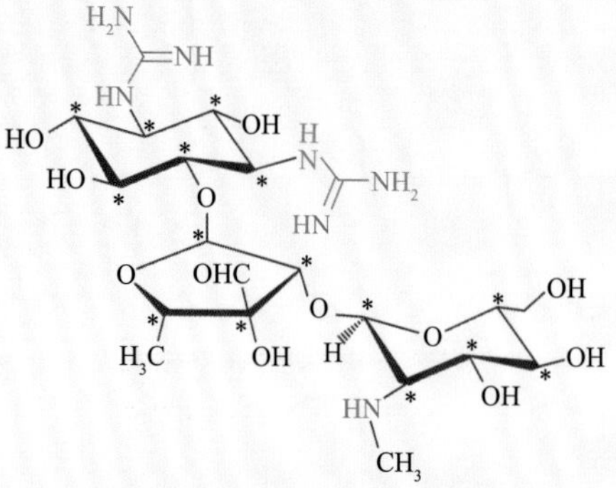 链霉素（streptomycin）	氨基糖苷类天然抗生素，由链霉胍、链霉糖和 N-甲基葡萄糖组成，结构中有 3 个碱性中心，可以和各种酸成盐，临床上用其硫酸盐	用于治疗各种结核病，对急、慢性浸润性肺结核有很好的疗效；对第VIII对脑神经有显著损害，严重时可产生眩晕、耳聋等，对肾也有毒性；结核杆菌对其易产生耐药性，常与异烟肼等合用
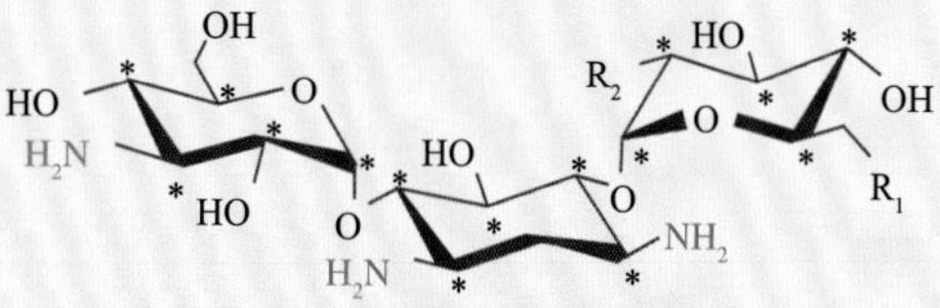 卡那霉素（kanamycin） A: R₁=NH₂, R₂=OH B: R₁=NH₂, R₂=NH₂ C: R₁=OH, R₂=NH₂	氨基糖苷类天然抗生素，由卡拉霉素 A、B、C 组分组成的混合物，A 是主要成分，含碱性基团，临床用其硫酸盐	广谱抗生素，对革兰阴性杆菌、革兰阳性菌和结核杆菌都有效；用于败血症、心内膜炎、呼吸道感染、肠炎、菌痢和尿路感染等，也可用于治疗结核病；对听神经和肾有一定毒性
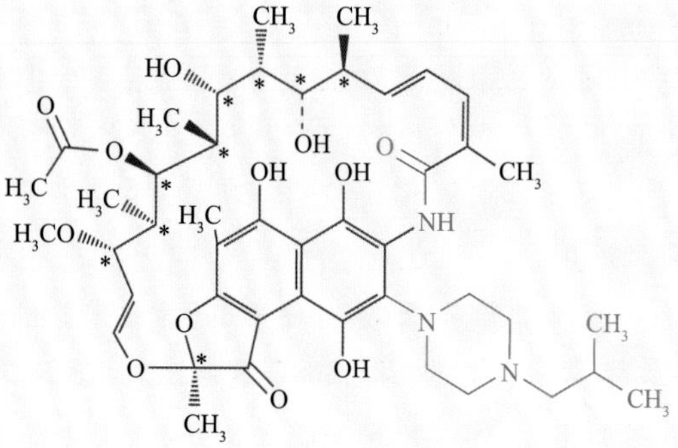 利福定（rifamdin）	大环内酰胺类半合成抗生素，与利福平结构相似，含 4-异丁基哌嗪基	抗菌谱与利福平相似，对结核杆菌和麻风杆菌有良好抗菌活性，活性强于利福平，且口服吸收好、毒性低

表 1　常用的抗结核抗生素　　　　　　　　　　　　　　　　　　　　　　　续　表

药物名称及化学结构	结构特点	作用特点及用途
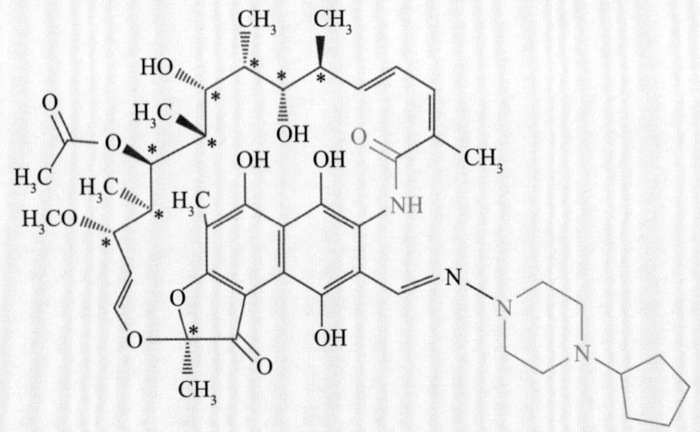 利福喷汀（rifapentine）	大环内酰胺类半合成抗生素，与利福平结构相似，含有 4-环戊基哌嗪基	抗菌谱与利福平相似，对结核杆菌、麻风杆菌、金黄色葡萄球菌、某些病毒、衣原体等微生物有抗菌作用，其抗结核杆菌作用比利福平强 2～10 倍，用于治疗各种结核病
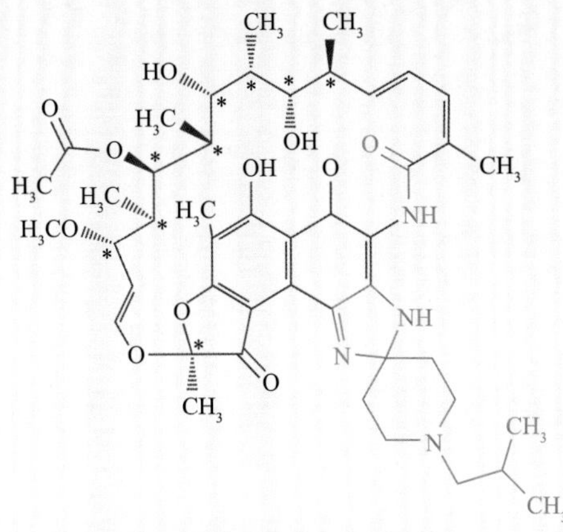 利福布汀（rifabutin）	大环内酰胺类半合成抗生素，与利福平结构相似，引入 4-异丁基螺哌啶结构	除有抗革兰阴性和阳性菌作用外，还有抗结核杆菌和鸟分枝杆菌活性。用于获得性免疫缺陷综合征患者鸟分枝杆菌感染综合征、肺炎、慢性抗药性肺结核等。有良好的耐受性

注：＊. 该碳原子为不对称原子。

lìfúpíng
利福平（rifampin）　化学名为 3-［［（4-甲基-1-哌嗪基）亚氨基］甲基］-利福霉素。又名甲哌利福霉素。结构式见图 1。

结构特点和化学稳定性　利福平含有 1,4-萘二酚的结构（为弱酸性 $pK_a \approx 1.7$），在碱性条件下易氧化成醌型化合物；其结构中还有醛缩氨基哌嗪（为弱碱性 $pK_a \approx 7.9$）在强酸中易在 C＝N 处分解，生成缩合前的醛基和氨基哌嗪两个化合物。因此利福平水溶液的酸度应保持在 pH 4.0～6.5。

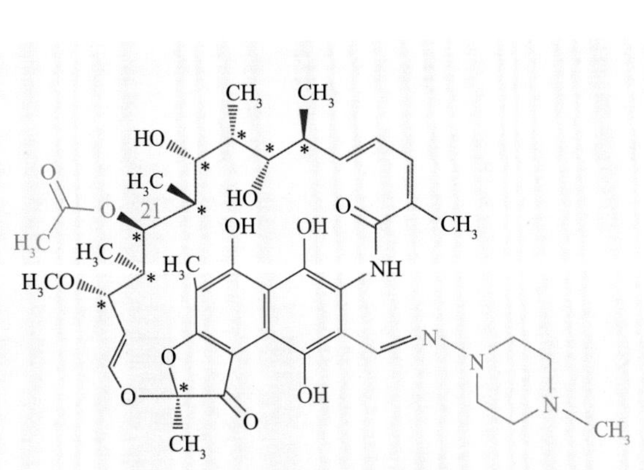

利福平在体内的主要代谢途径为 C-21 的酯键水解，生成去乙酰基利福平，其活性仅为原药的 1/8～1/10；另一个代谢物为其水解物 3-醛基利福霉素 SV，虽有抗菌活性，但比利福平弱（图2）。

利福平是代谢酶的诱导剂，可诱导体内代谢酶的增加，促进其水解代谢。因此，最初 2 周内连续服药可导致进行性血药浓度下降和 $t_{1/2}$ 缩短，但经一定时间后，血药浓度即能相对稳定。本药的代谢物有显色基团，因此患者的尿液、粪便、唾液、泪液、痰液及汗液常呈现橘红色。

利福平是临床上广泛使用的抗结核病药物，一般不单独应用，常与异烟肼、乙胺丁醇等药物合用以减少耐药性的发生。口服后在肠道中被迅速吸收，食物会干扰吸收，故应空腹服用。

（毕小玲）

héchéng kàngjiéhé yàowù
合成抗结核药物（synthetic antitubercular agents）　除抗生素类药物外的通过化学合成得到

＊. 该碳原子为不对称原子。

图 1　利福平的结构式

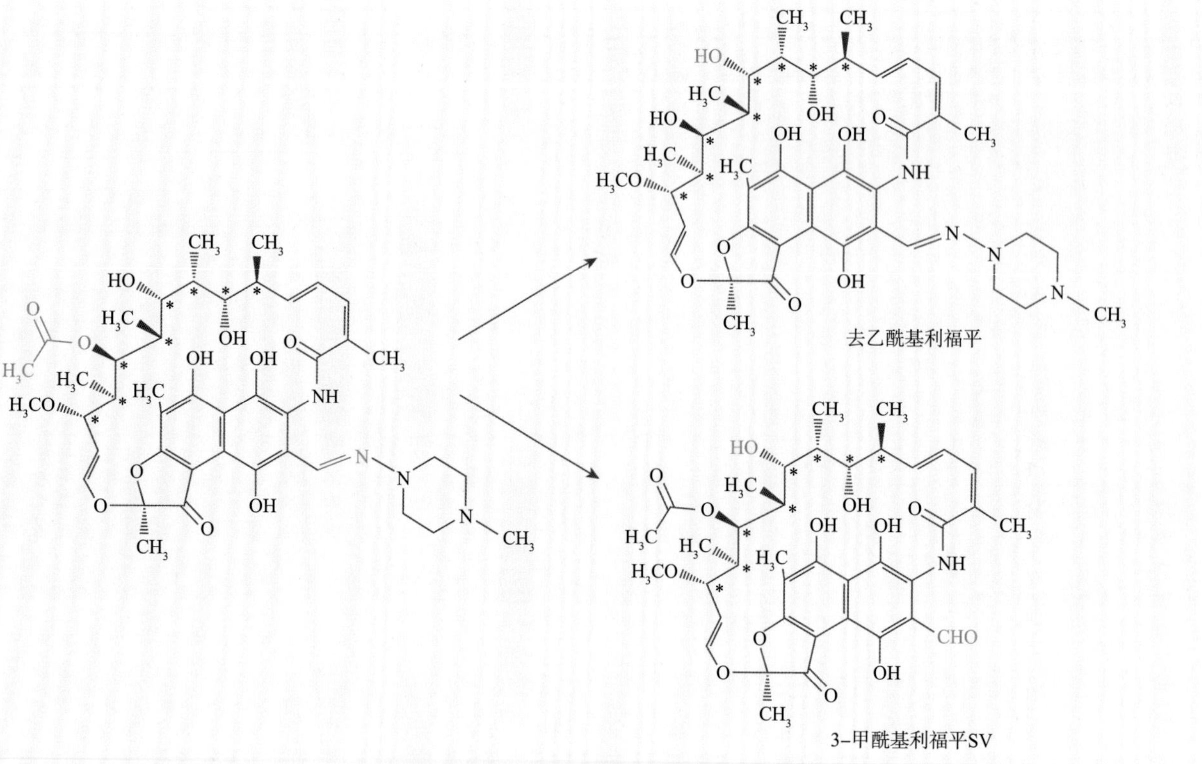

去乙酰基利福平

3-甲酰基利福平SV

*. 该碳原子为不对称原子。

图2 利福平的体内代谢途径

的抗结核药物。能有效地抑制和杀灭结核杆菌，用于治疗各种结核病。

结构与分类 合成抗结核药主要包括对氨基水杨酸、异烟肼类、吡嗪酰胺、乙胺丁醇等。

对氨基水杨酸 1944 年发现苯甲酸和水杨酸对结核杆菌有选择性抑制作用，1946 年基于抗代谢学说发现对氨基水杨酸通过与对氨基苯甲酸竞争二氢叶酸合成酶，使二氢叶酸合成受阻，抑制了四氢叶酸的合成，致使结核杆菌不能生长和繁殖。对氨基水杨酸钠主要用于耐药性、复发性结核的治疗。

异烟肼类 1952 年，研究人员通过对所合成的一系列具有 —NH—CH＝S 基团的化合物进行抗结核杆菌的活性筛选，发现了氨硫脲，即 4-乙酰氨基苯甲醛缩氨硫脲，为降低其肝脏毒性，将其氮原子从苯核外移到苯核上，

得到了异烟醛缩氨硫脲。在合成该化合物的过程中，意料地发现其中间体异烟肼对结核杆菌显示出更为强大的抑制和杀灭作用，且对细胞内外的结核杆菌均有抑制作用（图1）。

异烟肼 抗结核的首选药物之一。为前体药物，可被内源性的酶 katG 催化氧化所激活，转化为有酰化能力的活性物质，在结核杆菌中的酶系统发挥作用。

异烟腙是异烟肼与醛缩合生成腙的衍生物，抗结核作用与异烟肼相似，但毒性略低，不损害肝功能。

吡嗪酰胺 在研究烟酰胺时发现的抗结核杆菌药物，为烟酰胺的生物电子等排体，通过烟酰胺的抗代谢物干扰结核杆菌的 DNA 合成而发挥抗结核作用。

乙胺丁醇 随机筛选得到，其分子中含两个手性碳，药用为右旋体。其作用机制尚未完全阐明。

代表药物 合成抗结核药的代表药物包括异烟肼、乙胺丁醇等，常用药物见表1。

(毕小玲)

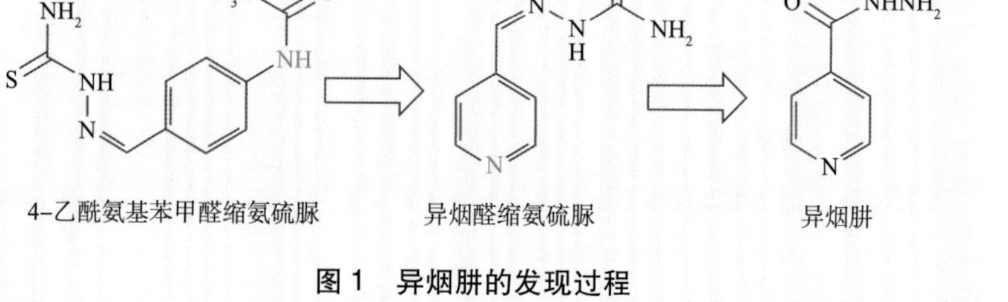

4-乙酰氨基苯甲醛缩氨硫脲   异烟醛缩氨硫脲   异烟肼

图1 异烟肼的发现过程

表 1 常用的合成抗结核药物

药物名称及化学结构	结构特点	作用特点及用途
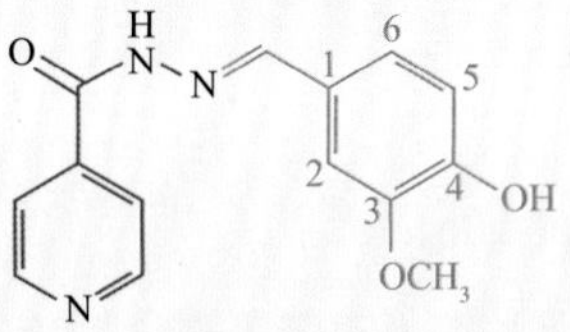 异烟腙（isoniazid）	由异烟肼和3-甲氧基-4-羟基苯甲醛缩合成腙	抗结核作用与异烟肼相似，但毒性略低，不损害肝功能，常与乙胺丁醇等合用
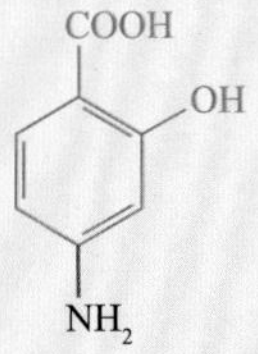 对氨基水杨酸（p-aminosalicylic acid）	水杨酸的衍生物，即4-氨基水杨酸，药用其钠盐	主要用于耐药性、复发性结核的治疗，曾在临床上被广泛使用，但结核杆菌的耐药性和较严重胃肠道反应降低了其应用价值
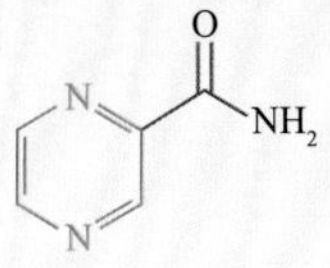 吡嗪酰胺（pyrazinamide）	烟酰胺的生物电子等排体，含吡嗪环	单独使用已出现耐药性，但在联合用药中发挥较好的作用

yìyānjǐng

异烟肼（isoniazid） 化学名为4-吡啶甲酰肼，1952 年由罗氏（Roche）公司开发成功，首先在美国上市。结构式见图1。

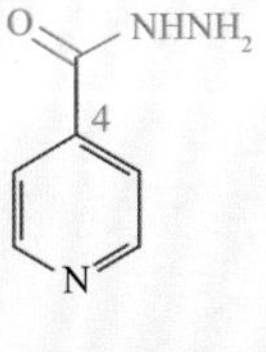

图 1 异烟肼的结构式

结构与性质 异烟肼分子中含有酰肼结构，可与铜、铁、锌等金属离子络合，形成有色螯合物。在酸性条件下与铜离子生成单分子螯合物而显红色，在 pH 7.5 时与铜离子形成双分子螯合物（图2）。微量金属离子可使异烟肼溶液变色，故配制时应避免与金属器皿接触。

异烟肼结构中含肼基，有很强的还原性，可被多种弱氧化剂氧化。异烟肼可被硝酸银氧化生成异烟酸，同时生成氮气与黑色的金属银沉淀；在酸性条件下还可被溴、碘和溴酸钾等氧化剂氧化，生成异烟酸，并放出氮气（图3）。

异烟肼在酸或碱条件下，4 位的甲酰肼侧链发生水解，生成异烟酸和游离肼，其毒性增大，故变质后不可再供药用。光、重金属、温度、pH 值等因素均可加速这种水解反应。

体内代谢 异烟肼在体内的主要代谢产物为 N-乙酰异烟肼，其抗结核活性仅为原药的1%。在人体内，这种乙酰化作用在乙酰化酶的催化下进行，而乙酰化酶的活性受基因控制，因此应根据乙酰化速度的差异调节患者的用药量。异烟肼的其他代谢物为异烟酸和肼，异烟酸也可能是 N-乙酰异烟肼水解的产物，另一个水解产物为乙酰肼，可被 N-乙酰化转移酶酰化成双乙酰肼（图4）。

用异烟肼治疗结核病过程中，其肝毒性与代谢产物乙酰肼有关。乙酰肼被认为是微粒体 CYP450 的底物，被 CYP450 氧化形成 N-羟基乙酰肼中间体，它可衍生出酰基自由基或酰基阳离子，导致肝蛋白酰化，引起肝坏死。

临床应用 异烟肼是常用抗结核病药，疗效好，用量小。可与链霉素、卡那霉素和对氨基水杨酸钠合用，减少耐药性。异烟

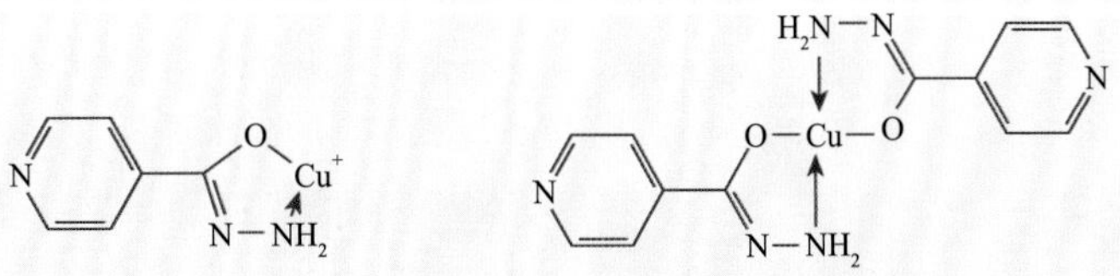

单分子螯合物　　　　双分子螯合物

图 2 异烟肼和铜离子的螯合物

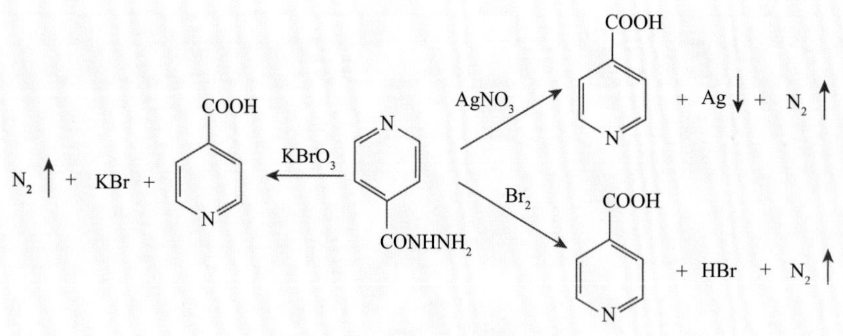

图 3　异烟肼和氧化剂的反应

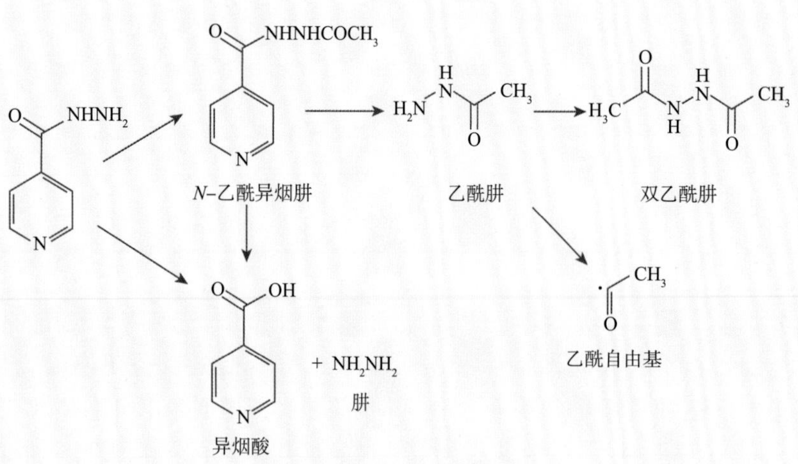

图 4　异烟肼的代谢途经

肼口服后迅速被吸收，食物和各种耐酸药物（特别是含铝的耐酸药物）可干扰和延误吸收，因此异烟肼应空腹使用。

（毕小玲）

yǐ'àndīngchún

乙胺丁醇（ethambutol）　化学名为（2*R*，2*R*′）-（+）-2,2′-(1,2-乙二基二亚氨基)-双-1-丁醇。临床用其盐酸盐。其结构式见图 1。

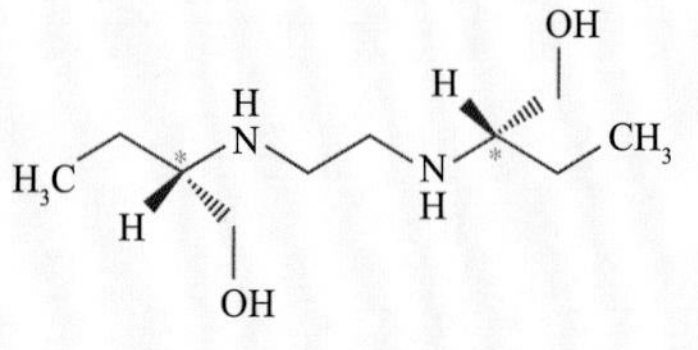

*. 该碳原子为不对称原子。

图 1　乙胺丁醇的结构式

乙胺丁醇是用随机筛选方法得到的抗结核药物，分子中含 2 个构型相同的手性碳原子，由于分子对称性因素，只有 3 个旋光异构体，其中右旋体的活性是内消旋体的 12 倍，为左旋体的 200~500 倍，药用其 *R*，*R*-构型的右旋体。

乙胺丁醇的氢氧化钠溶液与硫酸铜试液反应，生成深蓝色的络合物，此反应可用于鉴别。

乙胺丁醇口服后大部分以原型由尿中排泄，仅 10%~15% 以代谢物的形式排出。乙胺丁醇在体内的代谢主要是两个羟基先氧化为醛，进一步氧化为酸。代谢产物基本上没有活性。

乙胺丁醇的作用强度和链霉素相似，小于异烟肼，主要用于治疗耐异烟肼、链霉素耐药结核杆菌所致各型肺结核及肺外结核，可单用，但多与异烟肼、链霉素合用。

（毕小玲）

kàngzhēnjūnyào

抗真菌药（antifungal agents）

有抑制或杀死真菌生长或繁殖的药物。用于治疗真菌感染。临床上使用的抗真菌药物从来源上可分为抗真菌抗生素及抗真菌合成药。按化学结构可分为唑类抗真菌药物和非唑类抗真菌药物。

唑类抗真菌药发现于 20 世纪 60 年代末期，克霉唑为第一个发现并用于临床的含咪唑环的抗真菌药物，有良好的抗真菌活性，引起研究人员对此类结构的关注，大量的唑类抗真菌药物被开发并用于临床。该类药物是临床上治疗真菌感染的主流药物，不仅可治疗浅表性真菌感染，而且可口服治疗全身性真菌感染。唑类抗真菌药物主要有咪唑和三氮唑两大类。咪唑类代表药物为噻康唑、咪康唑、益康唑、酮康唑、奥昔康唑和硫康唑等；三氮唑类代表药物有氟康唑、伊曲康唑等。

非唑类抗真菌药包括抗真菌抗生素和其他结构类型的合成抗真菌药物。抗真菌抗生素分为多烯类和非多烯类，非多烯类抗生素主要对浅表真菌有效，其代表药物主要为灰黄霉素等；多烯类抗生素的代表药物有制霉菌素、二性霉素 B 等，可局部外用治疗浅表真菌感染，也可用于深部真菌感染的治疗。

烯丙胺类药物是 20 世纪 80 年代开发的另一类合成抗真菌药物，包括萘替芬、特比萘芬和布替萘芬等。该类药物对真菌的角鲨烯氧化酶有高度选择性抑制作用，使真菌细胞膜形成过程中的角鲨烯环氧化反应受阻，破坏真菌细胞膜的生成，产生杀死或抑制真菌作用。除上述药物之外，还有一些用于浅表真菌感染的合成抗菌药物，如托萘酯、利拉萘酯、阿莫罗芬等。

（毕小玲）

zuòlèi kàngzhēnjūn yàowù

唑类抗真菌药物（azole antifungal agents）

结构中含咪唑环或三氮唑环的合成药物。用于治疗真菌感染。唑类抗真菌药物是20世纪60年代发展起来的全合成药物，不仅可治疗浅表性真菌感染，而且可口服治疗全身性真菌感染。唑类抗真菌药物是治疗真菌感染药物主流药物，具有代谢稳定，既可口服又可注射，对浅部真菌和深部真菌都有疗效等优点。

结构特征和分类 唑类抗真菌药物的化学结构特征是分子中含有咪唑环或三氮唑环，并通过N-1连接到一个侧链上，侧链上至少含1个芳香环。分为两类。①咪唑类：克霉唑是20世纪60年代第一个上市的唑类抗真菌药物，之后又有益康唑、咪康唑、噻康唑、酮康唑和硫康唑等药物相继问世。②三氮唑类：对咪唑类抗真菌药构效关系的研究发现，

用三氮唑环替换咪唑环后，其抗真菌活性不变。80年代之后氟康唑、伊曲康唑等三唑类抗真菌药被开发出并用于临床。

构效关系 通过对大量唑类抗真菌药物的结构与活性的研究，可总结出如下构效关系，见图1。

作用机制 麦角甾醇是构成真菌细胞膜的重要成分，唑类抗真菌药物通过抑制细胞色素P450去甲基化酶阻止羊毛甾醇去甲基化生成14-去甲基羊毛甾醇，抑制了麦角甾醇的生物合成，羊毛甾醇等前体积聚，致使真菌细胞膜的化学组成改变，渗透性增加，细胞内液外溢，达到抑菌和杀菌作用。见图2。

唑类药物的N原子可与真菌

CYP450酶的辅基亚铁血红蛋白上的亚铁离子形成络合键，其余部分与辅基蛋白结合并相互作用，抑制了CYP450酶的脱14α-甲基过程。

人体内普遍存在P450酶系，该类药物也可与人体内其他的P450酶系的血红蛋白辅基Fe原子配位结合，故该类药物存在一定肝肾毒性。

代表药物 唑类抗真菌代表药物包括克霉唑、氟康唑等，常用药物见表1。

（毕小玲）

kèméizuò

克霉唑（clotrimazole）

化学名为1-[（2-氯苯基）-二苯基甲基]咪唑。结构式见图1。

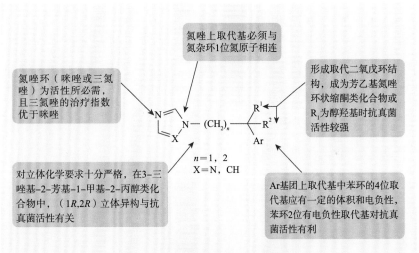

氮唑上取代基必须与氮杂环1位氮原子相连

形成取代二氧戊环结构，成为芳乙基氮唑环状缩酮类化合物或R_1为醇羟基时抗真菌活性较强

氮唑环（咪唑或三氮唑）为活性所必需，且三氮唑的治疗指数优于咪唑

对立体化学要求十分严格，在3-三唑基-2-芳基-1-甲基-2-丙醇类化合物中，（1R,2R）立体异构与抗真菌活性有关

$n=1, 2$
$X=N, CH$

Ar基团上取代基中苯环的4位取代基应有一定的体积和电负性，苯环2位有电负性取代基对抗真菌活性有利

图1 唑类抗真菌药物的构效关系

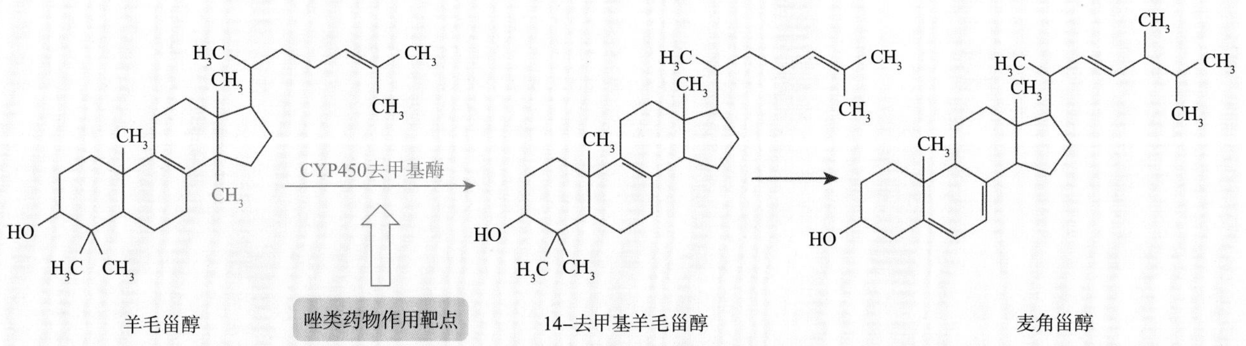

羊毛甾醇 → CYP450去甲基酶 → 14-去甲基羊毛甾醇 → 麦角甾醇

唑类药物作用靶点

图2 唑类抗真菌药物的作用机制

表1 常用的唑类抗真菌药物

药物名称及化学结构	结构特点	作用特点及用途
咪康唑（miconazole）	咪唑类抗真菌药物，含1个咪唑基，2个2,4-二氯苯基，1个手性碳	广谱抗真菌药，杀菌作用比克霉唑强，用于治疗深部真菌感染，局部用于治疗皮肤、黏膜真菌感染
酮康唑（ketoconazole）	咪唑类抗真菌药物，含1个咪唑基，1个2,4-二氯苯基，2个手性碳	广谱抗真菌药，口服生物利用度好，可口服或外用，血药浓度高，用于治疗多种浅表真菌病和全身性真菌病。有肝毒性以及对激素合成的抑制作用
伊曲康唑（itraconazole）	三唑类抗真菌药物，与酮康唑的结构类似。含2个1,2,4-三氮唑基，1个2,4-二氯苯基，3个手性碳	抗菌谱与酮康唑相似，但活性更强，口服吸收完全，体内分布广，副作用较小。用于浅表真菌感染，也可用于阴道念珠菌感染等
伏立康唑（voriconazole）	三唑类抗真菌药物，含有1个1,2,4-三氮唑基，1个2,4-二氟苯基，2个手性碳	广谱抗真菌药，可治疗对氟康唑耐药的念珠菌所致严重侵袭性感染及足放线菌属和镰刀菌属引起的严重感染

*. 该碳原子为不对称原子。

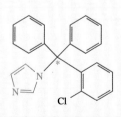

*. 该碳原子为不对称原子。
图1 克霉唑的结构式

克霉唑是第一个在临床上使用的唑类抗真菌药物，虽然对深部真菌感染有效，但口服吸收不规则，一般只外用于皮肤、黏膜感染。口服吸收快，2小时即达血浆峰浓度，连续给药数天后其血药浓度反而下降，随着用药时间的增加，克霉唑在肝内代谢速度加快，血药浓度下降。

克霉唑经肝脏代谢，大部分代谢产物从粪便和胆汁排出，仅不足1%给药量以原型从尿液中排泄。局部应用时可穿过上皮，但很少吸收。

克霉唑为广谱抗真菌药，临床上主要用于治疗皮肤念珠菌感染（如体癣、甲癣、足癣、花斑癣等）、黏膜念珠菌感染（如唇、口咽、肛门、外阴、指间感染）及念珠菌性阴道炎，对滴虫性阴道炎也有效。

（毕小玲）

fúkāngzuò
氟康唑（fluconazole） 化学名为2-（2,4-二氟苯基）-1,3-双（1,2,4-三氮唑-1-基）丙-2-醇。其结构式见图1。

氟康唑是根据咪唑类抗真菌药物构效关系的研究结果，以三氮唑替换咪唑环得到的抗真菌药物，其结构中含有两个1,2,4-三氮唑基和1个2,4-二氟苯基。

氟康唑对真菌的细胞色素

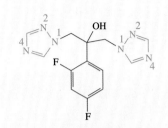

图1 氟康唑的结构式

P450 有高度选择性，可使真菌细胞失去正常的甾醇，使 14－甲基甾醇在真菌细胞内蓄积，起到抑制真菌的作用。

氟康唑口服吸收可达 90%，空腹服药，1~2 小时血药浓度达峰值，其 $t_{1/2}$ 约 30 小时。氟康唑与蛋白结合率较低，生物利用度高，并能透过血脑屏障，在体液、组织、尿液及皮肤中的药物浓度为血浆浓度的 10 倍，在唾液、痰、指甲中的浓度与血浆浓度相近，在脑脊液中的浓度低于血浆，为 0.5~0.9 倍。氟康唑在尿中大量以原型排泄，胃的酸性并不影响其吸收。

氟康唑临床上既可治疗浅表真菌病（如口腔或阴道念珠菌病，手、足、头、股、体癣等），也可治疗深部真菌感染（如新型隐球菌病、球孢子菌病等）。氟康唑可透过血脑屏障，更适宜于治疗颅内感染疾病。

（毕小玲）

fēizuòlèi kàngzhēnjūn yàowù

非唑类抗真菌药物（nonazole antifungal agents）

除唑类药物外的其他抗真菌药物。包括两类。

抗真菌抗生素 分为多烯类和非多烯类，非多烯类抗生素主要对浅表真菌有效，其代表药物主要为灰黄霉素等，对皮肤真菌有效，但有一定毒性，一般只可外用。

多烯类抗生素作用于真菌细胞膜上麦角甾醇，通过与真菌细胞膜上的甾醇结合，损伤膜的通透性，导致细菌细胞内钾离子、核苷酸、氨基酸等外逸，破坏正常代谢而起抑菌作用。多烯类抗生素是第一类能治疗深层真菌感染的药物，代表药物为两性霉素 B，为 1956 年发现的有七烯结构的抗生素，是治疗深部真菌感染的首选药，对白色念珠菌、新型隐球菌有强大抑制作用，高浓度时呈杀菌作用，临床可用于治疗真菌性脑膜炎、心内膜炎、骨髓炎、肺炎、败血症、关节炎及尿路感染等，也可用于皮肤真菌感染。缺点是毒性较大，口服及肌内注射均不易吸收，需静脉滴注。结构式见图 1。

其他结构的合成抗真菌药物

烯丙胺类药物是 20 世纪 80 年代后上市的一类合成抗真菌药，主要有萘替芬、特比萘芬和布替萘芬（表1）等。该类药物对真菌的角鲨烯氧化酶有高度的选择性抑制作用，使真菌的角鲨烯环氧化反应受阻，破坏真菌细胞膜的生成，产生杀灭或抑制作用。

其他合成类抗真菌药物还有托萘酯、利拉萘酯、阿莫罗芬等（表1），主要治疗浅表真菌感染。

常用非唑类抗真菌药物见表 1。

（毕小玲）

kàngbìngdú yàowù

抗病毒药物（antiviral agents）

通过影响病毒复制周期的某个环节发挥抗病毒作用的一类药物。临床上用于治疗病毒感染性疾病。

病毒及其分类 病毒是病原微生物中最小的一种，大小为 20~450nm，属非细胞生物。由以一种单链或双链的核酸（DNA 或 RNA）为核心，外间被称为衣壳的蛋白质所包裹，形成病毒粒子。有些病毒粒子的外面还可能被糖蛋白被膜包裹。病毒没有完整的酶系统、核糖体、线粒体或其他细胞器，无法独立繁殖，必须寄生在宿主活细胞内，利用宿主的核酸、蛋白质、酶等作为自身繁殖的必需物质和能源。病毒在寄生细胞内的增殖称为复制。

病毒根据其所含核酸种类分为 DNA 病毒和 RNA 病毒。DNA 病毒在进入宿主细胞后，在宿主的细胞核中将病毒的 DNA 通过宿主细胞的聚合酶转录成 mRNA，mRNA 翻译合成病毒特定的蛋白。RNA 病毒在宿主细胞中依赖成熟病毒粒子中的酶合成自己的 mRNA，或依赖病毒的 RNA 自身作为 mRNA 进行复制，然后 mRNA 翻译合成各种病毒蛋白。在 RNA 病毒中，有一类病毒称为逆转录病毒（retroviruses），是以 RNA 为模板，在逆转录酶的催化下合成

＊．该碳原子为不对称原子。

图1 两性霉素 B 的结构式

表1 常用非唑类抗真菌药物

药物名称及化学结构	结构特点	作用特点及用途
萘替芬（naftifine）	烯丙胺类化合物，含萘环	抗真菌活性较强，局部使用治疗皮肤癣菌病效果优于克霉唑和益康唑，治疗白色念珠菌病的效果同克霉唑
特比萘芬（terbinafine）	萘替芬的类似物，将苯基换成叔丁基乙炔基	抗菌谱比萘替芬广，活性强，毒性低、副作用小，可口服或外用，用于皮肤和指甲真菌感染
布替萘芬（butenafine）	萘替芬的类似物，以4-叔丁基苄基替代3-苯基丙-2-烯基	对发癣菌、小孢子菌和表皮癣菌等皮肤真菌有较强作用，且经皮肤、角质层渗透迅速，潴留时间长
托萘酯（tolnaftate）	为硫代氨基甲酸酯类化合物，含有萘环	用于治疗体癣、股癣、手足癣、花斑癣等浅表皮肤真菌感染
利拉萘酯（liranaftate）	托萘酯的衍生物，以四氢萘替代萘环，6-甲氧基吡啶-2-基替代3-甲基苯基	抗真菌谱广，对包括须发癣在内的皮肤菌有强大抗真菌活性，且口服时不诱导胆固醇生物合成
阿莫罗芬（amorolfine）	侧链末端含有吗啉环，含有3个手性碳原子	可用于治疗白癣症、皮肤念珠菌病、白癜风、甲癣等真菌感染，可能根治皮肤真菌感染，涂抹后容易扩散，并保持长时间的抗真菌作用

注：*.该碳原子为不对称原子。

DNA 链。在宿主细胞核被病毒整合酶整合进入宿主基因组，利用宿主细胞已有的基因翻译合成病毒蛋白。

DNA 病毒包括痘病毒（如天花）、疱疹病毒（如水痘、带状疱疹、口腔和生殖器疱疹）、腺病毒、肝炎病毒（如乙型肝炎）、乳头状瘤病毒（疣）等；RNA 病毒包括副黏病毒科麻疹病毒（麻疹）、弹状病毒科狂犬病病毒（狂犬病）、核糖核酸病毒（如小儿麻痹症、脑膜炎、感冒、甲型肝炎）、沙粒病毒、黄病毒（黄热病、丙型肝炎）、正黏病毒（如甲型流行性感冒）。RNA 逆转录病毒与获得性免疫缺陷综合征有关。

药物分类 根据病毒在宿主细胞内的复制方式和复制周期，可将抗病毒药物分为两大类。

抗非逆转录病毒药物 ①干扰病毒复制初始时期的药物：通过抑制病毒穿入宿主细胞，抑制病毒蛋白加工和 RNA 合成，干扰病毒的脱壳和成熟病毒的颗粒释放，抑制病毒的增殖和阻断病毒的装配，阻止子代病毒颗粒在人体细胞的复制和释放。主要药物有金刚烷胺、金刚烷乙胺、扎那米韦、奥司他韦等。②干扰病毒核酸复制的药物：通过竞争性地和病毒合成过程中的 DNA 聚合酶或 RNA 聚合酶相结合，抑制酶的活性，干扰病毒核酸的合成，产生抗病毒作用。主要药物有阿昔洛韦、地昔洛韦、伐昔洛韦、更昔洛韦、喷昔洛韦、泛昔洛韦，膦甲酸钠、利巴韦林等。

抗逆转录病毒药物（即抗艾滋病药物） 获得性免疫缺陷综合征是人免疫缺陷病毒 1 型（human immunodeficiency virus type 1, HIV-1）感染引起的严重疾病。HIV-1 属 RNA 逆转录病毒。抗艾滋病药物作用于 HIV-1 感染细胞并进行复制过程的各个阶段，包括阻止病毒与宿主细胞结合、阻止病毒 RNA 向 DNA 的逆转录、阻止病毒包装和释放等，达到治疗和缓解疾病目的。临床上使用的抗艾滋病药物主要有三大类。①HIV 逆转录酶抑制剂：HIV 逆转录酶是 HIV 复制过程中的一个重要酶，在人类细胞中无此酶存在，逆转录酶抑制剂使获得性免疫缺陷综合征的治疗成为可能，逆转录酶抑制剂药物主要分为核苷类和非核苷类。主要药物有齐多夫定、扎西他滨、司他夫定、拉米夫定、替诺福韦、奈韦拉平、依发韦仑、地拉韦啶、利匹韦林等。②HIV 蛋白酶抑制剂：HIV 蛋白酶是 HIV 基因产生的一种非常特异的酶，在 HIV 的成熟和复制过程中起很关键的作用。通过抑制该酶的活性可产生无感染能力的未成熟的子代病毒，阻止病毒进一步感染。主要药物有沙奎那韦、茚地那韦、奈非那韦等。③HIV 整合酶抑制剂：HIV-1 整合酶是逆转录病毒复制的必需酶，它催化病毒 DNA 与宿主染色体 DNA 的整合，而且在人类细胞中没有类似物。通过抑制该酶产生选择性的抗获得性免疫缺陷综合征作用。主要药物有雷特格韦、埃替格韦、恩夫韦地。

临床应用的抗病毒药，只是对病毒的抑制，不能直接杀灭病毒。病毒侵入人体后，机体的免疫系统将产生免疫应答，抗病毒药的作用是抑制病毒繁殖，使宿主的免疫系统对抗病毒的侵袭，修复被破坏的组织。理想的抗病毒药物应是只干扰病毒复制而不影响正常细胞的代谢途径。但是，病毒与宿主相互作用比较复杂，大多数抗病毒药物在发挥治疗作用时，对人体也会产生毒性或其抗病毒的作用较低，这也是抗病毒药物发展速度较慢的原因。一些病毒性疾病，尚没有治疗药物，只能用疫苗预防。

（毕小玲）

kàng fēi nìzhuǎnlù bìngdú yàowù

抗非逆转录病毒药物（antinonretroviral agents） 作用于以 DNA 或 RNA 进行正常复制方式进行转录病毒的药物。

分类 按照病毒的复制方式和药物的作用机制，抗非逆转录病毒药物分为两类。

干扰病毒复制初始时期的药物 ①M2 蛋白抑制剂。主要为金刚烷胺类化合物，包括金刚烷胺、金刚烷乙胺等药物，主要通过抑制 M2 蛋白离子通道活性，改变宿主细胞表面电荷，抑制病毒穿入宿主细胞，抑制病毒蛋白加工和 RNA 的合成，干扰病毒的脱壳和成熟病毒颗粒释放，抑制病毒的增殖。②流感病毒神经氨酸酶抑制剂。流感病毒的神经氨酸酶是存在于流感病毒 A 和 B 表面的糖蛋白，是病毒复制过程的关键酶，其抑制剂能有效阻断流感病毒的复制过程，对流感的预防和治疗发挥重要作用。主要有扎那米韦、奥司他韦等药物。

干扰病毒核酸复制的药物 该类药物主要是通过选择性抑制病毒的转录酶或其他重要酶（如激酶、聚合酶），阻断病毒特有的 RNA 和 DNA 的合成。①核苷类药物：针对病毒核酸合成过程，基于代谢拮抗原理设计得到的一类核苷类似物的抗病毒药物，包括嘧啶核苷类化合物和嘌呤核苷类化合物，主要药物有阿昔洛韦、地昔洛韦、伐昔洛韦、更昔洛韦、喷昔洛韦、泛昔洛韦等。②非核苷类药物：主要有膦甲酸钠、利巴韦林等药物。

常用药物 常用抗非逆转录病毒药物的化学结构、结构特点、作用特点及用途见表1。

（毕小玲）

àosītāwéi

奥司他韦（oseltamivir） 化学名为（3R,4R,5S）-4-（乙酰氨基）-5-氨基-3-（1-乙基丙氧基）-1-环己烯-1-羧酸乙酯，临床用其磷酸盐。结构式见图1。奥司他韦是基于结构的合理药物设计的成功案例。

流感病毒的神经氨酸酶

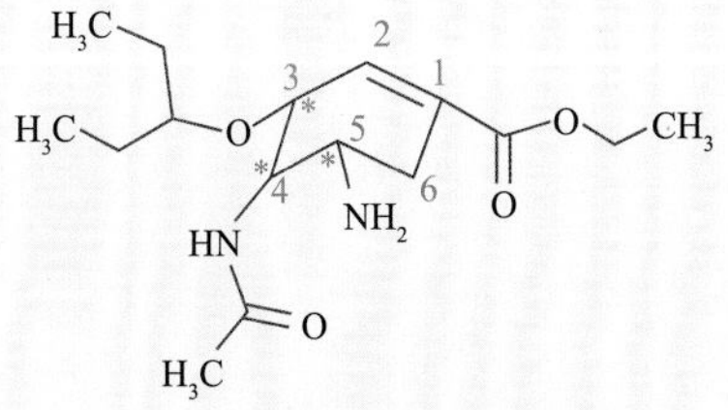

*. 该碳原子为不对称原子。

图1 奥司他韦的结构式

表1 常用的抗非逆转录病毒药物

药物名称及化学结构	结构特点	作用特点及用途
金刚烷胺（amantadine）	一种对称的三环状胺，具碱性	能有效预防和治疗亚洲甲型流感病毒感染、口服吸收好，可通过血脑屏障，也可用于治疗帕金森病
金刚烷乙胺（rimantadine）	金刚烷胺的结构类似物，以2-氨基乙基代替氨基	抗病毒谱和作用机制类似于金刚烷胺，对中枢神经的副作用较小
扎那米韦（zanamivir）	含有二氢吡喃环，环上连有极性的甘油基、胍基和羧基	能预防和治疗流感，分子极性很大，口服给药时生物利用度低，只能以静脉注射、滴鼻或吸入给药
地昔洛韦（desciclovir）	阿昔洛韦的前药，6位脱氧衍生物	在水中溶解度比阿昔洛韦大，口服吸收好，毒副作用小，进入体内后被黄嘌呤氧化酶转化为阿昔洛韦发挥作用
伐昔洛韦（valaciclovir）	阿昔洛韦的前药，将其9位侧链末端的羟基与缬氨酸形成酯	体内经肠壁或肝代谢生成阿昔洛韦。口服吸收好，生物利用度提高
更昔洛韦（ganciclovir）	阿昔洛韦的结构类似物，侧链上多一羟甲基	对巨细胞病毒的作用比阿昔洛韦强，在抗脑脊髓膜炎和肠道炎方面疗效显著，对耐阿昔洛韦的单纯疱疹病毒有效。毒性较大，主要用于治疗巨细胞病毒所致严重感染
喷昔洛韦（penciclovir）	更昔洛韦的生物电子等排体，以亚甲基代替更昔洛韦的氧原子而得	与阿昔洛韦有相同的抗病毒谱，停药后仍可保持较长时间的抗病毒活性
泛昔洛韦（famciclovir）	喷昔洛韦的前药，为喷昔洛韦6-脱氧衍生物的二乙酸酯	口服后在胃肠道和肝中迅速被代谢产生喷昔洛韦，生物利用度提高

表 1 常用的抗非逆转录病毒药物　　　　　　　　　　　　　　续　表

药物名称及化学结构	结构特点	作用特点及用途
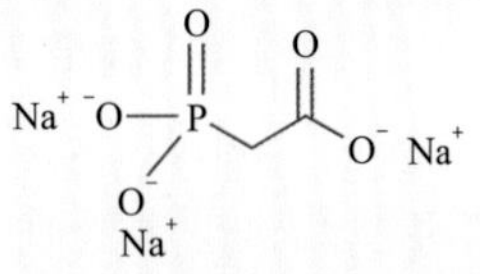 膦甲酸钠	含有酸性的羧基及磷酸基，均成钠盐	焦磷酸的类似物，直接结合于病毒 DNA 聚合酶的焦磷酸结合位点上，抑制病毒 DNA 聚合酶，抑制疱疹病毒的复制，还可抑制人免疫缺陷病毒逆转录病毒，用于治疗获得性免疫缺陷综合征

注：*. 该碳原子为不对称原子。

（neuraminidase，NA）是存在于流感病毒 A 和 B 表面的糖蛋白，是病毒复制过程的关键酶，可促进新生的流感病毒从宿主细胞的神经氨酸（唾液酸）残基释放，并加速流感病毒传染其他的宿主细胞。根据 NA 在水解神经氨酸-糖蛋白复合物时形成稳定的趋于平坦的含正电荷的氧离子六元环过渡态，以及神经氨酸酶的三维结构，借助计算机辅助药物设计的手段，设计得到专一性强的神经氨酸酶抑制剂类抗病毒药物。

流感病毒神经氨酸酶抑制剂通过抑制 NA，能有效阻断流感病毒的复制，对流感的预防和治疗发挥重要作用。此类药物中最早上市的是葛兰素·史克（Glaxo Shrek）公司开发的扎那米韦（zanamivir），结构见图 2。

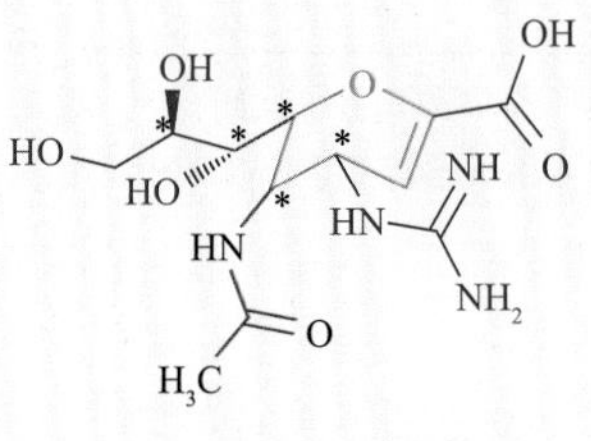

*. 该碳原子为不对称原子。

图 2 扎那米韦的结构式

扎那米韦分子本身的极性很大，口服给药的生物利用度低，只能以静脉注射、滴鼻或吸入给药。奥司他韦是在扎那米韦的基础上，根据神经氨酸酶天然底物的分子结构，以及神经氨酸酶催

化中心的空间结构进行合理药物设计所获得的。

奥司他韦主要通过干扰病毒从被感染宿主细胞表面的释放减少病毒传播，临床上用于预防和治疗 A 和 B 型流感病毒导致的流行性感冒，是预防和治疗 H5N1 型禽流感的首选药物。奥司他韦于 1996 年首次合成，1998 年 2 月获得美国专利，1999 年 10 月首次在瑞典上市，随后进入加拿大、欧盟和美国市场。

奥司他韦口服后很容易经肠胃道吸收，生物利用度可达 80%，经体内酯酶的代谢迅速转化为活性代谢物 GS4071，产生抑制流感病毒的活性，故奥司他韦是 GS4071 的前药。

奥司他韦进入体内后在肝通过 ω-氧化生成 ω-羟基奥司他韦，再进一步氧化生成 ω-羧基奥司他韦（图 3）。

（毕小玲）

āxīluòwéi

阿昔洛韦（aciclovir）　化学名为 9-（2-羟乙氧基甲基）鸟嘌呤，是开环的鸟苷类似物。又名无环鸟苷。结构式见图 1。

阿昔洛韦是英国葛兰素-威尔康（Glaxo Wellcome）公司研发成功的第一个开环核苷类抗病毒药物，1981 年 5 月在英国上市，次年在美国上市。

阿昔洛韦的作用机制独特，主要抑制病毒编码的胸苷激酶和 DNA 聚合酶，显著抑制感染细胞

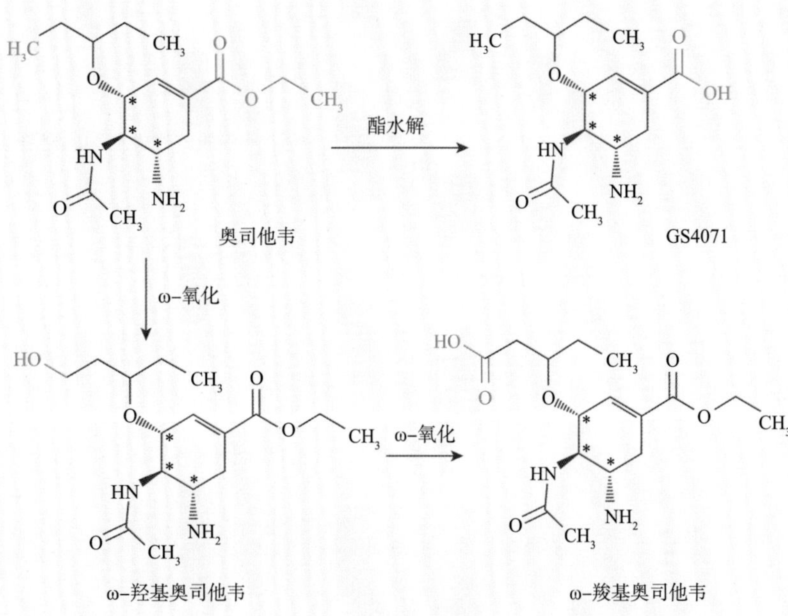

*. 该碳原子为不对称原子。

图 3 奥司他韦的代谢途径

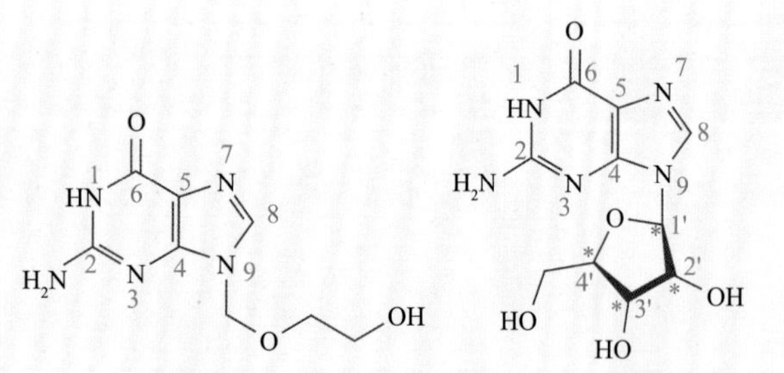

*. 该碳原子为不对称原子。

图 1 阿昔洛韦和鸟苷的结构式

中 DNA 的合成，不影响非感染细胞的 DNA 复制。

阿昔洛韦只在感染细胞中被病毒的胸苷激酶磷酸化成单磷酸或二磷酸核苷（在未感染的细胞中不被细胞胸苷激酶磷酸化），继而在核苷二磷酸激酶的催化下转化为三磷酸阿昔洛韦，才能发挥其干扰病毒 DNA 合成的作用，因此三磷酸阿昔洛韦更多地存在于病毒感染的细胞内（图 2）。由于它的作用部位专一活化，阿昔洛韦对疱疹病毒有很高的治疗活性，对腺病毒无活性，对未感染的宿主细胞仅有很低的活性。

阿昔洛韦是广谱抗病毒药物，对疱疹病毒有高度选择性，是抗疱疹病毒的首选药物，主要用于疱疹性角膜炎、生殖器疱疹、全身性带状疱疹和疱疹性脑炎治疗，还可用于治疗乙型肝炎。

阿昔洛韦可局部用药、口服及静注给药。口服吸收少，生物利用度低；大部分药物以原型自尿排泄，另有少量代谢物为无活性的 9-羧甲氧基甲基鸟嘌呤和 8-羟基化合物（图 3）。过量阿昔洛韦可使病毒产生耐药性。

针对水溶性低、口服吸收差、抗药性等缺点，人们开发出阿昔洛韦的前药地昔洛韦（desciclovir）和伐昔洛韦（valaciclovir）。地昔洛韦在水中的溶解度大，口服吸收好，毒副作用小，进入体内后在黄嘌呤氧化酶的作用下转化为阿昔洛韦而产生活性；伐昔洛韦是阿昔洛韦的缬氨酸酯前药，胃肠道吸收好，在体内代谢生成阿昔洛韦，继而转化为三磷酸酯而产生作用，口服生物利用度较阿昔洛韦有所提高（图 4）。

（毕小玲）

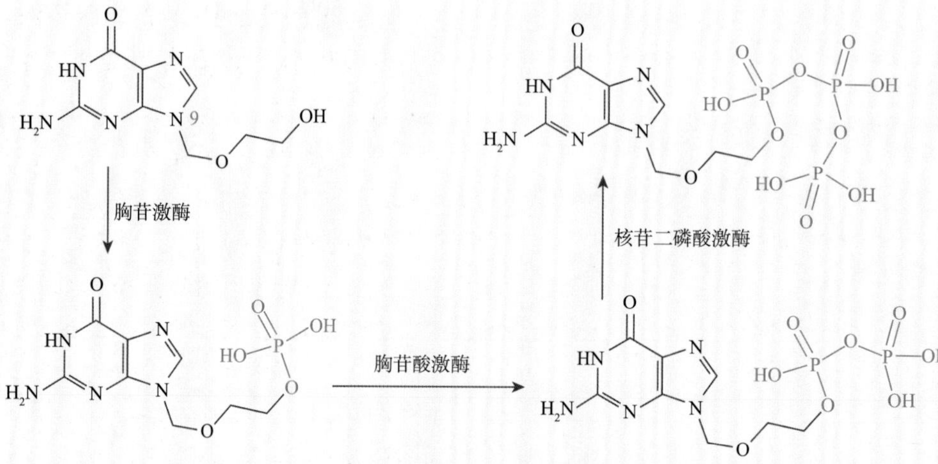

图 2 阿昔洛韦在病毒感染细胞中的磷酸化过程

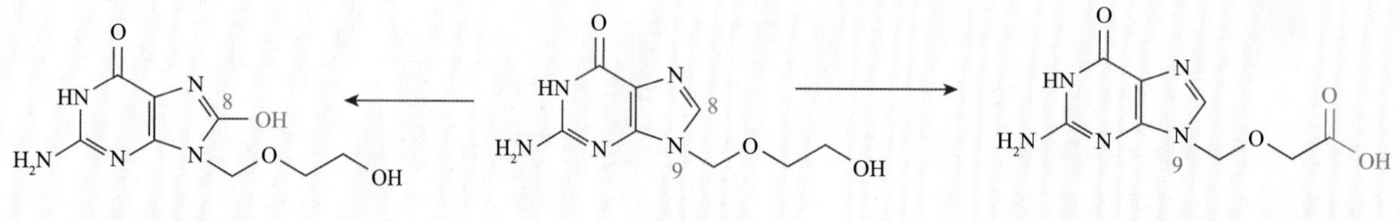

8-羟基阿昔洛韦　　　　　阿昔洛韦　　　　　9-羧甲氧基甲基鸟嘌呤

图 3 阿昔洛韦的代谢产物

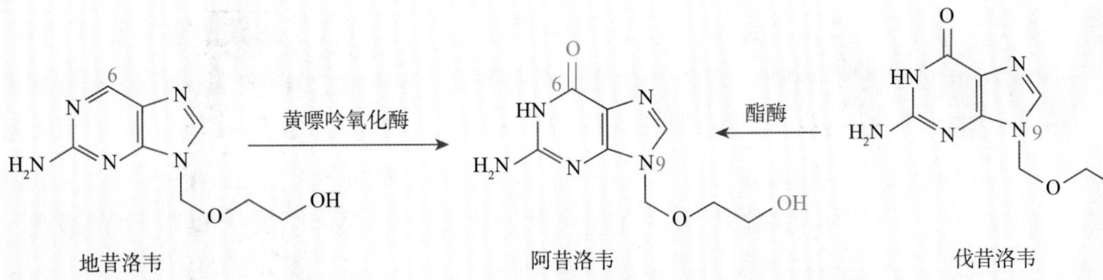

图4 阿昔洛韦的前药在体内的转化过程

*.该碳原子为不对称原子。

lìbāwéilín

利巴韦林（ribavirin）

化学名为 $1-\beta-D-$呋喃核糖基$-1H-1,2,4-$三氮唑$-3-$甲酰胺。又称三氮唑核苷、病毒唑（virazole）。结构式见图1。

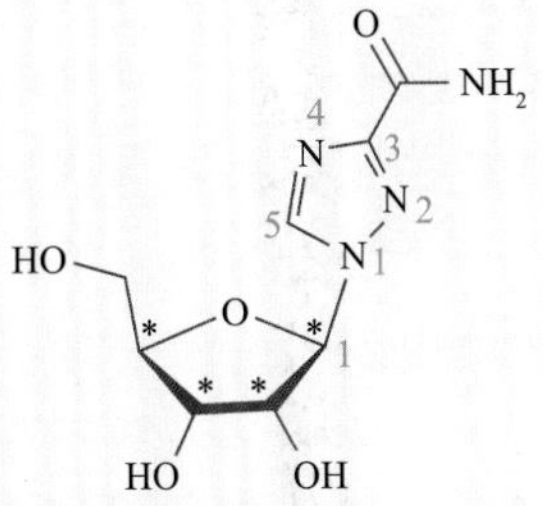

*.该碳原子为不对称原子。

图1 利巴韦林的结构式

利巴韦林为人工合成的核苷类广谱抗病毒药物，是由1,2,4-三氮唑碱基和D-核糖形成的核苷，结构和磷酸腺苷和磷酸鸟苷的生物合成前体氨基咪唑酰胺核苷类似，与鸟苷和腺苷的空间结构很相似（图2）。

利巴韦林进入被病毒感染的细胞后迅速被磷酸化，其产物作为病毒合成酶的竞争性抑制剂，抑制肌苷单磷酸脱氢酶、DNA聚合酶、流感病毒RNA聚合酶和mRNA鸟苷转移酶，引起细胞内鸟苷三磷酸减少，损害病毒RNA和蛋白质合成，使病毒复制与传播受抑制。

利巴韦林为广谱抗病毒药，实验表明对RNA和DNA病毒都有活性，可用于治疗多种病毒性疾病，如病毒性上呼吸道感染、流行性乙型脑炎、腮腺炎、带状疱疹，病毒性肺炎和流行性出血热等，治疗甲型肝炎、乙型肝炎取得一定效果，也被批准为获得性免疫缺陷综合征的预防用药。

利巴韦林可透过胎盘，也能进入乳汁，有较强致畸作用和胚胎毒性，故妊娠期妇女和备孕妇女禁用。大剂量使用可致心脏损害。

（毕小玲）

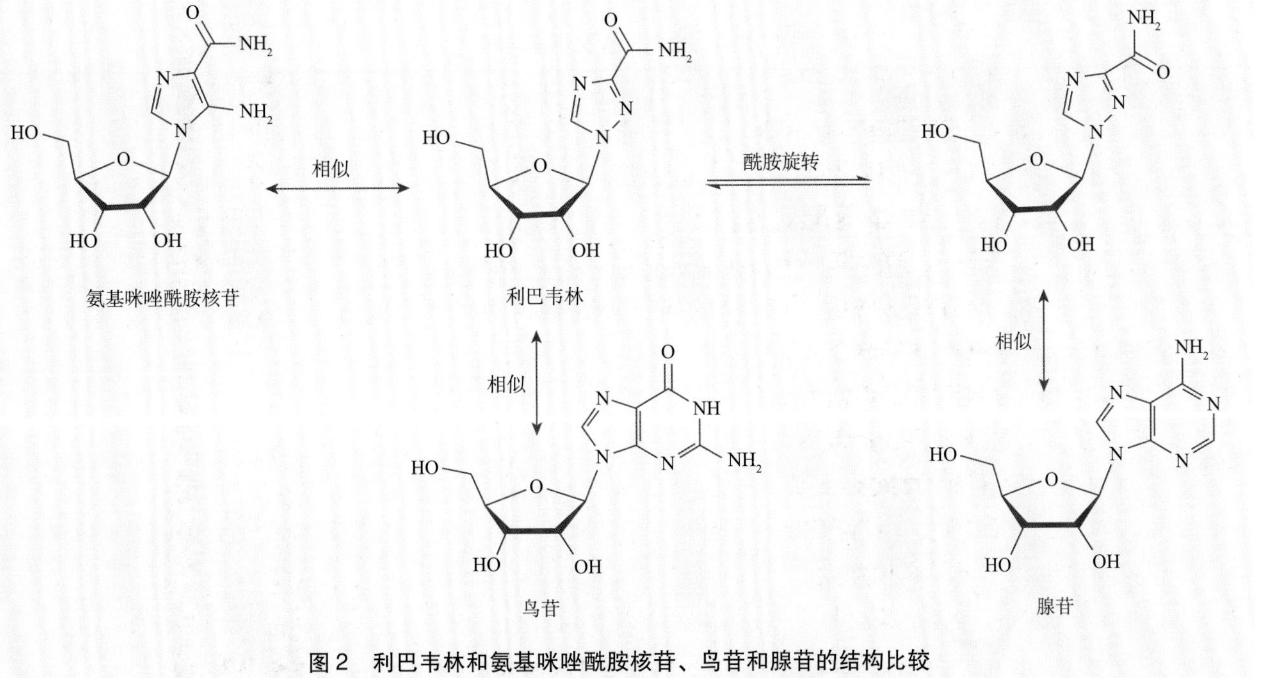

图2 利巴韦林和氨基咪唑酰胺核苷、鸟苷和腺苷的结构比较

kàng àizībìng yàowù

抗艾滋病药物 (anti-acquired immunodeficiency syndrome drug; anti-AIDS drug)

作用于人类免疫缺陷病毒1型（human immunodeficiency virus 1，HIV-1）感染细胞复制过程的各个阶段，阻止病毒与宿主细胞结合，阻止病毒RNA向DNA逆转录，阻止病毒包装和释放等，达到治疗和缓解获得性免疫缺陷综合征（艾滋病）的药物。

作用机制与分类　根据作用机制，抗艾滋病药物主要分为3类。

逆转录酶抑制剂　逆转录酶是HIV病毒复制过程中的一个重要酶，人类细胞中无此酶。逆转录酶抑制剂主要分为核苷类和非核苷类两类：①核苷类逆转录酶抑制剂，是逆转录酶底物脱氧核苷酸的结构类似物，进入体内后转化成三磷酸酯衍生物，与天然的三磷酸脱氧核苷竞争性地和HIV逆转录酶结合，抑制HIV逆转录酶的作用，阻碍HIV的复制。齐多夫定是1987年美国食品药品管理局批准的第一个用于获得性免疫缺陷综合征及其相关症状治疗的药物。齐多夫定在1964年首次被合成，后来被证明有抗鼠逆转录酶的活性，1984年发现其对HIV有抑制作用。自它问世以来，又有多个核苷类逆转录酶抑制剂用于临床，主要有扎西他滨、司他夫定、拉米夫定、替诺福韦等药物。②非核苷类逆转录酶抑制剂，其作用机制与核苷类药物有不同，不需磷酸化活化，直接与病毒逆转录酶催化活性部位的P66疏水区结合，使酶蛋白构象改变、失活而抑制HIV-1的复制。主要品种有奈韦拉平、依法韦仑、地拉韦啶、利匹韦林等。非核苷类逆转录酶抑制剂不抑制细胞DNA聚合酶，因而毒性小，但容易产生耐药性，故临床上不单独用，而是和核苷类药物联合使用。

HIV蛋白酶抑制剂　HIV蛋白酶在HIV病毒的成熟和复制过程中起关键作用。抑制该酶的活性可产生无感染能力的未成熟的子代病毒，阻止病毒的进一步感染。HIV蛋白酶抑制剂主要有肽类、拟肽类和非肽类抑制剂，临床使用多为拟肽类抑制剂。沙奎那韦是第一个上市的HIV蛋白酶抑制剂，与核苷类逆转录酶抑制剂合用治疗晚期HIV感染。此类药物还有茚地那韦、奈非那韦等。

整合酶抑制剂　整合酶是帮助逆转录病毒把携带病毒遗传信息的DNA整合到宿主的DNA的酶，一般由病毒自身携带，并且不存在于宿主细胞。HIV-1整合酶是逆转录病毒复制的必需酶，它催化病毒DNA与宿主染色体DNA的整合。已经开发上市的药物包括雷特格韦、埃替格韦、恩夫韦地等。

常用药物　临床使用的抗艾滋病代表药物包括齐多夫定、沙奎那韦等，常用药物包括扎西他滨、司他夫定、拉米夫定、替诺福韦、奈韦拉平、依发韦仑、地拉韦啶、利匹韦林、茚地那韦、奈非那韦、雷特格韦、埃替格韦、恩夫韦地等（表1）。

(毕小玲)

表1　常用的抗艾滋病药物

分类	药物名称及化学结构	结构特点	作用特点及用途
核苷类逆转录酶抑制剂	扎西他滨 (zalcitabine)	脱氧核苷的类似物，在脱氧核糖的基础上脱去3'位的羟基，碱基为胞嘧啶	常与齐多夫定替换使用或联合使用，可有效抑制病毒的复制和疾病的发展。主要副作用是周围神经病变
	拉米夫定 (lamivudine)	双脱氧硫代胞苷化合物，和扎西他滨结构类似，其3'碳原子被硫原子取代	作用强而持久，口服吸收良好，生物利用度高，可单用或与齐多夫定合用治疗病情恶化的晚期HIV感染患者。还有抗乙型肝炎病毒作用

表1 常用的抗艾滋病药物 续　表

分类	药物名称及化学结构	结构特点	作用特点及用途
核苷类逆转录酶抑制剂	司他夫定（stavudine）	脱氧胸苷的脱水产物，在糖基上脱水引入 2′,3′-双键，碱基为胸腺嘧啶	对 HIV-1 和 HIV-2 都有抑制作用，对齐多夫定耐药性的 HIV 病毒株有抑制作用，且骨髓毒性低。适用于对齐多夫定、扎西他滨等不能耐受或治疗无效的获得性免疫缺陷综合征及其相关综合征
	替诺福韦（tenofovir）	开环核苷类化合物，碱基为腺嘌呤，含有双酯膦酸侧链	为前体药物，在体内水解后得到类似一磷酸化的开环核苷化合物。口服生物利用度高，活性增强，用于 HIV 感染患者的初始和辅助治疗
非核苷类逆转录酶抑制剂	奈韦拉平（nevirapine）	含有二吡啶并二氮䓬结构（三环）结构	适用于治疗 HIV-1 感染，单用易产生耐药性，应与其他抗 HIV-1 药物合用
	依发韦仑（efavirenz）	苯并噁嗪类化合物，含有 CF₃ 和环丙基炔结构	每天只需服用 1 次，与齐多夫定等合用，治疗 HIV-1 感染的成人、青少年及儿童
	地拉韦啶（delavirdine）	吲哚类衍生物，含哌嗪、吡啶、甲磺酰胺等结构单元	常与其他抗逆转录病毒药联用治疗 HIV 感染
	利匹韦林（rilpivirine）	二芳氨基嘧啶衍生物	每日 1 次，与其他抗逆转录病毒药物联用，主要用于 HIV 感染的初治患者

表 1　常用的抗艾滋病药物

续　表

分类	药物名称及化学结构	结构特点	作用特点及用途
蛋白酶抑制剂	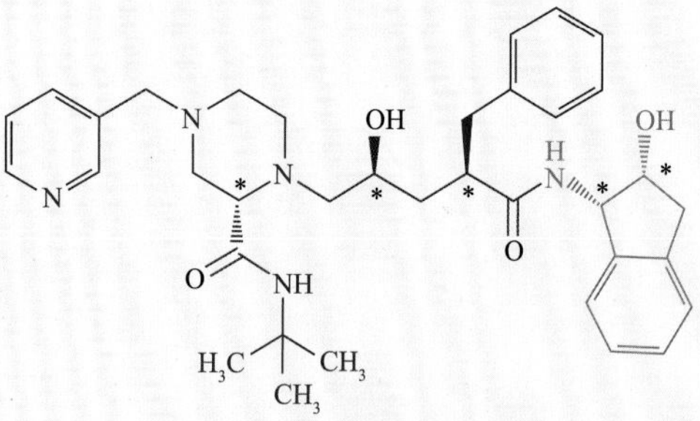 茚地那韦（indinavir）	氨基茚醇衍生物，含叔丁氨、哌嗪、吡啶等结构单元	口服生物利用度好，与核苷类逆转录酶抑制剂合用治疗 HIV 感染晚期或进行性免疫缺陷患者，可与食物同服
	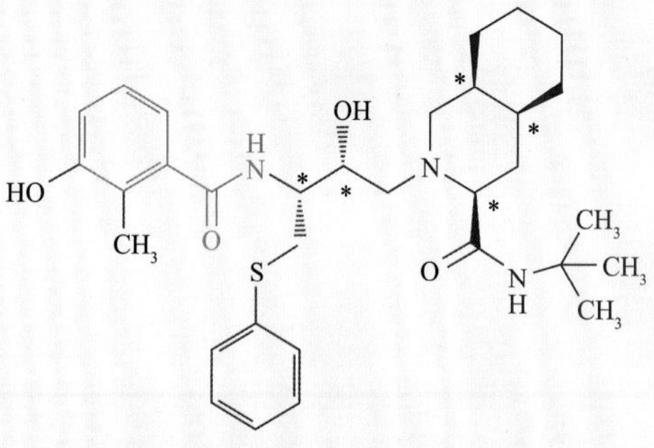 奈非那韦（nelfinavir）	苯甲酰胺类化合物，侧链中含有环己基并哌啶双环结构	与逆转录酶抑制剂合用时产生相加至增效作用，应用广泛且安全性好，活性强，耐受性好
整合酶抑制剂	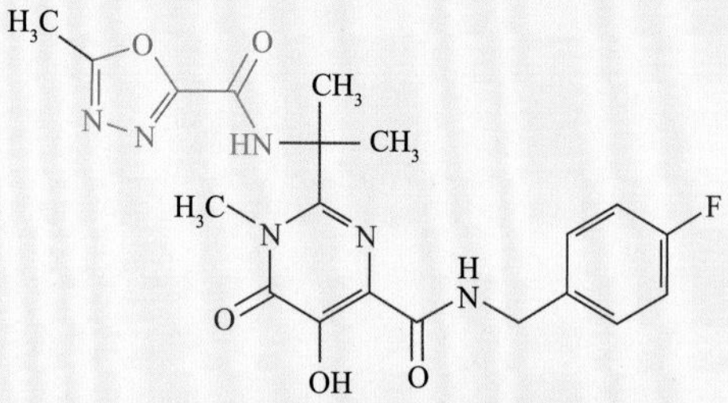 雷特格韦（raltegravir）	芳杂环酰胺类化合物，含有 1,3,4-噁二唑、嘧啶酮等结构单元	第一个用于治疗 HIV 感染的整合酶抑制剂，抗 HIV 能力强，与其他抗逆转录病毒药物联用的疗效与依法韦仑联用其他抗 HIV 药物的疗效相似
	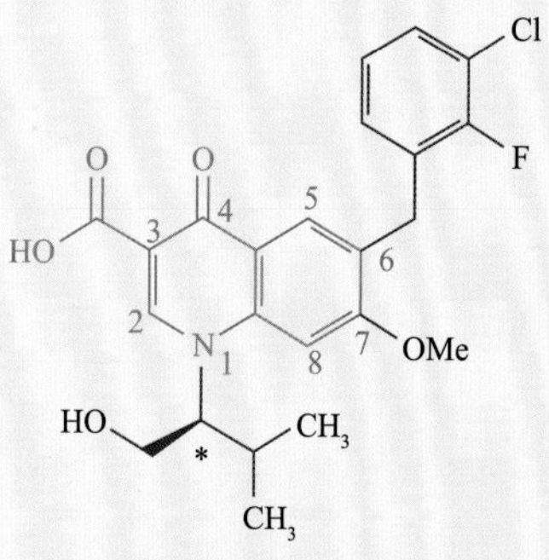 埃替格韦（elvitegravir）	喹诺酮类化合物，具有喹啉羧酸母核，6 位含有氟氯苄基，7 位甲氧基取代，1 位含有 3-甲基丁醇基	第一个喹诺酮类抗艾滋病药物，需与抗逆转录病毒药物联用，用于 HIV-1 病毒感染的成年患者
	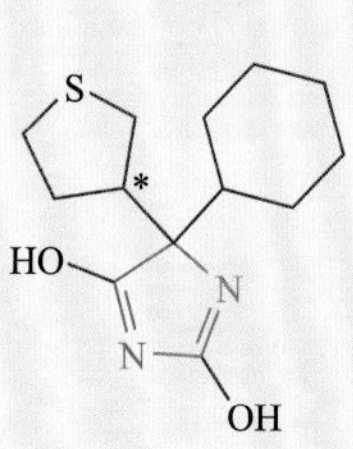 恩夫韦地（enfuvirtide）	为多取代咪唑类化合物	可防止病毒融合及进入细胞内，常与其他抗逆转录病毒药物联用

注：*．该碳原子为不对称原子。

qíduōfūdìng

齐多夫定（zidovudine）

化学名为3′-叠氮基-3′-脱氧胸苷，又称叠氮胸苷（azidothymidine；AZT）。其化学结构见图1。

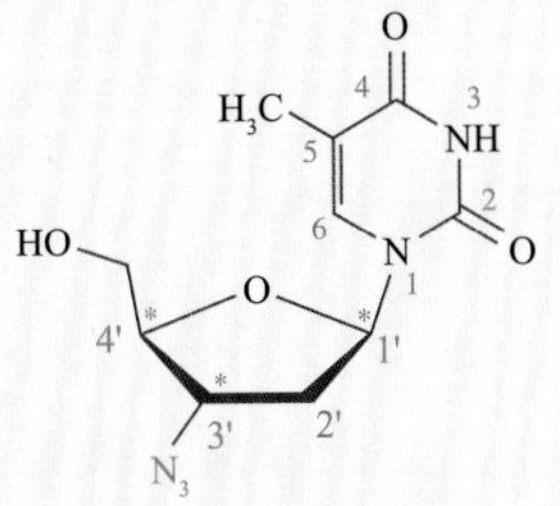

*. 该碳原子为不对称原子。

图1　齐多夫定的结构式

齐多夫定为1987年3月被美国食品药品管理局批准上市的第一个抗人免疫缺陷病毒药物，是脱氧胸腺嘧啶核苷3′位的羟基被叠氮基取代的类似物，有苏式和赤式两种异构体（图2）。苏式异构体不能进行磷酸化，因而没有活性。

齐多夫定进入人免疫缺陷病毒感染的细胞内，由宿主细胞内的胸苷激酶、胸苷酸激酶及核苷二磷酸激酶磷酸化，生成5′-磷酸化齐夫多定（图3）。

三磷酸齐多夫定是HIV-1逆转录酶底物的竞争性抑制剂。其结构3′位为叠氮基，它结合到病毒DNA链的3′末端时，不能再进行5′-3′磷酸二酯键的结合，终止了病毒DNA链的延长。三磷酸齐多夫定对HIV-1逆转录酶的亲和力比DNA聚合酶强100倍，故其抗病毒作用有高度选择性。

齐多夫定主要用于治疗获得性免疫缺陷综合征及重症获得性免疫缺陷综合征相关综合征，可延长患者的生命但不能治愈，且毒副作用较大。主要副作用为骨髓抑制、贫血、白细胞减少和淋巴结肿大，头痛、肌痛、发热、寒热、呕吐、畏食等也较常发生。在肝中与葡萄糖醛酸结合解毒，肝功能不良者易引起毒性反应。

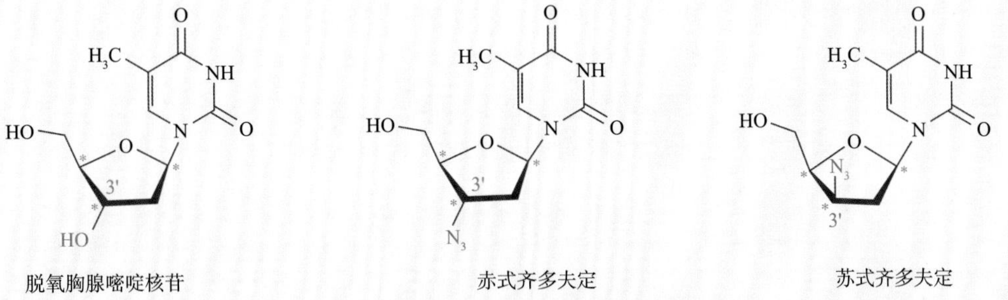

脱氧胸腺嘧啶核苷　　赤式齐多夫定　　苏式齐多夫定

*. 该碳原子为不对称原子。

图2　赤式、苏式齐多夫定和脱氧胸腺嘧啶核苷的结构比较

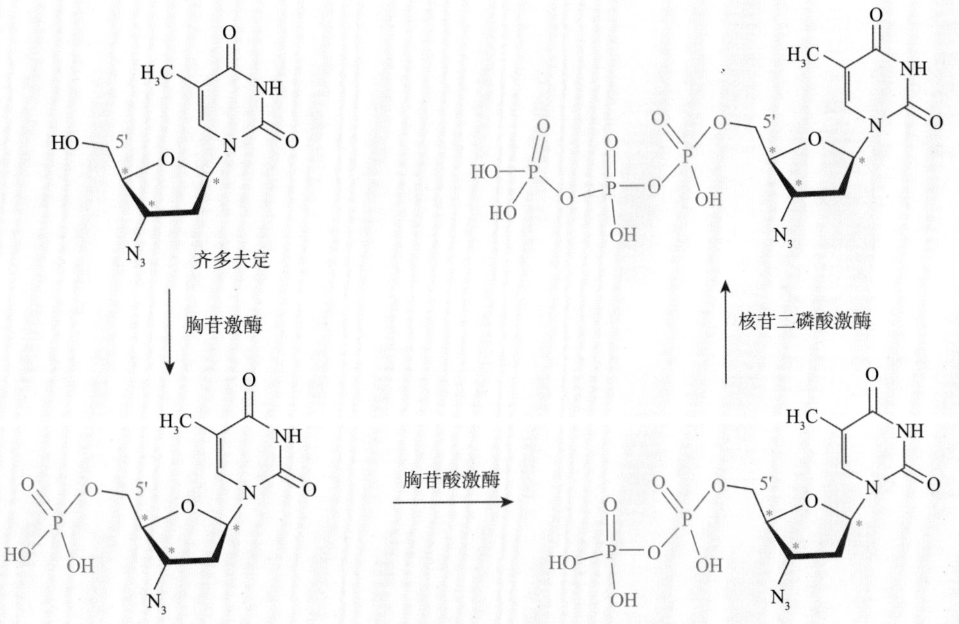

齐多夫定

胸苷激酶

胸苷酸激酶

核苷二磷酸激酶

*. 该碳原子为不对称原子。

图3　齐多夫定在病毒感染细胞中的磷酸化过程

齐多夫定口服吸收迅速,有首过效应,生物利用度 52%~75%,蛋白结合率 34%~38%。在肝内代谢,转化为非活性物质 5′-叠氮胸苷葡萄糖醛酸,经尿排出。

(毕小玲)

shākuínàwéi

沙奎那韦(saquinavir）

化学名为(2S）-N-[（2S,3R）-4-[（3S,4aS,8aS)-3-(特-丁基氨甲酰基）-3,4,4a,5,6,7,8,8a-八氢-1H-异喹啉-2-基]-3-羟基-1-苯丁烷-2-基]-2-(喹啉-2-甲酰氨基）丁二酰胺,结构式见图1。

沙奎那韦是罗氏(Roche）公司开发、于 1995 年 12 月美国食品药品管理局批准上市的第一个 HIV-1 蛋白酶抑制剂类抗艾滋病药物,临床上常与利托那韦或其他抗逆转录病毒药物联用治疗晚期 HIV 感染。

沙奎那韦口服吸收良好,生物利用度较高。HIV 蛋白酶与人蛋白酶的差异很大,沙奎那韦选择性抑制 HIV 蛋白酶的活性而抑制病毒的复制,故对人的毒性较小。

(毕小玲)

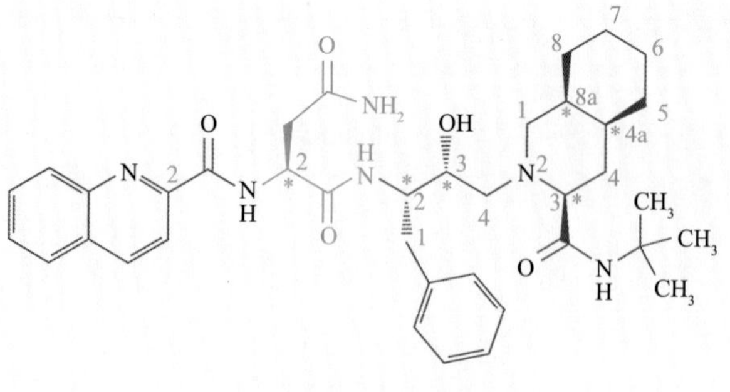

qítā kànggǎnrǎnyào

其他抗感染药(other anti-infective agents）

包括硝基咪唑类的甲硝唑、替硝唑、奥硝唑,异喹啉类的盐酸小檗碱,噁唑烷酮类的利奈唑胺以及氯霉素、林可霉素、克林霉素、磷霉素等药物。

其他抗感染药的代表药物包括甲硝唑等药物,常用药物包括氯霉素、林可霉素、克林霉素、磷霉素,替硝唑、奥硝唑、利奈唑胺、盐酸小檗碱等(表1)。

(毕小玲)

*. 该碳原子为不对称原子。

图1 沙奎那韦的结构式

表1 常用其他抗感染药

药物名称及化学结构	结构特点	作用特点及用途
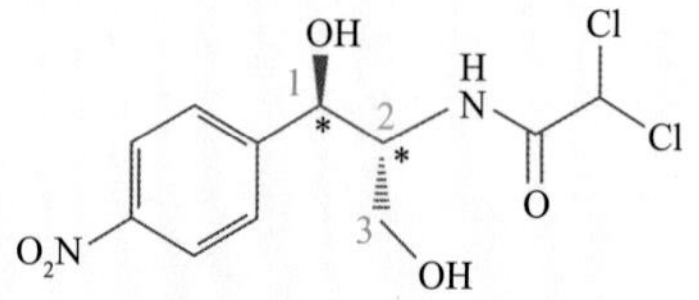 氯霉素(chloramphenicol）	含有二氯乙酰氨基和 2 个手性碳原子,药用 1R,2R(-) 异构体	广谱抗生素,主要用于治疗伤寒、副伤寒、斑疹伤寒等,外用治疗沙眼等眼部疾病;若长期和多次应用会引起再生障碍性贫血
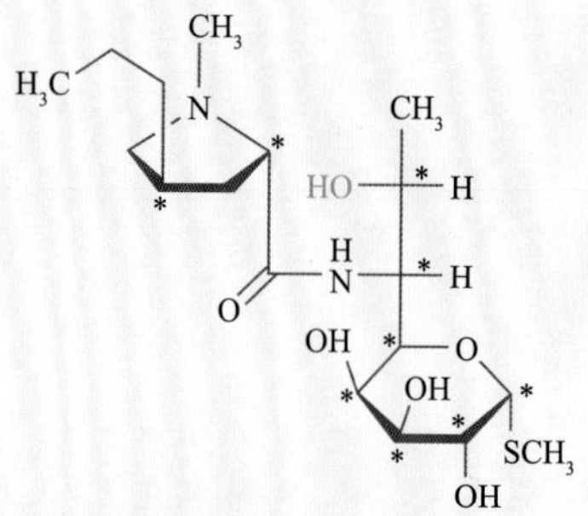 林可霉素(lincomycin）	含有碱性的吡咯烷基,药用盐酸盐	口服或注射,用于治疗葡萄球菌、化脓性链球菌、肺炎球菌及厌氧菌所致呼吸道感染、皮肤软组织感染、女性生殖道及盆腔感染和厌氧菌所致腹腔感染等
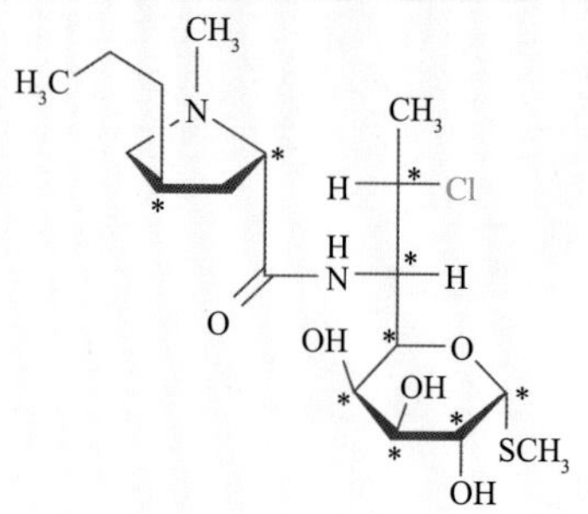 克林霉素(clindamycin）	林可霉素的氯取代半合成衍生物,结构相似,药用盐酸盐	抗菌作用比林可霉素强,用于厌氧菌引起的腹腔和妇科感染,也可用于敏感的革兰阳性菌引起的呼吸道、关节和软组织感染、败血症、心内膜炎等,是金黄色葡萄球菌骨髓炎的首选治疗药物

表1 常用其他抗感染药 续　表

药物名称及化学结构	结构特点	作用特点及用途
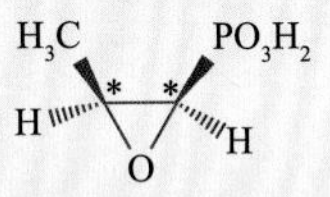 磷霉素（fosfomycin）	结构最小的抗生素，含2个手性碳原子和酸性基团，药用其钠盐或钙盐	钠盐供注射，钙盐供口服。主要用于敏感的革兰阴性菌引起的尿路、皮肤及软组织、肠道等部位感染，对肺部、脑膜感染和败血症也可用
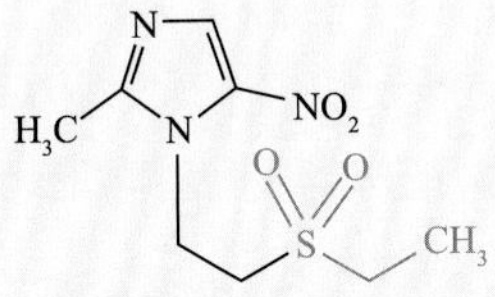 替硝唑（tinidazole）	与甲硝唑结构类似，仅甲硝唑1位侧链中的羟基被乙磺酰基取代	口服吸收好，能进入各种体液，并可通过血脑屏障，主要用于厌氧菌引起的系统与局部感染及败血症等，也可治疗肠道或泌尿生殖道毛滴虫病、肠道和肝阿米巴病
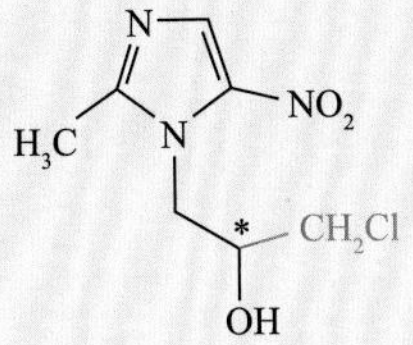 奥硝唑（ornidazole）	与甲硝唑结构类似，仅甲硝唑1位侧链中多1个氯甲基，含1个手性碳	口服易经胃肠道吸收，外用经阴道吸收，广泛分布于组织和体液，包括脑脊液，可用于治疗厌氧菌引起的感染，疗效普遍高于甲硝唑和替硝唑，副作用降低
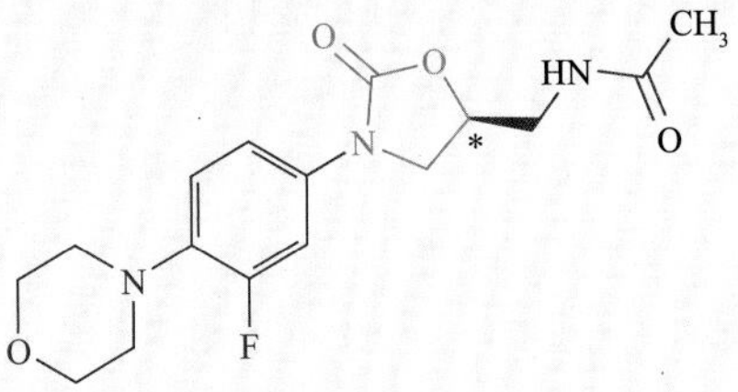 利奈唑胺（linezolid）	噁唑烷酮类衍生物，含吗啉、氟代苯等结构单元，有1个手性碳原子	可口服或注射，对革兰阳性菌及耐药肠球菌等的感染均有显著疗效，用于治疗皮肤和皮肤组织感染、肺炎及耐万古霉素肠球菌感染
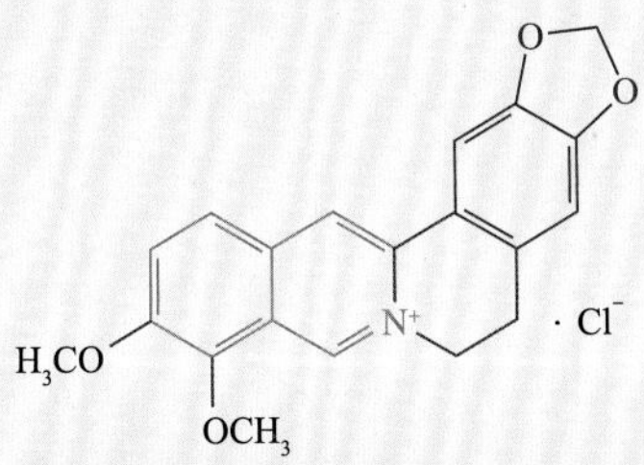 盐酸小檗碱（berberine hydrochloride）	季铵型生物碱，含异喹啉、1,3-苯并二氧戊环等结构单元，又名黄连素	主要用于治疗痢疾杆菌、葡萄球菌和链球菌引起的菌痢及胃肠炎等，生物利用度低

注：*. 该碳原子为不对称原子。

jiǎxiāozuò

甲硝唑（metronidazole）

化学名为2-（2-甲基-5-硝基咪唑-1-基）乙醇。结构式见图1。

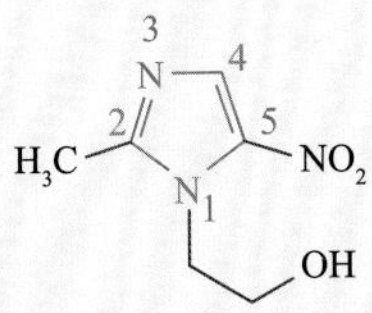

图1　甲硝唑的结构式

甲硝唑于1960年在法国被GD SEARLE公司正式推出，1963年首次在美国上市。甲硝唑对厌氧微生物有杀灭作用，它在人体中还原时生成的代谢物也具有抗厌氧菌作用，抑制细菌脱氧核糖核酸的合成，干扰细菌的生长、繁殖，最终致细菌死亡。

甲硝唑加氢氧化钠液温热后即显紫色，滴加稀盐酸成酸性后即变成黄色，再滴加过量氢氧化钠液则变成橙黄色，此为芳香性硝基化合物的一般反应。

甲硝唑含有碱性的咪唑环，加硫酸液溶解后，加三硝基苯酚生成盐类黄色沉淀。

甲硝唑为最常用的抗滴虫病及抗阿米巴病药物，有口服吸收好、生物利用度高、作用强、毒性小等特点。对大多数厌氧菌也有抑制作用，可用于厌氧菌引起的系统和局部感染，如妇科、手术创口、皮肤软组织、肺等部位的感染和败血症以及幽门螺杆菌治疗。

（毕小玲）

kàngjìshēngchóngyào

抗寄生虫药 （antiparasitic agents）

用于预防和消灭寄生虫病的药物。寄生虫病为常见病，遍布世界各地。某些寄生虫病可发展成为某一地区的流行病。寄生虫病流行对该地区的社会和经济可造成严重影响。

寄生虫的种类很多，不同寄生虫的形态差异较大，小至能引起疟疾感染和阿米巴痢疾的单核细胞的原虫，大到常见的蛔虫、蛲虫、钩虫、丝虫、鞭虫、绦虫等蠕虫，针对不同寄生虫可选择不同药物，主要有驱肠虫药、抗血吸虫药和抗疟原虫药（但不限于这些药物）等，常用药物见表1。

驱肠虫药 用以驱除或杀灭人体肠道寄生虫的药物。临床使用的主要是苯并咪唑类广谱驱肠虫药。最早由咪唑类药物左旋咪唑发展起来，后期改造打开左旋咪唑分子中氢化噻唑环，保留咪唑环并将其与苯环并合，得到苯并咪唑类广谱驱肠虫药，其代表药物为阿苯达唑，常用药物包括左旋咪唑和奥苯达唑等。苯并咪唑类驱肠虫药在水中的溶解度较低，在胃肠道中的吸收较少，这有利于其发挥抗肠道寄生虫作用。被吸收的部分在肝中可迅速代谢并从胆汁中排出。

抗血吸虫病药 用于治疗血吸虫病的药物。血吸虫病是危害人类健康极严重的寄生虫病，主要由曼氏血吸虫、埃及血吸虫及日本血吸虫引起。中国流行的血吸虫病是由日本血吸虫引起，已基本控制，但局部地区仍有流行和蔓延。血吸虫病治疗药可分为锑剂和非锑剂两类，锑剂的毒性较大，已少用。非锑剂类的代表药物为吡喹酮，常用药物包括硝硫氰胺、硝硫氰酯等。

抗疟药 疟疾是疟原虫引起的寄生虫病，由带疟原虫的雌性蚊虫叮咬传播，是一种古老的疾病，特别是在南美洲、非洲、南亚等热带和亚热带地区，是一种严重危害人类健康的疾病。疟原虫有近百种，其中4种可在人体上引起疾病，它们是恶性疟原虫、间日疟原虫、三日疟原虫和卵形疟原虫。很早人们就使用金鸡纳树皮治疗疟疾，其主要成分为奎宁。用于预防和治疗疟疾的药物按其结构分为3类。

喹啉类抗疟药物 在研究奎宁基础上发展起来的一类药物，其发展历史较长、结构种类较多，可作用于疟原虫不同增殖阶段，在抗疟药物中占据重要地位。喹啉类抗疟药按其结构可分为4-喹啉甲醇类、4-氨基喹啉类和8-氨基喹啉类。4-喹啉甲醇类的代表药物奎宁，常用药物包括甲氟喹等；4-氨基喹啉类的代表药物氯喹，常用药物包括咯萘啶等；8-氨基喹啉类的常用药物包括伯氨喹等。

青蒿素类抗疟药物 代表药物青蒿素，常用药物包括蒿甲醚、青蒿琥酯等。

嘧啶类抗疟药物 主要是2,4-二氨基嘧啶类药物，通过抑制疟原虫的二氢叶酸还原酶，发挥抗疟作用。常用药物包括乙胺嘧啶等。

（郭小可）

表1　部分常用的抗寄生虫药

类别	药物名称及化学结构	结构特点	作用特点及用途
驱肠虫药	 左旋咪唑 （levamizole）	有咪唑并氢化噻唑环母核。是四咪唑的左旋体	广谱驱肠虫药，通过选择性抑制虫体肌肉中的琥珀酸脱氢酶，使延胡索酸不能还原为琥珀酸，干扰虫体肌肉的无氧代谢，减少能量的产生，不影响哺乳动物体内的琥珀酸脱氢酶，使虫体肌肉麻痹随粪便排出体外。临床用于治疗蛔虫、钩虫、蛲虫和粪类圆线虫病。也是一种非特异性免疫调节剂，可使免疫力较低的患者得到恢复，但不会将正常免疫力过度提高
	 奥苯达唑 （oxibendazole）	结构中含苯并咪唑和氨基甲酸酯基团。将阿苯达唑分子中的丙硫基替换为丙氧基得到的药物	广谱驱虫药。可阻断虫体对多种营养物和葡萄糖的摄取，导致虫体糖原耗竭，寄生虫无法生存和繁殖。临床用于治疗钩虫病和蛔虫病，对驱鞭虫的疗效也可达70%左右

表 1　部分常用的抗寄生虫药

续　表

类别	药物名称及化学结构	结构特点	作用特点及用途
抗血吸虫病药	硝硫氰胺（amoscanate）	含异硫氰酸酯结构	广谱抗血吸虫病药，用于治疗日本血吸虫病，有较好效果。但毒副作用较大，主要是对神经系统和肝的毒性，有时能引起黄疸和转氨酶水平升高，使应用受到限制。口服后肠道吸收快，2 小时后血药浓度达峰值，72 小时仍维持较高浓度。临床用于治疗急性、慢性血吸虫病。也适用于脑型血吸虫病
	硝硫氰酯（nitroscanate）	硝硫氰胺分子中二苯氨基中的—NH—用其电子等排体—O—原子替换后得到的药物	属硝硫氰胺类药物，毒性较低。临床用于治疗血吸虫病。20 世纪 70 年代在中国曾广泛用作兽药
抗疟药	甲氟喹（mefloquine）	4-喹啉甲醇类。将奎宁分子中喹啉环的 2 位（主要代谢位点）用三氟甲基封闭并经结构改造得到。常用其盐酸盐	该药有两个手性中心，但 4 个光学异构体的活性相同，因此临床上使用外消旋体。作用与奎宁近似，对恶性疟或间日疟所致的轻至中度急性疟疾有效。其抗虫谱与氯喹相同。口服吸收迅速，吸收率约为 80%，血浆药物浓度达峰时间为 4~6 小时。临床用于预防和治疗脑型疟疾和间日疟或控制耐氯喹的脑型疟疾
	咯萘啶（malaridine）	苯并萘啶衍生物，属于 4-氨基喹啉类衍生物。常用其磷酸盐	中国创制的抗疟药物，作用优于咯啶。口服和肌内注射达峰时间分别为 1.4 小时和 0.75 小时；口服生物利用度约为 40%。临床用于治疗脑型、凶险型及耐氯喹虫株所致恶性疟，也用于治疗间日疟
	伯氨喹（primaquine）	属于 8-氨基喹啉类、常用其磷酸盐	能抑制线粒体的氧化作用，使疟原虫摄氧量减少。在体内的代谢物喹啉醌衍生物有较强氧化性，能将红细胞内的还原型谷胱甘肽转变为氧化型谷胱甘肽，干扰疟原虫红细胞外期三磷酸吡啶核苷酸的还原过程，影响疟原虫的能量代谢和呼吸而导致死亡。口服后吸收迅速完全，半衰期约 5.8 小时。临床主要用于根治间日疟和控制疟疾传播
	蒿甲醚（artemether）	双氢青蒿素经醚化后得到，β-构型	与青蒿素的抗疟作用方式相似，与氯喹几乎无交叉耐药性。高效、速效的疟原虫红细胞内期杀灭剂。临床用于耐氯喹恶性疟及凶险型疟疾，显效迅速，疗效好

表 1 部分常用的抗寄生虫药 续 表

类别	药物名称及化学结构	结构特点	作用特点及用途
抗疟药	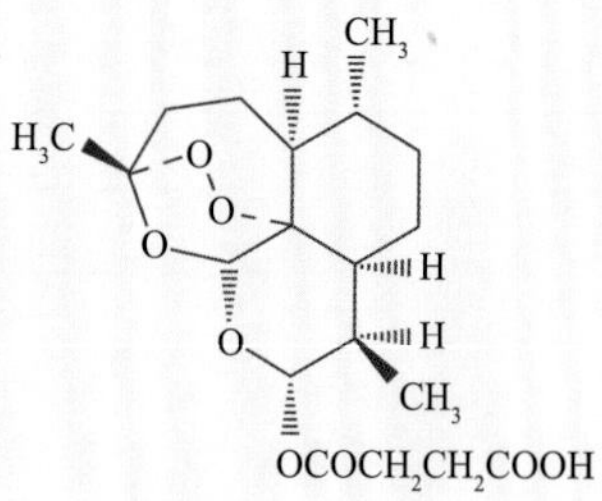 青蒿琥酯（artesunate）	将双氢青蒿素用琥珀酸酯化得到的含羧基青蒿素的酯，可与碱成盐，成水溶性药物	钠盐水溶液不稳定，可制成粉针，临用时配制成水溶液用于静脉注射。作用强度与氯喹相当，但起效比氯喹快。临床用于抢救脑型疟疾和危重昏迷的疟疾患者
	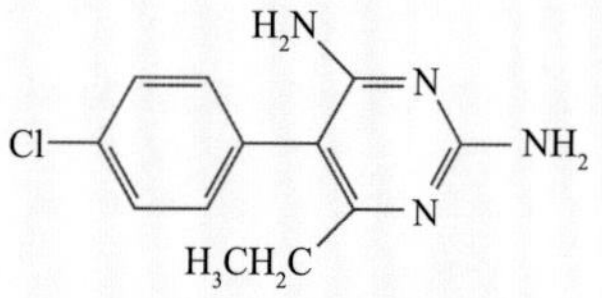 乙胺嘧啶（pyrimethamine）	2,4-二氨基嘧啶类化合物	二氢叶酸还原酶的抑制剂，使二氢叶酸不能还原为四氢叶酸，影响嘌呤及嘧啶核苷酸的生物合成，使核酸合成减少，使细胞核的分裂与疟原虫的繁殖受到抑制。临床用于疟疾的预防，也可用于治疗弓形虫病

注：*. 该碳原子为不对称原子。

阿苯达唑 āběndázuò

（albendazole） 化学名为［5-（丙硫基）-1H-苯并咪唑-2-基］氨基甲酸甲酯。结构式见图 1。白色或类白色粉末；无臭，无味。溶于大多数有机溶剂，在水中不溶，在乙酸中溶解。属苯并咪唑类广谱驱肠虫药，是苯并咪唑类药物中驱虫谱较广、杀虫作用最强者。临床可用于驱除蛔虫、蛲虫、钩虫、鞭虫，也可用于家畜的驱虫。

对肠道线虫，阿苯达唑可选择性及不可逆性抑制寄生虫肠壁细胞胞液微管系统的聚合，阻断其对多种营养和葡萄糖的摄取，导致虫体内源性糖原耗竭，并抑制延胡索酸还原酶系统，阻止三磷腺苷的产生，致使虫体无法生存和繁殖。与甲苯咪唑相似，阿苯达唑还可引起虫体肠细胞胞液微管变性，并与其微管蛋白结合，造成细胞内运输堵塞，致使高尔基体内分泌颗粒积聚，胞液逐渐溶解，吸收细胞完全变性，引起虫体死亡。

阿苯达唑不溶于水，故在肠道内吸收缓慢。在体内分布依次为肝、肾、肌，可透过血脑屏障，脑组织内也有一定浓度。口服后 2.5～3.0 小时血药浓度达峰值。血液中半衰期（$t_{1/2}$）为 8.5～10.5 小时。阿苯达唑及其代谢产物在 24 小时内 87% 从尿排出，13% 从粪便排出，在体内无积蓄作用。

阿苯达唑快速在肝经氧化代谢生成氧阿苯达唑（阿苯达唑的亚砜形式），仍具较强抗虫活性，氧阿苯达唑经进一步氧化形成阿苯达唑砜而失去活性（图 2）。

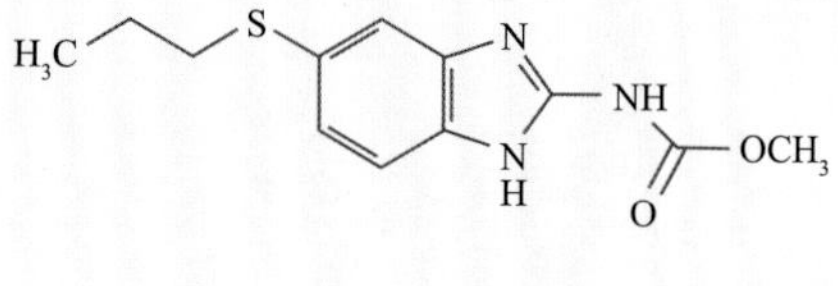

不良反应：可引起脑炎综合征，多为迟发性反应；少数病例有口干、乏力、嗜睡、头晕、头痛以及恶心、上腹不适、药疹、剥脱性皮炎等症状；实验发现治疗剂量的阿苯达唑有致畸作用和胚胎毒性，孕妇禁用。

（郭小可）

吡喹酮 bǐkuítóng

（praziquantel） 化学名为2-(环己甲酰基)-1,2,3,6,7,11b-六氢-4H-吡嗪并［2,1-a］异喹啉-4-酮。结构式见图 1，结构中有两个手性中心，左旋体的效果高于消旋体，但临床上仍使用其外消旋体。为白色或类白色结晶性粉末；味苦。在三氯甲烷中易溶，在乙醇中溶解，在乙醚或水中不溶。为广谱抗吸虫和绦虫药物，适用于各种血吸虫病。吡喹酮对 3 种血吸虫病均有效，对日本血吸虫病的作用尤其突出，有疗效高、疗程短、代谢快、毒性低的优点。

吡喹酮抗寄生虫的药理作用主要有两种：①虫体肌肉强直性收缩而产生痉挛性麻痹。血吸虫接触低浓度吡喹酮后仅 20 秒虫体张力即增高，药物浓度达 1mg/L

图 1 阿苯达唑的结构式

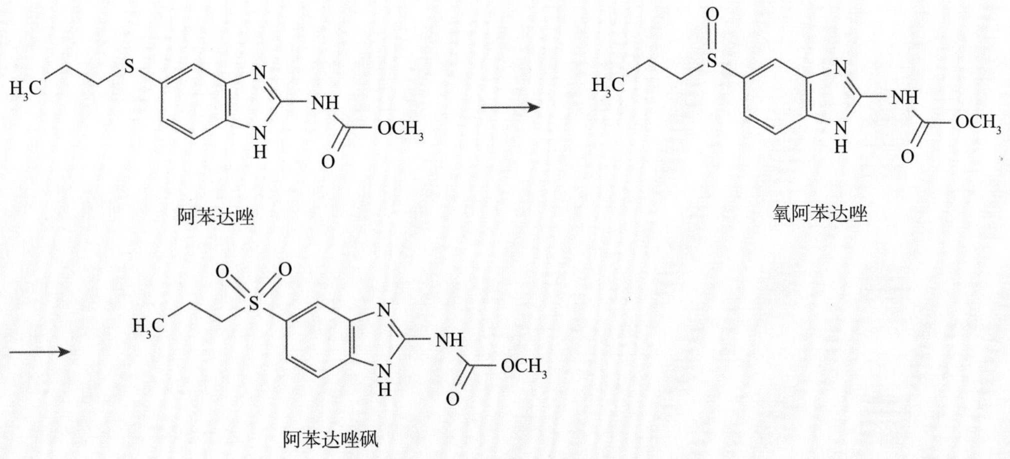

图 2　阿苯达唑的代谢过程

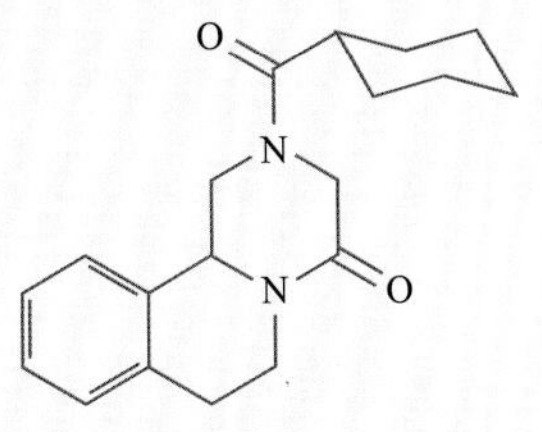

图 1　吡喹酮的结构式

以上时，虫体旋即强烈挛缩。虫体肌肉收缩可能与吡喹酮增加虫体细胞膜的通透性，使细胞内钙离子丧失有关。②虫体皮层损害与宿主免疫攻击。吡喹酮对虫体皮层有迅速而明显的损伤作用，引起合胞体外皮肿胀，出现空泡，形成大疱，突出体表，最终表皮糜烂溃破，分泌体几乎全部消失，环肌与纵肌亦迅速先后溶解。在

宿主体内，服药后 15 分钟即可见虫体外皮空泡变性。皮层破坏后，影响虫体吸收与排泄功能，更重要的是其体表抗原暴露，易遭受宿主的免疫攻击，大量嗜酸粒细胞附着皮损处并侵入，促使虫体死亡。③抑制葡萄糖的摄取和核酸与蛋白质的合成。吡喹酮还能引起继发性变化，使虫体表膜去极化，皮层碱性磷酸酶活性明显降低，致使葡萄糖摄取受抑制，内源性糖原耗竭。吡喹酮还可抑制虫体核酸与蛋白质合成。低浓度（5μg/ml）时可刺激血吸虫使其兴奋，较高浓度（5mg/ml）则引起虫体挛缩。

口服后易由肠道吸收，1~3 小时血中浓度达峰值。其体内分

布以肝中浓度最高，也可分布至脑脊液。吡喹酮经首过效应后被代谢为羟基化物而失去活性，血清中存在的代谢产物为单羟基化物，而在尿中为二羟基化物，并多以结合形式存在（图 2）。

常见的副作用有头昏、头痛、恶心、腹痛、腹泻、乏力、四肢酸痛等；少数病例出现心悸、胸闷、一过性转氨酶水平升高等症状，心电图显示 T 波改变和期外收缩；偶见室上性心动过速、心房纤颤。

（郭小可）

kuíníng

奎宁（quinine）　化学名为（8*S*，9*R*）-6'-甲氧基-金鸡纳-9-醇。结构式见图 1。为 4-喹啉甲醇类

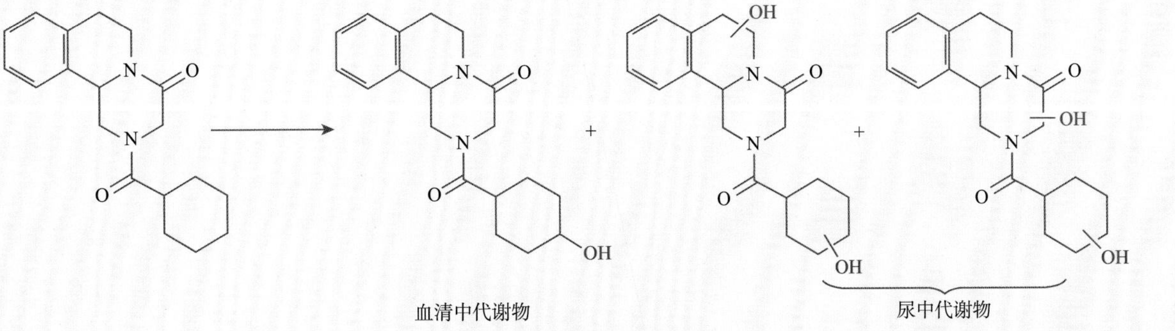

血清中代谢物　　尿中代谢物

图 2　吡喹酮的代谢

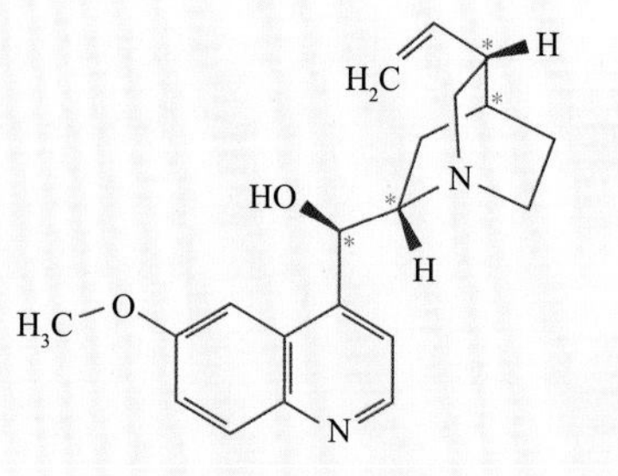

*. 该碳原子为不对称原子。

图 1　奎宁的结构式

取得到了奎宁。1945 年实现了全合成，为现代有机合成化学中的一个重要里程碑。它对红细胞内期的疟原虫有较强的杀灭作用，可控制疟疾的症状。

奎宁的分子可由两部分组成，喹啉环通过甲醇与奎宁环相连。分子中有 4 个手性碳，即 C-3、C-4、C-8 和 C-9。从金鸡纳树皮中得到的奎宁类生物碱还有奎尼丁、辛可宁和辛可尼定，均为奎宁的光学异构体（图 2）。在金鸡纳生物碱间立体化学的差别可导致药效不同。奎尼丁对氯喹敏感的耐药恶性疟原虫的活性比奎宁大 2~3 倍，在体内也有相同的结果，只是奎尼丁比奎宁有更大的心脏不良反应和降血压作用。

因治疗剂量和中毒剂量间的差别较小，加之有新的合成抗疟药物问世，奎宁等药物曾退居抗疟药二线。但随着多重耐药疟原虫的出现，奎宁重新成为一线抗疟药。

奎宁口服后，可被迅速并完全吸收，广泛分布于全身包括脑脊液中，还可通过胎盘并分泌于乳汁中。其代谢反应主要为喹啉环 2 位的羟基化，其次发生在喹啉环的 6 位，未代谢的原型物仅占所给药物总量的 5%~20%（图 3）。

不良反应：奎宁和奎尼丁都是治疗指数低和可引起毒性的药物。这种毒性反应称为金鸡纳反应，其主要表现为恶心、呕吐、耳鸣、头痛、听力和视力减弱，甚至发生暂时性耳聋。低血糖为使用金鸡纳生物碱后的另一个重

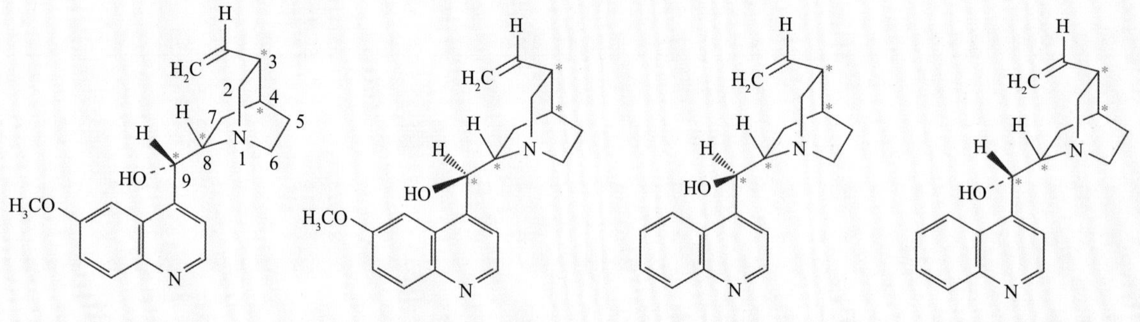

抗疟药。白色颗粒状或微晶性粉末；有微风化性；无臭，味微苦。在乙醇、三氯甲烷、乙醚中易溶，微溶于水和甘油。奎宁是从茜草科植物金鸡纳树皮中提取分离出的一种生物碱，早在 17 世纪就知道金鸡纳树皮可以治疗发热和疟疾，1820 年就从金鸡纳树皮中提

奎宁
（3R:4S:8S:9R）

奎尼丁
（3R:4S:8S:9S）

辛可宁
（3R:4S:8S:9S）

辛可尼定
（3R:4S:8S:9R）

*. 该碳原子为不对称原子。

图 2　奎宁及其异构体

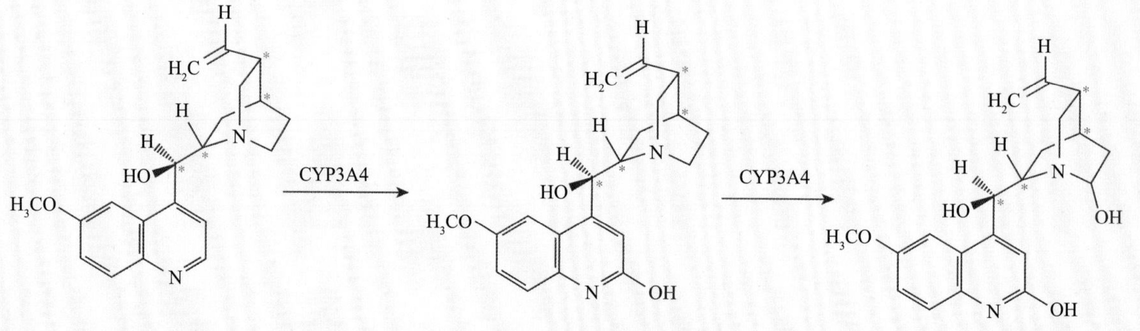

喹啉环　→ CYP3A4 →　2位羟基化喹啉环　→ CYP3A4 →　2位和6位羟基化

*. 该碳原子为不对称原子。

图 3　奎宁的代谢过程

要症状，其原因与金鸡纳生物碱能刺激胰腺释放胰岛素有关。

（郭小可）

lùkuí

氯喹（chloroquine） 化学名为 N^4-(7-氯喹啉-4-基)-N^1,N^1-二乙基戊烷-1,4-二胺。结构式见图 1，是 4-氨基喹啉类抗疟药。为白色或微黄色结晶性粉末；无臭，味苦，极微溶于水，可溶于三氯甲烷、乙醚和稀酸。常用其磷酸盐。临床用于治疗对氯喹敏感的恶性疟、间日疟及三日疟，并可用于疟疾症状的抑制性预防，也可用于治疗肠外阿米巴病、结缔组织病、光敏感性疾病等。氯喹对某些自身免疫性疾病，如类风湿关节炎、红斑狼疮、肾病综合征等亦有一定的作用。虽然在世界多数地区已出现对恶性疟原虫的耐药性，但氯喹至今对三日疟原虫和卵形疟原虫都十分敏感，对间日疟原虫仍保持较高的治疗价值。该药由德国拜耳公司研发，1949 年上市。

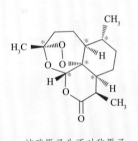

*．该碳原子为不对称原子。
图 1　氯喹的结构式

药理作用　进入疟原虫体后，药物分子插入 DNA 双螺旋链之间，形成稳定的复合物，影响 DNA 复制、RNA 转录和蛋白质合成。氯喹及其衍生物在其 4 位和 7 位分别有氨基和氯原子，氨基侧链有两个氮原子通过 4 个碳原子链相连，此碳链长度恰与疟原虫体 DNA 双螺旋浅沟之间的距离相

适应，使两端 N^+ 与 DNA 两个链上的 PO_4^{3-} 形成离子结合，而 7 位 Cl 原子则与双螺旋中鸟嘌呤上的带正电的氨基产生静电吸引，导致药物分子牢固插入 DNA 双螺旋之间，如这两个基团结构发生改变，则抗疟作用减弱或消失。氯喹为弱碱性药物，大量进入疟原虫体内必然使其细胞液的 pH 值增大，形成对蛋白质分解酶不利的环境，使疟原虫分解和利用血红蛋白的能力降低，导致必需氨基酸缺乏，也可干扰疟原虫的繁殖。

药物代谢　口服经肠道吸收迅速而完全，1~2 小时达血药浓度峰值。其在红细胞内的浓度比在血浆内浓度高 10~20 倍，而在有疟原虫的红细胞内浓度又比正常红细胞内高 25 倍。氯喹在有疟原虫的红细胞内高度浓集的特异性，对迅速杀灭红细胞内裂殖体十分有利，氯喹与组织蛋白结合力很高，迅速分布于肝、胃、脾、肺等组织内，其浓度约为血浆中的 200~700 倍，又可释放入血发挥抗疟作用。

不良反应　氯喹可在视网膜聚集，久服可致视网膜轻度水肿和色素聚集，出现暗点，影响视力，常为不可逆。还可损害听力，妊娠妇女大量服用可造成小儿先天性耳聋，智力受损等。

药物-药物相互作用　①与保泰松同用，易引起过敏性皮炎。②与氯丙嗪合用，易加重肝损害。③对神经肌肉接头有直接抑制作用，链霉素可加重此副作用。④与肝素或青霉胺合用可增加出血机会。

（郭小可）

qīnghāosù

青蒿素（artemisinin） 化学名为 ($3R$,$5aS$,$6R$,$8aS$,$9R$,$12S$,$12aR$)-八氢-3,6,9-三甲基-3,12-桥

氧-12H-吡喃并 [4,3-j]-1,2-苯并二氧杂环庚烷-10(3H)-酮。结构式见图 1，是青蒿素类抗疟药物的代表药物。无色针状结晶；味苦。在丙酮、乙酸乙酯、三氯甲烷、冰醋酸中易溶，在稀乙醇、乙醇、甲醇、乙醚及石油醚中溶解，在水中几乎不溶。青蒿素为中国科学家屠呦呦等于 1971 年首次从菊科植物黄花蒿（*Aremisia annua* Linn.）中分离提取的新型结构的过氧化物倍半萜内酯，对疟原虫红细胞内裂殖体有强烈的杀灭作用，对耐氯喹的恶性疟原虫引起的感染同样具高效、迅速的对抗作用。临床主要用于间日疟、恶性疟的症状控制，以及耐氯喹虫株的治疗，也可用于治疗凶险型恶性疟，如脑型、黄疸型等。但青蒿素具有口服活性低、溶解度小、复发率高、半衰期短等缺点。

*．该碳原子为不对称原子。
图 1　青蒿素的结构式

青蒿素的抗疟作用与自由基的调节有关。血红蛋白中铁离子与青蒿素反应，通过内过氧化物的均裂产生自由基。通过自由基重排得到碳自由基，碳自由基可对特殊的疟原虫蛋白进行共价键的结合和损害。

青蒿素的结构与活性关系：①过氧桥结构的存在对活性是必需的，脱氧青蒿素（过氧桥被还原为单氧）就完全丧失了抗疟活

性。②虽然过氧桥结构对产生抗疟活性是必需的，但只有过氧桥还不能产生足够的抗疟活性，青蒿素抗疟活性的存在归于过氧桥-缩酮-乙缩醛-内酯的结构以及在1, 2, 4-三氧杂环已烷的5位氧原子的存在。③进一步的研究表明，疏水基团的存在和过氧化结构的位置对其活性至关重要。在其分子中引入亲水性基团并使其极性增大，则导致抗疟活性减弱。在很多青蒿素衍生物中均可看到，一定的亲脂性对其保持和增加抗疟活性非常重要。④10位的羰基对于保持抗疟活性并不重要，可被还原为羟基及进一步烃化。⑤9位取代基及其立体构型对活性有较大的影响，由于对过氧化结构存在立体障碍，甲基由R型转为S型，则抗疟活性降低；同样原因，将六元环变为七元环，构型改变，活性也降低。

不良反应：轻度恶心、呕吐及腹泻等；个别患者可出现一过性转氨酶活性升高及轻度皮疹。药物-药物相互作用：与甲氧苄啶合用有增效作用，并可减少近期复燃或复发。

(郭小可)

kàngzhǒngliúyào

抗肿瘤药 (antitumor agents)

抗恶性肿瘤的药物。又称抗癌药。能抑制肿瘤细胞生长增殖、促进肿瘤细胞分化，导致肿瘤细胞死亡。

恶性肿瘤是一种严重威胁人类健康、死亡率高的疾病。恶性肿瘤的治疗方法主要有手术治疗、放射治疗、药物治疗（化学治疗、分子靶向治疗）等，其中化学治疗（简称"化疗"）是利用化学药物阻止癌细胞的增殖、浸润、转移，直至最终杀灭癌细胞的一种治疗方式，是一种全身性药物

治疗手段。分子靶向治疗是在细胞分子水平上，作用于已经明确的致癌位点（该位点可以是肿瘤细胞内部的1个蛋白分子，也可以是1个基因片段）的抗肿瘤药物，靶向药物进入体内后会特异地与致癌位点结合，使肿瘤细胞特异性地死亡，不会波及肿瘤周围的正常组织细胞。

恶性肿瘤的治疗药物的发现，始于20世纪40年代发现氮芥可用于治疗恶性淋巴瘤，随后抗肿瘤药物的研究取得了很大的进展，特别是分子生物学、细胞生物学、分子药理学、分子肿瘤学等学科的发展为抗肿瘤药物的研究提供了新的方向和作用靶点，为研制化学结构新颖、作用机制独特的新型抗肿瘤药物提供了理论基础和实验方法。

抗肿瘤药物按作用机制和来源可以分为：烷化剂、抗代谢药物、抗肿瘤抗生素、抗肿瘤植物药有效成分、分子靶向抗肿瘤药、激素水平调控抗肿瘤药物等。

(毕小玲)

wánhuàjì

烷化剂 (alkylating agents)

一类化学性质高度活泼的药物。又称生物烷化剂 (bioalkylating agents)。烷化剂在体内能形成缺电子活泼中间体或其他有活泼的亲电性基团的化合物，与生物大分子（如DNA、RNA或某些重要的酶类）中富电子基团（如氨基、巯基、羟基、羧基、磷酸基等）发生共价结合，使其丧失活性或使DNA分子发生断裂。烷化剂是抗肿瘤药物中使用得最早，也很重要的一类药物。

烷化剂属细胞毒类药物，通过与生物大分子发生共价结合，抑制和毒害增生活跃的肿瘤细胞，但也对其他体内增生较快的正常

细胞（如骨髓细胞、肠上皮细胞、毛发细胞等）产生抑制作用，会产生许多严重的不良反应，如恶心、呕吐、骨髓抑制、脱发等。

结构分类与作用机制 按化学结构分为氮芥类、氮丙啶类、亚硝基脲类、甲磺酸酯及多元醇类、金属铂配合物类等。

氮芥类药物 含β-氯乙胺结构类化合物的总称，为最早开发的一类抗肿瘤药物。

发现 该类药物的发现源于第一次世界大战期间使用的一种毒气——芥子气，其结构见图1。芥子气能破坏人体大部分白细胞，严重的会导致死亡。后来发现芥子气对淋巴瘤有一定治疗作用，但其对人体毒性太大，故不能药用。后来将芥子气结构中S原子用N原子替换，降低了芥子气的毒性，在此基础上发展出氮芥类抗肿瘤药，结构通式见图2。

氮芥类药物的结构可以分为两部分：烷基化部分（双-β-氯乙氨基）和载体部分。烷基化部分是抗肿瘤活性的功能基，载体部分可以用于改善该类药物在体内的吸收、分布等药物代谢动力学性质，从而影响药物的选择性和抗肿瘤活性，同时也会影响药

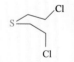

图1 芥子气的结构式

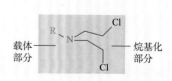

图2 氮芥类药物的结构通式

物的毒性。

作用机制 脂肪氮芥结构中氮原子的碱性比较强，在游离状态和生理 pH（7.4）时，易对 β 位的碳原子进行亲核进攻，促使氯离子离去，生成高度活泼的氮丙啶离子，为强亲电性的烷化剂，极易与肿瘤细胞成分的亲核中心发生烷化作用（图 3）。脂肪氮芥的烷化历程是双分子亲核取代反应（SN_2），反应速率取决于烷化剂和亲核中心的浓度。脂肪氮芥为强烷化剂，对肿瘤细胞的杀伤能力也较大，抗瘤谱较广。但缺点是对肿瘤细胞的选择性较差，因此毒性较大。

芳香氮芥由于氮原子上的孤对电子和芳环产生共轭作用，使氮原子的碱性减弱，其作用机制也发生了改变，不像脂肪氮芥那样很快形成稳定的环状氮丙啶离子，而是先失去氯原子形成碳正离子中间体，再与细胞的亲核中心发生烷化作用（图 4）。芳香氮芥的烷化历程一般为单分子亲核取代反应（SN_1），反应速率取决于烷化剂的浓度。芳香氮芥的烷化能力降低，使抗肿瘤活性降低，同时也会降低其毒性。

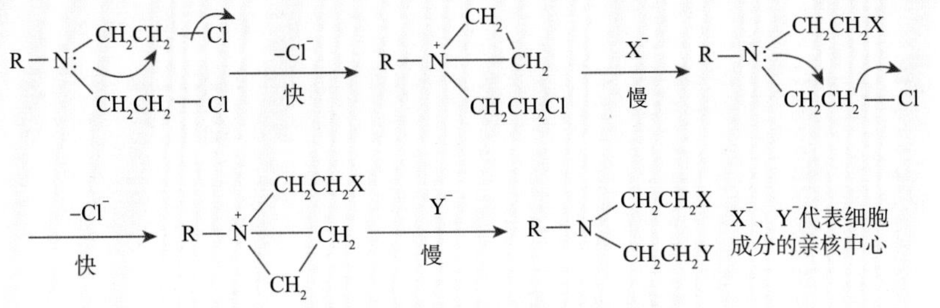

氮芥类药物及大多数烷化剂主要是通过和 DNA 上的鸟嘌呤和胞嘧啶碱基发生烷基化反应，产生 DNA 链内、链间交联或 DNA—蛋白质交联而抑制 DNA 的合成，阻止细胞分裂（图 5）。

构效关系 根据载体结构不同，氮芥类药物又可分为脂肪氮芥、芳香氮芥和杂环氮芥等，其构效关系见图 6。

氮芥类药物的代表药物包括氮芥等，常用药物包括美法仑、氮甲、环磷酰胺、异环磷酰胺等（表 1）。

氮丙啶类药物 一类本身含活性氮丙啶基团的药物，故称为氮丙啶类药物。在对氮芥类药物体内生物转化过程的研究中发现，脂肪氮芥类药物是通过转变为氮丙啶活性中间体而发挥烷基化作用的，因此人们合成了氮丙啶类药物。如果在氮丙啶的氮原子上用吸电子基团取代，以降低其反应性，可降低药物的毒性。该类

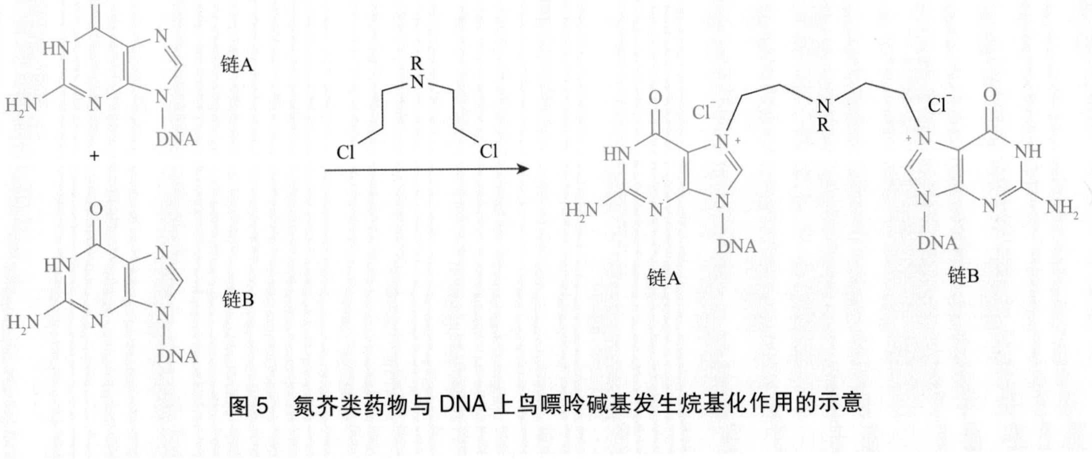

图 3　脂肪氮芥的作用机制（SN_2 历程）

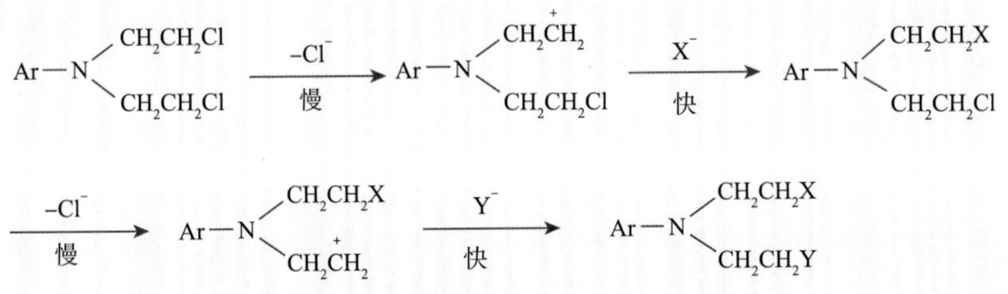

图 4　芳香氮芥的作用机制（SN_1 历程）

图 5　氮芥类药物与 DNA 上鸟嘌呤碱基发生烷基化作用的示意

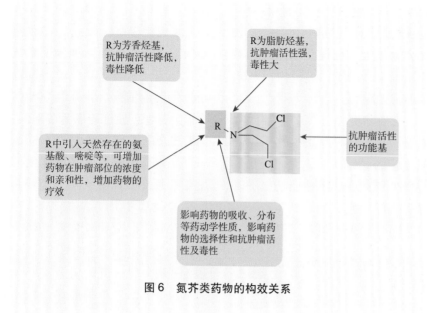

图6　氮芥类药物的构效关系

R为芳香烃基，抗肿瘤活性降低，毒性降低

R为脂肪烃基，抗肿瘤活性强，毒性大

R中引入天然存在的氨基酸、嘧啶等，可增加药物在肿瘤部位的浓度和亲和性，增加药物的疗效

抗肿瘤活性的功能基

影响药物的吸收、分布等药动学性质，影响药物的选择性和抗肿瘤活性及毒性

药物结构中的氮丙啶结构对 DNA 中的腺嘌呤、鸟嘌呤的 3 位 N 原子和 7 位 N 原子进行烷基化，生成药物-DNA 的烷基化产物，从而发挥抗肿瘤作用。氮丙啶类的常用药物有塞替派等（表1）。

亚硝基脲类　具有 β-氯乙基-N-亚硝基脲结构的药物，具有广谱的抗肿瘤活性。结构通式见图7。

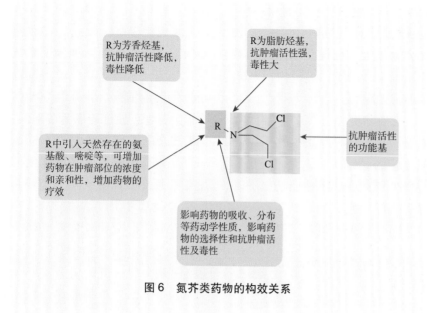

图7　亚硝基脲类的结构通式

该类药物结构中的 N-亚硝基使得该氮原子与邻近羰基之间的化学键不太稳定，在生理条件下发生分解生成亲电性中间体，对 DNA 和蛋白质进行烷基化，从而发挥抗肿瘤作用（图8）。

由于结构中的 2-氯乙基有较强的亲脂性，这类药物易通过血脑屏障，可用于治疗脑瘤和某些中枢神经系统肿瘤，其主要副作用为迟发性和累积性的骨髓抑制。亚硝基脲类的代表药物包括卡莫司汀等，常用药物包括洛莫司汀、司莫司汀等（表1）。

甲磺酸酯类　含甲磺酸酯基的药物。在有机化学中，甲磺酸酯基是一个较好的离去基团，易去除甲磺酸酯基形成碳正离子。甲磺酸酯类药物，在体内由于甲磺酸酯基的离去而生成碳正离子中间体，对 DNA、氨基酸及蛋白质进行烷基化反应，是较强的烷基化试剂。研究中发现，1~8 个亚甲基的双甲磺酸酯有较强的抗肿瘤活性，有双功能烷化剂作用，从而开发出甲磺酸酯类烷化剂。甲磺酸酯类的常用药物包括白消安等（表1）。

金属铂配合物类　金属铂的盐与有机胺（或氨）形成配位化合物的药物。1969 年人们首次发现顺铂对动物肿瘤有很强的抑制活性，之后对金属配合物类抗肿瘤药物进行了广泛的研究，合成了大量的金属化合物，证实了铂、铑、钌、锗、锡等的化合物具有抗肿瘤活性，其中金属铂配合物类抗肿瘤药物已在临床上广泛使用。代表药物包括顺铂等，常用药物包括卡铂、奥沙利铂等（表1）。

（毕小玲）

dànjiè

氮芥（chloromethine）　化学名为 N-甲基-N-(2-氯乙基)-2-氯乙胺，药用其盐酸盐。其结构式见图1。临床用于治疗淋巴肉瘤和何杰金氏病，对其他肿瘤如肺癌、肝癌、胃癌等实体瘤无效。常用剂型为注射剂，静脉注射给药。1949 年被批准上市。

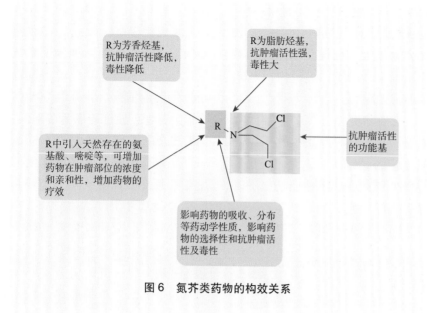

图8　亚硝基脲类药物的作用机制

表1 常用的烷化剂类抗肿瘤药物

类别	药物名称及化学结构	结构特点	作用特点及用途
氮芥类	美法仑（melphalan）	载体为 L-苯丙氨酸，含 1 个手性碳	又名 L-溶肉瘤素，抗肿瘤活性强于其外消旋体；对卵巢癌、乳腺癌、淋巴肉瘤和多发性骨髓瘤等有较好疗效，注射给药
	氮甲（formylmerphan）	在美法仑结构中苯甘氨酸的氮原子上引入甲酰基后，得到的结构类似物	对精原细胞瘤的疗效较显著，对多发性骨髓瘤、淋巴瘤也有效；其选择性较高，毒性低于美法伦，可口服给药
	环磷酰胺（cyclophosphamide）	载体为 1,3,2-氧氮磷杂六环-2-氧化衍生物，氮芥基连在吸电子的磷酰基上	体外无效，进入体内经代谢活化而发挥作用；抗瘤谱较广，用于淋巴瘤、急性淋巴细胞白血病、多发性骨髓瘤、肺癌、神经母细胞瘤等，毒性比其他氮芥小，有一定膀胱毒性
	异环磷酰胺（ifosfamide）	环磷酰胺结构类似物，环外氮原子上的 1 个氯乙基移至环上的氮原子	体外无效，体内代谢活化后发挥作用；环上氮原子上的氯乙基易代谢脱去，生成单氯乙基环磷酰胺和氯乙醛，后者进入中枢而产生神经毒性；用于治疗骨及软组织肉瘤、非小细胞肺癌、乳腺癌、头颈部癌、子宫颈癌、食管癌等
氮丙啶类	塞替派（thiotepa）	含有 3 个氮丙啶基团，其氮原子和吸电子的硫代磷酰基相连	对酸不稳定，不能口服，静脉注射给药；体内易被脱硫代谢生成替派而发挥作用，视为前体药物；用于治疗卵巢癌、乳腺癌、膀胱癌和消化道癌等，是治疗膀胱癌的首选药物（直接注射入膀胱）
亚硝基脲类	洛莫司汀（lomustine）	亚硝基脲的 1 个氮原子上连有环己基	对脑瘤的疗效不及卡莫司汀，但对何杰金氏病、肺癌以及若干转移性肿瘤的疗效优于卡莫司汀；可口服
	司莫司汀（semustine）	洛莫司汀的结构类似物，环己基上多 1 个甲基	疗效优于卡莫司汀和洛莫司汀，毒性较低，用于脑瘤、肺癌和胃肠道肿瘤等
甲磺酸酯类	白消安（busulfan）	1,4-丁二醇的二甲磺酸酯衍生物	口服吸收好，生物利用度高；代谢速度较慢，反复用药可引起蓄积；对慢性粒细胞白血病的疗效显著，也可用于原发性血小板增多症及真性红细胞增多症等
金属铂配合物类	卡铂（carboplatin）	将顺铂结构中的两个氯（单齿配体）换成 1,1-环丁烷二羧酸根（双齿配体）	抗肿瘤活性和抗瘤谱与顺铂相似，但肾毒性、消化道反应和耳毒性均较低；治疗小细胞肺癌、卵巢癌的效果比顺铂好，但对膀胱癌、头颈部癌的效果不如顺铂；静脉注射给药

表 1　常用的烷化剂类抗肿瘤药物　　　　　　　　　　　　　　　　　续　表

类别	药物名称及化学结构	结构特点	作用特点及用途
金属铂配合物类	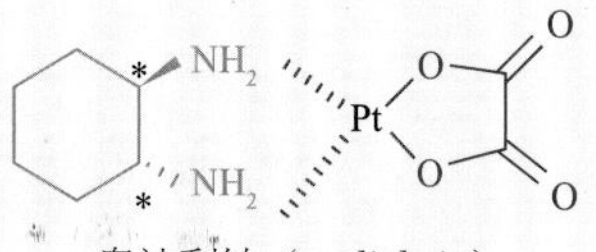 奥沙利铂（oxaliplatin）	将顺铂结构中的两个氨换成1,2-环己二胺，两个氯换成草酸根，含有2个手性碳	性质稳定，在水中的溶解度介于顺铂和卡铂之间；第一个上市的抗肿瘤手性铂配合物，只有 R, R-异构体用于临床；对大肠癌、非小细胞肺癌、卵巢癌及乳腺癌等多种动物和人肿瘤细胞株，包括对顺铂和卡铂耐药肿瘤株都有显著的抑制作用

注：*. 该碳原子为不对称原子。

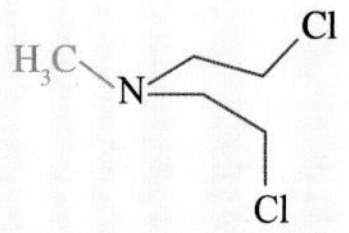

图 1　氮芥的结构式

氮芥是最早用于临床的抗肿瘤药物，耶鲁大学的古德曼（Louis Goodman）和吉尔曼（Alfred Gilman）两位药理学家在芥子气的基础上开发出的第一个抗肿瘤化学治疗药物。

氮芥在 pH 7 以上的水溶液中不稳定，可发生水解反应而失活，而盐酸氮芥的水溶液 pH 为 3~5，在此条件下，水解反应难以发生。见图 2。

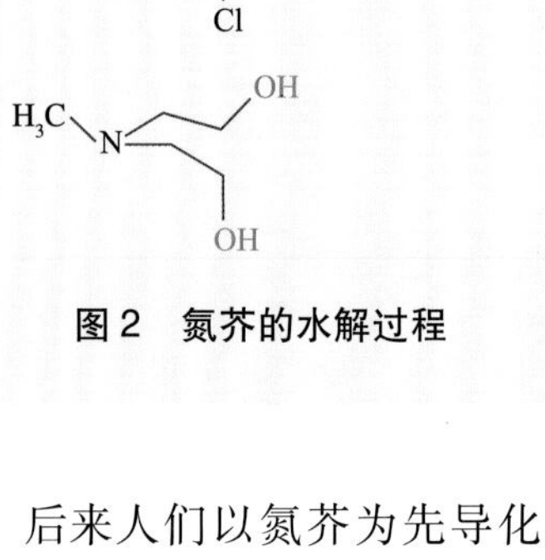

图 2　氮芥的水解过程

后来人们以氮芥为先导化合物对其进行结构修饰，改变氮原子上的载体结构，减少氮原子上的电子云密度来降低氮芥的反应性，从而达到降低其毒性的作用，但这样的修饰也降低了氮芥的抗肿瘤活性。

不良反应：氮芥属于脂肪氮芥，其结构中的氮原子碱性较强，属强烷化剂，对肿瘤细胞的杀伤能力较大，但同时毒性也较大，有骨髓抑制、胃肠道反应等，对局部组织有较强的刺激作用，对皮肤、黏膜有腐蚀性，不能口服，只能用于静脉注射给药，反复注射的静脉可引起静脉炎和栓塞性静脉炎，药液漏于血管外可引起局部肿胀、疼痛，甚至组织坏死、溃疡。

（毕小玲）

kǎmòsītīng

卡莫司汀（carmustine）　化学名为 1,3-双（2-氯乙基）-1-亚硝基脲，又称卡氮芥。其结构式见图 1。无色或微黄色结晶或结晶性粉末、无臭。熔点 30~32℃。溶于乙醇、聚乙二醇，不溶于水。有较强的亲脂性，易通过血-脑屏障，因此可用于治疗脑瘤、转移性脑瘤及其他中枢神经系统肿瘤等，与其他抗肿瘤药物合用时可增强疗效。

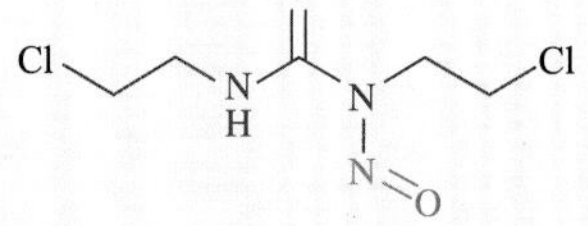

图 1　卡莫司汀的结构式

卡莫司汀结构中含有两个 β-氯乙基而具有较强的亲脂性，不溶于水，其注射液为聚乙二醇的灭菌溶液。卡莫司汀的化学性质不稳定，在酸性和碱性溶液中相当不稳定，分解时可放出氮气和二氧化碳。卡莫司汀静脉注射给药入血后迅速分解，半衰期短。在肝中代谢，代谢物可在血浆中停留数日，导致延迟性骨髓毒性。主要副作用为迟发性和累积性骨髓抑制。

（毕小玲）

shùnbó

顺铂（cisplatin）　化学名为顺-二氯二氨合铂。为顺式异构体，其反式异构体无效。亮黄色或橙黄色的结晶性粉末；无臭。易溶于二甲基亚砜，略溶于二甲基甲酰胺，水溶性低微溶于水，不溶于乙醇。广谱抗肿瘤药物，临床用于治疗膀胱癌、前列腺癌、肺癌、头颈部癌、乳腺癌、淋巴瘤和白血病等，是治疗睾丸癌和卵巢癌的一线药物。与甲氨蝶呤、环磷酰胺等有协同作用，无交叉耐药性。常用剂型为冷冻干燥粉针。1978 年被美国食品药品管理局批准上市的第一个金属铂配合物类抗肿瘤药物。结构式见图 1。

顺铂口服无效，供药用的是含甘露醇和氯化钠的冷冻干燥粉，使用前配成每毫升含 1mg 的顺

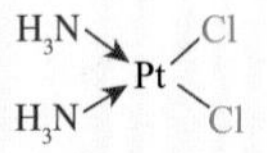

图1 顺铂的结构式

铂、9mg 氯化钠和 10mg 甘露醇的溶液，静脉注射给药。顺铂在室温条件下对光和空气不敏感，可长期贮存。顺铂对热不稳定，加热至 170℃ 时即转化为反式，溶解度降低，颜色发生变化。继续加热至 270℃ 则分解成金属铂。

顺铂的水溶液不稳定，能逐渐水解和转化为反式，生成一水合物和二水合物，进一步水解生成无抗肿瘤活性且有剧毒的低聚物-1 和低聚物-2（图2），这两种低聚物在 0.9% 氯化钠溶液中可迅速完全转化为顺铂，因此临床上不会有导致中毒的危险。

顺铂（包括铂配合物）的作用机制是阻断肿瘤细胞 DNA 复制，阻碍细胞分裂。药物进入肿瘤细胞后可水解成阳离子的水合物，解离生成羟基配合物。羟基配合物和水合物比较活泼，在体内与 DNA 单链内的两个碱基间形成封闭的螯合环（极少数是在双链间形成螯合环），破坏了两条多聚核苷酸链上嘌呤基和胞嘧啶之间的氢键，扰乱 DNA 的正常双螺旋结构，使其局部变性失活而丧失复制能力（图3）。反式铂配合物则无此作用。

顺铂可产生较严重毒副作用，如肾毒性、神经毒性、耳毒性和胃肠道毒性等，限制了顺铂的给药剂量和临床用药。顺铂的抗肿瘤谱相对狭窄，对乳腺癌和结肠癌等疗效较低。易产生耐药性，有些肿瘤对顺铂具天生耐药性，有些接受初始治疗即产生耐药性。

(毕小玲)

kàngdàixiè yàowù

抗代谢药物（antimetabolic agents）结构与生理代谢途径中的中间体（如底物或辅酶）相类似，并通过取代天然底物阻断或改变生理重要物质的生物合成而发挥抑制作用的化合物。抗代谢抗肿瘤药物是通过抑制肿瘤细胞 DNA 合成中所需的叶酸、嘌呤、嘧啶及嘧啶核苷途径，抑制肿瘤细胞的生存和复制所必需的代谢途径，导致肿瘤细胞死亡的药物，故又称干扰 DNA 合成的抗肿瘤药物。

抗代谢药物在肿瘤的化学治疗中占有较大比重，是一类肿瘤化疗的常用药物。该类药物的抗瘤谱比烷化剂窄，临床上主要用于治疗白血病，对某些实体瘤也有效。抗代谢药物的作用点不同，一般不会产生交叉耐药性。

尚未发现肿瘤细胞有独特的代谢途径，尽管正常细胞与肿瘤

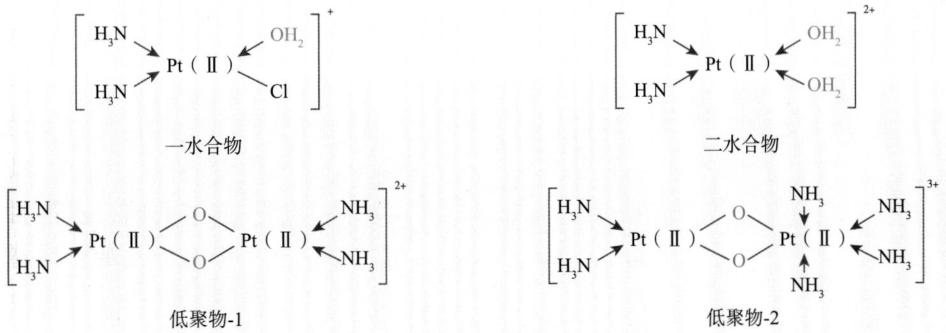

图2 水合物和低聚物的结构式

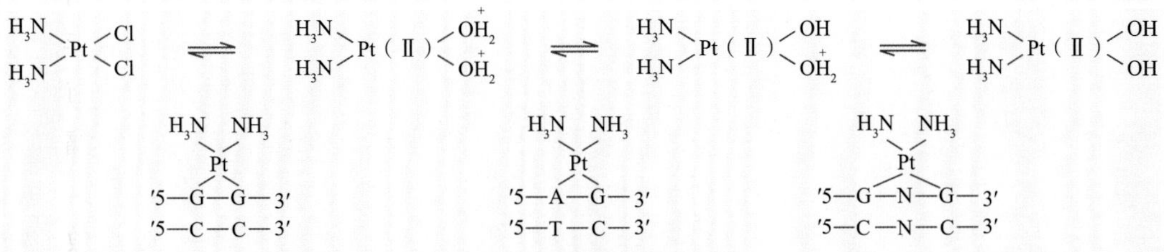

图3 顺铂的作用机制

细胞的生长分数有差别，但抗代谢物对肿瘤细胞的选择性较差，在抑制和杀灭肿瘤细胞的同时，对骨髓、消化道黏膜等增殖较快的正常组织也有一定毒性。

设计原理 抗代谢药物是根据代谢拮抗原理设计的一类抗肿瘤药物，大多数是将正常代谢物的结构进行细微改变而得到，结构与正常代谢物很相似。例如，利用生物电子等排原理，以 F 或 CH_3 代替正常代谢物结构中的 H，以 S 或 CH_2 代替正常代谢物结构中的 O，以 NH_2 或 SH 代替正常代谢物结构中的 OH 等。

分类 常用的抗代谢药物有嘧啶类、嘌呤类、叶酸类。

嘧啶类抗代谢物 主要包括尿嘧啶和胞嘧啶衍生物。①尿嘧啶抗代谢物：尿嘧啶掺入肿瘤组织的速度比其他嘧啶快，人们利用生物电子等排原理，以卤原子代替尿嘧啶结构中的氢原子合成一系列卤代尿嘧啶衍生物，其中以氟尿嘧啶的抗肿瘤作用最好。为降低其毒性，提高抗肿瘤活性，对氟尿嘧啶进行了结构修饰，开发出了大量的衍生物，其中大部分为氟尿嘧啶的前体药物。尿嘧啶抗代谢物的代表药物包括氟尿嘧啶等，常用药物包括替加氟、去氧氟尿苷、卡莫氟等（表1）。②胞嘧啶抗代谢物：在研究尿嘧啶构效关系时发现，将尿嘧啶 4 位的氧用氨基取代后得到胞嘧啶，同时以阿拉伯糖替代正常核苷中的核糖或去氧核糖而得到阿糖胞苷，仍有较好的抗肿瘤活性。胞嘧啶抗代谢物的代表药物包括阿糖胞苷等，常用药物包括吉西他滨、卡培他滨等（表1）。

嘌呤类抗代谢物 腺嘌呤和鸟嘌呤是 DNA 和 RNA 的重要组分，而次黄嘌呤是腺嘌呤和鸟嘌呤体内生物合成的重要中间体。嘌呤类抗代谢物主要是次黄嘌呤和鸟嘌呤的衍生物。代表药物包括巯嘌呤等，常用药物包括氟达拉滨等（表1）。

叶酸类抗代谢物 叶酸是红细胞发育生长的重要因子，临床可作为抗贫血药，孕妇服用可预防畸胎。叶酸参与许多重要的生物合成过程，在体内核酸的生物合成过程中提供一碳单位。叶酸缺乏可导致白细胞减少，因此叶酸拮抗剂可作为急性白血病的治疗药物。叶酸类抗代谢物和叶酸的结构非常相似，代表药物包括甲氨蝶呤等，常用药物包括雷替曲塞、培美曲塞、亚叶酸钙等（表1）。

（毕小玲）

表1 常用抗代谢物类抗肿瘤药物

类别	药物名称及化学结构	结构特点	作用特点及用途
嘧啶类抗代谢物	替加氟（tegafur）	在 5-氟尿嘧啶的 1 位氮原子上引入四氢呋喃-2-基	氟尿嘧啶的前药，在体内转化为氟尿嘧啶而发挥作用，其作用特点和适应证与氟尿嘧啶相似，但毒性较低
	去氧氟尿苷（doxifluridine）	去除氟尿嘧啶核苷（简称氟尿苷）的核糖结构中的 5′位的羟基	氟尿嘧啶的前药，在体内被嘧啶核苷磷酸化酶转化成氟尿嘧啶而发挥作用。该酶在肿瘤细胞内水平较高，故对肿瘤组织有选择性，毒性降低。主要用于胃癌、结直肠癌、乳腺癌等的治疗
	卡莫氟（carmofur）	在 5-氟尿嘧啶的 1 位氮原子上引入酰胺侧链	氟尿嘧啶的前药，在体内缓慢转化为氟尿嘧啶而发挥作用。抗瘤谱广，化疗指数高。临床上用于胃癌、结直肠癌、乳腺癌的治疗

表1　常用抗代谢物类抗肿瘤药物　　　　　　　　　　　　　　　　　　　　　　续　表

类别	药物名称及化学结构	结构特点	作用特点及用途
嘧啶类抗代谢物	吉西他滨（gemcitabine）	胞苷衍生物，为2′-脱氧-2′，2′-二氟代胞苷	属细胞周期特异性抗肿瘤药物，主要杀伤S期细胞。临床上主要用于治疗胰腺癌、中晚期非小细胞肺癌等
	卡培他滨（capecitabine）	胞嘧啶核苷衍生物，5位引入氟原子，5′位上除去羟基，同时在4位氨基上引入戊氧羰基	在体内代谢生成氟尿嘧啶而起作用，主要用于治疗晚期乳腺癌、大肠癌等
嘌呤类抗代谢物	氟达拉滨（fludarabine）	阿糖腺苷的2-氟代衍生物	对B细胞慢性淋巴细胞白血病疗效显著，特别是对常规治疗方案失效的患者有效
叶酸类抗代谢物	雷替曲塞（raltitrexed）	与叶酸结构相似，含有喹唑啉和噻吩基团	通过作用于胸腺嘧啶合成酶上的叶酸部位而发挥作用。雷替曲塞进入细胞后，被聚谷氨酸化形成代谢物，有较强的抑制胸腺嘧啶合成酶的作用，而且在细胞中有较长的停留时间。与氟尿嘧啶抗肿瘤作用相似，不良反应较轻，主要用于治疗晚期结肠直肠癌
	培美曲塞（pemetrexed）	与叶酸结构相似，含有吡咯并嘧啶基团	具多靶点抑制作用，影响了叶酸代谢途径，使嘧啶和嘌呤合成受阻。主要用于治疗非小细胞肺癌和耐药性间皮瘤

表 1　常用抗代谢物类抗肿瘤药物　　　　　　　　　　　　　　　　续　表

类别	药物名称及化学结构	结构特点	作用特点及用途
叶酸类抗代谢物	亚叶酸钙（calcium folinate）	四氢叶酸钙的甲酰衍生物	甲酰四氢叶酸钙，可提供四氢叶酸，与甲氨蝶呤合用可降低毒性，不降低抗肿瘤活性。甲氨蝶呤大剂量引起中毒可用亚叶酸钙解救

＊. 该碳原子为不对称原子。

fúniàomìdìng
氟尿嘧啶（fluorouracil；5-FU）

化学名为 5－氟－1H－嘧啶－2,4－二酮。其结构与尿嘧啶的结构相似（图 1）。氟尿嘧啶为白色或类白色的结晶或结晶性粉末。在水中略溶，在乙醇中微溶，在三氯甲烷中几乎不溶。氟尿嘧啶为两性化合物，可溶于稀盐酸或氢氧化钠溶液。氟尿嘧啶抗瘤谱较广，对绒毛膜上皮癌及恶性葡萄胎有显著疗效，对结肠癌、直肠癌、胃癌和乳腺癌、头颈部癌等有效，是治疗实体肿瘤的首选药物。

氟尿嘧啶在空气及水溶液中都非常稳定，在亚硫酸钠水溶液中较不稳定，会分解生成 6－磺酸基尿嘧啶，在强碱中会发生开环，最终生成 2－氟－3－脲丙烯酸和氟丙醛酸。

氟尿嘧啶分子中由于氟的原子半径和氢的原子半径相近，氟化物的体积与原化合物几乎相等，加之 C—F 键比较稳定，在代谢过程中不易分解，分子水平替代正常代谢物尿嘧啶，通过抑制胸腺嘧啶合成酶（TS）阻断尿嘧啶转化为胸腺嘧啶。5-FU 及其衍生物在体内首先转变成 5－氟尿嘧啶脱氧核苷酸（FUDRP），与 TS 结合，再与辅酶 5,10－次甲基四氢叶酸作用，由于 C—F 键稳定，导致不能有效合成胸腺嘧啶脱氧核苷酸（TDRP），抑制 DNA 合成，最后导致肿瘤细胞死亡（图 2）。

氟尿嘧啶口服吸收不完全且难以预测，故需注射给药。静注后该药可迅速分布到全身各组织，药物包括脑脊液和肿瘤组织。药物在体内经磷酸化生成 FUDRP 代谢产物而起作用。

氟尿嘧啶的代谢降解可在许多组织中进行，尤其是在肝。氟尿嘧啶在肝、肠黏膜和其他组织内的二氢嘧啶还原酶的作用下，嘧啶环被还原为 5－氟－5,6－二氢尿嘧啶而失活。极少数人因缺乏此酶，对该药的敏感性大大增加，在常用剂量下会表现出很强的药物毒性。氟尿嘧啶的疗效虽好，但毒性较大，可引起严重消化道反应和骨髓抑制。

（毕小玲）

ātángbāogān
阿糖胞苷（cytarabine）

化学名为 1－β－D－阿拉伯呋喃糖基－4－氨基－2(1H)－嘧啶酮。其结构与胞苷相似（图 1）。白色细小针状结晶或结晶性粉末。极易溶于水，略溶于乙醇，不溶于三氯甲烷。主要用于治疗急性粒细胞白血病等，与其他抗肿瘤药合用可提高疗效。也可用于治疗带状疱疹病毒所引起的感染，如带状疱疹性角膜炎等。临床常用其盐酸盐。

阿糖胞苷是胞苷的结构类似物，在体内可以转化为有活性的三磷酸阿糖胞苷。三磷酸阿糖胞苷通过抑制 DNA 聚合酶并能少量掺入 DNA 中，阻止 DNA 的合成，抑制肿瘤细胞的生长。

阿糖胞苷的口服吸收较差，仅有不到 20% 的阿糖胞苷能被消化系统吸收，且口服会因首过效应迅速被肝脏的胞嘧啶脱氨酶代谢为无活性的尿嘧啶阿糖胞苷，因此一般口服无效，需静脉连续滴注给药才能获得较好效果。该药物在体内会迅速被肝的胞嘧啶脱氨酶脱氨，生成尿嘧啶阿糖胞苷而失活（图 2）。

为了减少阿糖胞苷在体内脱氨失活，将其氨基用链烃基酸酰化，成功研制出了新的衍生物，

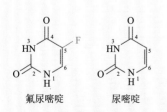

图 1　氟尿嘧啶和尿嘧啶的结构式

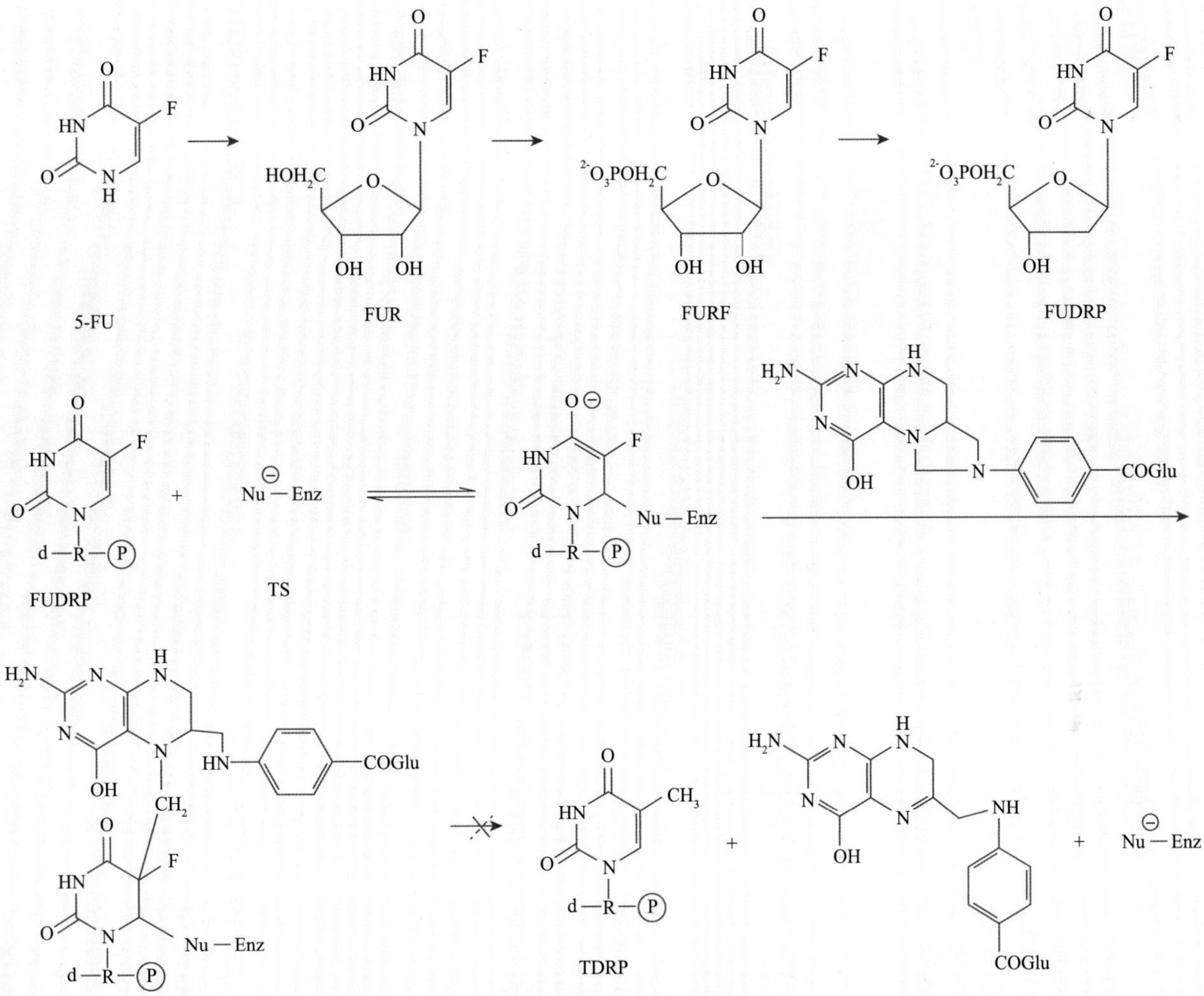

图 2　氟尿嘧啶作用机制示意

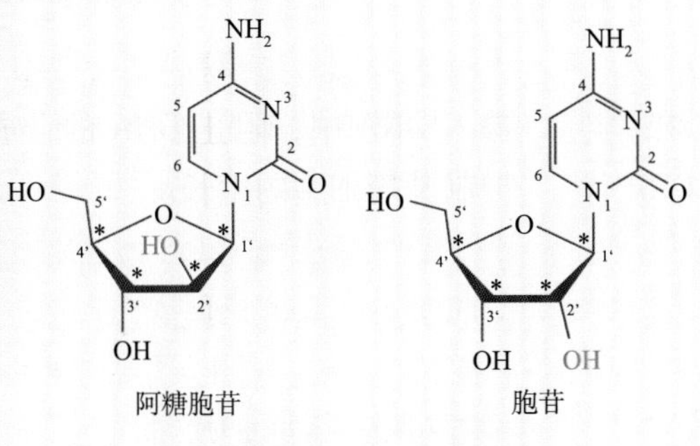

*．该碳原子为不对称原子。

图 1　阿糖胞苷和胞苷的结构式

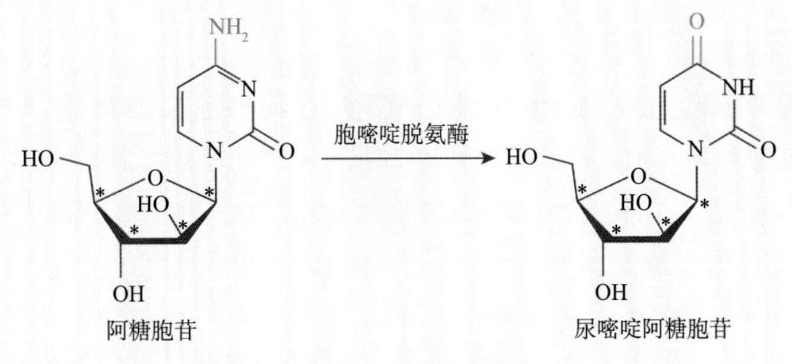

*．该碳原子为不对称原子。

图 2　阿糖胞苷在肝脏中的脱氨代谢反应

如依诺他滨（enocitabine）和棕榈酰阿糖胞苷（*N*-palmitoyl-arac）等（结构式见图 3），在体内均代谢为阿糖胞苷而起作用，抗肿瘤作用比阿糖胞苷强而持久。

（毕小玲）

qiúpiàolìng

巯嘌呤（mercaptopurine；6-MP）

化学名为 6-嘌呤硫醇，是次磺嘌呤的结构类似物。结构式见图 1。巯嘌呤为黄色结晶性粉末，无臭，味微甜。极微溶于水和乙醇，

几乎不溶于乙醚。遇光易变色。巯嘌呤可用于各种急性白血病的治疗，对绒毛膜上皮癌、恶性葡萄胎等也有效。

巯嘌呤的结构与次黄嘌呤非常相似，在体内经酶促反应转变

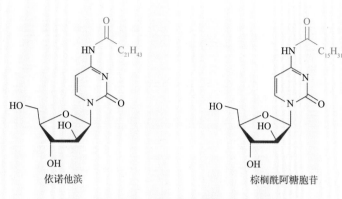

图3 依诺他滨和棕榈酰阿糖胞苷的结构式

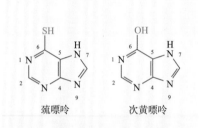

图1 巯嘌呤和次巯嘌呤的结构式

为有活性的三磷酸6-硫代次黄嘌呤核苷（即三磷酸硫代肌苷），是DNA聚合酶的抑制剂，还会掺入DNA链合成中，阻止DNA链的延长，抑制DNA和RNA合成。

巯嘌呤的口服生物利用度为5%~37%，个体差异大，经胃肠道吸收后广泛分布于体液内，仅有少量透过血脑屏障。体内代谢主要在肝脏中进行，经黄嘌呤氧化酶等氧化成6-巯基黄嘌呤、6-巯基尿酸及巯嘌呤-S-甲基转移酶代谢生成S-甲基巯嘌呤而失去活性。静脉注射后的血浆半衰期约为1.5小时。

巯嘌呤毒副作用较大，主要有骨髓抑制、白细胞及血小板减少、肝损害。

巯嘌呤极微溶于水，中国学者从人工合成胰岛素中用亚硫酸钠可使S—S键断裂形成水溶性衍生物中受到启发，合成了巯嘌呤水溶性衍生物磺巯嘌呤钠（sulfo-

mercapine sodium），结构见图2。磺酸钠基的引入增加了药物的水溶性，也克服了巯嘌呤的其他缺点。磺巯嘌呤钠遇酸性和巯基化合物极易分解释放出巯嘌呤发挥作用。该衍生物对肿瘤可能有一定选择性，因为肿瘤组织pH值比正常组织低，巯基化合物含量也较高。

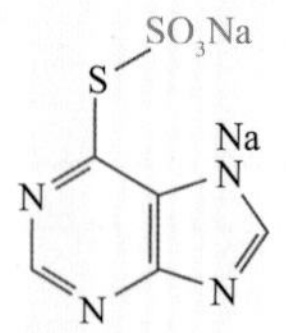

图2 磺巯嘌呤钠的结构式

（毕小玲）

jiǎāndiélíng

甲氨蝶呤（methotrexate；MTX）
化学名为（2S）-2-[[4-[（2,4-二氨基蝶啶-6-基）甲基-甲氨基]苯甲酰基]氨基]戊二酸，其结构与叶酸相似（图1）。甲氨蝶呤为橙黄色结晶性粉末。几乎不溶于水、乙醇、三氯甲烷或乙醚；其结构中含酸性和碱性基团，易溶于稀碱溶液，溶于稀盐酸。主要用于治疗急性白血病、绒毛膜上皮癌、恶性葡萄胎等；对头颈部肿瘤、乳腺癌、宫颈癌、消化道癌和淋巴癌也有一定疗效。

甲氨蝶呤在强酸性溶液中不太稳定，酰胺键会水解断裂，生成谷氨酸及蝶呤酸而失去活性（图2）。

甲氨蝶呤为叶酸的结构类似物，是叶酸类抗代谢抗肿瘤药，主要通过对二氢叶酸还原酶的抑制而达到阻碍肿瘤细胞的合成。甲氨蝶呤对二氢叶酸还原酶的亲和力比二氢叶酸强1000倍，能与二氢叶酸还原酶发生不可逆的结合，使得二氢叶酸不能转化为四氢叶酸，干扰胸腺嘧啶脱氧核苷酸和嘌呤核苷酸的合成，抑制DNA和RNA合成，阻碍肿瘤细胞的生长。

用量<30 mg/m² 时，口服吸收良好，1~5小时血药浓度达最高峰。部分经肝细胞代谢转化为谷氨酸盐，另有部分通过胃肠道细菌代谢。主要经肾（40%~90%）排泄，大多以原型药排出体外；少量甲氨蝶呤及其代谢产物可以结合型形式贮存于肾和肝等组织中长达数月，在有胸腔或腹腔积液情况下，甲氨蝶呤的清除速度明显减缓。

甲氨蝶呤大剂量使用可导致体内缺乏四氢叶酸而产生毒副作用，可用亚叶酸钙解救。亚叶酸钙即甲酰四氢叶酸钙，可提供四氢叶酸，与甲氨蝶呤合用可降低毒性而不降低抗肿瘤活性。

（毕小玲）

kàngzhǒngliú kàngshēngsù

抗肿瘤抗生素（anticancer antibiotics） 微生物产生的有抗肿瘤活性的化学物质。属细胞毒类抗肿瘤药物。抗肿瘤抗生素或直接破坏DNA，使DNA链断裂和裂解，或嵌入DNA中干扰其转录过程，抑制肿瘤细胞DNA和RNA合成。该类药物为细胞周期非特异性药物，对合成期（S期）的

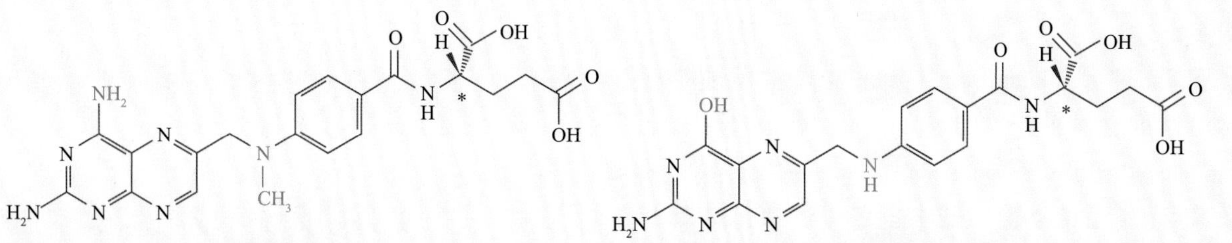

甲氨蝶呤　　叶酸

*. 该碳原子为不对称原子。

图 1　甲氨蝶呤和叶酸的结构式

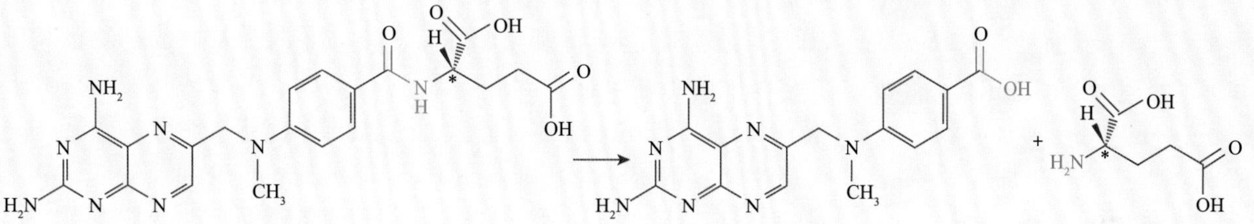

甲氨蝶呤　　蝶呤酸　　谷氨酸

*. 该碳原子为不对称原子。

图 2　甲氨蝶呤在强酸溶液中的水解过程

肿瘤细胞有更强的杀伤作用。

分类　按化学结构主要分为两大类。

多肽类抗生素　主要有放线菌素 D 和博来霉素。

放线菌素 D　又称为更生霉素，其结构中含有两个由 L-苏氨酸、D-缬氨酸、L-脯氨酸、*N*-甲基甘氨酸、L-*N*-甲基缬氨酸组成的多肽内酯环侧链，通过和母核上的羧基形成酰胺键而连接到母核上（图 1）。

放线菌素 D 的母核吩噁嗪酮能嵌入 DNA 的碱基对之间、与碱基对形成氢键，其肽链则位于 DNA 双螺旋的小沟内，能抑制以 DNA 为模板的 RNA 多聚酶，抑制 RNA 的合成发挥抗肿瘤作用。

放线菌素 D 为注射用药，主要用于肾母细胞瘤、淋巴瘤、绒毛膜上皮癌、霍奇金淋巴瘤、恶

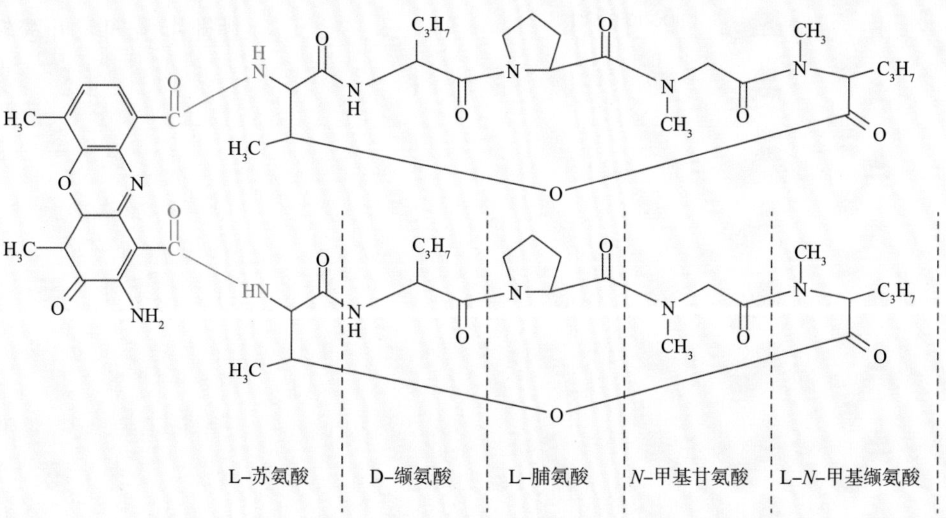

图 1　放线菌素 D 的结构式

性葡萄胎。与其他抗肿瘤药合用可提高疗效。

博来霉素（bleomycin） 一类水溶性的含碱性糖肽结构的抗生素，又称争光霉素、平阳霉素。用于临床的是混合物的盐酸盐，其中以博来霉素 A_5 为主要成分，还有博来霉素 A_2、博来霉素 B_2 及培洛霉素混入其中。结构见图 2。

博来霉素的左边结构中含有多个氨基酸、糖、嘧啶环及咪唑，右边部分含有平面的二噻唑环。在和 DNA 作用时左边的部分和亚铁离子（Fe^{+2}）形成螯合物，激活博来霉素，其右边部分的平面二噻唑环与 DNA 的小沟中特定的部分结合，导致 DNA 的裂解，达到抗肿瘤作用。博来霉素对鳞状上皮细胞癌、宫颈癌和脑癌等都有效，与放射治疗合并应用可提高疗效。

蒽醌类抗生素 蒽醌类抗生素是 20 世纪 70 年代发展起来的一类抗肿瘤抗生素，主要有多柔比星、柔红霉素、表柔比星等，结构通式见图 3。

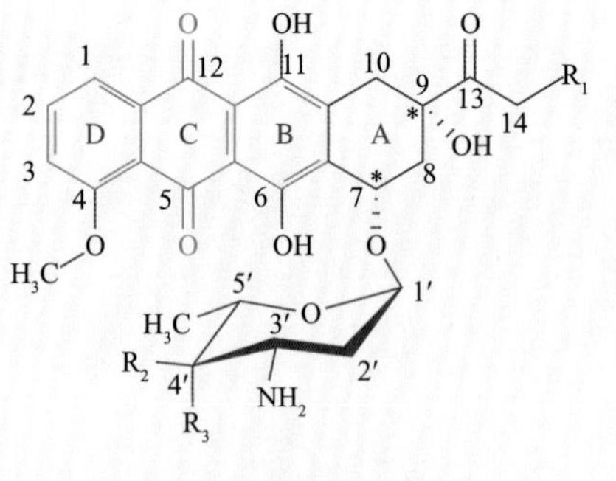

蒽醌类抗生素是直接作用于肿瘤细胞的 DNA、破坏其结构而达到抗肿瘤目的。其结构中的蒽醌可嵌合到肿瘤细胞 DNA 中，每 6 个碱基对嵌入 2 个蒽醌环。蒽醌环的长轴与碱基对的氢键呈垂直取向，7 位上的氨基糖位于 DNA 的小沟处，D 环插到大沟部位。由于这种嵌入作用使 DNA 碱基对之间的距离由原来的 0.34 nm 增至 0.68 nm，引起

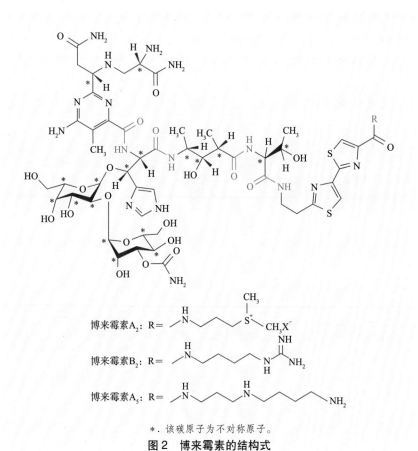

*. 该碳原子为不对称原子。

图 3 蒽醌类抗生素的结构通式

DNA 裂解。

蒽醌类抗肿瘤药物的构效关系表明：A 环的几何结构和取代基对保持其活性至关重要，C-13 的羰基和 C-9 的羟基与 DNA 双螺旋的碱基对产生氢键作用。C-9 和 C-7 位的手性不能改变，否则将失去活性，若 9、10 位引入双键，则使 A 环结构改变而活性丧失。若将 C-9 位由羟基换成甲基，则蒽醌与 DNA 亲和力下降，而活性丧失，其他构效关系见图 4。

蒽醌类抗生素有心脏毒性，且结构复杂、全合成步骤长、收率低，因此人们去掉蒽醌类抗生素结构中的非平面环部分（A 环）和氨基糖侧链（与心脏毒性有关），设计合成了一些以蒽醌为母核，以氨基（或烃氨基）的侧链代替氨基糖的化合物，其中代表性化合物是米托蒽醌。

代表药物 抗肿瘤抗生素的代表药物包括多柔比星等，常用药物包括柔红霉素、表柔比星、米托蒽醌等（表1）。

（毕小玲）

duōróubǐxīng

多柔比星（doxorubicin） 化学名为 (7S,9S)-7-[(2R,4S,5S,6S)-4-氨基-5-羟基-6-甲基噁烷-2-基]氧-6,9,11-三羟基-9-(2-羟基乙酰基)-4-甲氧基-8,10-

博来霉素A_2：R=

博来霉素B_2：R=

博来霉素A_5：R=

*. 该碳原子为不对称原子。

图 2 博来霉素的结构式

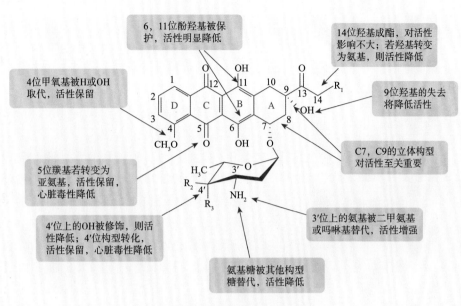

图 4 蒽醌类抗肿瘤药物的构效关系

表 1 常用的抗肿瘤抗生素

药物名称及化学结构	结构特点	作用特点及用途
柔红霉素（daunorubicin）	属于蒽醌类抗生素，和多柔比星结构相似，仅 9 位侧链上少 1 个羟基，含有多个手性碳原子	作用与多柔比星相同，主要用于治疗急性粒细胞白血病及急性淋巴细胞白血病；主要毒副作用为骨髓抑制和心脏毒性
表柔比星（epirubicin）	属于蒽醌类抗生素，是多柔比星的差向异构体（仅柔红霉糖 4′位碳原子构型不同）	对白血病和其他实体瘤的疗效与多柔比星相似，但骨髓抑制和心脏毒性比多柔比星弱
米托蒽醌（mitoxantrone）	全合成抗肿瘤抗生素，以蒽醌为母核，用其他有氨基（或烃氨基）的侧链代替氨基糖，临床用其盐酸盐	抗肿瘤作用是多柔比星的 5 倍，心脏毒性较小，用于治疗晚期乳腺癌、霍奇金淋巴瘤和成人急性非淋巴细胞白血病复发

注：＊. 该碳原子为不对称原子。

二氢-7H-并四苯-5,12-二酮。又称阿霉素。结构式见图 1。由于结构中具有共轭的蒽醌结构，故呈现橘红色。盐酸多柔比星易溶于水，在水溶液中稳定，但在碱性条件下不稳定，易迅速分解。

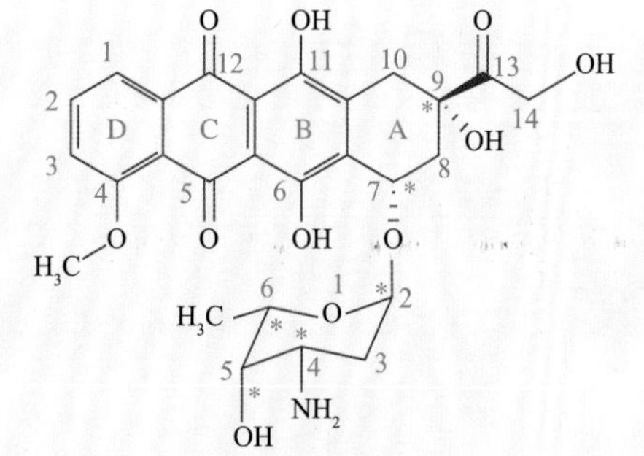

图1 多柔比星的结构式

*. 该碳原子为不对称原子。

多柔比星是 20 世纪 70 年代发展起来的蒽醌类抗肿瘤抗生素，临床上常用其盐酸盐，注射给药。多柔比星为广谱的抗肿瘤药物，临床上不仅可用于急、慢性白血病和恶性淋巴瘤的治疗，还可以用于治疗乳腺癌、甲状腺癌、肺癌、卵巢癌、肉瘤等实体瘤。

多柔比星的结构中既具有脂溶性的蒽环配基和水溶性的柔红糖胺，又存在酸性的酚羟基和碱性的氨基，易通过细胞膜进入肿瘤细胞内，抗肿瘤活性很强。其作用机制主要是嵌入 DNA 的碱基对，引起 DNA 螺旋链结构膨胀而抑制其功能。

多柔比星的主要毒副作用为骨髓抑制和心脏毒性，产生原因可能是醌环被还原成半醌自由基，诱发了脂质过氧化反应，引起心肌损伤。

(毕小玲)

kàngzhǒngliú zhíwùyào yǒuxiào chéngfèn

抗肿瘤植物药有效成分

(anticancer compounds from plants and their derivatives) 来源于植物的有抗肿瘤活性的天然药物及其半合成衍生物。该类药物已成为抗肿瘤药物研究开发的重要组成部分，主要有 4 类。

喜树碱类 天然喜树碱类抗肿瘤药物是从中国特有的珙桐科植物喜树中分离得到的内酯生物碱，主要有喜树碱和羟喜树碱，其母核结构由 A、B、C、D、E 5 个环稠合而成，虽然结构中含有两个氮原子，但碱性都比较弱，不能与酸形成稳定的盐。E 环的 C-20 为手性碳原子，是分子中唯一的手性中心，天然的喜树碱为右旋体，C-20 为 S 构型。结构通式见图1。

图1 喜树碱类药物的结构通式

*. 该碳原子为不对称原子。

喜树碱有较强的细胞毒性，对消化道肿瘤（如胃癌、结肠癌、直肠癌）、肝癌、膀胱癌和白血病有较好的疗效，主要缺陷是毒性较大，且水溶性较差。为了解决水溶性问题，曾将其内酯环（E 环）打开，制成水溶性的羟基酸钠盐，利用钠盐在体内环合形成喜树碱起作用（图2）。但是钠盐的活性只有喜树碱的 1/10，需加大用量，造成毒副反应加大，使其应用受阻。

20 世纪 80 年代后期，人们发现了喜树碱独特的作用机制，即作用于 DNA 拓扑异构酶Ⅰ，使 DNA 复制、转录等受阻，最终导致 DNA 断裂。这又重新引起人们对喜树碱类药物的重视，致力于寻找高效、低毒、水溶性较好的衍生物，从中得到以伊立替康、拓扑替康等为代表的活性较强而毒性小的水溶性药物。

喜树碱类化合物的构效关系见图3。

喜树碱类药物的代表药物包括羟喜树碱等，常用药物包括喜树碱、伊立替康、拓扑替康等（表1）。

长春碱类 天然的长春碱类抗肿瘤药系从夹竹桃科植物长春花中分离得到的有抗肿瘤活性的生物碱，主要有长春碱和长春新碱，分子中含有吲哚环和二氢吲哚环。结构通式见图4。长春碱用于治疗各种实体瘤，长春新碱主要用于治疗儿童急性白血病。

长春碱类抗肿瘤药物为抑制微管蛋白聚合的药物，在与微管蛋白结合时，与未受损的微管蛋白在"生长末端"有较高的亲和力，阻止微管蛋白二聚体聚合成微管。长春碱类药物在微管壁上有一个低亲和力的结合位点，可诱使微管在细胞内聚集形成聚集

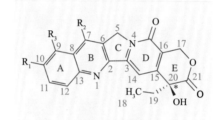

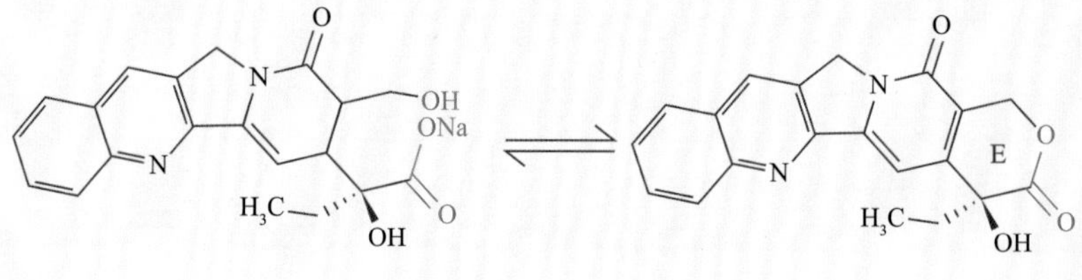

图2 喜树碱 E 环的开环与环合

体。因此，长春碱类药物可使肿瘤细胞停止于分裂中期而阻止肿瘤细胞的增殖。

在对长春碱结构改造的过程中，成功地得到了以长春地辛、长春瑞滨为代表的半合成衍生物，总结了构效关系（图5）。

长春碱类的代表药物包括长春碱等，常用药物包括长春新碱、长春地辛、长春瑞滨等（表1）。

鬼臼毒素类 鬼臼毒素是从喜马拉雅鬼臼和美鬼臼的根茎中分离得到的生物碱，有较强的细胞毒作用，但由于毒性反应比较严重而不能用于临床。结构见图6。

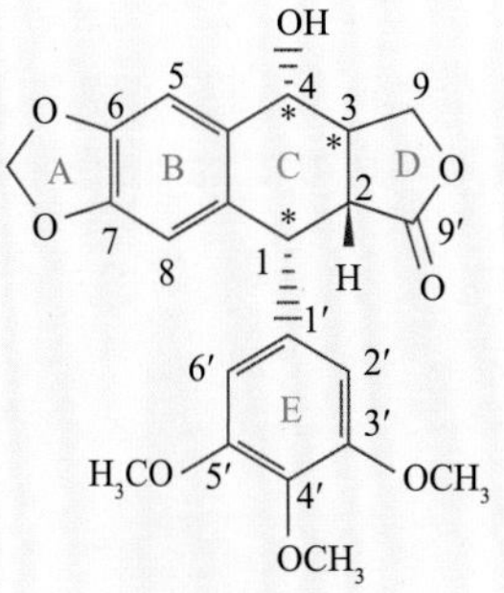

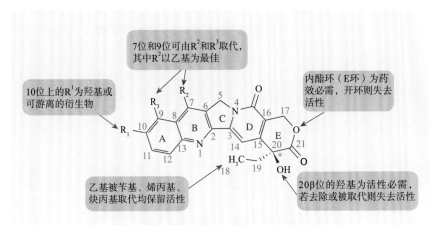

图3 喜树碱类药物的构效关系

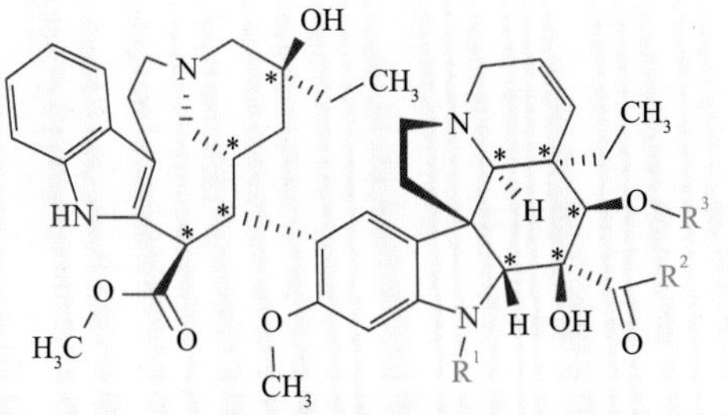

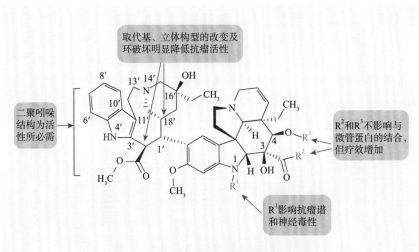

*. 该碳原子为不对称原子。

图4 长春碱类药物的结构通式

图5 长春碱类抗肿瘤药物的构效关系

改造鬼臼毒素的结构得到数百个衍生物，其中依托泊苷和替尼泊苷有较好的抗肿瘤活性而应用于临床。依托泊苷在同类药物中毒性较低，对小细胞肺癌、淋巴瘤、睾丸癌等疗效较为突出，是临床上常用的抗肿瘤药物之一；替尼泊苷主要用于治疗小细胞肺癌、急性淋巴细胞白血病、淋巴瘤等，是治疗脑瘤的首选药物。依托泊苷和替尼泊苷都存在水溶性差的问题。为了增加这类药物的水溶性，人们在依托泊苷的4′位酚羟基上引入磷酸酯结构，得到了水溶性的依托泊苷磷酸酯。

天然的鬼臼毒素是较强的微管抑制剂，主要抑制肿瘤细胞分裂；依托泊苷和替尼泊苷对微管则无抑制作用，是通过作用于DNA拓扑异构酶Ⅱ发挥抗肿瘤作用。

鬼臼毒素类药物的常用药物包括依托泊苷、依托泊苷磷酸酯、替尼泊苷等（表1）。

紫杉烷类 紫杉醇最先是从

*. 该碳原子为不对称原子。

图6 鬼臼毒素的结构式

美国西海岸的短叶红豆杉树皮中提取得到的一个具有紫杉烯环的二萜类化合物，主要用于治疗卵巢癌、乳腺癌及非小细胞肺癌等。但是紫杉醇面临着来源匮乏、水溶性很差而难以制成合适制剂的问题。后来，在浆果紫杉的新鲜叶子中提取得到紫杉醇的前体10-去乙酰基巴卡亭Ⅲ（结构式见图7），含量约 0.1%，并以此进行半合成紫杉醇及其衍生物的研究。

研究紫杉醇衍生物，得到其构效关系（图8）。

紫杉烷类药物的代表药物包括紫杉醇等，常用药物包括多西他赛等（表1）。

（毕小玲）

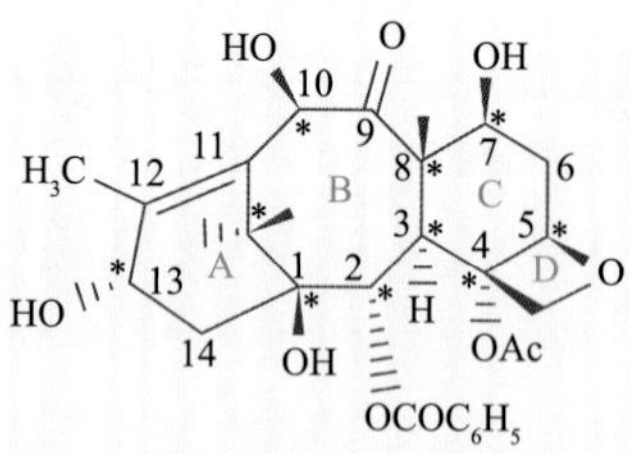

＊. 该碳原子为不对称原子。

图7 10-去乙酰基巴卡亭Ⅲ的结构式

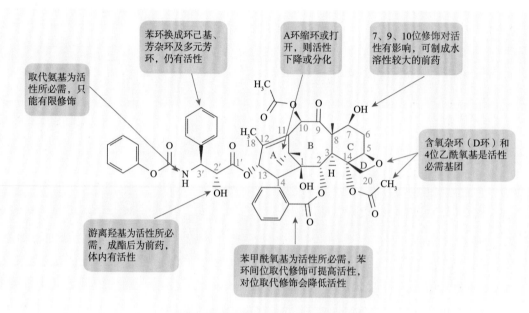

图8 紫杉烷类抗肿瘤药物的构效关系

苯环换成环己基、芳杂环及多元芳环，仍有活性

A环缩环或打开，则活性下降或分化

7、9、10位修饰对活性有影响，可制成水溶性较大的前药

取代氨基为活性所必需，只能有限修饰

含氧杂环（D环）和4位乙酰氧基是活性必需基团

游离羟基为活性所必需，成酯后为前药，体内有活性

苯甲酰氧基为活性所必需，苯环间位取代修饰可提高活性，对位取代修饰会降低活性

表1 常用的抗肿瘤植物药有效成分

类别	药物名称及化学结构	结构特点	作用特点及用途
喜树碱类	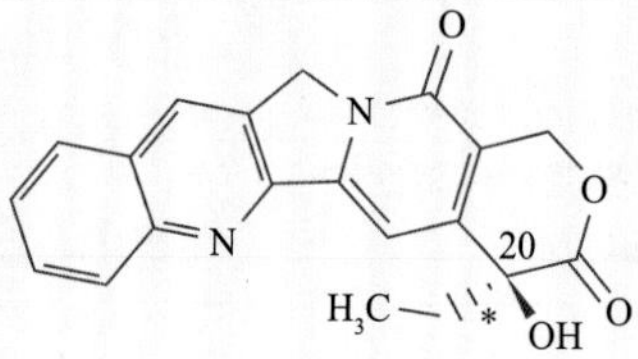 喜树碱（camptothecin）	由 5 个环稠合而成的内酯生物碱；C-20 为手性碳原子（S 构型），天然的喜树碱为右旋；含有氮原子，但碱性较弱	有较强的细胞毒性，对胃癌、结直肠癌、肝癌、膀胱癌和白血病等有较好疗效；但对泌尿系统的毒性较大，且水溶性较差
	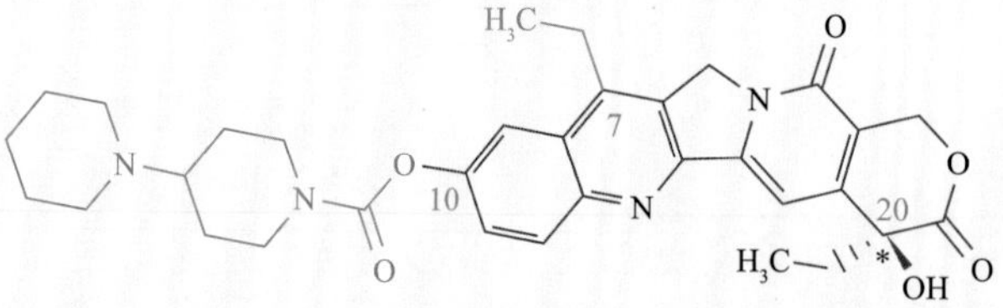 伊立替康（irinotecan）	喜树碱衍生物，7 位引入乙基，10 位引入含哌啶基哌啶的氨基甲酸酯侧链，可与盐酸成盐，溶于水	为前药，体内代谢为有活性的10-羟基-7-乙基喜树碱（SN-38），发挥抗肿瘤作用；抗瘤谱较广，对结肠癌、颅内肿瘤、小细胞肺癌和白血病疗效显著；主要副作用是中性白细胞减少和腹泻
	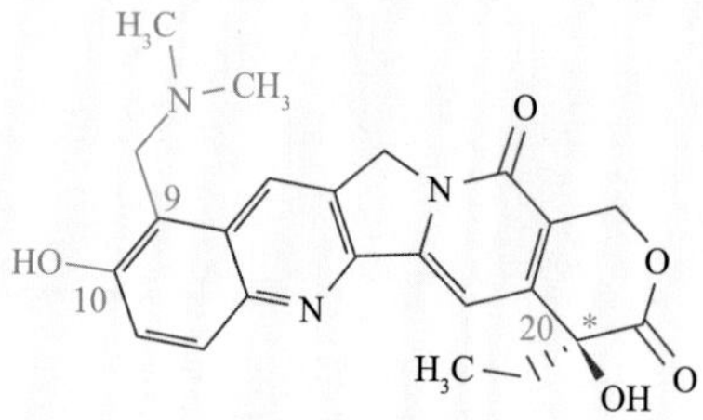 拓扑替康（topotecan）	喜树碱衍生物，10 位为羟基，9 位引入碱性的 N,N-二甲基氨甲基侧链，可与盐酸成盐，具有很好的水溶性	抗肿瘤谱较广，主要用于转移性卵巢癌的治疗，对小细胞肺癌、乳腺癌、结直肠癌的疗效也较好；血液系统副作用主要有中性白细胞减少、血小板减少和贫血，非血液学副作用主要有恶心、呕吐、脱发和腹泻等

表 1 常用的抗肿瘤植物药有效成分 续 表

类别	药物名称及化学结构	结构特点	作用特点及用途
鬼臼毒素类	依托泊苷（etoposide）	鬼臼毒素衍生物，将其 4′ 位甲氧基脱去甲基，4 位羟基差向异构化，再在 4 位羟基上引入糖苷化侧链而得，含有多个手性碳原子	毒性较低，对小细胞肺癌、淋巴瘤、睾丸肿瘤等疗效突出，对卵巢癌、乳腺癌、神经母细胞瘤等亦有效；不良反应主要有骨髓抑制、胃肠道反应、变态反应等
	依托泊苷磷酸酯（etoposide phosphate）	依托泊苷衍生物，在其 4′ 位酚羟基上引入磷酸酯结构，可与碱成盐增加水溶性	为前药，给药后迅速水解生成依托泊苷而发挥作用；可治疗小细胞肺癌、睾丸癌及血液肿瘤等；未见明显的低血压及变态反应
	替尼泊苷（teniposide）	鬼臼毒素衍生物，与依托泊苷的结构相似，在 4 位糖苷侧链中引入噻吩基，亲脂性增大，几乎不溶于水	主要用于治疗小细胞肺癌、急性淋巴细胞白血病、淋巴瘤等，其脂溶性高，可通过血脑屏障，是治疗脑瘤的首选药物；不良反应主要有骨髓抑制、恶心呕吐、脱发、变态反应
长春碱类	长春新碱（vincristine）	含有 1 个吲哚环和 1 个二氢吲哚环，有多个手性碳原子，和长春碱结构相似，仅二氢吲哚环的氮上的甲基被甲酰基取代，又称为醛基长春碱；分子中含有碱性基团，可和酸成盐	主要用于治疗儿童急性白血病；毒性反应与长春碱相近，但对神经系统毒性较突出，有的患者可能发生运动障碍，骨髓抑制和胃肠道反应较轻；对光敏感，应避光保存，静脉滴注应避免日光直接照射

表 1 常用的抗肿瘤植物药有效成分   续 表

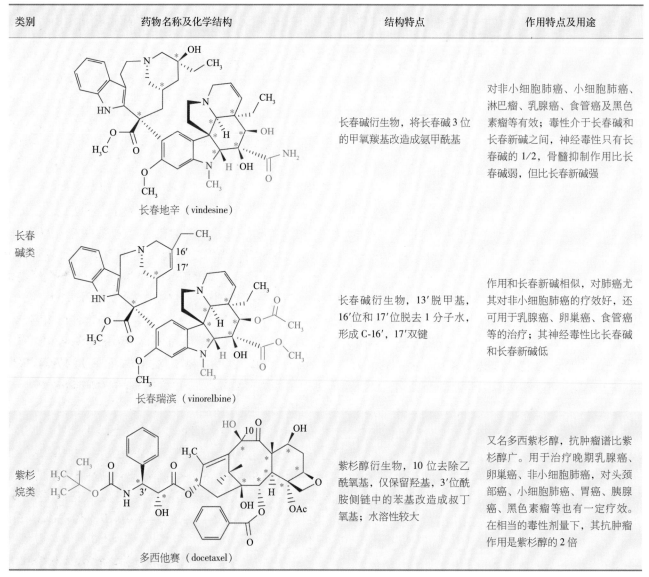

类别	药物名称及化学结构	结构特点	作用特点及用途
长春碱类	长春地辛（vindesine）	长春碱衍生物，将长春碱3位的甲氧羰基改造成氨甲酰基	对非小细胞肺癌、小细胞肺癌、淋巴瘤、乳腺癌、食管癌及黑色素瘤等有效；毒性介于长春碱和长春新碱之间，神经毒性只有长春碱的1/2，骨髓抑制作用比长春碱弱，但比长春新碱强
	长春瑞滨（vinorelbine）	长春碱衍生物，13′脱甲基，16′位和17′位脱去1分子水，形成 C-16′、17′双键	作用和长春新碱相似，对肺癌尤其非小细胞肺癌的疗效好，还可用于乳腺癌、卵巢癌、食管癌等的治疗；其神经毒性比长春碱和长春新碱低
紫杉烷类	多西他赛（docetaxel）	紫杉醇衍生物，10 位去除乙酰氧基，仅保留羟基，3′位酰胺侧链中的苯基改造成叔丁氧基；水溶性较大	又名多西紫杉醇，抗肿瘤谱比紫杉醇广。用于治疗晚期乳腺癌、卵巢癌、非小细胞肺癌，对头颈部癌、小细胞肺癌、胃癌、胰腺癌、黑色素瘤等也有一定疗效。在相当的毒性剂量下，其抗肿瘤作用是紫杉醇的 2 倍

注：＊. 该碳原子为不对称原子。

qiǎngxǐshùjiǎn

羟喜树碱 （hydroxycamptothe-cin） 化学名为 10-羟基喜树碱。它和喜树碱都是从中国特有的珙桐科植物喜树中分离得到的内酯生物碱，结构式非常相似，比喜树碱多 1 个羟基（图 1）。羟喜树碱不溶于水，微溶于有机溶剂，但由于有酚羟基而易溶于碱性水溶液。临床主要用于原发性肝癌、胃癌、膀胱癌、直肠癌、非小细胞肺癌、头颈部上皮癌、白血病等。

羟喜树碱的化学结构是由 A、B、C、D、E 5 个环稠合而成：其中 A、B 环构成喹啉环，C 环为吡咯环，D 环为吡啶酮结构，E 环为 α-羟基内酯环。分子中有两个氮原子，一个为内酰胺氮原子（4 位），另一个为喹啉环上的氮原子（1 位），两个氮原子的碱性都较弱，与酸不能形成稳定的盐。

羟喜树碱在喜树中的含量较低，但其抗肿瘤活性比喜树碱强，毒性也比喜树碱低，很少引起血尿和肝肾功能损伤。

羟喜树碱和喜树碱一样，水溶性较差。静脉注射主要从胆汁排

图 1 羟喜树碱和喜树碱的结构式

泄，通过粪便排出体外。24小时总排出量为39%，从粪便中排出29.6%，从尿排出不到9%。癌细胞中药物浓度24小时内保持稳定水平。

（毕小玲）

chángchūnjiǎn
长春碱（vinblastine）

从夹竹桃科植物长春花（Catharanthus roseus；Vincarosea L）分离得到的有抗肿瘤活性的天然双吲哚类生物碱（结构式见图1）。分子中含多个手性碳原子，比旋光度为+42°（三氯甲烷）。临床常用其硫酸盐，为白色或类白色结晶性粉末，无臭，有引湿性，遇光或热易变黄。易溶于水。可用于治疗霍奇金淋巴瘤和绒毛膜上皮癌，疗效较好；对淋巴肉瘤、网状细胞肉瘤、急性白血病、乳腺癌、圣母细胞瘤、卵巢癌、睾丸癌、神经母细胞瘤和恶性黑色素瘤等也有一定疗效。

长春碱主要抑制微管蛋白的聚合，妨碍纺锤体微管形成，使肿瘤细胞分裂停止于分裂中期，阻止肿瘤细胞的增殖。长春碱口服吸收差，需静脉给药，静注后迅速分布于各组织，很少透过血脑屏障，在肝内代谢，大部分随胆汁排出。长春碱的骨髓抑制作用强于长春新碱，也有一定的神经毒性。联合化疗方案内若有其他降低白细胞药物时应减量。肝功能不全时，若同时合用其他由胆汁排泄的抗癌药（如多柔比星），应减量。与别嘌醇、秋水仙碱或丙磺舒合用，长春碱可升高血中尿酸浓度。

（毕小玲）

zǐshānchún
紫杉醇（paclitaxel）

从红豆杉科植物美国西海岸的短叶红豆杉（taxus brevifolia）的树皮中提取得到的具有紫杉烷骨架的二萜类化合物。结构式见图1。为白色结晶性粉末，无臭，无味，难溶于水，易溶于甲醇、乙腈、三氯甲烷、丙酮等有机溶剂。1992年，美国食品药品管理局批准紫杉醇用于卵巢癌的一线治疗，后来又批准用于治疗晚期转移性乳腺癌和非小细胞肺癌。1994年紫杉醇在中国上市，国产的紫杉醇针剂于1998年上市。紫杉醇广泛用于治疗乳腺癌、卵巢癌和部分头颈癌和肺癌。

其紫杉烷骨架由三环（A、B、C环）骈合而成，在C-4，5位又并合1个环氧丁烷环（D环），分子中共有11个手性碳原子，为手性药物。

人们早在20世纪60年代就发现短叶红豆杉（taxus brevifolia）树干的粗提物有抗肿瘤活性，1971年沃尔（Wall）等从中分离得到紫杉醇。美国国立癌症研究所在体外人癌细胞株筛选中发现它对卵巢癌、乳腺癌和大肠癌疗效突出，对移植性动物肿瘤和黑色素瘤、肺癌也有明显抑制作用。对红豆杉科的2属8个种及若干变种进行研究，发现了大量有紫杉烷骨架及类似骨架的化合物。但还没有发现抗癌活性强于紫杉醇的天然来源的紫杉烷类化合物。

1983年紫杉醇进入临床研究，由于其作用机制独特、新颖复杂的化学结构、广泛而显著的生物活性而成为当时最热门的抗肿瘤药物之一。

紫杉醇在使用过程中出现了两个主要问题：①紫杉醇在数种红豆杉属植物中含量很低（最高约0.02%）；加之植物生长缓慢，树皮剥去后不能再生，树木将死亡，紫杉醇的来源受到限制。②紫杉醇的水溶性很差（0.03mg/ml），难制成合适制剂。后来用紫杉醇的前体10-去乙酰基巴卡亭Ⅲ为原料半合成紫杉醇。

（毕小玲）

jīyú zhǒngliú shēngwùxué jīzhì de yàowù
基于肿瘤生物学机制的药物（antitumor agents based on tumor biological mechanism）

在对肿瘤发生和发展的生物学机

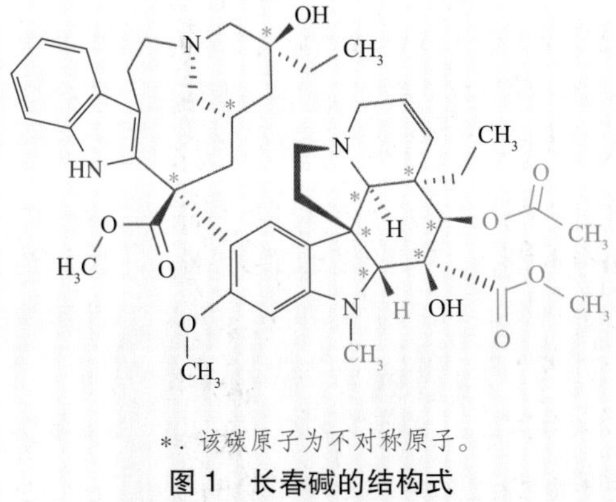

*. 该碳原子为不对称原子。
图1　长春碱的结构式

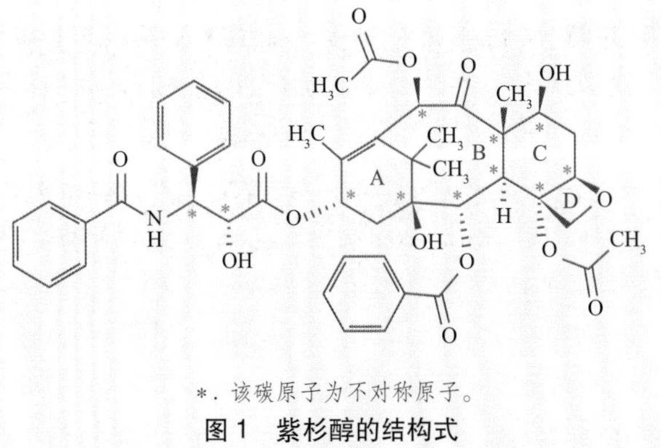

*. 该碳原子为不对称原子。
图1　紫杉醇的结构式

制研究的基础上研究开发的对肿瘤组织有高选择性和靶向性的抗肿瘤药物。

烷化剂(如氮芥、卡莫司汀、环磷酰胺等)、抗代谢药物(如氟尿嘧啶、阿糖胞苷、巯嘌呤、甲氨蝶呤等)、抗肿瘤抗生素(如多柔比星)、抗肿瘤植物药有效成分(如羟喜树碱、长春碱、紫杉醇等)都是传统的细胞毒类抗肿瘤药物。这些药物或直接作用于肿瘤细胞的 DNA 或干扰肿瘤细胞的 DNA 合成或作用于肿瘤细胞的结构蛋白,但都是通过影响 DNA 合成和细胞的有丝分裂而发挥作用,这些抗肿瘤药物的作用较强,但缺乏选择性,毒副作用也较大。因此人们希望能够开发出高效低毒的抗肿瘤药物。

随着生命科学学科的发展,有关肿瘤发生和发展的生物学机制逐渐被人们认识,人们一直希望能通过干扰或直接作用于肿瘤细胞的特定生物过程寻找和发现选择性较强、高效低毒、高选择性的抗肿瘤药物。已开发出一批作用机制新颖、副作用小的分子靶向性抗肿瘤药物:①分子靶向抗肿瘤药。利用肿瘤细胞与正常细胞之间分子生物学上的差异(包括基因、酶、信号转导),抑制肿瘤细胞的生长、增殖,最后使其死亡。②蛋白酶体抑制剂。蛋白酶体是一个多亚基的大分子复合物,广泛分布在真核细胞的细胞质和细胞核中,是有多种催化功能的蛋白酶复合物,参与细胞内大多数蛋白的降解,包括细胞周期调节和细胞凋亡的蛋白。蛋白酶体是细胞代谢的一个必需组成部分。蛋白酶体对蛋白质的降解通过泛素介导,所以又称泛素降解途径。蛋白酶体对蛋白质

的降解作用分为两个过程:一是对被降解的蛋白质进行标记,由泛素完成,又称为泛素化;二是蛋白酶解作用,由蛋白酶体催化进行。泛素-蛋白酶体是细胞中重要的非溶酶体蛋白降解途径,通过调控细胞周期和细胞凋亡相关蛋白的活性,激活或抑制原癌基因及抑癌基因的表达,直接或间接影响各种恶性肿瘤的发生。泛素-蛋白酶体途径已经成为肿瘤预防和研究抗肿瘤药物的新靶点。蛋白酶体抑制剂的常用药物硼替佐米用于多发性骨髓瘤的治疗。见表1。③聚腺苷二磷酸核糖聚合酶 [poly (ADP-ribose) polymerase,PARP] 抑制剂。是一种 DNA 修复酶,主要通过碱基切除修复途径对 DNA 单链断裂进行修复。PARP 是 21 世纪初肿瘤治疗领域的热门靶点,PARP 抑制剂既可作为肿瘤放射治疗或化学治疗的增敏剂,还可作为单一药物治疗具有同源重组修复缺陷的肿瘤。PARP 抑制剂的常用药物包括奥拉帕尼、尼拉帕尼、氟唑帕利等(表1)。

(毕小玲)

fēnzǐ bǎxiàng kàngzhǒngliúyào

分子靶向抗肿瘤药 (molecular targeted antitumor agents)

利用肿瘤细胞与正常细胞之间分子生物学差异(包括基因、酶、信号转导等不同特性)设计的选择性靶向这些靶标的药物。能抑制肿瘤细胞的生长增殖,最后使其死亡。该类药物对肿瘤组织有较高的选择性,毒副作用较低,在临床抗肿瘤治疗上发挥了越来越大的作用。已经上市的新型分子靶向抗肿瘤药物可分为小分子化学药物和生物技术药物,前者主要包括小分子激酶抑制剂、组蛋白去乙酰化酶抑制剂等药物。

小分子激酶抑制剂 蛋白质氨基酸侧链的可逆性磷酸化是酶和信号蛋白活性调节非常重要的机制。蛋白激酶是一种磷酸转移酶,通过催化 ATP 末端的 δ-磷酸对蛋白质中丝氨酸、苏氨酸或酪氨酸残基的侧链羟基进行磷酸化,调控着底物蛋白的活性并介导着绝大多数细胞信号转导通路。已知人体内有 500 种以上激酶,它们参与调节细胞增殖、存活、凋亡、代谢和分化等广泛的细胞活动。

激酶信号通路异常被认为与前述的恶性肿瘤的一些典型特征密切相关。因此,激酶成为 21 世纪初抗肿瘤药物研究的热门靶点,发现了一大批不同结构骨架和药效活性的小分子激酶抑制剂。它们分为 3 类。

Bcr-Abl 蛋白酶抑制剂 慢性髓细胞样白血病 (chronic myelocytic leukemia,CML) 是一种以过量髓细胞增生为特征的血液干细胞紊乱疾病。CML 患者的第 9 号染色体的末端(称为 Abl)与第 22 号染色体的首端(称为 Bcr)发生易位 [带型为 t (a;zz)(q34;q11)],这样产生的染色体被称为"费城染色体"(Ph 染色体)。体内出现费城染色体后,该异变的基因就会表达 Bcr-Abl 融合蛋白。该融合蛋白具有异常激活的蛋白酪氨酸激酶活性,导致自身酪氨酸残基及许多重要的底物蛋白过度磷酸化,激活多条信号传导途径,使细胞在不依赖细胞因子的情况下发生恶性转化、过度增殖和分化,并使细胞的凋亡受到抑制。干扰了骨髓中控制白细胞正常制造的功能,造成白细胞恶性增生。Bcr-Abl 蛋白激酶被认为是治疗 CML 的药物作用靶点。代表药物包括伊马替尼等。

表 1　常用的基于肿瘤生物学机制的药物

类别	药物名称及化学结构	结构特点	作用特点及用途
蛋白酶体抑制剂	硼替佐米（bortezomib）	含拟三肽结构（两个肽键）、吡嗪基、硼酸基；含两个手性碳原子	第一个蛋白酶体抑制剂。通过可逆性抑制蛋白酶体的活性，阻断 NF-κ_B 等多条通路，抑制多种重要调节蛋白的降解，诱导细胞凋亡。临床用于多发性骨髓瘤的治疗
聚腺苷二磷酸核糖聚合酶抑制剂	奥拉帕尼（olaparib）	苯并哒嗪酮衍生物	聚腺苷二磷酸核糖聚合酶 1 抑制剂，临床用于铂敏感复发性卵巢癌的维持治疗，也可用于复发性上皮性卵巢癌、输卵管癌或原发性腹膜间皮瘤成人患者的维持治疗
	尼拉帕尼（niraparib）	含苯并吡唑环、哌啶环，含有 1 个手性中心，S 异构体药用	为聚腺苷二磷酸核糖聚合酶 1 抑制剂，尼拉帕尼口服绝对生物利用度约 73%，多次服药后半衰期约 36 小时。临床用于复发性上皮性卵巢癌、输卵管癌或原发性腹膜间皮瘤的成年患者的维持治疗
	氟唑帕利（fluzoparib）	将奥拉帕尼分子中的环丙甲酰基哌嗪替换为三唑并吡嗪而得	国内自主开发上市的聚腺苷二磷酸核糖聚合酶 1 抑制剂，临床用于治疗 BRCA 突变的卵巢上皮癌、输卵管癌或原发性腹膜间皮瘤

注：*. 该碳原子为不对称原子。

表皮生长因子受体酪氨酸激酶抑制剂　表皮生长因子受体（epidermal growth factor receptor，EGFR）家族是一类研究得比较多的酪氨酸蛋白激酶。EGFR 与配体结合后，受体发生磷酸化，引起细胞内一些适配器分子与之结合，或与其他受体分子形成各种同源或异源的二聚体，从而引起下游一系列信号通路的活化，如：PI3k/Akt 和 Ras/Raf/MAP 激酶通路等，这些通路的激活会引起细胞的增殖、躲避凋亡及细胞侵入和转移。已知多种实体肿瘤，如：肺小细胞肺癌、头颈癌、直肠癌、乳腺癌等的发生都与肿瘤组织中 EGFR 异常活化有关。常用药物包括吉非替尼、厄洛替尼、埃克替尼、阿帕替尼等（表1）。

多靶点酪氨酸激酶抑制剂　由于肿瘤细胞信号传导系统网络庞大且极其复杂，涉及的激酶也比较多，因此单一的激酶抑制剂所产生的作用非常有限。加之恶性肿瘤是癌细胞和周围细胞相互作用形成的复杂体，所以影响周围支撑细胞和癌细胞的多靶点治疗策略有益于临床治疗。针对这种情况，设计了一些可同时作用于多个激酶靶点的抑制剂。这些多靶点激酶抑制剂一方面可同时作用于肿瘤及其周围支撑细胞，从而对癌症这种复杂的病症产生有效的治疗作用；另一方面可以减少突变、信号通路关键元件的过度表达、药物外排系统和/或信号旁路引起的耐药性发生概率。常用药物包括索拉非尼、舒尼替尼等（表1）。

组蛋白去乙酰化酶抑制剂
在细胞核内，组蛋白乙酰化与组蛋白去乙酰化过程处于动态平衡，对染色体的结构修饰和基因表达调控发挥着重要的作用，是表观遗传学的重要内容。在癌细胞中，组蛋白去乙酰化酶的过度表达导致去乙酰化作用的增强，通过恢复组蛋白正电荷，从而增加DNA与组蛋白之间的引力，使松弛的核小体变得十分紧密，不利于特定基因的表达，包括一些肿瘤抑制基因。组蛋白去乙酰化酶抑制剂则可通过提高染色质特定区域组蛋白乙酰化，从而调控细胞凋亡及分化相关蛋白的表达和稳定性，诱导细胞凋亡及分化，成为一类新的抗肿瘤药物。常用药物包括伏立诺他、西达苯胺等（表1）。

（毕小玲）

表1 常用的分子靶向抗肿瘤药

类别	药物名称及化学结构	结构特点	作用特点及用途
小分子激酶抑制剂	吉非替尼（gefitinib）	含有喹唑啉基、氟氯苯胺、侧链末端含吗啉环	表皮生长因子受体酪氨酸激酶抑制剂，用于对铂剂和多西他赛等治疗无效的局部晚期或转移性非小细胞肺癌，对亚洲患者中治疗效果更显著
	厄洛替尼（erlotinib）	与吉非替尼结构类似，含喹唑啉基、3-乙炔基苯胺	表皮生长因子受体抑制剂，通过抑制肿瘤细胞生长或促进肿瘤细胞凋亡达到抗肿瘤作用，对各类别非小细胞肺癌均有效，耐受性好，无骨髓抑制和神经毒性
	埃克替尼（icotinib）	将厄洛替尼两条含氧侧链闭环而得	常用其盐酸盐，为中国自主研发的表皮生长因子受体抑制剂，可用于治疗既往接受过至少1个化疗方案失败后的局部晚期或转移性非小细胞肺癌，有良好安全性和耐受性
	阿帕替尼（apatinib）	含3-吡啶甲酰胺、1-氰基环戊基、4-吡啶甲氨基	常用其甲磺酸盐，为中国自主开发上市的小分子血管内皮细胞生长因子受体2抑制剂，用于既往至少接受过2种系统化疗后进展或复发的晚期胃腺癌或胃-食管结合部腺癌患者

表 1　常用的分子靶向抗肿瘤药　　　　　　　　　　　　续　表

类别	药物名称及化学结构	结构特点	作用特点及用途
小分子激酶抑制剂	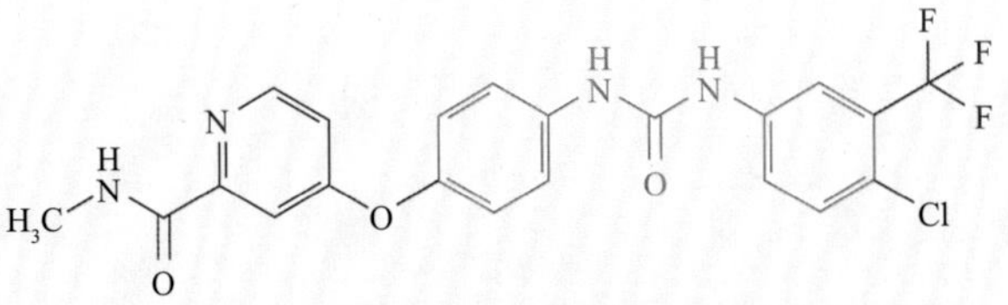 索拉非尼（sorafenib）	含二苯基脲、吡啶基等结构	多靶点酪氨酸激酶抑制剂，一方面通过抑制 Raf-1 激酶活性，阻断了 Ras/Raf/MEK/ERK 信号传导通路，直接抑制肿瘤细胞增殖。另一方面抑制血管内皮细胞生长因子受体、血小板衍生生长因子受体等受体酪氨酸激酶活性，抑制肿瘤血管生成，间接抑制肿瘤细胞生长。主要用于晚期肾细胞癌的治疗，对晚期非小细胞癌、肝癌、黑色素瘤也有较好疗效
	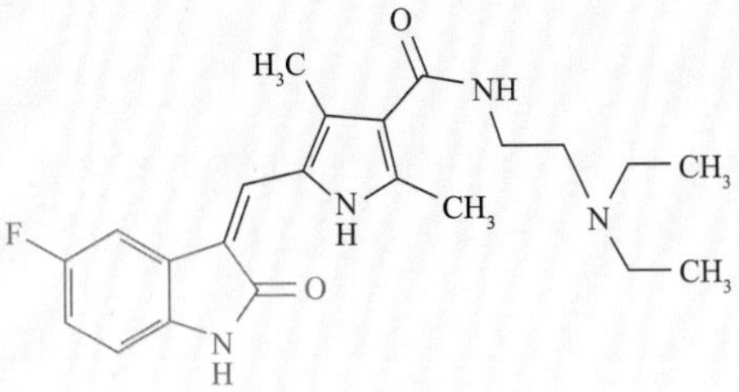 舒尼替尼（sunitinib）	含有吲哚啉酮、吡咯基、碱性酰胺侧链	常用其苹果酸盐，为多靶点酪氨酸激酶抑制剂，可选择性抑制血管内皮细胞生长因子受体 1、2、3，血小板衍生生长因子受体 α、β，干细胞因子受体，FMS 样酪氨酸激酶 3，集落刺激因子受体 1 和胶质细胞源性神经营养因子受体，有抗肿瘤和抗血管生成的双重作用。用于甲磺酸伊马替尼治疗失败或不能耐受的胃肠道间质瘤、不能手术的晚期肾细胞癌
组蛋白去乙酰化酶抑制剂	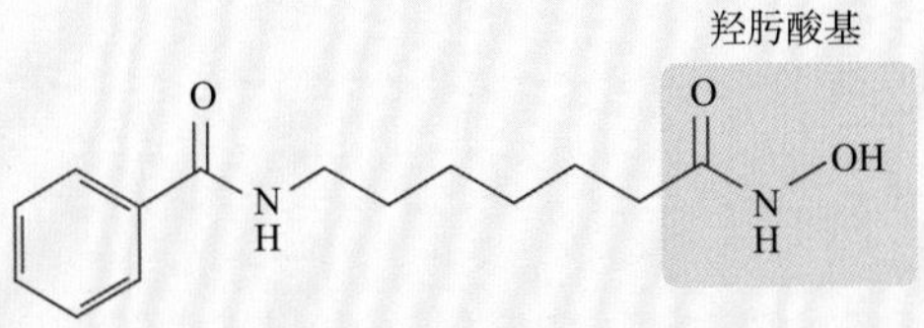 羟肟酸基　伏立诺他（vorinostat；SAHA）	含有苯甲酰氨基、长链、羟肟酸基团	分子中的羟肟酸基与组蛋白去乙酰化酶的活性部位含有的锌离子发生螯合作用。伏立诺他能通过诱导细胞分化、阻断细胞周期、诱导细胞调控而发挥作用。用于治疗加重、持续和复发或用两种全身性药物治疗后无效的皮肤 T 细胞淋巴瘤（一种非霍奇金淋巴瘤）
	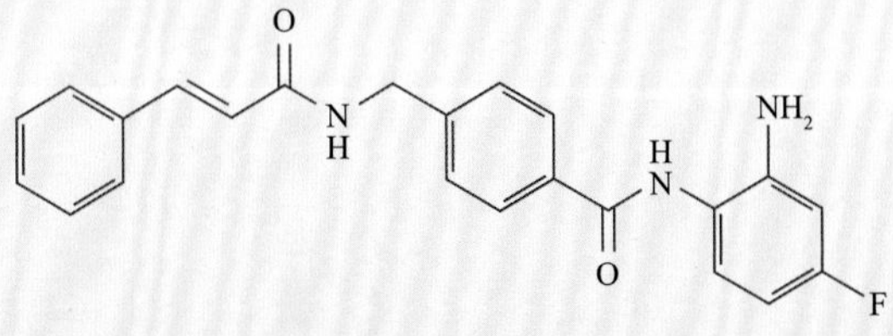 西达苯胺（chidamide）	含苯甲酰氨基苯胺基团	分子中的苯甲酰氨基苯胺基团与组蛋白去乙酰化酶中的锌离子发生螯合作用。是中国自主研发的抗肿瘤药物。用于治疗复发性或难治性外周 T 细胞淋巴瘤

注：＊. 该碳原子为不对称原子。

yīmǎtìní

伊马替尼（imatinib）　化学名为 4-[（4-甲基哌嗪-1-基）甲基]-N-（4-甲基-3-{[4-（吡啶-3-基）嘧啶-2-基]氨基}苯基）苯甲酰胺。其结构式见图 1。药用其甲磺酸盐。甲磺酸伊马替尼是白色、类白色至棕褐色或淡黄色结晶粉末，易溶于水，溶于 pH≤5.5 水缓冲液，但极微溶至不溶于中性/碱性水缓冲液；不溶于正辛醇、丙酮和乙腈。甲磺酸伊马替尼有两种晶型，分别为 α 晶型和 β 晶型。伊马替尼是瑞士诺华公司研发的第一个分子靶向抗肿瘤药物，2001 年上市。伊马替尼是选择性

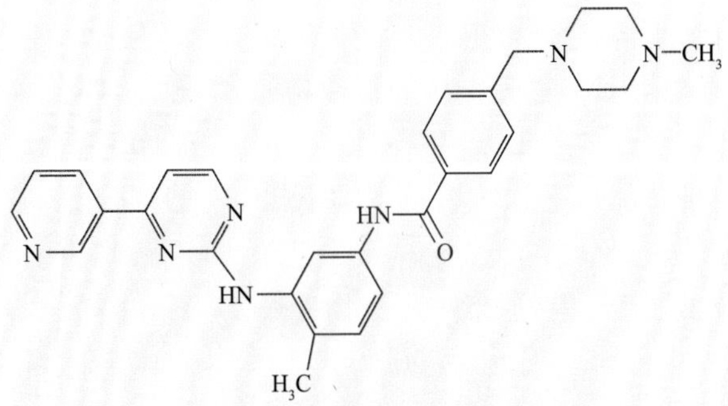

图 1　伊马替尼的结构式

的 Ph 染色体（Bcr-Abl）蛋白激酶抑制剂，用于治疗阳性的慢性髓性白血病成人患者的急变期、加速期和干扰素治疗失败后的慢性期的口服抗肿瘤药物。也用于治疗 CD117 阳性的胃肠道间质瘤。

药物作用机制　伊马替尼在体内外均可强烈抑制 Abl 酪氨酸激酶的活性，特异性抑制 Abl 的表达和 Bcr-Abl 细胞的增殖，用于治疗慢性髓细胞白血病。伊马替尼还可抑制血小板衍生生长因子和干细胞因子受体的酪氨酸激酶，并可抑制血小板衍生生长因子和干细胞因子介导的生化反应，但不影响其他刺激因子（如表皮生长因子等）的信号传导。

伊马替尼与 Bcr-Abl 蛋白激酶相结合的单晶结构表明分子中的酰胺键同时与酶活性部位的两个必需氨基酸残基（Glu 和 Asp）形成氢键，使分子定向结合到决定靶点选择性的区域；苯胺上的氨基与门控残基 Thr 形成氢键，而甲基哌嗪部分与 Glu 残基发生静电相互作用；决定酶选择性的是两个疏水区域（图 2）。

药物代谢　伊马替尼口服易于吸收，2～4 小时后血药浓度达峰值，口服生物利用度为 98%，蛋白结合率为 95%。临床前研究表明，伊马替尼不易透过血脑脊液屏障。药物主要在肝被代谢为有药理活性的代谢物（N-去甲基哌嗪衍生物），原型药和代谢物的半衰期分别为 18、40 小时。口服伊马替尼后 7 天内，约 81% 排出体外（68% 经粪排泄，13% 经尿排出），其中约 25% 为药物原型（尿中占 5%，粪中占 20%）。

发展前景　在治疗过程中，一些患者逐渐出现了对伊马替尼的耐药性。其主要原因是这些患者体内表达 Abl 激酶的基因发生了点突变，导致了 Abl 激酶的氨基酸改变，使伊马替尼与 Abl 激酶相互作用时的构象发生变化，产生耐药性。针对这样的耐药情况，开发了第二代 Bcr-Abl 激酶抑制剂，尼洛替尼（图 3）用 4-甲基吡咯替换掉了伊马替尼右边苯环上的 N-甲基哌嗪基团，并引入了三氟甲基，酰胺键的方向也发生了改变。尼洛替尼对表达 Bcr-Abl 耐伊马替尼的细胞，如 K562、KBM5 等有很好的抑制活性。达沙替尼（图 4），对包括 Bcr-Abl 在内的多种激酶具有抑制作用，对 Bcr-Abl 激酶和 Src-家族激酶

的半抑制浓度达到 1nmol/L 以内。临床上用于治疗对伊马替尼耐药或不能耐受的成人慢性髓细胞白血病和 Ph 染色体阳性的急性淋巴母细胞白血病。

（毕小玲）

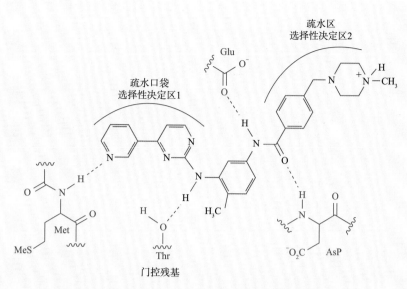

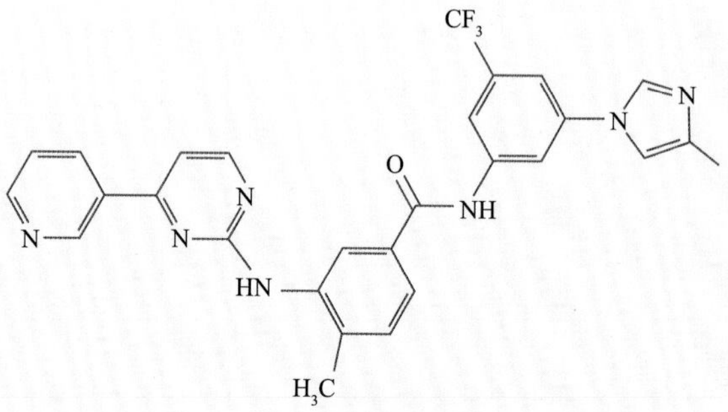

图 2　伊马替尼与 Bcr-Abl 激酶活性部位的结合作用示意

图 3　尼洛替尼的结构式

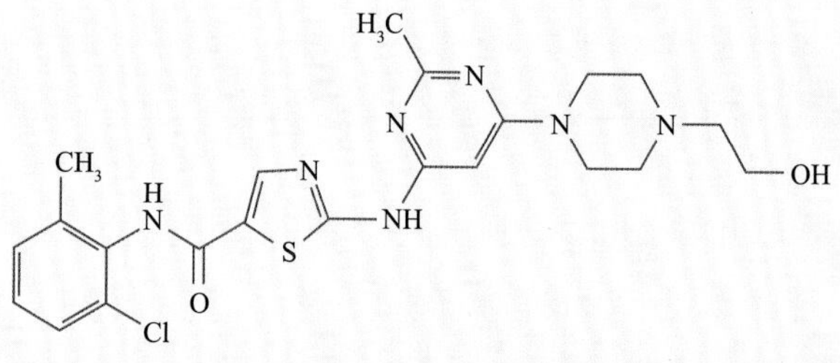

图 4　达沙替尼的结构式

jīsù shuǐpíng tiáokòng kàngzhǒngliú yàowù

激素水平调控抗肿瘤药物

（antitumor agents by redulating hormone levels） 用于治疗因性激素水平失衡所导致恶性肿瘤（如乳腺癌、卵巢癌、子宫癌、前列腺癌等）的药物。性激素水平失衡主要是体内性激素水平过高而导致的恶性肿瘤，激素水平调控抗肿瘤药物基本是抑制性激素的生成或阻断性激素与受体的作用，分为两类。

雌激素受体调控剂药物 某些妇科肿瘤，如乳腺癌、卵巢癌、子宫癌等，与体内的雌性激素水平过高有关。雌激素受体调控剂药物分为 3 类：①选择性雌激素受体调节剂。一类能够激动或拮抗雌激素受体的化合物，能选择性作用于某些特定组织的雌激素受体而达到更好的治疗效果。常用药物他莫昔芬（表 1）通过在靶器官内与雌二醇竞争性结合雌激素受体，抑制肿瘤细胞活性。②选择性雌激素受体下调剂。一类"纯"抗雌激素（完全拮抗剂），有很强拮抗性能和抑制雌激素受体阳性（ER$^+$）耐药性乳腺癌细胞的化合物。常用药物氟维司群（表 1）。③芳构化酶抑制剂。体内的雌酮和雌二醇是由雄烯二酮和睾酮通过芳构化酶转化生成，是雌激素生物合成的关键酶。芳构化酶抑制剂可以显著降低体内雌激素水平，用于治疗雌激素依赖型疾病如乳腺癌。常用药物福美司坦、来曲唑等。见表 1。

抗雄性激素药物 前列腺癌是发生在前列腺的上皮性恶性肿瘤，是男性泌尿生殖系统最常见的恶性肿瘤。雄性激素与前列腺的生长以及前列腺癌的发生密切相关，雄性激素通过与雄激素受体作用发挥生物学效应，是影响前列腺癌发生和发展的重要根源。雄激素拮抗疗法既可单独治疗早期前列腺癌，也可配合手术进行辅助治疗，是临床治疗前列腺癌的主要手段之一。主要药物有氟他胺、阿帕他胺等（表 1）。

（尤启冬）

zhènjìng cuīmiányào

镇静催眠药

（sedative-hypnotics） 对中枢神经系统有抑制作用，能抑制人的紧张、焦虑和失眠等精神过度兴奋的药物。镇静和催眠并无严格的区别，常因用药剂量不同而产生不同效果，小剂量镇静，中等剂量引起近似生理性睡眠的效果，大剂量则产生麻醉、抗惊厥作用。大部分的镇静催眠药有成瘾性和耐受性，分别被列为国家一类精神药品和二类精神药品。按其化学结构和作用靶标，镇静催眠药可分为苯二氮䓬类和非苯二氮䓬类两类。

苯二氮䓬类镇静催眠药 20世纪 60 年代发展起来的第二代镇静催眠药物，其作用机制与 γ-氨基丁酸（gamma-amino butyric acid, GABA）神经能递质有关。GABA 与受体作用时，氯离子通道打开，氯离子内流，神经细胞超极化而产生中枢抑制作用。苯二氮䓬类药物占据苯二氮䓬受体时，形成苯二氮䓬-氯离子通道大分子复合物。增加氯离子通道的开放频率，增加受体与 GABA 的亲和力，增强了 GABA 的作用，产生镇静、催眠、抗焦虑、抗惊厥和中枢性肌松等药理作用。苯二氮䓬类催眠镇静药的副作用比第一代的巴比妥类药物小，但也有许多不良反应，主要包括白日宿醉和反跳性失眠，甚至有精神依赖性、戒断症状、对认知和精神运动功能的损害等。代表药物有地西泮，常用药物有奥沙西泮、替马西泮、氟西泮、劳拉西泮、硝西泮、三唑仑、艾司唑仑、阿普唑仑、咪达唑仑、依替唑仑。

非苯二氮䓬类镇静催眠药 分为 GABA 受体 A 亚型（GABA$_A$）激动剂、巴比妥类药物以及其他类药物等。GABA$_A$ 受体激动剂，选择性作用于 GABA$_A$ 受体亚型，减少耐药性、宿醉和反跳性失眠等不良反应，临床上称为第三代的镇静催眠药。代表药物有唑吡坦，常用药物包括佐匹克隆、扎来普隆。巴比妥类药物是 20 世纪初开始使用的第一代镇静催眠药，其对全脑神经元均有非选择性地抑制，不仅有镇静催眠作用，还有抗惊厥和麻醉作用。随剂量增加，可产生从镇静催眠到昏迷，甚至导致死亡。该类药物治疗指数较低，容易产生耐受性和依赖性，毒副作用也较多，因此随着大量新型镇静催眠药物的上市，这类药物在镇静催眠等方面的用途已日益减少，逐渐被其他结构类型的药物所取代，临床主要用于抗惊厥、抗癫痫（见抗癫痫药）和麻醉及麻醉前给药。

一些内源性促睡眠物质，如松果体分泌的褪黑素，可用于睡眠节律障碍、失眠症。一些褪黑素受体激动剂类新型镇静催眠药相继问世，如雷美替胺（ramelteon），2005 年首次在美国上市，是首个不列入特殊管制的镇静催眠药物，其主要机制为高选择性地激动褪黑素 1、褪黑素 2 受体，起效快，半衰期短，对 GABA 受体无亲和力，长期用药没有依赖性，不产生戒断症状。他司美琼（tasimelteon），2014 年上市，作用于褪黑素、褪黑素 1 和褪黑素 2 受体，通过缩短睡眠潜伏期、提

表1 部分激素水平调控抗肿瘤药物

类别	药物名称及化学结构	结构特点	作用特点及用途
选择性雌激素受体调节剂	他莫昔芬（tamoxifen）	三苯乙烯类	雌激素受体拮抗剂，对乳腺雌激素受体的亲和力较大，对晚期乳腺癌、卵巢癌等有良好的疗效，还可用于乳腺癌术后辅助治疗，副作用小，药用其枸橼酸盐
选择性雌激素受体下调剂	氟维司群（fulvestrant）	含有7α-烷基的雌二醇结构	氟维司群与他莫昔芬不同，不具有部分雌激素受体激动作用，其作用特点是和雌激素受体高度结合后，迅速下调和降解肿瘤雌激素受体，同时也使孕激素受体的表达水平明显下调。能够抑制他莫昔芬耐药性雌激素受体阳性（ER⁺）乳腺癌细胞生长，用于治疗转移性乳腺癌
芳构化酶抑制剂	福美司坦（formestane）	具有雄烯二酮结构	竞争性地抑制芳香化酶而使组织中的雌激素的生物合成减少，继而发挥其抗癌作用。主要用于治疗绝经后晚期乳腺癌，对前列腺癌也有效。具选择性，且不抑制肾上腺皮质激素的合成，不必补给可的松
	来曲唑（letrozole）	具有二苯甲基三氮唑结构	通过抑制芳香化酶，使雌激素水平下降，从而消除雌激素对肿瘤生长的刺激作用。不影响糖皮质激素、盐皮质激素和甲状腺功能，大剂量使用对肾上腺皮质类固醇类物质分泌无抑制作用，因此具有较高的治疗指数。用于治疗抗雌激素治疗无效的晚期乳腺癌绝经后患者以及乳腺癌早期的治疗
抗雄性激素药物	氟他胺（flutamide）	具有4-硝基-3-三氟甲基苯胺结构	非甾体类抗雄激素药物。能在靶组织内与雄激素受体结合，抑制靶组织摄取睾丸素，从而起到抗雄激素作用。用于前列腺癌患者及痤疮的治疗
	阿帕他胺（apalutamide）	具有二氮杂螺［3.4］辛烷苯甲酰胺结构	口服给药的非甾体雄激素受体拮抗剂，用于治疗非转移性去势抵抗前列腺癌的药物，去势抵抗性前列腺癌是指经过初次持续雄激素剥夺治疗后疾病依然进展的前列腺癌

高睡眠效率和促进睡眠维持状态，改善睡眠紊乱。见表1。

（江 程）

běn'èrdànzhuólèi zhènjìng cuīmiányào

苯二氮䓬类镇静催眠药

（sedative-hypnotics of benzodiazepines） 一类有苯环和七元亚胺内酰胺环骈合的苯二氮䓬母核的镇静催眠药。其中1,4-苯二氮䓬类的催眠镇静作用最强。

苯二氮䓬类催眠镇静药是20世纪60年代发展起来的第二代镇静催眠药物，其副作用比第一代的巴比妥类药物小。苯二氮䓬类镇静催眠药的作用机制与γ-氨基丁酸（GABA）系统有关。GABA是中枢神经系统重要的抑制性神经递质，介导了大约40%的抑制性神经传导。已发现GABA受体有3种亚性，分别是GABA_A、GABA_B和GABA_C受体，脑内主要是GABA_A受体。GABA受体是一种糖蛋白，由α、β、γ、δ和ρ这5种不同的亚基，围绕组成中空的氯离子通道，与氯离子通道偶联。GABA与受体作用时，氯离子通道打开，氯离子内流，神经细胞超极化而产生中枢抑制作

用。GABA_A的α亚基上有特异的苯二氮䓬类的结合位点，常被称为苯二氮䓬类受体，苯二氮䓬类药物占据苯二氮䓬受体时，形成苯二氮䓬-氯离子通道大分子复合物，增加氯离子通道的开放频率，增加受体与GABA的亲和力，增强GABA的作用，产生镇静、催眠、抗焦虑、抗惊厥和中枢性肌松等药理作用。但在长期应用中，苯二氮䓬类镇静催眠药的不良作用也逐渐显露出，发现有白日宿醉和反跳性失眠，甚至有精神依赖性、戒断症状、对认知和精神

运动功能的损害等。

继地西泮发现后，为解决药物毒性和提高活性，对其结构进行修饰，先后发展了10多个药物。随着研究的深入和上市药物的不断增多，苯二氮䓬类药物的构效关系（图1）也不断完善。

该类药物的代表药物有地西泮，常用药物见表1。

（江 程）

dìxīpàn

地西泮（diazepam） 化学名为7-氯-1-甲基-5-苯基-3H-1,4-苯并二氮䓬-2-酮。曾称安

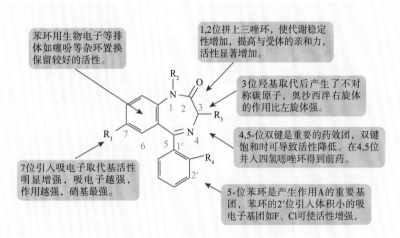

图1 苯二氮䓬类药物的构效关系

表1 部分褪黑素受体激动剂类镇静催眠药

药物名称及化学结构	结构特点	作用特点及用途
雷美替胺（ramelteon）	具有四氢-2H-茚并［5,4-b］呋喃结构母核，其结构中含有1个手性中心，具有旋光性，药用S构型异构体	首个不作为特殊管制的镇静催眠药物，其主要机制为高选择性的MT1、MT2受体激动剂，起效快，半衰期短，对γ-氨基丁酸受体无亲和力，长期用药无依赖性，不产生戒断症状
他司美琼（tasimelteon）	苯并二氢呋喃母核，结构中有环丙基，两个取代基为trans构型。两个手性中心构型为（1R,2R）	作用于MT、MT1和MT2受体，通过减少睡眠潜伏期、提高睡眠效率和促进睡眠维持状态，改善睡眠紊乱

注：*.该碳原子为不对称原子。

表 1　部分常用的苯二氮䓬类镇静催眠药

药物名称及化学结构	结构特点	作用特点及用途
奥沙西泮（oxazepam）	地西泮 1 位去甲基，3 位羟基化的代谢产物，其 3 位是手性碳，右旋体的活性比左旋体强，临床上使用外消旋体	作用与地西泮相似，但毒性低，副作用小。对焦虑，紧张，失眠均有效，还能控制癫痫大发作和小发作。半衰期短，清除快，适用于老年人或肾功能不良患者
替马西泮（temazepam）	地西泮 3 位羟基化的代谢产物	催眠作用较弱，副作用小，半衰期较短，适用于老年人和肝肾功能不良者
氟西泮（flurazepam）	在地西泮的 1 位用二乙氨基乙基替换，2′位用氟原子取代	作用机制和地西泮相似，其代谢物仍有较强镇静催眠作用，为长效的镇静催眠药
劳拉西泮（lorazepam）	在地西泮的 1 位去甲基，3 位羟基化，2′位用氯原子取代	作用机制与地西泮相似，但抗焦虑作用比地西泮强。用于焦虑症和失眠症等
硝西泮（nitrazepam）	在地西泮的 1 位去甲基，7 位用硝基取代	催眠作用显著，抗惊厥作用强，主要用于失眠、肌阵挛性癫痫、婴儿痉挛
三唑仑（triazolam）	以地西泮为基础，在二氮杂䓬环上并入甲基三氮唑环（结构中红色部分）得到，同时在 2′位用氯原子取代	脂溶性大，易进入中枢系统，吸收快，为速效镇静催眠药。按一类精神药品管理

表1 部分常用的苯二氮䓬类催眠镇静药

药物名称及化学结构	结构特点	作用特点及用途
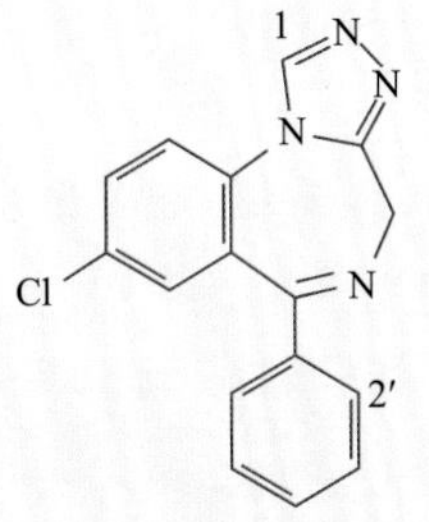 艾司唑仑（estazolam）	在三唑仑的1位去甲基和2′位去氯原子	催眠作用温和，比硝西泮强2倍，一般无后遗作用。主要用于失眠症，以及焦虑症和麻醉前给药
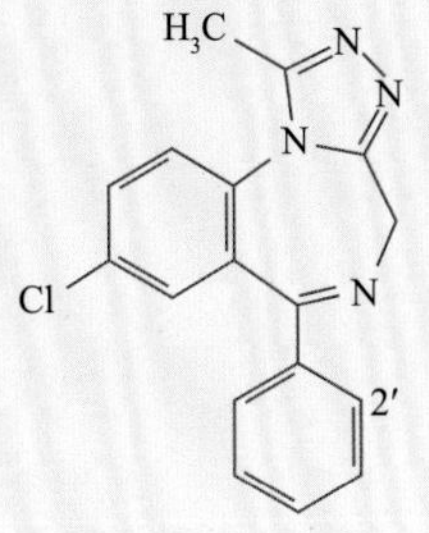 阿普唑仑（alprazolam）	在三唑仑的2′位去氯原子	作用比地西泮强10倍，体内代谢产物有1-羟甲基阿普唑仑和4-羟基阿普唑仑。1-羟甲基阿普唑仑无活性，4-羟基阿普唑仑的生物活性约为原药的1/2，故半衰期为12小时
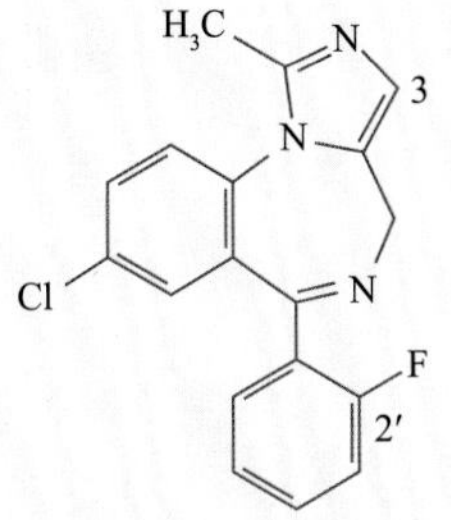 咪达唑仑（midazolam）	将三唑仑的三氮唑环换成咪唑环，并将2′位氯原子替换为氟原子	起效迅速，代谢失活快，持续时间短，后遗作用小。主要用于入睡困难性失眠，麻醉前给药和维持麻醉
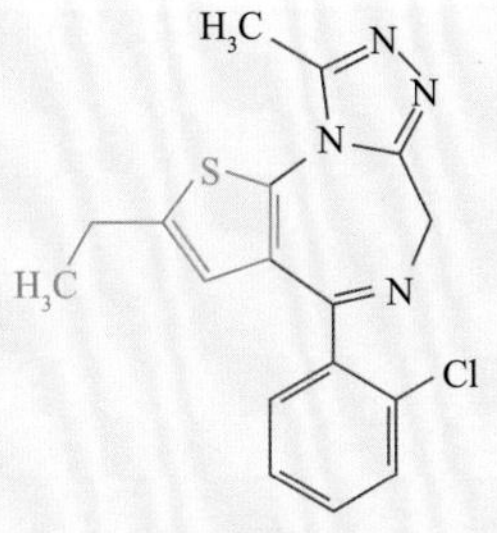 依替唑仑（etizolam）	将三唑仑结构中与二氮杂䓬环并合的苯环替换成乙基噻吩环	作用在大脑边缘系统尤其是扁桃核，通过抑制网状结构激活系统而产生镇静催眠作用，抗焦虑作用比地西泮强5倍。口服吸收良好，半衰期6小时

注：*. 该碳原子为不对称原子。

定、苯甲二氮䓬。结构式见图1。为苯二氮䓬类镇静催眠药，临床用于焦虑症、失眠及伴随焦虑的抑郁症的治疗，也可作为抗癫痫的辅助药物使用。由罗氏（Hoffmann-La Roche）制药公司研发，1963年在美国上市，是历史上第一个年销售额超过10亿美元的药物。

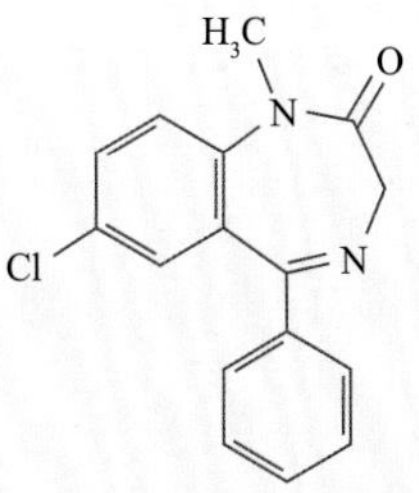

图1 地西泮的结构式

地西泮易溶于丙酮或三氯甲烷，可溶于乙醇，几乎不溶于水。

地西泮的二氮䓬环上有内酰胺及烯胺的结构，遇酸或碱放置或受热易水解开环，水解开环发生在七元环的1、2位或4、5位，最终生成黄色的2-甲氨基-5-氯-二苯甲酮和甘氨酸（图2）。

口服后，在胃酸作用下，4、5 位间开环，开环化合物进入碱性的肠道又可闭环成原药。因此，4、5 位开环为可逆性水解，不影响药物的生物利用度。

地西泮作用于 γ-氨基丁酸（GABA）受体 A 亚型（GABA_A）的 α 亚基上特异的苯二氮䓬受体，形成地西泮-氯离子通道大分子复合物，增加氯离子通道的开放频率，增加受体与 GABA 的亲和力，增强 GABA 的作用，产生镇静、

催眠、抗焦虑、抗惊厥和中枢性肌松等中枢抑制性作用。地西泮按国家二类精神药品进行管理，长期连续用药可产生依赖性和成瘾性，停药可能发生撤药症状，表现为激动或抑郁。

地西泮及其代谢产物脂溶性高，易穿透血脑屏障；可通过胎盘，可分泌入乳汁。主要在肝代谢，肝肾功能损害者能延长地西泮清除半衰期，代谢产物去甲地西泮、羟基地西泮（替马西泮）

和去甲羟地西泮（奥沙西泮）等（结构式见图 3），亦有不同程度的药理活性。地西泮有肠肝循环，长期用药有蓄积作用。

不良反应：①主要包括顺行性遗忘、共济失调和宿醉效应等。②长期用药的副作用主要是药物的耐受和药物依赖以及戒断效应。

药物-药物相互作用：①与中枢神经系统抑制药（如乙醇、全身麻醉药、可乐定、镇痛药）、吩

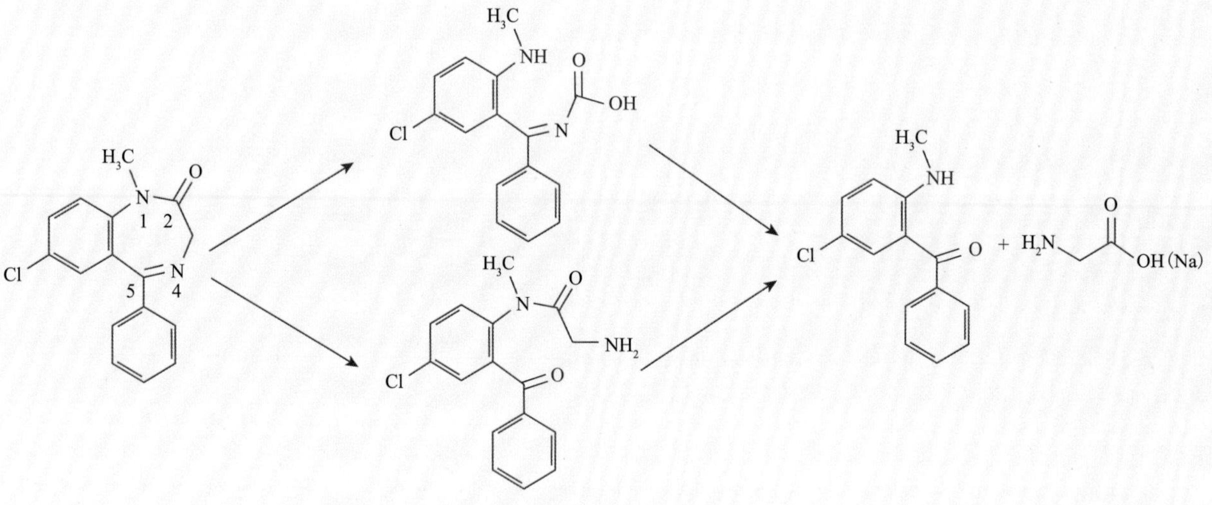

图2 地西泮的水解开环

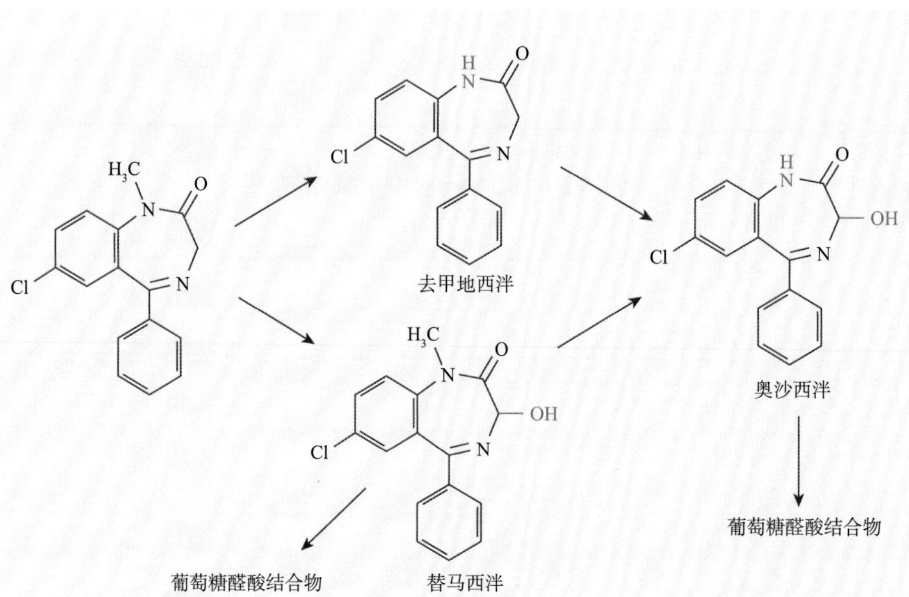

图3 地西泮的代谢途径

噻嗪类、单胺氧化酶 A 抑制药、三环类抗抑郁药、筒箭毒、三碘季胺酚合用，作用相互增强。②与抗高血压药和利尿降压药合用，降压药作用增强。③与地高辛合用，地高辛血药浓度增加。④与左旋多巴合用，左旋多巴疗效降低。⑤与影响肝药酶细胞色素 P450 的药物合用，可发生复杂的相互作用。地西泮与肝药酶的诱导剂合用，可增加地西泮的消除，使血药浓度降低；与肝药酶的抑制剂合用，可降低地西泮的消除，使半衰期延长。

（江　程）

fēiběn'èrdànzhuólèi zhènjìng cuīmiányào

非苯二氮䓬类镇静催眠药

（sedative-hypnotics of non-benzodiazepines）　不具苯二氮䓬结构的镇静催眠药物的统称。主要包括 γ-氨基丁酸（GABA）受体 A 亚型（GABA$_A$）激动剂等，有多种结构类型。

非苯二氮䓬类 GABA$_A$ 受体激动剂，选择性作用于 GABA$_A$ 受体亚型，减少耐药性、宿醉和反跳性失眠不良反应，临床上称为第三代的镇静催眠药，代表药物包括唑吡坦等，常用药物包括佐匹克隆、扎来普隆（表1）。

研究发现，苯二氮䓬受体有两种亚型，即 BZ$_1$ 和 BZ$_2$，或者称为 ω$_1$、ω$_2$ 受体。GABA$_A$ 受体中的 α$_1$、β$_2$、γ$_2$ 亚单位相当于 BZ$_1$，位于与镇静作用有关的大脑区域，而 α$_1$、β$_3$、γ$_2$ 亚单位相当于 BZ$_2$，主要集中于与认知、记忆和精神运动作用有关的区域。由于苯二氮䓬类药物会引起各种神经系统不良反应，如宿醉和反跳性失眠等。20 世纪 90 年代，人们将开发新型镇静催眠药的目标转向选择性高的非苯二氮䓬类镇静催眠药，该类镇静催眠药与 GABA$_A$ 受体结合的亲和力高，选择性地作用于 BZ$_1$ 受体，故入睡快，延长睡眠时间，醒后无宿醉感，不易产生耐药性和依赖性。

（江　程）

zuòbǐtǎn

唑吡坦（zolpidem）　化学名为 N,N-二甲基-2-（6-甲基-2-对甲苯基咪唑并［1,2-a］吡啶-3-基）乙酰胺。常用其酒石酸盐。结构式见图 1。由法国圣德拉堡（Synthelabo）公司研制开发，1988 年在法国上市，是第一个上市的咪唑并吡啶类镇静催眠药，用于治

图1　唑吡坦的结构式

表 1　部分常用的非苯二氮䓬类催眠镇静药

药物名称及化学结构	结构特点	作用特点及用途
佐匹克隆（zopiclone）	吡嗪并吡咯酮结构的非苯二氮䓬类镇静催眠药。结构中含有手性中心，右旋佐匹克隆具有很好的短效催眠作用，而左旋佐匹克隆无活性，而且是引起毒副作用的主要原因。2005 年美国塞普拉柯（Sepracor）公司将右旋体（艾司佐匹克隆）开发上市	ω$_1$ 受体亚型的选择性激动剂，作用在 GABA$_A$ 受体-氯离子通道复合物的特殊位点上。在提高睡眠质量等方面比苯二氮䓬类药物更理想，且无成瘾性和耐受性，滥用的可能性较小，但长期用药突然停药也会产生戒断症状
扎来普隆（zaleplon）	吡唑并嘧啶结构（结构式中红色标注）的非苯二氮䓬类镇静催眠药	1999 年首次上市，药理作用特点与唑吡坦非常相似，副作用较小，没有精神依赖性，有苯二氮䓬类药物类似的镇静、抗焦虑、抗惊厥和抗癫痫作用，还可用作肌肉松弛剂

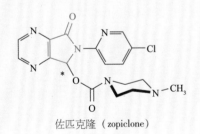

疗失眠。

酒石酸唑吡坦能溶于水，对光和热均稳定，水溶液在 pH $1.5\sim7.4$ 稳定。

唑吡坦通过选择性地作用于苯二氮䓬受体——$GABA_A$ 受体的一部分，以增加 GABA 的传递，调节氯离子通道而发挥催眠作用。可选择性地与苯二氮䓬 ω_1 受体亚型结合，而对 ω_2、ω_3 受体亚型的亲和力很低，对外周苯二氮䓬受体亚型无亲和力，有高度选择性，镇静、催眠作用较强，但抗焦虑、肌肉松弛和抗惊厥作用较小，对呼吸系统无抑制作用。唑吡坦的用药剂量小，作用时间短，其代谢产物无药理活性。在正常治疗周期内，极少产生耐受性和生理依赖性。

唑吡坦因具有较好的亲脂性（$\log P=3.85$），口服后吸收迅速，在肝进行首过代谢，有良好的生物利用度（72%）。

不良反应：①短时间使用的副作用主要包括头痛、嗜睡、头昏和腹泻等。②长时间使用带来的副作用主要包括口干、过敏、背痛等。③服用量过大致急性中毒，常出现昏迷甚至死亡，可用苯二氮䓬受体阻断剂氟马西尼逆转。

药物-药物相互作用：①服药期间不可饮酒。②阿片类药物可增加唑吡坦的精神依赖，与阿片类药物合用增加呼吸抑制和致死的可能性。

(江 程)

kàngjiāolǜyào

抗焦虑药 （anxiolytic agents）

可使精神患者焦虑和紧张状态减轻，使情绪稳定并改善睡眠的药物。焦虑症是一种持续性的情绪紧张、惊恐不安，并常伴自主神经功能障碍和失眠的精神疾病。

抗焦虑药是一类弱安定剂，主要用于消除紧张和焦虑症状，临床上的抗焦虑药以苯二氮䓬类为首选药，地西泮、劳拉西泮、艾司唑仑和阿普唑仑等都是国家基本药物。还有硝西泮、奥沙西泮、替马西泮、三唑仑，均是常用的抗焦虑药。

丁螺环酮（buspirone；结构式见图 1）是第一个非苯二氮䓬类抗焦虑药，属于新型的氮杂螺环癸烷双酮类抗焦虑药，最初作为抗精神病药开发，但发现缺乏抗精神病疗效，有很强的抗焦虑活性。丁螺环酮对 5-羟色胺 1A 受体具有高亲和力，部分激动 5-羟色胺 1A 受体而产生抗焦虑作用，对大脑多巴胺 D_2 受体也有活性。

丁螺环酮口服几乎可 100% 的迅速吸收，但易代谢，半衰期只有 $2\sim3$ 小时。吸收后在肝代谢，体内经氧化 N-脱烃基，生成 1-（嘧啶-2-基）-哌嗪仍有一定的抗焦虑活性，嘧啶环上的氧化代谢 5-羟基丁螺环酮几乎没有活性。而代谢产物 6-羟基丁螺环酮，对 5-羟色胺 1A 受体的亲和力接近丁螺环酮，而且 6-羟基丁螺环酮的血药浓度高于丁螺环酮 40 倍，因此认为绝大部分疗效由 6-羟基丁螺环酮贡献。代谢途径见图 2。

丁螺环酮的优点是起效快、疗效好，没有镇静催眠作用，无

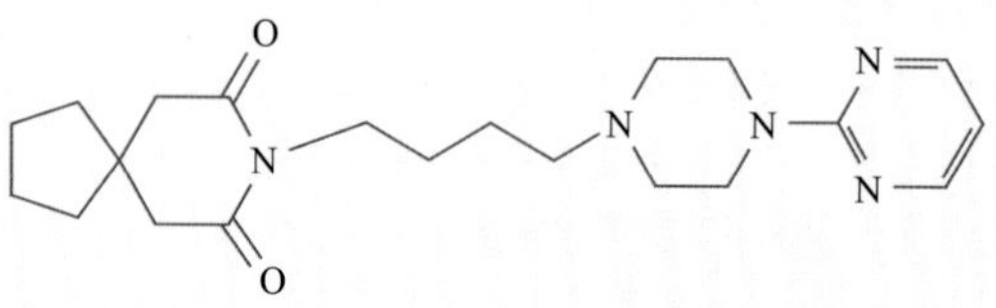

图 1　丁螺环酮的结构式

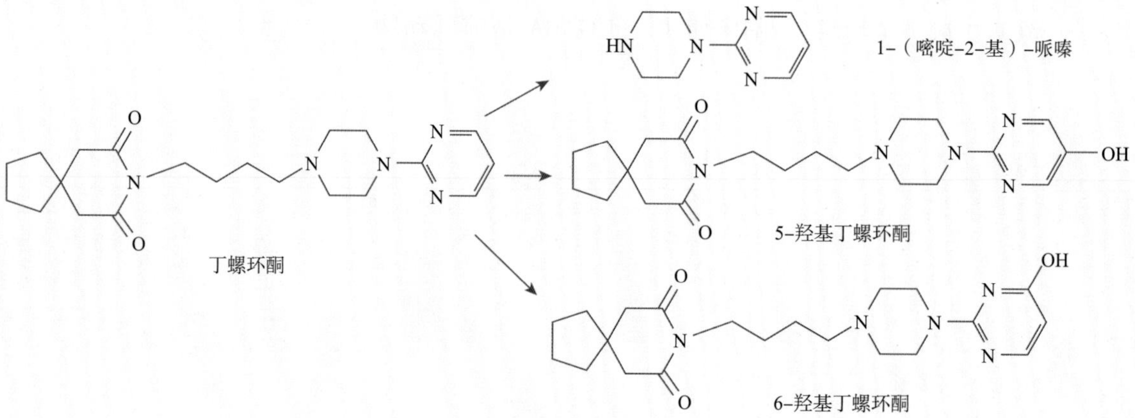

图 2　丁螺环酮的代谢途径

中枢性肌肉松弛作用，无嗜睡副作用，特别适合于驾驶、高空作业等人员使用。未发现有依赖性，适用于长期维持治疗的患者。

（江 程）

kàngdiānxiányào

抗癫痫药（antiepileptics） 预防和控制癫痫发作的药物。癫痫是一种阵发性的暂时的大脑功能失调综合征，发病机制复杂，一般认为是大脑局部神经元兴奋性过高，反复发生阵发性放电而引起的脑功能异常，表现为不同程度的运动、感觉、意识、行为和自主神经障碍。

按癫痫发作时的表现可分为全身性发作、部分发作和非典型发作3种类型，每一类又有不同的类型，即通常称作的大发作、小发作、精神运动性发作、局限性发作和癫痫持续状态。抗癫痫药是一类通过防止或减轻中枢病灶神经元过度放电、提高正常脑组织兴奋阈从而减弱来自病灶的兴奋扩散或通过调节γ-氨基丁酸（GABA）系统，起到预防和控制癫痫发作的药物。

临床上常用的抗癫痫药物，按化学结构类型可分为巴比妥类抗癫痫药、乙内酰脲类抗癫痫药、苯二氮䓬类抗癫痫药物、二苯并氮杂䓬类抗癫痫药、脂肪羧酸类抗癫痫药、γ-氨基丁酸类似物类抗癫痫药及其他类抗癫痫药等。①巴比妥类抗癫痫药物和乙内酰脲类抗癫痫药物都具有环状酰脲结构，巴比妥类药物为环状丙二酰脲结构（又称为巴比妥酸），乙内酰脲类药物的化学结构比巴比妥类少1个羰基，为环状乙内酰脲结构及其衍生物。巴比妥类药物可与GABA受体-氯离子通道大分子表面的特定位点作用，形成复合物，通过影响与GABA偶联的氯离子通道的传导而发挥作用。巴比妥类也是最早用于镇静催眠的药物，因其治疗指数较低，易产生耐受性和依赖性，主要用于抗惊厥、抗癫痫和麻醉及麻醉前给药。巴比妥类抗癫痫药的常用药物包括苯巴比妥、甲苯比妥、扑米酮。乙内酰脲类抗癫痫药的代表药物有苯妥英钠，常用药物包括磷苯妥英、乙琥胺。②苯二氮䓬类中的一些药物（见镇静催眠药）在临床中也广泛地用于抗癫痫。二苯并氮杂䓬类抗癫痫药物具有的结构又称亚芪胺，1974年美国食品药品管理局批准的第一个该类药物是卡马西平，主要用于治疗其他药物（如苯妥英钠等）难以控制的成人精神运动性癫痫和癫痫大发作、复杂部分性发作或其他全身性或部分性发作。常用药物还有奥卡西平。③脂肪羧酸类抗癫痫药物是1963年法国科学家穆尼耶（Meunierz）在筛选抗癫痫药物进行动物实验时意外发现的。实验中发现作为溶剂的丙戊酸本身就有很强的抗癫痫作用，后来的实验结果显示，它的钠盐对电休克或化学方法诱导的惊厥有对抗作用，并且安全，进而研究和发展了一类具有脂肪羧酸结构的抗癫痫药物。1964年丙戊酸钠作为抗惊厥药物首先在临床使用。④GABA是哺乳动物中枢神经系统的抑制性递质，通过和GABA受体作用降低脑部的兴奋性。γ-氨基丁酸类似物类抗癫痫药是从GABA的结构出发设计而成的与GABA神经能有关的药物，常用药物包括氨己烯酸、加巴喷丁等。⑤除此之外，还有一些其他结构类型的抗癫痫药物，常用药物包括托吡酯、拉莫三嗪等。

（江 程）

bābǐtuǒlèi kàngdiānxiányào

巴比妥类抗癫痫药（antiepileptics of barbiturates） 一类有环丙二酰脲（巴比妥酸，barbituric acid）结构的抗癫痫药物。这类药物具有共同的结构特征（图1），为5,5-二取代基的环丙二酰脲类。

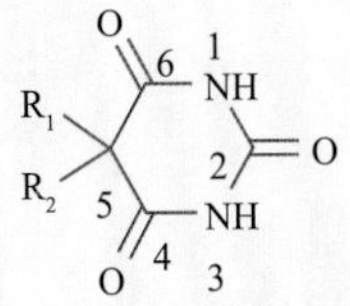

图1 巴比妥类抗癫痫药母核

巴比妥类药物的作用机制基本相同，可与γ-氨基丁酸（GABA）受体-氯离子通道大分子表面的特定位点作用，形成复合物，通过影响与GABA偶联的氯离子通道的传导而发挥作用。巴比妥类也是最早用于镇静催眠的药物，因其治疗指数较低，易产生耐受性和依赖性，主要用于抗惊厥、抗癫痫和麻醉及麻醉前给药。巴比妥类药物属结构非特异性药物，药物镇静和抗癫痫作用的强度和起效的快慢，作用强弱，与其理化性质有关，主要是药物的酸性离解常数 pK_a 和脂水分配系数，而作用时间维持长短则与体内的代谢失活过程有关。

巴比妥类药物亲脂性对镇静催眠作用影响很大。5位无取代基或者5位单取代的巴比妥类酸性较强易解离，在生理条件pH 7.4时，几乎100%电离成离子状态，不易透过血脑屏障，因此无镇静催眠作用。5,5-二取代的巴比妥类，由于酸性减弱，在生理pH条件下不易离解，有相当比例的分子态药物，易进入脑中发挥作用，故显效快、作用强。当5

位两个取代基的碳原子总数达到 4 时，如巴比妥，开始显效；临床常用的巴比妥药物 5 位两个取代基的碳原子总数为 7~8，作用最强。但当 5 位的两个取代基原子总数>10 时，亲脂性过强，作用下降甚至出现惊厥。因此药物有最适当的脂水分配系数，活性最强。

巴比妥类药物在肝代谢，最主要的代谢方式是 5 位取代基被 CYP450 酶催化氧化，一般氧化产物为酚或饱和醇，然后与葡萄糖醛酸结合排出体外。氧化产物均比原药的脂溶性下降而失活。其他代谢途径还有 N 上脱烷基、2 位脱硫、内酰胺水解开环等。5 位不同的取代基的代谢速度不同，对药物的作用时间长短产生影响。

巴比妥类抗癫痫药的常用药物包括苯巴比妥、甲苯比妥、扑米酮（表 1）。

（江 程）

yǐnèixiānniàolèi kàngdiānxiányào

乙内酰脲类抗癫痫药（antiepileptics of hydantoins） 一类有环状乙内酰脲结构的抗癫痫药物。

将巴比妥环中的 1 个酰胺基团用亚氨基替换而得到。将乙内酰脲化学结构中的亚氨基以其电子等排体氧或亚甲基替换，则分别得到噁唑烷酮类抗癫痫药物和丁二酰亚胺类抗癫痫药物。这些药物在巴比妥基础上结构改造得到，又称为巴比妥类同型物抗癫痫药物（图 1）。

乙内酰脲类抗癫痫药的代表药物有苯妥英钠，常用药物包括磷苯妥英和乙琥胺（表 1）。磷苯妥英是一个水溶性的苯妥英磷酸酯前药。苯妥英的作用机制是阻断电压依赖性的钠通道，降低 Na^+ 电流。并可抑制突触前膜和后膜的磷酸化作用，减少兴奋神经递质的释放。上述作用稳定了细胞膜，抑制神经元反复放电活动而达到抑制癫痫发作的疗效。研究还发现，乙内酰脲类抗癫痫药物具有增加脑内抑制性递质 γ-氨基丁酸（γ-aminobutyric acid，GABA）含量的功能。噁唑烷酮类的

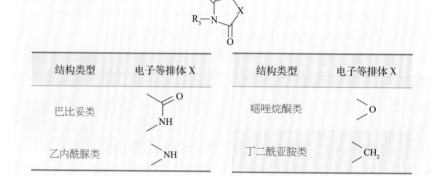

结构类型	电子等排体 X	结构类型	电子等排体 X
巴比妥类		噁唑烷酮类	
乙内酰脲类		丁二酰亚胺类	

图 1　巴比妥类同型物抗癫痫药的主要结构类型

表 1　部分巴比妥类抗癫痫药

药物名称及化学结构	结构特点	作用特点及用途
苯巴比妥（phenobarbital）	巴比妥酸的 5 位用苯基和乙基双取代	最早用于治疗癫痫的巴比妥类药物，广泛用于临床，为癫痫大发作及局限性发作的重要药物
甲苯比妥（mephobarbital）	在苯巴比妥的 1 位 N 引入甲基	亲脂性增加，作用时间比苯巴比妥长
扑米酮（primidone）	苯巴比妥 2 位酮基改为次甲基	对癫痫大发作和精神运动性癫痫都有较好作用，对局部性或皮质性癫痫发作和控制肌肉阵挛也有一定疗效

表 1 部分常用的乙内酰脲类抗癫痫药

药物名称及化学结构	结构特点	作用特点及用途
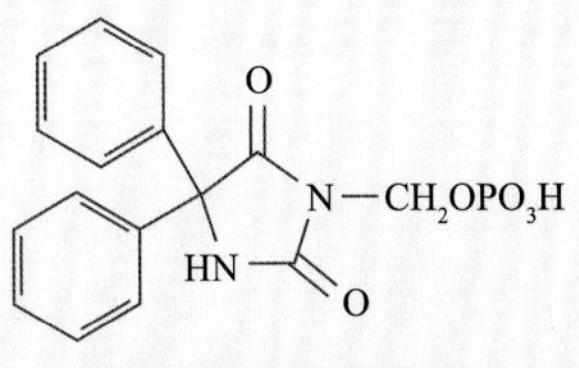 磷苯妥英（fosphenytoin）	苯妥英结构中两个羰基之间的氨基上连接甲基磷酸基	磷苯妥英是一个水溶性的苯妥英磷酸酯前药，比苯妥英钠有更好的水溶性及 pH 值，肌内注射吸收迅速，被体内磷酸酯酶代谢生成苯妥英而起效，已发展成为苯妥英的替代品。抗惊厥作用强，是治疗癫痫大发作和局限性发作的首选药，对小发作无效
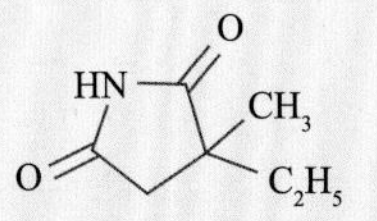 乙琥胺（ethosuximide）	乙内酰脲结构中的 1 个 N 原子被 C 原子取代后形成丁二酰亚胺结构的母核，在 3 位用甲基和乙基取代	乙琥胺具有独特的作用机制，它对丘脑神经元的 Ca^{2+} 电流具有选择性的阻断作用。乙琥胺对癫痫大发作效果均不佳，常用于小发作和其他类型的发作，是失神性发作的首选药物，生物利用度近 100%，10% 以原型排出

三甲双酮可用于小发作，但由于对造血系统毒性大，临床上已少用；丁二酰亚胺类的常用药物有乙琥胺。

（江 程）

běntuǒyīngnà

苯妥英钠（sodium phenytoin）

化学名为 5,5-二苯基咪唑烷-2,4-二酮钠盐。又称大伦丁钠。苯妥英的钠盐。结构式见图 1。临床用于癫痫的治疗，为治疗癫痫大发作和部分性发作的首选药。

苯妥英钠为白色粉末；无臭、味苦；微有引湿性；在空气中渐渐吸收二氧化碳，生成苯妥英。其水溶液呈碱性，露置于空气中吸收二氧化碳析出白色游离的苯妥英，出现浑浊，所以苯妥英钠及其水溶液都应密闭保存或新鲜配制。

苯妥英钠抗惊厥作用强，虽然毒性较大，并有致畸形副作用，但仍是治疗癫痫大发作和局限性发作的首选药，对小发作无效。其作用机制尚未完全阐明，多数学者认为它可阻断电压依赖性的钠通道，降低 Na^+ 电流。并可抑制突触前膜和后膜的磷酸化作用，减少兴奋神经递质的释放。上述作用稳定了细胞膜，抑制神经元反复放电活动而达到抑制癫痫发作的疗效。苯妥英钠可增加大脑中抑制性神经递质 γ-氨基丁酸的含量，可能与其抗癫痫作用有关。

苯妥英钠口服吸收较慢，片剂的生物利用度为 79%。治疗指数较低，有效血药浓度为 10~20 mg/ml，血药浓度超过 20 mg/ml 易产生毒性反应。消除半衰期平均为 22 小时，个体差异较大（7~42 小时）。需进行血药浓度监测，以决定患者每日的给药次数和用量。

苯妥英钠在肝代谢，代谢物主要为无活性的 5-（4-羟基苯基）-5-苯乙内酰脲，它与葡萄糖醛酸结合排出体外（图 2）。约 20% 以原型由尿排出，在碱性尿中排泄较快。苯妥英钠是肝酶的强诱导剂，可使合并应用的一些药物的代谢加快，血药浓度降低。

苯妥英钠的不良反应较多，如锥体外系运动障碍，贫血、急性骨髓造血停止、急性早幼粒细胞白血病和骨质疏松等，故仅为治疗癫痫大发作和部分性发作的首选药。苯妥英钠还能治疗心律失常和高血压，另外可用于治疗三叉神经痛。苯妥英钠有"饱和代谢动力学"的特点，用量过大

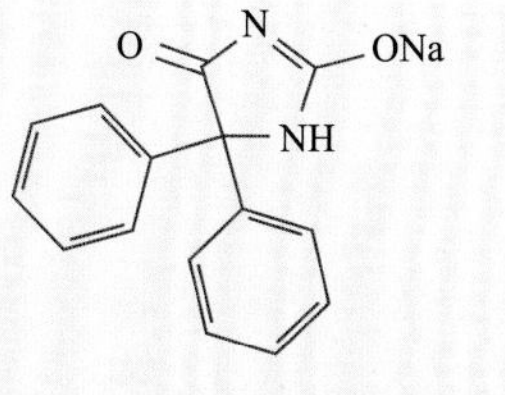

图 1 苯妥英钠的结构式

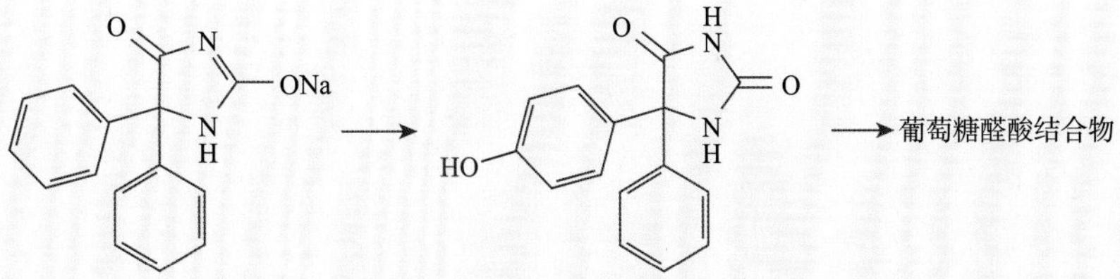

图 2 苯妥英钠的代谢

或短时内反复用药可使代谢酶饱和，代谢将显著减慢，并易产生毒性反应。

药物-药物相互作用：①苯妥英钠是肝P450酶家族CYP3A4和CYP2C9的诱导剂，与卡马西平、肾上腺皮质激素、环孢素、洋地黄类、雌激素、左旋多巴或奎尼丁合用，可使这些药物的疗效降低。②与香豆素类、氯霉素、异烟肼、保泰松、磺胺类药物合用，苯妥英钠的代谢减慢，血药浓度升高，毒性增加。

（江　程）

èrběn bìng dànzázhuólèi kàng diānxiányào

二苯并氮杂䓬类抗癫痫药
(antiepileptics of dibenzazepines)　结构中含两个苯环与氮杂七元环骈合而成的二苯并氮杂䓬结构的抗癫痫药物。二苯并氮杂䓬结构又称亚芪胺（iminostibenes）。

1953年，瑞士盖吉（J. R. Geigy AG）公司（后为诺华公司的一部分）的化学家沃尔特·辛德勒（Walter Schindler）开发了第一个二苯并氮杂䓬类抗癫痫药卡马西平，1963年在瑞士上市，1974年美国食品药品管理局批准上市。卡马西平主要用于治疗其他药物（如苯妥英钠等）难控制的成人的精神运动性癫痫和癫痫大发作、复杂部分性发作或其他全身性或部分性发作。卡马西平

的作用机制是通过激活外周苯二氮䓬受体，阻断钠离子通道而产生抗癫痫作用。

与卡马西平同属于二苯并氮杂䓬的药物还有奥卡西平（oxcarbozepine）（图1），是一种前体药，是在卡马西平的10位引入羰基，去掉10、11位的双键而得到。药理作用和临床疗效与卡马西平相似，有很强的抗癫痫活性，且耐受性较好。奥卡西平不会代谢生成10,11-环氧物，所以副作用和不良反应低，毒性小。

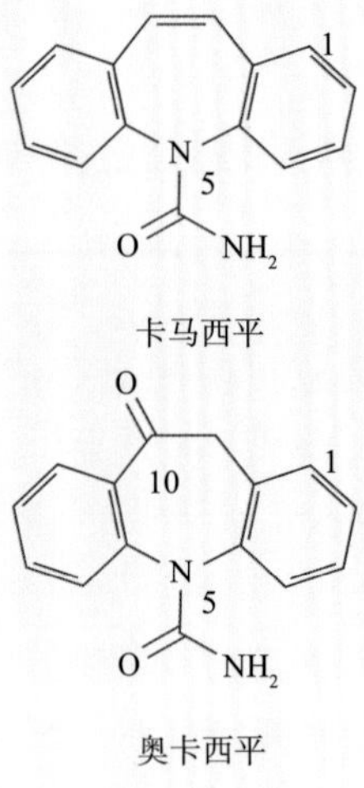

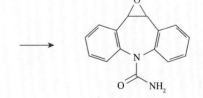

卡马西平

奥卡西平

图1　卡马西平和奥卡西平的结构式

（江　程）

kǎmǎxīpíng

卡马西平 （carbamazepine；CBZ）　化学名为5H-二苯并[b, f]氮杂䓬-5-甲酰胺。又称酰胺咪嗪、卡巴咪嗪。盖吉（J. R. Gei

gy）公司研发，1963年在瑞士上市。

卡马西平为白色或类白色的结晶性粉末，具多晶型，几乎不溶于水，在乙醇中略溶，易溶于二氯甲烷。长时间光照下，固体表面由白色变橙色，部分成二聚体和10,11-环氧化物（图1），故需避光保存。

卡马西平为广谱抗癫痫药，对精神运动性发作最有效，临床主要用于苯妥英钠等其他药物难控制的癫痫大发作、部分性发作或其他全身性发作，但对失神发作无效。其作用机制与苯妥英钠相似，毒性比苯妥英小，常见的不良反应有嗜睡、复视、胃刺激及精神紊乱，少数患者出现骨髓抑制。因为其化学结构与三环类的抗抑郁药相似，最初用于治疗缓解某些神经病如三叉神经痛，也用于舌咽神经痛等。卡马西平由于水溶性差，口服后从胃肠道吸收较慢。

卡马西平在肝内经CYP3A4代谢，生成有抗癫痫活性的10,11-环氧卡马西平，但此活性代谢产物有一定副作用和毒性。最终代谢生成没有活性的反式10,11-二羟基卡马西平，经肾和胆汁排泄（图2）。卡马西平是CYP3A4酶的抑制剂，与该酶代谢相关的药物之间会发生药物相互作用，例如可以增加苯妥英的血药浓度，增加其毒性。

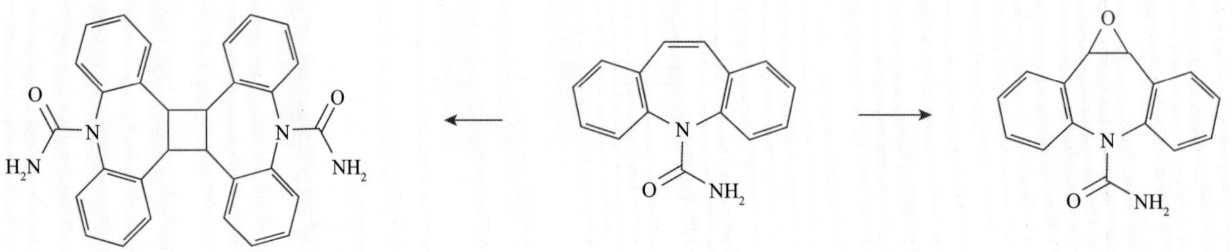

图1　卡马西平光照不稳定

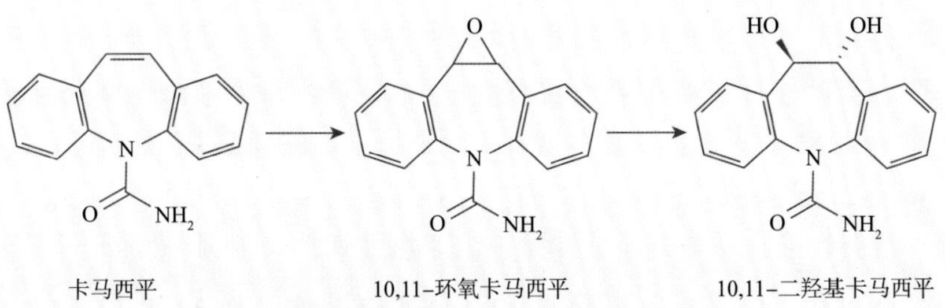

图2　卡马西平的代谢过程

常见的不良反应为视物模糊、复视、眼球震颤等中枢神经系统反应，以及头晕、乏力、恶心、呕吐等；多发生在用药后 1~2 周。少见皮疹、荨麻疹、瘙痒、儿童行为障碍、肝功能异常、胆汁淤积、肝细胞性黄疸及甲状腺功能减退症等；罕见粒细胞减少和骨髓抑制、心律失常、过敏性肝炎、肝衰竭、急性肾衰竭及全身多器官发生超敏反应等。

药物-药物相互作用：①可诱导肝代谢酶，与香豆素类、雌激素、环孢素、洋地黄类、左甲状腺素、奎尼丁合用，使上述药物代谢加快，血浓度降低，半衰期缩短，药物作用减弱。②与对乙酰氨基酚合用，可引起肝脏中毒。

（江　程）

zhīfángsuōsuānlèi kàngdiānxiányào

脂肪羧酸类抗癫痫药（antie-pileptics of carboxylic acids）　一类有脂肪羧酸结构的抗癫痫药。

1963 年，法国科学家穆尼耶（Meunierz）在筛选抗癫痫药物动物实验时，意外发现作为溶剂的丙戊酸有很强的抗癫痫作用，其钠盐对电休克或化学方法诱导的惊厥有对抗作用，并且安全，进而研究和发展了一类有脂肪羧酸结构的抗癫痫药物。丙戊酸的结构为 α-丙基戊酸（图1），1964 年丙戊酸钠作为抗惊厥药物首先在临床使用，主要用于癫痫的单

纯或复杂失神发作，有时对复杂部分性发作也有一定疗效。脂肪羧酸结构中的脂肪链含有分支，把分支碳链延长到 9 个碳原子，则产生镇静作用，如果取消分支，直链脂肪酸的抗癫痫作用很弱。

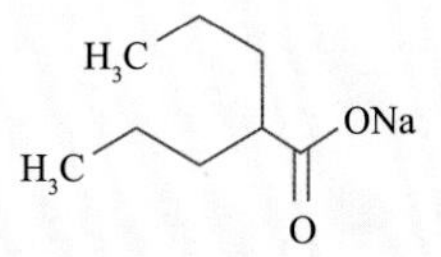

丙戊酸钠能竞争性抑制 γ-氨

图1　丙戊酸钠的结构式

基丁酸转移酶，使其代谢减少而提高脑内 γ-氨基丁酸的含量，升高抑制性神经递质 γ-氨基丁酸的浓度，降低神经元的兴奋性而抑制发作。对各种因素引起的惊厥均有不同程度的对抗作用。另外在电生理实验中发现可产生与苯妥英相似的抑制钠通道的作用。

丙戊酸钠在肝主要的代谢产物是 2-烯丙戊酸，其抗癫痫作用是原药的 1.3 倍。还能代谢生成 β 和 ω 氧化反应产物，这些代谢产物的抗癫痫作用虽低于原药，但能明显提高发作阈值。其他代谢产物还有 3-氧代丙戊酸和 4-羟基丙戊酸，均无活性，另一个代谢产物 4-烯基丙戊酸是产生肝毒性的物质。见图2。

丙戊酸钠的口服胃肠吸收迅速而完全，生物利用度近 100%。需要注意的是该类药物对肝有损害，且能通过胎盘，有致畸的报道，孕妇应慎用。

（江　程）

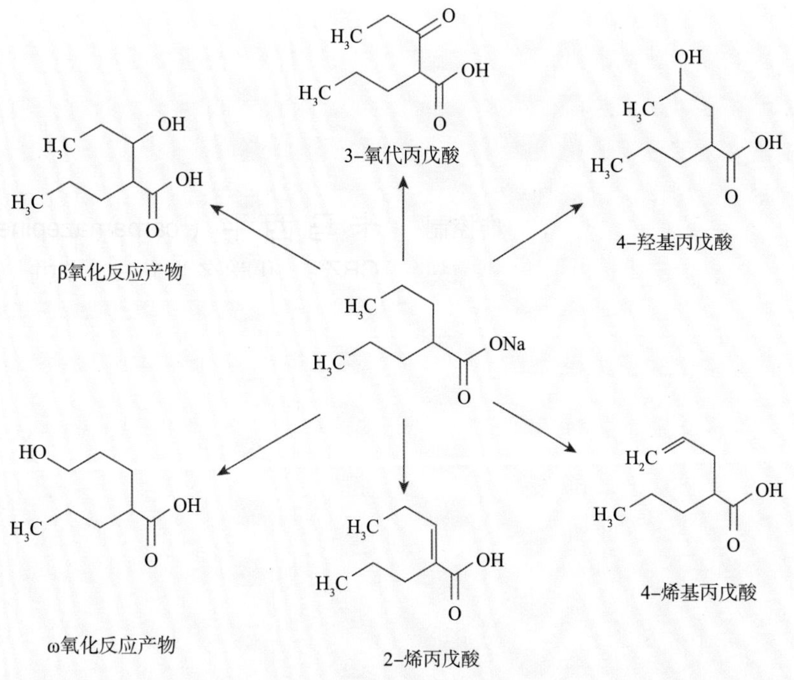

图2　丙戊酸钠的代谢途径

γ-ānjīdīngsuān
lèisìwùlèi kàngdiānxiányào

γ-氨基丁酸类似物类抗癫痫药 [antiepileptics of γ-aminobutyric acid（GABA）analogues]

在γ-氨基丁酸结构的基础上得到的γ-氨基丁酸类似物。通过抑制γ-氨基丁酸转氨酶，提高脑内γ-氨基丁酸浓度而产生抗惊厥作用的药物。

癫痫发作的原因之一是γ-氨基丁酸系统失调，γ-氨基丁酸含量过低，抑制性的递质减少。以γ-氨基丁酸的结构为基础，设计γ-氨基丁酸类似物作为γ-氨基丁酸转氨酶（GABA-T）的抑制剂，达到减少γ-氨基丁酸的降解而起作用。

氨己烯酸是γ-氨基丁酸的结构类似物（表1），对γ-氨基丁酸的氨基转移酶有不可逆的抑制作用，提高脑内γ-氨基丁酸浓度而产生抗惊厥作用，是治疗指数高、较安全的抗癫痫药。氨己烯酸口服易吸收，1小时后血药浓度可达高峰。分子中有不对称碳原子，对酶有明显的立体选择性，其中（S）-异构体对γ-氨基丁酸转氨酶的抑制作用强于（R）-异构体。氨己烯酸适用于顽固性部分性癫痫发作，耐受性好，常用于治疗严重癫痫患儿。

加巴喷丁是人工合成的带有环状结构的γ-氨基丁酸衍生物（表1），其作用机制不是直接作用于γ-氨基丁酸受体，而是增加γ-氨基丁酸释放而使其含量增加。由于亲脂性强，易透过血脑屏障，对急性发作型的患者有很好的作用，应用于全身强直阵发性癫痫，而且毒性小，不良反应少。体内不易代谢，不与血浆蛋白结合。有明显的抗癫痫作用，对部分性癫痫发作和继发全身性强直阵挛性癫痫发作有效。最大优点是同其他抗癫痫药联合应用无相加的作用，小剂量时有镇静作用和镇痛作用，特别是对神经性疼痛很有效。

（江 程）

qítālèi kàngdiānxiányào

其他类抗癫痫药（antiepileptics of others） 除了巴比妥类、乙内酰脲类、二苯并氮杂䓬类、脂肪羧酸类和γ-氨基丁酸类似物外的抗癫痫药物的统称。主要包括一些与γ-氨基丁酸受体-氯离子通道有关，通过阻断电压依赖性钠通道以及拮抗谷氨酸α-氨基-3-羟基-5-甲基-4-异噁唑丙酸受体有关的药物，以及一些碳酸酐酶抑制剂。

吡喃果糖的衍生物托吡酯（表1），1995年在英国上市。该药对其他抗癫痫药物难控制的、经常发作的部分癫痫特别有效。

拉莫三嗪是苯基三嗪类抗癫痫药，对局部和全身发作都有效。其作用机制可能是通过抑制脑内兴奋性递质特别是谷氨酸和天门冬氨酸的过量释放，产生抗癫痫作用。在用其他抗癫痫药治疗时，拉莫三嗪可作为补充治疗药使用（表1）。

唑尼沙胺为碳酸酐酶抑制剂，主要用于控制大发作。本药毒性较低且反复用药无蓄积性（表1）。

（江 程）

kàngjīngshén shīchángyào

抗精神失常药（antipsychotics） 一类可在不影响意识清醒条件下对重症精神病的兴奋、躁动、幻觉及妄想等症状有明显控制效果的药物。

精神病是在各种生物学、心理学以及社会环境因素影响下，大脑功能失调，导致认知、情感、意志和行为等精神活动出现不同程度障碍为临床表现的疾病。抗精神病药主要用于精神分裂症，使患者恢复正常理智。精神疾病病因很复杂，对药物的作用机制也有多种假说。一般认为精神分裂症可能与患者脑内多巴胺（dopamine，DA）过多有关。经

表1 部分γ-氨基丁酸类似物类抗癫痫药

药物名称及化学结构	结构特点	作用特点及用途
氨己烯酸（vigabatrin）	γ-氨基丁酸的γ-位连有乙烯基的结构类似物	对γ-氨基丁酸的氨基转移酶有不可逆的抑制作用，提高脑内γ-氨基丁酸浓度而产生抗惊厥作用，是一种治疗指数高、较安全的抗癫痫药。氨己烯酸适用于治疗顽固性部分性癫痫发作，耐受性好，常用于治疗严重癫痫患儿
加巴喷丁（gabapentin）	γ-氨基丁酸的β-位连有1个环状结构的化合物	不直接作用于γ-氨基丁酸受体，而是增加γ-氨基丁酸释放而使其含量增加。亲脂性强，易透过血脑屏障，体内不易代谢，不与血浆蛋白结合。具有明显的抗癫痫作用，小剂量时有镇静作用和镇痛作用，特别是对神经性疼痛很有效

注：＊. 该碳原子为不对称原子。

表 1 部分其他类抗癫痫药

药物名称及化学结构	结构特点	作用特点及用途
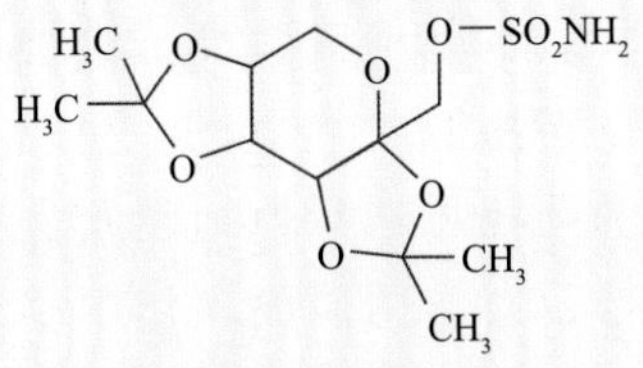 托吡酯（topiramate）	吡喃果糖的衍生物	作用机制可能与 γ-氨基丁酸受体-氯离子通道有关、通过阻断电压依赖性钠通道以及阻断谷氨酸 α-氨基-3-羟基-5-甲基-4-异噁唑丙酸受体，增强 γ-氨基丁酸活性发挥疗效。临床证明该药对抗癫痫药物难控制的、经常发作的部分癫痫特别有效
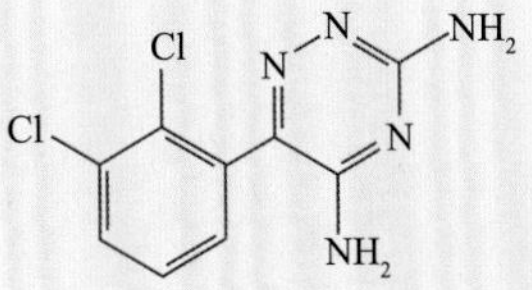 拉莫三嗪（lamotrigine）	6-苯基-1,2,4-三嗪衍生物	作用机制可能是通过抑制脑内兴奋性递质特别是谷氨酸和天门冬氨酸的过量释放，产生抗癫痫作用。在用其他抗癫痫药治疗时，可作为补充治疗药使用
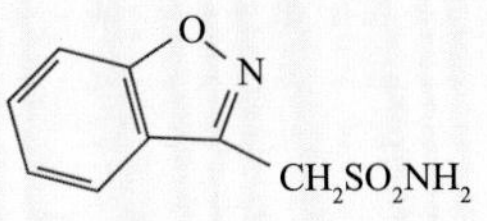 唑尼沙胺（zonisamide）	磺酰胺类的药物	碳酸酐酶抑制剂，对碳酸酐酶的抑制，使脑中钠离子增加，细胞膜的稳定性增加，抑制脑内的异常放电，主要用于控制大发作。毒性较低且反复用药无蓄积性

典的抗精神病药物是 DA 受体阻断剂，能阻断中脑-边缘系统及中脑-皮质通路的 DA 受体，减低 DA 功能，发挥抗精神病作用。但同时也会对黑质-纹状体多巴胺能系统产生抑制，导致了锥体外系副作用和内分泌方面改变，如不自主地僵硬性收缩躯体的肌肉、坐立不安等。随着精神药理学的发展，开始注重研究锥体外系副作用低的新型抗精神病药物，出现了许多新的抗精神病药物，它们的作用机制与经典的抗精神病药物不同，较少出现锥体外系副反应，被称为非经典的抗精神病药物。

抗精神失常药按母核不同分成如下几类：吩噻嗪类、噻吨类（硫杂蒽类）、丁酰苯类、二苯并二氮杂䓬及其衍生物类和苯甲酰胺类等（表 1）。其中吩噻嗪类、噻吨类和二苯并二氮杂䓬类通称为三环类药物，都由吩噻嗪的结构改造和衍变而来。

吩噻嗪类 吩噻嗪是有二苯并噻嗪结构类的化合物。吩噻嗪类抗精神病药物是 20 世纪 40 年代研究吩噻嗪类抗组胺药异丙嗪（promethazine）的构效关系时发现的，将异丙嗪侧链的异丙基用直链的丙基替代，抗组胺作用减弱，而精神抑制副作用增强。2 位以氯取代，得到第一个吩噻嗪类抗精神病药氯丙嗪（图 1）。

氯丙嗪有较强的安定作用，临床上用于治疗以兴奋症为主的精神病，副作用较大。以氯丙嗪为先导化合物，对吩噻嗪类药物进行结构改造，改造的部位主要集中在吩噻嗪环上的取代基、10 位 N 上的取代基及三环的生物电子等排体 3 个方面，由此得到了一系列的三环类抗精神病药物，如奋乃静、氟奋乃静、三氟拉嗪、硫利达嗪等，并在结构改造中总结出吩噻嗪类药物的构效关系（图 2）。

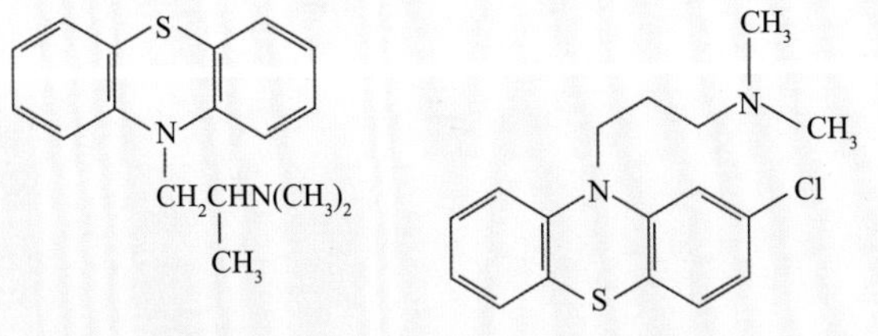

利用吩噻嗪环 10 位 N 上取代基侧链的醇羟基与长链脂肪酸成酯，肌内注射后在体内吸收减慢，水解成原药的速度也较慢，可得到延长作用时间的前药，如氟奋乃静癸酸酯，特别适用于需长期治疗且服药不合作的患者。

噻吨类 将吩噻嗪母核中的 10 位氮原子用碳原子替换，并通过双键与碱性侧链相连，则形成噻吨结构，得到的这类药物称为噻吨类抗精神病药物，又称硫杂蒽类抗精神病药物。代表药物有氯普噻吨，常用药物包括氯哌噻吨等，其中许多化合物的侧链结构都与吩噻嗪类药物相同。由于

图 1 异丙嗪和氯丙嗪的结构式

噻吨类衍生物的母核与侧链以双键相连，故有顺式（Z）和反式（E）两种异构体，通常顺式异构体的活性大于反式异构体。

丁酰苯类 丁酰苯类抗精神病药物是在研究镇痛药的基础上发现的。在研究镇痛药哌替啶衍生物过程中，发现将哌替啶 N 上的甲基用丙酰苯基取代时，镇痛作用下降，但出现了类似氯丙嗪的抗精神病样作用。经构效关系研究发现将丙酰基延长为丁酰基，可使吗啡样的作用消失，而氯丙嗪样作用大大增强，从而发展了有较强抗精神失常作用的丁酰苯类抗精神病药物（图3），代表药物有氟哌啶醇，常用药物包括替米哌隆等。该类药物的抗精神病作用一般比吩噻嗪类强，同时用作抗焦虑药。

二苯并二氮杂䓬及其衍生物类 在抗精神病药物的研究中，人们一直致力于减少或消除药物的锥体外系反应和迟发性运动障碍等毒副作用。对吩噻嗪类的噻嗪环进行结构改造，将其中的6元噻嗪环改造并扩环为二氮䓬环得到非典型的二苯并二氮杂䓬类抗精神病药物，代表药物有氯氮平，常用药物包括洛沙平、阿莫沙平、喹硫平、奥氮平等。这类药物特异性地作用于中脑皮层的多巴胺神经元，具有较好的广谱抗精神病作用，且锥体外系反应及迟发性运动障碍等毒副作用较轻。

苯甲酰胺类 20世纪70年代后发展起来的一类作用强而副作用相对低的抗精神病药物。在对局部麻醉药普鲁卡因的结构改造中，发现甲氧氯普胺（图4）有很强的镇吐作用，并有轻微的镇静作用。深入研究其作用机制，发现这些作用与阻断多巴胺受体有关，因此进一步对苯甲酰胺类结构进行研究。在此基础上，相继合成了各种含有吡咯烷基的苯甲酰胺衍生物，得到了以舒必利为代表的苯甲酰胺类抗精神病药物，常用药物包括瑞莫必利等。该类药物可选择性地阻断多巴胺受体，有作用强而副作用小的优点，可用于精神分裂症和顽固性呕吐的对症治疗。

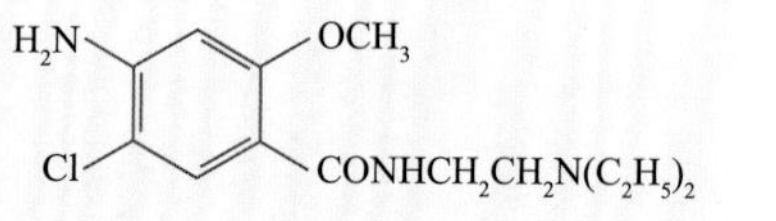

图4 甲氧氯普胺的结构式

除了上述介绍的抗精神病药物外，还有一些其他结构类型的非经典抗精神病药物，常用药物包括利培酮、帕利哌酮、齐拉西酮、阿立哌唑等（表1）。

（江 程）

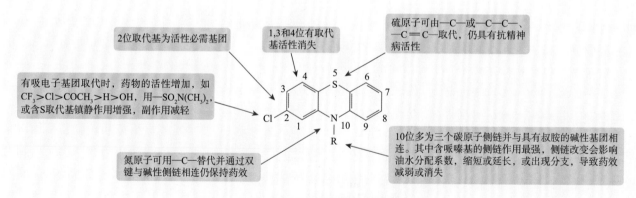

2位取代基为活性必需基团

1,3和4位有取代基活性消失

硫原子可由—C—或—C—C—、—C＝C—取代，仍具有抗精神病活性

有吸电子基团取代时，药物的活性增加，如 $CF_3 > Cl > COCH_3 > H > OH$，用 $—SO_2N(CH_3)_2$，或含S取代基镇静作用增强，副作用减轻

10位多为三个碳原子侧链并与具有叔胺的碱性基团相连。其中含哌嗪基的侧链作用最强，侧链改变会影响油水分配系数，缩短或延长，或出现分支，导致药效减弱或消失

氮原子可用—C—替代并通过双键与碱性侧链相连仍保持药效

图2 吩噻嗪类药物的构效关系

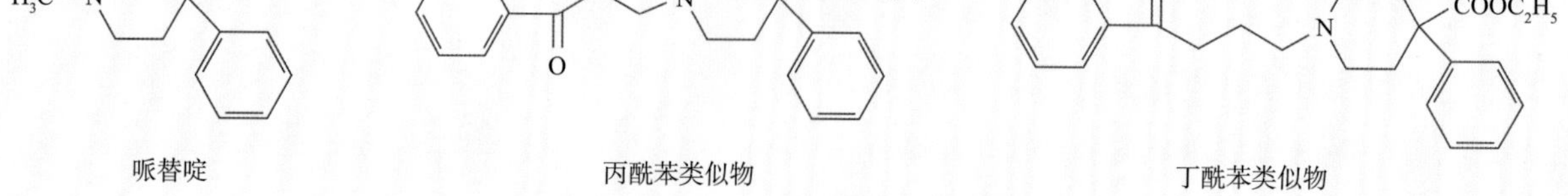

哌替啶

丙酰苯类似物

丁酰苯类似物

图3 丁酰苯类抗精神病药物的发现过程

表 1　部分常用的抗精神病药

类别	药物名称及化学结构	结构特点	作用特点及用途
吩噻嗪类	奋乃静（perphenazine）	与氯丙嗪母核相同，10 位 N 原子与羟乙基哌嗪侧链之间相隔 3 个直链碳原子。属于经典的抗精神病药	抗精神病作用比氯丙嗪强 6~8 倍。用于慢性精神分裂症、躁狂症、焦虑症及精神失常等，亦有镇吐作用。但可产生严重锥体外系副作用
	氟奋乃静（fluphenazine）	在奋乃静的 2 位用—CF_3 取代—Cl。属于经典的抗精神病药	作用机制与氯丙嗪相同，抗精神病作用比氯丙嗪强 50 倍，半衰期 13~24 小时，用于治疗精神分裂症，对幻觉、妄想和紧张性兴奋的疗效较好
	氟奋乃静癸酸酯（fluphenazine decanoate）	属前药，将氟奋乃静结构中的羟基与癸酸成酯而得。属经典的抗精神病药	肌内注射后在体内吸收慢，水解成原药氟奋乃静的速度也较慢，作用时间比氟奋乃静长 9~20 倍，特别适用于需长时期治疗且服药不合作的患者
	三氟拉嗪（trifluoperazine）	氟奋乃静结构中的羟乙基替换为甲基得到。属经典的抗精神病药	作用类似氯丙嗪，但抗精神病作用和镇吐作用均较强，锥体外系反应较多见
	硫利达嗪（thioridazine）	吩噻嗪母核 2 位用甲硫基取代，10 位用 *N*-甲基-哌啶-2-基-乙基取代。属经典的抗精神病药	通过抑制精神运动，降低患者的兴奋、多动和情绪紧张等症状，主要用于治疗精神躯体障碍所致焦虑和紧张状态及儿童行为问题。锥体外系副作用较小
噻吨类	氯哌噻吨（clopenthixol）	用碳原子替换吩噻嗪母核中的 10 位氮原子，并通过双键与碱性侧链羟乙基哌嗪相连。临床使用顺式和反式的混合体。属于经典的抗精神病药	通过阻断多巴胺受体起作用，镇静作用比氯丙嗪强，为中效抗精神病药。有抗抑郁和抗焦虑作用。口服吸收，3~6 小时血药浓度达峰，半衰期为 35 小时。主要用于慢性精神分裂症维持治疗
丁酰苯类	替米哌隆（timiperone）	氟哌啶醇结构中哌啶 4 位的对氯苯基用硫代苯并咪唑酮替换，并消除哌啶 4 位的羟基而得。属经典的抗精神病药	作用机制与其对脑内多巴胺能神经的抑制作用有关，有多巴胺受体阻断作用，锥体外系或运动系统的副作用较小。临床上可替代氟哌啶醇

表 1　部分常用的抗精神病药　　　　　　　　　　　　　　　　　　　　续　表

类别	药物名称及化学结构	结构特点	作用特点及用途
二苯并二氮杂草及其衍生物类	洛沙平（loxapine）	氯氮平结构中 5 位 N 被 O 取代而得到。属经典抗精神病药	阻断纹状体多巴胺受体，药理活性和不良反应与氯丙嗪相似，可导致锥体外系反应。主要用于精神分裂症和焦虑症治疗
	阿莫沙平（amoxapine）	洛沙平的脱甲基活性代谢物，又称氯氧平。属经典的抗精神病药	通过抑制脑内突触前对去甲肾上腺素的再摄取，产生很强的抗抑郁和精神兴奋作用，亦可作为抗抑郁药使用
	喹硫平（quetiapine）	氯氮平结构中 5 位 N 被 S 取代，哌嗪末端用羟乙氧基乙基取代。属非经典的抗精神病药	对多种大脑神经递质受体具有阻断作用，虽对多巴胺受体和 5-羟色胺受体 2 亚型的结合力较弱，作用不如其他抗精神病药物，但对两者亲和力的比值较高，几乎不产生锥体外系副作用。用于治疗精神分裂症，生物利用度为 100%
	奥氮平（olanzapine）	用生物电子等排体噻吩环替换氯氮平结构中的一个苯环而得。属非经典的抗精神病药	只选择性减少中脑边缘系统的多巴胺能神经元活动，对纹状体的运动功能影响小，几乎没有锥体外系副作用，适用于各种精神分裂症
苯甲酰胺类	瑞莫必利（remoxipride）	抗精神病药舒必利的类似物，临床用其 S-对映体。属经典的抗精神病药	相对特异性的多巴胺 D_2 受体阻断剂，对 D_1 受体亲和力小，对多巴胺刺激的腺苷酸环化酶的活性无影响，故副作用小。生物利用度 > 90%，半衰期 4~7 小时。用于精神分裂症
其他类	利培酮（risperidone）	分子中含有哌啶并嘧啶酮和 1,2-苯并异噁唑等结构，属非经典的抗精神病药	半衰期约 3 小时，高选择性的 5-羟色胺受体 2 亚型/多巴胺受体平衡阻断剂，疗效高，适用于各种精神分裂症，对焦虑和抑郁症均有效，且锥体外系不良反应很少

表 1　部分常用的抗精神病药　　　　　　　　　　　　　　　　　　　　　　续　表

类别	药物名称及化学结构	结构特点	作用特点及用途
	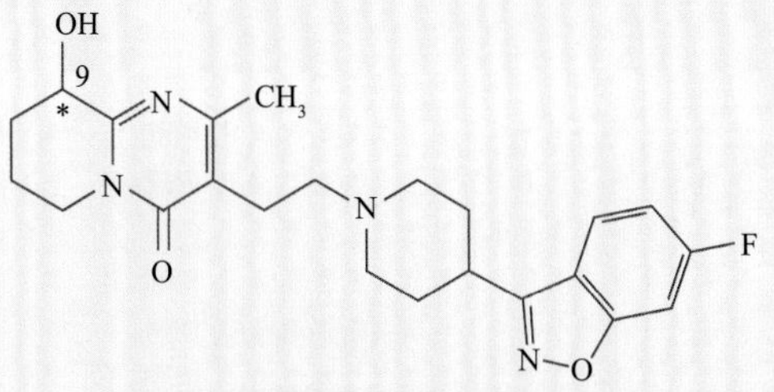 帕利哌酮（paliperidone）	利培酮在体内的活性代谢物（9-羟基衍生物），药用为外消旋体。属非经典的抗精神病药	半衰期达 24 小时。可用于精神分裂症的所有症状
其他类	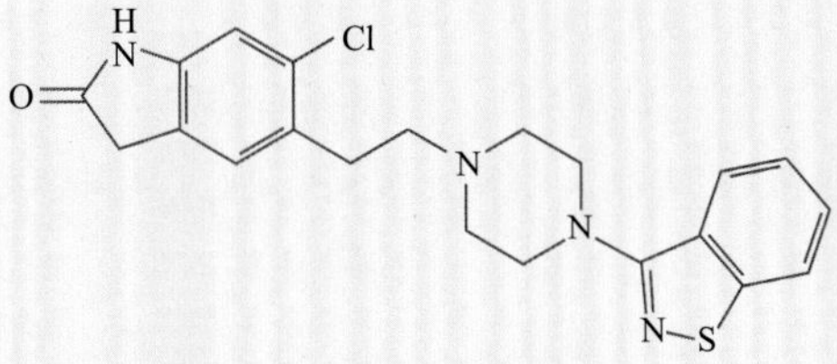 齐拉西酮（ziprasidone）	分子结构类似于利培酮，属非经典的抗精神病药	对多巴胺 D_2 受体和 5-羟色胺受体 1A 亚型均有很强的阻断活性。它还与大脑组织中的 5-羟色胺受体 2C、1D 和 1A 亚型具有高亲和力，有利于缓解阴性症状，提高情绪调节能力。因此，齐拉西酮可用于精神分裂症的阳性症状，其认知损害、肥胖和高催乳素血症等不良反应相对较少
	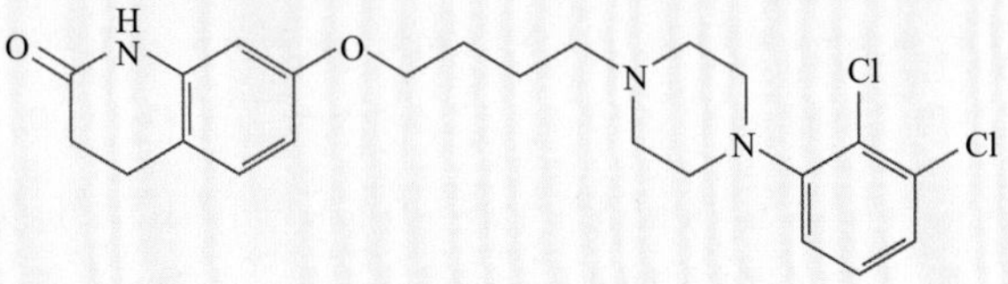 阿立哌唑（aripiprazole）	7 位侧链取代的 3,4-二氢-2（1H）-喹啉酮结构。属非经典的抗精神病药	作用靶标涉及多种受体，作用机制较复杂和独特，通过对多巴胺受体 D_2 和 5-羟色胺受体 1A 亚型的部分激动作用及对 5-羟色胺受体 2A 亚型的阻断作用而产生抗精神分裂症作用

注：*. 该碳原子为不对称原子。

yánsuān lùbǐngqín

盐酸氯丙嗪（chlorpromazine hydrochloride）

化学名为 3-（2-氯-10H-吩噻嗪-10-基）-N, N-二甲基-丙-1-胺盐酸盐。又称冬眠灵、氯普吗嗪。结构式见图 1，为吩噻嗪类抗精神失常药，临床用于治疗精神分裂症和躁狂症，亦用于镇吐，强化麻醉及人工冬眠等。由法国罗纳·普朗克（Rhone Poulenc SA）公司研发，1952 年在法国上市。

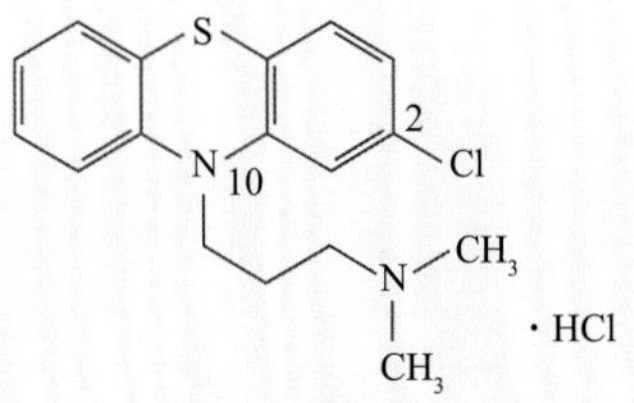

图 1　盐酸氯丙嗪的结构式

盐酸氯丙嗪为白色或乳白色结晶性粉末，熔点 194～198℃，微臭，味极苦，有引湿性，极易溶于水，水溶液显酸性，溶于乙醇或三氯甲烷，在乙醚或苯中不溶，游离碱的 pK_a 值为 9.3。

氯丙嗪的作用机制是通过阻断脑内多巴胺受体产生抗精神病作用。但它的副作用也与此机制有关，主要是锥体外系副作用，帕金森综合征，不能静坐或运动障碍。氯丙嗪可抑制脑干网状结构的上行激活系统，故还有很强的镇静作用。可影响延脑的呕吐中枢活动，故有抑制呕吐的作用。

以氯丙嗪为代表的吩噻嗪类药物在空气中放置，渐变为红棕色，日光及重金属离子对氧化有催化作用，遇氧化剂则被迅速氧化破坏；遇光分解生成自由基，

自由基与体内一些蛋白质作用时，发生光毒性（过敏）反应（图 2）。吩噻嗪类药物经口服或注射给药后，有部分患者在日光强烈照射下皮肤出现红疹，这是吩噻嗪类药物的毒副作用之一。

吩噻嗪类药物在体内的代谢过程非常复杂，产物至少在几十种以上（图 3）。代谢主要受 CYP450 酶的催化在肝进行。氯丙嗪的代谢过程主要是氧化，其中 5 位 S 的氧化，生成亚砜及其进一步氧化产物砜，两者均是无活性的代谢物。苯环的氧化以 7 位酚羟基为主，7-羟氯丙嗪为活性代谢物。还有一些 3 位—OH 氯丙嗪，8 位—OH 氯丙嗪产物。这些羟基氧化物可进一步与葡萄糖醛酸结合，或生成硫酸酯，排出体外。羟基氧化物可在体内烷基化，

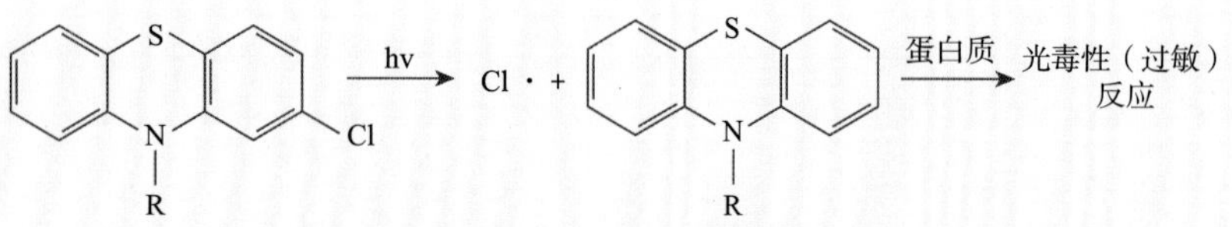

图2　吩噻嗪类药物的光毒性（过敏）反应示意

生成相应位置的甲氧基氯丙嗪。另一条代谢途径是 10 位 N 或侧链 N 的脱烷基反应，前者的产物是单脱甲基氯丙嗪，后者的产物是双脱甲基氯丙嗪。这两种代谢物在体内均可以与多巴胺 D_2 受体作用，故为活性代谢物。

盐酸氯丙嗪的主要副作用有口干，上腹部不适，乏力、嗜睡，便秘等。对产生光毒性反应的患者，在服药期间应尽量减少户外活动，避免日光照射。

药物-药物相互作用：①与单胺氧化酶抑制剂、三环类抗抑郁药合用时，两者的抗胆碱作用增强，不良反应加重。②与碳酸锂合用，可引起血锂浓度增高，导致运动障碍、锥体外系反应加重、脑病及脑损伤等。③与乙醇或其他中枢神经抑制药合用时，中枢抑制作用加强。④与阿托品类药物合用，抗胆碱作用增强，不良反应加强。⑤与抗高血压药物合用易致直立性低血压。⑥与抗精

神病药舒托必利合用有发生室性心律失常的危险。⑦抗酸药及苯海索可降低盐酸氯丙嗪的吸收。⑧苯巴比妥可诱导肝微粒体酶，加快盐酸氯丙嗪的排泄，减弱其抗精神病作用。

（江　程）

lùpǔsāidūn

氯普噻吨（chlorprothixene）

化学名为（3Z）-3-（2-氯噻吨-9-亚基）-N,N-二甲基丙-1-胺。又称泰尔登。为噻吨类抗精神失常药，临床用于治疗精神分裂症和躁狂症。

氯普噻吨（结构式见图1）为淡黄色结晶性粉末，无臭，无味。在三氯甲烷中易溶，在水中不溶。熔点 97~98℃。

氯普噻吨对多巴胺 D_1、D_2 受体均有阻断作用，是通过阻断多

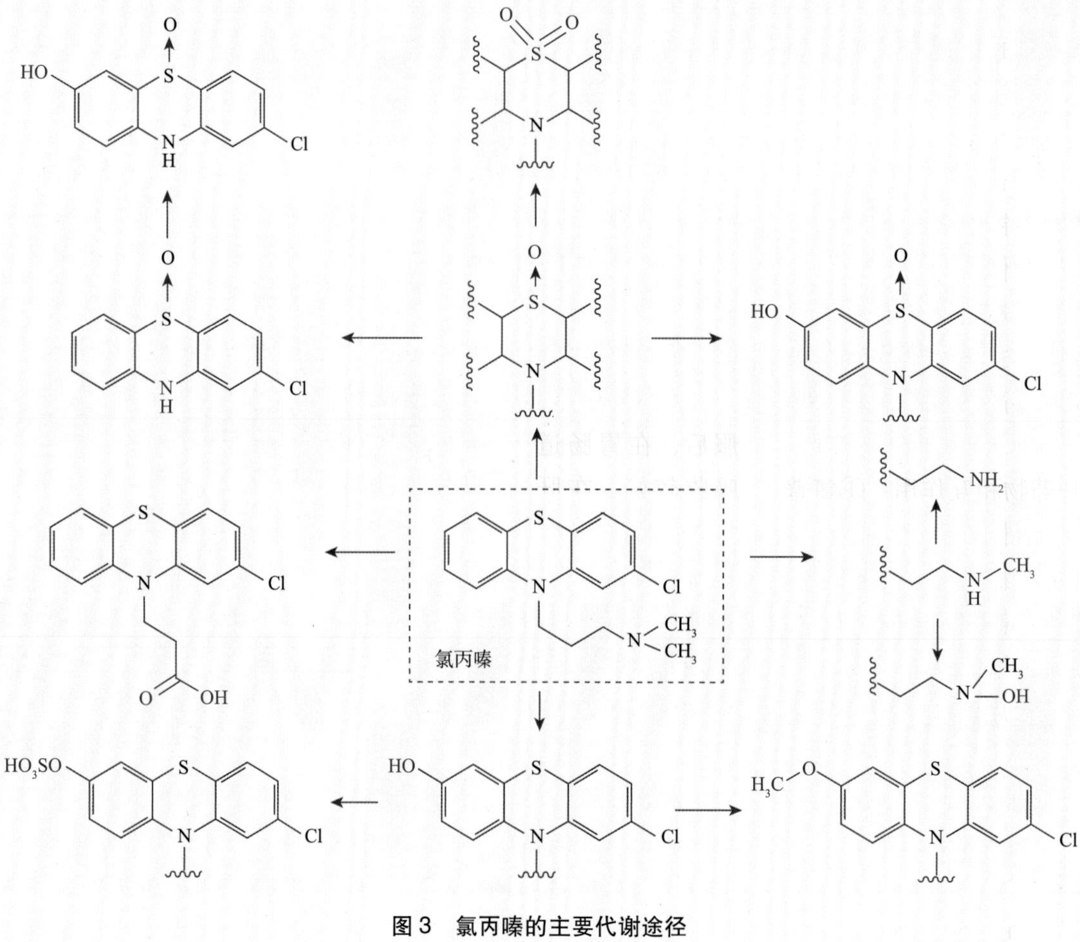

图3　氯丙嗪的主要代谢途径

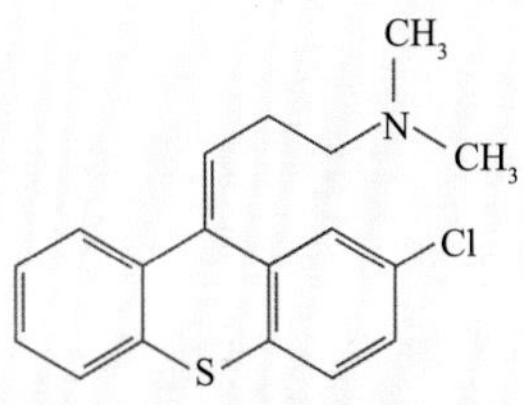

图1 氯普噻吨的结构式

巴胺受体而产生较强的镇静作用。对精神运动兴奋的患者，能较快地控制兴奋和躁动，还可用于躁狂症治疗。氯普噻吨也可抑制延脑的化学感受区，起镇吐作用，还可减少脑干网状结构的上行激活系统引起镇静作用。氯普噻吨较少见锥体外系副作用，但有致睡眠障碍、困倦、乏力等副作用。口服后吸收快，达峰时间为1~3小时。肌内注射后作用时间可达12小时以上。主要在肝内代谢，半衰期约为30小时，大部分经肾排泄。

氯普噻吨的母核与侧链是以双键相连，故有几何异构体存在。以2位取代基与侧链在同侧，称顺式（cis-）异构体，为Z型；2位取代基与侧链在异侧，称反式（trans-）异构体，为E型。噻吨类药物一般是顺式体的抗精神病的活性大于反式体。顺式氯普噻吨的抗精神病活性是反式体的5~7倍。

药物-药物相互作用：①氯普噻吨能加强中枢神经抑制药的药效，合用时应将中枢神经抑制药的用量减少到常用量的1/4~1/2。②三环类或单胺氧化酶抑制剂与氯普噻吨合用时，镇静和抗胆碱作用增强。③与酒精合用，可引起过度镇静。

（江 程）

fúpàidìngchún

氟哌啶醇（haloperidol） 化学名为4-[4-(4-氯苯基)-4-羟基-1-哌啶基]-1-(4-氟苯基)-丁-1-酮。为丁酰苯类抗精神失常药，临床用于治疗各种急慢性精神分裂症及躁狂症，也可用于镇吐。杨森制药公司（Janssen Pharmaceutica N. V.）研发，1967年在美国首次上市。

氟哌啶醇（结构式见图1）为白色或类白色的结晶性粉末，无臭无味，熔点149~153℃，pK_a8.3。溶于三氯甲烷，略溶于乙醇，微溶于乙醚，几乎不溶水。

氟哌啶醇在室温，避光条件下稳定，受光照射颜色加深。在105℃干燥时，发生部分降解，降解产物中有哌啶环上的脱水产物（图2）。片剂的稳定性与所用的处方有关，如处方中有乳糖，氟哌啶醇会与乳糖中的杂质5-羟甲基-2-糠醛发生加成反应，影响片剂的稳定性，因此制剂中应避免使用乳糖。

氟哌啶醇的药理作用类似吩噻嗪类抗精神病药物，特点是作用强而持久。对外周自主神经系统无显著作用，无抗组胺作用，抗肾上腺素作用也弱。锥体外系副作用高达80%，而且有致畸作用。

氟哌啶醇口服后，在胃肠道吸收较好，在肝代谢，肾消除，有首过效应。氟哌啶醇的代谢半衰期是21小时，在体内代谢的主要产物是酮的还原，以及哌啶的N-脱烷基化反应，继而进行ω-氧化生成的对氟苯丁酮酸（图3）。

药物-药物相互作用：①与麻醉药、镇痛药、催眠药合用，可互相增效，合并使用应减量。②与氟西汀合用可加重锥体外系反应。③与甲基多巴合用能加重精神症状，应注意避免。④与抗高血压药合用可使血压过度降低。与肾上腺素合用可导致血压下降。⑤用苯巴比妥可使氟哌啶醇血浓度下降。

（江 程）

lǜdànpíng

氯氮平（clozapine） 化学名为8-氯-11-(4-甲基-1-哌嗪基)-5H-二苯并[b,e][1,4]二氮杂䓬。又称氯扎平。为二苯并二氮杂䓬类抗精神失常药，用于治疗精神分裂症。由瑞士的温德（Wander AG）制药公司研发，1972年在瑞士上市，1990年在美国上市。

氯氮平（结构式见图1）为淡黄色结晶性粉末；无臭无味。熔点181~185℃，pK_a（HB^+）8.0。在水中几乎不溶，在乙醇中溶解，在三氯甲烷中易溶。

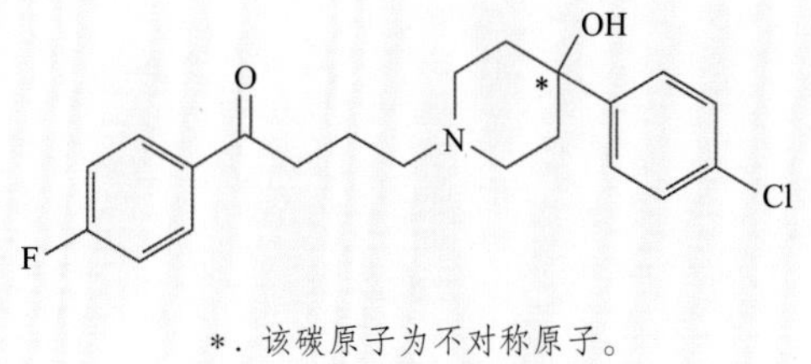

*. 该碳原子为不对称原子。
图1 氟哌啶醇的结构式

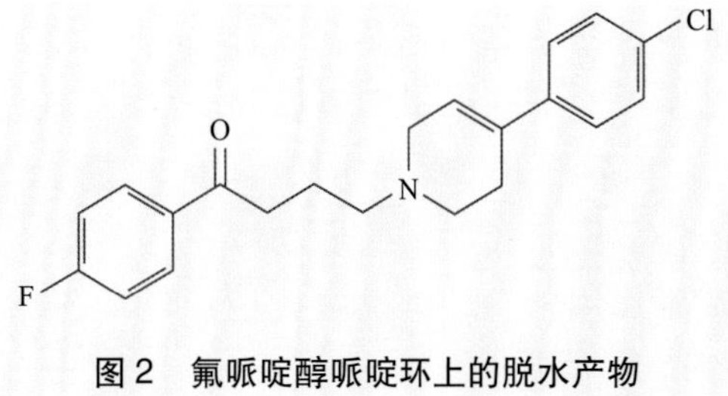

图2 氟哌啶醇哌啶环上的脱水产物

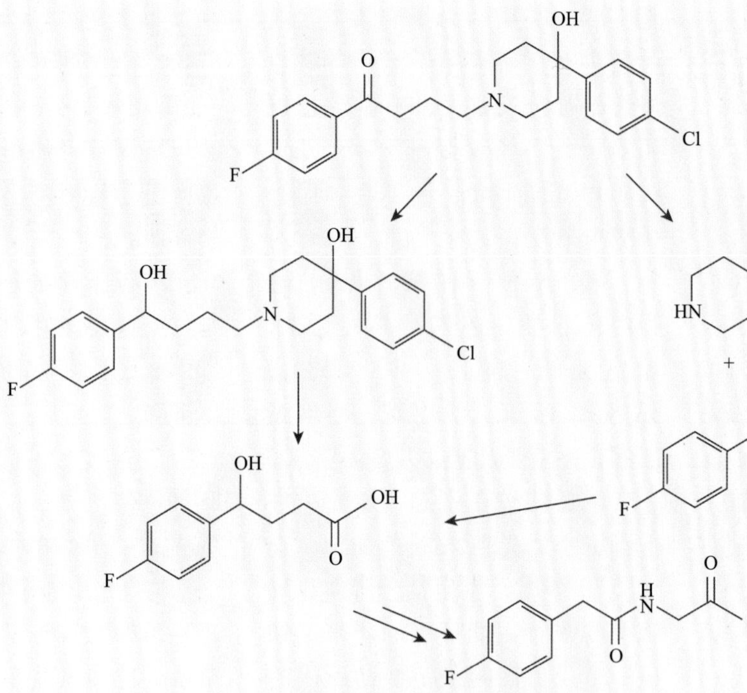

图3　氟哌啶醇在体内的代谢

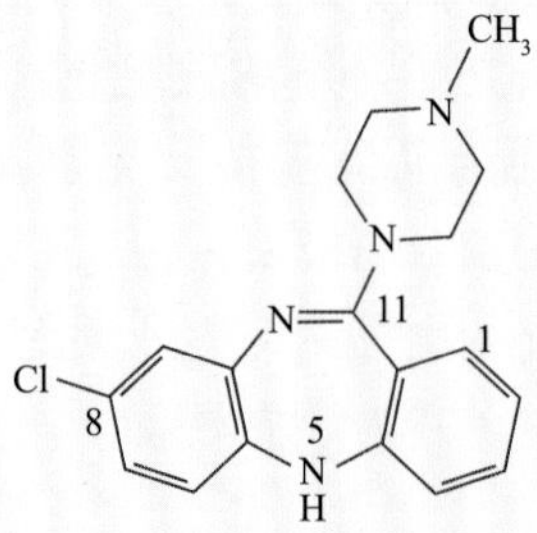

图1　氯氮平的结构式

在抗精神病药物的研究中，人们一直致力于减少或消除药物的锥体外系反应和迟发性运动障碍等毒副作用。对吩噻嗪类的噻嗪环进行结构改造，将6元环扩为二苯并二氮䓬环得到非典型的广谱抗精神病药物氯氮平，它特异性地作用于中脑皮层的多巴胺神经元，有较好的抗精神病作用，且锥体外系反应及迟发性运动障碍等毒副作用较轻，也说明抗精神病作用与锥体外系副作用可以分开。氯氮平作用于脑边缘系的

多巴胺受体，调节多巴胺与D_1受体和D_2受体的结合功能，并具有阻断5-羟色胺受体2亚型作用，还能与许多非多巴胺能的受体相结合。

氯氮平的口服吸收迅速完全，几乎100%被吸收，吸收后迅速广泛分布到各种组织。由于其亲脂性强，可通过血脑屏障，对精神分裂症的各种症状都有较好的疗效，是广谱的抗精神病药，尤其是适用于难治疗性精神分裂症。有严重的副作用，主要是粒细胞减少症，但锥体外系副作用低。长期用药有成瘾性。

氯氮平口服吸收完全，在体内的代谢产物复杂，主要是N-去甲基氯氮平、苯环氧化的酚性去甲氯氮平、N-氧化氯氮平和脱氯产物。

药物-药物相互作用：①与乙醇或其他中枢神经系统抑制药合用可增加中枢抑制作用。②与抗

高血压药合用有增加直立性低血压的危险。

（江　程）

shūbìlì

舒必利（sulpride）　化学名为（±）-5-（氨基磺酰基）-N-[（1-乙基吡咯烷-2-基）-甲基]-2-甲氧基苯甲胺。为苯甲酰胺类抗精神失常药，临床用于治疗精神分裂症及焦虑性神经症，也有用于顽固性呕吐的对症治疗，并有抗抑郁作用。1957年由法国德拉格兰许（Delagrange）公司研发上市。结构式见图1。

以舒必利为代表的取代苯甲

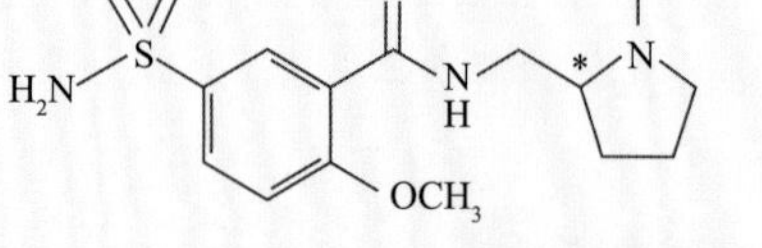

*. 该碳原子为不对称原子。
图1　舒必利的结构式

酰胺类抗精神病药物是在对局部麻醉药普鲁卡因结构改造中发现的。20世纪60年代，根据氯丙嗪和氟哌啶醇能增加多巴胺的研究，提出抗精神病药物的受体阻断假说，研究发现甲氧氯普胺（metoclopramide，灭吐灵）有中枢多巴胺阻断作用，推测可能是一种新的抗精神病药物，这一推测得到证实。在此基础上，相继合成了各种含吡咯烷基的苯甲酰衍生物，得到了以舒必利为代表的苯甲酰胺类抗精神病药物。

舒必利为白色或类白色结晶性粉末；无臭，味微苦；熔点 177~180℃。pK_a 为 9.1；在乙醇或丙酮中微溶，三氯甲烷中极微溶解，水中几乎不溶；氢氧化钠溶液中极易溶解；在氢氧化钠溶液中加热，水解释放出氨气，能使湿润的红色石蕊试纸变蓝。

舒必利结构中有手性碳，故存在光学异构体，临床上使用外消旋体。S-（-）异构体有抗精神病活性，R-（+）异构体有毒副作用，去除右旋体后毒性降低，剂量也减少一半，已有左旋体上市，称为左舒必利（levosulpiride）。

舒必利对多巴胺 D_2 受体有选择性阻断作用，与其他抗精神病药物不同的是，它对多巴胺能神经元的作用与腺苷酸环化酶的功能无关。舒必利没有明显的镇静作用，适用于治疗精神分裂症及焦虑性神经症；止吐作用是氯丙嗪的 166 倍，可用于对症治疗顽固性呕吐；还有抗抑郁作用。舒必利的优点是很少有锥体外系副作用，因此被列入国家基本药物。

药物-药物相互作用：①与中枢神经系统抑制药或三环类抗抑郁药合用，可致过度嗜睡。②与曲马多、佐替平合用，可增加癫痫发作的风险。③锂剂可加重舒必利的不良反应，并降低药效。④抗酸药和止泻药可减少舒必利的吸收，两者同用时应间隔至少 1 小时。

（江 程）

kàngyìyùzhèngyào
抗抑郁症药（antidepressants）

一类主要用于治疗以情绪抑郁为突出症状的精神疾病的药物。这类药物通常单独使用或者与其他药物联合使用。抗抑郁药可使患者的抑郁症状消除，但不能使正常人的情绪提高。

抑郁症是情感活动发生障碍的精神失常症，表现为情绪异常低落，常有强烈的自杀倾向，并有自主神经或躯体性伴随症状。抑郁症的病因复杂，中枢特定的神经递质去甲肾上腺素和/或 5-羟色胺的含量降低及其受体功能低下，被认为是引起抑郁的原因。通过调节脑内去甲肾上腺素及 5-羟色胺的含量，可达到治疗抑郁症的效果。

抗抑郁药的发展始于 20 世纪 50 年代，临床医生发现部分患者服用抗结核药异烟肼后出现情绪高涨的副作用，经研究发现该副作用与其抑制单胺氧化酶有关，在此基础上，发展了肼类单胺氧化酶抑制剂类抗抑郁药。但由于肼类化合物的毒性大，副作用多，临床应用受到限制，逐渐被淘汰。

根据药物的作用机制，抗抑郁药分为 4 类。

单胺氧化酶抑制剂 单胺氧化酶（monoamine oxidase，MAO）是一种催化体内单胺类递质代谢失活的酶，单胺氧化酶抑制剂可通过抑制单胺类递质的代谢失活而减少脑内 5-羟色胺和去甲肾上腺素的氧化脱胺代谢，使脑内受体部位神经递质 5-羟色胺或去甲肾上腺素的浓度增加，促使突触的神经传递而达到抗抑郁的目的。单胺氧化酶有两种亚型，分别是 MAO-A 和 MAO-B。MAO-A 与去甲肾上腺素和 5-羟色胺的代谢有关。1990 年在研制选择性 MAO-A 可逆性抑制剂时，得到吗氯贝胺（moclobemide）。它是第一个单胺氧化酶 A（MAO-A）抑制剂，在体内可高度选择性和可逆性地抑制 MAO-A，临床用于治疗精神抑郁症（表 1）。

去甲肾上腺素重摄取抑制剂
神经突触对去甲肾上腺素的重摄入，可降低脑内去甲肾上腺素的含量，表现为抑郁。去甲肾上腺素重摄取抑制剂通过抑制神经突触前端去甲肾上腺素的重摄取，起到抗抑郁作用。去甲肾上腺素重摄取抑制剂药物大多为三环类化合物，也称为三环类抗抑郁药。根据作用机制，去甲肾上腺素重摄取抑制剂又可分为两类：①选择性去甲肾上腺素重摄取抑制剂。只抑制去甲肾上腺素的重摄取，对其他受体以及神经递质转运蛋白的亲和力较小，因此副作用较少。该药除瑞波西汀是非三环的结构外，其余大多是三环结构，其中地昔帕明为二苯并氮杂䓬结构，是非选择性的去甲肾上腺素重摄取抑制剂丙咪嗪的活性代谢产物。②非选择性去甲肾上腺素重摄取抑制剂。有 3 种不同的化学结构类型：二苯并氮杂䓬类、二苯并噁庚英类及二苯并环庚二烯类。在吩噻嗪结构的基础上，利用生物电子等排原理，将类分子中的硫原子以生物电子等排体 1,2-乙叉基（—CH₂—CH₂—）或 1,2-乙烯叉基（—CH＝CH—）取代，形成二苯并氮杂䓬类抗抑郁药，代表药物有丙咪嗪等；将吩噻嗪结构衍生成二苯并噁庚英结构得到的常用药物有多塞平等；

用生物电子等排体原理，将二苯并氮杂䓬母核中的氮原子以碳原子取代，并且通过双键与侧链相连，便形成二苯并环庚二烯类抗抑郁药，常用药物有阿米替林等（表1）。

选择性5-羟色胺重摄取抑制剂 作用是抑制神经细胞对5-羟色胺的重摄取，提高其在突触间隙中的浓度而起抗抑郁作用。该类药物结构差异较大，似无共同的结构，但作用机制相似。与三环类抗抑郁药相比，疗效相当，选择性高，对胆碱、组胺和肾上腺素受体作用小或几乎没有作用，副作用轻，患者耐受性好。自20世纪70年代问世以来，临床应用广泛。代表药物如氟西汀，常用药物包括氟伏沙明、帕罗西汀、舍曲林、西酞普兰、艾司西酞普兰、曲唑酮和维拉佐酮等（表1）。

其他类 2000年初，一些新型抗抑郁药相继上市，如去甲肾上腺素能和特异性5-羟色胺重摄取抑制剂通过阻断 α_2 肾上腺素受体而增加去甲肾上腺素能的释放，通过阻断5-羟色胺受体1亚型和5-羟色胺受体2亚型以及激动5-羟色胺受体1A亚型，特异性地增加5-羟色胺受体1A亚型介导的5-羟色胺能神经传导。常用药物如米氮平；5-羟色胺和去甲肾上腺素重摄取双重抑制剂通过抑制5-羟色胺和去甲肾上腺素的重摄取而发挥抗抑郁作用，常用药物包括度洛西汀和文拉法辛等（表1）。

(江 程)

表1 部分常用的抗抑郁药

类别	药物名称及化学结构	结构特点	作用特点及用途
单胺氧化酶抑制剂	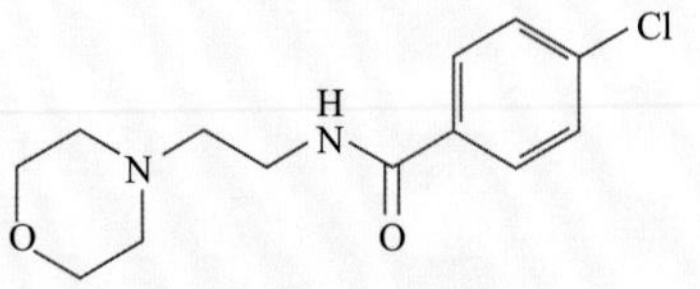 吗氯贝胺（moclobemide）	有苯甲酰胺母核，酰胺N通过1,2-乙叉基与吗啉相连	特异性MAO-A可逆性抑制剂，用于治疗精神抑郁症。与不可逆的酶抑制剂相比，停药后，MAO的活性恢复快，不良反应轻
去甲肾上腺素重摄取抑制剂	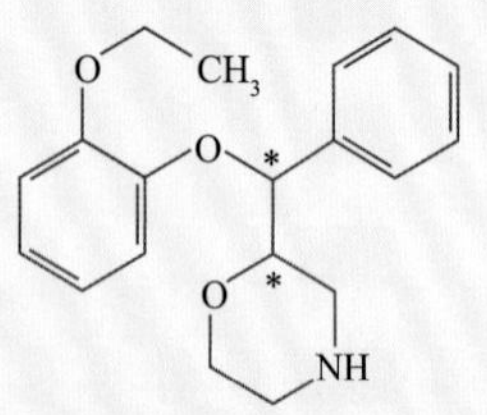 瑞波西汀（reboxetine）	分子含有两个手性碳，临床用 R,R-异构体和 S,S-异构体的混合物	选择性去甲肾上腺素重摄取抑制剂，对其他受体及神经递质转运蛋白的亲和力很小，副作用很低
	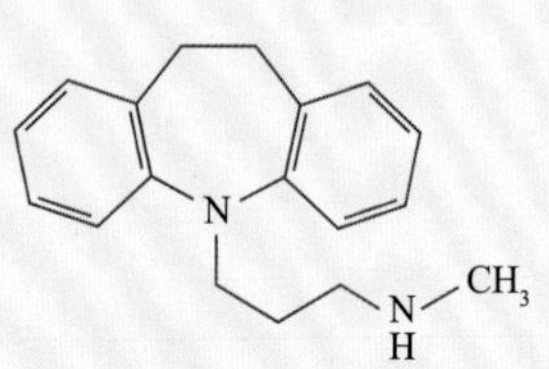 地昔帕明（desipramine）	二苯并氮杂䓬结构。为丙咪嗪在体内脱甲基生成的活性代谢产物	选择性去甲肾上腺素重摄取抑制剂，镇静和抗毒蕈碱作用明显弱，更适合用于老人
	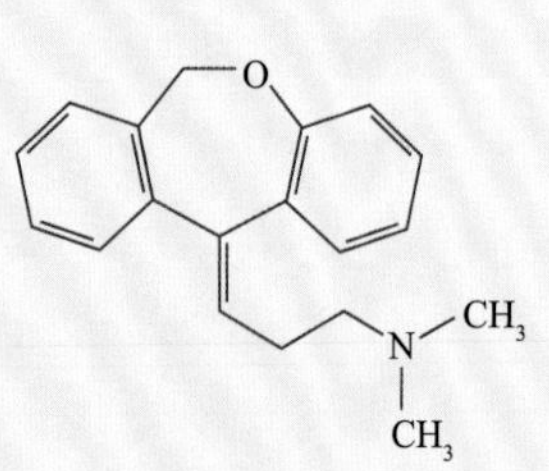 多塞平（doxepin）	二苯并噁庚英结构。分子中含双键，有两个几何异构体。临床上以顺反异构体混合物给药，其中 E（trans）和 Z（cis）的比例是85∶15	作用机制是通过抑制5-羟色胺及去甲肾上腺素再摄取，使突触间隙中这两种神经递质含量增加，除抗抑郁外也有抗焦虑和镇静作用
	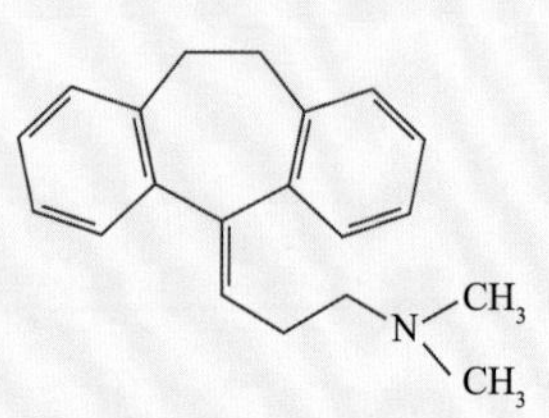 阿米替林（amitriptyline）	二苯并环庚二烯结构的抗抑郁药	抑制去甲肾上腺素和5-羟色胺重摄取，适用于各种抑郁症的治疗，尤其对内因性抑郁症的疗效好。且能明显改善或消除抑郁症状

表 1　部分常用的抗抑郁药　　　　　　　　　　　　　　　　　　续　表

类别	药物名称及化学结构	结构特点	作用特点及用途
选择性 5-羟色胺重摄取抑制剂	氟伏沙明（fluvoxamine）	结构中有 C＝N 双键，只有 E 异构体有活性，但紫外光可致异构化产生无效的 Z 异构体。因此，氟伏沙明溶液必须避光保存	非三环类的 5-羟色胺转运体抑制剂，能强烈抑制 5-羟色胺的重摄取，而对中枢多巴胺的摄取无影响。没有兴奋和镇静作用，也不影响单胺氧化酶的活性及去甲肾上腺素的重摄取
	舍曲林（sertraline）	有两个手性中心，临床使用 S,S-(+)-异构体，能够选择性抑制 5-羟色胺重摄取	选择性 5-羟色胺重摄取抑制剂，可预防抑郁症早期发作的复发或病情加重发作的复发。不会改变心脏的传导作用，适合老人使用
	帕罗西汀（paroxetinel）	有两个手性碳，S,S-型异构体的活性最高，临床上用其马来酸盐	选择性抑制突触对 5-羟色胺的重吸收，对用三环类抗抑郁药难奏效的患者有较好的作用
	西酞普兰（citalopram）	含有 1 个手性碳，只有右旋体具有选择性 5-羟色胺重摄取抑制活性，临床上使用其外消旋体	高选择性抑制 5-羟色胺重摄取，对其他神经受体无亲和性，可作为治疗老年抑郁症的首选药物。对严重抑郁性障碍、一般性焦虑症、急性焦虑症都有较好的疗效
	艾司西酞普兰（escitalopram）	西酞普兰的右旋体	高度选择性 5-羟色胺再摄取抑制剂，其作用为西酞普兰左旋体的 100 倍，抑制肾上腺素及多巴胺受体的活性较低
	曲唑酮（trazodone）	吡啶并三唑结构的抗抑郁药	能选择性抑制 5-羟色胺的重吸收，并有微弱的阻止去甲肾上腺素重吸收作用，但对多巴胺、组胺和乙酰胆碱无作用，适用于老年人或伴心血管疾病的抑郁症患者

表 1　部分常用的抗抑郁药　　　　　　　　　　　　　　　　续　表

类别	药物名称及化学结构	结构特点	作用特点及用途
选择性5-羟色胺重摄取抑制剂	维拉佐酮（vilazodone）	首个吲哚烷基胺类抗抑郁药物，临床用其盐酸盐	选择性抑制5-羟色胺重摄取，也是5-羟色胺受体1A亚型的部分激动剂，用于治疗成人重度抑郁症，起效快
5-羟色胺和去甲肾上腺素重摄取双重抑制剂	度洛西汀（duloxetine）	分子中含有手性碳，临床用其S-(+)异构体，常用其盐酸盐	强效而平衡的选择性5-羟色胺和去甲肾上腺素双重再摄取抑制剂，用于治疗抑郁症，对糖尿病外围的神经性疼痛也有效果
	文拉法辛（venlafaxine）	苯乙胺衍生物，分子中有两个手性碳，临床用其外消旋体	5-羟色胺和去甲肾上腺素双重再摄取抑制剂。适用于各类型抑郁症，包括伴焦虑的抑郁症及广泛性焦虑症
去甲肾上腺素能和特异性5-羟色胺重摄取抑制剂	米氮平（mirtazapine）	哌嗪并二苯并氮杂䓬类抗抑郁药，结构中含有一个手性碳，临床用其外消旋体	有促进去甲肾上腺素和5-羟色胺释放的双重作用，并对5-羟色胺受体2亚型和5-羟色胺受体3亚型有特异性阻断作用。适用于各种抑郁症。对诸如快感缺乏、精神运动性抑制、睡眠欠佳（早醒）以及体重减轻症状均有效果。用药1~2周后起效

注：＊.该碳原子为不对称原子。

bǐngmīqín

丙咪嗪（imipramine）　化学名为 N，N-二甲基-3-（10,11-二氢-5H-二苯并[b,f]氮杂䓬-5-基)丙胺。临床用其盐酸盐。第一个三环类抗抑郁药，临床用于治疗各种抑郁症。因具振奋作用，适用于迟钝型抑郁，但不宜用于激越型抑郁或焦虑性抑郁，也可用于小儿遗尿症。1957 年在瑞士首次上市。其结构式见图1。

丙咪嗪是利用生物电子等排原理，将吩噻嗪结构中的硫原子以生物电子等排体 1,2-乙叉基（—CH₂—CH₂—）替换而得。白色或类白色的结晶性粉末，无臭

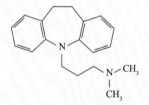

图 1　丙咪嗪的结构式

或几乎无臭，遇光渐变色，在水、乙醇或三氯甲烷中易溶，乙醚中几乎不溶。

丙咪嗪有较强的抗抑郁作用，其作用机制是通过抑制神经末梢对去甲肾上腺素和5-羟色胺的再摄取，减少去甲肾上腺素和5-羟

色胺的氧化脱氨代谢，增加突触间隙的去甲肾上腺素和5-羟色胺浓度，促进神经传递。丙米嗪抑制5-羟色胺重摄取作用强于对去甲肾上腺素的抑制。丙米嗪显效慢，大多数患者在 1 周以后才显效。

丙咪嗪在肝代谢，大部分生成活性代谢物地昔帕明（去甲丙咪嗪，desipramine）。地昔帕明则是选择性去甲肾上腺素重摄取抑制剂，被用于临床治疗抑郁症。丙咪嗪和地昔帕明可进一步氧化代谢生成2-羟基代谢物而失活，并与葡萄糖醛酸结合，经尿排出体外，如图2。

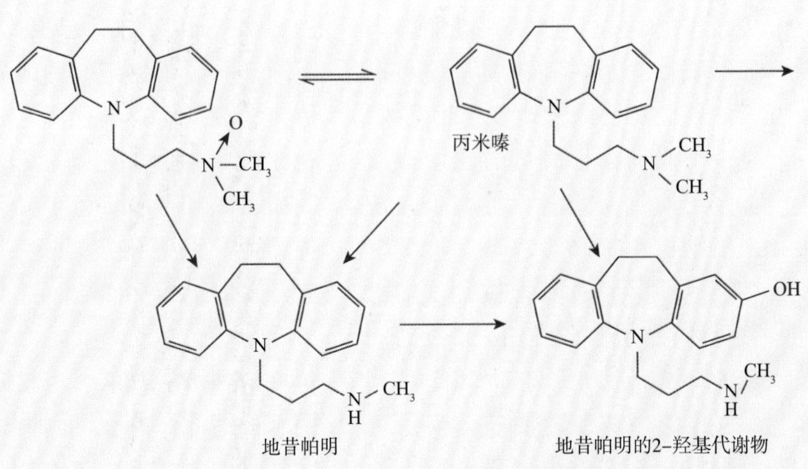

图2 丙咪嗪的代谢

药物-药物相互作用：①与酒精合用，可加强对中枢神经的抑制作用。用药期间应避免饮酒。②可降低癫痫阈值，降低抗惊厥药的作用。③与抗组胺药合用可见药效相互加强。

（江 程）

fúxītíng

氟西汀（fluoxetine） 化学名为 N-甲基-3-苯基-3-（4-三氟甲基苯氧基）丙胺。临床用其盐酸盐。为非三环类的抗抑郁症药，含有1个手性碳原子，临床上常用其外消旋体的盐酸盐。通过拆分可得到 S 异构体，活性较强，毒性和副作用降低，安全性更高。临床用于治疗抑郁症、神经性贪食症、强迫症、恐慌症等。由美国礼来（Eli Lilly）研发，1986年在比利时首次上市。其结构式见图1。

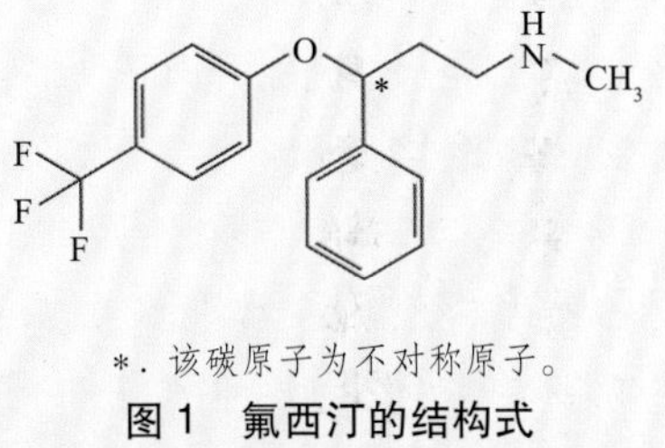

*. 该碳原子为不对称原子。
图1 氟西汀的结构式

氟西汀为白色或类白色结晶性粉末，微溶于水，易溶于甲醇。为选择性5-羟色胺重摄取抑制剂，可强烈抑制5-羟色胺再吸收，提高5-羟色胺在突触间隙中的浓度，明显改善抑郁症状及焦虑和睡眠障碍。对中枢的去甲肾上腺素和多巴胺的摄取无影响，选择性高，安全性好，抗 M 胆碱受体的副作用和心脏毒性均较少。

口服吸收好，生物利用度可达100%，胃肠道吸收，在肝代谢成活性的 N-去甲基代谢物去甲氟西汀，通过肾消除。去甲氟西汀与原药活性相同，且半衰期长，有产生药物积蓄及排泄缓慢现象，肝病和肾病患者需要考虑用药安全问题。

分子含有1个手性碳原子，有1对对映异构体，临床用其外消旋体。R-对映体和 S-对映体均为特异性5-羟色胺重摄取抑制剂，且药理活性基本相同。S-对映体的消除速度较慢，是稳态时血浆中的主要对映体。在体内被广泛代谢为去甲氟西汀等产物。S-去甲氟西汀是一个有效且选择性的5-羟色胺重摄取抑制剂，其活性与 R-氟西汀或 S-氟西汀基本相当。在抑制5-羟色胺重摄取方面，R-去甲氟西汀的活性明显低于母体药物。氟西汀消除速率相对缓慢，急性给药后的消除半衰期达1~3天，慢性给药后则达到4~6天，活性代谢物去甲氟西汀急性和慢性给药后的消除半衰期达到4~16天，因此，长期使用氟西汀会导致药物蓄积，使药物达到稳态的时间延迟。超长的消除半衰期使得停药后药物的作用也会在体内持续数周。

不良反应较轻，大剂量时耐受性较好。常见不良反应有失眠、恶心、易激动、头痛、运动性焦虑、精神紧张、震颤等，多发生于用药初期。长期用药常发生食欲减退或性功能下降。

药物-药物相互作用：①与单胺氧化酶抑制剂类药物合用，在停止5-羟色胺重摄取抑制剂或单胺氧化酶抑制剂的14天内禁止使用另一种药物，否则可能引起5-羟色胺综合征。②与细胞色素 P450 诱导剂（如卡马西平、苯巴比妥、苯妥英等）合用，可降低本药的血药浓度与药效。③与降糖药物合用，可降低血糖，甚至导致低血糖。

（江 程）

shénjīng tuìxíngxìng jíbìng zhìliáoyào

神经退行性疾病治疗药
（drug for neurodegeneration disease） 用于治疗原发性神经元退行性病变或凋亡引起的慢性进行性神经系统疾病的药物。神经退行性疾病主要包括帕金森病、阿尔茨海默病、肌萎缩侧索硬化症（渐冻人症）等。虽然本组疾病的病因及病变部位各不相同，但神经细胞发生退行学改变是其共同特征，其确切病因及发病机制尚不清楚。

抗帕金森病药 帕金森病（Parkinson disease，PD）又称震颤麻痹（paralysis agitans），是一种多发生于老人的慢性、进行性神经系统变性疾病。临床表现为经典的三联征：静止性震颤、肌肉强直和运动迟缓，并伴知觉、识别和记忆障碍。1817 年，英国医生詹姆斯·帕金森（James Pakinson）首先描述该病，因而以其姓氏命名。其病变发生在锥体外系黑质纹状体多巴胺能神经通路上，PD 患者黑质致密区的多巴胺能神经元严重受损，神经细胞明显变性或减少，甚至完全消失。导致纹状体区域神经末梢多巴的明显不足。正常情况下，机体内抑制型神经递质多巴胺与兴奋型神经递质乙酰胆碱之间保持平衡，在维持锥体外系功能上起重要作用。在帕金森病患者脑内，纹状体中的多巴胺合成减少，导致纹状体中的多巴胺含量显著下降，而乙酰胆碱含量不变，破坏了多巴胺与乙酰胆碱之间的平衡，导致肌张力亢进等运动障碍。患者脑内其他神经递质如去甲肾上腺素、5-羟色胺、γ-氨基丁酸等也与 PD 有关。还没有能够有效减慢帕金森病神经退行性病变的治疗方法，仍然是对症治疗，通过一种或者多种途径补偿纹状体中多巴胺的缺失，包括：增加脑内多巴胺的合成、刺激突触前多巴胺的释放、直接激动多巴胺受体、减少突触前多巴胺的再摄取或减少多巴胺的分解等。抗帕金森病药根据作用机制可以分为拟多巴胺药、外周脱羧酶抑制剂、多巴胺受体激动剂、多巴胺加强剂和其他药物。

抗阿尔茨海默病药 阿尔茨海默病（Alzheimer disease，AD）是德国神经病理学家爱罗斯·阿尔茨海默（Alois Alzheimer）于 1906 年发现的一种慢性进行性神经退行性疾病，其临床特点是隐袭起病，逐渐出现记忆力减退、认知功能障碍、行为异常和社交障碍。病情呈进行性加重，逐渐丧失独立生活能力，发病后 5~10 年因并发症而死亡。该病有两大病理特征：一是在大脑皮层和海马区神经细胞外出现 β-淀粉样蛋白聚集形成的老年斑；二是脑神经细胞内 Tau 蛋白异常聚集形成的神经原纤维缠结。神经元突触功能异常、锥体神经细胞丢失、乙酰胆碱等神经递质的大量降解，皮质动脉和小动脉的血管淀粉样变性也是较常见的病理改变。发病机制十分复杂，尚未完全明了，病变过程有多种因素参与。比较公认的假说为 β-淀粉样蛋白级联假说和 Tau 蛋白过度磷酸化假说。尽管有关 AD 的基础研究非常活跃，但尚无有效的治疗方法。已有的药物治疗基于以下理由：AD 主要表现为认知和记忆障碍，其主要解剖基础是海马组织结构萎缩，功能基础主要是胆碱能神经兴奋传递障碍和中枢神经系统内乙酰胆碱受体变性，神经元数目减少。比较有特异性的治疗策略是增加中枢胆碱能神经功能以及保护神经细胞，其中胆碱酯酶抑制剂和 N-甲基-D-天冬氨酸受体阻断剂的效果肯定。其他如 M 受体激动剂、增强脑代谢药、β-淀粉样蛋白生成抑制剂、非甾体抗炎药、氧自由基清除剂、雌激素、神经生长因子及其增强剂也在研究开发中。

（江 程）

kàngpàjīnsēnbìngyào

抗帕金森病药
（antiparkinsonism agents） 一类用于治疗帕金森病或改善其症状的药物。根据作用机制分为下述各类。

拟多巴胺药 多巴胺在帕金森病的发生、发展过程中发挥十分重要的作用，但由于多巴胺碱性较强，在体内 pH 条件下以质子化形式存在，不能透过血脑屏障，不能直接药用。左旋多巴是多巴胺的生物前体，碱性较弱，能以分子形式透过血脑屏障，然后在芳香 L-氨基酸脱羧酶的作用下，生成多巴胺而发挥作用。

外周脱羧酶抑制剂 不易进入中枢，可抑制外周多巴胺脱羧酶，阻止左旋多巴在外周降解。将左旋多巴与外周脱羧酶抑制剂合用，既可减少左旋多巴的用量，又可降低左旋多巴对心血管系统的不良反应。临床上常用的外周脱羧酶抑制剂有卡比多巴（表1）等，与左旋多巴制成复方制剂合用。

多巴胺受体激动剂 多巴胺能神经元释放出来的多巴胺，以及和 L-多巴在纹状体内经酶作用脱羧形成的多巴胺，必须与多巴胺受体结合才能发挥作用。多巴胺受体激动剂能选择性地激动多巴胺受体，特别是选择性激动 D_2 受体而发挥作用。代表药物如罗匹尼罗，常用药物有阿扑吗啡、普拉克索等（表1）。

表 1　部分常用的抗帕金森病药

类别	药物名称及化学结构	结构特点	作用特点及用途
外周脱羧酶抑制剂	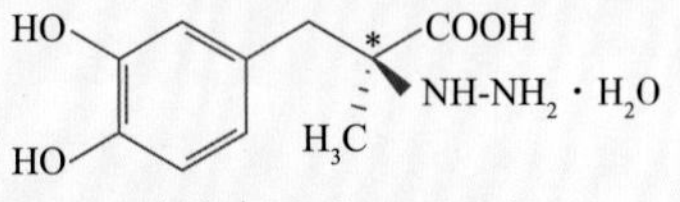 卡比多巴（carbidopa）	甲基多巴的氨基用肼基替换而得	外周脱羧酶抑制剂，阻止左旋多巴在外周降解，有利于更多的左旋多巴进入中枢。临床上与左旋多巴合用
多巴胺受体激动剂	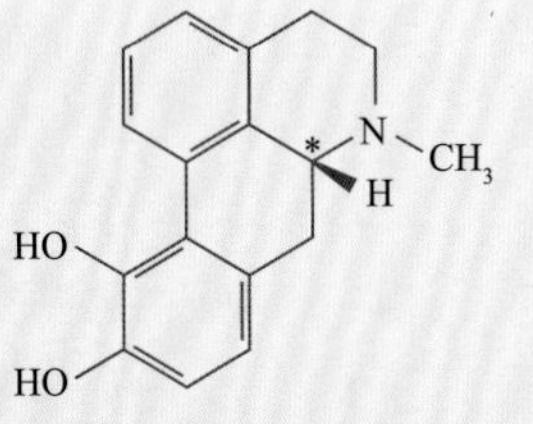 阿扑吗啡（apomorphine）	吗啡的酸重排产物	强效的多巴胺 D_1、D_2 受体激动剂，脂溶性大，可透过血脑屏障，其抗帕金森病作用与左旋多巴相当
	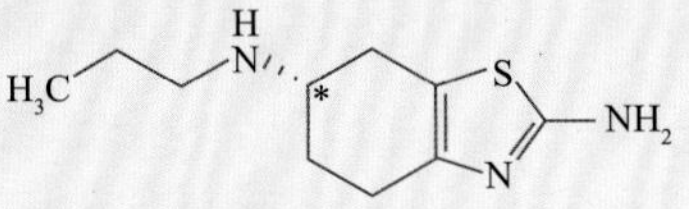 普拉克索（pramipexole）	非麦角碱类衍生物，结构中有手性中心，临床上用其 S-异构体	对多巴胺 D_3 受体的亲和力高于 D_2 和 D_4 受体，并可同时作用于突触前及突触后多巴胺 D_2 受体。可单用或与左旋多巴联用

注：*．该碳原子为不对称原子。

多巴胺加强剂　多巴胺的体内代谢主要通过单胺氧化酶、多巴胺-β-羟基化酶和儿茶酚-O-甲基转移酶进行。这 3 种酶的抑制剂都能减少脑内多巴胺的代谢，提高脑内多巴胺水平，称为多巴胺加强剂或多巴胺保留剂，对帕金森病有治疗作用，临床使用的主要是单胺氧化酶抑制剂和儿茶酚-O-甲基转移酶抑制剂。

其他药物　包括抗胆碱药、抗组胺药、抗抑郁药、谷氨酸受体阻断剂、腺苷受体阻断剂、5-羟色胺激动剂等。帕金森病是中枢的多巴胺和乙酰胆碱平衡失调所致，一些合成的中枢性抗胆碱药物、某些抗抑郁药也可作为抗帕金森病辅助治疗药物。谷氨酸受体亚型 N-甲基-D-天冬氨酸受体阻断剂，通过阻断海马和大脑皮层中较多的兴奋性氨基酸受体——N-甲基-D-天冬氨酸受体，防止兴奋性毒素损害黑质-纹状体多巴胺能神经元，其中对帕金森病有治疗作用的代表药物如美金刚（见抗阿尔茨海默病药）。抗胆碱药的作用机制是抑制纹状体内毒蕈碱能神经的活性和输出，使纹状体内多巴胺与乙酰胆碱的消长趋向功能平衡。该类药物对改善肌张力优于震颤和运动障碍，能减轻帕金森病患者的强直和震颤症状，对有震颤和流涎的患者较适用，尤适宜早期帕金森病的治疗。有中枢抗胆碱能作用的药物为帕金森病药物治疗的主要途径之一，常用的药物有盐酸苯海索（见苯海索）等。

（江　程）

zuǒxuánduōbā

左旋多巴（levodopa）　化学名为(S)-2-氨基-3-(3,4-二羟基苯基)丙酸。又称 L-多巴（L-dopa），结构式见图 1。为多巴胺替代物，临床上用于帕金森病及帕金森综合征。1913 年，瑞士药物化学家古根海姆（Guggenheim）首次从蚕豆的荚膜中分离提取到左旋多巴。

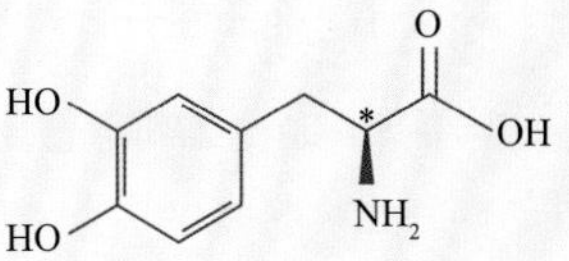

左旋多巴为白色或类白色的结晶性粉末，无臭，无味。熔点 276~278℃（分解），在水中微溶，在乙醇、三氯甲烷或乙醚中不溶，在稀酸中易溶。有邻苯二酚（儿

*．该碳原子为不对称原子。

图 1　左旋多巴的结构式

茶酚）结构，极易被空气中的氧氧化变色，变黄则不能供药用。水溶液久置后，可变黄，红紫，直至黑色，高温、光、碱和重金属离子可加速其变化。注射液常加 L-半胱氨酸盐酸盐作抗氧剂。该药为多巴胺的生物前体，本身没有药理活性，其碱性较弱，在体内不能完全质子化，因此能够以分子形式透过血脑屏障，在脑内多巴脱羧酶的作用下，转化为多巴胺而发挥作用，改善帕金森病患者的症状。口服后 95% 以上被外周组织的脱羧酶转化为多巴胺，后者不能通过血脑屏障，无治疗作用，但会引起不良反应。临床应用时，需口服大剂量左旋多巴以克服在外周组织中代谢引起的损耗。临床上可与外周脱羧

酶抑制剂如卡比多巴合用，使进入脑内的左旋多巴显著增多，并减小外周不良反应。

左旋多巴广泛用于治疗各类型帕金森病，无论年龄、性别差异和病程长短均适用。外周不良反应多，主要有恶心、呕吐、食欲减退等胃肠道反应，激动、焦虑、躁狂等精神行为异常，直立性低血压等。

药物-药物相互作用：①与非选择性单胺氧化酶抑制剂合用可出现急性肾上腺危象。②与抗精神病药合用互相拮抗。

（江 程）

luópǐ'níluó

罗匹尼罗（ropinirole） 化学名为4-［2-（二正丙氨基）乙基］-1,3-二氢-2H-吲哚-2-酮。临床上常用其盐酸盐。为非麦角碱类多巴胺 D_2 受体激动剂类抗帕金森病药。临床上用于治疗帕金森病，也可用于治疗中度到重度的不宁腿（多动腿）综合征。英国史克必成（SmithKline-Beecham）公司开发，1996年首次在英国上市。其结构式见图1。

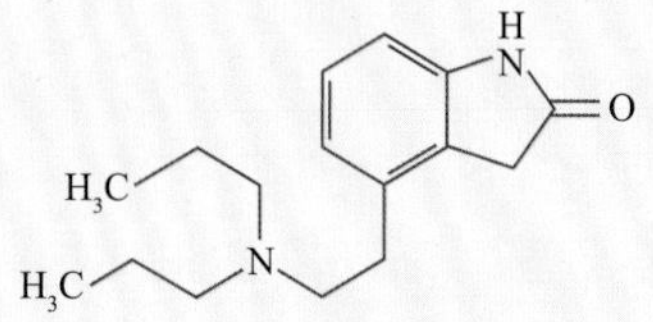

图1 罗匹尼罗的结构式

此药作用于纹状体内突触后受体，补偿多巴胺的不足，提高交感神经紧张性。对多巴胺受体有直接中枢性激动活性，强度中等，但持续时间较短。还可选择性地与多巴胺 D_3 受体结合，对 D_3 受体的激动作用可治疗记忆或

性功能不良症和帕金森病。口服后吸收迅速而完全，首过效应大，生物利用度为50%，血药浓度达到峰值时间约为1.5小时。主要通过N-脱丙基化和氧化代谢失活，经由肾排出体外。严禁用于伴严重肾或肝功能不全者及孕妇和哺乳期患者。耐受性良好，大多数不良反应与它的外周多巴胺能活性有关，如恶心、昏睡、腿部水肿、腹痛、呕吐、晕厥等。

药物-药物相互作用：①与抗精神病药合用可能降低罗匹尼罗的药效。②雌激素可能增加罗匹尼罗的血液浓度。③可能会与其他经 CYP1A2 酶代谢的药物有相互作用。

（江 程）

kàng'āěrcíhǎimòbìngyào

抗阿尔茨海默病药（anti-Alzheimer disease agents） 用于阿尔茨海默病治疗或者改善其症状的药物。阿尔茨海默病（AD）是德国神经病理学家爱罗斯·阿尔茨海默（Alois Alzheimer）1906年发现的一种慢性进行性神经退行性疾病，其临床特点是隐袭起病，逐渐出现记忆力减退、认知功能障碍、行为异常和社交障碍。通常病情呈进行性加重，逐渐丧失独立生活能力，发病后5~10年因并发症而死亡。

AD 与老化有关，但与正常老化又有本质区别。其发病机制十分复杂，尚未完全明了，病变过程有多种因素参与。以胆碱能假说、β-淀粉样蛋白（Aβ）异常沉积假说和 Tau 蛋白假说影响力最大。尽管有关 AD 的基础研究发展很快，但尚无十分有效的治疗方法。已有的药物治疗基于以下理由：AD 主要表现为认知和记忆障碍，而认知和记忆障碍的主要解剖基础为海马组织结构萎缩，

功能基础主要是胆碱能神经兴奋传递障碍和中枢神经系统内乙酰胆碱受体变性，神经元数目减少。根据发病机制假说，人们尝试从不同角度进行 AD 治疗药物的研发和应用，主要包括：胆碱能系统改善药物、抑制 Aβ 生成药物、防止 Aβ 聚集药物、抗氧化剂以及自由基清除药物、阻止钙失调药物、兴奋性氨基酸抑制剂、神经营养、生长因子和免疫治疗等。治疗策略主要包括胆碱酯酶抑制剂、N-甲基-D-天冬氨酸受体拮抗剂以及其他药物。

乙酰胆碱酯酶抑制剂是治疗 AD 最主要的药物。通过抑制突触间隙内的乙酰胆碱的降解，增强乙酰胆碱与受体的作用，提高认知功能。代表药物有多奈哌齐，常用药物包括卡巴拉汀、加兰他敏、石杉碱甲等（表1）。

N-甲基-D-天冬氨酸受体是中枢神经系统内重要的兴奋性神经递质受体，参与突触传递，在学习和记忆以及突触可塑性方面起重要作用。在 AD 患者脑内，N-甲基-D-天冬氨酸被过度激活而产生兴奋性毒性，导致神经细胞死亡。N-甲基-D-天冬氨酸受体阻断剂可阻止过量的兴奋性神经递质谷氨酸传递而达到保护神经元的作用。盐酸美金刚为 N-甲基-D-天冬氨酸受体阻断剂，通过延缓兴奋性神经递质谷氨酸盐的释放起作用，用于中至重度的晚期 AD 患者。

其他药物如 M 受体激动剂、增强脑代谢药、Aβ 生成抑制剂、非甾体抗炎药、氧自由基清除剂、雌激素、神经生长因子及其增强剂也在研究开发中。常用药物包括吡拉西坦、茴拉西坦、长春西汀等（表1）。

（江 程）

表 1 部分常用的抗阿尔茨海默病药

类别	药物名称及化学结构	结构特点	作用特点及用途
乙酰胆碱酯酶抑制剂	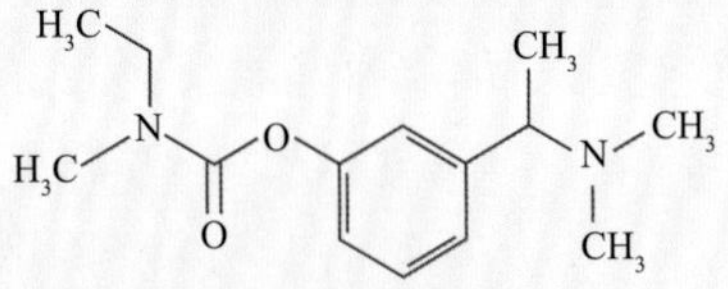 卡巴拉汀（rivastigmine）	氨基甲酸酯类化合物。又名利凡斯的明，常用其重酒石酸盐	脑选择性乙酰胆碱酯酶抑制剂，用于治疗轻、中度阿尔茨海默型痴呆的症状
	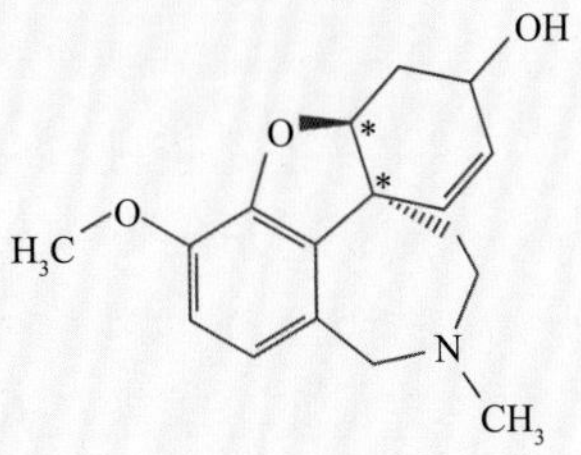 加兰他敏（galantamine）	石蒜科植物石蒜中提取的生物碱。常用其氢溴酸盐	易透过血脑屏障，能明显抑制大脑皮层胆碱酯酶，可改善学习能力、记忆和认知功能。上用于治疗轻度到中度阿尔茨海默型痴呆症状，也可用于重症肌无力
	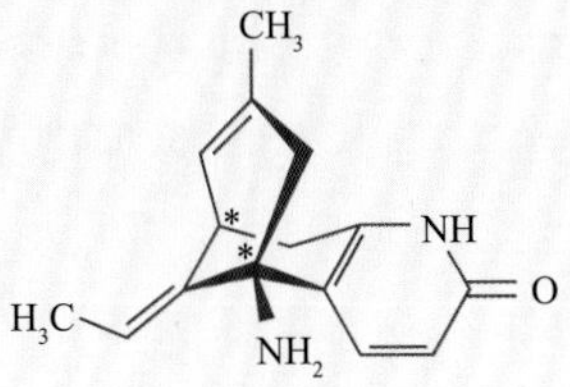 石杉碱甲（huperzine A）	中国科学家从石杉属植物千层塔中提取分离的生物碱	一种高效、可逆和高选择性的乙酰胆碱酯酶抑制剂，用于治疗 AD 和重症肌无力，也可改善其他原因引起的记忆障碍
其他药物	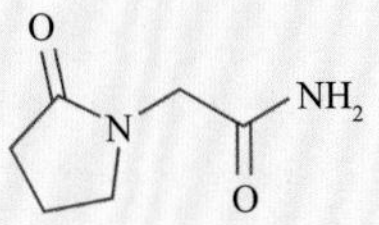 吡拉西坦（piracetam）	吡咯烷酮的衍生物	一种促思维记忆药。对脑缺氧损伤有保护作用，促进受损大脑恢复
	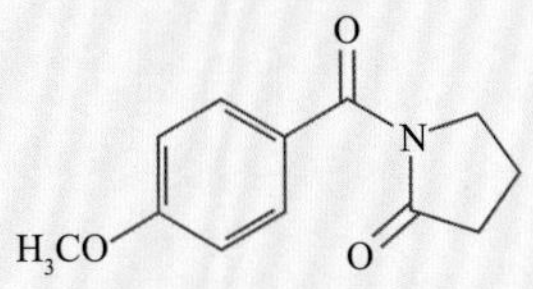 茴拉西坦（aniracetam）	吡咯烷酮的衍生物	脑功能改善药物，对神经细胞有保护作用，可改善中、老年记忆减退和脑血管病后的记忆减退
	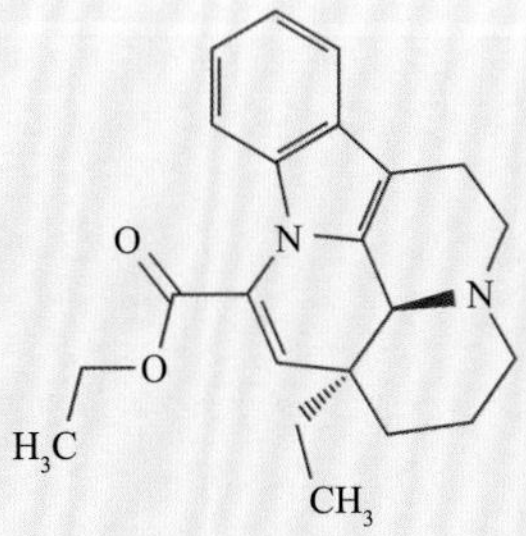 长春西汀（vinpocetine）	从小蔓长春花中分离得到的一种象牙胺-长春胺类生物碱	脑血管扩张药，能抑制磷酸二酯酶活性，增加血管平滑肌松弛信使环状鸟苷单磷酸酯的作用，选择性地增加脑血流量，促进大脑能量代谢，调节神经递质系统功能

注：*. 该碳原子为不对称原子。

duōnàipàiqí

多奈哌齐（donepezil） 化学名为2-[（1-苄基哌啶-4-基）甲基]-5,6-二甲氧基茚-1-酮。结构式见图1，临床上常用其盐酸盐。为乙酰胆碱酯酶抑制剂类抗阿尔茨海默病药。临床上用于治疗轻度或中度阿尔茨海默型痴呆。由日本卫材制药公司研发，1996年在美国首次上市。

多奈哌齐为哌啶衍生物，属叔胺类乙酰胆碱酯酶抑制剂，易透过血脑屏障进入脑内，能选择性抑制脑内乙酰胆碱酯酶，而对外周乙酰胆碱酯酶的抑制作用弱。为第二代乙酰胆碱酯酶抑制剂，对轻、中度阿尔茨海默病患者的临床症状有较好的改善作用。

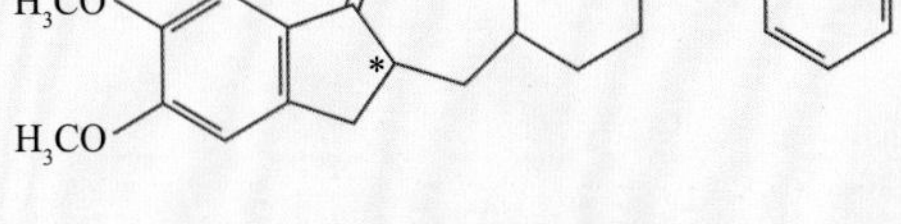

*. 该碳原子为不对称原子。

图 1 多奈哌齐的结构式

盐酸多奈哌齐为白色结晶性粉末，无臭，溶于水和冰醋酸，熔点211~212℃（分解）。口服吸收良好，血浆蛋白结合率高于90%，半衰期达70~80小时。主要由肝脏 CYP450 酶系中的 CYP450 和 CYP2D6 代谢，其主要代谢产物为6-O-脱甲基衍生物和5-O-脱甲基衍生物及其葡萄糖醛酸结合物，以及 N-去苯甲基衍生物和 N-氧化物。其中6-O-脱甲基衍生物在体外的抗胆碱酯酶活性与原药相同，其血浆浓度为原药的20%。原型药及代谢产物经肾和消化道排泄（图2）。

临床应用外周不良反应少，毒性低，剂量小，患者耐受性较好，尚无肝毒性报告。常见不良反应包括：恶心、腹泻、失眠、呕吐、肌肉痉挛、乏力、倦怠与食欲减退等。

药物-药物相互作用：CYP3A4 和 CYP2D6 同工酶的诱导剂苯妥英钠、卡马西平、地塞米松、利福平、苯巴比妥可提高多奈哌齐的清除率。CYP3A4 和 CYP2D6 同工酶的抑制剂酮康唑和奎尼丁抑制多奈哌齐的代谢。多奈哌齐可能会影响有抗胆碱活性的药物。

（江程）

yánsuān měijīn'gāng

盐酸美金刚（memantine hydrochloride） 化学名为3,5-二甲基金刚烷-1-胺盐酸盐。结构式见图1。为 N-甲基-D-天冬氨酸受体拮抗类抗阿尔茨海默病药。临床上用于治疗中重度阿尔茨海默型痴呆。德国梅尔茨制药（Merz）研发，2002年8月在德国上市，2003年成为第一个被

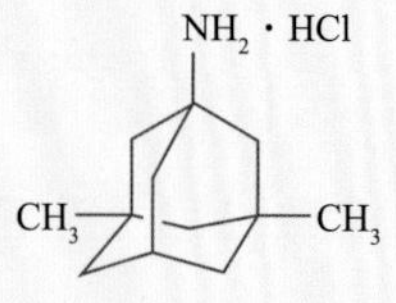

图1 盐酸美金刚的结构式

美国食品药品管理局批准用于治疗中重度阿尔茨海默病的药物。

N-甲基-D-天冬氨酸受体是中枢神经系统内重要的兴奋性神经递质受体，参与突触传递，在学习和记忆以及突触可塑性方面起重要作用。在 AD 病患者脑内，N-甲基-D-天冬氨酸被过度激活而产生兴奋性毒性，导致神经细胞死亡。N-甲基-D-天冬氨酸受体阻断剂可阻止过量的兴奋性神经递质谷氨酸传递而达到保护神经元的作用。

盐酸美金刚是一种电压依赖性、低中等程度亲和力的非竞争性 N-甲基-D-天冬氨酸受体拮抗剂，能显著改善阿尔茨海默病患者认知功能障碍、人格情感障碍，提高其日常生活能力和社交活动。常见不良反应（发生率低于2%）有幻觉、意识混沌、头晕、头痛和疲倦。还可通过对5-羟色胺受体3亚型的非竞争电压依赖性抑制及对烟碱型胆碱受体的抑制，

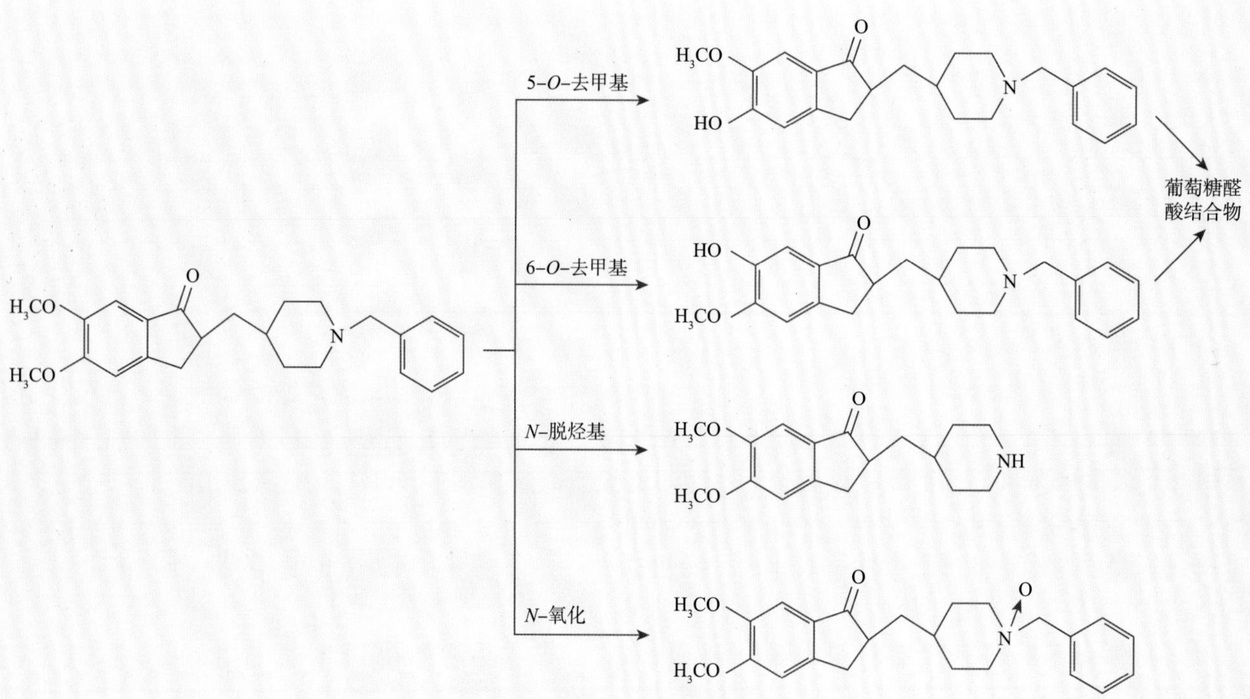

图2 多奈哌齐的代谢途径

对神经细胞产生保护作用。常见不良反应（发生率＜2%）有幻觉、意识混沌、头晕、头痛和疲倦。

药物-药物相互作用：美金刚与金刚烷胺在化学结构上都是 N-甲基-D-天冬氨酸拮抗剂，因此应避免合用，以免发生药物中毒性精神病。

（江程）

zhèntòngyào

镇痛药（analgesics）

作用于中枢神经系统，选择性抑制痛觉但并不影响意识，也不干扰神经冲动传导的药物。

镇痛药按结构和来源可分为天然的吗啡生物碱、吗啡半合成衍生物和全合成镇痛药（包括具有吗啡样镇痛作用的肽类物质）三大类。大多数镇痛药通过激动体内存在的阿片受体（μ、κ 和 δ 等）而产生镇痛、呼吸抑制效应等作用，又称为阿片类镇痛药物（opioids）。

最早应用于临床的镇痛药吗啡是从罂粟（papaversomniferumL.）或白花罂粟（papaversomniferum L. var album D. C.）未成熟果实的浆汁（阿片，opium）中提取而得。吗啡为阿片中的主要成分，1805 年德国药师赛德纳（Friedrich Sertürner）从阿片中分离出，1847 年确定其分子式，1925 年英国化学家格兰德（Gul-land）和罗宾逊（Robinson）确定了吗啡的化学结构，1952 年盖茨（Gazte）和楚迪（Tschudi）完成了吗啡的全合成，1968 年完成其绝对构型的研究，20 世纪 70 年代后，阐述了吗啡的作用机制。

吗啡虽有优良的镇痛功效，但副作用较严重，长期使用后会产生成瘾性、耐受性及呼吸抑制等，停药会出现戒断症状，而且其结构复杂，全合成较困难。自 1833 年吗啡用于临床后，寻找成瘾性小、不良反应少的药物一直是研究开发新镇痛药的目标包括对吗啡进行结构修饰得到的半合成衍生物及简化吗啡结构发展起来的合成镇痛药等。

这类药物长期使用可产生严重的成瘾性，故又称为麻醉性（或成瘾性）镇痛药，在中国其应用受到限制，受国家颁布的《麻醉药物管理条例》管理。

（江程）

mǎfēi

吗啡（morphine）

化学名为 7, 8-二脱氢-4, 5α-环氧-17-甲基吗啡喃-3, 6α-二醇。其结构式见图 1，临床上常用其盐酸盐，为最早临床应用的天然镇痛药。

吗啡从植物罂粟（papaversomniferumL.）的浆果浓缩物（阿片）中提取得到，粗品吗啡经精制后制成盐酸盐，盐酸吗啡为白色、有丝光的针状结晶或结晶性

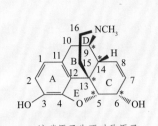

*. 该碳原子为不对称原子。
图 1　吗啡的结构式

粉末，无臭，遇光易变质，在水中溶解，在乙醇中略溶，在三氯甲烷或乙醚中几乎不溶。

结构特点　吗啡的结构较复杂，是由 5 个环（A，B，C，D，E）稠合而成，环上有 5 个手性碳原子（5R、6S、9R、13S 和 14R），5 个环的稠合方式为：B/C 环呈顺式，C/D 环呈反式，C/E 环呈顺式，天然的吗啡为左旋体，$[\alpha]_D^{20} = -110° \sim -115°$，右旋体无镇痛及其他生理活性。

吗啡结构中的 3-位是有弱酸性的酚羟基，17 位是碱性的 N-甲基叔胺，有酸碱两性，其 pK_a（HA）、pK_a（HB$^+$）分别为 9.9、8.0。吗啡与酸可生成稳定的盐，如盐酸盐、硫酸盐、氢溴酸盐等，临床常用的是盐酸吗啡。

吗啡及其盐类有还原性，遇空气和光照被氧化，生成伪吗啡［pseudomorphin，又称双吗啡（dimorphine）］和 N-氧化吗啡（图 2），伪吗啡的毒性较大，故

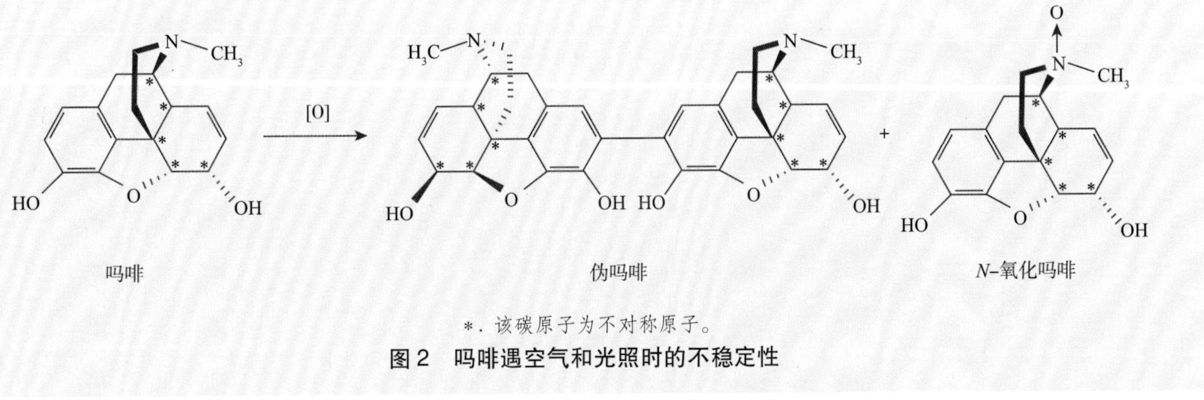

*. 该碳原子为不对称原子。
图 2　吗啡遇空气和光照时的不稳定性

吗啡应避光、密闭保存。

盐酸吗啡的水溶液在酸性条件下较稳定不易被氧化，在中性或碱性条件下极易被氧化，因此配制盐酸吗啡注射液，应调整其pH值为3~5、使用中性玻璃瓶并充入氮气、加入焦亚硫酸钠、亚硫酸氢钠等抗氧剂。

吗啡在酸性溶液中加热时，可脱水并进行分子重排，生成阿扑吗啡，阿扑吗啡具有邻苯二酚的结构，易被氧化生成邻醌类化合物而显红色（图3）。阿扑吗啡为多巴胺受的激动剂，可兴奋中枢的呕吐中心，临床上可用作催吐剂。

盐酸吗啡水溶液与中性三氯化铁试液反应显蓝色，与甲醛硫酸反应显蓝紫色（Marquis反应），与钼硫酸试液反应呈紫色，继变为蓝色，最后变为绿色（Frohde反应）。这些显色反应是各国药典的法定鉴别方法。

作用机制和代谢 吗啡为μ阿片受体的激动剂，其镇痛作用强，小剂量至中等剂量可减轻持续性钝痛，中至大剂量可减轻创伤或内脏引起的锐痛，还有镇静、镇咳、止泻作用等。临床上主要用于抑制剧烈疼痛，亦用于麻醉前给药。吗啡的不良反应较严重，可引起眩晕、恶心、呕吐、便秘、排尿困难、嗜睡和呼吸抑制等，连续使用可成瘾，产生耐受性和依赖性，一旦停药可产生戒断症状，因此在中国其临床应用受限制，受《麻醉药品管理条例》管制。吗啡口服后，在胃肠道易被吸收，但在肝中的首过效应显著，生物利用度低，故常用其盐酸盐皮下注射给药。在肝中，60%~70%的吗啡通过3位或6位羟基与葡萄糖醛酸形成结合物。吗啡还可脱*N*-甲基生成去甲基吗啡，该代谢产物的不仅活性低，而且毒性大。20%的吗啡以游离的形式自肾脏排出。

（江 程）

bànhéchéng zhèntòngyào

半合成镇痛药（semi-synthetic analgesics）

在吗啡结构的基础上进行局部修饰和改造得到的一系列具有类似（或相反）活性的半合成吗啡衍生物。

对吗啡的结构修饰和改造 吗啡的构效关系见图1。主要是对分子中的3位或6位的羟基醚化

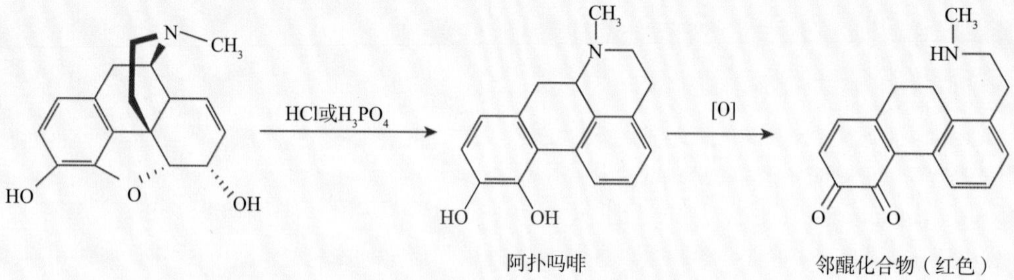

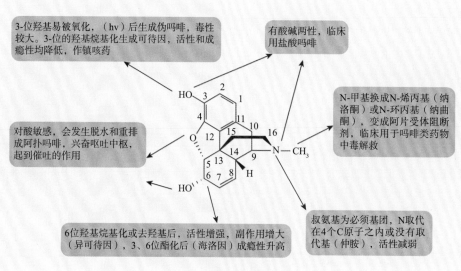

N
CH3
HO
O
OH
HCl或H3PO4
CH3
N
HO
OH
阿扑吗啡
[O]
CH3
HN
O
O
邻醌化合物（红色）

图3 吗啡在酸性溶液中加热时的不稳定性

3-位羟基易被氧化，（hv）后生成伪吗啡，毒性较大。3-位的羟基烷基化生成可待因，活性和成瘾性均降低，作镇咳药
有酸碱两性，临床用盐酸吗啡
N-甲基换成N-烯丙基（纳洛酮）或N-环丙基（纳曲酮），变成阿片受体阻断剂，临床用于吗啡类药物中毒解救
对酸敏感，会发生脱水和重排成阿扑吗啡，兴奋呕吐中枢，起到催吐的作用
HO 3 2 1 4 11 10 15 16 12 O 14 N CH3 13 9 5 6 7 8 H HO
6位羟基烷基化或去羟基后，活性增强，副作用增大（异可待因），3、6位酯化后（海洛因）成瘾性升高
叔氨基为必须基团，N取代在4个C原子之内或没有取代基（仲胺），活性减弱

图1 吗啡的构效关系

或酰化，6 位羟基氧化成酮，17 位环状叔氮原子上的取代基改变，7、8 位的双键氢化等。

3 位和 6 位羟基的烷基化或酰化　吗啡 3 位的酚羟基烷基化，导致镇痛活性降低，成瘾性也降低。可待因是对吗啡 3 位酚羟基进行甲基化的得到的药物，其镇痛活性仅为吗啡的 1/10，成瘾性小，临床上主要用作中枢性镇咳药。将吗啡分子中 3 位和 6 位的羟基同时乙酰化得到的海洛因，其镇痛及麻醉作用均强于吗啡，但成瘾性和中枢毒性显著增加。这是由于吗啡 3 位和 6 位羟基乙酰化后亲脂性增强，易透过血脑屏障到达中枢，经体内代谢转变为 6-乙酰吗啡，对 μ 受体的激动作用强于吗啡，欣快感也更强。海洛因在 1874 年由德国拜耳公司开发上市后，由于其更易成瘾和产生较强耐受性和生理依赖性，对个人和社会可导致的危害后果，已远远地超过了其医用价值，1910 年起各国取消了海洛因在临床上的应用。1912 年对其进行管制，被定为禁止进口、制造、销售和禁用的毒品。

6 位羟基的氧化及 7、8 位双键的还原　将吗啡结构中 7、8 位双键还原及 6 位羟基氧化成酮得到氢吗啡酮，其镇痛作用是吗啡 8~10 倍，在氢吗啡酮的 14 位引入羟基得到羟吗啡酮，镇痛作用显著增加，两者均用于临床。

17 位氮原子上取代基的改造　将吗啡 17 位氮原子上的甲基除去，其镇痛作用及成瘾性均降低；将 17 位叔胺改造为季铵，极性增加无法进入中枢神经系统，则完全没有活性；将 17 位氮原子上的甲基用较大的烃基取代时镇痛作用降低，而连接上更大的基团活性又会增加，如苯乙基吗啡（苯乙基去甲吗啡，N-phenethylnorphine）的镇痛作用为吗啡的 14 倍。将羟吗啡酮结构中的 17 位氮原子上的甲基换成烯丙基、环丙甲基，分别得纳洛酮和纳曲酮，生物活性发生逆转，由激动剂转为阻断剂。纳洛酮是研究阿片受体的重要工具药，也可作为吗啡类药物中毒的解毒剂，纳曲酮的阻断作用是纳洛酮的 2~3 倍，作用时间延长。

常用药物　半合成镇痛药的常用药物包括可待因、海洛因、羟吗啡酮、羟考酮、纳洛酮、纳曲酮等（表 1）。

（江　程）

表 1　常用的半合成镇痛药

药物名称及化学结构	结构特点	作用特点及用途
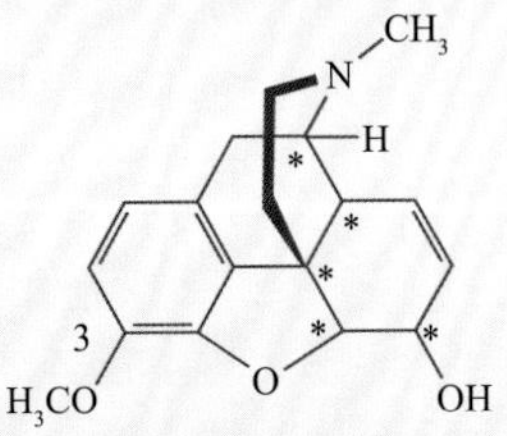 可待因（codeine）	吗啡 3 位酚羟基甲基化的产物	镇痛活性显著减低，适用于中度疼痛，常用于中枢性镇咳，有轻度成瘾性
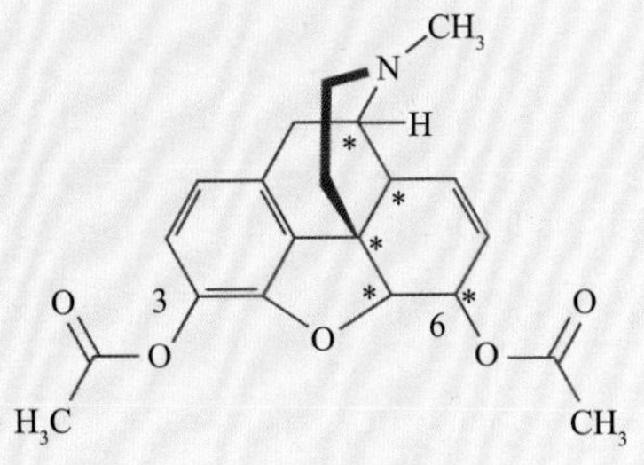 海洛因（heroin）	吗啡 3 位和 6 位羟基双乙酰化的衍生物	镇痛活性是吗啡的 2 倍，但成瘾性显著增加，已被列为中枢麻醉性主要毒品之一
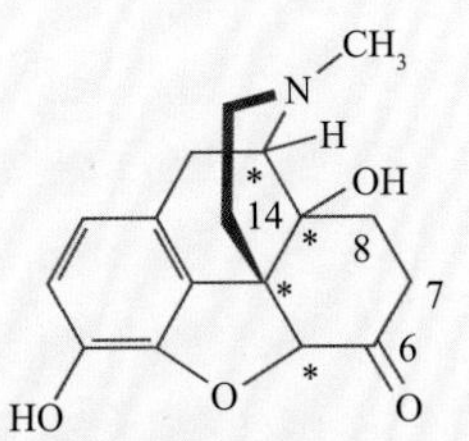 羟吗啡酮（oxymorphone）	将吗啡的 7 位和 8 位双键还原、6 位羟基氧化成酮及将 14 位上的氢原子用羟基取代得到的衍生物	镇痛作用强于吗啡，但副作用也增大

表1 常用的半合成镇痛药 续 表

药物名称及化学结构	结构特点	作用特点及用途
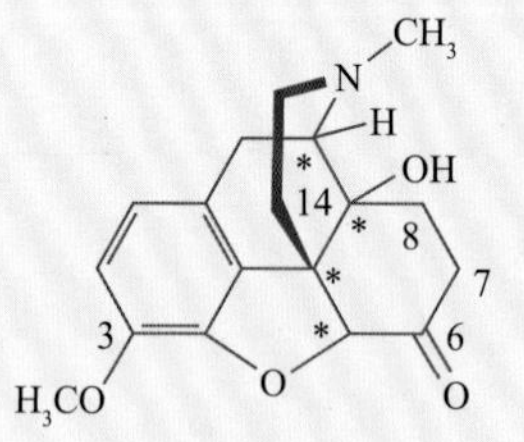 羟考酮（oxycodone）	将羟吗啡酮的 3 位羟基甲基化得到的衍生物	镇痛作用弱于吗啡，有抗焦虑、镇静作用
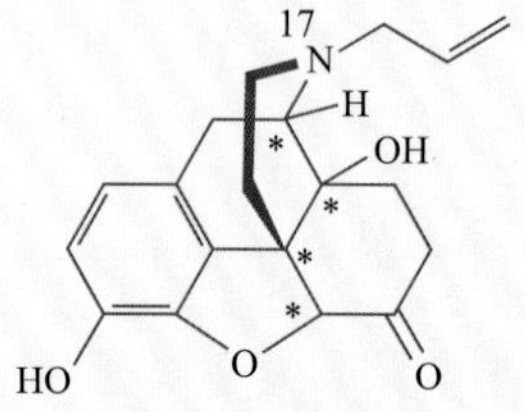 纳洛酮（naloxone）	将羟吗啡酮的 17 位 N-甲基换成烯丙基得到的衍生物	阿片受体阻断剂，是研究阿片受体的重要工具药，也可作为吗啡类药物中毒的解毒剂
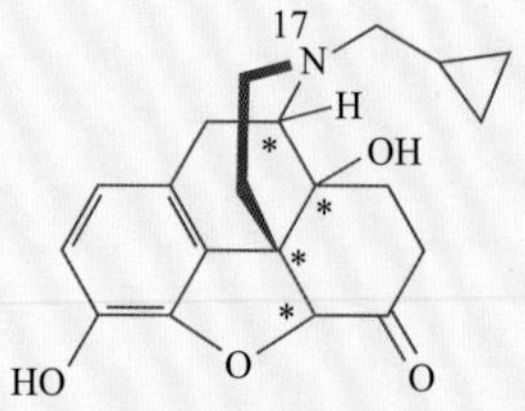 纳曲酮（naltrexone）	将羟吗啡酮的 17 位 N-甲基换成环丙甲基得到的衍生物	阿片受体阻断剂，阻断作用是纳洛酮的 2~3 倍，作用时间延长

注：＊. 该碳原子为不对称原子。

héchéng zhèntòngyào

合成镇痛药（synthetic analgesics）

用全合成方法得到的对阿片受体有激动或阻断作用的药物。这类镇痛药物都含有阿片受体所需的结构片段和特征。合成镇痛药的发展从对吗啡的结构研究开始，最初是以吗啡结构进行简化逐步发展，希望找到结构简单、活性更强、副作用特别是成瘾性更低的药物。

结构与分类 按化学结构分类，合成镇痛药主要包括吗啡喃类、苯吗喃类、哌啶类、氨基酮类、其他类等。

吗啡喃类（morphinanes）又称吗啡烃类，是吗啡分子去除 E 环（呋喃环）后的化合物，其立体结构与吗啡相同。吗啡喃类药物的构效关系也与吗啡基本相同。N-甲基吗啡喃（N-methyl-morphinan，结构式见图 1）的镇痛作用较弱，在其结构中引入 3-羟基得到左啡诺，镇痛作用约为吗啡的 4 倍。布托啡诺是将吗啡喃氮原子上的甲基换成环丁甲基后得到的药物，是 κ 受体激动剂，μ 受体阻断剂，成瘾性小，对减轻中度至重度疼痛作用安全而有效。这种具有激动-拮抗作用的药物也称为拮抗性镇痛药（antagonist analgesics）。

苯并吗喃类（benzomorphanes） 将吗啡喃的结构的 C

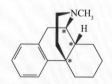

＊. 该碳原子为不对称原子。

图 1 N-甲基吗啡喃的结构式

环打开，仅保留 A、B、D 环，形成苯并吗喃类。C 环裂开后在原处保留小的烃基作为 C 环残基，立体构型与吗啡更相似，镇痛作用增强，苯并吗喃类药物的构效关系也与吗啡基本基本相同。代表药物喷他佐辛，结构中有 N-烯丙基，是 μ 受体的微弱拮抗剂、κ 受体激动剂，成瘾性很小。

哌啶类（pethidines） 第一个哌啶类合成镇痛药是哌替啶，于 1939 年在研究阿托品的类似物时意外发现，为典型的 μ 受体激动剂，其具有 4-苯基哌啶结构，也可以看作吗啡仅保留 A 环和 D 环的类似物，哌替啶的活性构象与吗啡结构中 4-芳基哌啶部分的空间结构一致（图 2）。

对哌替啶的 4-位进行结构修饰，用苯氨基替代苯基，并将 4-位酯基移到苯氨基的 N 原子上形成酰胺基，得到芬太尼，其为μ受体激动剂，镇痛作用约为哌替啶的 500 倍，吗啡的 80 倍。进一步对芬太尼结构优化，开发了一系列芬太尼类药物，如阿芬太尼、舒芬太尼、瑞芬太尼等。舒芬太尼的治疗指数高，安全性好；阿芬太尼和舒芬太尼起效快，维持时间短，临床可以用于手术中辅助麻醉；瑞芬太尼结构中的丙酸酯键可迅速被非特异性血浆酯酶和组织酯酶水解，作用时间短促，适用于诱导和维持全身麻醉期间止痛、插管和手术切口镇痛等。

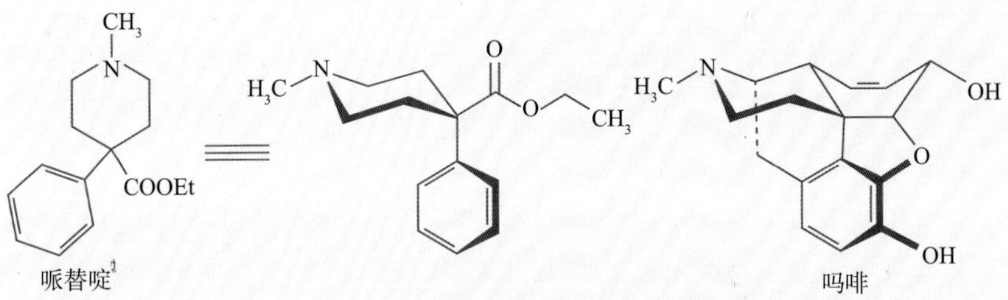

氨基酮类（aminoketones）美沙酮是氨基酮类的代表药物，其作用与吗啡相当，但耐受性、成瘾性发生较慢，戒断症状轻，故美沙酮不仅可镇痛，还可用作防复吸的戒毒药。美沙酮是一个高度柔性分子，质子化后氮原子上带有正电荷，能与羰基氧原子上孤对电子相互吸引，通过非共价键的相互作用可使之与哌替啶构象相似（图 3）。将丙酮基用丙酸基替代后得到美沙酮的酯类似

图 2　哌替啶的活性构象和吗啡构象的比较

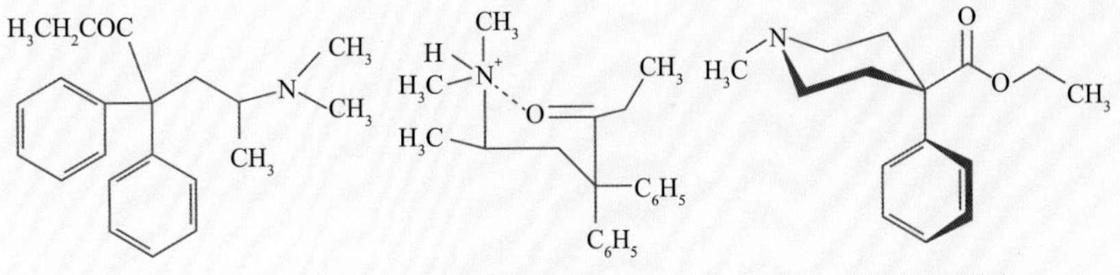

图 3　美沙酮和哌替啶活性构象的比较

物右丙氧芬，其成瘾性很小，适用于由慢性病所致疼痛。

其他类　氨基四氢萘衍生物地佐辛对阿片受体具有激动和阻断的双重作用，成瘾性小，临床可用作镇痛药；曲马多为环己烷衍生物，也可看作 4-苯基哌啶的类似物。其 μ 阿片受体激动剂，还能抑制单胺的重摄取，阻断疼痛脉冲的传导，用作中枢性镇痛药。

常用药物　合成镇痛药的代表药物包括喷他佐辛、哌替啶等，常用药物包括左啡诺、布托啡诺、芬太尼、阿芬太尼、舒芬太尼、瑞芬太尼、美沙酮、右丙氧芬、地佐辛、曲马多等（表 1）。

（江　程）

表 1　常用的合成镇痛药

类别	药物名称及化学结构	结构特点	作用特点及用途
吗啡喃类	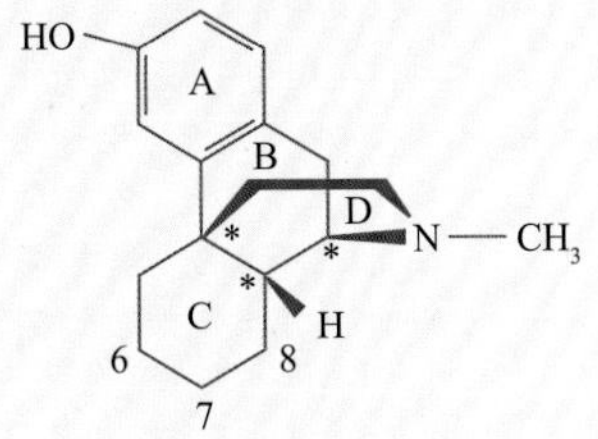 左啡诺（levorphanol）	吗啡分子去除 E 环（呋喃环）后再去除 6 位羟基和 7、8 位双键的结构，为左旋体	对 μ 受体的亲和性高，镇痛作用约为吗啡的 4 倍
	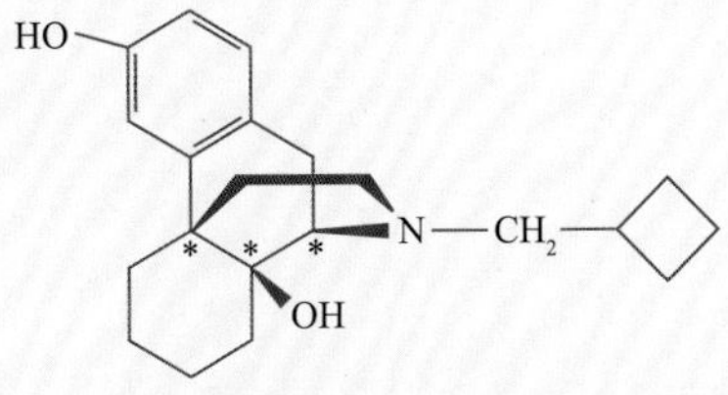 布托啡诺（butophanol）	左啡诺 N 上甲基用环丁基甲基替换而得	κ 受体激动剂，μ 受体阻断剂，成瘾性小，对减轻中度至重度疼痛作用安全而有效，并依赖性较低，有滥用倾向

表1　常用的合成镇痛药　　　　　　　　　　　　　　　　续　表

类别	药物名称及化学结构	结构特点	作用特点及用途
哌啶类	芬太尼（fentanil）	对哌替啶的4位进行结构修饰，用苯氨基替代苯基，并将4-位酯基移到苯氨基的N原子上形成酰胺基，哌啶N原子用苯乙基取代	μ受体激动剂，镇痛作用强，约为哌替啶的500倍、吗啡的80倍。适用于外科手术前后的镇痛和肿瘤后期的镇痛
	阿芬太尼（alfentanil）	芬太尼哌啶环4位引入甲氧甲基，苯乙基的苯环用乙基四氮唑酮替换	μ受体激动剂，为超短时强效镇痛药，起效快，作用时间短
	舒芬太尼（sufentanil）	芬太尼哌啶环4位引入甲氧甲基，苯乙基的苯环用噻吩环替换	强效镇痛药，是吗啡的600~800倍，治疗指数高，安全性好
	瑞芬太尼（remifentanil）	芬太尼哌啶环4位引入甲酸甲酯，哌啶环的N上用丙酸甲酯替换	μ受体激动剂，起效快，维持时间短，主要用于全身麻醉诱导和全身麻醉中维持镇痛
氨基酮类	美沙酮（methadone）	有链状的氨基酮结构	μ受体激动剂，作用与吗啡相当，但耐受性、成瘾性发生较慢，戒断症状轻，也可用作戒毒药
	右丙氧芬（dextropropoxyphene）	美沙酮的类似物，酮基换成酯基，为右旋体	成瘾性很小，镇痛作用为吗啡的1/15，适用于由慢性病引起的疼痛

表 1　常用的合成镇痛药　　　　　　　　　　　　　　　　　　　续　表

类别	药物名称及化学结构	结构特点	作用特点及用途
氨基四氢萘类	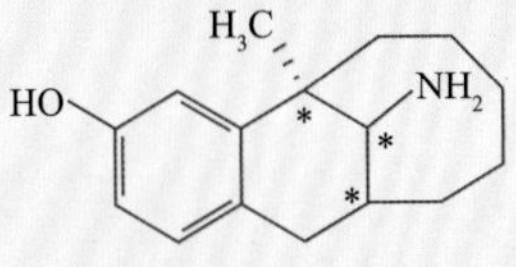 地佐辛（dezocine）	吗啡 A、B 环类似物，其 β-取向的氨基相当于阿片受体配体的叔胺碱性基团	κ 受体激动剂，μ 受体阻断剂，成瘾性小，用于术后痛、内脏及癌性疼痛
其他类	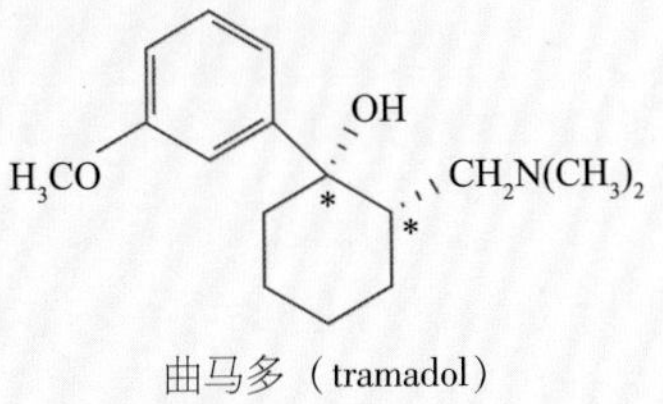 曲马多（tramadol）	环己烷衍生物，也可看作 4-苯基哌啶的类似物	μ 受体激动剂，还能抑制单胺的重摄取，阻断疼痛脉冲的传导，呼吸抑制作用低，短时间应用成瘾性小，可替代吗啡、哌替啶，用于中、重度及急、慢性疼痛

*. 该碳原子为不对称原子。

pēntāzuǒxīn

喷他佐辛（pentazocine）

化学名为（$2R^*$，$6R^*$，$11R^*$）- 1，2，3，4，5，6 - 六氢 - 6，11 - 二甲基 - 3 -（3 - 甲基 - 2 - 丁烯基）- 2，6 - 亚甲基 - 3 - 苯并吖辛因 - 8 - 醇。又名镇痛新，是第一个用于临床的非成瘾性阿片类合成镇痛药。其结构式见图 1。

喷他佐辛为白色粉末，无臭，微有苦味，熔点 145.2～147.2℃，易溶于三氯甲烷，可溶于甲醇、乙醇、乙醚及丙酮，微溶于苯及乙酸乙酯，不溶于水。

临床上使用的喷他佐辛，口服剂型一般为其盐酸盐，皮下注射、肌内注射、静脉注射给药的剂型用其乳酸盐。口服给药时，由于首过效应，生物利用度仅为 20%～50%。喷他佐辛的代谢产物均没有活性。

喷他佐辛为 μ 受体的弱阻断剂，κ 受体的激动剂，镇痛作用只有吗啡的 1/6，但成瘾性很小，为非麻醉药品，但应防止滥用。临床用于各种疼痛，如癌性疼痛、创伤性疼痛、手术后疼痛，也可用手术前或麻醉前给药，作为外科手术麻醉的辅助用药。

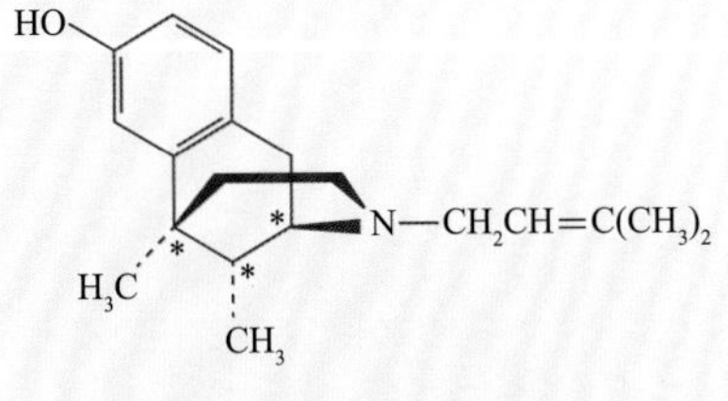

（江　程）

pàitìdìng

哌替啶（pethidine）

化学名为 1-甲基-4-苯基哌啶-4-甲酸乙酯。药用其盐酸盐，又称度冷丁（dolantin）。结构式见图 1。

盐酸哌替啶为白色结晶性粉末，无臭或几乎无臭，熔点 186～190℃。在水或乙醇中易溶，在三氯甲烷中溶解，在乙醚中几乎不溶，易吸潮，遇光易变质，

应密闭保存。分子中有酯的结构，易水解，pH 4 时最稳定。盐酸哌替啶的乙醇溶液可与三硝基苯酚反应，生成黄色结晶性沉淀，可用于鉴别。在体内代谢较快，经肝中酯酶水解生成无活性的哌替啶酸，或脱甲基生成去甲哌替啶，再水解生成去甲哌替啶酸，与葡萄糖醛酸结合经肾脏排出。其中去甲哌替啶的镇痛活性仅为哌替啶的一半，而惊厥作用较大（图 2）。是阿片受体激动剂，镇痛作用是吗啡的 1/8～1/6，但成瘾性亦弱，不良反应较少。由于起效快，作用时间较短，常用于分娩时镇痛，对新生儿的呼吸抑制作用较小。

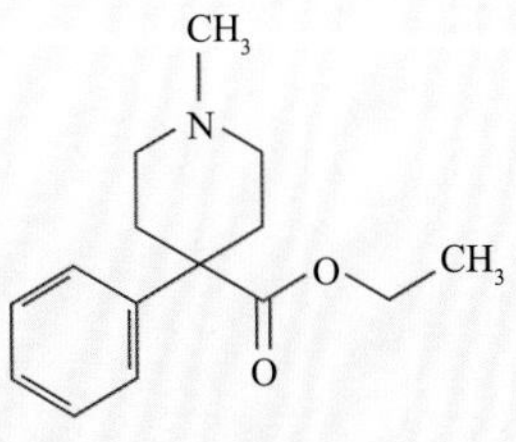

不良反应：①成瘾性比吗啡轻，但连续使用亦会成瘾。②不良反应有头昏、头痛、出汗、口干、恶心、呕吐等。过量使用可致瞳孔散大、惊厥、幻觉、心动过速、血压下降、呼吸抑制、昏迷等。

药物-药物相互作用：盐酸哌替啶与单胺氧化酶抑制药（如呋喃唑酮、丙卡巴肼等）共同使用时，可发生难预料的、严重的并发症，表现为多汗、肌肉僵直、血压先升高后剧降、呼吸抑制、

*. 该碳原子为不对称原子。
图 1　喷他佐辛的结构式

图 1　哌替啶的结构式

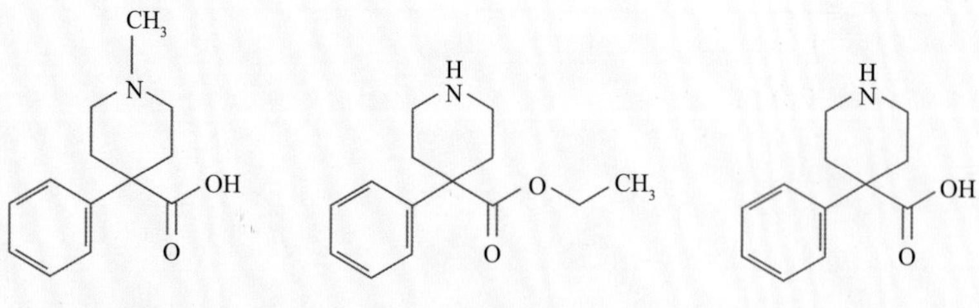

哌替啶酸　　　　　　去甲哌替啶　　　　　　去甲哌替啶酸

图2　哌替啶在肝脏中的代谢产物

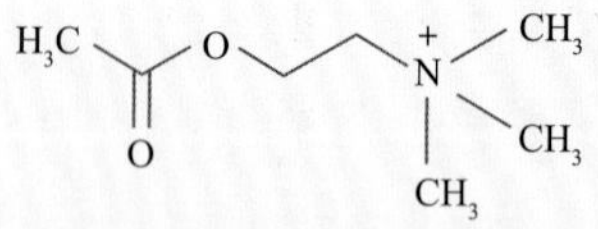

图1　乙酰胆碱的结构式

发绀、昏迷、高热、惊厥，终致循环虚脱而死亡。

（江　程）

nǐdǎnjiǎnyào

拟胆碱药 （cholinergic drugs）

一类能产生与乙酰胆碱相似作用的药物。主要用于治疗手术后腹气胀、尿潴留、青光眼、重症肌无力、阿尔茨海默症及其他老年性痴呆等。按其作用机制，分为胆碱受体激动剂和乙酰胆碱酯酶抑制剂两类。胆碱受体激动剂主要包括完全拟胆碱药（既能作用于 M 受体，也能作用于 N 受体）、M 受体激动剂和 N 受体激动剂。毒蕈碱样作用拟胆碱药为 M 受体激动剂，代表药物毛果芸香碱等，常用药物包括卡巴胆碱和氯贝胆碱等。乙酰胆碱酯酶抑制剂分为可逆性乙酰胆碱酯酶抑制剂和不可逆性乙酰胆碱酯酶抑制剂。可逆性乙酰胆碱酯酶抑制剂包括生物碱毒扁豆碱和一些化学合成化合物；不可逆性乙酰胆碱酯酶抑制剂主要是磷酸酯类化合物，用作杀虫剂和神经毒剂，如有机磷酸酯类杀虫剂。

（江　程）

dǎnjiǎn shòutǐ jīdòngjì

胆碱受体激动剂 （cholinocep-tor agonists）

一类通过直接作用于胆碱受体并产生激动作用的拟胆碱药物。

胆碱能神经系统中及其效应器上与乙酰胆碱结合的受体，称为胆碱受体。其中，位于副交感神经节后纤维所支配的效应器细胞膜上存在的胆碱受体，对毒蕈碱较敏感，故这部分受体称为毒蕈碱型受体（M 受体）；位于神经节细胞和骨骼肌细胞膜上的胆碱受体，对烟碱比较敏感，故这些部位的受体称为烟碱型胆碱受体（N 受体）。M 受体和 N 受体都可直接被内源性的乙酰胆碱（结构式见图 1）激动而产生各种生理效应。由于乙酰胆碱在体内很快被乙酰胆碱酯酶水解而丧失活性，并且对各类胆碱受体的选择性不高，因此它不能作为药物在临床上使用。

内源性的乙酰胆碱有十分重要的生理作用，但在胃部极易被酸水解，在血液中也极易经化学水解或胆碱酯酶水解。乙酰胆碱对胆碱受体的选择性不高，无临床实用价值。为寻找性质较稳定并有较高选择性的拟胆碱药物，从乙酰胆碱结构出发进行改造，获得了胆碱酯类 M 受体激动剂。

乙酰胆碱分子可分解为季铵基、乙叉基桥、乙酰氧基 3 个部分，通过对各个部分的结构改造，总结出构效关系，见图 2。

胆碱受体激动剂主要包括完全拟胆碱药（既能作用于 M 受体，也能作用于 N 受体）、M 受体激动剂和 N 受体激动剂。N 受体激动剂只用作实验室工具药，故临床使用的都是 M 受体激动剂。按化学结构分类，M 受体激动剂可分为胆碱酯类和生物碱类。

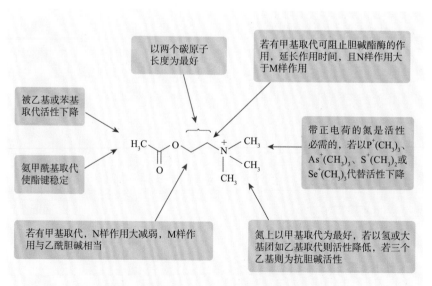

以两个碳原子长度为最好

若有甲基取代可阻止胆碱酯酶的作用，延长作用时间，且N样作用大于M样作用

被乙基或苯基取代活性下降

氨甲酰基取代使酯键稳定

带正电荷的氮是活性必需的，若以 $P^+(CH_3)_3$、$As^+(CH_3)_3$、$S^+(CH_3)_2$或 $Se^+(CH_3)_2$代替活性下降

若有甲基取代，N样作用大减弱，M样作用与乙酰胆碱相当

氮上以甲基取代为最好，若以氢或大基团如乙基取代则活性降低，若三个乙基则为抗胆碱活性

图2　胆碱酯类 M 受体激动剂的构效关系

前者主要是乙酰胆碱的合成类似物，后者是植物来源的生物碱及合成类似物。毒蕈碱样作用拟胆碱药为 M 受体激动剂，代表药物毛果芸香碱。毛果芸香碱是芸香科植物毛果芸香（pilocarpus jaborandi）叶子中分离出的一种生物碱，也可人工合成。胆碱酯类 M 受体激动剂包括卡巴胆碱和氯贝胆碱等（表1）。

（江　程）

máoguǒyúnxiāngjiǎn

毛果芸香碱（pilocarpine）　化学名为（3S，4R）-3-乙基-4-［（1-甲基-1H-咪唑-5-基）甲基］二氢呋喃-2（3H）-酮。又称匹鲁卡品，是芸香科植物毛果芸香（*Pilocarpus Jaborandi*）的叶中提取的一种生物碱，也可人工合成。其结构式见图1。

毛果芸香碱为黏稠的油状液体或晶体，具吸湿性，其结构与乙酰胆碱相差很大。分子中含2个手性碳原子，有4个立体异构

体。在天然产物中主要存在的是毛果芸香碱和异毛果芸香碱。异毛果芸香碱是毛果芸香碱的差向异构体，作用机制与毛果芸香碱相似，但活性仅为毛果芸香碱的1/20～1/6。毛果芸香碱结构中五元内酯环上的两个取代基处于顺式构型，空间位阻较大，不甚稳定，当加热或在碱中温热时可迅速地发生 C-3 位差向异构化成异毛果芸香碱。在稀氢氧化钠溶液中，内酯环被开环成无药理活性的毛果芸香酸钠而溶解。毛果芸香碱在中性或微酸性溶液中也能缓缓分解变质，pH 4.0～5.5 时较稳定。毛果芸香碱的不稳定性见图2。

毛果芸香碱主要表现为毒蕈碱样作用，是 M₁ 受体的部分激动

剂和弱的 M₂ 受体阻断剂。对汗腺、唾液腺的作用特别强，有缩小瞳孔和降低眼压的作用。临床用其硝酸盐或盐酸盐制成滴眼液，用于治疗原发性青光眼。

不良反应：①用药后可出现瞳孔缩小及调节痉挛，可使视力下降，产生暂时性近视，并可出现眼痛、眉弓部疼痛等症状。②长期用可引起强直性瞳孔缩小、虹膜后粘连、虹膜囊肿、白内障及近视程度加深等。

药物-药物相互作用：①与 β 受体阻滞药、碳酸酐酶抑制剂、α 和 β 肾上腺能受体激动药或高渗脱水剂联合使用有协同作用。②与局部抗胆碱药合用将干扰毛果芸香碱的降眼压作用。

（江　程）

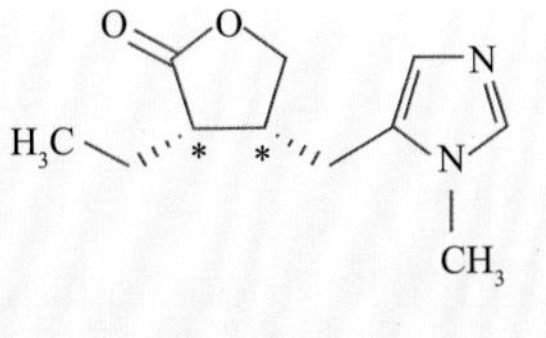

*. 该碳原子为不对称原子。
图1　毛果芸香碱的结构式

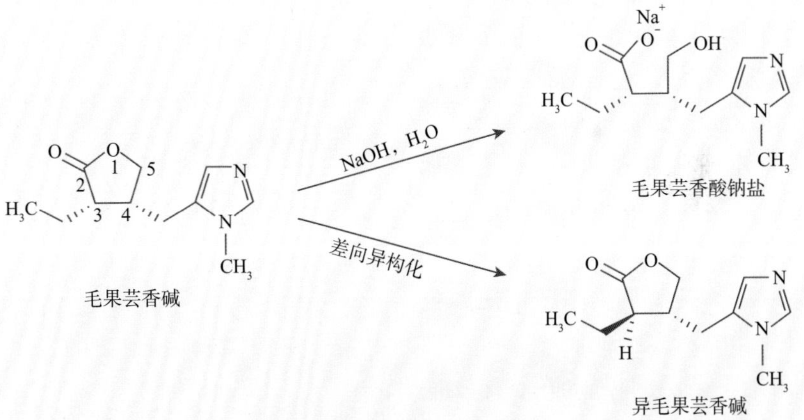

图2　毛果芸香碱的不稳定性

表1　胆碱酯类 M 受体激动剂常用药物

药物名称及化学结构	结构特点	作用特点及用途
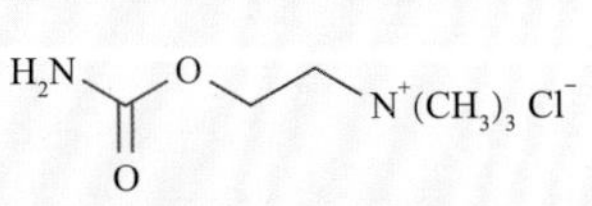 卡巴胆碱（carbachol）	以氨甲酰基代替乙酰胆碱结构中的乙酰基	完全拟胆碱酯酶药，作用强而持久，但毒副作用较大，仅限治疗于青光眼
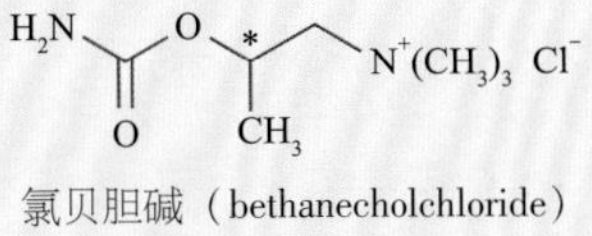 氯贝胆碱（bethanecholchloride）	在卡巴胆碱结构中的乙酰氧基连接的碳上用甲基取代，可减少对 N 受体的激动活性	选择性 M 受体激动剂，对胃肠道和膀胱平滑肌的选择性较高，可用于手术后腹气胀、尿潴留等。不易被胆碱酯酶水解，作用时间长，口服有效

yǐxiān dǎnjiǎn zhǐméi yìzhìjì

乙酰胆碱酯酶抑制剂（acetylcholinesterase inhibitors）

一类通过抑制乙酰胆碱酯酶，延缓释放出的乙酰胆碱的水解速度，延长并增强乙酰胆碱作用的一类药物。因不与胆碱受体直接相互作用，属于间接拟胆碱药。

作用机制 乙酰胆碱酯酶在对乙酰胆碱的酶解过程中，其催化中心的丝氨酸与乙酰胆碱的酯羰基相互作用，生成乙酰化的胆碱酯酶，胆碱酯酶乙酰化后暂时失去酶的催化活性。生成的酰化丝氨酸可以进一步被水解，恢复生成乙酰胆碱酯酶，重新生成的乙酰胆碱酯酶恢复原来催化的活性（图1）。

图1　乙酰胆碱酯酶抑制剂的作用机制

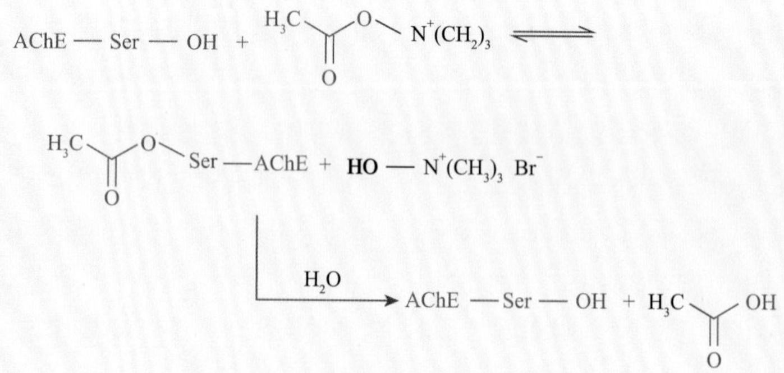

如果乙酰胆碱酯酶被一些特殊的酰化基团酰化，如氨基甲酰化或磷酰化，生成比乙酰化胆碱酯酶更稳定的氨基甲酰化胆碱酯酶或磷酰化胆碱酯酶，不易被进一步水解，使乙酰胆碱酯酶较长时间处于非活化的酰化状态。如果该酰化酶虽经较长时间但仍可水解使酶复活，则为可逆性乙酰胆碱酯酶抑制剂。临床使用的抗胆碱酯酶药多为此类型。可逆性乙酰胆碱酯酶抑制剂在临床上主要用于治疗重症肌无力和青光眼，有些乙酰胆碱酯酶抑制剂类药物主要用于抗老年性痴呆。

结构与分类 根据作用机制，乙酰胆碱酯酶抑制剂分为可逆性乙酰胆碱酯酶抑制剂和不可逆性乙酰胆碱酯酶抑制剂。根据化学结构，乙酰胆碱酯酶抑制剂可分为生物碱和合成的药物。乙酰胆碱酯酶抑制剂均为叔胺类或季铵类化合物。其中叔胺类药物以中枢作用为主，季铵类则主要表现为外周作用。

毒扁豆碱（physostigmine）是西非出产的毒扁豆中提取的一种生物碱（图2），结构中含三环结构和*N*-甲基氨基甲酸酯侧链，是最早用于临床的乙酰胆碱酯酶抑制剂。可用于治疗青光眼和缩瞳。但由于天然资源有限，又不易合成，且其水溶液不稳定，毒性较大，限制了其临床应用，人们进行了合成代用品的研究。

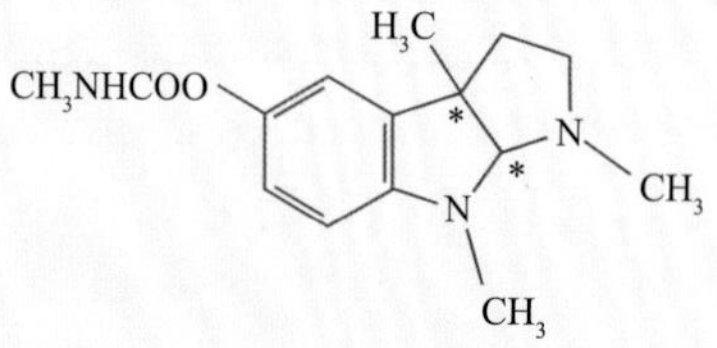

*. 该碳原子为不对称原子。

图2　毒扁豆碱的结构式

合成类乙酰胆碱酯酶抑制剂都是在乙酰胆碱结构基础上，进行结构变化的。按化学结构分为3类。①第一类：仅保留乙酰胆碱中季铵盐阳离子结构特征，其余部分结构进行变化，如溴新斯的明。结构中的季铵盐阳离子可与胆碱酯酶负离子部位形成离子键。该类药物与胆碱酯酶的结合不强，很容易离去，所以作用时间很短，一般仅5～15分钟，为可逆酶抑制剂。②第二类：结构中含氨甲酰基，其作用机制与乙酰胆碱酯似，与胆碱酯酶反应后生成氨甲酰化胆碱酯酶，使其水解恢复成胆碱酯酶的速度比乙酰胆碱与胆碱酯酶反应生成的乙酰化胆碱酯酶的水解速度慢得多，故作用时间较长，可维持数小时，为不可逆酶抑制剂。常用药物有卡巴拉汀（见抗阿尔茨海默病药）。③第三类：为磷酸酯类化合物。磷酸酯类化合物与胆碱酯酶作用生成的磷酰化胆碱酯酶更不易被水解，所以作用时间可长达100小时以上，属不可逆酶抑制剂。用作杀虫剂和神经毒剂，如有机磷酸酯类杀虫剂。

（江　程）

xiùxīnsīdímíng

溴新斯的明（neostigmine bromide）

化学名为溴化3-[(二甲氨基)甲酰氧基]-*N*,*N*,*N*-三甲基苯铵，其结构式见图1。

溴新斯的明为白色结晶性粉末；无臭，味苦。熔点171～176℃，熔融同时分解。极易溶于

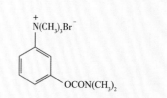

图1　溴新斯的明的结构式

水（1:1），水溶液呈中性；易溶于乙醇和三氯甲烷（1:10）；几乎不溶于乙醚。

溴新斯的明可逆性抑制乙酰胆碱酯酶的过程与乙酰胆碱酯酶水解乙酰胆碱的过程十分相似。溴新斯的明在体内与乙酰胆碱酯酶结合后，形成二甲氨基甲酰化酶（图2）。由于氮上孤电子对的参与，其水解释出乙酰胆碱酯酶和二甲氨基甲酸的速度很慢，需要几分钟，导致乙酰胆碱的积聚，延长并增强了乙酰胆碱的作用，属可逆性乙酰胆碱酯酶抑制剂。

溴新斯的明有兴奋平滑肌、骨骼肌的作用，由于结构中含季铵基团，不易通过血脑屏障，主要用于腹气胀、重症肌无力和尿潴留等，并可作为非去极化肌松药的拮抗剂。大剂量时可引起恶心、呕吐、腹泻、流泪、流涎等，可用阿托品对抗。

不良反应：过量时可出现恶心、呕吐、腹痛、腹泻、流泪、流涎、心动徐缓、肌肉震颤及胆碱能危象。

（江 程）

kàngdǎnjiǎnyào

抗胆碱药 （anticholinergic drugs）

一类通过抑制乙酰胆碱生物合成或释放或阻断乙酰胆碱与受体作用治疗胆碱能神经过度兴奋引起的病理状态的药物。按药物作用部位及对胆碱受体亚型选择性的不同，抗胆碱药可分为M受体阻断剂和N受体阻断剂两类。

M受体阻断剂能可逆性阻断节后胆碱能神经支配的效应器上的M受体，呈现抑制腺体（唾液腺、汗腺、胃液）分泌、散大瞳孔、加速心律、松弛支气管和胃肠道平滑肌等作用，可用于治疗消化性溃疡、散瞳、平滑肌痉挛导致的内脏绞痛等。M受体阻断剂包括生物碱类M受体阻断剂和合成M受体阻断剂两大类。前者主要是从茄科植物如颠茄、莨菪和曼陀罗等中提取的生物碱及其结构类似物。合成M受体阻断剂是在阿托品的基础上进行结构简化、衍生化得到的氨基醇酯类的药物。

N受体阻断剂按对受体亚型的选择性不同，分为神经节 N_1 受体阻断剂和神经肌肉接头处 N_2 受体阻断剂。N_1 受体阻断剂又称神经节阻断药，临床上主要用于治疗高血压危象。N_2 受体阻断剂又称骨骼肌松弛药，作为肌肉松弛药用于手术治疗的全身麻醉辅助用药。但广义上的肌肉松弛药（简称肌松药）除骨骼肌松弛药之外，还包括中枢性肌松药。后者作用于中枢神经系统的多突触神经通道，阻滞冲动传递而产生肌松作用。

（江 程）

shēngwùjiǎnlèi M shòutǐ zǔduànjì

生物碱类 M 受体阻断剂 （M receptor blocker of alkaloids）

一类以阿托品为代表的天然颠茄生物碱类及其半合成衍生物。能选择性阻断乙酰胆碱与M受体的作用。

颠茄生物碱是一类从茄科植物，如颠茄、莨菪和曼陀罗等中提取的生物碱，对M受体有阻断作用。这类生物碱都是由莨菪醇（又称托品，结构式见图1）与不同有机酸所成的酯，其中莨菪醇有3个手性碳原子C-1、C-3和C-5，但由于其结构具有对称平面，所以无旋光性。

天然颠茄生物碱结构中的酸部分是莨菪酸（亦称托品酸），其结构中含有1个手性碳原子，天然莨菪碱的结构中的莨菪酸为 S-$(-)$ 构型。天然的 S-$(-)$-莨菪碱（结构式见图1）是由 S-$(-)$-莨菪酸与莨菪醇所形成的酯，但天然 S-$(-)$-莨菪碱在分离提取过程中容易发生消旋化，生成莨菪碱的外消旋体（即阿托品）。

阿托品是临床最早使用的M受体拮抗剂，其他药物包括在对

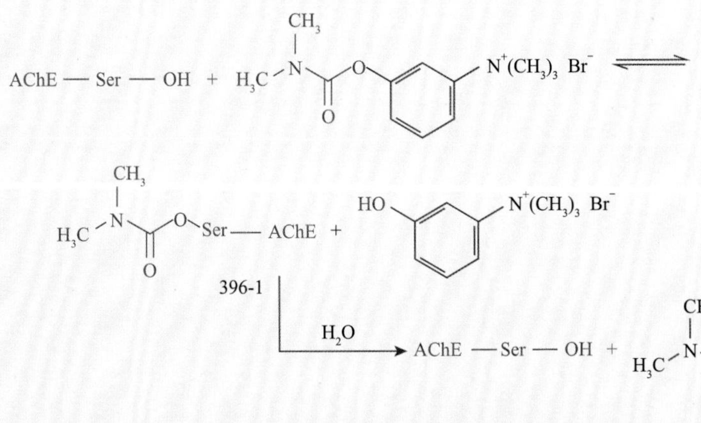

图2 溴新斯的明与乙酰胆碱酯酶的相互作用过程

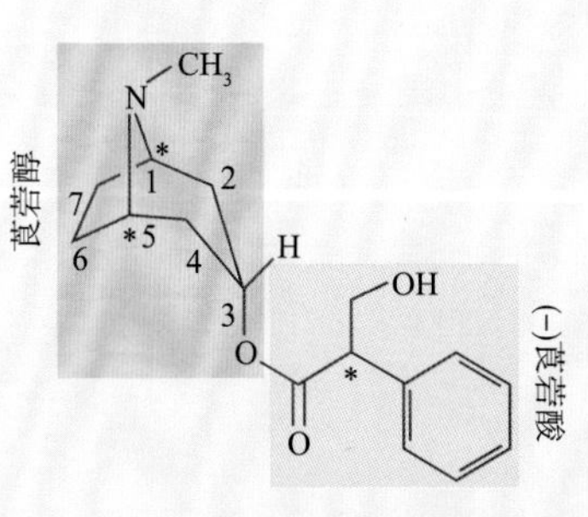

＊.该碳原子为不对称原子。

图1 S-$(-)$-莨菪碱的结构式

天然产物研究中分离得到与阿托品结构类似的生物碱以及对阿托品的结构改造和优化也得到了结构类似物。生物碱类 M 受体拮抗剂的代表药物包括阿托品等，常用药物包括东莨菪碱、丁溴东莨菪碱、山莨菪碱、樟柳碱、异丙托溴铵、噻托溴铵、曲司氯铵等（表1）。

生物碱类 M 受体阻断剂能可逆性阻断节后胆碱能神经支配的效应器上的 M 受体，呈现抑制腺体（唾液腺、汗腺、胃液）分泌，散大瞳孔，加速心律，松弛支气管和胃肠道平滑肌等作用。临床用于治疗消化性溃疡、散瞳、平滑肌痉挛导致的内脏绞痛等。

（江 程）

表 1　常用的生物碱类 M 受体阻断剂抗胆碱药

药物名称及化学结构	结构特点	作用特点及用途
东莨菪碱（scopolamine）	从分离莨菪碱后剩留的母液中提取得到的，在莨菪醇的 6 位和 7 位间多 1 个桥氧基团，临床用其氢溴酸盐	作用与阿托品相似，脂溶性较大，易透过血脑屏障和胎盘，有中枢抑制作用，用于全身麻醉前给药、晕动症、震颤麻痹、精神病和躁狂症等
丁溴东莨菪碱（scopolamine butylbromide）	东莨菪碱与溴丁烷所成的季铵盐	极性增加，无中枢抑制作用，除具有平滑肌解痉作用外，尚有神经肌肉接头和神经节阻滞作用，可作胃肠道内窥镜检查的术前用药
山莨菪碱（anisodamine）	从茄科植物山莨菪根中提取得到的一种生物碱，在莨菪醇的 6 位多 1 个羟基，临床用其氢溴酸盐	作用与阿托品类似，极性增大，中枢作用显著减弱，有明显的外周抗胆碱作用。有松弛平滑肌作用，并有镇痛作用，也能解除血管痉挛，改善微循环等
樟柳碱（anisodine）	从中国唐古特莨菪中分离出的生物碱，结构中同时具有环氧基及羧酸 α 位羟基，中枢作用小	解痉作用与山莨菪碱相似，对有机磷农药中毒有明显的解毒作用。中枢作用弱于东莨菪碱，但比山莨菪碱强。用于血管性头痛、视网膜血管痉挛、缺血性视神经炎、脑血管病引起的急性瘫痪、震颤、麻痹、支气管哮喘、晕动病和有机磷农药中毒等
异丙托溴铵（ipratropium bromide）	阿托品的类似物，在氮原子上引入异丙基，形成季铵结构	具有较强的松弛支气管平滑肌作用，用于治疗支气管哮喘，中枢副作用小

表 1　常用的生物碱类 M 受体阻断剂抗胆碱药　　　　　　　　　　　　　　　　　　续　表

药物名称及化学结构	结构特点	作用特点及用途
噻托溴铵（tiotropium bromide）	东莨菪碱的氮原子上引入甲基形成季铵，同时莨菪酸部分替换为 2-羟基-2-（二噻吩基）乙酸	长效吸入型支气管扩张药，适用于慢性阻塞性肺疾病的维持治疗，中枢副作用小
曲司氯铵（trospium chloride）	阿托品的类似物，将莨菪醇部分的氮原子形成吡咯烷季铵盐，同时在莨菪酸部分再引入 1 个苯环	可阻断乙酰胆碱对膀胱平滑肌的收缩效应，能有效降低膀胱平滑肌的紧张度，解除其痉挛状态，可用于治疗尿失禁。不能通过血脑屏障，没有中枢神经系统毒性

注：＊. 该碳原子为不对称原子。

atuōpǐn

阿托品（atropine）　化学名为（RS）-（8-甲基-8-氮杂双环[3.2.1]辛-3-基）3-羟基-2-苯基丙酸酯。其结构式见图 1。药用其硫酸盐的一水合物。

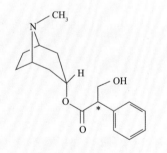

＊. 该碳原子为不对称原子。

图 1　阿托品的结构式

硫酸阿托品为无色结晶或白色结晶性粉末，无臭，味苦。熔点 190～194℃，熔融时同时分解。极易溶于水，水溶液呈中性，能在 100℃消毒 30 分钟，遇碱性药物可引起分解。易溶于乙醇，不溶于乙醚或三氯甲烷。中国使用的阿托品是从颠茄、曼陀罗或莨菪中提取得到粗品后，经三氯甲烷回流或冷稀碱处理使之消旋后制得。

阿托品用发烟硝酸加热处理后，其中的莨菪酸发生硝基化反应，生成三硝基衍生物；再加入氢氧化钾醇液和 1 小粒固体氢氧化钾，初显深紫色，后转暗红色，最后颜色消失。此反应称为维塔利（Vitali）反应（硝基化反应），是莨菪酸的特异反应，也是阿托品的鉴别反应。见图 2。

将阿托品与硫酸及重铬酸钾加热时，水解生成的莨菪酸被氧化生成苯甲醛，有苦杏仁特异臭味。见图 3。

阿托品分子结构中含有 4 个手性碳原子，但莨菪醇部分有 1 个对称平面，无手性，整个分子的手性来自阿托品酸部分的 α 碳原子。虽然天然存在的（-）-莨菪碱的抗毒蕈碱样作用比外消旋的阿托品强 2 倍，但左旋体的中枢兴奋作用比右旋体强 8～10 倍，为减少中枢副作用，供临床使用的为外消旋体的阿托品。

阿托品是选择性 M 受体阻断剂，主要用于各种内脏绞痛（如胃痛、肠绞痛、肾绞痛）和散瞳，对有机磷酸酯的中毒可以迅速解救。

阿托品的药理作用广泛，因此副作用较多，常见便秘、出汗减少（排汗受阻可致高热）、口鼻咽喉干燥、视物模糊、皮肤潮红、排尿困难（尤其是老年患者有发生急性尿潴留的危险）、胃肠动力低下、胃食管反流等。

药物-药物相互作用：①与尿碱化药包括含镁或钙的制酸药、碳酸酐酶抑制药、碳酸氢钠、枸橼酸盐等配伍使用时，阿托品的排泄延迟，作用时间和/或毒性增加。②与金刚烷胺、吩噻嗪类药、其他抗胆碱药、扑米酮、普鲁卡因胺、三环类抗抑郁药等配

HNO$_3$
KOH
C$_2$H$_5$OH
KOH
深紫色
暗红色

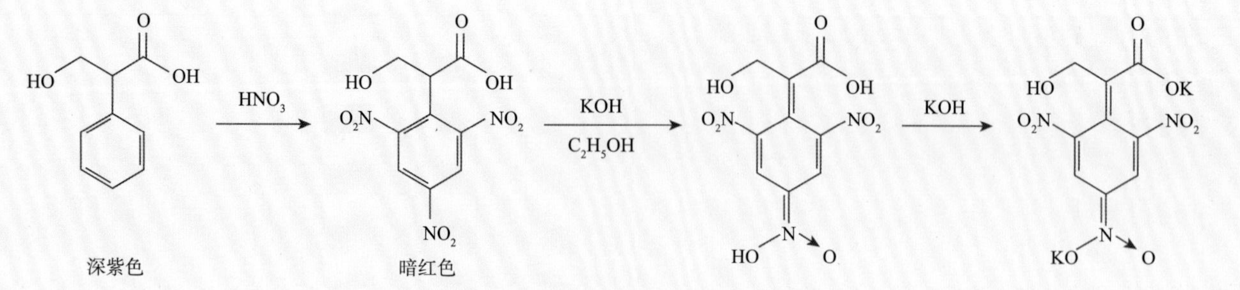

图 2 鉴别阿托品的维塔利（Vitali）反应

-H$_2$O
2 O$_2$
+ 2CO$_2$ + H$_2$O

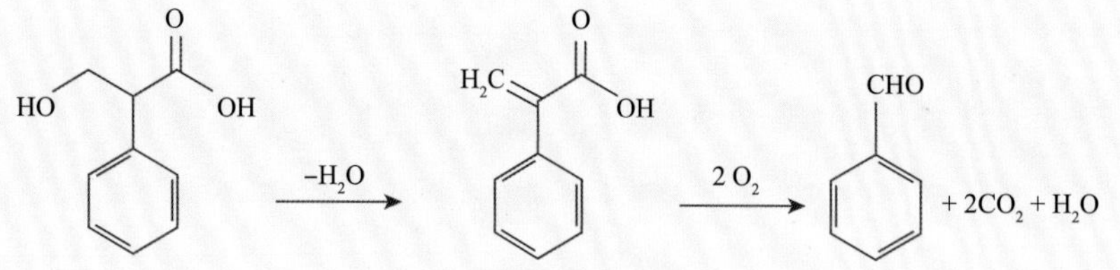

图 3 莨菪酸的氧化反应

伍使用时，阿托品的毒副反应可加剧。

（江 程）

héchéng M shòutǐ zǔduànjì

合成 M 受体阻断剂（synthetic M receptor blocker）

一类通过化学合成得到的、能选择性阻断乙酰胆碱与 M 受体作用的药物。

合成 M 受体阻断剂是在对阿托品类生物碱 M 受体阻断剂构效关系分析的基础上，对其进行结构简化、衍化得到的氨基醇酯类衍生物，根据结构中氨基的不同，分为叔胺和季铵两类。

比较阿托品和乙酰胆碱的结构（图 1）时发现，阿托品结构蓝色阴影部分为氨基醇酯，与乙酰胆碱很相似，不同的是醇氧原子与氨基氮原子之间相隔 3 个碳原子，但其构象的空间距离与乙酰胆碱的两个碳的距离相当。因此氨基乙醇酯被认为是“药效基本结构”。阿托品的酰基部分带有苯基，这是与乙酰胆碱不同的关键所在。显然酰基上的大基团对阻断 M 受体功能十分重要。

根据这一思路，通过基团变换，设计合成了多种季铵类和叔胺类抗胆碱药。其中季铵类主要用作消化道解痉药，叔胺类主要用作抗震颤麻痹药。合成 M 受体阻断剂的构效关系见图 2。

合成 M 受体阻断剂的结构特征为：分子中含有氮正离子基团，可使质子化的叔胺或季铵与 M 受体的负离子结合部位结合；分子末端具有较大的阻断基团，与 M 受体上相应的亲脂性结合部位作用；阻断基团附近的羟基可增加与受体形成氢键的作用力，使活性增大；正电性基团和阻断基团借连接链以合适的间距相连。

合成 M 受体阻断剂与生物碱

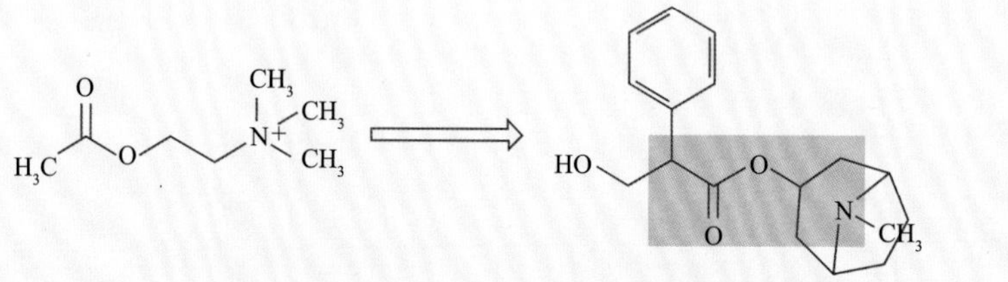

图 1 阿托品和乙酰胆碱的结构比较

X可无，也可是酯键、氢醚键
R$_1$和R$_2$为饱和或芳香碳环或杂环；环太大会降低活性；R$_1$与R$_2$可以相同，也可不同；R$_1$和R$_2$还可稠合成三元环
氮原子可以为叔胺，如为季铵活性更大
碳链长度n=2～4，n=2时活性最大
R$_3$可以是H，OH，—CH$_2$OH或—CONH$_2$。当含—OH时，因发生氢键作用，活性增大

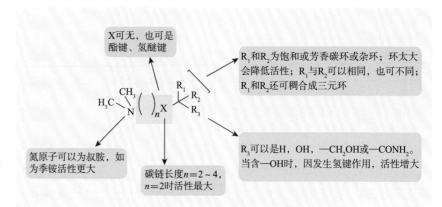

图 2 合成 M 胆碱受体拮抗剂的构效关系

类 M 受体阻断剂类似，都能可逆性阻断节后胆碱能神经支配的效应器上的 M 受体，呈现抑制腺体（唾液腺、汗腺、胃液）分泌，散大瞳孔，加速心率，松弛支气管和胃肠道平滑肌等作用。用于治疗消化性溃疡、散瞳、平滑肌痉挛导致的内脏绞痛等。一些选择性 M₁ 受体阻断剂选择性作用于胃肠道 M₁ 受体，在治疗胃及十二指肠溃疡的同时，口干、视物模糊等副作用小。代表药物为苯海索等，常用药物有格隆溴铵、哌仑西平、溴丙胺太林等（表1）。

（江 程）

běnhǎisuǒ
苯海索（trihexyphenidyl） 化学名为1-环己基-1-苯基-3-（哌啶-1-基)丙-1-醇。其结构式见图1。药用其盐酸盐，又名安坦（artane）。

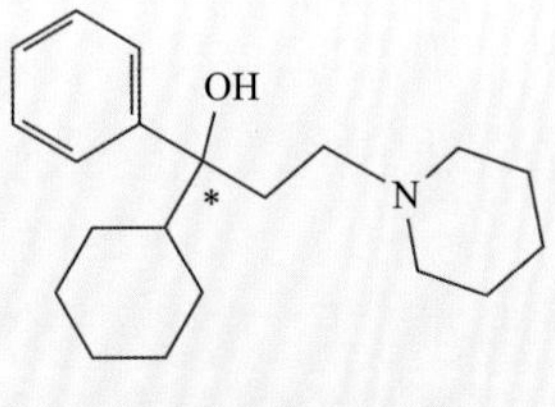

* . 该碳原子为不对称原子。
图1 苯海索的结构式

盐酸苯海索为白色轻质结晶性粉末，无臭、味微苦，后有刺痛麻痹感。熔点 250~256℃（分解），微溶于水，饱和水溶液的 pH 值为 5~6，在甲醇、乙醇或三氯甲烷中溶解，在乙醚中不溶。

盐酸苯海索能阻断中枢神经系统和周围神经系统中的 M 受体，选择性阻断纹状体的胆碱能神经通路，对外周作用相对较少，临床用于抗震颤麻痹，也可用于药物引起的锥体外系疾患。

不良反应：①常见口干、视物模糊等，偶见心动过速、恶心、呕吐、尿潴留、便秘等。②长期应用可出现嗜睡、抑郁、记忆力下降、幻觉、意识混浊。

药物-药物相互作用：①与乙醇或其他中枢神经系统抑制药合用，可使中枢抑制作用加强。②与金刚烷胺、抗胆碱药、单胺氧化酶抑制药帕吉林及丙卡巴肼合用，可加强抗胆碱作用，并可发生麻痹性肠梗阻。③与单胺氧化酶抑制剂合用，可致高血压。

（江 程）

表1 常用的合成类胆碱 M 受体拮抗剂

药物名称及化学结构	结构特点	作用特点及用途
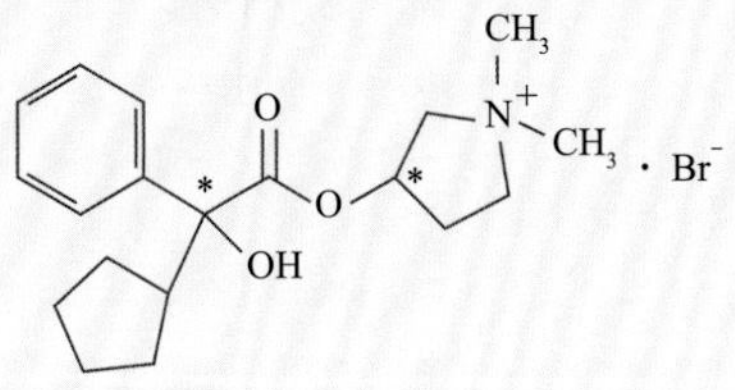 格隆溴铵（glycopyrronium bromide）	含季铵结构和酯的结构	突触节后抗胆碱药，抑制胃酸分泌的作用显著，对胃肠道解痉作用不明显。适用于胃及十二指肠溃疡、慢性胃炎、胃酸分泌过多及痉挛等
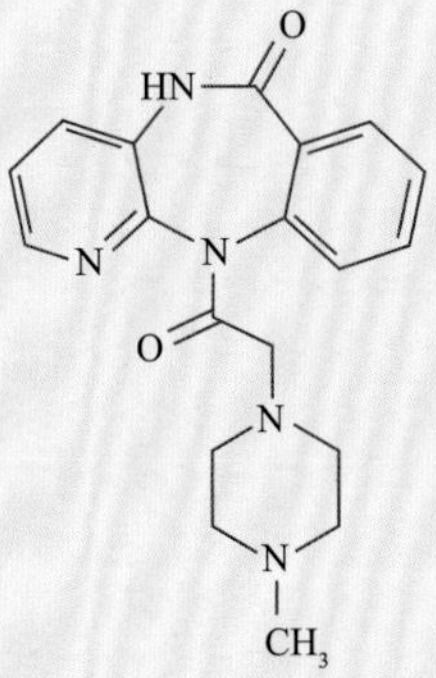 哌仑西平（pirenzepine）	叔胺结构，含有苯并二氮杂草的母核	对胃黏膜的 M₁ 受体有高度亲和力，可用于治疗胃及十二指肠溃疡，很少有扩瞳、心悸、口干、排尿困难等副作用
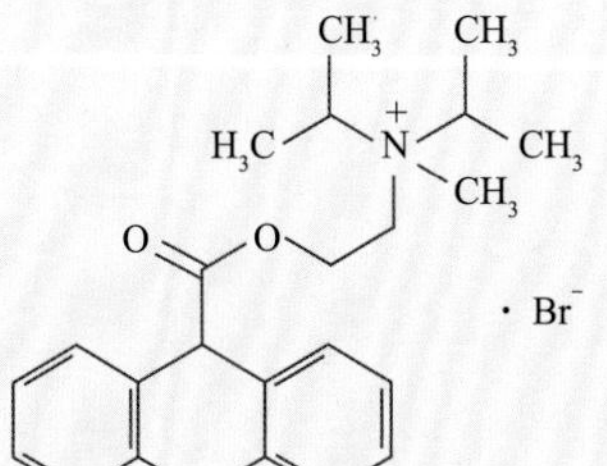 溴丙胺太林（propantheline bromide）	季铵结构，含呫吨环	有胃肠道选择性，抑制胃肠道平滑肌的作用较强，且较持久，很少发生中枢作用。适用于胃及十二指肠溃疡、胃炎、幽门痉挛、胰腺炎、结肠痉挛、妊娠呕吐及多汗等

注：* . 该碳原子为不对称原子。

N 受体阻断剂 （N receptor blocker）

一类对 N 胆碱受体有选择性阻断作用的药物。N 胆碱受体阻断剂按对受体亚型的选择性不同，分为神经节 N_1 受体阻断剂和神经肌肉接头处 N_2 受体阻断剂。

神经节 N_1 受体阻断剂 又称神经节阻断药，能在交感和副交感神经节选择性地占据 N_1 受体控制的离子通道，或与 N_1 受体结合，稳定突触后膜，阻碍递质乙酰胆碱与受体结合，阻断神经冲动在神经节中的传递，导致血管舒张，血压降低。这类药物临床上主要用于治疗高血压危象。

神经节 N_2 受体阻断剂 又称神经肌肉阻断药，能阻止乙酰胆碱与骨骼肌神经肌肉接头处（运动终板）上的 N_2 受体结合，阻碍神经冲动的传递，引起骨骼肌松弛，因此 N_2 受体阻断剂又称骨骼肌松弛药、肌松药，临床上作为手术时全身麻醉的辅助药。代表药物包括苯磺顺阿曲库铵等，常用药物包括多库氯铵、米库氯铵、泮库溴铵、维库溴铵、氯化琥珀胆碱等（表1）。

神经节 N_2 受体拮抗剂按阻断方式分为非去极化型和去极化型两类。①非去极化型骨骼肌松弛药又称竞争型肌松药，能与运动终板膜的 N_2 胆碱受体相结合，但结合后它们本身并不能产生去极化作用，而且由于与乙酰胆碱竞争同一受体，故能阻止神经冲动时释放的乙酰胆碱对运动终板膜所引起的去极化作用，从而使骨骼肌松弛。在临床使用中，非去极化型肌松药容易调控，较安全。这类肌松药可被乙酰胆碱酯酶抑制剂所拮抗。苯磺顺阿曲库铵、多库氯铵、米库氯铵、泮库溴铵、维库溴铵属于非去极化型骨骼肌松弛药。②去极化型肌松药与 N_2 受体结合并激动受体，使终板膜及邻近肌细胞膜长时间去极化，阻断神经冲动的传递，导致骨骼肌松弛。由于多数去极化型肌松药不易被乙酰胆碱酯酶分解破坏，其作用类似过量的乙酰胆碱长时间作用于受体，因此本类药物过

表1　常用的 N_2 受体阻断剂类肌松药

药物名称及化学结构	结构特点	作用特点及用途
 多库氯铵 （doxacurium chloride）	含有 2 个四氢异喹啉结构，中间连接链为丁二酸酯结构	长效非去极化型肌松药，重复用药似无蓄积作用，肌松作用容易被逆转
 米库氯铵 （mivacurium chloride）	含有 2 个四氢异喹啉结构，中间连接链为辛二烯酸酯结构	短效非去极化型肌松药，起效快，作用维持时间短，可被血浆酯水解酶代谢
 泮库溴铵 （pancuronium bromide）	含雄甾烷母核、双季铵和双酯基结构	非去极化型肌松药，起效快。虽为雄甾烷衍生物，却无雄性激素作用。适用于外科手术麻醉的辅助用药，也可用于惊厥导致的肌肉痉挛

表1 常用的 N_2 受体阻断剂类肌松药 续 表

药物名称及化学结构	结构特点	作用特点及用途
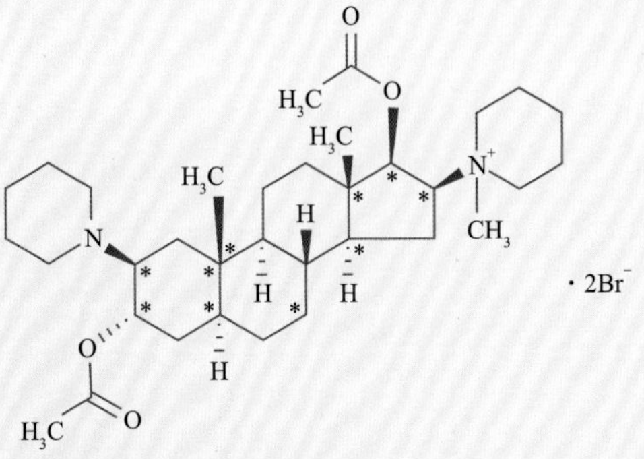 维库溴铵（vecuronium bromide）	结构与泮库溴铵相似，区别仅在于为单季铵结构	中效非去极化型肌松药，作用持续时间较短，无支气管痉挛和血压下降等副作用，对心血管系统几乎无影响
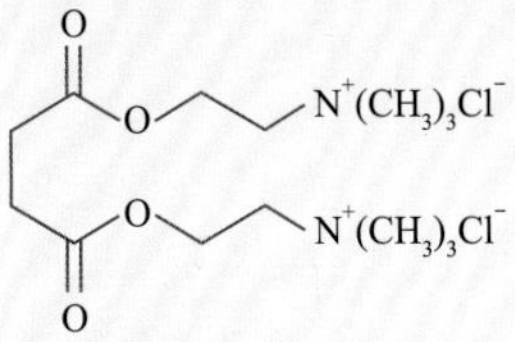 氯化琥珀胆碱（suxamethonium chloride）	丁二酸（琥珀酸）和胆碱形成的双酯结构	去极化型肌松药，起效快，易被胆碱酯酶水解失活，故作用持续时间短，易控制，适用于气管插管术，也可缓解破伤风的肌肉痉挛

注：*. 该原子为不对称原子。

量时，不仅不能用抗胆碱酯酶药解救，抗胆碱酯酶药反而会增强其作用，此缺点妨碍了去极化型肌松药在临床上的应用。氯化琥珀胆碱属于去极化型肌松药。

（江 程）

běnhuáng shùn āqǔkù'ān

苯磺顺阿曲库铵（cisatracuriumbesilate）

化学名为5-[3-[(1R,2R)-1-[(3,4-二甲氧基苯基)甲基]-6,7-二甲氧基-2-甲基-3,4-二氢-1H-异喹啉-2-基]丙酰氧基]戊烷基3-[(1R,2R)-1-[(3,4-二甲氧基苯基)甲基]-6,7-二甲氧基-2-甲基-3,4-二氢-1H-异喹啉-2-基]丙酸酯二苯磺酸盐。其结构式见图1。

苯磺顺阿曲库铵由英国葛兰素史克公司开发，1995年被美国食品药品管理局批准上市。为白色或类白色粉末，无臭，有引湿性。在三氯甲烷或乙醇中易溶，丙酮中溶解，水中略溶。$[\alpha]_D = -54° \sim -60°$。

阿曲库铵是具对称分子结构的双季铵神经肌肉阻断药，分子结构中有4个手性中心即C-1、N-2、C-1'、N-2'，理论上存在16个旋光异构体。由于分子的对称因素，异构体数目减少。这些异构体中，以1R-cis、1'R-cis的苯磺顺阿曲库铵活性最强，为外消旋体

苯磺阿曲库铵的3倍，且不引起组胺释放和心血管副作用等。

苯磺顺阿曲库铵有通过非肝非肾途径代谢的特点和心血管稳定性，肌松作用比阿曲库铵作用强3倍，无心血管副作用。临床上用作全身麻醉辅助药，不良反应小。分子中的2个季铵氮原子的β位上均有吸电子的酯基，在体液中可发生霍夫曼消除反应，成为无活性的代谢物N-甲基四氢罂粟碱；还可在血浆酯酶作用下发生非特异性酯水解反应，迅速代谢为无活性的季铵羧酸（图2）。它在体内代谢失活并不经过肝和肾的酶催化反应，因此不影响肝、

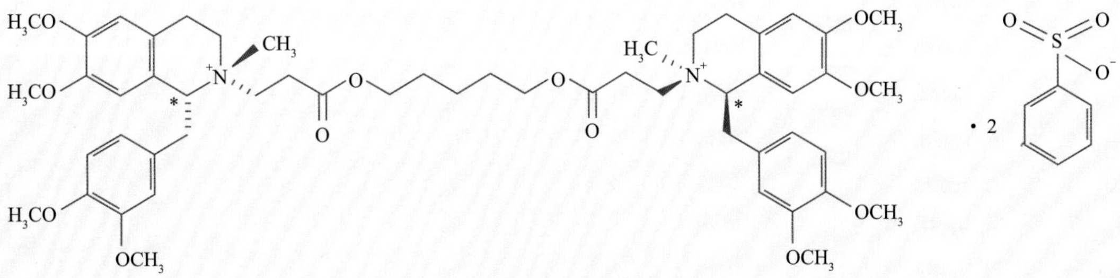

*. 该碳原子为不对称原子。

图1 苯磺顺阿曲库铵的结构式

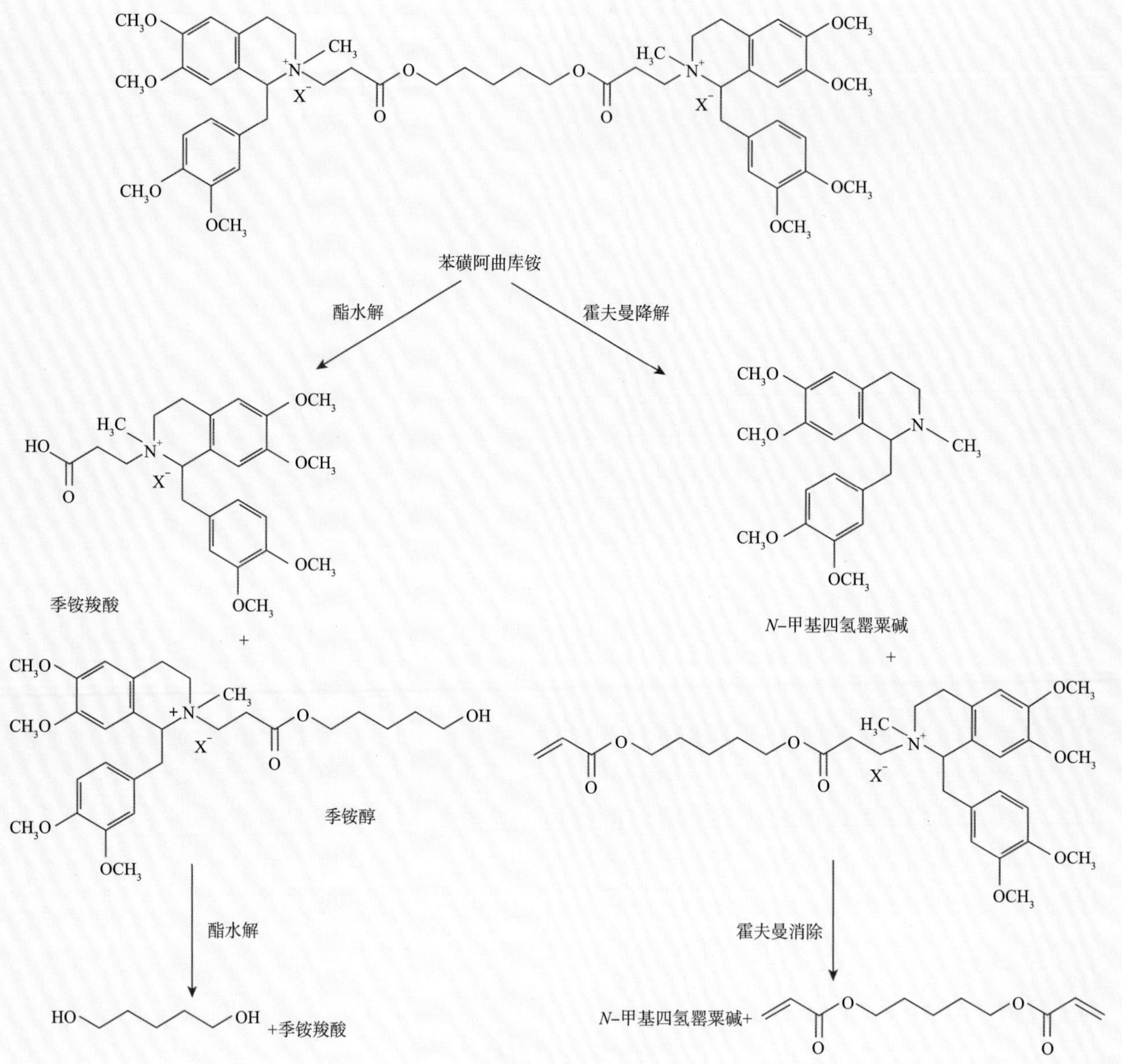

苯磺阿曲库铵

酯水解 → ← 霍夫曼降解

季铵羧酸

+

季铵醇

N-甲基四氢罂粟碱

+

酯水解

HO～～～～OH +季铵羧酸

霍夫曼消除

N-甲基四氢罂粟碱+

图2　阿曲库铵的代谢失活途径

肾功能，不会产生积蓄中毒，副作用减少，可用于肾衰竭患者。

制备和贮存苯磺顺阿曲库铵注射液应注意 pH 值和温度对稳定性的影响。霍夫曼消除和酯水解均被碱催化，酯水解也被酸催化，因此 pH 3.5 时最稳定。温度低时反应速度降低，所以制备注射液时应控制 pH <3.5，并在 2~8℃贮存。

不良反应主要有皮肤潮红或皮疹、心动过缓、低血压和支气管痉挛。

（江　程）

zhōngshūxìng jīsōngyào

中枢性肌松药（central muscle relaxants）　一类通过阻滞中枢内中间神经元冲动传递，使骨骼肌松弛的药物。

中枢性肌松药作用于中枢神经系统的多突触神经通道，阻滞冲动传递而产生肌松作用，用于治疗骨骼肌疾病及神经肌肉疾病的肌肉疼痛，痉挛或强直。代表性药物有口服中枢性强效肌松药氯唑沙宗（结构式见图1），临床用于各种急、慢性软组织（肌肉、

韧带、筋膜）扭伤、挫伤、运动后肌肉劳损所引起的疼痛，由中枢神经病变引起的肌肉痉挛，慢性筋膜炎等。

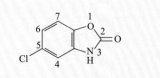

图1　氯唑沙宗的结构式

（江　程）

肾上腺素受体激动剂
shènshàngxiànsù shòutǐ jīdòngjì

（adrenergic agonists） 一类化学结构与肾上腺素相似、能产生与肾上腺素能神经兴奋相似效应的胺类药物。又称拟肾上腺素药物、拟交感作用药。

分类及作用机制 肾上腺素受体激动剂按其是否与 α 受体或 β 受体发生作用，分为 3 类。①直接作用药：是能直接与肾上腺素受体结合，兴奋受体而产生 α 型作用和 β 型作用的药物，化学结构属于儿茶酚胺类。②间接作用药：是不能直接与肾上腺素受体反应，但能促进肾上腺素能神经末梢释放递质，增加受体周围去甲肾上腺素浓度而间接发挥作用的药物。化学结构上为非儿茶酚胺类。③混合作用药：兼有直接和间接作用的药物。代表药物是肾上腺素，常用药物包括去甲肾上腺素、麻黄碱、伪麻黄碱等（表1）。

根据药物对不同肾上腺素能受体亚型的选择性可将肾上腺素受体激动剂分为 α 受体激动剂和 β 受体激动剂。选择性 α₁ 受体激动剂临床用于治疗高血压和抗休克，常用药物有间羟胺等（表1）；α₂ 受体激动剂用于治疗鼻黏膜充血和降低眼压，中枢 α₂ 受体或咪唑啉 I₁ 受体激动剂用于降血压，常用药物包括甲基多巴、可乐定、莫索尼定和利美尼定（表1）。选择性 β₁ 受体激动剂用于强心和抗休克，代表药物为多巴酚丁胺，常用药物为普瑞特罗、扎莫特罗等（表1）；β₂ 受体激动剂用于平喘和改善微循环以及防止早产，代表药物沙丁胺醇，常用药物包括特布他林、沙美特罗等（表1）。β₃ 受体激动剂可调节人体内热量平衡、葡萄糖代谢、能量消耗、纠正产热不足，有望用于治疗糖尿病和肥胖症，但截至 2022 年尚未有药物上市。

表 1 常用肾上腺素受体激动剂

类别	药物名称及化学结构	结构特点	作用特点及用途
	去甲肾上腺素（norepinephrine）	有儿茶酚（即邻苯二酚）结构，含有 1 个手性碳，属于苯乙醇胺类	体内原始神经递质，属直接作用药。对 α₁ 和 α₂ 受体均有激动作用，对 β₁ 受体作用较弱，对 β₂ 受体几无作用。其收缩血管和升高血压作用较肾上腺素强，而兴奋心脏、扩张支气管作用较弱，用于治疗各种原因引起的周围循环衰竭
α，β 受体激动剂	麻黄碱（ephedrine）	不含儿茶酚结构，有苯丙醇胺结构，含 2 个手性碳原子，药用（1R, 2S）赤藓糖型	混合作用药。能兴奋 α、β 两种受体，还能促进肾上腺素能神经末梢释放递质，直接和间接发挥作用。其代谢和排泄较慢，故作用持久。用于支气管哮喘、过敏性反应以及鼻黏膜充血肿胀引起的鼻塞等，为二类精神药品
	伪麻黄碱（pseudoephedrine）	麻黄碱的异构体，为（1S, 2S）-苏阿糖型	间接作用药。拟肾上腺素作用比麻黄碱稍弱，中枢副作用较小。广泛用作鼻充血减轻剂，复方感冒药的主要成分
α₁ 受体激动剂	间羟胺（metaraminol）	苯环的 3 位含有羟基，含有 2 个手性碳原子	混合作用药。可直接作用于 α 受体，又可被肾上腺素能神经末梢摄取，进入突触前膜附近囊泡，促使囊泡中储存的去甲肾上腺素释放，间接地发挥拟交感作用。有较强的收缩周围血管和中度增加心肌收缩力作用，不被儿茶酚-O-甲基转移酶代谢，作用持久。临床上用其酒石酸盐，用于防治低血压和休克的辅助治疗

表 1　常用肾上腺素受体激动剂

续　表

类别	药物名称及化学结构	结构特点	作用特点及用途
α_2 受体激动剂	甲基多巴 (methyldopa)	具有儿茶酚和氨基酸结构，含有 1 个手性碳原子	属直接作用药。临床使用外消旋体，为前体药物，须经代谢成 α-甲基去甲肾上腺素后发挥作用，在服后 12~24 小时内起效，作用可维持 2 天。可通过血脑屏障，为中枢性降压药
	可乐定 (clonidine)	分子中有咪唑啉结构	属直接作用药。通过激动中枢 α_2 受体和咪唑啉 I_1 受体，导致血压下降。有镇静、口干、嗜睡等副作用。主要用于治疗原发性及继发性高血压
	莫索尼定 (moxonidine)	可乐定分子中的苯环用嘧啶环替换的衍生物	属直接作用药。有 α_2 受体激动和选择性咪唑啉 I_1 受体激动作用。用于治疗原发性高血压。镇静、口干、嗜睡等副作用较轻
	利美尼定 (rilmenidine)	可乐定分子中的咪唑啉环用生物电子等排体噁唑啉替代，并用二环丙甲基替换苯环	属直接作用药。通过作用于肾上腺素 α_2 和咪唑啉 I_1 受体而发挥作用。用于治疗原发性高血压。副作用较小，不抑制心脏收缩，不改变肾功能
β_1 受体激动剂	普瑞特罗 (prenalterol)	含芳氧丙醇胺结构	属直接作用药。选择性 β_1 受体激动剂，对肺及血管 β_2 受体无明显作用。可静注，亦可口服。适用于治疗急慢性心力衰竭
	扎莫特罗 (xamoterol)	有 N 长链的芳氧丙醇胺类结构	属直接作用药。选择性作用于心脏 β_1 受体。临床用于因气喘、疲劳等而使活动受限的慢性心力衰竭
β_2 受体激动剂	特布他林 (terbutaline)	分子中有叔丁氨基的苯乙醇胺结构	属直接作用药。对气管 β_2 受体选择性较高，扩张支气管作用与沙丁胺醇相近。用于治疗支气管哮喘和支气管痉挛
	沙美特罗 (salmeterol)	有 N 长链的苯乙醇胺类结构	属直接作用药。与 β_2 受体结合时，分子中处于长链取代基末端的苯环可与 β_2 受体发生亲脂结合，起固定药物分子的作用。作用时间长，常用气雾剂。用于治疗哮喘的可逆性呼吸道阻塞和慢性支气管炎

注：*. 该碳原子为不对称原子。

构效关系　直接作用于受体的拟肾上腺素药的化学结构必须与受体活性部位相契合，使之能形成药物-受体复合物，继而发生特定的生理活性作用。肾上腺素受体激动剂具有苯乙胺的母体结构，大多为苯乙醇胺。分子中苯环可与受体形成疏水键，质子化氨基可形成离子键，苯环上间位酚羟基和侧链的 β-羟基是与受体形成氢键的作用位点（图1）。

（朱启华）

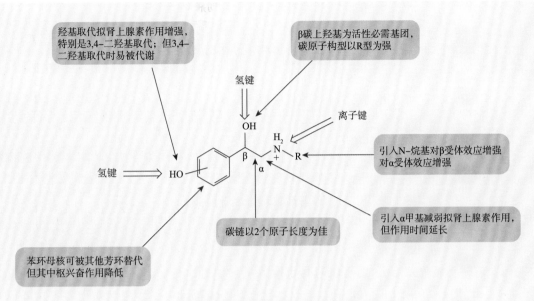

图1 肾上腺素受体激动剂的作用模型及构效关系

---

shènshàngxiànsù

肾上腺素（epinephrine） 化学名为(*R*)-4-[1-羟基-2-(甲氨基)乙基]-1,2-苯二酚。结构式见图1。

理化性质 白色或类白色结晶性粉末；无臭，味苦；与空气接触或受日光照射，易氧化变质；在中性或碱性水溶液中不稳定；饱和水溶液显弱碱性。在水中极微溶解，在乙醇、三氯甲烷、乙醚、脂肪油或挥发油中不溶；在无机酸或氢氧化钠溶液中易溶，在氨溶液或碳酸钠溶液中不溶。为内源性活性物质，可直接激动α和β两种受体，属于直接作用药物。常用其盐酸盐或酒石酸盐。临床上用于过敏性休克、心脏骤停的急救，控制支气管哮喘的急性发作。常用剂型为注射液。

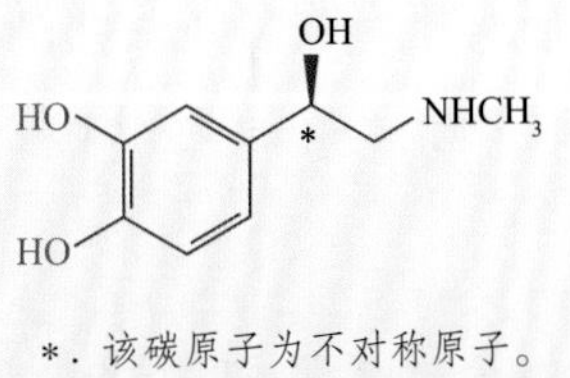

肾上腺素结构中的邻苯二酚骨架易被空气中的氧或其他弱氧化剂、日光、热及微量重金属氧化，生成红色的肾上腺素红，进而聚合成棕色多聚体而失效，见图2。

肾上腺素结构中的β-碳原子为手性碳原子，存在一对光学异构体。其*R*-异构体（左旋体）的活性比*S*-异构体（右旋体）约强12倍，比消旋体约强2倍。左旋体在水溶液中加热或室温放置后可发生消旋化而降低活性。在酸性（pH < 4）条件下消旋化更快，见图3。

药物作用机制 肾上腺素激

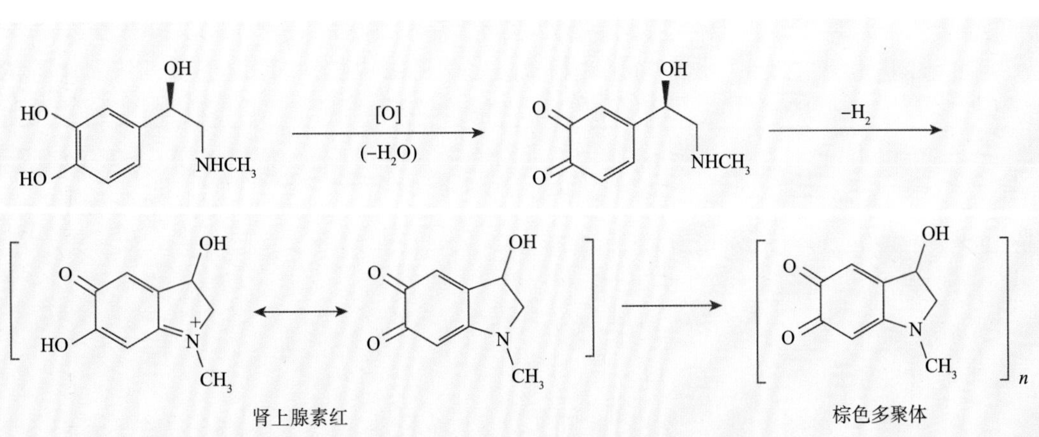

图1 肾上腺素的结构式

*.该碳原子为不对称原子。

图2 肾上腺素在空气或日光下发生的氧化反应

肾上腺素红

棕色多聚体

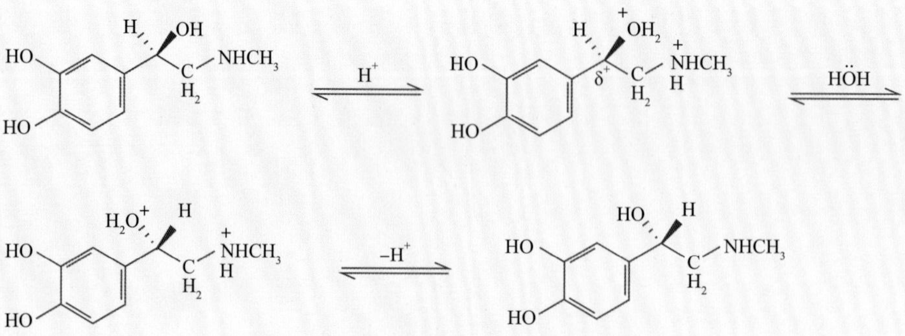

图3 肾上腺素发生消旋化的机制

动心脏 β_1 受体，可使心肌收缩力增强，心率加快，心肌耗氧量增加。激动血管平滑肌 β_2 受体，使血管扩张，降低周围血管阻力而降低舒张压。激动 β_2 受体可松弛支气管平滑肌，扩张支气管，解除支气管痉挛；激动 α 受体，可使皮肤、黏膜血管及内脏小血管收缩。主要用于支气管痉挛所致严重呼吸困难，可迅速缓解药物等引起的过敏性休克，亦可用于延长浸润麻醉用药的作用时间，也是各种原因所致心脏骤停复苏的主要抢救用药。

药物代谢 肾上腺素口服后有明显的首过效应，导致口服无效。皮下注射由于局部血管收缩使之吸收缓慢，肌内注射吸收比皮下注射快。注射给药后，迅速被血液和组织中的儿茶酚 $-O-$ 甲基转移酶和单胺氧化酶代谢，代谢物3-甲氧基-4-羟基扁桃酸经尿排出。

不良反应 包括：①心悸、头痛、血压升高、震颤、无力、眩晕、呕吐、四肢发凉。②剂量过大或静脉注射速度过快可引起血压骤升，诱发脑溢血和心律失常。③用药局部可出现水肿、充血、炎症。

药物-药物相互作用 ①与洋地黄类药物或全麻药联用，可增加心肌对肾上腺素的敏感性，导致心律失常，甚至出现心室颤动。②与硝酸酯类药物联用，可导致低血压，硝酸酯类药物的抗心绞痛作用减弱。③与 β 受体阻断剂合用拮抗肾上腺素的支气管扩张作用，增强其血管收缩作用。④与 α 受体阻断剂合用可致严重低血压。⑤与甲状腺激素并用可使血压显著升高，诱发心血管意外。

(朱启华)

duōbāfēndīng'àn

多巴酚丁胺 （dobutamine）

化学名为 $(\pm)4-[2-[[1-$ 甲基 $-3-(4-$ 羟基苯基$)$ 丙基$]$ 氨基$]$ 乙基$]-1,2-$ 苯二酚，结构式见图1。为 β_1 受体激动剂，常用其盐酸盐。盐酸盐为白色或类白色结晶性粉末；几乎无臭，味微苦；露置空气中及遇光色渐变深。在水或无水乙醇中略溶，在三氯甲烷中几乎不溶。用于治疗器质性心脏病时心肌收缩力下降引起的心力衰竭、心肌梗死所致心源性休克及术后低血压。常用剂型为注射液。

多巴酚丁胺结构中含1个手性碳原子，存在1对光学异构体。右旋体对 β_1 受体激动作用强于左旋体。左旋体有激动 α_1 受体的作用，右旋体对 α_1 受体有阻断作用。临床上使用的为外消旋体，能使激动 α_1 受体产生的血管收缩副作用与激动 β 受体产生的血管舒张作用药效相抵，故不影响心率和血压。

多巴酚丁胺的作用时间短，口服无效，静脉注射 $1\sim2$ 分钟起效，缓慢滴注可延长到10分钟起效；在肝脏代谢成无活性的代谢物后经肾脏排出；易产生耐受性和增加心肌耗氧量。该药的不良反应有心悸、恶心、头痛、胸痛、气短等。

药物-药物相互作用： ①与全身麻醉药尤其环丙烷、氟烷等联用可增加室性心律失常的发生率。②与 β 受体阻断剂联用，可阻断对 β_1 受体的作用，导致 α 受体作用占优势，外周血管的总阻力加大。③与硝普钠联用可导致心排血量微增，肺毛细血管楔压略降。

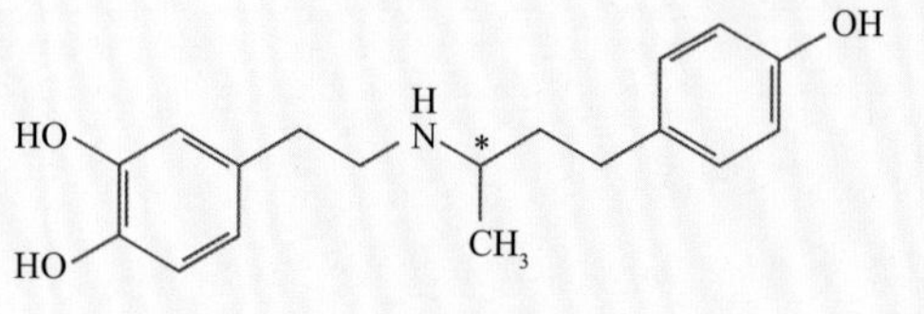

*. 该碳原子为不对称原子。

图1 多巴酚丁胺的结构式

④不能与碳酸氢钠等碱性药物混合使用。

（朱启华）

shādīng'ānchún

沙丁胺醇（salbutamol） 化学名为1-（4-羟基-3-羟甲基苯基)-2-（叔丁氨基)-乙醇。又名舒喘灵。结构式见图1。为β₂肾上腺素受体激动剂，常用其硫酸盐。硫酸盐为白色或近白色结晶性粉末，在水中易溶，乙醇中极微溶，三氯甲烷和乙醚中几乎不溶。临床上主要用于治疗喘息型支气管炎、支气管哮喘、肺气肿患者的支气管痉挛等。常用剂型为气雾剂。硫酸沙丁胺醇由葛兰素史克公司于1968年研究开发并在德、法两国上市。

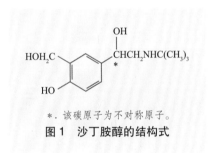

*. 该碳原子为不对称原子。

图1 沙丁胺醇的结构式

沙丁胺醇结构中含有1个手性碳原子，存在1对光学异构体。右旋体对β₂受体的亲和力较大，分别为消旋体和右旋体的2倍和100倍。临床上使用沙丁胺醇硫酸盐的外消旋体。左沙丁胺醇是沙丁胺醇的左旋体，盐酸左沙丁胺醇已在美国、中国等上市。该药能选择性地激动支气管平滑肌的β₂受体，有明显的支气管舒张作用，比异丙肾上腺素强10倍以上，且作用持久。对心脏β₁受体的激动作用较弱，增加心率的作用仅为异丙肾上腺素的1/7。因不易被消化道内的硫酸酯酶和组织中的儿茶酚氧甲基转移酶破坏，沙丁胺醇口服有效，作用持续时间较长。口服生物利用度为30%，服后15~30分钟生效，血浆药物浓度达峰时间为2~4小时，作用持续6小时以上。消除半衰期为2.7~5.0小时。主要在肠壁和肝脏代谢，代谢物经尿液排出。

不良反应：①手指震颤、恶心、头痛、头晕、心率增快或血压波动。②过量会导致胸痛，头晕，持续而严重的头痛，严重高血压，持续恶心、呕吐，持续心率增快或心搏强烈，室性期前收缩，情绪烦躁不安，可引起低钾血症。

药物-药物相互作用：与β受体阻断剂如普萘洛尔合用则药效减弱甚至消失；与茶碱类药品并用可增加松弛支气管平滑肌的作用，但也可能增加不良反应。

（朱启华）

shènshàngxiànsù shòutǐ zǔduànjì

肾上腺素受体阻断剂（adrenergic blocker） 一类能与肾上腺素能受体结合，不产生或较少产生拟肾上腺素作用，却能阻断肾上腺素能神经递质或外源性肾上腺素药与受体作用的药物。又称抗肾上腺素药。根据药物对α和β两种肾上腺素受体的选择性不同，此药分为两类。

α受体阻断剂 一类能与α肾上腺素受体结合，阻断α肾上腺素能神经递质或外源性α肾上腺素药与受体作用的药物。根据药物对α受体亚型的选择性不同，α受体阻断剂分为3种。①选择性α₁受体阻断剂：能通过扩张血管，降低总外周血管阻力，使血压下降，而心排血量无明显变化，并较少引起心动过速副作用，降压效果良好。代表药物有哌唑嗪等，常用药物包括特拉唑嗪、多沙唑嗪、阿夫唑嗪、坦洛新、吲哚拉明等（表1）。②选择性α₂受体阻断剂：能扩张血管平滑肌，增加外周副交感神经张力，降低交感神经张力，因此能扩张阴茎动脉，增加阴茎海绵体血流量，常用药物有育亨宾（表1）。③非选择性α受体阻断剂：通过阻滞α₁受体和突触前α₂受体，促使去甲肾上腺素释放，引起心率和心肌收缩力的增加，部分抵消了阻断α₁受体产生的降压作用，因此降压作用弱，时间短，不良反应多。常用药物有酚妥拉明等（表1）。

β受体阻断剂 能对抗兴奋心脏的作用，降低血压，减慢心率，减弱心肌收缩力，降低心肌耗氧量。主要用于治疗心律失常、心绞痛、高血压、心肌梗死等心血管疾病。根据药物对β受体亚型选择性的差异，β受体阻断剂可分3种。①非选择性β受体阻断剂：在同一剂量下对β₁和β₂受体产生相似程度的阻断作用，代表药物有普萘洛尔等，常用药物包括噻吗洛尔、索他洛尔、吲哚洛尔等（表1）。②选择性β₁受体阻断剂：对β体受体有较高的选择性，常用药物有美托洛尔、倍他洛尔、阿替洛尔、比索洛尔、艾司洛尔等（表1）。③非典型的β受体阻断剂：是对α和β受体均产生阻断作用的药物，常用药物有拉贝洛尔和卡维地洛等（表1）。

β受体阻断剂的基本结构类型包括苯乙醇胺类和芳氧丙醇胺类，其构效关系见图2。

（徐云根）

pàizuòqín

哌唑嗪（prazosin） 化学名为2-［4-（2-呋喃甲酰基)哌嗪-1-基］-6,7-二甲氧基-2-喹唑啉-4-胺。又名脉宁片、降压嗪。结构式见图1。为选择性α₁受体阻断剂，常用其盐酸盐。盐酸哌

表 1　常用的肾上腺素受体阻断剂

类别	药物名称及化学结构	结构特点	作用特点及用途
选择性 α_1 受体阻断剂	特拉唑嗪（terazosin）	哌唑嗪结构中的呋喃环用四氢呋喃环替换得到。主体结构为喹唑啉环。常用其盐酸盐	能降低外周血管阻力，降低收缩压和舒张压；有松弛膀胱和前列腺平滑肌作用，可缓解前列腺肥大而引起的排尿困难。半衰期是哌唑嗪的 2~3 倍，口服 1 次/日。用于治疗轻、中度高血压，以及前列腺增生引起的症状
	多沙唑嗪（doxazosin）	哌唑嗪结构中的呋喃环用苯并二氧六环替换得到。主体结构为喹唑啉环。常用其甲磺酸盐	口服吸收迅速，生物利用度约65%，与蛋白结合率达98%，终末消除半衰期为 19~22 小时。每天 1 次，用于治疗原发性轻、中度高血压，以及前列腺增生的对症治疗
	阿夫唑嗪（alfuzosin）	特拉唑嗪结构中的哌嗪环被 N-甲基-1,3-丙二胺结构替换得到。常用其盐酸盐	吸收较快且峰值较高，年龄超过65岁的老年患者慎用此药。每次 1 片（2.5 mg），每天 3 次，每日剂量不超过 10 mg。用于缓解前列腺增生
	坦洛新（tamsulosin）	分子中不含喹唑啉结构，含有氢磺酰基	能选择性地阻断前列腺中的 α_{1A} 受体，松弛前列腺平滑肌。用于前列腺增生症引起的排尿障碍
	吲哚拉明（indoramin）	含有吲哚和哌啶结构	除有 α 受体阻断作用外，还有局部麻醉作用，使心肌膜稳定性增加，故不产生类似其他 α 受体阻断剂的代偿性反射性心率加快现象。单用或与利尿药合用治疗轻、中度高血压；也可用于治疗偏头痛
选择性 α_2 受体阻断剂	育亨宾（yohimbine）	从植物萝芙木根中提取的吲哚类生物碱，常用其盐酸盐	选择性地阻断 α_{2A} 受体，扩张阴茎动脉，增加阴茎海绵体窦血流量，使阴茎充血勃起。曾用于治疗直立性低血压和动脉硬化症，但副作用较大，已少用。主要用于治疗男性勃起功能障碍
非选择性 α 受体阻断剂	酚妥拉明（phentolamine）	有咪唑啉结构，常用其甲磺酸盐	一种竞争性、非选择性 α_1 和 α_2 受体阻断剂，其作用持续时间较短。口服用于治疗男性勃起功能障碍。注射用于治疗用于嗜铬细胞瘤及其所致高血压发作，也可用于治疗左心室衰竭、去甲肾上腺素静脉给药外溢所致皮肤坏死

表 1 常用的肾上腺素受体阻断剂 续 表

类别	药物名称及化学结构	结构特点	作用特点及用途
非选择性 β 受体阻断剂	噻吗洛尔（timolol）	用吗啉取代的噻二唑环替代普萘洛尔分子中的萘环，侧链氮原子被叔丁基取代	β 受体阻断活性是普萘洛尔的 8 倍。无内源性拟交感活性，口服用于治疗原发性高血压、心绞痛或心肌梗死，并能预防偏头痛。滴眼液用于降低青光眼的眼内压
	索他洛尔（sotalol）	属于苯乙醇胺类 β 受体拮抗剂，含甲磺酰氨基；常用其盐酸盐	其 R-索他洛尔有 β 受体阻断作用，而 R 异构体和 S 异构体均有 K^+ 通道阻断作用。用于预防室上性心动过速、也可用于预激综合征伴室上性心动过速、心房扑动、心房颤动、室性期前收缩、急性心肌梗死并发严重心律失常
	吲哚洛尔（pindolol）	用吲哚环替代普萘洛尔分子中的萘环	对 $β_1$、$β_2$ 受体的非选择性阻断作用较普萘洛尔强 6～15 倍。用于治疗心律失常、心绞痛及高血压
选择性 $β_1$ 受体阻断剂	美托洛尔（metoprolol）	用 4-（2-甲氧基乙基）苯基替代普萘洛尔分子中的萘环。常用其酒石酸盐	$β_1$ 受体的阻断作用约为 $β_2$ 受体阻断作用的 3 倍。用于治疗高血压、心绞痛、心肌梗死、肥厚型心肌病、主动脉夹层、心律失常、甲状腺功能亢进、心脏神经症、变异型心绞痛等
	倍他洛尔（betaxolol）	将美托洛尔分子中苯环 4 位的 2-甲氧基乙基用 2-环丙基甲氧基乙基替代。常用其盐酸盐	口服生物利用度 80%～90%，无首过效应。半衰期为 14～22 小时，每天给药 1 次，可控制血压与心率达 24 小时。口服用于治疗高血压、预防运动期间出现的心绞痛发作；滴眼液用于开角型青光眼、手术后未完全控制的闭角型青光眼和高眼压症
	阿替洛尔（atenolol）	将美托洛尔分子中苯环 4 位的 2-甲氧基乙基用氨甲酰基甲基替代	$β_1$ 受体阻断作用约为 $β_2$ 受体阻断作用的 15 倍。对血管和支气管的作用很小，用于治疗高血压、心绞痛、心肌梗死、心律失常、甲状腺功能亢进、嗜铬细胞瘤
	比索洛尔（bisoprolol）	将美托洛尔分子中苯环 4 位的 2-甲氧基乙基用 2-（异丙氧基乙氧基）甲基替代。常用其富马酸盐	对支气管和血管平滑肌的 $β_1$ 受体有高亲和力，对相应的 $β_2$ 受体仅有很低的亲和力。口服吸收 > 90%，生物利用度约 90%，每天 1 次给药后血浆半衰期为 10～12 小时。用于治疗高血压、心绞痛、伴有左心室收缩功能减退的慢性稳定性心力衰竭

表 1　常用的肾上腺素受体阻断剂

续　表

类别	药物名称及化学结构	结构特点	作用特点及用途
选择性 β₁ 受体阻断剂	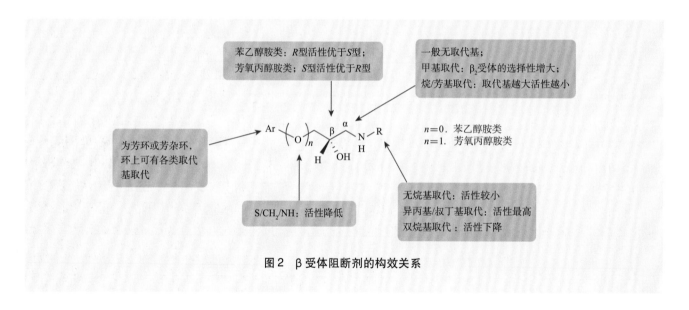艾司洛尔（esmolol）	将比索洛尔的苯乙酰胺用苯乙酸甲酯取代。常用其盐酸盐	含酯侧链，易被酯酶水解，血浆内半衰期约为 10 分钟，是一超短效 β₁ 受体阻断剂。用于控制心房颤动、心房扑动时心室率，围手术期高血压或窦性心动过速
非典型 β 受体阻断剂	拉贝洛尔（labetalol）	含苯乙醇结构，侧链氮原子上引入苯烷基。常用其盐酸盐	对 α₁、β₁ 和 β₂ 受体均有阻断作用，对突触前 α₂ 受体无作用。口服用于治疗轻、中度高血压和心绞痛；静注治疗高血压危象
	卡维地洛（carvedilol）	含有芳氧丙醇胺结构，芳环为咔唑环	分子结构中的咔唑环部分能起抗氧化作用。为非选择性 β₁、α₁ 受体阻断剂，对 β₁/β₂ 受体的选择性不高。用于治疗原发性高血压、心功能不全

注：*. 该碳原子为不对称原子。

图 2　β 受体阻断剂的构效关系

苯乙醇胺类：*R*型活性优于*S*型；芳氧丙醇胺类：*S*型活性优于*R*型

一般无取代基；甲基取代：β₂受体的选择性增大；烷/芳基取代：取代基大活性越小

为芳环或芳杂环，环上可有各类取代基取代

S/CH₂/NH：活性降低

无烷基取代：活性较小
异丙基/叔丁基取代：活性最高
双烷基取代：活性下降

$n=0$. 苯乙醇胺类
$n=1$. 芳氧丙醇胺类

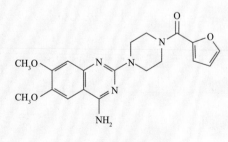

图 1　哌唑嗪的结构式

唑嗪为白色或类白色结晶性粉末；无臭、味苦；在乙醇中微溶，在水中几乎不溶。主要用于治疗各种原因引起的高血压和充血性心力衰竭，常与利尿药合用。常用剂型为片剂。

哌唑嗪是用于临床的第一个选择性 α₁ 受体阻断剂，可松弛血管平滑肌，扩张周围血管，降低周围血管阻力，降低血压。哌唑嗪对肾血流量与肾小球滤过率影响小，可通过拮抗膀胱颈、前列腺包膜和腺体、尿道的 α₁ 受体减轻前列腺增生患者的排尿困难。口服吸收完全，生物利用度为 50%～85%，血浆蛋白结合率高达 97%，半衰期为 2～3 小时，但心力衰竭时半衰期延长至 6～8 小时。主要在肝内代谢，代谢物经胆汁排泄。老年或充血性心力衰竭时，清除率比正常慢，不能被透析清除。

不良反应主要为直立性低血压反应（首剂反应），眩晕、嗜睡、头昏；也可视物模糊、幻觉、头痛、抑郁、易激动、便秘、腹泻、口干、恶心、呕吐、鼻塞、尿频等。

药物-药物相互作用：①与钙离子阻滞剂、利尿药或其他降压药合用降压作用加强，需适当调整剂量。②与非甾体抗炎药合用尤其与吲哚美辛合用降压作用减弱。③与拟交感类药物合用降压作用减弱。④与磷酸二酯酶V抑制剂（性功能障碍治疗药物）合用可引起血压过度降低，应避免。

(朱启华　徐云根)

pǔnàiluòěr

普萘洛尔（propranolol）　化学名为(RS)-1-[(1-甲基乙基)氨基]-3-(1-萘氧基)丙-2-醇。又称心得安。结构式见图1，常用其盐酸盐。盐酸普萘洛尔为白色或类白色结晶性粉末；无臭，味微甜后苦；在水或乙醇中溶解，三氯甲烷中微溶，其1%水溶液的pH值为5.0~6.5。为β_1与β_2肾上腺素受体阻断剂，主要用于预防心绞痛、治疗心律失常等。常用剂型为片剂。阿斯利康公司1965年研发上市。

普萘洛尔分子侧链含1个手性碳原子，存在1对光学异构体。

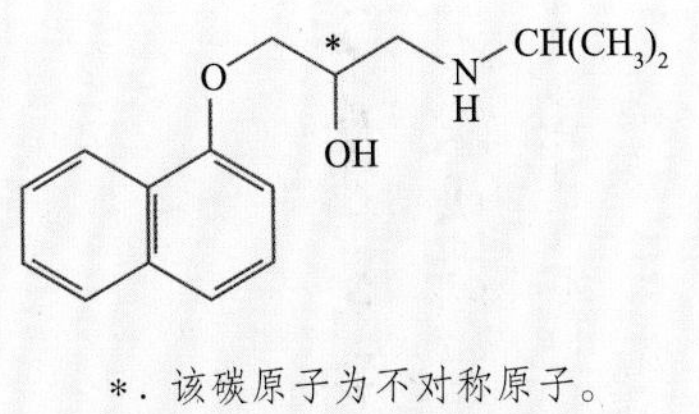

*. 该碳原子为不对称原子。
图1　普萘洛尔的结构式

S构型具有强效的β受体拮抗作用，R构型的拮抗作用很弱，临床使用其外消旋体。对β_1与β_2受体均有阻断作用，使心率减慢，心肌收缩力减弱，心排出量减少，心肌耗氧量下降，降低心肌自律性，使血压下降。口服后吸收较完全，生物利用度为30%，进食后生物利用度增加。血浆蛋白结合率93%，药物与血浆蛋白的结合能力受遗传控制，并有立体选择性，中国人口服，血浆中未结合普萘洛尔的比例高于欧洲人，因此中国人对普萘洛尔更敏感。普萘洛尔有亲脂性，能透过血脑屏障而产生中枢反应。也可进入胎盘。

不良反应：主要有眩晕、神志模糊（尤见于老人）、精神抑郁、反应迟钝等中枢神经系统不良反应；头昏、心率过缓；较少见的有支气管痉挛及呼吸困难、充血性心力衰竭。

药物-药物相互作用：①与利血平合用致直立性低血压、心动过缓、头晕、晕厥。②与单胺氧化酶抑制剂合用致极度低血压。③与洋地黄合用致房室传导阻滞而使心率减慢，需严密观察。④与肾上腺素、去氧肾上腺素或拟交感胺类合用引起明显血压升高、心率过缓、房室传导阻滞。⑤与氟哌啶醇合用可致低血压及心脏骤停。⑥与降糖药同用需调整后者的剂量。

(朱启华　徐云根)

kàngxīnlǜ shīchángyào

抗心律失常药（antiarrhythmic drugs）　一类用于治疗心动过速型心律失常的药物。心律失常分为心动过速型和心动过缓型两种，心动过缓可用阿托品或异丙肾上腺素治疗。通常所讲的抗心律失常药主要是治疗心动过速型疾病的药物。

分类及作用机制　按沃恩·威廉斯（Vaugha Williams）分类法，该类药可分为4类：①Ⅰ类为钠离子通道阻滞剂，还可进一步分为3类。I_A类药物的作用特点是降低去极化最大速率，延长动作电位时程，代表药物有奎尼丁等，常用药物有普鲁卡因胺、丙吡胺等（表1）；I_B类药物的作用特点是降低去极化最大通量，缩短动作电位时程，常用药物有利多卡因、美西律等（表1）；I_C类药物的作用特点是降低去极化最大速率，对动作电位时程无影响，代表药物有普罗帕酮等，常用药物有莫雷西嗪等（表1）。②Ⅱ类为β受体阻断剂（见肾上腺素受体阻断剂）。③Ⅲ类为钾离子通道阻滞剂，又称延长动作电位时程药物。钾离子通道阻滞剂通过选择性作用于心肌K^+通道，阻止K^+外流，延长心肌细胞的动作电位时程，减慢心率。代表药物有胺碘酮等，常用药物有溴苄铵、索他洛尔、多非利特等（表1）。④Ⅳ类为钙离子通道阻滞剂。

不良反应　抗心律失常药既能治疗心律失常，又有潜在的致心律失常作用。药物抑制窦房结功能或影响房室传导可致缓慢性心律失常。更严重的是抗心律失常药在使用过程中诱发的新的或恶化的室性快速性心律失常，它们间歇性出现却难以预料，严重威胁患者的生命安全。

(朱启华)

kuínídīng

奎尼丁（quinidine）　化学名为(9S)-6′-甲氧基辛可宁-9-醇。结构式见图1。为I_A类抗心律失常药，常用其硫酸盐和葡萄糖酸盐。临床主要用于治疗心房颤动、阵发性心动过速和心房扑动。常用剂型为片剂和注射液。

表1　常用的抗心律失常药

类别	药物名称及化学结构	结构特点	作用特点及用途
I_A 类药物	普鲁卡因胺（procainamide）	局部麻醉药普鲁卡因的酯基用电子等排体酰胺替代得到的，含有二乙氨基，常用其盐酸盐	口服主要用于治疗室性心律失常如室性期前收缩、室性心动过速等，也可预防室性心动过速及心室颤动；盐酸普鲁卡因胺注射液主要用于危及生命的室性心律失常
	丙吡胺（disopyramide）	含有二异丙氨基，常用其磷酸盐	广谱抗心律失常药，副作用小。用于其他药物无效的危及生命的室性心律失常
I_B 类药物	利多卡因（lidocaine）	含有二乙氨基，常用其盐酸盐	原为局部麻醉药，因是钠离子通道阻滞剂，也用于治疗心律失常。可用于急性心肌梗死后室性期前收缩和室性心动过速，亦可用于洋地黄类中毒、心脏手术及心导管引起的室性心律失常
	美西律（mexiletine）	以醚键替代利多卡因的酰胺键，稳定性更好；分子中含有碱性伯氨基，常用其盐酸盐	对利多卡因结构改造得到，有抗心律失常和局部麻醉作用。口服吸收完全，生物利用度为80%~90%。主要用于慢性室性心律失常，如室性期前收缩、室性心动过速
I_C 类药物	莫雷西嗪（moracizine）	含酚噻嗪母核、碱性吗啉环，常用其盐酸盐	兼有 I_B 和 I_C 类抗心律失常的特点。可抑制快 Na^+ 内流，有膜稳定作用，缩短2相和3相复极及动作电位时程，缩短有效不应期。口服给药，主要用于室性心律失常，包括室性期前收缩及室性心动过速
钾通道阻滞剂	溴苄铵（bretylium）	含季铵结构，常用其对甲苯磺酸盐，即托西溴苄铵	静脉注射给药。用于经常规抗心律失常药及电转复治疗无效的复发性室性心动过速与室颤，可防止或中止其发作。但其缺点是在应用前期，由于释放神经末梢的去甲肾上腺素而引起血压升高，心率加快，而到后期却因神经末梢的去甲肾上腺素已耗尽而产生低血压
	多非利特（dofetilide）	含两个甲磺酰氨基苯基和碱性叔胺基团，常用其盐酸盐	通过阻断 Ikr，使心房、心室和浦肯野纤维的复极延迟，延长动作电位时程和事件相关电位，但不影响心脏传导速度。用于心房颤动、心房扑动、室上性心动过速

﹡．该碳原子为不对称原子。

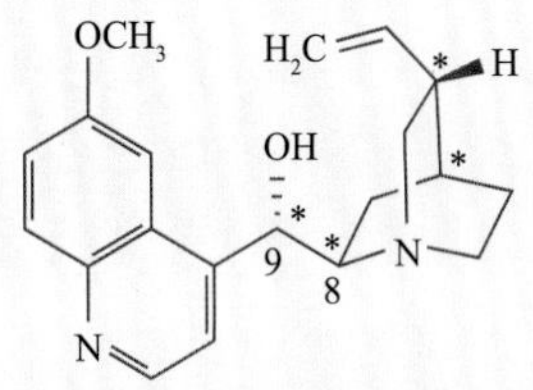

*．该碳原子为不对称原子。
图 1　奎尼丁的结构式

理化性质　奎尼丁为白色无定形粉末，味苦；微溶于水，溶于乙醇、乙醚、三氯甲烷。

奎尼丁是从金鸡纳树皮中发现的生物碱之一，与奎宁为非对映体。奎尼丁分子中有两个氮原子，其中奎宁环的氮原子碱性较强，可制成各种盐类应用，常用的有硫酸盐、葡萄糖酸盐等。硫酸盐水溶性小，只适宜制作片剂。葡萄糖酸盐水溶性大，刺激性少，适于制成注射剂，但在临床上主要用片剂。

药物代谢　奎尼丁的硫酸盐和葡萄糖酸盐的口服生物利用度分别为 80% ~ 85% 和 70% ~ 75%，口服吸收快而完全。吸收后约 85% 与血浆蛋白结合，半衰期为 6 小时。奎尼丁主要在肝代谢，代谢产物主要有 2-羟基奎尼丁、O-去甲基奎尼丁和乙烯基氧化物等（图 2），经肾排泄。

不良反应　奎尼丁有促心律失常作用，产生心脏骤停及传导阻滞，也可发生室性期前收缩、室性心动过速及室颤；可使血管扩张产生低血压，个别可发生脉管炎；常见胃肠道不良反应，包括恶心、呕吐、痛性痉挛、腹泻、食欲下降、小叶性肝炎及食管炎。

药物-药物相互作用　①与抗凝药合用可使血凝血酶原进一步减少，也可减少奎尼丁与蛋白的结合。②苯巴比妥及苯妥英钠可增加奎尼丁的肝内代谢，使血浆半衰期缩短。③与抗胆碱药合用可增加抗胆碱能效应。④与神经肌肉阻滞药尤其是筒箭毒碱、琥珀胆碱及泮库溴铵合用可增强并延长呼吸抑制作用。⑤奎尼丁可使地高辛和洋地黄毒苷的血清浓度增高，故应监测血药浓度及调整剂量。洋地黄过量奎尼丁可加重心律失常。⑥异丙肾上腺素可能加重奎尼丁过量所致心律失常，但对 Q-T 间期延长致 R 波在 T 波上的多形性室性心动过速有利。

（朱启华）

pǔluópàtóng
普罗帕酮（propafenone）　化学名为 (±)-1-[2-[2-羟基-3-(丙氨基)丙氧基]苯基]-3-苯基丙-1-酮。又称心律平，结构式见图 1。为 I_C 类抗心律失常药。常用其盐酸盐。临床主要用于预防或治疗室性或室上性异位搏动，室性或室上性心动过速，预激综合症，电转复律后室颤发作等。常用剂型为片剂。

盐酸普罗帕酮为白色结晶，无臭，味苦。在甲醇和热水中溶解，在乙醇、三氯甲烷或冰醋酸

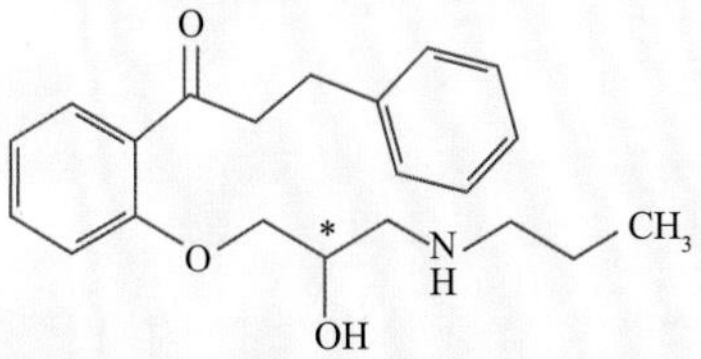

*．该碳原子为不对称原子。
图 1　普罗帕酮的结构式

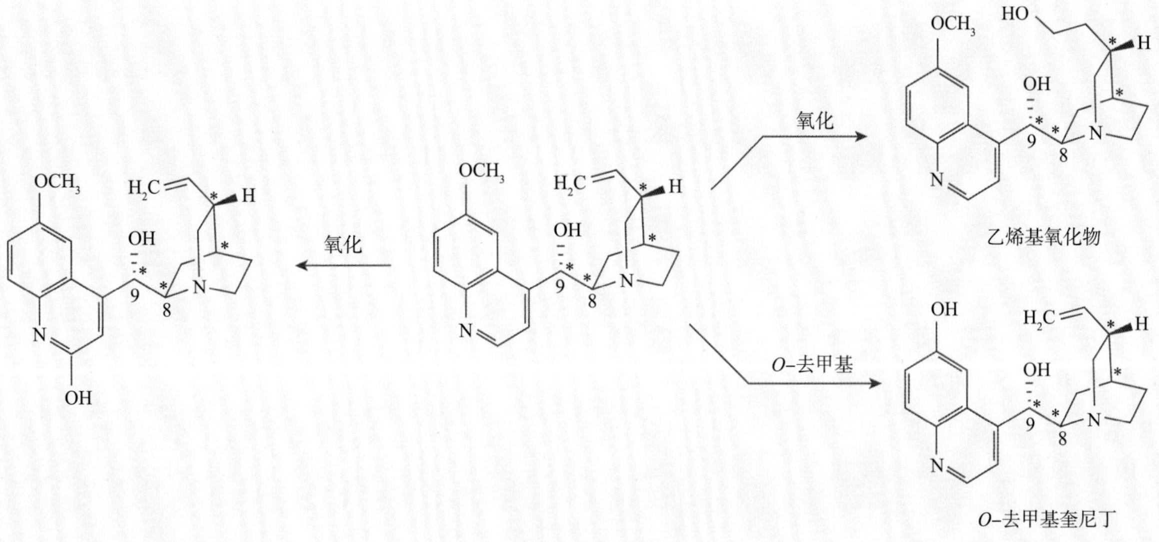

*．该碳原子为不对称原子。
图 2　奎尼丁的代谢途径

中微溶，在水中极微溶解。含 1 个手性碳原子，有 1 对光学异构体。S 异构体的 β 受体阻断作用是 R 异构体的 100 倍。两个异构体在体内氧化过程均由细胞色素 CYP2D6 酶所介导，但 R 异构体对该酶的亲和力大于 S 异构体，所以 R 异构体优先与酶的结合位点作用，其自身代谢有所加强，并减少 S 异构体与酶的结合概率，使 S 异构体的消除减慢，血药浓度增加。临床使用的药物为普罗帕酮消旋体的盐酸盐。可抑制心肌 Na^+、K^+ 内流，有膜稳定作用，可降低快反应、慢反应动作电位和 4 相除极速率，降低心房和心室的兴奋性，降低自律性和抑制房室结的传导性。结构中含有 β 受体阻断剂的结构片段，所以有一定程度的 β 受体阻断活性。普罗帕酮还有一定的钙离子通道阻滞活性。口服吸收完全，肝内代谢迅速。药物代谢动力学曲线为非线性，有效血药浓度的个体差异较大，且血药浓度与剂量不成比例增加，故应个体化给药。代谢产物为有抗心律失常作用的 5-羟基普罗帕酮和 N-去甲基普罗帕酮，经肾排泄，见图 2。

不良反应：口干、舌唇麻木、头痛、头晕、恶心、呕吐、便秘等。有报道个别患者出现房室传导阻滞，Q-T 间期延长，P-R 间期轻度延长，QRS 时间延长等。

药物-药物相互作用：①与奎尼丁合用可以减慢代谢过程。②与局部麻醉药合用增加中枢神经系统副作用。③可剂量依赖性地增加血清地高辛浓度。④与华法林合用增加华法林血药浓度和凝血酶原时间。⑤与西咪替丁合用可使普罗帕酮血药稳态水平提高，但对其电生理参数没有影响。

(朱启华)

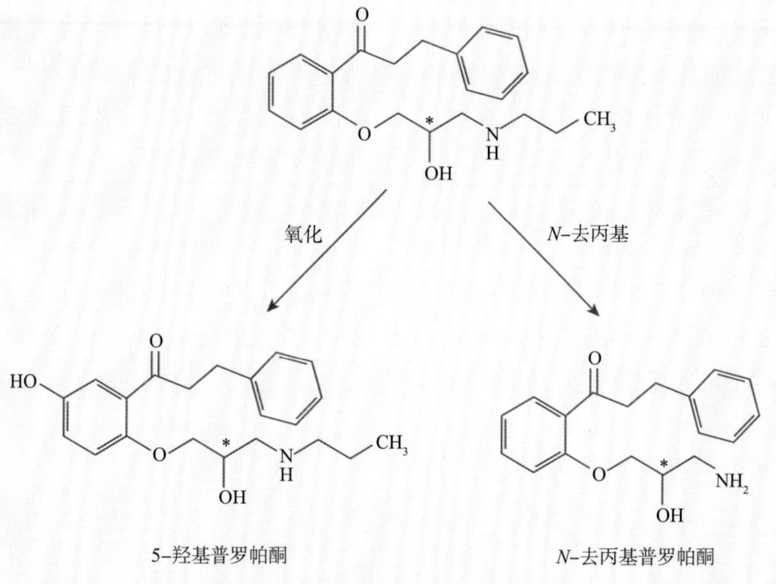

àndiǎntóng

胺碘酮（amiodarone） 化学名为(2-丁基-3-苯并呋喃基)[4-[2-(二乙氨基)乙氧基]-3,5-二碘苯基]甲酮。又称安律酮、胺碘达隆、乙胺碘呋酮。结构式见图 1。为Ⅲ类抗心律失常药，常用其盐酸盐。主要用于室性和室上性心动过速和期前收缩、阵发性心房扑动和颤动、预激综合症等。也可用于伴充血性心力衰竭和急性心肌梗死的心律失常；也用于慢性冠状动脉功能不全和心绞痛的治疗。胺碘酮为广谱抗心律失常药，疗效显著，但因副作用较多，被列为二线抗心律失常药。

常用剂型为片剂。

胺碘酮的盐酸盐为类白色或淡黄色结晶粉末，无臭无味。易溶于三氯甲烷、甲醇，溶于乙醇，微溶于丙酮、四氯化碳、乙醚，几乎不溶于水。是钾离子通道阻滞剂，主要电生理效应是延长各部心肌组织的动作电位及有效不应期，以利于消除折返激动。抑制心房及心肌传导纤维的快钠离子内流，减慢传导速度。减低窦房结自律性。对静息膜电位及动作电位高度无影响。对房室旁路前向传导的抑制大于逆向。由于复极过度延长，心电图有 Q-T 间期延长及 T 波改变。另外，该药

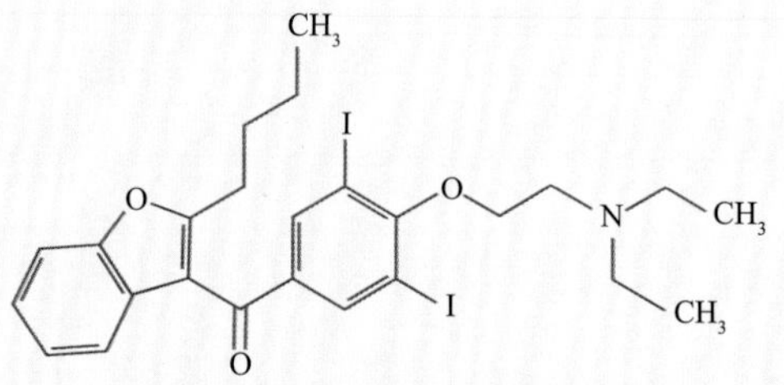

*．该碳原子为不对称原子。

图 2 普罗帕酮的代谢途径

5-羟基普罗帕酮

N-去丙基普罗帕酮

氧化

N-去丙基

图 1 胺碘酮的结构式

对 α、β 受体也有非竞争性阻断作用，对钠、钙离子通道均有一定的阻滞作用，对冠状动脉及周围血管有直接扩张作用。结构与甲状腺素类似，含碘原子，长期使用可影响甲状腺素代谢。口服吸收慢，生物利用度约为 30%，蛋白结合率高达 95%，因此起效极慢。长期服药半衰期为 13～30 天，终末血浆清除半衰期可达 40～55 天。分布广泛，可蓄积在多种器官和组织内，停药后药物清除需持续数月，应注意药物的残余效应会持续 10 天至 1 月。

不良反应：长期使用导致皮肤色素沉积，引起甲状腺功能紊乱。其他不良反应有口干、恶心、呕吐、便秘、腹胀、食欲不振、失眠、多梦、头昏、头痛、视物模糊等。尚有窦性心动过缓、房室传导阻滞、低血压。个别可引起尖端扭转型室性心动过速，甚至诱发心室颤动。

药物-药物相互作用：①增加华法林的抗凝作用。②增强其他抗心律失常药对心脏的作用。③与 β 受体阻断剂或钙离子通道阻断剂合用可加重窦性心动过缓、窦性停搏及房室传导阻滞。④与洋地黄类药物合用可加强洋地黄类药对窦房结及房室结的抑制作用。⑤与排钾利尿药合用可增加低血钾所致心律失常。

（朱启华）

kàng xīnlì shuāijiéyào

抗心力衰竭药（anti-heart failure drugs）

一类用于治疗充血性心力衰竭的药物。抗心力衰竭药主要是通过产生正性肌力作用，加强心肌收缩力，改善心脏功能，故又称为强心药、正性肌力药。充血性心力衰竭（congestive hearts failure，CHF）是由于严重心肌收缩力损伤使心脏不能将血泵至外周部位，无法满足机体代谢需要而产生的严重性心脏疾病。CHF 是常见病，其诱发因素较多，如心肌局部缺血、高血压、非阻塞性心肌病变及先天性心脏病等。

根据药物的作用机制，抗心力衰竭药物分为 4 类：①强心苷类。这类药物主要是从动植物中提取得到的天然产物，其结构由甾体结构的糖苷基和配糖基组成。强心苷类药物主要通过抑制心肌细胞膜上 Na^+/K^+-ATP 酶的活性，减少 Na^+/K^+ 交换，细胞内钠离子增多，使肌膜上 Na^+/Ca^{2+} 交换反向转运激活，钠离子外流，钙离子内流，作用于收缩蛋白，增加心肌收缩力和速度，是治疗心力衰竭的重要药物。代表性药物有地高辛等，常用药物有洋地黄毒苷、毛花苷 C 和毒毛花苷 K 等（表 1）。②β 受体激动剂。这类药物能兴奋心肌上的肾上腺素 $β_1$ 受体，激活腺苷环化酶，使 ATP 转化为环磷酸腺苷，促进钙离子进入心肌细胞膜，增强心肌收缩力。常用药物包括多巴酚丁胺、扎莫特罗等（见肾上腺素受体激动剂）。③磷酸二酯酶抑制剂。这类药物能够抑制磷酸二酯酶 Ⅲ 的活性，可明显减少环磷酸腺苷的降解，提高心肌细胞内环磷酸腺苷水平，激活多种蛋白酶，使心肌膜上钙通道开放，Ca^{2+} 内流，增强心肌收缩力。常用药物有氨力农、米力农等（表 2）。④钙增敏剂。这类药物可增强心肌纤维丝对钙离子的敏感性，在不增加细胞内钙离子浓度的条件下，增强心肌收缩力，避免因细胞内钙离子过多所致心律失常和心肌细胞损害。常用药物有左西孟旦等（表 2）。

（朱启华）

表 1　常用的强心苷类抗心力衰竭药

药物名称及化学结构	结构特点	作用特点及用途
 洋地黄毒苷（digitoxin）	由洋地黄苷元和 3 个 *β*-D-洋地黄毒糖组成，A/B 和 C/D 之间顺式稠合，B/C 之间反式稠合	口服吸收完全，生物利用度达 90% 以上。用于充血性心力衰竭，作用慢而持久，适用于慢性心功能不全患者长期服用，尤其适用于伴肾功能损害的充血性心力衰竭患者

表1 常用的强心苷类抗心力衰竭药

续 表

药物名称及化学结构	结构特点	作用特点及用途
毛花苷 C （lanatoside C）	由地高辛配基苷元和 4 个配糖基（1 个 β- D-葡萄糖、1 个乙酰β-D-洋地黄毒糖和 2 个 β-D-洋地黄毒糖）组成，为去乙酰毛花苷 C 和地高辛的前体	静注给药，作用维持 2~4 天，致死量是其维持量的 20~50 倍，治疗指数高。临床用于急性心力衰竭、慢性心力衰竭性加重、快速室率的心房颤动、心房扑动和阵发性室上性心动过速
毒毛花苷 K （strophanthin K）	由毒毛花苷（毒毛旋花子苷）元和 2 个配糖基（β-D-葡萄糖和β-D-加拿大麻糖）组成，A/B 和 C/D 之间顺式稠合，B/C 之间反式稠合	静注给药，作用迅速，蓄积性较低，药效维持 1~4 天，清除半衰期约 21 小时。临床用于急性充血性心力衰竭，可用于洋地黄无效者，亦可用于心率正常或心率缓慢的心房颤动的急性心力衰竭患者

表2 常用的磷酸二酯酶抑制剂和钙增敏剂类抗心力衰竭药

类别	药物名称及化学结构	结构特点	作用特点及用途
磷酸二酯酶抑制剂	氨力农 （amirinone）	含氨基吡啶酮结构	静注给药。副作用较多，主要为血小板减少，肝酶异常，心律失常及严重低血压等。用于对洋地黄、利尿剂、血管扩张剂治疗无效或效果欠佳的多因所致急、慢性顽固性充血性心力衰竭
	米力农 （milrinone）	氨力农的类似物，用氰基替代了氨基并在吡啶酮的 6 位引入甲基	对磷酸二酯酶Ⅲ选择性更高，其强心活性为氨力农的 10~20 倍，不良反应少，口服有效。用于对洋地黄、利尿剂、血管扩张剂治疗无效或效果欠佳的各种原因所致急、慢性顽固性充血性心力衰竭
钙增敏剂	左西孟旦 （levosimendan）	含哒嗪酮结构	除有钙增敏作用外，也能抑制心脏的磷酸二酯酶Ⅲ。静注给药。用于传统治疗（利尿剂、血管紧张素转换酶抑制剂和洋地黄类）效果不佳，并需增加心肌收缩力的急性失代偿心力衰竭的短期治疗

注：*. 该碳原子为不对称原子。

地高辛（digoxin）

化学名为（3β,5β,12β）-3-[[O-2,6-脱氧-β-D-核-己吡喃糖基-(1→4)-O-2,6-二脱氧-β-D-核-己吡喃糖基-(1→4)-2,6-二脱氧-β-D-核-己吡喃糖基]氧代-12,14-二羟基卡-20(22)烯内酯。其结构式见图1。为强心苷类药物。常用剂型为片剂和注射液。主要用于治疗充血性心力衰竭，也可用于控制伴快速心室率的心房颤动、心房扑动患者的心室率及室上性心动过速。一般口服，对严重心力衰竭患者则采用静脉注射。

地高辛为白色透明结晶性粉末，味苦，难溶于水和醚，易溶于吡啶，微溶于醇和三氯甲烷。可选择性地抑制心肌细胞膜上 Na^+/K^+-ATP 酶活性，使 Na^+-K^+ 交换减少，由于 Na^+ 不能主动泵出膜外，使膜内 Na^+ 增多，兴奋 Na^+-Ca^{2+} 交换系统，促使 Na^+ 外流，Ca^{2+} 内流，膜内 Ca^{2+} 增加，激动心肌收缩蛋白而增加心肌收缩力；同时与 Na^+/K^+-ATP 酶结合后，改变了酶的结构及其脂质部分磷脂酰丝氨酸的结构，使其在心肌细胞除极时释放更多的 Ca^{2+}。口服吸收迅速完全，排泄较快、蓄积性较小。主要以原型从肾排泄。治疗血药浓度为 0.5～1.5ng/ml，中毒血药浓度为 2ng/ml，治疗窗狭窄，应严格控制药品的使用剂量并监测血药浓度。

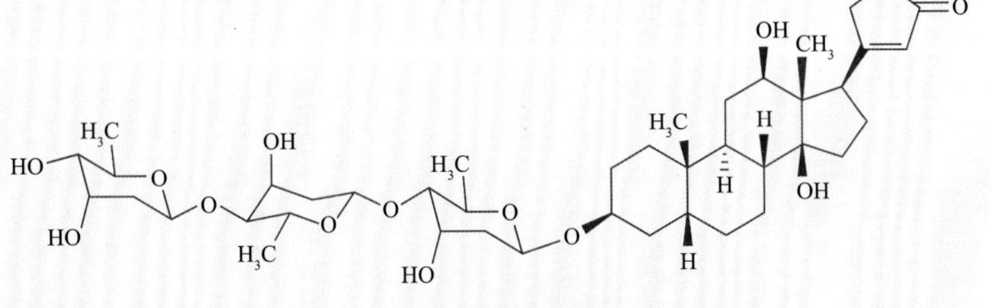

不良反应：常见的是促心律失常作用、食欲不振或恶心、呕吐、下腹痛、异常的无力、软弱。少见的是：视物模糊、黄视、绿视、腹泻、精神抑郁或错乱。

药物-药物相互作用：①与两性霉素 B、皮质激素或失钾利尿剂如布美他尼、依他尼酸等同用可引起低血钾而致洋地黄中毒。②与抗酸药如三硅酸镁或考来烯胺和其他阴离子交换树脂同用可抑制吸收而导致作用减弱。③与抗心律失常药、可卡因、泮库溴铵、琥珀胆碱或拟肾上腺素类药同用可因作用相加而导致心律失常。④β 受体阻断剂与地高辛同用有致房室传导阻滞而发生严重心动过缓的可能。⑤与维拉帕米、地尔硫䓬、胺碘酮合用可引起严重心动过缓。⑥血管紧张素转换酶抑制剂或血管紧张素 Ⅱ 受体阻断剂可使地高辛血药浓度增高。⑦吲哚美辛可使地高辛半衰期延长，有中毒危险。

（朱启华）

抗心绞痛药（antianginal drugs）

一类用于缓解和治疗缺血性心脏病引起心绞痛的药物。心绞痛是缺血性心脏病的主要症状，大多是冠状动脉粥样硬化引起的心肌缺血短暂发作。心肌缺血导致心肌氧的供需失衡，心肌耗氧量增加、冠脉供氧不足或血携氧能力降低等均可诱发心绞痛发作。根据化学结构和作用机制，抗心绞痛药主要分为 4 类。

硝酸酯及亚硝酸酯类　一类最早应用于临床的抗心绞痛药物，已有 160 多年历史。这类药物进入体内后可通过生物转化形成一氧化氮（NO），NO 具有高度的脂溶性，能通过细胞膜，激活鸟苷酸环化酶，使细胞内环磷酸鸟苷的含量升高，激活环磷酸鸟苷依赖性的蛋白激酶，引起相应底物磷酸化状态的改变，导致肌凝蛋白轻链去磷酸化。去磷酸化的肌凝蛋白不能在平滑肌收缩过程发挥正常作用，导致血管平滑肌松弛、血管扩张，缓解心绞痛。代表性药物有硝酸甘油等，常用药物有丁四硝酯、戊四硝酯、硝酸异山梨酯、单硝酸异山梨酯等（表1）。

钙离子通道阻滞剂　能扩张血管，解除痉挛；同时减弱心肌收缩力和心率，降低心肌需氧量；适用于治疗各型心绞痛。代表药物包括硝苯地平、维拉帕米、地尔硫䓬等（见钙离子通道阻滞剂）。

β受体阻断剂　可降低交感神经的兴奋性，使心率减慢、心肌收缩力减弱、心脏耗氧量下降，从而达到预防和缓解心绞痛的目的。代表药物为普萘洛尔，常用药物包括美托洛尔、倍他洛尔、阿替洛尔、比索洛尔等（见肾上腺素受体阻断剂）。

部分脂肪酸氧化抑制剂　正常生理状态下，心肌细胞主要利用脂肪酸氧化产生能量，而较少利用葡萄糖氧化。部分脂肪酸氧

图 1　地高辛的结构式

化抑制剂能减少脂肪酸氧化，增加葡萄糖氧化。由于葡萄糖氧化时消耗每一单位的氧产生的能量比脂肪酸氧化高，使得在可利用的氧的条件下，心脏能作更多的功，从而降低心绞痛发作的概率。常用药物有曲美他嗪、雷诺嗪等。见表2。

(朱启华)

表1 常用的硝酸酯及亚硝酸酯类抗心绞痛药

药物名称及化学结构	结构特点	作用特点及用途
丁四硝酯 (erythrityl tetranitrate)	1, 2, 3, 4-丁四醇的硝酸酯	硝酸酯类血管扩张药，舌下含服5分钟内起效，口服30分钟后发挥药效。主要用于预防心绞痛，不用于缓解急性心绞痛发作
戊四硝酯 (pentaerithrityl tetranitrate)	季戊四醇的硝酸酯	口服后40分钟起作用，作用可维持4~6小时。主要用于防治心绞痛
硝酸异山梨酯 (isosorbide dinitrate)	异山梨醇的二硝酸酯	口服给药后15分钟起效，持续4~6小时；舌下含服5分钟见效，持续1~2小时。用于冠心病长期治疗；心绞痛预防；心肌梗死后持续心绞痛治疗；与洋地黄和/或利尿剂合用治疗慢性充血性心力衰竭；肺动脉高压治疗
单硝酸异山梨酯 (isosorbide mononitrate)	异山梨醇的单硝酸酯	硝酸异山梨酯的活性代谢产物，水溶性增加，不易透过血-脑屏障，故头痛等副作用减少。用于冠心病长期治疗；心绞痛预防；心肌梗死后持续心绞痛治疗；与洋地黄和/或利尿剂合用，治疗慢性充血性心力衰竭

表2 常用的脂肪酸氧化抑制剂类抗心绞痛药

药物名称及化学结构	结构特点	作用特点及用途
曲美他嗪 (trimetazidine)	含有三甲氧苯基、碱性的哌嗪基团，常用其盐酸盐	起效比硝酸甘油慢，但作用持续时间较长。不作为心绞痛发作时的对症治疗用药，也不适用于对不稳定心绞痛或心肌梗死的初始治疗。用于心绞痛发作的预防性治疗，眩晕和耳鸣的辅助性对症治疗
雷诺嗪 (ranolazine)	二取代哌嗪衍生物，常用其盐酸盐	起效缓慢，对心率、血压无影响。用于预防和治疗慢性稳定型心绞痛

注：*. 该碳原子为不对称原子。

硝酸甘油（nitroglycerin）

化学名为 1,3-二硝酰氧基丙-3-基硝酸酯。结构式见图1。为硝酸酯类抗心绞痛药物。常用剂型为片剂，舌下含服，用于治疗或预防心绞痛，亦可作为血管扩张药治疗充血性心力衰竭。注射剂主要用于心脏或外科手术过程中控制血压，也可用于治疗不稳定型心绞痛和隐匿性充血性心力衰竭。

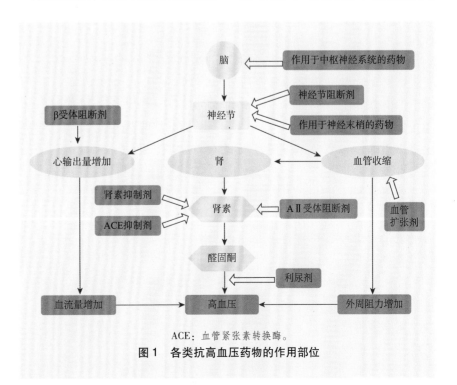

图1 硝酸甘油的结构式

硝酸甘油为浅黄色无臭带甜味的油状液体，溶于乙醇，混溶于热乙醇、丙酮、乙醚、冰醋酸、乙酸乙酯、苯、三氯甲烷、苯酚，略溶于水。直接松弛血管平滑肌，特别是小血管平滑肌，使全身血管扩张，外周阻力减少，静脉回心血量减少，心排出量减少，心脏负荷减轻，心肌耗氧减少，缓解心绞痛。舌下含服立即吸收，生物利用度80%，2~3分钟起效，5分钟达到最大效应，作用持续10~30分钟。硝酸甘油口服因肝首过效应，生物利用度仅为8%。在肝内经谷胱甘肽还原酶代谢生成1,2-二硝酸甘油、1,3-二硝酸甘油、单硝酸甘油和甘油，这些代谢物均可经尿和胆汁排出体外，部分甘油进一步转化成糖原、蛋白质、脂质和核苷参与生理过程，还有部分甘油氧化为二氧化碳排出体外。

不良反应：常见头痛、恶心、呕吐、虚弱、出汗、苍白和虚脱；也见晕厥、面红、药疹和剥脱性皮炎；偶见眩晕、虚弱、心悸等。

药物-药物相互作用：①与降血压药或血管扩张药合用可增强硝酸甘油的致直立性低血压作用。②阿司匹林可减少舌下含服硝酸甘油的清除，并增强其血流动力学效应。③枸橼酸西地那非等磷酸二酯酶V型抑制剂类药物可加强硝酸甘油的降压作用，禁止同时服用。④与乙酰胆碱、组胺及拟交感胺类药合用疗效可能减弱。

（朱启华）

抗高血压药（antihyperten-sive drugs）

一类能降低外周血管阻力，使动脉血压下降的药物。又称降压药。高血压是指动脉血压升高超过正常值，根据世界卫生组织建议，成年人血压（收缩压/舒张压）超过 140/90 mmHg 为高血压诊断标准。血压的高低取决于循环血量、外周血管阻力和心排出量，主要通过交感神经和肾素-血管紧张素-醛固酮系统调节。各类抗高血压药物的作用部位见图1。根据作用部位和原理，抗高血压药物分为5类。

作用于肾上腺素受体的药物

肾上腺素作为体内的神经递质在心血管功能的调节中起重要作用，包括 α_1 受体阻断剂、α_2 体激动剂、β 受体阻断剂和作用于神经末梢的药物，其中 α_2 受体激动剂是作用于中枢神经系统的降压药物。① α_2 受体激动剂兴奋突触前 α_2 受体，使去甲肾上腺素释放减少，引起心率减慢，血管平滑肌松弛，血压下降，常用药物包括可乐定、莫索尼定、利美尼定和甲基多巴等（见肾上腺素受体激动剂）。② α_1 受体阻断剂可引起血管扩张，血压下降，代表性药物有哌唑嗪，常用药物包括特拉唑嗪、多沙唑嗪、吲哚拉明等（见肾上腺受体阻断剂）。③ β 受体阻断剂主要通过阻断心肌内的 β_1 受体，降低心肌收缩功能，减缓心率，使心排出量明显减少，降低血压。β 受体阻断剂分为非选择性 β 受体阻断剂、选择性 β_1 受体阻断剂和非典型的 β 受体阻断剂3种类型。非选择性 β 受体阻断剂在同一剂量下对 β_1 和 β_2 受体产生相似的阻断作用，代表性药物有普萘洛尔，常用药物有噻吗洛尔、吲哚洛尔、索他洛尔；

ACE：血管紧张素转换酶。

图1 各类抗高血压药物的作用部位

选择性 β₁ 受体阻断剂对 β₁ 体受体具有较高的选择性，常用药物有美托洛尔、倍他洛尔、比索洛尔、艾司洛尔和阿替洛尔等；非典型的 β 受体阻断剂是对 α 和 β 受体均产生阻断作用的药物，常用药物有拉贝洛尔和卡维地洛等。

作用于神经末梢的药物 能使神经末梢递质耗竭，使肾上腺素能传递受阻，降低交感神经紧张和引起血管舒张，降低血压，常用药物利血平。

血管扩张药 包括钾通道开放剂和 NO 供体药物，通过直接松弛血管平滑肌，扩张外周小动脉血管，降低外周阻力，使血压下降。常用药物有肼屈嗪、米诺地尔、吡那地尔和硝普钠等。

影响肾素-血管紧张素-醛固酮系统的药物 主要包括血管紧张素转换酶抑制剂和血管紧张素 II 受体阻断剂。前者通过抑制血管紧张素转换酶，阻断血管紧张素 I 转化为血管紧张素 II，而降低血压，代表性药物卡托普利和依那普利，常用药物包括赖诺普利、雷米普利、培哚普利、喹那普利、贝那普利、螺普利、群多普利、莫昔普利和福辛普利等；血管紧张素 II 受体阻断剂通过阻断血管紧张素 II 型受体发挥降压作用，代表性药物为氯沙坦，常用药物包括缬沙坦、厄贝沙坦、坎地沙坦酯、替米沙坦、阿齐沙坦酯、依普沙坦等。此外，作用于该系统的药物还有肾素抑制剂，其通过阻断血管紧张素原转化为血管紧张素 I，从源头上减少血管紧张素 II 的生成，使血压下降。阿利吉仑（aliskiren）是第一个也是唯一一个临床使用的非肽类小分子肾素抑制剂，其水溶性好，生物利用度较高，半衰期长，1 天只需服用 1 次，是一种长效抗高血压药物，但对于有糖尿病和肾病的高血压患者，阿利吉仑治疗组的肾损伤、低血压和高血钾症的发生率更高，脑卒中和死亡风险也更高。

钙离子通道阻滞剂 包括选择性钙离子通道阻滞剂和非选择性钙离子通道阻滞剂两大类。前者包括 1,4-二氢吡啶类、芳烷基胺类和苯硫氮䓬类，非选择性钙离子通道阻滞剂包括二苯基哌嗪和二氨基丙醇醚类。它们主要通过阻滞血管平滑肌细胞上的钙离子通道，扩张血管，降低血压。1,4-二氢吡啶类钙离子通道阻滞剂的代表性药物为硝苯地平和氨氯地平，常用药物包括尼群地平、尼卡地平、尼索地平、尼莫地平、非洛地平、西尼地平、伊拉地平、拉西地平、丁酸氯维地平等；芳烷基胺类钙离子通道阻滞剂的代表药物是维拉帕米；苯硫氮䓬类钙离子通道阻滞剂的代表药物为地尔硫䓬；二氨基丙醇醚类钙离子通道阻滞剂常用药物是苄普地尔；二苯基哌嗪类钙离子通道阻滞剂的常用药物为桂利嗪、氟桂利嗪等。

（朱启华）

zuòyòngyú shénjīng mòshāo de yàowù

作用于神经末梢的药物

（ drugs acting on sympathetic nerve ending ）

一类通过干扰和耗竭交感神经末梢神经递质而发挥作用的抗高血压药。

此类药物的代表为利血平（ reserpine ），又名利舍平，是从印度萝芙木植物（ *Rauwolfia serpentina* ）提取得到的生物碱，有降血压作用，其结构式见图 1。另外还有胍乙啶（ guanethidine ）和胍那决尔（ guanadrel ）等，尽管它们的降压作用较强，但由于易产生直立性低血压和血流不足等副作用，已很少使用。

利血平的化学性质不稳定，在光和氧的作用下发生氧化。先生成 3,4-二去氢利血平，为黄色物质，具有黄绿色荧光。进一步氧化生成 3,4,5,6-四去氢利血平，有蓝色荧光，再进一步氧化则生成无荧光的褐色和黄色聚合物，所以应避光保存（图 2）。

利血平能抑制转运 Mg-ATP 酶的活性和影响去甲肾上腺素、肾上腺素、多巴胺、5-羟色胺进入神经细胞内囊束泡中贮存，使这些神经递质不能被重新吸收、贮存和再利用，而被单胺氧化酶很快破坏失活，导致神经末梢中的递质耗竭，使肾上腺素能冲动传递受阻，降低交感神经紧张和引起血管舒张，表现出降压作用。利血平还能进入中枢神经系统，耗竭中枢的神经递质去甲肾上腺素和 5-羟色胺。

利血平的降压作用有缓慢、温和而持久的特点，用于轻、中度高血压，尤其适用于伴精神紧张的高血压患者。

利血平 C-16 位和 C-18 位的

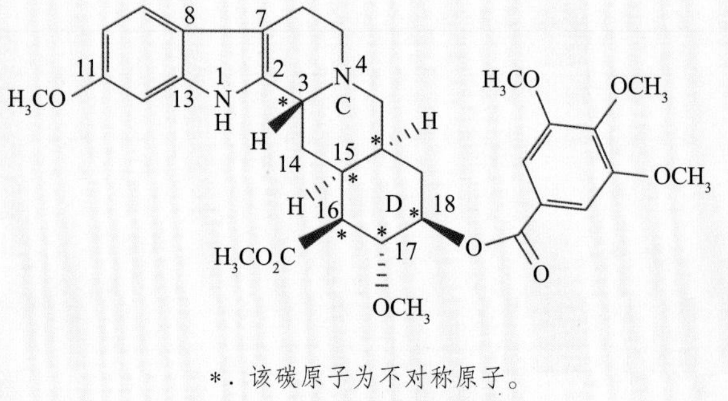

*. 该碳原子为不对称原子。

图 1 利血平的结构式

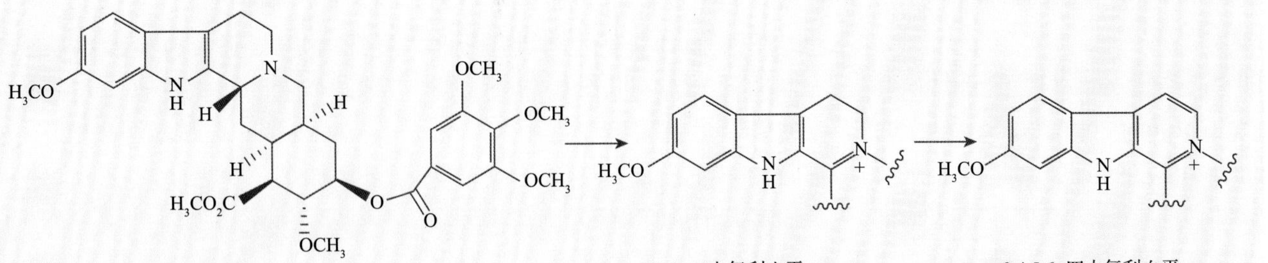

3,4-二去氢利血平　　　　3,4,5,6-四去氢利血平

图 2　利血平在光和氧下发生氧化反应

酯基、C-17 位的甲氧基对其抗高血压活性至关重要，将酯键水解或脱甲基其活性均减弱或消失；如分子中的 C、D 环芳构化活性也消失；将 C-11 位或 C-17 位的甲氧基除去仍保持活性。

（朱启华）

xuèguǎn kuòzhāngyào

血管扩张药（vasodilators）

直接松弛血管平滑肌而降低血压的药物。此类药物不通过调节血压的交感神经和体液系统而直接松弛血管平滑肌，降压作用较强。

由于该类药物不抑制交感神经活性，故直立性低血压作用不明显。但长期使用可引起血浆中儿茶酚胺水平和肾素活性升高，引起心跳加快，心肌耗氧量增加及体液潴留，诱发心绞痛及削弱降压效果，常与 β 受体阻断剂或利尿药合用加强其降压作用并抵消其部分副作用。

基于作用机制可将此类药物分成两类：钾通道开放剂、一氧化氮（NO）供体药物。钾通道开放剂通过激活 ATP 敏感钾通道，松弛血管平滑肌。这种激活作用增加了血管平滑肌细胞的超极化及细胞的钾离子外流，延长了钾通道的开放，导致在动脉比静脉更大的松弛作用，产生中等强度的降压作用。常用药物包括肼屈嗪、米诺地尔和吡那地尔等（表1）。NO 供体药物在体内经代谢产生 NO，激活血管平滑肌细胞及血小板的鸟苷酸环化酶，使环磷酸鸟苷的形成增加，导致血管扩张。常用药物为硝普钠（表1）。

（朱启华）

表 1　部分血管扩张药物

类别	药物名称及化学结构	结构特点	作用特点及用途
钾通道开放剂	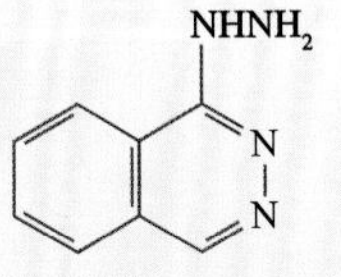 肼屈嗪（hydralazine）	含酞嗪和肼基	常用其盐酸盐。有中等强度的降压作用。大部分在肝内代谢，形成乙酰化代谢物而失活，半衰期 2～4 小时。用于治疗高血压、心力衰竭，每日 4 次
	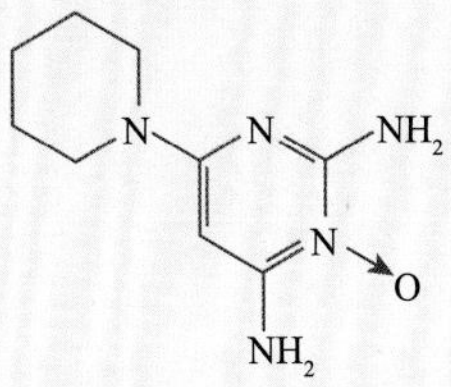 米诺地尔（minoxidil）	含 2,4-二氨基嘧啶胺结构	属前药，在肝内经磺基转移酶代谢生成活性代谢物米诺地尔硫酸酯，使血管平滑肌细胞上的 ATP 敏感性钾通道开放，发挥降压作用。其会引起多毛症，限制了作为降血压药物的使用。主要用于治疗男性脱发和斑秃
	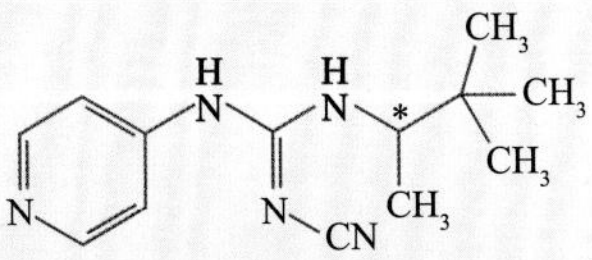 吡那地尔（pinacidil）	含氰胍结构	临床主要用于轻、中度高血压。与利尿药合用可提高疗效。但由于水肿等副作用较大，已少用
NO 供体药物	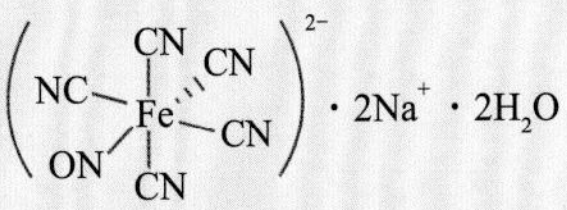 硝普钠（sodium nitroprusside）	主要成分为亚硝酸铁氰化钠	静脉注射给药可迅速产生降压作用，控制其滴速可达到控制血压下降的目的，用于治疗高血压危象和难治性心力衰竭。但长期或大剂量使用可引起氰化物中毒和甲状腺功能降低

注：*. 该碳原子为不对称原子。

xuèguǎn jǐnzhāngsù zhuǎnhuànméi yìzhìjì

血管紧张素转换酶抑制剂

（angiotensin converting enzyme inhibitors，ACEI） 通过抑制肾素–血管紧张素–醛固酮系统中的血管紧张素转换酶，阻断血管紧张素Ⅰ转换为血管紧张素Ⅱ，发挥降压作用的药物。

肾素–血管紧张素–醛固酮系统（renin-angiotensin-aldosterone system，RAAS）是一种复杂的、调节血流量、电解质平衡及动脉血压所必需的高效系统。这个系统的两个主要部分是肾素和血管紧张素转换酶。肾素是一种天冬氨酰蛋白酶，能使在肝内产生的血管紧张素原转化为血管紧张素Ⅰ，血管紧张素Ⅰ在血管紧张素转换酶的作用下生成血管紧张素Ⅱ，最后转化为能促进醛固酮分泌的血管紧张素Ⅲ并灭活。血管紧张素Ⅱ是一种作用极强的肽类血管收缩剂并能促进去甲肾上腺素从神经末梢释放，在高血压发病过程中起重要作用（图1）。所有ACEI都能有效阻断血管紧张素Ⅰ向血管紧张素Ⅱ转换，同时具有相似的生理作用和治疗效果。

基于化学结构，此类药物分为3类：含巯基的ACEI、含二羧基的ACEI和含膦酰基的ACEI。含巯基的ACEI的代表药物是卡托普利；含二羧基的ACEI的代表药物是依那普利，常用药物有赖诺普利、雷米普利、培哚普利、喹那普利、贝那普利、螺普利、群多普利、莫昔普利（表1）等；含膦酰基的ACEI的常用药物是福辛普利（表1）。

血管紧张素转换酶是一个立体选择性的药物靶点。卡托普利是ACEI的代表药物。其构效关系如图2。

（朱启华）

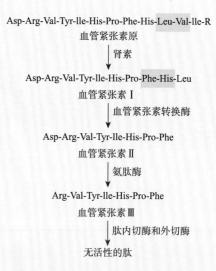

Asp-Arg-Val-Tyr-lle-His-Pro-Phe-His-Leu-Val-lle-R
血管紧张素原

↓ 肾素

Asp-Arg-Val-Tyr-lle-His-Pro-Phe-His-Leu
血管紧张素Ⅰ

↓ 血管紧张素转换酶

Asp-Arg-Val-Tyr-lle-His-Pro-Phe
血管紧张素Ⅱ

↓ 氨肽酶

Arg-Val-Tyr-lle-His-Pro-Phe
血管紧张素Ⅲ

↓ 肽内切酶和外切酶

无活性的肽

图1 肾素–血管紧张素–醛固酮系统

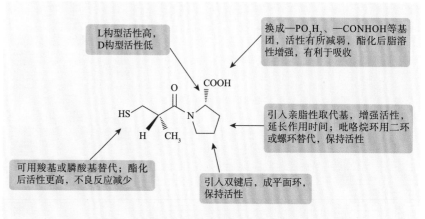

L构型活性高，D构型活性低

换成—PO_3H_2、—CONHOH等基团，活性有所减弱，酯化后脂溶性增强，有利于吸收

引入亲脂性取代基，增强活性，延长作用时间；吡咯烷环用二环或螺环替代，保持活性

可用羧基或膦酸基替代；酯化后活性更高，不良反应减少

引入双键后，成平面环，保持活性

图2 血管紧张素转换酶抑制剂的构效关系

表1 部分常用的血管紧张素转换酶抑制剂类药

类别	药物名称及化学结构	结构特点	作用特点及用途
含二羧基的血管紧张素转化酶抑制剂	赖诺普利（lisinopril）	用碱性的赖氨酸残基替代依那普利分子中的丙氨酸残基得到。两个羧基没有被酯化，因此它不需要代谢激活	非前体药。降压作用缓慢但长效，适合于高血压及充血性心衰。用于治疗原发性高血压及肾血管性高血压，可单独服用或与其他降压药合用；也可与洋地黄或利尿剂相配合作为充血性心力衰竭的辅助治疗；还可用于治疗急性心肌梗死后24小时内血液动力学稳定的患者

表 1　部分常用的血管紧张素转换酶抑制剂类药　　　　　续　表

类别	药物名称及化学结构	结构特点	作用特点及用途
含二羧基的血管紧张素转化酶抑制剂	雷米普利（ramipril）	C端连接的是环戊并吡咯烷环	属前药。口服生物利用度50%~60%，其活性代谢物雷米普利拉的末端消除半衰期>50小时。用于治疗原发性高血压、充血性心力衰竭、肾性高血压及急性心梗发作后前几天之内出现的充血性心力衰竭
	培哚普利（perindopril）	将雷米普利分子中的环戊并吡咯烷环替换为八氢吲哚环，并将"苯乙基"用"丙基"替换得到	属前药。口服生物利用度达75%，其活性代谢物培哚普利拉的初始消除半衰期为3~10小时，但其末端消除半衰期达到30~120小时，这是由于培多普利拉从血浆或组织的血管紧张素转换酶结合部位缓慢解离所致。用于治疗高血压与充血性心力衰竭
	喹那普利（quinapril）	用四氢异喹啉环替换依那普利分子中C-端的吡咯烷环得到	属前药，口服生物利用度约60%，体内活性代谢物喹那普利拉的初始消除半衰期为2小时，其末端消除半衰期达到25小时。用于治疗高血压、充血性心力衰竭
	贝那普利（benazepril）	C端连接的是苯并氮杂䓬环，丙氨酸结构被部分并入大环中	属前药。口服生物利用度约37%，其活性代谢物贝那普利拉的末端消除半衰期为10~11小时，降压作用可持续24小时。用于治疗各类高血压和充血性心力衰竭
	螺普利（spirapril）	C端连接的是螺环，即1,4-二硫-7-氮杂螺［4,4］-壬烷	属前药。口服生物利用度50%，其活性代谢物螺普利拉的末端消除半衰期为30~35小时。临床用于治疗原发性高血压
	群多普利（trandolapril）	用八氢吲哚环替换依那普利分子中C-端的吡咯烷环得到	属前药。口服吸收后在肝内水解成群多普利拉，血浆蛋白结合率为94%。原药在体内的消除半减期仅为0.7小时，但群多普利拉的稳态消除半减期可长达24小时。用于治疗各种程度的高血压

表1　部分常用的血管紧张素转换酶抑制剂类药 续　表

类别	药物名称及化学结构	结构特点	作用特点及用途
含二羧基的血管紧张素转化酶抑制剂	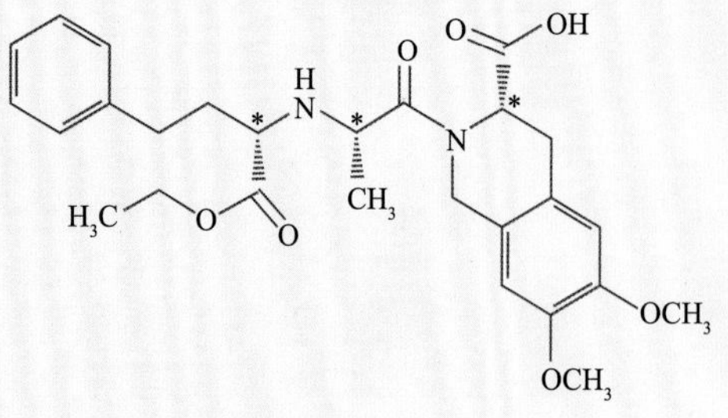 莫昔普利（moexipril）	用二甲氧基四氢异喹啉环替换依那普利分子中 C-端的吡咯烷环得到	属前药。口服吸收后能迅速代谢为莫昔普利拉。莫昔普利的半衰期为1.3小时，而莫昔普利拉半衰期长达9.8小时。临床用于治疗原发性高血压
含膦酰基的血管紧张素转化酶抑制剂	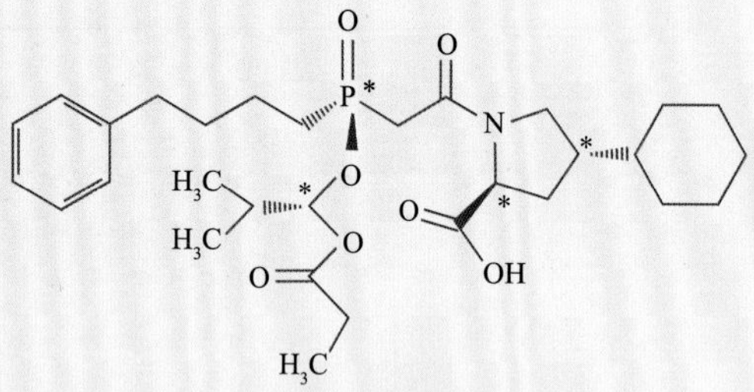 福辛普利（fosinopril）	结构中含有3个手性中心和1个膦酰基	属前药，临床用其钠盐。经肠壁和肝的酯酶催化水解为福辛普利拉而发挥血管紧张素转换酶抑制作用。福辛普利在体内能经肝和肾双通道代谢而排泄，适用于肝或肾功能不良的患者使用。用于治疗高血压和心力衰竭

注：*. 该碳原子为不对称原子。

kǎtuōpǔlì

卡托普利（captopril）　化学名为(2S)-1-[(2S)-2-甲基-3-巯基丙酰基]吡咯烷-2-羧酸。又名巯甲丙脯酸。结构式见图1。为血管紧张素转换酶抑制剂。临床主要用于治疗高血压和某些类型的充血性心力衰竭。常用剂型为片剂。百时美施贵宝公司于1981年在美国上市。

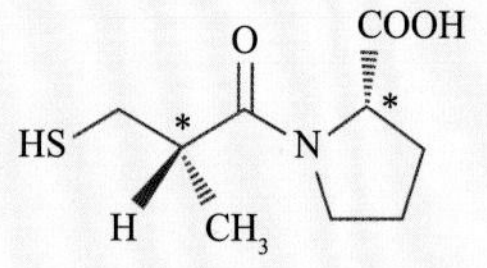

*. 该碳原子为不对称原子。
图1　卡托普利的结构式

卡托普利为白色或类白色结晶粉末，略带有大蒜气味，在25℃下可溶于水、甲醇、乙醇、异丙醇、三氯甲烷、二氯甲烷，在乙酸乙酯中略溶。卡托普利能抑制血管紧张素转化酶，阻止内源性血管紧张素Ⅱ的合成，达到舒张外周血管、降低血压目的。使用后无反射性心率加快，不减少脑、肾的血流量，无中枢副作用，无耐受性，停药后也无反跳现象。

卡托普利口服吸收迅速，起效快，持续时间长。有40%～50%的药物以原药形式排泄，其余的经肝代谢为二硫聚合体或卡托普利-半胱氨酸二硫化物，经肾脏排泄，见图2。

不良反应：皮疹和味觉障碍（与巯基有关）、刺激性干咳（发生率10%～20%）、心悸、心动过速、胸痛等。

药物-药物相互作用：①与利尿药合用使降压作用增强。②与其他扩血管药合用可能致低血压。③与潴钾利尿药如螺内酯、氨苯蝶啶、阿米洛利等合用可能引起血钾过高。④与内源性前列腺素合成抑制剂如吲哚美辛合用，将减弱降压作用。⑤与其他降压药合用会增强降压作用。

（朱启华）

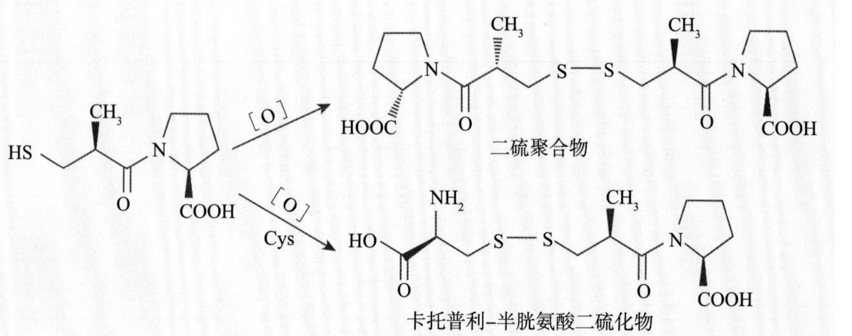

yī'nàpǔlì

依那普利（enalapril）　化学名为(2S)-1-[(2S)-2-{[(2S)-

图2　卡托普利代谢过程

1-乙氧基-1-氧代-4-苯丁烷-2-基]氨基]丙酰基]吡咯烷-2-羧酸。结构式见图1。为血管紧张素转换酶抑制剂类抗高血压药，常用其马来酸盐。临床主要用于治疗高血压及充血性心力衰竭。常用剂型为片剂。默沙东公司研究开发，1985 年由美国食品药品管理局批准上市。

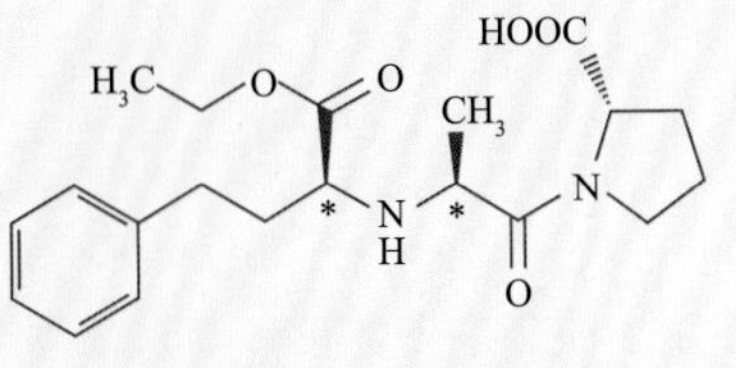

*. 该碳原子为不对称原子。

图 1　依那普利的结构式

马来酸依那普利为白色无臭结晶粉末，能溶于水、丙酮，易溶于甲醇、乙醇和 *N*, *N*-二甲基甲酰胺，难溶于三氯甲烷、乙醚、正己烷等。

依那普利为依那普利拉（enalaprilat）的前药，经口服给药后，代谢为依那普利拉发挥作用（图2），其体内抑制血管紧张素转换酶的作用比卡托普利强 8.5 倍，降压作用缓慢而持久，可用于治疗原发性高血压。口服生物利用度为 60%，半衰期为 11 小时，持续时间至少 24 小时，61% 经尿排泄，33% 经粪排泄，肾损害者及老年人排泄减慢，可引起蓄积，宜减量。

不良反应：可有头昏、头痛、嗜睡、口干、疲劳、上腹不适、恶心、心悸、胸闷、咳嗽、面红和蛋白尿等。必要时减量。如出现白细胞减少需停药。

药物-药物相互作用：①与其他降压药同时使用可发生叠加作用。②与利尿药合用降压作用增强，但不宜与潴钾利尿剂合用。③与非甾体抗炎药合用，对于一些肾功能不全患者可能致肾功能进一步减退。

（朱启华）

xuèguǎn jǐnzhāngsù Ⅱ shòutǐ zǔduànjì

血管紧张素 Ⅱ 受体阻断剂

（angiotensin Ⅱ receptor blocker）　阻断血管紧张素Ⅱ和血管紧张素Ⅱ受体相互作用，而使得血管舒缓、血压下降的药物。

在肾素-血管紧张素-醛固酮系统中，血管紧张素转换酶将血管紧张素Ⅰ水解生成的血管紧张素Ⅱ通过与血管紧张素Ⅱ受体结合并将其激活。血管紧张素Ⅱ受体有许多不同亚型，其中 AT_1 亚型最具临床意义，主要分布于心、脑、血管及肾等部位，参与心肌和平滑肌收缩，调节醛固酮分泌等。

血管紧张素Ⅱ受体阻断剂（又称为 AT_1 受体阻断剂）有良好的耐受性，副作用比血管紧张素转换酶抑制剂少，特别是干咳和血管水肿等副作用明显比血管紧张素转换酶抑制剂轻。

依据其化学结构不同，血管紧张素Ⅱ受体阻断剂分为 4 类。联苯四氮唑类、联苯羧酸类、联苯氧代噁二唑类和非联苯类。联苯四氮唑类的代表药物是氯沙坦，常用药物包括缬沙坦、厄贝沙坦和坎地沙坦酯；联苯羧酸类的常用药物是替米沙坦；联苯氧代噁二唑类的常用药物是阿齐沙坦酯；非联苯类的常用药物是依普沙坦（表1）。

20 世纪 70 年代早期，人们开始了血管紧张素Ⅱ受体阻断剂的研发，然而直到 1995 年 4 月，氯沙坦的钾盐——氯沙坦钾（losartan potassium）首次被美国食品药品管理局批准上市，用于治疗高血压，并成为第一个非肽类且选择性强的血管紧张素Ⅱ受体阻断剂。继氯沙坦之后，已有 7 个沙坦类药物相继上市，随着研究的深入和上市药物的不断增多，沙坦类药物的构效关系（图 1）也不断完善。

（朱启华）

lùshātǎn

氯沙坦（losartan）　化学名为

（2-丁基-4-氯-1-[[2′-(1*H*-四唑-5-基)联苯-4-基]甲基]-1*H*-咪唑-5-基)甲醇。结构式见图1。为特异性血管紧张素Ⅱ受体阻断剂类抗高血压药。常用其钾盐。主要用于治疗原发性高血压。常用剂型为片剂。默沙东公司研发，1995 年美国食品药品管理局批准上市。

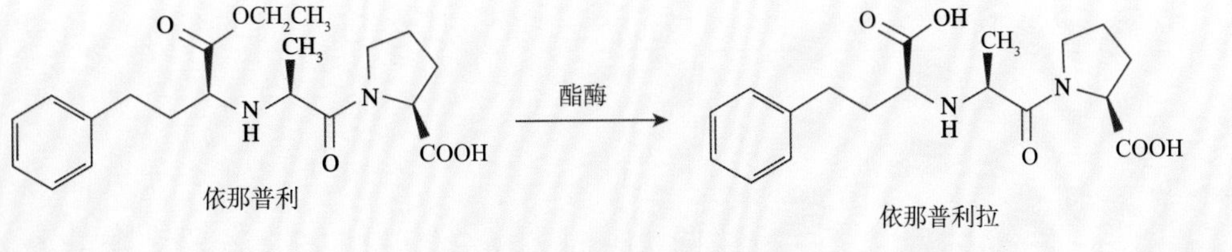

图 2　依那普利在体内的水解产物

依那普利　　酯酶　　依那普利拉

表1 部分常用的血管紧张素Ⅱ受体阻断剂类药物

类别	药物名称及化学结构	结构特点	作用特点及用途
	缬沙坦（valsartan）	第一个不含咪唑环的 Ang Ⅱ 受体阻断剂，有 1 个手性碳	对 AT₁ 受体的亲和力是 AT₂ 受体的 20 000 倍，起效迅速，较少在肝代谢，大部分以原药经双通道排泄（胆汁排泄 70%，肾排泄 30%），其降压作用可持续 24 小时。用于治疗轻、中度原发性高血压
联苯四氮唑类药物	厄贝沙坦（irbesartan）	分子中含有螺环结构	对 AT₁ 受体的阻断作用比 AT₂ 受体约高 8500 倍。口服绝对生物利用度为 60%～80%，消除半衰期为 11～15 小时。用于治疗原发性高血压、合并高血压的 2 型糖尿病肾病
	坎地沙坦酯（candesartan cilexetil）	分子含苯并咪唑结构	属前体药物，在体内迅速被水解成活性代谢物坎地沙坦，通过与血管平滑肌 AT₁ 受体结合而阻断血管紧张素Ⅱ的血管收缩作用，降低末梢血管阻力，降低血压。用于治疗原发性高血压
联苯羧酸类	替米沙坦（telmisartan）	含有两个苯并咪唑环	口服吸收迅速，绝对生物利用度平均 50%，老人和年轻人的药动学无差异。用于治疗原发性高血压
联苯氧代噁二唑类	阿齐沙坦酯（azilsartan medoxomil）	含有氧代噁二唑结构	又名美阿沙坦，为阿齐沙坦的前药，阿齐沙坦对 AT₁ 受体的亲和力是 AT₂ 受体 10 000 倍以上。用于治疗高血压，或单用或与其他抗高血压药物联用

表 1　部分常用的血管紧张素 Ⅱ 受体阻断剂类药物　　　　续　表

类别	药物名称及化学结构	结构特点	作用特点及用途
非联苯类	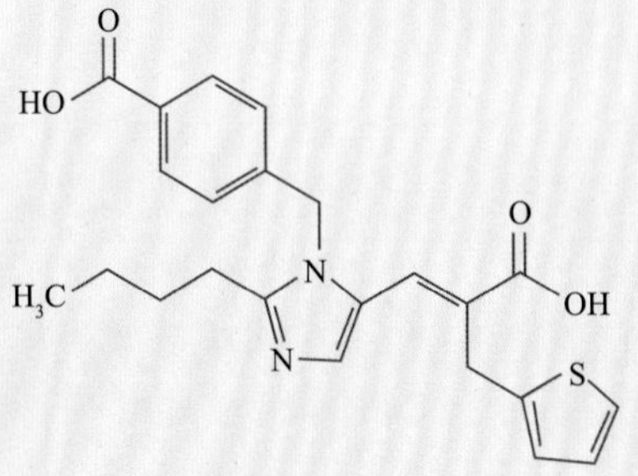 依普沙坦（eprosartan）	含有噻吩结构	口服吸收快，能选择性地与 AT_1 受体结合，持续平稳控制血压达 24 小时。用于治疗高血压，尤其是高血压伴肾功能障碍者

注：*. 该碳原子为不对称原子。

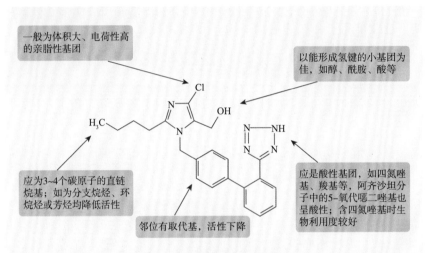

图 1　沙坦类药物的构效关系

一般为体积大、电荷性高的亲脂性基团

以能形成氢键的小基团为佳，如醇、酰胺、酸等

应为3~4个碳原子的直链烷基；如为分支烷烃、环烷烃或芳烃均降低活性

应是酸性基团，如四氮唑基、羧基等，阿齐沙坦分子中的5-氧代噁二唑基也呈酸性；含四氮唑基时生物利用度较好

邻位有取代基，活性下降

氯沙坦为淡黄色结晶、中等强度的酸，其 pK_a 5~6，能与钾离子成盐。可阻断循环和局部组织中血管紧张素 Ⅱ 所致动脉血管收缩、交感神经兴奋和压力感受器敏感性增加等效应，强力和持久降低血压，使收缩压和舒张压均下降。用于治疗高血压和充血性心力衰竭，副作用轻微且短暂，但禁用于妊娠期妇女。在胃肠道可迅速被吸收，生物利用度为35%，其吸收不受食物影响；蛋白结合率达99%，几乎不透过血脑屏障。约14%的氯沙坦在肝内代谢为活性产物 EXP-3174，该代谢产物为一种非竞争性血管紧张素 Ⅱ 受体阻断剂（图2），其作用是氯沙坦的10~14倍。

不良反应：①血管性水肿。②肝功能异常、呕吐、贫血、肌痛、关节痛、偏头痛、癫痫大发作、味觉障碍、咳嗽、荨麻疹、瘙痒、红皮病。

药物相互作用：与保钾利尿药（如螺内酯、氨苯蝶啶、阿米洛利）、补钾剂或含钾的盐代用品合用可导致血钾升高。与其他抗高血压药物一样，非甾体抗炎药吲哚美辛可降低氯沙坦的抗高血压作用。

（朱启华）

gàilízǐ tōngdào zǔzhìjì

钙离子通道阻滞剂（calcium channel blockers）　能选择性地阻滞钙离子（Ca^{2+}）经电压依赖性钙通道流入细胞内，避免细胞

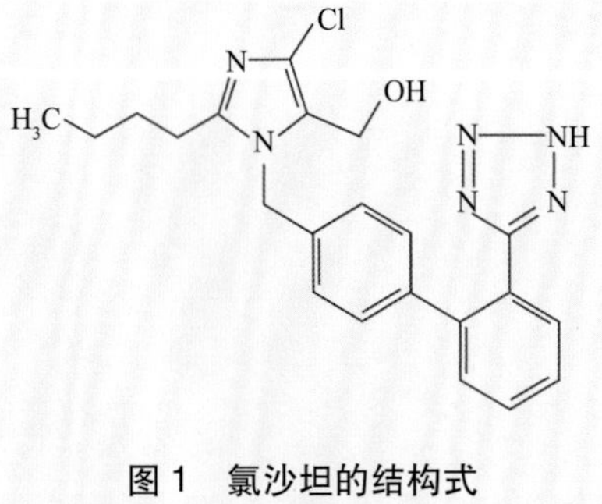

图 1　氯沙坦的结构式

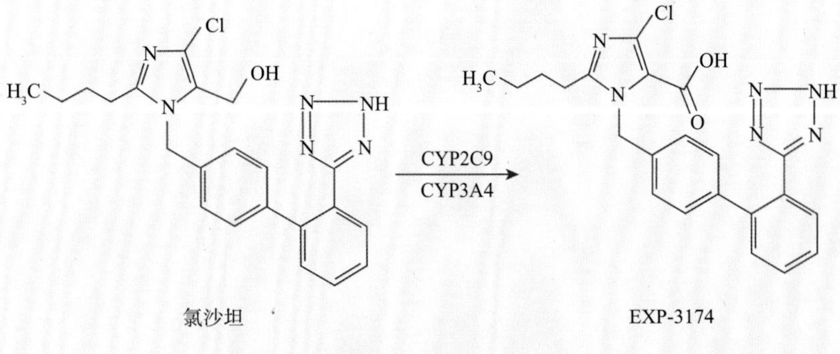

CYP2C9 / CYP3A4

氯沙坦　　　　EXP-3174

图 2　氯沙坦代谢为 EXP-3174 的过程

内钙离子浓度升高的药物。属抗高血压药。正常时，细胞外钙离子浓度约为 10^{-3} mol/L，而细胞内钙离子浓度仅有 10^{-7} mol/L，细胞内钙离子浓度升高至 10^{-6} ~ 10^{-5} mol/L，可使静止状态的细胞产生效应，浓度降至正常后效应终止。在心肌和血管平滑肌中，细胞内游离的钙离子浓度升高，促进心肌和血管平滑肌收缩，这是原发性高血压的病理因素。细胞内的钙离子也可与胞外钠离子互换而排出体外，同样细胞外的钙离子也可与细胞内钠离子交换而进入胞内。若阻止钙离子进入细胞，即能阻止血管平滑肌细胞收缩，血压不致升高。钙离子进入平滑肌细胞要通过细胞膜磷脂小孔，称钙离子通道。

分类及作用机制、结构特点

根据作用方式不同，钙离子通道阻滞剂分为两大类。它们主要通过阻滞血管平滑肌细胞上的钙离子通道，扩张血管，降低血压。①选择性钙离子通道阻滞剂：包括 1,4-二氢吡啶类、芳烷基胺类和苯硫氮䓬类。其中 1,4-二氢吡啶类是最早用于临床的钙离子通道阻滞剂，代表药物包括硝苯地平、氨氯地平等，常用药物包括尼群地平、尼卡地平、尼索地平、尼莫地平、非洛地平、西尼地平、伊拉地平、拉西地平、丁酸氯维地平等（表1）；芳烷基胺类钙离子通道阻滞剂的代表药物是维拉帕米；苯硫氮䓬类钙离子通道阻滞剂的代表药物为地尔硫䓬。②非选择性钙离子通道阻滞剂：包括二氨基丙醇醚类和二苯基哌嗪类，前者的常用药物为苄普地尔，后者的常用药物为桂利嗪和氟桂利嗪（表1）。

表 1　部分常用的钙离子通道阻滞剂类药物

类别	药物名称及化学结构	结构特点	作用特点及用途
1,4-二氢吡啶类药物	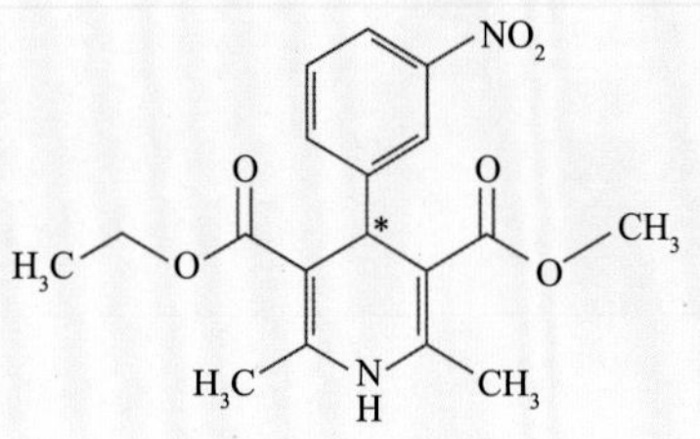 尼群地平（nitrendipine）	3，5 位两个酯基不同（除硝苯地平外，其他 1,4-二氢吡啶类药物的两个酯基均不同），使得 C-4 有手性	对外周血管选择性约为硝苯地平的 10 倍，但对冠脉作用较弱，绝对生物利用度仅 10%~20%，适合老年人收缩期高血压的治疗
	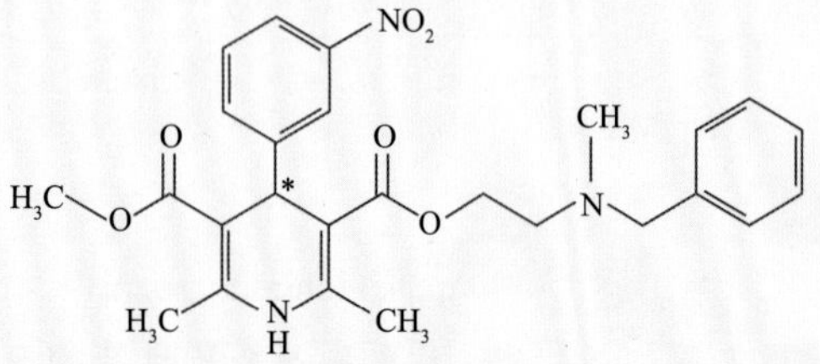 尼卡地平（nicardipine）	3 位酯基含有叔胺基团，可与酸成盐。临床用其盐酸盐	对冠脉及外周血管有很强的扩张作用；用于治疗心绞痛及高血压。其盐酸盐可口服或注射
	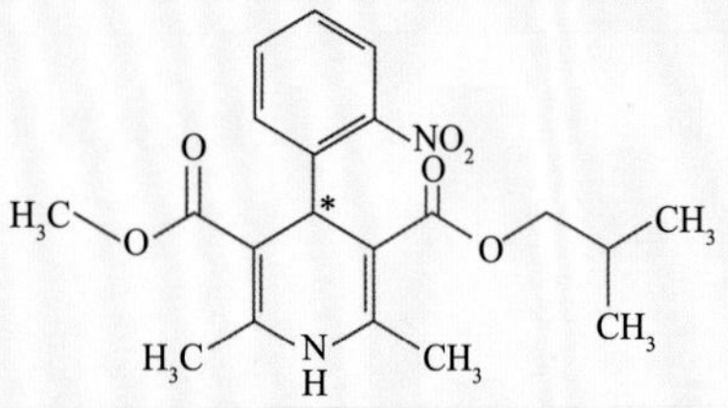 尼索地平（nisoldipine）	硝苯地平的 3 位甲酯替换为异丁酯	血管扩张作用为硝苯地平的 4~10 倍，能有效降低外周阻力及心肌耗氧量，首过效应明显，用于治疗轻、中度高血压
	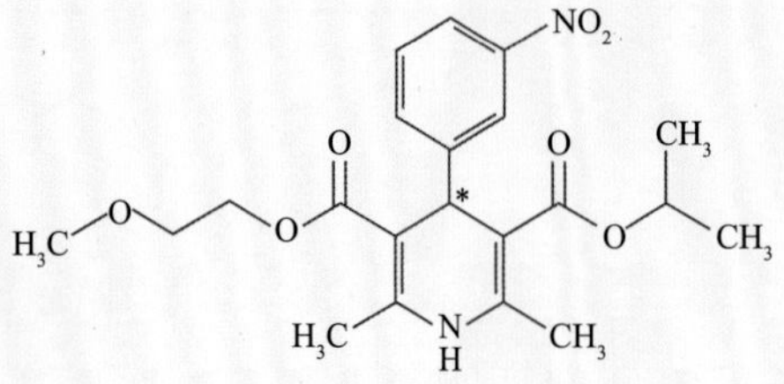 尼莫地平（nimodipine）	尼群地平的 3 位甲酯改为异丙酯，5 位乙酯改为 2-甲氧乙酯	能透过血脑屏障，作用于脑血管平滑肌；用于各种原因的蛛网膜下腔出血后的脑血管痉挛和急性脑血管病恢复期的血液循环改善

表1　部分常用的钙离子通道阻滞剂类药物　　　　　　　　　　　　　续　表

类别	药物名称及化学结构	结构特点	作用特点及用途
1,4-二氢吡啶类药物	非洛地平（felodipine）	4位为2,3-二氯苯基取代	对血管平滑肌选择性抑制作用优于对心肌作用。用于治疗高血压，可单独使用或与其他抗高血压药物合用
	西尼地平（cilnidipine）	尼莫地平的3位异丙酯改为肉桂基酯	有高亲脂性分子特征，口服后部分药物在脂质双分子层储存，从细胞膜解离速度慢，释放缓慢，有效血药浓度维持时间达23小时，1天用药1次即可控制血压
	伊拉地平（isradipine）	4位为苯并［c］［1,2,5］噁二唑-4-基	对血管选择性较高，能舒张冠脉血管、脑血管及外周血管，用于治疗高血压和心绞痛
	拉西地平（lacidipine）	4位为2-（3-（叔丁氧基）-3-氧代丙-1-烯-1-基）苯基	对血管平滑肌有较好的选择性，脂溶性高，在脂质部分沉积并在清除阶段不断释放到结合部位。用于治疗高血压
	丁酸氯维地平（clevidipine butyrate）	3位为丁酰氧基甲基酯，该基团易发生水解，作用持续时间短	静注给药后可迅速分布并代谢，$t_{1/2}$约15分钟，用于治疗不宜口服或口服无效的高血压，也可用于治疗外科手术后急性血压升高
二氨基丙醇醚类药物	苄普地尔（bepridil）	结构中含有两个仲胺基团，分子呈碱性，临床用其盐酸盐	不仅阻滞电势依赖性L钙离子通道，还能阻滞快速Na^+通道和阻滞受体-操控性的钙离子通道。可抑制心脏传导、减慢AV结传导、延长不应期、减慢心率及延长Q-T间期等。用于治疗慢性稳定性心绞痛

表 1　部分常用的钙离子通道阻滞剂类药物　　　　　　　　　　续　表

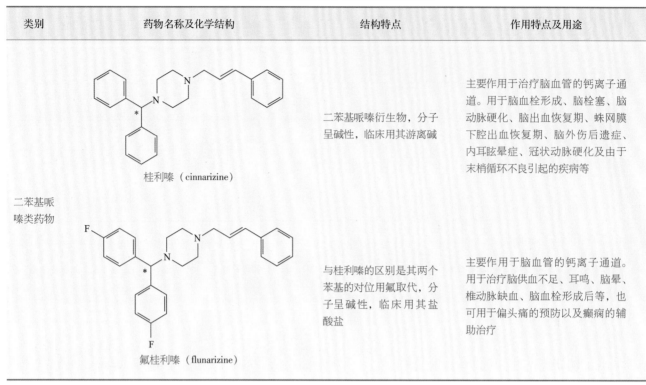

类别	药物名称及化学结构	结构特点	作用特点及用途
二苯基哌嗪类药物	桂利嗪（cinnarizine）	二苯基哌嗪衍生物，分子呈碱性，临床用其游离碱	主要作用于治疗脑血管的钙离子通道。用于脑血栓形成、脑栓塞、脑动脉硬化、脑出血恢复期、蛛网膜下腔出血恢复期、脑外伤后遗症、内耳眩晕症、冠状动脉硬化及由于末梢循环不良引起的疾病等
	氟桂利嗪（flunarizine）	与桂利嗪的区别是其两个苯基的对位用氟取代，分子呈碱性，临床用其盐酸盐	主要作用于脑血管的钙离子通道。用于治疗脑供血不足、耳鸣、脑晕、椎动脉缺血、脑血栓形成后等，也可用于偏头痛的预防以及癫痫的辅助治疗

注：＊. 该碳原子为不对称原子。

依据钙离子通道的激活方式，钙离子通道阻滞剂又可分为电压依赖性通道阻滞剂和受体操纵性通道阻滞剂。根据通道的电导和开放性，电压依赖性钙离子通道又进一步分为 L、T、N 这 3 种亚型，其中 L 亚型的钙离子内流持续时间长达 10~20 毫秒，又称为慢钙离子内流，介导多种生理效应，并与多种疾病发病机制相关。钙离子通道阻滞剂并不是简单地"塞住孔口"，也不是阻滞钙离子通道。相反，钙离子通道阻滞剂是通过连接在位于 L 型通道的 α_1 亚单位内的特异性受体部位而发挥作用，即钙离子通道阻滞剂与 α_1 亚单位内的特异性受体部位结合，即可产生阻滞作用，结合消除后，阻滞作用也随之消除。芳烷基胺类钙离子通道阻滞剂维拉帕米、苯硫氮䓬类钙离子通道阻滞剂地尔硫䓬和 1,4-二氢吡啶类钙离子通道阻滞剂三者与受体结合的相互关系已经明确，维拉帕

米与其受体的结合抑制了地尔硫䓬和 1,4-二氢吡啶类钙离子通道阻滞剂与它们各自受体的结合。同样，地尔硫䓬或 1,4-二氢吡啶类钙离子通道阻滞剂与其受体的结合也抑制维拉帕米与其受体的结合。相反，地尔硫䓬和 1,4-二氢吡啶类钙离子通道阻滞剂可起到相互促进作用。

构效关系　20 世纪 50 年代，人们发现 1,4-二氢吡啶环与烟酰胺辅酶的"氢转移"过程有关；但直到 20 世纪 70 年代初，1,4-二氢吡啶类化合物的药理性质才完全被理解。第一个 1,4-二氢吡啶类钙离子通道阻滞剂硝苯地平应用于临床后，该类药物的发展迅速，先后上市了 20 余个命名为"地平"的 1,4-二氢吡啶类药物。随着研究的深入和上市药物的不断增多，1,4-二氢吡啶类药物的构效关系（图 1）也不断完善。

药物-食物相互作用　1,4-二

氢吡啶类钙离子通道阻滞剂与柚子汁一起服用，会产生药物-食物相互作用，导致 1,4-二氢吡啶类药物的体内浓度增加，这种相互作用的机制可能是柚子汁中的黄酮类化合物和香豆素类化合物抑制了肠内的 CYP450 酶，减慢了 1,4-二氢吡啶类药物的代谢速度。因此，服用 1,4-二氢吡啶类钙离子通道阻滞剂时应注意避免与柚子汁一起服用。

不同药物的异同　通过对维拉帕米、地尔硫䓬和 1,4-二氢吡啶类钙离子通道阻滞剂的酸碱性进行比较，发现所有这些化合物都呈碱性，并且 1,4-二氢吡啶类钙离子通道阻滞剂的碱性远低于维拉帕米及地尔硫䓬的碱性，维拉帕米及地尔硫䓬结构中都含叔胺基团，其 pK_a 值分别为 8.9 和 7.7。相反，1,4-二氢吡啶类钙离子通道阻滞剂的二氢吡啶环上的氮原子可看成共轭的氨基羧酸酯的一部分，它的电子通过共振而

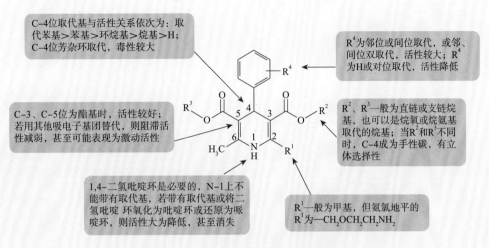

图1 1,4-二氢吡啶类药物的构效关系

C-4位取代基与活性关系依次为：取代苯基>苯基>环烷基>烷基>H；C-4位芳杂环取代，毒性较大

R⁴为邻位或间位取代，或邻、间位双取代，活性较大；R⁴为H或对位取代，活性降低

C-3、C-5位为酯基时，活性较好；若用其他吸电子基团替代，则阻滞活性减弱，甚至可能表现为激动活性

R²、R³一般为直链或支链烷基，也可以是烷氧或烷氨基取代的烷基；当R²和R³不同时，C-4成为手性碳，有立体选择性

1,4-二氢吡啶环是必要的，N-1上不能带有取代基，若带有取代基或将二氢吡啶环氧化为吡啶环或还原为哌啶环，则活性大为降低，甚至消失

R¹一般为甲基，但氨氯地平的R¹为—CH₂OCH₂CH₂NH₂

离域，质子化作用减弱。在生理pH条件下，维拉帕米和地尔硫䓬主要以离子化形式存在，而1,4-二氢吡啶类钙离子通道阻滞剂基本上不发生质子化。药物与受体之间最初的相互作用是离子间的相互吸引，因此1,4-二氢吡啶类钙离子通道阻滞剂的结合部位与维拉帕米和地尔硫䓬的结合部位有所不同。但氨氯地平和尼卡地平例外，它们除有二氢吡啶环上的氮原子，在侧链上还都含有碱性氨基，在生理pH条件下（即pH 7左右），侧链上的氨基基本上被质子化，因此氨氯地平和尼卡地平存在双重结合位点。

（徐云根）

xiāoběndìpíng
硝苯地平（nifedipine） 化学名为2,6-二甲基-4-（2-硝基苯基）-1,4-二氢吡啶-3,5-二羧酸二甲酯。结构式见图1。为1,4-二氢吡啶类钙离子通道阻滞剂类抗高血压药，临床用于治疗高血压、冠心病和慢性稳定型心绞痛（劳累性心绞痛）。常用剂型为缓释片剂。德国拜耳（Bayer）公司研发，1975年在阿根廷和德国上市。

硝苯地平为黄色无臭无味的

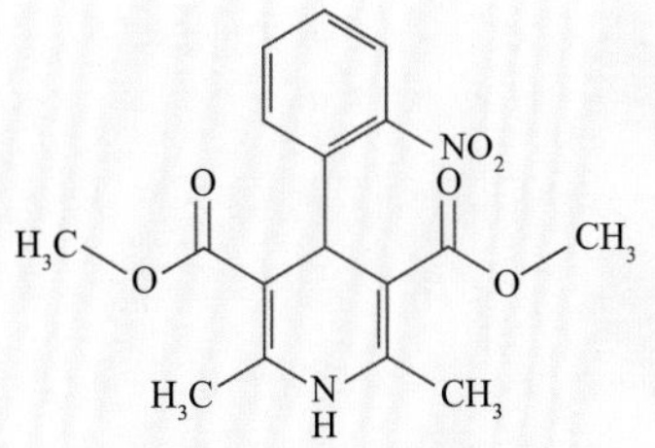

图1 硝苯地平的结构式

结晶粉末，极易溶于丙酮、二氯甲烷、三氯甲烷，溶于乙酸乙酯，微溶于甲醇、乙醇，几乎不溶于水。

1,4-二氢吡啶类化合物极易被氧化芳构化，失去活性。硝苯地平在光照和氧化剂存在下分别生成两种降解氧化产物，其中光催化氧化反应可将二氢吡啶环芳构化为吡啶环，还会将硝基转化成亚硝基（图2）。

硝苯地平口服吸收完全，起效快，作用持续4~8小时。在体内被肝脏细胞色素P450酶系氧化代谢，二氢吡啶环首先被氧化成一个失活的吡啶类似物，随后这些代谢物通过水解、聚合以及氧化进一步被代谢，所有代谢产物均无活性，80%由肾排泄（图3）。

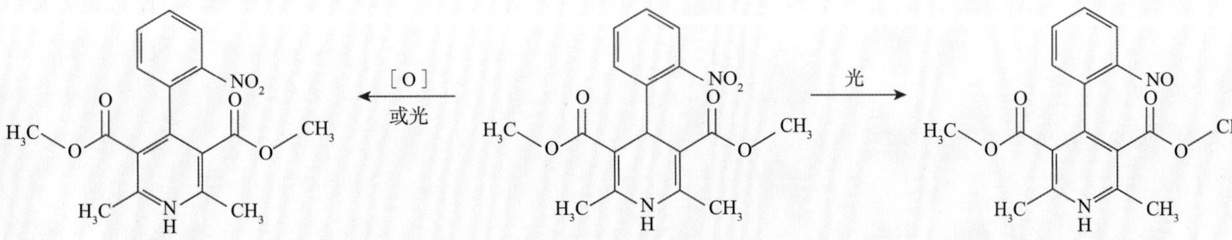

图2 硝苯地平遇光和氧化剂的降解途径

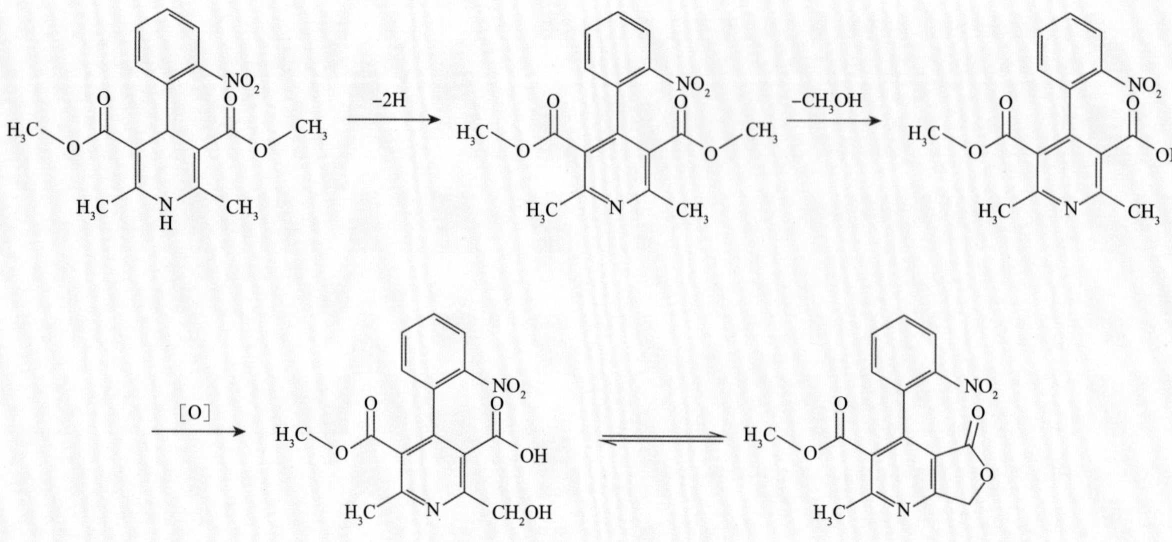

图3 硝苯地平的代谢途径

不良反应：短暂头痛、面部潮红、嗜睡。其他还包括眩晕、过敏反应，低血压、心悸及有时促发心绞痛发作。剂量过大可引起心动过缓和低血压。

药物-药物相互作用：①与硝酸酯类合用控制心绞痛发作，有较好耐受性。②与洋地黄类药物如地高辛等合用可在不同程度上增加地高辛的血药浓度，严重时可致地高辛中毒。③与蛋白结合率高的药物，如双香豆素类、苯妥英钠、奎尼丁、奎宁、华法林等合用可改变这些药物游离浓度。④与西咪替丁联用可增加硝苯地平的血浆峰浓度。⑤与β受体阻断剂合用，绝大多数患者有较好的耐受性和疗效，但个别患者可能诱发和加重低血压、心力衰竭和心绞痛。

(徐云根)

ānlǜdìpíng

氨氯地平（amlodipine） 化学名为（±）-3-乙基5-甲基2-[（2-氨基乙氧基）甲基]-4-（2-氯苯基）-6-甲基-1,4-二氢吡啶-3,5-二羧酸酯。结构式见图1。为1,4-二氢吡啶类钙离子通道阻滞剂，常用其苯磺酸盐和马来酸盐，用于治疗高血压。美国辉瑞（pitzer）公司研发，1990年在英国首次上市。

氨氯地平不溶于水，溶于甲醇，1,4-二氢吡啶环的2位取代基为2-氨基乙氧基甲基，呈碱性，可与酸成盐。氨氯地平1,4-二氢吡啶环的4位为手性碳原子，生产得到的是两个光学异构体的混合物，但容易通过拆分方法分别获得这两个光学异构体纯品。上市的产品是其消旋体混合物表示。氨氯地平的左旋体即左旋氨氯地平也已开发上市，剂

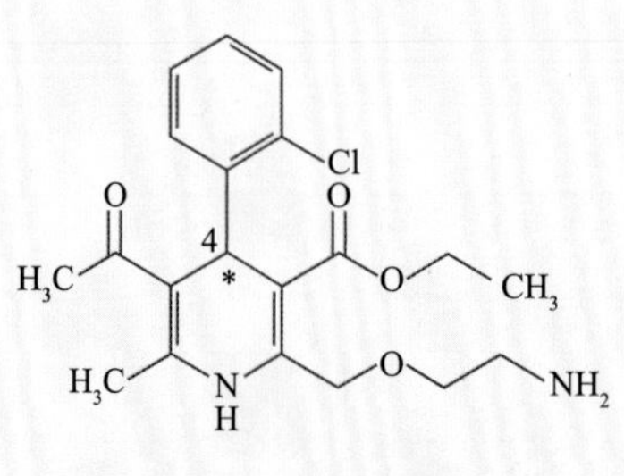

*.该碳原子为不对称原子。

图1 氨氯地平的结构式

量为氨氯地平的一半。

氨氯地平既可作用于1,4-二氢吡啶类钙离子通道阻断剂的结合位点，也可作用于苯硫氮䓬类钙离子通道阻断剂的结合位点，起效较慢，但作用时间较长。可直接舒张血管平滑肌，降低血压。可扩张外周小动脉，使外周阻力降低，降低心肌耗氧量。另外，扩张缺血区的冠状动脉及冠状小动脉，使冠心病患者的心肌供氧量增加。主要用于治疗高血压，单用或与其他抗高血压药合用均可；也可用于治疗稳定型心绞痛。

氨氯地平的口服生物利用度近100%，其吸收不受食物影响，血药浓度稳定，半衰期长达27小时，特别有利于预防心肌梗死等心血管事件的发生。主要在肝内代谢，代谢物为氧化的吡啶衍生物，无药理活性。

(徐云根)

wéilāpàmǐ

维拉帕米（verapamil） 化学名为5-[（3,4-二甲氧基苯乙基）甲氨基]-2-（3,4-二甲氧基苯

基)-2-异丙基戊腈。结构式见图1。为钙离子通道阻滞剂，常用其盐酸盐。临床主要用于治疗房室结及房室折返性心动过速、房性早搏等各种心律失常，也可用于冠心病、心绞痛，尤其是变异型心绞痛。常用剂型为片剂、缓释片剂和注射剂。

维拉帕米盐酸盐是白色无臭结晶性粉末。易溶于水、乙醇、甲醇、N,N-二甲基甲酰胺、二氯甲烷，微溶于异丙醇、乙酸乙酯，难溶于己烷。结构中与氰基相连的碳为手性碳原子，存在1对光学异构体。其中，活性较高的S-(-)-异构体的首过效应大于R-(+)-异构体。R-(+)-异构体能使冠脉血流量增加，可用于治疗心绞痛，S-(-)-异构体用于治疗室上性心动过速。临床使用的药物为维拉帕米外消旋体的盐酸盐。

维拉帕米主要阻断心脏的Ca^{2+}通道，抑制慢反应电活动，降低舒张期自动除极化速率，减慢窦房结冲动发放频率，使房室结传导减慢。对血管的Ca^{2+}通道也有阻断作用，能舒张冠脉及心肌缺血区的侧枝小动脉。还能阻断α-肾上腺素受体和5-羟色胺受体。口服后吸收达90%以上，首过效应较大，生物利用度约20%～35%。其代谢物主要为N-去甲维拉帕米，活性约为原药的20%，并且能够达到甚至超过

母体的稳定血药浓度。

不良反应：维拉帕米副作用较小，偶有胸闷、口干、恶心、呕吐等。静注可使血压下降，房室传导阻滞及窦性心动过缓。

药物-药物相互作用：①细胞毒性药物如环磷酰胺、阿霉素等可减少维拉帕米的吸收。②与β受体阻断剂联合使用可增强对房室传导的抑制作用。③与血管扩张剂、血管紧张素转换酶抑制剂、利尿剂等抗高血压药合用，降压作用叠加，应适当监测联合降压治疗的患者。④维拉帕米可增加卡马西平、环胞素、阿霉素、茶碱的血药浓度。⑤与胺碘酮合用可能增加心脏毒性。

(徐云根)

di'ěrliúzhuó

地尔硫䓬（diltiazem） 化学名为[(2S,3S)-5-[2-(二甲氨基)乙基]-2-(4-甲氧基苯基)-4-氧代-2,3-二氢-1,5-苯并硫氮杂䓬-3-基]乙酸酯。结构式见图1。为苯硫氮䓬类钙离子通道阻滞剂，常用其盐酸盐。常用剂型为片剂和胶囊。主要用于冠状动脉痉挛引起的心绞痛和劳力型心绞痛、高血压。其注射剂还可用于室上性心动过速、手术时异常高血压的急救处置、高血压急症、不稳定性心绞痛。

地尔硫䓬分子结构中2位和3位为2个手性碳原子，有4个立体异构体。异构体活性大小顺序依次为顺式d-体>顺式dl-体>顺式l-体>反式dl-体。顺式d-异构体对冠脉扩张作用有立体选择性，临床使用的药物为地尔硫䓬顺式d-异构体的

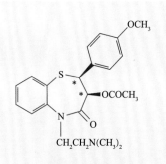

*. 该碳原子为不对称原子。

图1 地尔硫䓬的结构式

盐酸盐。是一个高选择性的钙离子通道阻断剂，有扩血管作用，特别是对大的冠状动脉和侧支循环均有较强的扩张作用，长期服用，预防心血管意外有效，无耐药性或明显副作用。口服吸收迅速完全，但首过效应较大，导致生物利用度下降，为25%～60%，体内有效时间为6～8小时。地尔硫䓬经肝肠循环，主要代谢途径为脱乙酰基、N-脱甲基和O-脱甲基化（图2）。去乙酰基地尔硫䓬为活性代谢物，保持了母体冠状血管扩张作用的25%～50%，并且达到母体血药浓度的10%～45%。

不良反应：①水肿、头痛、恶心、眩晕、皮疹、无力。②胃部不适、食欲不振、便秘和腹泻。

药物-药物相互作用：①与抗心律失常药如盐酸胺碘酮等合用可进一步减慢窦性心率，加重房室传导阻滞。②西咪替丁可能增加地尔硫䓬的血浆浓度和浓度-时间曲线下面积，合用时需调整地尔硫䓬的剂量。③与非甾体类抗炎药或口服抗凝药合用有增加消化道出血的危险。④可阻碍二氢吡啶类钙离子通道阻断剂如硝苯地平的代谢酶，使二氢吡啶类钙离子通道阻断剂的血药浓度上升。

(徐云根)

*. 该碳原子为不对称原子。

图1 维拉帕米的结构式

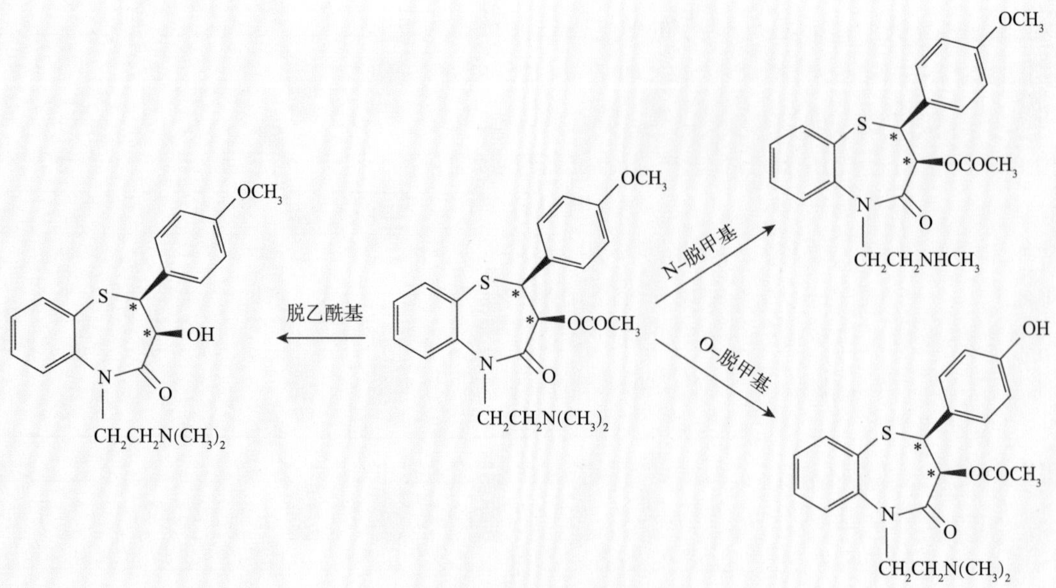

*．该碳原子为不对称原子。

图2　地尔硫草的代谢途径

tiáoxuèzhīyào

调血脂药（lipid regulating agents）

一类能调节血中脂质浓度、防治高脂血症和降低心血管疾病危险性的药物。血脂是指血浆或血清中的脂质，包括胆固醇、胆固醇酯、三酰甘油、磷脂以及它们与载脂蛋白形成的各种可溶性的脂蛋白。

血液中的脂蛋白主要有乳糜微粒、极低密度脂蛋白、低密度脂蛋白和高密度脂蛋白。乳糜微粒中三酰甘油的含量高，但颗粒大，不能进入动脉壁，一般不会导致动脉粥样硬化。极低密度脂蛋白是三酰甘油的主要载脂蛋白；低密度脂蛋白是胆固醇的主要载脂蛋白。人体高脂血症主要是极低密度脂蛋白与低密度脂蛋白增多，而血浆中高密度脂蛋白则有利于预防动脉粥样硬化。血液中胆固醇及三酰甘油含量过高，脂质代谢紊乱与动脉粥样硬化及冠心病的关系密切。控制高血脂是防治动脉粥样硬化和冠心病的重要方法，故血脂调节药又被称

作动脉粥样硬化防治药。

血脂调节药主要通过减少体内胆固醇的合成、防止和减少脂类的合成、促进脂质的代谢等方面发挥作用。根据药物的作用效果，调血脂药物分为：①主要降低胆固醇和低密度脂蛋白的药物，包括羟甲戊二酰辅酶A还原酶抑制剂、胆汁酸螯合剂、胆固醇吸收抑制剂等。②主要降低三酰甘油和极低密度脂蛋白的药物，包括苯氧乙酸类降血脂药、烟酸类降血脂药、微粒体甘油三酯转运蛋白抑制剂等。

（朱启华）

qiǎngjiǎwùèrxiān fǔméi A huányuánméi yìzhìjì

羟甲戊二酰辅酶A还原酶抑制剂［hydroxymethylglutaryl coenzyme A (HMG-CoA) reductase inhibitors］

通过抑制羟甲戊二酰辅酶A（HMG-CoA）还原酶，减少内源性胆固醇的合成，降低血浆总胆固醇浓度的药物。又称他汀类药物。

作用机制　其生物合成是以

乙酰辅酶A为起始原料，由3分子的乙酰辅酶A首先合成得到羟甲戊二酰辅酶A，然后在羟甲戊二酰辅酶A还原酶催化下，将羟甲戊二酰辅酶A的硫酯还原为伯羟基，生成3,5-二羟基-3-甲基戊酸（甲羟戊酸）。甲羟戊酸再转化生成异戊烯基焦磷酸酯，进一步合成鲨烯，鲨烯环合得到羊毛甾醇，最后由羊毛甾醇转换成胆固醇（图1）。

在胆固醇的合成中，羟甲戊二酰辅酶A还原酶是肝限速酶，他汀类药物结构中都含3,5-二羟基戊酸结构片段，对羟甲戊二酰辅酶A还原酶有高度亲和力，可竞争性抑制羟甲戊二酰辅酶A还原酶的活性，阻断羟甲戊二酰辅酶A向甲羟戊酸的转化，使肝合成的胆固醇明显减少。

分类及作用机制　临床上使用的羟甲戊二酰辅酶A还原酶抑制剂依据来源可分为天然及半合成和人工合成两大类。天然及半合成来源的羟甲戊二酰辅酶A还原酶抑制剂的代表性药物是洛伐

他汀，常用药物包括辛伐他汀、普伐他汀等；人工合成的羟甲戊二酰辅酶 A 还原酶抑制剂的代表性药物有氟伐他汀，常用药物包括阿伐他汀钙、瑞舒伐他汀钙、匹伐他汀钙等（表 1）。

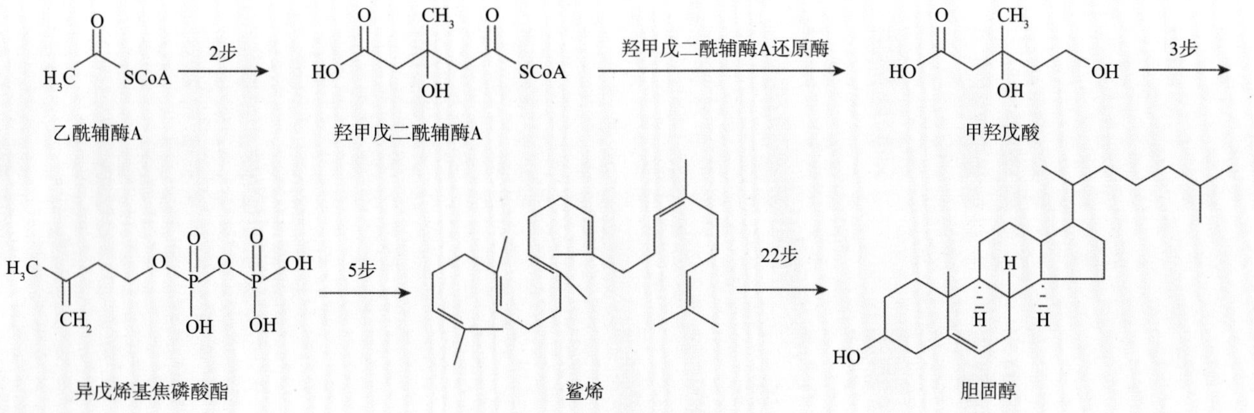

图 1　胆固醇的生物合成过程

表 1　部分常用羟甲戊二酰辅酶 A 还原酶抑制剂

来源	药物名称及化学结构	结构特点	作用特点及用途
天然及半合成	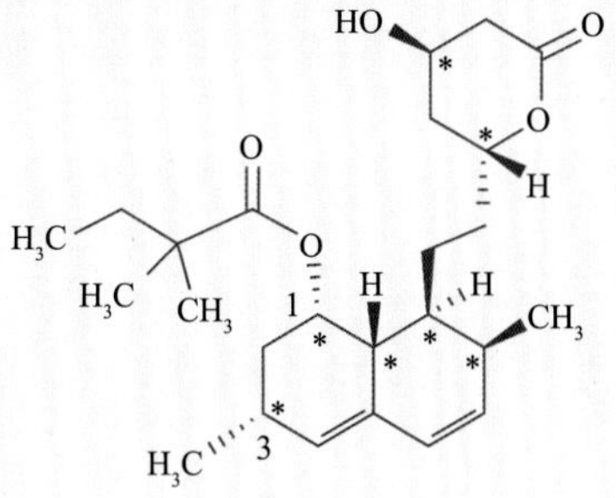 辛伐他汀（simvastatin）	洛伐他汀分子中的 1 位取代基由 2-甲基丁酰氧基替换为 2,2-二甲基丁酰氧基得到	前体药物，在体内六元内酯环水解开环生成 3,5-二羟基戊酸后才有活性。口服后对肝有高度选择性。用于治疗高脂血症、冠心病
	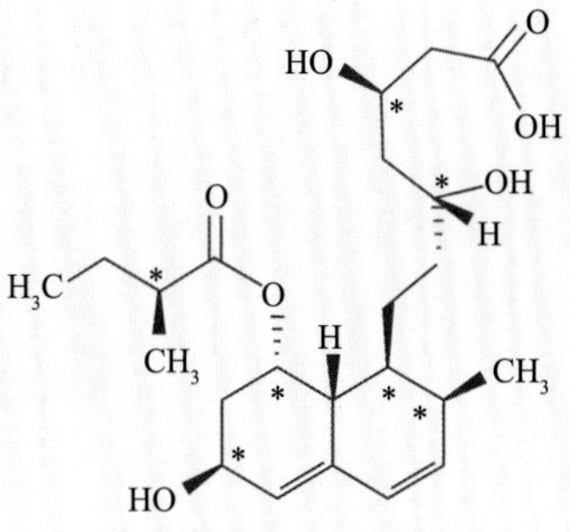 普伐他汀（pravastatin）	洛伐他汀分子中的 3 位甲基换成羟基，六元内酯环开环成二羟基戊酸。常用其钠盐	口服吸收迅速。亲水性大，难进入亲脂性细胞，主要进入肝细胞，副作用较少。用于高脂血症、家族性高胆固醇血症
人工合成	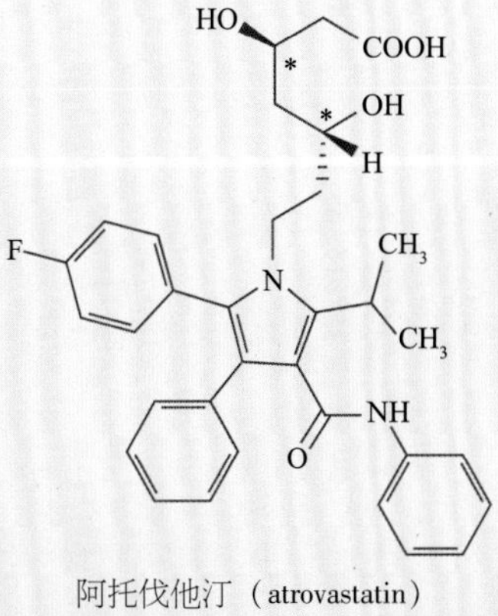 阿托伐他汀（atrovastatin）	用吡咯环替换氟伐他汀分子中的吲哚环，并进行结构修饰得到。常用其钙盐	口服吸收迅速，血浆蛋白结合率 98%，平均血浆消除半衰期约为 14 小时，因其羟基化代谢物对羟甲戊二酰辅酶 A 还原酶的抑制作用与原药相当，阿托伐他汀对羟甲戊二酰辅酶 A 还原酶抑制作用的半衰期 20～30 小时。用于治疗高胆固醇血症、原发性高胆固醇血症、冠心病

表 1　部分常用羟甲戊二酰辅酶 A 还原剂　　　　　　　　　　续　表

来源	药物名称及化学结构	结构特点	作用特点及用途
人工合成	瑞舒伐他汀（rosuvastatin）	用嘧啶环替换氟伐他汀分子中的吲哚环，并引入甲磺酰氨基，增加了对羟甲戊二酰辅酶 A 还原酶的结合位点。常用其钙盐	甲磺酰氨基的引入增加了分子的亲水性，被动扩散能力较低，难进入非肝细胞，但可通过选择性有机阴离子转运过程而被肝细胞大量摄入，有选择性分布并作用于肝中羟甲戊二酰辅酶 A 还原酶的特点，副作用较少。用于治疗原发性高胆固醇血症或混合型血脂异常症，也适用于纯合子家族性高胆固醇血症
—	匹伐他汀（pitavastatin）	用喹啉环替换氟伐他汀分子中的吲哚环，并进行结构修饰得到。常用其钙盐	能高效抑制人肝细胞 HepG2 中生成胆固醇的过程，阻碍胆固醇的合成。口服吸收后在人体内的血浆蛋白结合率在 96% 以上。用于治疗高胆固醇血症和家族性高胆固醇血症

注：＊. 该碳原子为不对称原子。

不良反应　横纹肌溶解是一种罕见的骨骼肌衰弱，严重者可致死亡。所有他汀类药物均有一定程度的横纹肌溶解副作用。西立伐他汀（cerivastatin）于 1997 年上市，虽其降血脂效果较好，但由于引起横纹肌溶解的副作用而撤出市场。

构效关系　羟甲戊二酰辅酶 A 还原酶抑制剂的活性与内酯环的立体化学、内酯环的水解性和连接两个环桥的长度密切相关，其后研究发现双环可以被其他亲脂性的环系所替代，并且这些环的体积和形状对整个化合物的活性是至关重要的。他汀类药物的构效关系见图 2。

（朱启华）

luòfátātīng

洛伐他汀（lovastatin）　化学名为（1S，3R，7S，8S，8aR）-8-（2-（（2R，4R）-4-羟基-6-氧代四

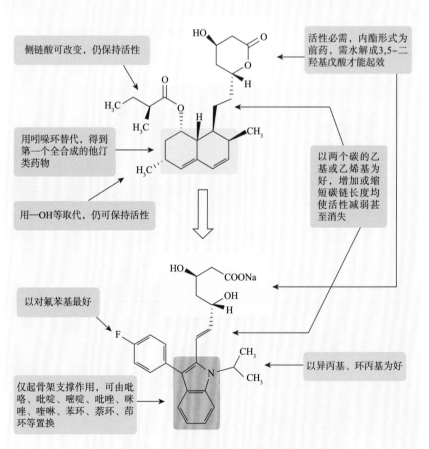

图 2　羟甲戊二酰辅酶 A 还原酶抑制剂构效关系

氢-2*H*-吡喃-2-基）乙基）-3,7-二甲基-1,2,3,7,8,8*a*-六氢萘-1-基(2*S*)-2甲基丁酸酯。结构式见图1。一种无活性的前体药物，在体内其内酯环水解为二羟基戊酸衍生物后可有效抑制羟甲戊二酰辅酶 A 还原酶。主要用于治疗高胆固醇血症和混合型高脂血症，常用剂型为片剂和胶囊。美国默克公司研发，1987 年上市。

洛伐他汀为白色结晶粉末，不溶于水，易溶于三氯甲烷、*N*, *N*-二甲基甲酰胺、丙酮、乙

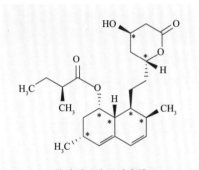

*.该碳原子为不对称原子。

图1　洛伐他汀的结构式

腈，略溶于甲醇、乙醇、异丙醇、丁醇等。在贮存过程中，六元内酯环上的羟基氧化生成二酮吡喃衍生物。洛伐他汀在水溶液中，特别在酸或碱水溶液中，内酯环能迅速水解，生成*β*-羟基酸衍生物，较稳定。

洛伐他汀的内酯开环代谢物在体内能竞争性地抑制胆固醇合成过程中的限速酶羟甲戊二酰辅酶 A，使血胆固醇和低密度脂蛋白胆固醇水平降低，对动脉粥样硬化和冠心病具有防治作用。口服吸收良好，在肝内广泛首过代谢，主要活性代谢物是内酯开环的*β*-羟基酸及 3-羟基、3-亚甲基及 3-羟基甲基衍生物等，活性比洛伐他汀略低，见图2。洛伐他汀及*β*-羟酸代谢物的蛋白结合率高达 95%，达峰时间为 2～4 小时，消除半衰期为 3 小时。

不良反应为：常见的有胃肠道不适、腹泻、胀气，其他还有

头痛、皮疹、头晕、视物模糊和味觉障碍；偶见血清氨基转移酶活性可逆性升高；罕见的有肌炎、肌痛、横纹肌溶解，表现为肌肉疼痛、乏力、发热，并伴有血清肌酸磷酸激酶升高、肌红蛋白尿等，横纹肌溶解可致肾功能衰竭，但较罕见。

药物-药物相互作用：①与免疫抑制剂如环孢素、阿奇霉素、克拉霉素、红霉素、达那唑、伊曲康唑、吉非罗齐、烟酸等合用可增加肌溶解和急性肾功能衰竭的危险。②与口服抗凝剂合用可使凝血酶原时间延长，出血的危险性增加。③与胆汁酸螯合剂如考来替泊和考来烯胺等合用可增强降胆固醇效应。④铝镁复方制酸剂（如碳酸铝等）影响他汀药物吸收减少，使其血浆浓度降低。⑤与口服避孕药（炔雌醇、炔诺孕酮）合用可升高避孕药的血药浓度。

（朱启华）

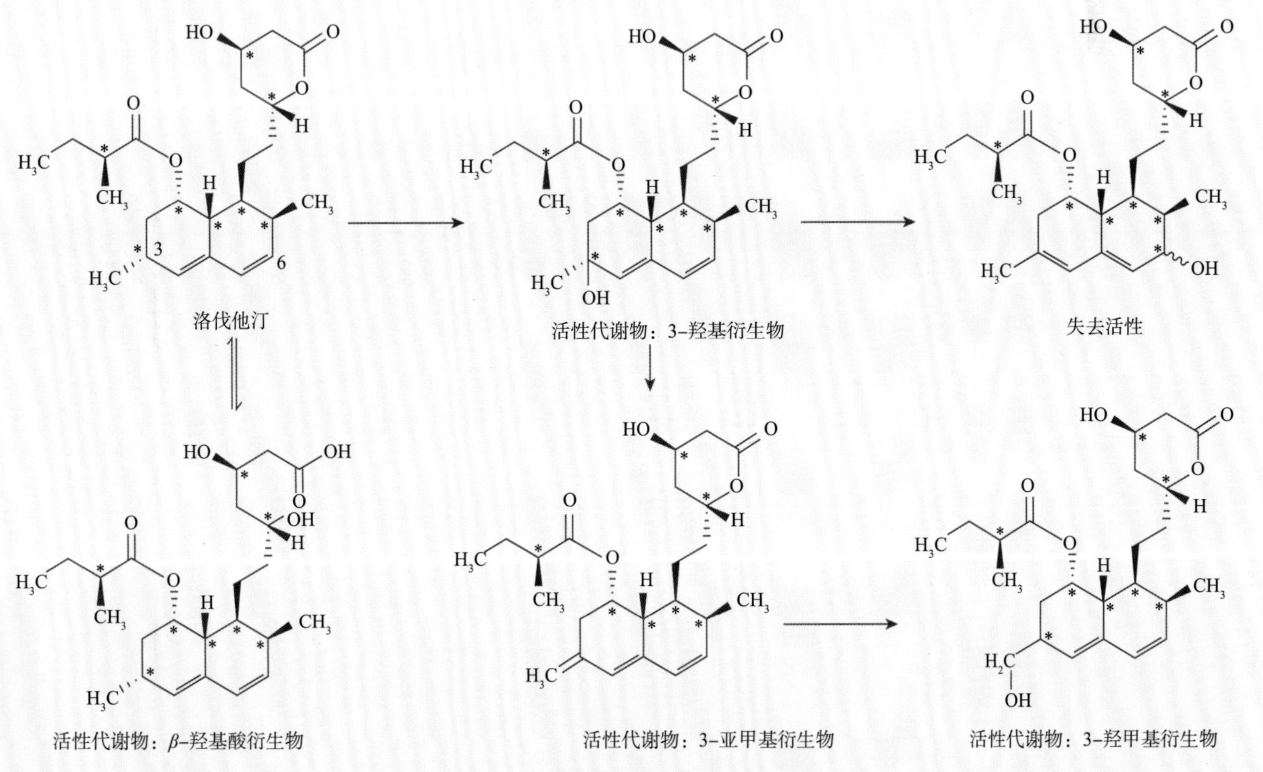

*.该碳原子为不对称原子。

图2　洛伐他汀的体内代谢途径

洛伐他汀

活性代谢物：*β*-羟基酸衍生物

活性代谢物：3-羟基衍生物

活性代谢物：3-亚甲基衍生物

失去活性

活性代谢物：3-羟甲基衍生物

fúfátātīng

氟伐他汀（fluvastatin）

化学名为(3R,5S,6E)-7-[3-(4-氟苯基)-1-(丙-2-基)-1H-吲哚-2-基]-3,5-二羟基庚-6-烯酸。结构见图1。常用其钠盐。临床主要治疗饮食治疗未能完全控制的原发性高胆固醇血症和原发性混合型血脂异常，常用剂型为胶囊剂和片剂。由诺华制药研发，1994年上市。

氟伐他汀钠为白色粉末，有吸湿性，溶于水、甲醇和乙醇。对光敏感。氟伐他汀结构中有两个手性碳，存在4个光学异构体。临床上使用的是氟伐他汀的3R，

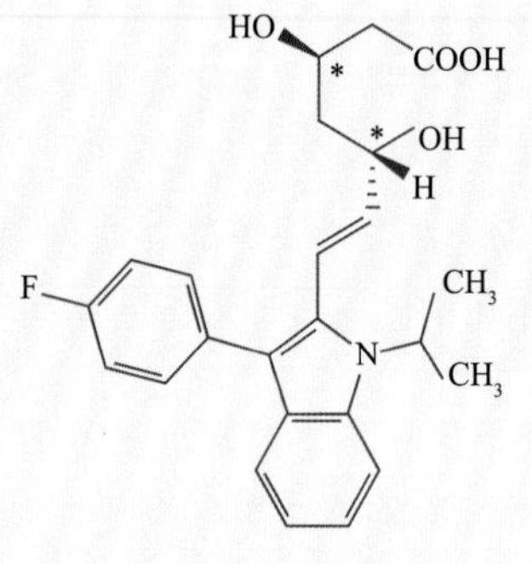

*. 该碳原子为不对称原子。

图1 氟伐他汀的结构式

5S-异构体。是一个全合成的羟甲戊二酰辅酶A还原酶抑制剂，能直接抑制肝的羟甲戊二酰辅酶A还原酶，而且其体内的羟基化代谢物仍有抑酶活性。降低肝细胞内胆固醇含量，最终使血浆总胆固醇浓度降低。除具强效降血脂作用外，氟伐他汀还有抗动脉粥样硬化的潜在功能，可降低冠心病发病率及死亡率。口服吸收迅速而完全，蛋白结合率98%。在肝内主要经细胞色素P450同工酶CYP2C9代谢，少量经CYP3A4代谢。循环药物主要为氟伐他汀原型和无药理活性的N-去异丙基代谢产物，氧化代谢产物5-羟基和6-羟基衍生物对HMG-CoA还原酶有微弱的抑制活性，但无法进入全身血液循环。

不良反应：主要有消化不良、失眠、恶心、腹痛和头痛。还有窦炎、胀气、感觉减退、牙病、尿路感染和转氨酶活性升高等。

药物相互作用：①在服用阴离子交换树脂如考来烯胺后4小时再服用氟伐他汀，与两药单用相比可产生显著的累加作用。②与苯扎贝特合用可使氟伐他汀的生物利用度增加约50%。③与免疫抑制剂（包括环孢素）、吉非罗齐、烟酸合用可使发生肌病的危险性增加。

（朱启华）

dǎnzhīsuān áohéjì

胆汁酸螯合剂（bile acid sequestrant）

一类能与胆汁酸阴离子形成络合物，减少胆固醇吸收，使肝胆固醇水平下降的药物。

胆汁酸螯合剂为强碱性阴离子交换树脂，不溶于水，不易被消化酶破坏，口服不吸收。在肠道中树脂上的氯离子与胆汁酸阴离子形成络合物随粪便排出，而阻断胆汁酸的重吸收，使胆固醇向胆汁酸转化的限速酶（7α-羟化酶）处于激活状态，加强肝胆固醇向胆汁酸转化，在减少胆固醇吸收的同时，肝胆固醇水平下降。结果肝细胞表面低密度脂蛋白受体数量代偿性增加，促进血浆中低密度脂蛋白向肝转移，导致血浆低密度脂蛋白与胆固醇结合物和血浆中总胆固醇浓度降低。常用药物包括考来烯胺、考来替泊（表1）。

（朱启华）

表1 常用的胆汁酸螯合剂

药物名称及化学结构	结构特点	作用特点及用途
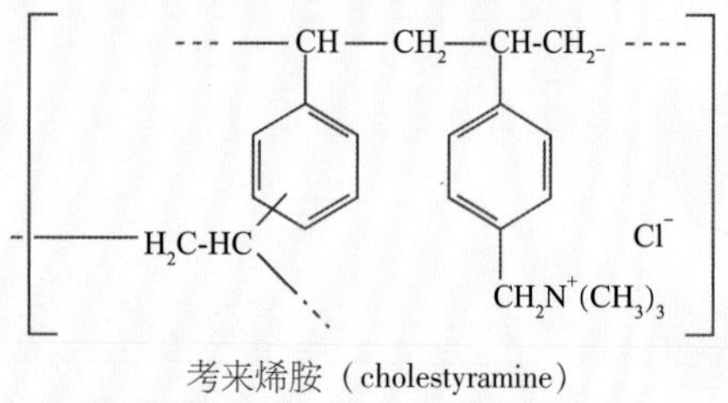 考来烯胺（cholestyramine）	聚苯乙烯和少量的二乙烯基苯交联剂的聚合物。分子中含大量季铵官能团，可与阴离子结合	强碱性阴离子交换树脂。制剂为散剂，口服不被吸收，副作用小，缺点是剂量大，可出现恶心、腹胀等症状。用于治疗 IIa 型高脂血症、高胆固醇血症
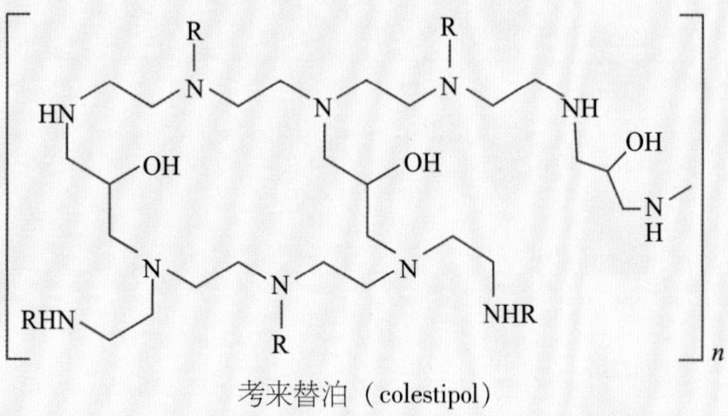 考来替泊（colestipol）	四亚乙基戊胺与环氧氯丙烷缩合的聚合物。分子中含仲胺和季铵官能团，可与阴离子结合	强碱性阴离子交换树脂。制剂为散剂，副作用偶有便秘、恶心。用于治疗 IIb 型高脂血症、高胆固醇血症

胆固醇吸收抑制剂 （choles-terol absorption inhibitor）

通过抑制肠道对胆固醇的吸收，减少胆固醇体外来源，降低低密度脂蛋白与胆固醇结合物水平的药物。胆固醇吸收抑制剂通过与小肠刷状缘膜小囊泡上膜蛋白结合，抑制小肠对饮食中和经胆汁输送到肠中胆固醇的吸收，降低小肠中的胆固醇向肝脏的转运，使肝内胆固醇贮量降低而增加对血液中胆固醇的清除，降低血清和肝脏中的胆固醇含量。常用药物为依折麦布。

依折麦布（ezetimibe）有单环 β-内酰胺结构（结构式见图1），为胆固醇吸收抑制剂。临床用于原发性高胆固醇血症、纯合子家族性高胆固醇血症和纯合子谷甾醇血症（或植物甾醇血症）。常用剂型为片剂。口服吸收迅速，并广泛结合成具药理活性的葡萄糖醛酸苷。依折麦布及其葡萄糖醛酸苷与血浆蛋白结合率分别为99.7%和88%~92%，清除缓慢，半衰期22小时。78%以原型经粪

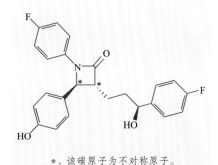

*. 该碳原子为不对称原子。

图1　依折麦布的结构式

便排泄，约11%以葡萄糖醛酸苷经尿排泄。依折麦布进入乳汁。

不良反应：主要是头痛、腹痛和腹泻，患者总体上对依折麦布耐受性良好，其副作用的发生率与安慰剂相似，轻微且呈一过性。

药物-药物相互作用：①与胆汁酸螯合剂合用可降低总依折麦布（依折麦布+依折麦布葡萄糖醛酸苷）平均药物浓度-时间曲线下面积约55%。应在服用胆汁酸螯合剂前2小时以上或服用之后4小时以上服用依折麦布。②与非诺贝特合用可增加总依折麦布浓度约1.5倍。如患者接受依折麦

布与非诺贝特联合治疗怀疑出现胆结石，则需进行胆囊检查，并考虑选择其他降脂治疗。

（朱启华）

苯氧乙酸类降血脂药 （phe-noxyacetic acids lipid-lowering drugs）

大多含苯基和羧酸结构，能降低血浆中三酰甘油和极低密度脂蛋白水平，达到降低血脂浓度的药物。

该类药物通过激活过氧化物酶增殖体活化受体 α，刺激脂蛋白脂酶、载脂蛋白 A1 和载脂蛋白 A2 基因的表达，增强脂蛋白脂肪酶的脂解活性，去除血液循环中富含三酰甘油的脂蛋白，降低三酰甘油和升高高密度脂蛋白胆固醇水平，促进胆固醇的逆向转运，并使低密度脂蛋白亚型由小而密颗粒向大而疏松转变。代表药物为吉非罗齐，常用药物包括氯贝丁酯、环丙贝特、非诺贝特等（表1）。

苯氧乙酸酯类降血脂药物的构效关系见图1。

（朱启华）

表1　常用的苯氧乙酸类降脂药物

药物名称及化学结构	结构特点	作用特点及用途
氯贝丁酯（clofibrate）	苯氧乙酸衍生物，苯环4位含氯原子	酯类前体药物，在体内转化为氯贝丁酸而产生降脂作用。用于治疗原发性高脂血。不良反应相对较多，已少用
环丙贝特（ciprofibrate）	苯氧乙酸衍生物，苯环4位取代基为2,2-二氯环丙基	降脂作用比氯贝丁酯强，副作用较小。用于治疗成人内源性高胆固醇及高三酰甘油血症，可单用或与其他药物合用
非诺贝特（fenofibrate）	苯氧乙酸衍生物，苯环4位取代基为4-氯苯甲酰基	酯类前体药物，在体内经酯酶的作用迅速代谢成非诺贝特酸而起降血脂作用。作用较氯贝丁酯强。用于治疗成人饮食控制疗法效果不满意的高脂血症，其降三酰甘油及混合型高脂血症作用比胆固醇作用明显

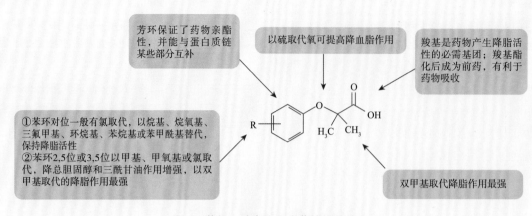

图1 苯氧乙酸类降血脂药的构效关系

芳环保证了药物亲酯性，并能与蛋白质链某些部分互补

以硫取代氧可提高降血脂作用

羧基是药物产生降脂活性的必需基团；羧基酯化后成为前药，有利于药物吸收

①苯环对位一般有氯取代，以烷基、烷氧基、三氟甲基、环烷基、苯烷基或苯甲酰基替代，保持降脂活性
②苯环2,5位或3,5位以甲基、甲氧基或氯取代，降总胆固醇和三酰甘油作用增强，以双甲基取代的降脂作用最强

双甲基取代降脂作用最强

jífēiluóqí

吉非罗齐（gemfibrozil）

化学名为5-（2,5-二甲基苯氧基）-2,2-二甲基戊酸。又称吉非贝齐。结构见图1。为苯氧乙酸类降血脂药，但结构是非卤代的苯氧戊酸衍生物，降脂作用机制主要是减少极低密度脂蛋白和三酰甘油的合成，并激活脂蛋白脂酶，加速三酰甘油的降解清除。常用剂型为片剂和胶囊剂。由华纳-兰勃特公司于1982年上市。

吉非罗齐为白色结晶或结晶性粉末，无臭、无味；几乎不溶于水和酸性溶液，可溶于稀碱及甲醇、乙醇及三氯甲烷，室温条件下稳定。能显著降低三酰甘油和总胆固醇，主要降低极低密度脂蛋白水平，对低密度脂蛋白影响较少，但可提高高密度脂蛋白水平。临床可用于治疗高脂血症，适用于严重Ⅳ或Ⅴ型高脂蛋白血症、冠心

病危险性大而饮食控制、减轻体重等治疗无效者，也适用于Ⅱb型高脂蛋白血症、冠心病危险性大而饮食控制、减轻体重、其他血脂调节药物治疗无效者。口服吸收快并完全，1~2小时达血药浓度峰值，血浆蛋白结合率98%。在肝内代谢，约70%以葡萄糖醛酸苷或代谢物的形式经肾排泄，只有少量经粪排泄。其主要代谢反应发生在苯环上，甲基被氧化为羟甲基和羧基及苯环被羟基化。

不良反应：常见胃肠道不适，如消化不良、食欲不振、恶心、呕吐、胃胀、胃部不适等；少见头痛、头晕、乏力、皮疹、瘙痒、阳痿等；罕见肌炎、肌病和横纹肌溶解综合征。

药物-药物相互作用：①与免疫抑制剂如环孢素合用可增加免疫抑制剂的血药浓度和肾毒性，有致肾功能恶化的危险。②与羟甲戊二酰辅酶A还原酶抑制剂如洛伐他汀等合用治疗高脂血症，可引起肌痛、横纹肌溶解、血肌酸磷酸激酶增高等肌病，应尽量避免联合使用。③与胆汁酸结合树脂如考来替泊等合用，应在服用这些药物前2小时或2小时之后再服用吉非罗齐。

（朱启华）

yānsuānlèi jiàngxuèzhīyào

烟酸类降血脂药（nicotinic acids lipid-lowering drugs）

具有烟酸及其酯的结构，可降低人体中胆固醇和血浆三酰甘油水平的药物。

烟酸类药物主要通过抑制脂肪酶，使脂肪组织中的三酰甘油不能分解释放出游离脂肪酸，降低肝内三酰甘油的合成，降低人体中的胆固醇和血浆三酰甘油水平。常用药物为烟酸、烟酸肌醇酯，见表1。

（朱启华）

wēilìtǐ sānxiān'gānyóu zhuǎnyùn dànbái yìzhìjì

微粒体三酰甘油转运蛋白抑制剂（microsomal triglyceride transfer protein inhibitors, MTP inhibitor）

通过抑制MTP，使血浆低密度脂蛋白降低，达到降血脂作用的药物。MTP是一种主要分布于肝细胞、肠上皮细胞中的脂质转运蛋白，是继载脂蛋白B之后被发现的参与三酰甘油转运及极低密度脂蛋白组装的内质网腔内蛋白，是重要的脂质转运蛋白之一。MTP抑制剂可直接结合并抑制MTP，防止载脂蛋白B在肠上皮细胞和肝细胞的组装，抑制乳糜微粒和极低密度脂蛋白的

图1 吉非罗齐的结构式

表 1　常用的烟酸类降脂药物

药物名称及化学结构	结构特点	作用特点及用途
烟酸（nicotinic acid）	吡啶 3-甲酸	降低人体中的胆固醇和血浆三酰甘油水平，用于治疗高脂血症。但有面部潮红、皮肤瘙痒和胃肠不适等副作用，超过 2g/d 的高剂量还会引起肝毒性
烟酸肌醇酯（inositol nicotinate）	肌醇的六烟酸酯	在体内逐渐水解为烟酸和肌醇，有烟酸和肌醇两者的药理作用。面部潮红和胃部不适等副作用较轻。用于高脂血症、动脉粥样硬化、各种末梢血管障碍性疾病的辅助治疗

合成，降低血浆低密度脂蛋白。常用药物为洛美他派。

洛美他派（lomitapide），常用其甲磺酸盐（结构式见图 1）。用于治疗纯合子家族性高胆固醇血症，可降低患者的低密度脂蛋白胆固醇、总胆固醇、载脂蛋白 B 和非高密度脂蛋白胆固醇。2012 年美国食品药品管理局批准的新型降血脂药物。口服后，血浆蛋白结合率为 99.8%，主要在肝内代谢，参与代谢的酶有 CYP3A4、1A2、2C8、2B6、2C19 等，其中 CYP3A4 为主要的代谢酶。平均终末半衰期为 39.7 小时。

不良反应：腹泻、恶心、呕吐、消化不良、腹痛、腹部不适、腹胀、便秘和胃肠胀气。

药物相互作用：①与 CYP3A4 抑制剂或葡萄柚汁合用可减慢洛美他派的代谢。②与华法林合用可使华法林的血药浓度增加约 30%。③与辛伐他汀和洛伐他汀合用可使辛伐他汀和洛伐他汀暴露增加，引起肌病风险，包括横纹肌溶解。

（朱启华）

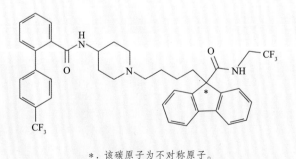

*. 该碳原子为不对称原子。

图 1　甲磺酸洛美他派的结构式

kàngxuèshuānyào

抗血栓药（antithrombotic drugs）

防止血栓形成和促进血栓溶解，旨在治疗血栓栓塞引起的心脏和脑血管疾病的药物。

正常机体血液中血栓的形成与分解动态平衡，若出现血小板在损伤的血管壁表面上黏附和聚集、血流淤滞、凝血因子激活促使凝血酶的形成、纤维蛋白溶酶原活性低下，血浆中可溶性纤维蛋白原就变成不溶性纤维蛋白，即导致血栓形成。同时，血中的纤维蛋白溶酶原激活物可将纤维蛋白溶酶原变成纤维蛋白溶酶，后者又可将不溶性纤维蛋白分解成可溶性产物，血栓溶解，这一平衡一旦被打破，就会出现栓塞或出血。血管

形成血栓是产生心肌梗死和脑梗死等血管病的主要原因，是致死率、致残率极高的疾病。

血小板是血液中的主要凝血成分，有黏附、聚集和释放等生理特性，其主要功能是参与生理性止血及凝血。血小板是血栓形成的必需物质，因此，抗血小板药通过抑制血小板聚集，在血栓病的预防和治疗中发挥重要作用；凝血因子及凝血酶在血栓形成过程起核心作用，因而凝血酶和凝血因子抑制剂也成为有效的抗凝血药；纤维蛋白溶酶能降解血栓中的纤维蛋白，使血栓溶解，故能直接或间接激活纤维蛋白溶酶原的药物，都是溶栓药。

根据作用机制，抗血栓药分为三大类。①抗血小板药。根据作用机制不同可分为：影响花生四烯酸代谢的药物、磷酸二酯酶抑制剂、血小板膜表面二磷酸腺苷受体阻断剂和血小板膜糖蛋白 IIb/IIIa 受体阻断剂等。②抗凝血药。根据作用机制分为：肝素类、香豆素类、直接凝血酶抑制剂和直接 Xa 因子抑制剂等。其中肝素钠、低分子肝素钠、水蛭素等都是生化药物。③溶栓药。一类促进纤维蛋白溶解而溶解血栓的药物，主要是一些酶类，包括链激

酶、尿激酶、阿替普酶等，大多是用基因工程和单克隆抗体等生物技术开发出来的基因工程药物。

（朱启华　徐云根）

kàngxuèxiǎobǎnyào

抗血小板药 （antiplatelet drugs）

通过抑制血小板的黏附、聚集和释放功能，阻抑血栓形成的抗血栓药物。

按其作用机制大体分为 4 类：①影响花生四烯酸代谢的药物。包括环氧合酶抑制剂和血栓素 A_2 合成酶抑制剂。通过阻止血小板膜磷脂释放的花生四烯酸转化为血栓素 A_2，使血小板中血栓素 A_2 的合成受阻，显示出强效的抗血小板聚集作用。代表性药物为阿司匹林，常用药物包括奥扎格雷等。②磷酸二酯酶抑制剂。通过抑制血小板及血管平滑肌内磷酸二酯酶的水解，升高血小板内环腺苷酸水平，抑制血小板聚集，兼有血管扩张作用。常用药物为西洛他唑等。③血小板膜表面二磷酸腺苷受体阻断剂。这类药物与血小板膜表面的二磷酸腺苷 $P2Y_{12}$ 受体结合，抑制二磷酸腺苷引起的血小板聚集，防止血栓形成。主要用于预防和治疗血栓栓塞性疾病及缺血性心脏病。代表药物为氯吡格雷，常用药物包括噻氯匹定等。④血小板膜糖蛋白 $IIb/IIIa$ 受体阻断剂。这类药物能特异性地与糖蛋白 $IIb/IIIa$ 受体结合，占据其结合位点，使其不能与纤维蛋白原结合，阻断血栓形成的最后环节。临床上发现糖蛋白 $IIb/IIIa$ 受体阻断剂能改善心肌的灌注，在血栓形成早期效果尤佳。常用药物为替罗非班等（表1）。

（朱启华　徐云根）

表 1　部分常用抗血小板药

类别	药物名称及化学结构	结构特点	作用特点及用途
影响花生四烯酸代谢的药物	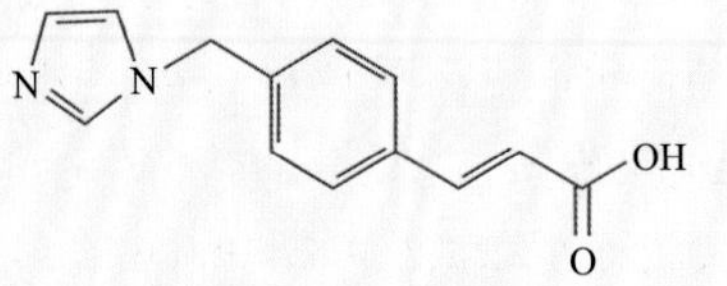 奥扎格雷（ozagrel）	分子中含 α, β - 不饱和酸。常用其钠盐	能选择性抑制血栓素 A_2 合成酶，减少血栓素 A_2 的合成。用于治疗急性血栓性脑梗死和脑梗死伴随的运动障碍
磷酸二酯酶抑制剂	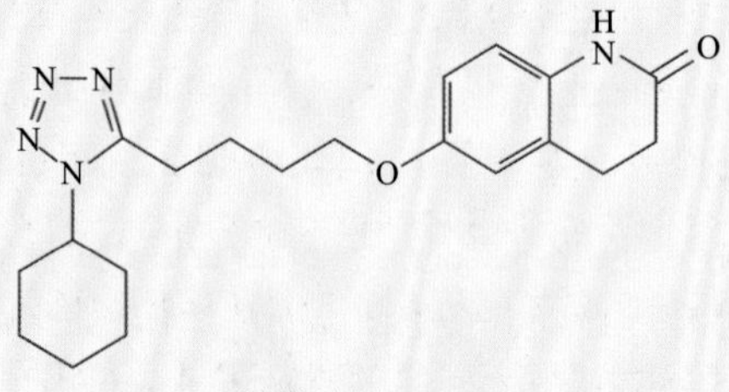 西洛他唑（cilostazol）	分子中含 3,4 - 二氢喹啉 - 2 - 酮和四氮唑结构	选择性抑制血小板及血管平滑肌内磷酸二酯酶 III，阻碍环腺苷酸的降解及转化，使环腺苷酸在血小板和血管内的含量上升，抑制血小板聚集。用于改善慢性动脉闭塞症引起的缺血性症状如溃疡、肢痛、发冷及间歇性跛行
二磷酸腺苷（ADP）受体阻断剂	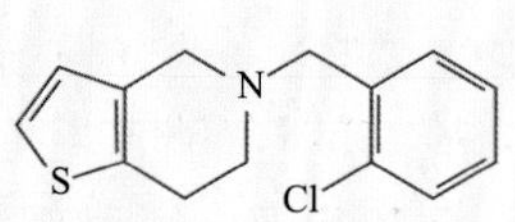 噻氯匹定（ticlopidine）	分子中含噻吩并四氢吡啶结构。常用其盐酸盐	强效二磷酸腺苷 $P2Y_{12}$ 受体阻断剂，对血小板聚集有强力专一性抑制作用。口服吸收迅速，半衰期为 14 小时。用于预防和治疗血小板高聚集状态引起的心、脑及其他动脉的循环障碍性疾患。但可引起粒细胞减少和血栓性血小板减少性紫癜
GP $IIb/IIIa$ 受体阻断剂	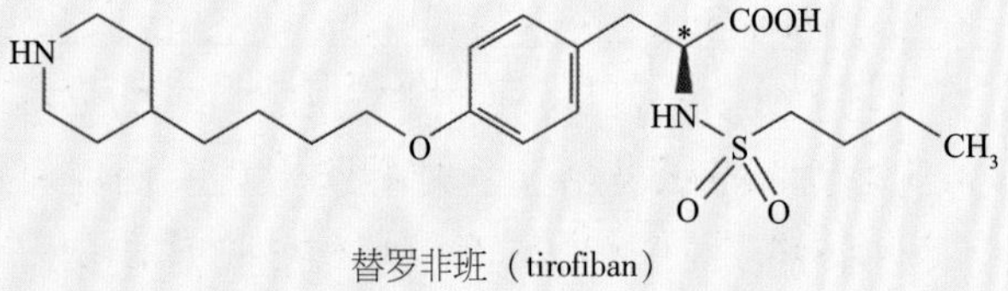 替罗非班（tirofiban）	酪氨酸衍生物，为小分子拟肽。常用其盐酸盐	可逆性、竞争性血小板糖蛋白 $IIb/IIIa$ 受体阻断剂。注射给药，起效迅速但持续时间短。用于冠脉缺血综合征患者进行冠脉旁路移植术或冠脉内斑块切除术，以预防与治疗冠脉突然闭塞有关的心脏缺血并发症；与肝素联用适用于不稳定型心绞痛或非 Q 波心肌梗死患者

注：*. 该碳原子为不对称原子。

lǜbǐgéléi

氯吡格雷（clopidogrel） 化学名为（2S）-2-（2-氯苯基）-2-（4,5,6,7-四氢噻吩并［3,2-c］吡啶-5-基）乙酸甲酯。结构见图1。为抗血小板药中的血小板膜表面二磷酸腺苷（ADP）受体阻断剂，常用其硫酸氢盐。主要用于预防和治疗因血小板高聚集状态引起的心、脑及其他动脉的循环障碍疾病。常用剂型为片剂。赛诺菲公司于1998年研发上市。为无色油状物，其硫酸氢盐为白色或类白色的结晶性粉末；无臭。在水、甲醇、乙醇或冰醋酸中溶解，在丙酮或三氯甲烷中极微溶解。结构中含有1个手性碳原子，存在1对光学异构体。临床使用的药物为（S）-氯吡格雷的硫酸氢盐。是一种前药，体外无活性，需口服后经肝细胞色素P450酶系（主要为CYP2C19）转化产生具有活性的代谢物（噻吩开环生成的巯基化合物，图2），该活性代谢物与血小板膜表面的二磷酸腺苷 $P2Y_{12}$ 受体结合，抑制血小板聚集。

不良反应：包括消化道出血、中性粒细胞减少、腹痛、食欲减退、胃炎、便秘、皮疹等。偶见血小板减少性紫癜。

药物-药物相互作用：①与阿司匹林、萘普生、华法林、肝素、溶栓药、姜黄素、辣椒素黑叶母菊、银杏属、大蒜、丹参等合用可增加本药的出血风险。②与抑

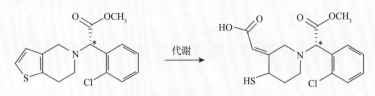

*.该碳原子为不对称原子。
图2 氯吡格雷主要代谢物

制CYP2C19的药物如质子泵抑制剂奥美拉唑合用可导致氯吡格雷活性代谢物水平的降低，降低有效性。

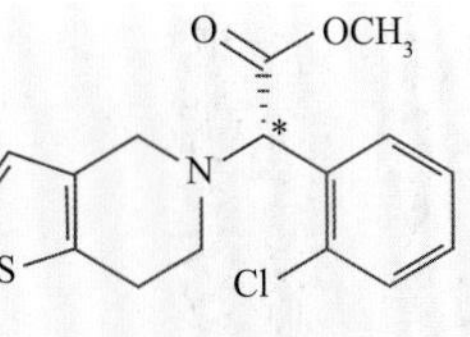

（朱启华 徐云根）

kàngníngyào

抗凝药（anticoagulated blood drugs） 降低机体凝血功能，防止血栓形成或对已形成的血栓防止其进一步发展的药物。主要用于血栓栓塞性疾病的预防与治疗。

按照作用机制抗凝药分为4类：①肝素类。这类药物主要通过激活抗凝血酶Ⅲ而间接作用于多个凝血因子，对凝血过程的多个环节均有抑制作用，其作用迅速，常用药物包括肝素钠、磺达肝葵钠等，都是生化药物。②香豆素类。这类药物的化学结构与维生素K结构相似，通过拮抗维生素K，使肝合成凝血酶原及因子Ⅶ、Ⅸ和Ⅹ减少而产生抗凝作用。代表性药物为华法林。③直接凝血酶抑制剂。这类药物能够特异性抑制凝血酶的活性，阻止纤维蛋白原裂解为纤维蛋白，阻断了"凝血瀑布"的最末步骤。常用药物包括为达比加群酯、阿加曲班等（表1）。④直接Ⅹa因子抑制剂。这类药物通过与Ⅹa因子的活性位点结合，阻止凝血酶原转变为凝血酶而发挥抗凝作用。常用药物包括阿哌沙班、利伐沙班等（表1）。

（朱启华 徐云根）

huáfǎlín

华法林（warfarin） 化学名为（RS）-4-羟基-3-（3-氧代-1-苯基丁基）-2H-1-苯并吡喃-2-酮。结构式见图1。为抗凝药中香豆素类抗凝剂，常用其钠盐。临床主要用于预防及治疗深静脉血栓及肺栓塞，预防心肌梗死后血栓栓塞并发症，预防房颤、心瓣膜疾病或人工瓣膜置换术后引起的血栓栓塞。仅口服有效，奏效慢而持久，对需长期维持抗凝者才选用华法林。治疗血栓栓塞性疾病时，先用作用快的肝素，再用华法林维持治疗。常用剂型为片剂。

华法林钠为白色结晶性粉末，无臭。在水中极易溶解，在乙醇中易溶，在三氯甲烷或乙醚中几乎不溶。结构中含有1个手性碳原子，存在1对光学异构体，临床使用其外消旋体。在体内有对抗维生素K的作用。通过抑制维生素K在肝脏细胞内合成凝血因子Ⅱ、Ⅶ、Ⅸ、Ⅹ而发挥抗凝作用，对血液中已有的凝血因子

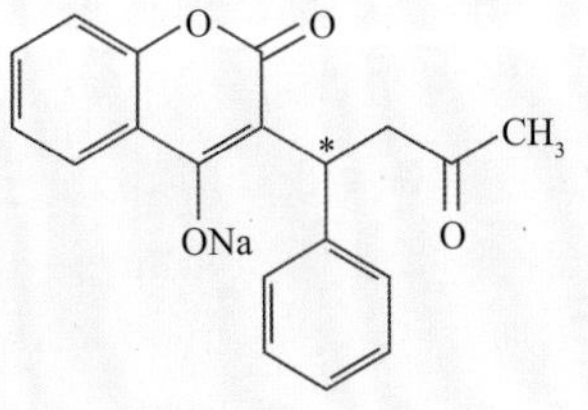

*.该碳原子为不对称原子。
图1 氯吡格雷的结构式

*.该碳原子为不对称原子。
图1 华法林的结构式

表1　部分常用抗凝药物

类别	药物名称及化学结构	结构特点	作用特点及用途
直接凝血酶抑制剂	 达比加群酯（dabigatran etexilate）	苯并咪唑衍生物，分子中含有酯基和氨基甲酸酯结构。常用其甲磺酸盐	前体药物，在体内酯基水解成达比加群，抑制凝血酶活性。抗凝效果稳定有效、可预测，无须常规进行凝血功能监测或剂量调整。用于预防心律异常（心房颤动）患者脑卒中和血栓的发生
	 阿加曲班（argatroban）	分子中含有精氨酸和哌啶羧酸结构	对凝血酶有高度选择性，能可逆地与凝血酶活性位点结合。用于对慢性动脉闭塞症（血栓闭塞性脉管炎、闭塞性动脉硬化症）患者的四肢溃疡、静息痛及冷感等的改善
直接Xa因子抑制剂	 阿哌沙班（apixaban）	分子中含有吡唑并[3,4-c]四氢吡啶酮	一种强效、口服有效的可逆、直接、高选择性的Xa因子活性位点抑制剂。口服血浆蛋白结合率约87%，半衰期12小时。临床用于预防接受择期髋关节或膝关节置换术的成年患者出现静脉血栓栓塞症事件
	 利伐沙班（rivaroxaban）	分子中含3-氧代吗啉和噁唑烷酮结构	一种高选择性、直接抑制Xa因子的口服抗凝药物。用于预防髋关节和膝关节置换术后患者深静脉血栓和肺栓塞的形成

注：*．该碳原子为不对称原子。

Ⅱ、Ⅶ、Ⅸ、Ⅹ并无抵抗作用，因此，不能作为体外抗凝药使用。口服吸收迅速而完全，生物利用度>90%；华法林钠与血蛋白大量结合，游离华法林为0.5%~3.0%，半衰期达36~42小时，几乎完全通过肝代谢清除，在肝微粒体酶CYP2C9（S-华法林）、CYP1A2及CYP3A（R-华法林）作用下，两个异构体分别被代谢成无活性或微弱活性的代谢物并通过肾排泄，S-华法林钠清除半衰期为18~35小时，R-华法林钠则为20~70小时。华法林的抗凝活性主要由S-异构体产生，因此CYP2C9的活性对抗凝作用影响较大。

不良反应：过量服用易致各种出血：早期表现有淤斑、紫癜、牙龈出血、鼻出血、伤口出血经久不愈、月经量过多等。偶见恶心、呕吐、腹泻、瘙痒性皮疹，变态反应及皮肤坏死。

药物-药物相互作用：①与抑制CYP活性的药物如胺碘酮、甲硝唑、氯霉素、西咪替丁、奥美拉唑、氟康唑和选择性5-羟色胺再摄取抑制剂等药物联用均可使华法林的代谢减慢，半衰期延长，抗凝作用增强。②与肾上腺皮质激素和苯妥英钠合用有导致胃肠道出血的危险。③与链激酶、尿激酶合用易致重危出血。④与制酸药、轻泻药、灰黄霉素、利福平、维生素K、口服避孕药和雌激素等联用会减弱抗凝作用。

（朱启华 徐云根）

lìniàoyào

利尿药（diuretics）

能促进体内电解质（钠离子为主）和水分排出而增加尿量的药物。利尿药可使患者排出过多的体液，消除水肿，可用于治疗慢性充血性心力衰竭并发的水肿、急性肺水肿、脑水肿等疾病。利尿药也可减少血容量，用于容量依赖型高血压的治疗。

利尿药直接作用于肾的不同部位，影响肾小管和集合管对 Na^+、Cl^- 等电解质、水的重吸收，促进电解质和水，特别是 Na^+ 的排出，增加肾脏对尿的排泄速度，使尿量增加。大多数利尿药可影响原尿的重吸收，也会影响 K^+、Na^+、Cl^- 等各种电解质的浓度和组成比例。有些利尿药作用于某些酶和受体，间接影响原尿的重吸收，导致尿量增加和肾加快对尿的排泄。

根据作用机制利尿药分为 5 类：碳酸酐酶抑制剂、Na^+-Cl^- 协转运抑制剂、Na^+-K^+-$2Cl^-$ 协转运抑制剂、阻断肾小管上皮 Na^+ 通道药物、盐皮质激素受体阻断剂。碳酸酐酶抑制剂主要作用于近曲小管，通过抑制肾脏碳酸酐酶，减少碳酸氢钠的重吸收；Na^+-Cl^- 协转运抑制剂主要作用于远曲小管前段和髓袢升支粗段皮质部，通过抑制 Na^+-Cl^- 协转运，使原尿 Cl^-、Na^+ 重吸收减少；Na^+-K^+-$2Cl^-$ 协转运抑制剂主要作用于髓袢升支粗段，抑制 Na^+-K^+-$2Cl^-$ 协转运；阻断肾小管上皮 Na^+ 通道药物主要作用于远曲小管和集合管，阻断 Na^+ 的重吸收和 K^+ 的排出；盐皮质激素受体拮抗剂主要作用于远曲小管和集合管，竞争性阻断盐皮质激素受体。

（朱启华 徐云根）

tànsuāngānméi yìzhìjì

碳酸酐酶抑制剂（carbonic anhydrase inhibitors）

通过抑制碳酸酐酶减少碳酸的生成，使 Na^+ 排出量增加而产生利尿作用的药物。碳酸酐酶（carbonic anhydrase，CA）是体内广泛存在的一种能催化二氧化碳和水生成碳酸的含锌金属酶，大量存在于近曲小管的上皮细胞。

碳酸酐酶催化体内 CO_2 和 H_2O 合成 H_2CO_3。H_2CO_3 可离解为 H^+ 和 HCO_3^-，H^+ 分泌到肾小管腔与 Na^+ 交换以促进 Na^+ 的重吸收。碳酸酐酶催化活性被抑制，可使 H_2CO_3 的形成减少，肾小管内能与 Na^+ 交换的 H^+ 减少，Na^+、HCO_3^- 重吸收减少，结果增加了 Na^+ 的排出量，呈现利尿作用。

碳酸酐酶抑制剂的发现源于早期对磺胺类药物副作用的观察和研究。在磺胺药物应用后不久，临床发现患者尿中 Na^+、K^+ 及 pH 值都高于正常值，出现酸中毒、尿液呈碱性和中度利尿作用，究其原因是体内特别是肾内的碳酸酐酶受到抑制，引起 Na^+、HCO_3^- 和水的排出所致。由此开始了磺胺类化合物作为碳酸酐酶抑制剂用于利尿的研究。1953 年第一个碳酸酐酶抑制剂乙酰唑胺（acetazolamide）应用于临床。乙酰唑胺结构中含有氨磺酰基（图1），分子呈弱酸性，其利尿作用

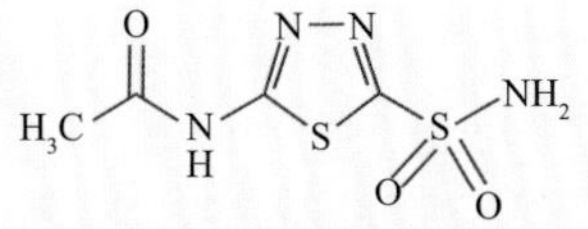

图1 乙酰唑胺的结构式

较弱，但能使房水生成减少，可降低青光眼患者的眼内压，主要用于治疗青光眼。

（朱启华）

Na⁺-Cl⁻ xiézhuǎnyùn yìzhìjì

Na⁺-Cl⁻协转运抑制剂（Na⁺-Cl⁻ cotransport inhibitors）

通过抑制髓袢上升支粗段皮质部和远曲小管（肾小管稀释段）Na^+-Cl^- 协转运，使原尿 Na^+ 重吸收减少，产生利尿作用的药物。Na^+-Cl^- 协转运抑制剂类药物分子中多含有噻嗪核，因此又被称为噻嗪类利尿药。属于利尿药和抗高血压药物。

Na^+-Cl^- 协转运是髓袢上升支粗段皮质部和远曲小管（肾小管稀释段）对 $NaCl$ 重吸收的机制，提供肾小管基膜上的钠泵，产生电化学梯度，提供能量使 Na^+ 和 Cl^- 通过位于肾小管内侧的 Na^+-Cl^- 协转运系统重吸收。Na^+-Cl^- 协转运抑制剂药物由于竞争性抑制 Na^+-Cl^- 协转运的 Cl^- 结合部位产生利尿作用，同时还有微弱碳酸酐酶抑制活性，Cl^- 和 HCO_3^- 排除均衡，不易引起酸碱平衡紊乱。临床上常用作利尿药物和抗高血压药物，特别是容量型高血压。此类药物不引起直立性低血压并能增加其他抗高血压药物的效能和减少其他抗高血压药物的体液潴留副作用，也可用于尿崩症的治疗。

依据其化学结构的不同 Na^+-Cl^- 协转运抑制剂分为两类：苯并噻嗪类和非苯并噻嗪类。苯并噻嗪类结构中都含有噻嗪环，是一类弱酸性化合物，在磺酰基的强吸电子作用下，2 位氮原子上的氢呈现较强的酸性，7 位磺酰胺基团中的氢也呈酸性，但较 2 位弱。这些酸性质子能够形成水溶性盐，代表药物为氢氯噻嗪；非

苯并噻嗪类结构中含有磺酰胺基团但不含有噻嗪环，常用药物包括美托拉宗和吲达帕胺，见表1。

随着研究的深入，苯并噻嗪类药物的构效关系（图1）也不断完善。

药物-药物相互作用：苯并噻嗪类利尿药由于对体液和电解质平衡的影响，会导致低钾血症，可增加洋地黄苷的毒性、增强竞争性神经肌肉阻断剂（如阿曲库铵）的神经肌肉阻断活性。另外，也可增强其他抗高血压药物的作用，特别是首次使用α受体阻断剂或血管紧张素转换酶抑制剂时有发生低血压的风险。

（朱启华）

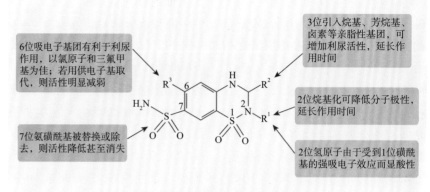

图1　苯并噻嗪类药物的构效关系

6位吸电子基团有利于利尿作用，以氯原子和三氟甲基为佳；若用供电子基取代，则活性明显减弱

7位氢磺酰基被替换或除去，则活性降低甚至消失

3位引入烷基、芳烷基、卤素等亲脂性基团，可增加利尿活性，延长作用时间

2位烷基化可降低分子极性，延长作用时间

2位氢原子由于受到1位磺酰基的强吸电子效应而显酸性

qīnglǜsāiqín

氢氯噻嗪（hydrochlorothiazide）　化学名为6-氯-1,1-二氧-3,4-二氢-2H-1,2,4-苯并噻二嗪-7-磺酰胺。又称双氢克尿噻。结构式见图1。为一种具有苯并噻嗪结构的 Na^+-Cl^- 协转运抑制剂，临床用于治疗高血压、水和电解质滞留性疾病。

结构中的磺酰基有吸电子效应，使氢氯噻嗪有酸性，易溶于无机碱水溶液，而在中性或酸性水溶液中的溶解度较小。为白色结晶，无臭，略带苦味；难溶于醋酸、三氯甲烷、乙酸乙酯，略溶于甲醇、乙醇，易溶于丙酮。主要作用于髓袢升支皮质部和远曲小管前段，通过抑制 Na^+-Cl^- 协转运系统，从而使原尿 Cl^-、Na^+ 重吸收减少而发挥利尿作用。也

图1　氢氯噻嗪的结构式

能在一定程度上降低 K^+ 和 HCO_3^- 的重吸收。氢氯噻嗪的生物利用度大约为65%，进食可增加药物吸收。

临床可用于治疗：①水肿性疾病，如充血性心力衰竭、肝硬化腹水、肾病综合征、急慢性肾炎水肿、慢性肾功能衰竭早期、肾上腺皮质激素和雌激素治疗所致的钠、水潴留等。②原发性高血压，可单独或与其他降压药联合应用。③中枢性或肾性尿崩症。④肾石症。大剂量或长期服用时会导致低血钾，通常使用 KCl 来补充钾，或联合使用保钾利尿药（如氨苯蝶啶）阻止低血钾的发生。

（朱启华）

表1　部分常用 Na^+-Cl^- 协转运抑制剂利尿药

药物名称及化学结构	结构特点	作用特点及用途
美托拉宗（metolazone）	非苯并噻嗪类药物。氢氯噻嗪分子中的磺酰基被羧基替换，含单苯磺酰胺结构，2位C原子具有手性	利尿作用持续时间达12~24小时，临床用于治疗水肿及高血压
吲达帕胺（indapamide）	非苯并噻嗪类药物。含苯磺酰胺和甲基吲哚啉结构	在胃肠道中迅速被吸收，作用时间为14~18小时，能松弛血管平滑肌，临床上用于治疗高血压

注：*. 该碳原子为不对称原子。

Na⁺-K⁺-2Cl⁻ xiézhuǎnyùn yìzhìjì

Na⁺-K⁺-2Cl⁻ 协转运抑制剂

（Na⁺-K⁺-2Cl⁻ cotransport inhibitors） 通过作用于肾髓襻上升支的粗段，能抑制 Na⁺-K⁺-2Cl⁻ 协转运，影响肾对尿液的稀释和浓缩功能，产生利尿的药物。此类药物通过抑制 Na⁺-K⁺-2Cl⁻ 协转运，减少排 Na⁺ 量可达原尿 Na⁺ 量的 15%，作用强而快，又被称为髓襻利尿药或高效能利尿药；另外，此类药物能增加肾血流量，对水电解质平衡有较大的影响，主要用于其他利尿药效果不好而又急需利尿的情况，如急性肾衰竭在早期的无尿期或急性肺水肿。

依据其化学结构的不同，Na⁺-K⁺-2Cl⁻ 协转运抑制剂分为两类。磺酰胺类代表药物为呋塞米，常用药物有布美他尼、托拉塞米（表1）；苯氧乙酸类的主要药物为依他尼酸（表1）。

（朱启华）

fūsāimǐ

呋塞米（furosemide） 化学名为4-氯-2-[（呋喃-2-基甲基）氨基]-5-氨磺酰基苯甲酸。又称速尿、利尿磺胺。结构式见图1。为 Na⁺-K⁺-2Cl⁻ 协转运抑制剂。临床主要用于治疗水肿性疾病（包括充血性心力衰竭、肝硬化、肾脏疾病，与其他药物合用治疗急性肺水肿和急性脑水肿等）、高血压、高钾血症及高钙血症，还可

图1 呋塞米的结构式

用于预防急性肾功能衰竭，缓解急性药物中毒。

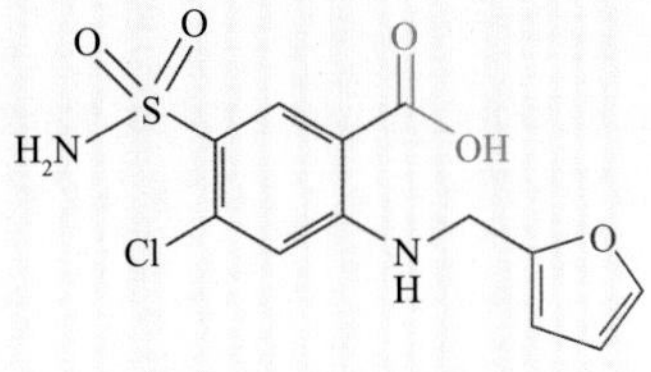

呋塞米为白色或类白色结晶性粉末；无臭无味，不溶于水，可溶于乙醇，甲醇、丙酮中，略溶于乙醚、三氯甲烷。结构中有游离的羧基（橙色部分），呈酸性，可溶解在碱性溶液中。是 5-磺酰胺取代的邻氨基苯甲酸的衍生物，但完全没有碳酸酐酶的抑制作用，主要作用于肾髓质升支部位，有很强的抑制重吸收的作用，也能影响近曲小管和远曲小管，因此，起效快，但作用时间短。有排泄 Na⁺、Cl⁻、K⁺、Ca²⁺、Mg²⁺ 和 CO₃²⁻ 的作用，呋塞米的生物利用度为 43% ~ 69%。有 53.1% ~ 58.5% 以原药排泄，17.8% ~ 21.3% 与葡萄糖醛酸结合的形式排泄，仅有少量的代谢物，多发生在呋喃环上（紫色部分）。临床

表1 部分常用 Na⁺-K⁺-2Cl⁻ 协转运抑制剂利尿药

类别	药物名称及化学结构	结构特点	作用特点及用途
磺酰胺类	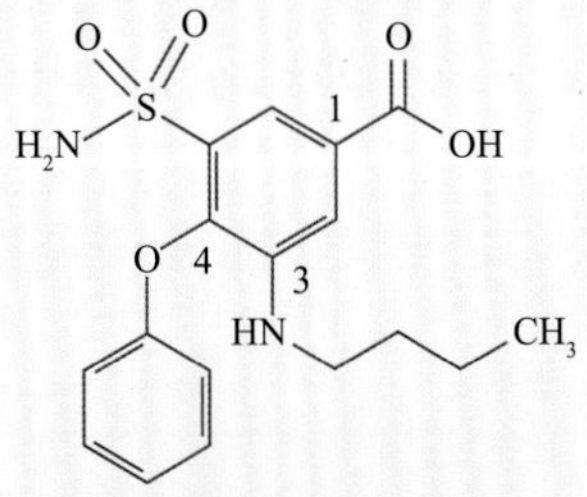 布美他尼（bumetanide）	呋塞米类似物，含苯磺酰胺结构和1个羧基，分子呈酸性	有高效、速效和低毒的特点，利尿作用为呋塞米的40~60倍。主要用于各种水肿，但是禁用于肝昏迷患者
	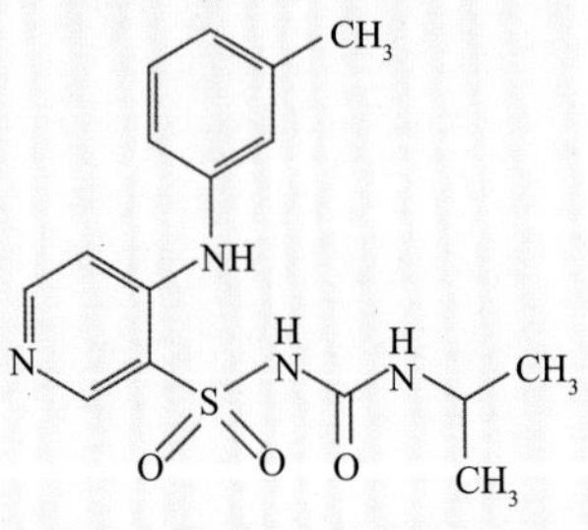 托拉塞米（torasemide）	分子中含有吡啶环和磺酰脲结构	不作用于近曲小管，不增加磷酸盐和碳酸盐的分泌，用于治疗充血性心力衰竭、肝硬化腹水、肾疾病所致的水肿。有注射和口服两种剂型
苯氧乙酸类	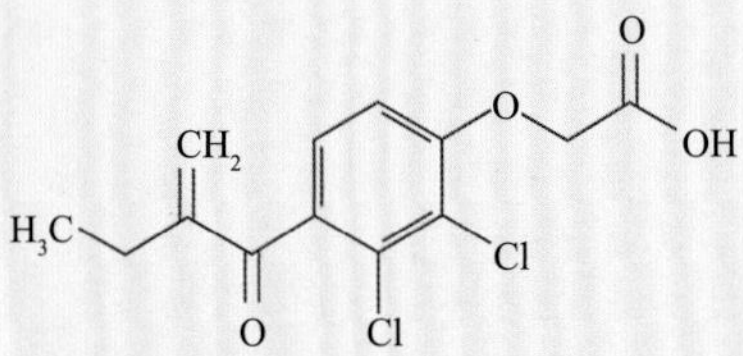 依他尼酸（etacrynic acid）	分子中具有 α、β 不饱和酮结构	利尿作用强而迅速。用于治疗慢性充血性心力衰竭、肝硬化水肿、肺水肿、脑水肿、肾性水肿及对其他利尿药无效的严重水肿。有注射和口服两种剂型

毒性主要是体液和电解质的失衡，高尿酸症和胃肠道反应。

(朱启华)

zǔduàn shènxiǎoguǎn shàngpí Na$^+$ tōngdào yàowù

阻断肾小管上皮 Na$^+$ 通道药物（blocking agents of renal tubule epithelium sodium channels）

通过作用于远曲小管及集合管，能够阻断管腔侧的 Na$^+$ 通道，减少 Na$^+$ 重吸收，产生利尿的药物。属于利尿药。末端远曲小管液中的 Na$^+$ 能够通过 Na$^+$ 通道进入细胞内重吸收。阻断 Na$^+$ 通道，Na$^+$ 的重吸收减少，远曲小管和集合管驱动 K$^+$ 分泌的负电位降低，K$^+$ 的分泌减少，重吸收增加，有排钠保钾作用。

常用药物有氨苯蝶啶和阿米洛利（表1）。

(朱启华)

yánpízhì jīsù shòutǐ zǔduànjì

盐皮质激素受体阻断剂（mineralocorticoid receptor antagonists）

通过竞争性阻断醛固酮与盐皮质激素受体结合，发挥保钾利尿作用的药物。属于保钾利尿药。

醛固酮进入远曲小管和集合管上皮细胞后，与细胞质内受体结合，形成激素-受体复合体，后者通过核膜，与核中 DNA 特异性结合位点相互作用，调节特异性 mRNA 转录，最终合成多种醛固酮诱导蛋白，使管腔膜对 Na$^+$ 的通透性增大，线粒体内 ATP 合成和管周膜上钠泵的活性增加。导致对 Na$^+$ 的重吸收增强，对水的重吸收增加，K$^+$ 的排出量增加。盐皮质激素受体阻滞剂通过竞争性阻断盐皮质激素受体与醛固酮的结合，抑制排钾和重吸收钠，产生利尿作用。常用药物为螺内酯和依普利酮（表1）。

(朱启华)

表1 部分常用阻断肾小管上皮 Na$^+$ 通道的利尿药

药物名称及化学结构	结构特点	作用特点及用途
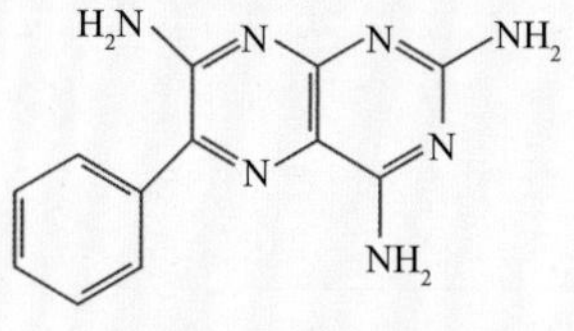 氨苯蝶啶（triamterene）	结构中含蝶啶环	保钾利尿药，用于治疗充血性心力衰竭、肝硬化腹水、肾病综合征等，亦用于对氢氯噻嗪或螺内酯无效的患者。常与氢氯噻嗪联合用药
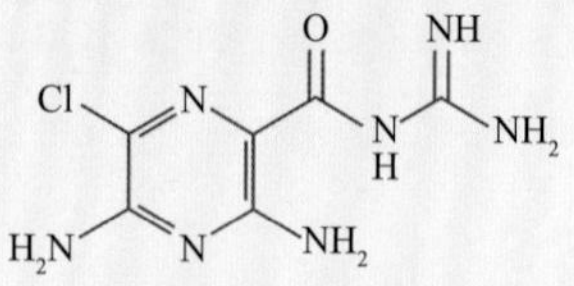 阿米洛利（amiloride）	氨苯蝶啶开环衍生物，分子呈碱性，临床用其盐酸盐	保钾利尿药，用于心力衰竭，肝硬化等病引起的水肿及腹水，以及高血压等

表1 部分常用盐皮质激素受体阻滞剂类利尿药

药物名称及化学结构	结构特点	作用特点及用途
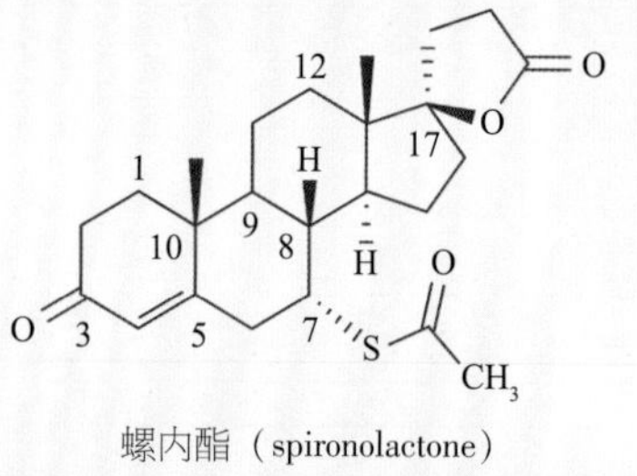 螺内酯（spironolactone）	具有 α、β 不饱和酮以及螺环内酯结构的甾体化合物	属于低效利尿药。用于水肿性疾病（与其他利尿药合用）治疗、高血压辅助治疗、原发性醛固酮增多症诊断和治疗、低钾血症预防等。长期服用会引起高血钾症。该药有抗雄激素作用，长期用药可导致女性多毛症、男性性功能障碍等
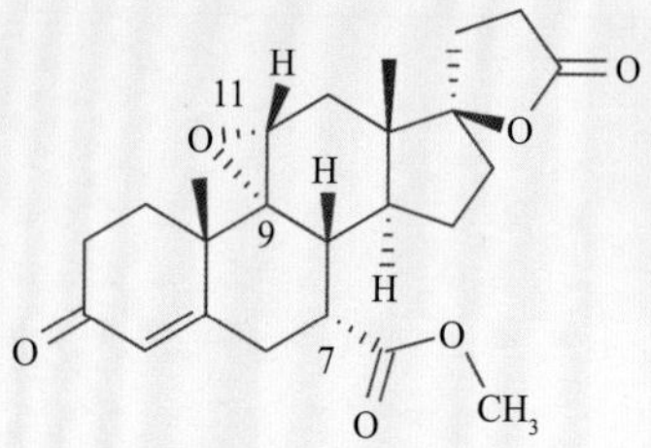 依普利酮（eplerenone）	螺内酯分子中9，11 位之间形成氧桥，7 位乙酰硫基替换成甲氧基甲酰基	一种新型选择性醛固酮受体阻断剂，只作用于盐皮质激素受体，不作用于雄激素和孕酮受体。用于治疗原发性高血压及心肌梗死后的心力衰竭。副作用明显低于螺内酯

liángxìng qiánlièxiàn zēngshēng zhìliáo yàowù

良性前列腺增生治疗药物

（drugs for the treatment of benign prostatic hyperplasia） 通过作用于影响前列腺增生的生理学机制，改善前列腺增生临床症状的药物。良性前列腺增生是常见、多发的男性老年病之一，50岁左右发病率为 40%，随年龄增长而升高，到 80 岁发病率可达70%～80%。增生的前列腺挤压尿道，导致一系列排尿障碍症状，如尿频尿急、尿流细弱、尿不尽等排尿障碍等临床症状，不及时治疗会导致许多严重并发症（如急性尿潴留、结石、肾功能不全等），甚至会危及患者生命。前列腺增生与体内雌激素及雄激素失衡关系密切。睾酮是男性主要雄激素，在酶的作用下，变为双氢睾酮，双氢睾酮是雄激素刺激前列腺增生的活性激素。

常用治疗药物有 α_1-受体阻断剂和 5α-还原酶抑制剂等。①α_1-受体阻断剂是通过阻断分布在前列腺和膀胱颈平滑肌表面的 α_1-受体而松弛平滑肌，解除前列腺增生时由于平滑肌张力引起的排尿困难。常用药物包括哌唑嗪、特拉唑嗪、多沙唑嗪、阿夫唑嗪、坦洛新等（见肾上腺素受体阻断剂）。②5α-还原酶抑制剂可以阻止睾酮转化为双氢睾酮，降低血清及前列腺内的双氢睾酮含量，抑制前列腺增生，缩小前列腺体积。常用药物为非那雄胺和依立雄胺等（表 1）。

（朱启华 徐云根）

kàngniàoshījìn yàowù

抗尿失禁药物

（anti-incontinence drugs） 通过调控影响尿液排泄的生理学机制，用于治疗尿失禁的药物。尿失禁（urinary incontinence，UI）是指膀胱括约肌损伤或神经功能障碍而丧失排尿自控能力使尿液不自主流出的病理状态。是泌尿外科最常见的症状之一。作为一种临床常见疾病，尿失禁可由精神因素、神经系统疾病、分娩、外伤等引起。虽然尿失禁并不引起器质性病变，但它严重影响患者的生活质量，并给其造成巨大的心理压力。

临床上常用的抗尿失禁药物主要为胆碱 M 受体阻断剂。逼尿肌收缩主要通过激动 M 受体介导，M 受体阻断剂可阻断乙酰胆碱与 M 受体结合，抑制逼尿肌不自主收缩，降低膀胱兴奋性，有效治疗急迫性尿失禁和膀胱过度活动症。常用药物有奥昔布宁、托特罗定和曲司氯铵等（表 1）。

（朱启华 徐云根）

bóqǐ gōngnéng zhàng'ài zhìliáo yàowù

勃起功能障碍治疗药物

（drugs for the treatment of erectile dysfunction） 通过调控影响阴茎勃起过程的生理学机制改善患者阴茎不能勃起及不能维持勃起功能障碍的药物。勃起功能障碍（erectile dysfunction）是男性性功能障碍的常见类型，俗称阳痿，指连续不能达到充分的勃起以获得满意的性生活。阴茎勃起是一个复杂的神经血管反应过程，其中阴茎动脉的扩张及海绵体平滑肌的松弛是关键。在性刺激过程中，阴茎海绵体内一氧化氮（NO）的释放，激活鸟苷酸环化酶导致环磷酸鸟苷水平增高，使海绵体内平滑肌松弛，血液充盈，阴茎勃起。

表 1 部分用于治疗良性前列腺增生的 5α-还原酶抑制剂

药物名称及化学结构	结构特点	作用特点及用途
 非那雄胺（finasteride）	4-氮杂雄甾烷结构，17 位存在酰胺基团	减少血液和前列腺内的二氢睾酮。对雄激素受体没有亲和力。用于治疗已有症状的良性前列腺增生症，可改善症状、降低发生急性尿潴留的危险性、降低需进行经尿道切除前列腺和前列腺切除术的危险性
 依立雄胺（epristeride）	3-位羧基取代的雄甾烷结构，17 位存在酰胺基团	中国首次上市的选择性和非竞争性的 5α-还原酶抑制剂。用于治疗良性前列腺增生症，改善因良性前列腺增生所致有关症状

表1 部分常用抗尿失禁药物

药物名称及化学结构	结构特点	作用特点及用途
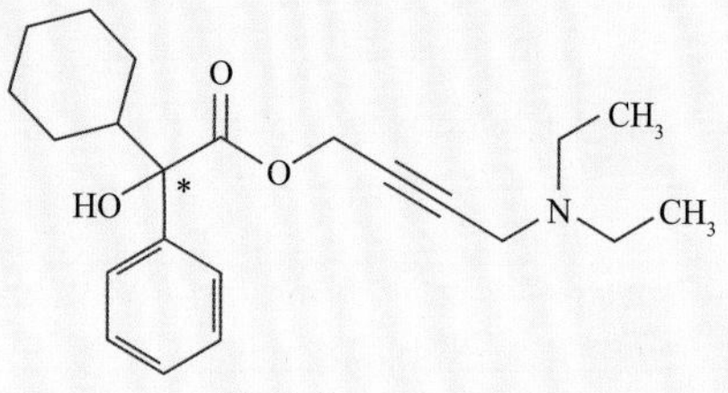 奥昔布宁（oxybutynin）	分子中有炔基和二乙氨基结构。常用其盐酸盐	有温和的抗胆碱作用和较强的平滑肌解痉作用，直接作用于膀胱平滑肌，增加膀胱容量，使尿失禁得以缓解。用于治疗尿急、尿频、尿失禁
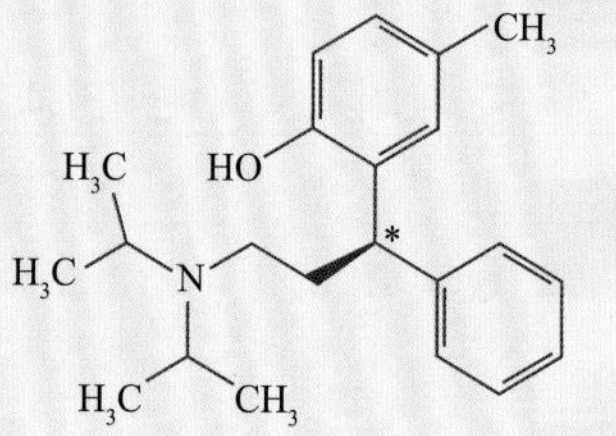 托特罗定（tolterodine）	分子中有二异丙基氨基结构。常用其酒石酸盐	竞争性胆碱 M 受体阻断剂，对胆碱 M 受体有高度特异性，对膀胱的选择性大于唾液腺。用于治疗膀胱过度兴奋引起的尿频、尿急和急迫性尿失禁
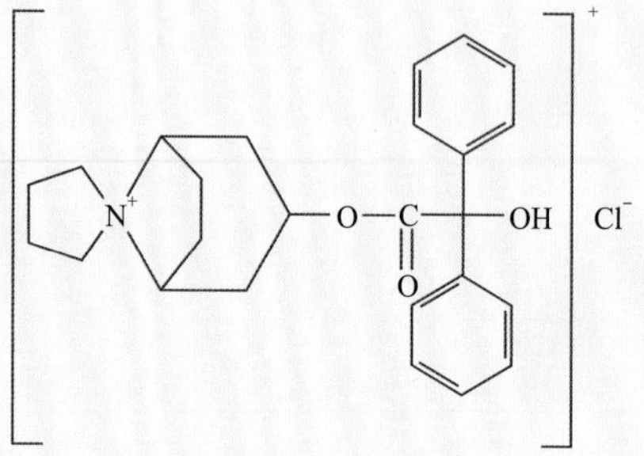 曲司氯铵（trospium chloride）	阿托品衍生物，含螺环季铵结构	不能透过血脑屏障，没有中枢神经系统副作用。用于治疗膀胱过度刺激引起的尿频、尿急、尿失禁

注：*．该碳原子为不对称原子。

根据作用机制，治疗勃起功能障碍药物分为两类。①磷酸二酯酶-5 抑制剂：磷酸二酯酶-5 在阴茎海绵体中高度表达，而在其他组织中（包括血小板、血管和内脏平滑肌、骨骼肌）表达低下。磷酸二酯酶-5 抑制剂通过选择性抑制磷酸二酯酶-5，增强一氧化氮-环磷酸鸟苷途径，升高环磷酸鸟苷水平而导致阴茎海绵体平滑肌松弛，使勃起功能障碍患者对性刺激产生自然的勃起反应。常用药物包括西地那非、伐地那非、他达拉非（表1）。②α 受体阻断剂是一类能与 α 肾上腺素受体结合，阻断 α 肾上腺素能神经递质或外源性 α 肾上腺素药与受体作用的药物。常用药物包括酚妥拉明等（见肾上腺素受体阻断剂）。

（朱启华 徐云根）

píngchuǎnyào

平喘药（antiasthmatic drugs）

通过扩张支气管气道和减轻炎症刺激缓解或消除喘息症状的药物。

根据作用机制，平喘药分为 6 类：①β2 受体激动剂。一类选择性的支气管平滑肌 β2 受体的激动剂，产生明显的支气管舒张作用，缓解喘息症状的药物。代表药物为沙丁胺醇，常用药物包括特布他林、沙美特罗等。②抗白三烯药物。主要有白三烯受体阻断剂和抑制白三烯生成的药物，通过调节或抑制白三烯类炎症介质引起的哮喘炎症，预防和缓解喘息症状。代表药物为孟鲁司特，常用药物包括扎鲁司特、齐留通等。③过敏介质释放抑制剂。这类药物能稳定肥大细胞的细胞膜，阻止肥大细胞脱颗粒，抑制组胺、5-羟色胺、慢反应物质等过敏反应介质的释放，阻抑过敏反应介质对组织的不良作用。常用药物包括色甘酸钠、曲尼斯特等。④M 胆碱受体阻断剂。通过选择性阻断乙酰胆碱与 M 受体相互作用，干扰由胆碱能神经传递引起的生理功能。常用药物包括异丙托溴铵、噻托溴铵等。⑤磷酸二酯酶抑制剂。通过抑制磷酸二酯酶活性，减少环磷酸腺苷分解，增高血管平滑肌细胞内环磷酸腺

表 1　部分常用治疗勃起功能障碍的磷酸二酯酶 5 抑制剂

药物名称及化学结构	结构特点	作用特点及用途
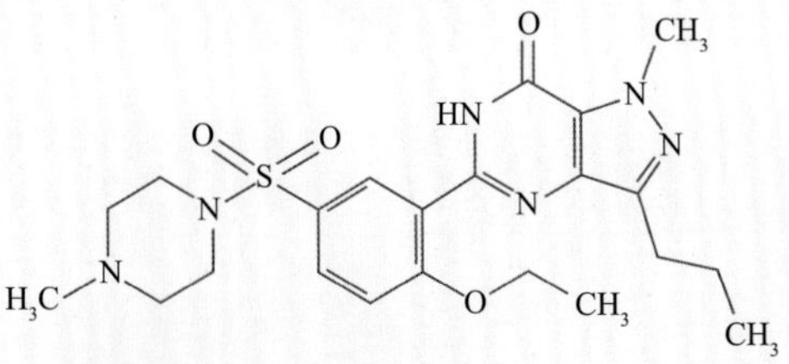 西地那非（sildenafil）	分子中含吡唑并［4,3d］嘧啶酮结构和碱性甲基哌嗪基团。常用其构橼酸盐	口服吸收迅速，30 分钟内起效，约 2 小时最强，药效可持续 4 小时。西地那非与硝酸酯类药物之间会产生影响血压的相互作用，并有致命风险，严禁同时使用西地那非和有机硝酸酯类药物或其他 NO 供体类药物。临床用于治疗男性勃起功能障碍
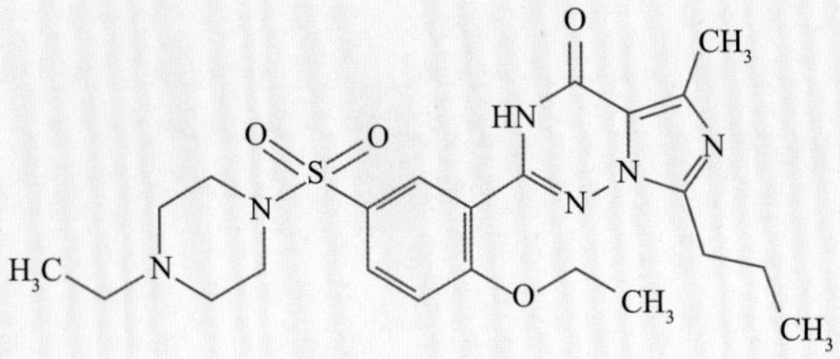 伐地那非（vardenafil）	用咪唑并［5,1-*f*］［1,2,4］三嗪酮结构替代西地那非分子中的吡唑并［4,3d］嘧啶酮结构，用 *N*-乙基哌嗪替换了 *N*-甲基哌嗪。常用其盐酸盐	口服吸收迅速，空腹时更快，15 分钟达到血药峰浓度，半衰期 4~5 小时。用于治疗男性勃起功能障碍
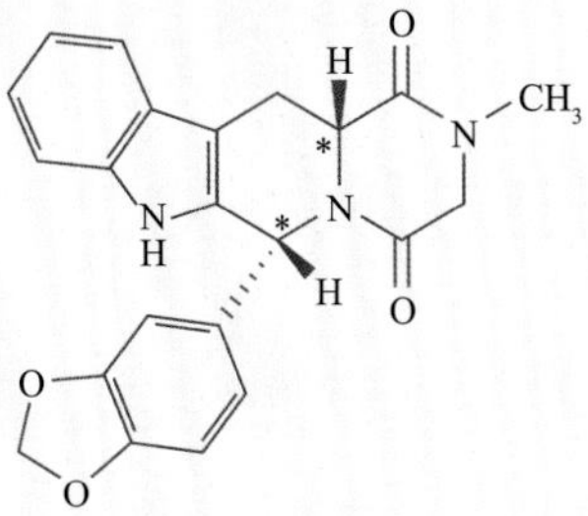 他达拉非（tadalafil）	含哌嗪并［1′,2′-1,6］吡啶并［3,4-*b*］吲哚-1,4-二酮的四环结构，存在 2 个手性碳原子	口服吸收好，2 小时达到血浆峰浓度，约 94% 与血浆蛋白结合，平均半衰期 17.5 小时。作用可持续 36 小时。临床用于治疗男性勃起功能障碍

注：＊．该碳原子为不对称原子。

苷的含量而具有扩血管作用的药物。常用药物包括茶碱、氨茶碱、二羟丙茶碱等。⑥糖皮质激素类药物。一类人工合成的、结构和功能与天然糖皮质激素类似的抗炎药物。常用药物包括丙酸倍氯米松、丙酸氟替卡松、布地奈德等。见表 1。

（朱启华　徐云根）

mènglǔsītè

孟鲁司特（montelukast）　化学名为（*R,E*）-2-{1-［（1-{3-［2-（7-氯喹啉-2-基）乙烯基］苯基}-3-［2-（2-羟基丙-2-基）苯基］丙基）硫基］甲基}环丙基乙酸。结构式见图 1。为选择性白三烯 LTD$_4$ 受体阻断剂，常用其钠盐。临床用于 15 岁及 15 岁以上成人哮喘的预防和长期治疗；也可用于减轻过敏性鼻炎引起的症状，包括 15 岁及 15 岁以上成人的季节性过敏性鼻炎和常年性过敏性鼻炎。常用剂型为片剂、咀嚼片和颗粒剂。孟鲁司特由默沙东开发，1998 年在美国上市。

孟鲁司特钠为白色或类白色粉末，有吸湿性。易溶于乙醇、甲醇或水，几乎不溶于乙腈。能与气道白三烯受体选择性结合，阻断过敏介质的气道收缩、气管嗜酸性粒细胞的浸润和支气管痉挛，可改善呼吸道炎症，使气管通畅。对半胱氨酰白三烯受体 1 有高度的亲和性和选择性，能有效抑制白三烯 C$_4$、白三烯 D$_4$ 和白三烯 E$_4$ 与半胱氨酰白三烯受体 1 结合所产生的生理效应，是一种能显著改善哮喘炎症指标的强效口服制剂。口服吸收迅速而完全，血浆蛋白结合率 99% 以上，生物利用度为 63%~

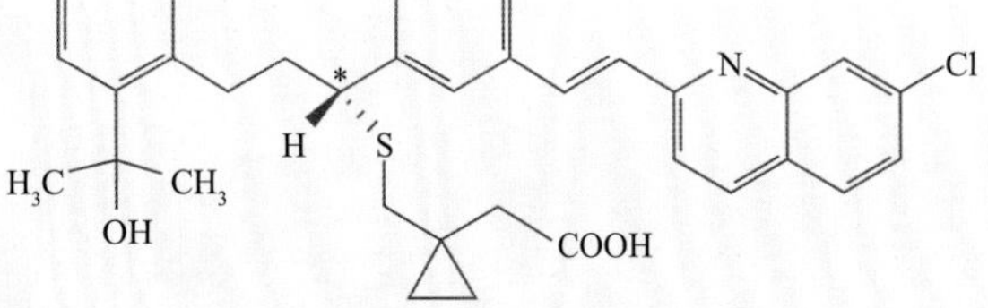

＊．该碳原子为不对称原子。

图 1　孟鲁司特的结构式

表 1 部分常用平喘药

类别	药物名称及化学结构	结构特点	作用特点及用途
抗白三烯药物	扎鲁司特（zafirlukast）	含氨基甲酸环戊酯结构	能特异性地阻断引起气道超敏反应的白三烯受体。口服吸收良好，血浆蛋白结合率为 99%。用于哮喘的预防和长期治疗
	齐留通（zileuton）	含 *N*-羟基脲结构	选择性地抑制 5-脂氧酶，抑制白三烯的合成，还能抑制过敏反应引起的嗜酸性粒细胞向肺部浸润。口服吸收好，血浆蛋白结合率 93%。用于预防和维持治疗成人及 12 岁以上少年的慢性哮喘
过敏介质释放抑制剂	色甘酸钠（cromolyn sodium）	含 2 个对称的苯并吡喃-2 羧酸结构。常用其二钠盐	能稳定肥大细胞膜、抑制肥大细胞裂解、脱粒，阻止过敏介质释放，预防哮喘的发作。口服无效。喷雾吸入，起效较慢，需连用数天后才能见效。用于预防过敏性哮喘，还可用于治疗过敏性鼻炎或溃疡性结肠炎
	曲尼斯特（tranilast）	含肉桂酰胺结构和羧基	能稳定肥大细胞和嗜碱性粒细胞的细胞膜，阻止脱颗粒，抑制组胺和 5-羟色胺等过敏介质释放。口服吸收迅速。用于支气管哮喘及过敏性鼻炎的预防性治疗，还可治疗特应性皮炎
M 胆碱受体阻断剂	异丙托溴铵（ipratropium bromide）	阿托品的 *N*-异丙基溴化物，季铵盐	对支气管平滑肌的胆碱 M 受体有较高选择性，松弛支气管平滑肌作用较强，对呼吸道腺体和心血管系统的作用较弱。吸入给药，用于缓解慢性阻塞性肺病引起的支气管痉挛、喘息症状；也可防治哮喘，尤适用于不能耐受 β 受体激动剂的患者
	噻托溴铵（tiotropium bromide）	阿托品衍生物，季铵盐	一种长效抗胆碱药物。在呼吸道中，可竞争性且可逆性地抑制 M_3 受体，引起平滑肌松弛。吸入给药，用于慢性阻塞性肺疾病的维持治疗，包括慢性支气管炎和肺气肿，伴随性呼吸困难的维持治疗及急性发作的预防

表 1　部分常用平喘药　　　　　　　　　　　　　　　　　　　　　　续　表

类别	药物名称及化学结构	结构特点	作用特点及用途
磷酸二酯酶抑制剂	茶碱（theophylline）	含有嘌呤结构	对呼吸道平滑肌有直接松弛作用。有抑制磷酸二酯酶Ⅲ和Ⅴ的活性，松弛起到平滑肌；茶碱是嘌呤受体阻断剂，能对抗腺嘌呤等对呼吸道的收缩作用。口服易被吸收，用于支气管哮喘、喘息型支气管炎、阻塞性肺气肿等缓解喘息症状；也可用于心力衰竭时喘息
	氨茶碱（aminophylline）	茶碱与乙二胺复盐	药理作用主要来自茶碱，乙二胺使其水溶性增强。用于支气管哮喘、喘息型支气管炎、阻塞性肺气肿等缓解喘息症状；也可用于心源性肺水肿引起的哮喘
	二羟丙茶碱（diprophylline）	在茶碱 7 位 N 原子上引入 2,3-二羟丙基	平喘作用与茶碱相似。心脏兴奋作用仅为氨茶碱的 1/20～1/10。对心脏和神经系统的影响较少。尤适用于伴心动过速的哮喘患者。可口服或注射给药。用于支气管哮喘，喘息型支气管炎等有喘息症状者
糖皮质激素类药物	丙酸倍氯米松（beclomethasone dipropionate）	氢化泼尼松的 9α 位引入氯原子，16β 位引入甲基，17α 和 21 位羟基与丙酸成酯	在体内会被酶迅速水解生成没有活性的倍氯米松，是强效局部用糖皮质激素。经鼻腔气雾吸入后，呈现强有力的抗炎作用，在治疗剂量下不会产生全身性副作用。为气雾剂，用于治疗和预防支气管哮喘及过敏性鼻炎
	丙酸氟替卡松（fluticasone propionate）	氢化泼尼松的 6α 和 9α 位引入氟原子，16α 位引入甲基，17α 羟基与丙酸成酯，21 位羟甲基被氟甲基硫基替代	丙酸氟替卡松经水解可失活，能避免皮质激素的全身作用。有较强的抗炎和抗过敏作用，能减轻哮喘症状及控制病情进展。气雾剂吸入给药。用于哮喘的预防性治疗，但不可用于哮喘急性发作。也可用于预防和治疗季节性过敏性鼻炎（包括花粉症）及常年性过敏性鼻炎
	布地奈德（budesonide）	氢化泼尼松的 16α 位引入羟基，并和 17α 位羟基一起与丁醛形成缩醛	布地奈德在体内可迅速地代谢成 16α-羟基泼尼松龙和 6β-羟基-布地奈德，代谢产物的活性为原药的 1%。有高效局部抗炎作用的糖皮质激素。经气雾剂吸入后，绝对生物利用度为 39%，血浆蛋白结合率为 85%～90%。用于治疗支气管哮喘，可替代或减少口服类糖皮质激素治疗

注：*. 该碳原子为不对称原子。

73%。几乎被 CYP3A4 和 CYP2C9 代谢酶完全代谢，代谢产物主要为葡萄糖醛酸苷结合物，原药及其代谢物经由胆汁排泄。

不良反应：一般耐受性良好，不良反应轻微，通常不需要终止治疗。总的不良反应发生率与安慰剂相似。发生率≥1%且高于安慰剂组的不良事件是腹痛和头痛。嗜睡的发生率与安慰剂组相似。

药物-药物互相作用：与苯巴比妥药物合用，孟鲁司特的血浆浓度 - 时间曲线下面积减少约 40%。

(朱启华 徐云根)

zhènké qūtányào

镇咳祛痰药 (antitussive and expectorant agent)

能祛除呼吸道中痰液和减轻咳嗽的药物。

镇咳祛痰药分为镇咳药、祛痰药两类。①镇咳药：根据作用部位分为中枢性镇咳药和外周性镇咳药。中枢性镇咳药直接抑制延髓咳嗽中枢而产生镇咳作用。常用药物包括可待因、右美沙芬、喷托维林等；外周性镇咳药通过抑制咳嗽发射弧中的感受器、传入神经、传出神经及效应器中的任意环节而起到镇咳作用。常用药物为苯丙哌林等（表1）。②祛痰药：根据作用方式分为痰液稀释药和黏痰溶解药。痰液稀释药能促进黏液分泌，易咳出，常用药物包括氨溴索等；黏痰溶解药能够降解痰中黏性成分，降低黏度，常用药物包括乙酰半胱氨酸、羧甲司坦等（表1）。

(朱启华 徐云根)

kàngkuìyángyào

抗溃疡药 （antiulcer agents）

通过有效抑制胃酸分泌治疗胃酸所致消化道黏膜溃疡的药物。

消化性溃疡主要指发生于胃和十二指肠的被胃酸或胃蛋白酶破坏而造成的胃肠道黏膜溃疡。引发溃疡的侵袭因素有胃酸、胃蛋白酶、幽门螺杆菌感染、吸烟、刺激性食物和药物等，其中酸性胃液对黏膜的消化作用是溃疡形成的基本因素。

抗溃疡药通过有效地抑制胃酸分泌发挥作用，根据作用机制分为 3 类：①抗酸药。这类药物的作用是中和胃酸。常用药物包括碳酸氢钠、氢氧化铝、铝碳酸镁等，基本都是无机盐类，它们的抗酸作用快，但长期应用不良反应较大。而相对新型的复方制剂如镁加铝、铝镁加等，不良反应较小。②抑酸药。包括乙酰胆碱能受体阻断剂、组胺 H_2 受体阻断剂和质子泵抑制剂。乙酰胆碱受体阻断剂能选择性阻断乙酰胆碱与其受体结合，抑制胃酸的分泌。常用药物包括阿托品、山莨菪碱等。由于这类药物有较多的不良反应和抑酸作用不强，临床已较少应用。组胺 H_2 受体阻断剂能选择性阻断内源性或外源性组胺与 H_2 受体的结合，有效抑制胃酸的分泌。质子泵抑制剂通过特异性作用于胃黏膜壁细胞泌酸过程的末端环节，抑制壁细胞中的 H^+/K^+-ATP 酶的活性，抑制基础胃酸和各种形式的应激胃酸的分泌。③胃黏膜保护剂。一类有预防和治疗胃黏膜损伤，保护胃黏膜，促进组织修复和溃疡愈合作用的药物。常用药物包括硫糖铝、枸橼酸铋钾等。硫糖铝有保护溃疡面，促进溃疡愈合的作用。临床用于胃及十二指肠溃疡。枸橼酸铋钾在胃液 pH 值条件下，可在溃疡表面或溃疡基底肉芽组织形成一种坚固的氧化铋胶体沉淀，成为保护性薄膜，隔绝胃酸、酶及食物对溃疡黏膜的侵蚀作用，促进溃疡组织的修复和愈合。临床用于胃溃疡和十二指肠溃疡，也用于复合性溃疡、多发性溃疡、吻合口溃疡、糜烂性胃炎、慢性浅表性胃炎等；与抗生素合用，可根除幽门螺杆菌。

(朱启华 徐云根)

zǔàn H_2 shòutǐ zǔduànjì

组胺 H_2 受体阻断剂 （ histamine H_2 receptor blocker ）

通过有效抑制组胺与胃壁细胞底边膜上的组胺 H_2 受体相互作用，阻断组胺 H_2 受体兴奋引起胃酸分泌的药物。该类药物能选择性地阻断壁细胞膜上的组胺 H_2 受体，使胃酸分泌减少。不仅抑制基础胃酸的分泌，而且能部分阻断组胺、五肽胃泌素、拟胆碱药和刺激迷走神经等所致的胃酸分泌。该类药物按化学结构可分为咪唑类、呋喃类、噻唑类、哌啶甲苯醚类等。代表药物为西咪替丁，常用药物有雷尼替丁、枸橼酸铋雷尼替丁、法莫替丁、尼扎替丁、罗沙替丁、罗沙替丁醋酸酯等（表1）。

组胺 H_2 受体阻断剂的结构由 3 部分组成，碱性或碱性基团取代的芳（杂）环通过中间联接链与含氮的平面极性基团相连。碱性芳（杂）环与受体上阴离子部位进行结合；平面极性基团通过氢键与受体结合，该基团可以是硫脲基或胍基，也可以将其环合为异胞嘧啶基或三氮唑基，使脂溶性增加；中间联接链一般为含硫或含氧的柔性四原子链，也可以是噻唑环或苯环等芳杂环。药物的亲脂性与其吸收分布有关，对药效产生影响，构效关系见图1。

(朱启华)

xīmìtìdīng

西咪替丁 （cimetidine）

化学名为 (Z)-N''-氰基-N-甲基-N'-(2-{[(5-甲基-1H-咪唑-

表1　部分常用镇咳祛痰药

类别	药物名称及化学结构	结构特点	作用特点及用途
中枢性镇咳药	可待因（codeine）	吗啡分子中的3位酚羟基经甲基化得到。常用其磷酸盐	对延脑的咳嗽中枢有直接抑制作用，其镇咳作用强而迅速。体内代谢约有15%经脱甲基变为吗啡，也有成瘾性，属管控药物。用于各种原因引起的剧烈干咳和刺激性咳嗽、中等度疼痛的镇痛、局部麻醉或全身麻醉时的辅助用药
	右美沙芬（dextromethorphan）	具有苯吗喃的基本结构，为右旋异构体。常用其氢溴酸盐	镇咳强度与可待因相等或略强，无镇痛作用。治疗剂量不抑制呼吸。口服吸收完全，用于干咳，包括上呼吸道感染、支气管炎等引起的咳嗽
	喷托维林（pentoxyverine）	1-苯基环戊羧酸酯衍生物，含叔胺基团。常用其枸橼酸盐	除对延髓的呼吸中枢有直接抑制作用外，还有轻度阿托品样作用。可使痉挛的支气管平滑肌松弛，减低气道阻力。非成瘾性中枢镇咳药。用于上呼吸道感染引起的干咳和百日咳等，对小儿疗效优于成人
外周性镇咳药	苯丙哌林（benproperine）	2-苄基苯醚衍生物，侧链含哌啶结构。常用其磷酸盐	非麻醉性镇咳药，主要阻断肺及胸膜感受器的传入感觉神经冲动，还可抑制咳嗽中枢。镇咳作用较强，为可待因的2~4倍。用于治疗急、慢性支气管炎及各种刺激引起的咳嗽
痰液稀释药	氨溴索（ambroxol）	含反式4-氨基环己-1-醇结构。常用其盐酸盐	能增加呼吸道黏膜浆液腺的分泌、减少黏液腺分泌，使痰液黏度降低，易咳出。用于急、慢性支气管炎及支气管哮喘、支气管扩张、肺气肿、肺结核、肺尘埃沉着病、手术后咳嗽困难等。注射给药可用于术后肺部并发症的预防及早产儿、新生儿呼吸窘迫综合征的治疗
黏痰溶解药	乙酰半胱氨酸（acetylcysteine）	半胱氨酸的乙酰化衍生物，含巯基	分子中所含的巯基（SH）能使痰液中糖蛋白多肽链的二硫键（—S—S—）断裂，降低痰液的黏滞性，并使黏痰液化而易咳出。有片剂、吸入剂等。用于慢性支气管炎等咳嗽有黏痰而不易咳出的患者。采用喷雾吸入方式，可在1分钟内起效，5~10分钟作用最大
	羧甲司坦（carbocisteine）	半胱氨酸的巯基被羧甲基取代得到的衍生物，分子中含两个羧基	该药物的巯基不是游离的，其作用机制也不同于乙酰半胱氨酸。主要作用于支气管腺体的分泌，使低黏度的唾液黏蛋白分泌增加，高黏度的岩藻黏蛋白产生减少，使痰液的黏稠性降低而易咳出。口服起效快，约4小时可见明显疗效。用于治疗慢性支气管炎、支气管哮喘等疾病引起的痰液黏稠、咳痰困难患者

注：*. 该碳原子为不对称原子。

表 1 部分常用组胺 H₂ 受体阻断剂

类别	药物名称及化学结构	结构特点	作用特点及用途
呋喃类	雷尼替丁（ranitidine）	用二甲氨基甲基呋喃环替代西咪替丁的咪唑环，用二氨基硝基乙烯结构替代氰胍结构。常用其盐酸盐	抑制胃酸分泌强度为西咪替丁的 5~8 倍。用于治疗十二指肠溃疡、胃溃疡、反流性食管炎、胃泌素瘤及其他高胃酸分泌疾病
	枸橼酸铋雷尼替丁（ranitidine/bismuth citrate）	枸橼酸铋和雷尼替丁形成的复盐	既有抑制胃酸分泌作用，又有保护胃黏膜作用。抗溃疡效果优于枸橼酸铋和雷尼替丁。用于消化性溃疡的治疗，也可用于根治幽门螺旋杆菌（与抗生素联用）
噻唑类	法莫替丁（famotidine）	用胍基噻唑替代西咪替丁的咪唑环，用氨磺酰脒基替代氰胍结构	高效、长效 H₂ 受体阻断剂，其阻断 H₂ 受体的强度比西咪替丁强 20 倍，比雷尼替丁强 7.5 倍。用于消化性溃疡（胃、十二指肠溃疡），急性胃黏膜病变，反流性食管炎以及胃泌素瘤
	尼扎替丁（nizatidine）	用二甲氨基甲基噻唑替代西咪替丁的咪唑环，用二氨基硝基乙烯结构替代氰胍结构	口服吸收迅速且完全，绝对生物利用度超过 90%，血浆蛋白结合率约为 35%。用于治疗活动性十二指肠溃疡和胃溃疡，以及十二指肠溃疡愈合后的预防
哌啶甲苯醚类	罗沙替丁（roxatidine） 罗沙替丁醋酸酯（roxatidine acetate）	用哌啶-1-甲基苯基替代西咪替丁的咪唑环，用羟乙酰氨基替代氰胍结构。罗沙替丁的羟基被乙酰化后得到罗沙替丁醋酸酯，是前体药物，常用其盐酸盐	剂型为注射用盐酸罗沙替丁醋酸酯，注射给药后，通过水解脱乙酰基后迅速转化为有活性的代谢产物罗沙替丁。用于上消化道出血（消化性溃疡、急性应激性溃疡、出血性胃炎等引起）的低危患者

4-基)甲基]硫(乙基)胍。又名甲氰咪胍。结构式见图 1。为咪唑类组胺 H₂ 受体阻断剂，临床用于缓解胃酸过多引起的胃痛、胃灼热、反酸等。常用剂型为片剂。葛兰素史克研制开发，1977 年先后在美国、英国、德国等地上市。

西咪替丁为白色或类白色结晶性粉末，味苦；在水中微溶，在乙醇中溶解，在甲醇和稀盐酸中易溶。能抑制基础胃酸分泌和各种刺激引起的胃酸分泌，亦可防止应激状态下的胃黏膜出血和胃黏多糖成分减少。对 H₁ 和 M 受体几乎无作用。中断用药复发率高，需维持治疗。口服吸收迅速，广泛分布于全身组织（除脑以外）。在肝内代谢，一半代谢为无活性的亚砜衍生物经肾排泄，另一半以原型从尿排出。

不良反应：长期应用有抑制

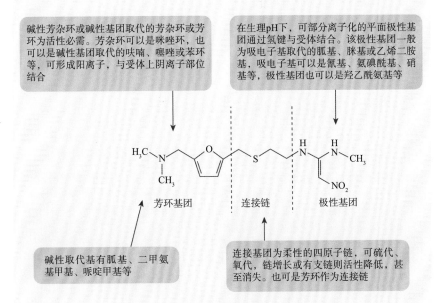

碱性芳杂环或碱性基团取代的芳杂环或芳环为活性必需。芳杂环可以是咪唑环，也可以是碱基团取代的呋喃、噻唑或苯环等，可形成阳离子，与受体上阴离子部位结合

在生理pH下，可部分离子化的平面极性基团通过氢键与受体结合。该极性基团一般为吸电子基取代的胍基、脒基或乙烯二胺基，吸电子基可以是氰基、氨磺酰基、硝基，极性基团也可以是羟乙酰氨基等

H₃C、N、CH₃ 芳环基团　连接链　极性基团

碱性取代基有胍基、二甲氨基甲基、哌啶甲基等

连接基团为柔性的四原子链，可硫代、氧代，链增长或有支链则活性降低，甚至消失。也可为芳环作为连接链

图 1　组胺 H₂ 受体阻断剂的构效关系

图 1　西咪替丁的结构式

雄激素副作用，可引起男性轻微性功能障碍和乳房发育、妇女溢乳等；还有腹泻、眩晕或头痛、肌痉挛或肌痛、皮疹、脱发等；偶见精神紊乱、咽喉痛热、不明原因的出血或淤斑，以及粒细胞减少或其他异常血象。

药物-药物相互作用：①与氢氧化铝、氧化镁等抗酸剂合用减少西咪替丁的吸收。②与硝西泮、地西泮、茶碱、普萘洛尔、苯妥英钠、阿司匹林等同用均可使这些药物的血药浓度升高。③与氨基糖苷类抗生素如庆大霉素等同用可能导致呼吸抑制或呼吸停止。④西咪替丁为细胞色素 P450 酶的抑制剂，能影响其他药物的代谢速率，与口服抗凝剂、解热镇痛药和镇静催眠药等合并用药需注意。

（朱启华）

zhìzǐbèng yìzhìjì

质子泵抑制剂（proton pump inhibitors，PPIs）　通过抑制胃壁细胞小管膜上的 H⁺/K⁺-ATP 酶（又称质子泵），阻止胃壁细胞的 H⁺ 与 K⁺ 的交换，减少胃酸分泌的抗溃疡药。质子泵抑制剂作用于胃壁细胞泌酸过程的最后一个环节，对各种刺激引起的胃酸分泌都有很好的抑制作用。H⁺/K⁺-ATP 酶仅存在于胃壁细胞表面，H₂ 受体不但存在于胃壁细胞，还存在于其他组织。因此，与 H₂ 受体阻断剂相比，质子泵抑制剂有作用专一、选择性高、副作用较小等优点。

根据质子泵抑制剂与 H⁺/K⁺-ATP 酶作用方式的不同，分为可逆型和不可逆型两大类。①不可逆性质子泵抑制剂：该类抑制剂在强酸性的胃壁细胞泌酸小管口，经酸质子的质子化，重排转化为活性的次磺酸和次磺酰胺［斯迈尔斯（Smiles）重排］，然后与 H⁺/K⁺-ATP 酶上胞质侧的半胱氨酸残基通过二硫键共价键结合，形成二硫化的酶抑制剂复合物，

阻止酶与细胞质内 H⁺ 或 K⁺ 结合，使酶不能将 H⁺ 转运至分泌性微管内。此类质子泵抑制剂通过共价键与 H⁺/K⁺-ATP 酶结合，对其抑制作用是不可逆的，代表性药物为奥美拉唑，常用药物包括兰索拉唑、泮托拉唑、雷贝拉唑、埃索美拉唑等。②可逆性质子泵抑制剂：该类抑制剂不需要进行转化激活，而是与细胞膜外侧 H⁺/K⁺-ATP 酶上的 K⁺ 结合位点以离子键结合，通过抑制 K⁺ 与酶的结合而抑制胃酸的分泌，又称为钾离子竞争性酸阻滞剂（potassium-competitive acid blockers，PCAB）。所研究的钾离子竞争性酸阻滞剂多为弱碱性杂环化合物，在酸性环境下可立即离子化，并与 H⁺/K⁺-ATP 酶结合，抑制胃酸分泌。其对 H⁺/K⁺-ATP 酶的抑制作用是可逆的，起效快，持续时间短，有剂量依赖性，能调节性减少胃酸的分泌，离解后酶的活性可以恢复，而不会造成过度抑制。常用药物为瑞普拉生、伏诺拉生等（表1）。

不可逆性质子泵抑制剂的结构由吡啶环，甲基亚磺酰基及芳环并咪唑 3 部分组成。环上取代基的不同影响药物解离度和药物代谢动力学性质。构效关系见图1。

（朱启华）

àoměilāzuò

奥美拉唑（omeprazole）　化学名为6-甲氧基-2［（4-甲氧基-3,5-二甲基吡啶-2-基）甲亚磺酰基］-1H-1,3-苯并咪唑。结构式见图1。为质子泵抑制剂。临床主要用于治疗十二指肠溃疡和胃泌素瘤、胃溃疡和反流性食管炎等。常用剂型为片剂和胶囊。阿斯利康公司于 1987 年研发上市。奥美拉唑为白色结晶或结晶性粉末；

表1 部分常用质子泵抑制剂

类别	药物名称及化学结构	结构特点	作用特点及用途
不可逆性质子泵抑制剂	兰索拉唑（lansoparzole）	苯并咪唑上无取代基，吡啶环上的取代基为3-甲基和4-三氟乙氧基	侧链中导入氟元素，使其生物利用度较奥美拉唑提高了30%以上，对幽门螺杆菌的抑菌活性比奥美拉唑提高4倍。用于胃溃疡、十二指肠溃疡、反流性食管炎、卓-艾综合征
	泮托拉唑（patoprazole）	苯并咪唑上取代基为5-二氟甲氧基，吡啶环上取代基为3,4-二甲氧基。常用其钠盐	为第三代质子泵抑制剂。对 H^+/K^+-ATP 酶的选择性高。口服后经小肠吸收，血浆蛋白结合率为92%，生物利用度在75%以上。用于活动性消化性溃疡（胃、十二指肠溃疡），反流性食管炎和卓-艾综合征
	雷贝拉唑（rabeprazole）	苯并咪唑上无取代基，吡啶环上的取代基为3-甲基和4-（3-甲氧基）丙氧基。常用其钠盐	为第二代质子泵抑制剂。本药比奥美拉唑和兰索拉唑有更强的抗幽门螺杆菌活性。用于治疗胃溃疡、十二指肠溃疡、吻合口溃疡、反流性食管炎、卓-艾综合征。辅助用于胃溃疡或十二指肠溃疡患者根除幽门螺杆菌
可逆性质子泵抑制剂	瑞普拉生（revaprazan）	骨架为嘧啶环，4位取代基为四氢异喹啉环	起效迅速，给药后1.3~2.5小时左右血药浓度达峰值，可迅速缓解胃酸过量分泌引起的症状。用于治疗十二指肠溃疡、胃炎和胃溃疡，可明显减少夜间酸突破的发生
	伏诺拉生（vonoprazan）	骨架为吡咯环，1位取代基为吡啶-3-磺酰基，4位取代基为甲氨基甲基。常用其富马酸盐	口服吸收迅速，与质子泵的亲和力高，结合时间长，半衰期约为7.7小时。用于预防十二指肠溃疡和胃溃疡复发；治疗反流性食管炎；与阿莫西林和克拉霉素联合组成三联疗法，可有效清除幽门螺杆菌感染

注：*. 该原子为不对称原子。

易溶于 N,N-二甲基甲酰胺，溶于甲醇，难溶于水。具弱碱性和弱酸性，其钠盐可供药用。在水溶液中不稳定，对强酸也不稳定。

作用机制 奥美拉唑为前体药物，在体外无活性。口服后在十二指肠吸收，可选择性地聚集在胃壁细胞的酸性环境中，在氢离子的影响下，转化为活性形式。首先经斯迈尔斯（Smiles）重排转化成螺环中间体，很快形成两种活性形式次磺酸和次磺酰胺，然后与 H^+/K^+-ATP 酶上第 4~6 跨膜区的 Cys813 和第 7~8 跨膜区 Cys892 的巯基通过二硫键共价结

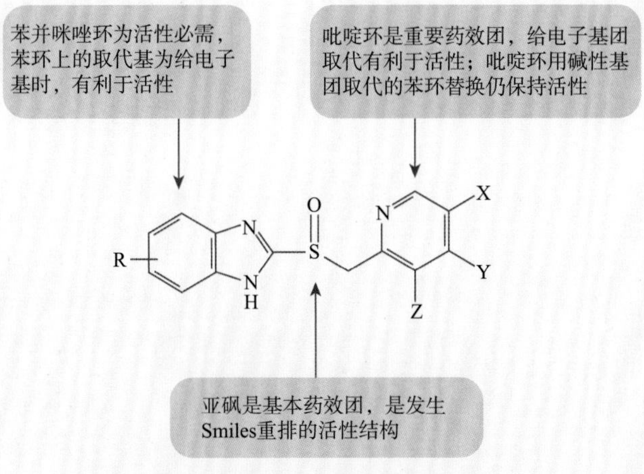
苯并咪唑环为活性必需，
苯环上的取代基为给电子
基时，有利于活性
吡啶环是重要药效团，给电子基团
取代有利于活性；吡啶环用碱性基
团取代的苯环替换仍保持活性
亚砜是基本药效团，是发生
Smiles重排的活性结构

图1　质子泵抑制剂的基本结构与构效关系

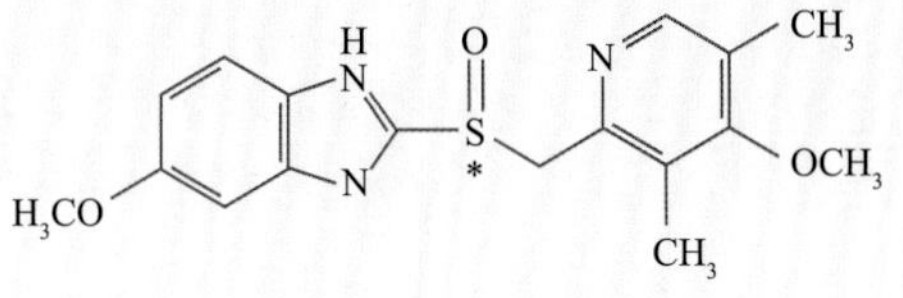

*. 该原子为不对称原子。

图1　奥美拉唑的结构式

合，形成酶-抑制剂复合物。由于次磺酸和次磺酰胺极性大，不易被吸收进入血液循环，有利于其在胃壁细胞聚集发挥作用，是奥美拉唑的理想活性形式（图2）。形成的酶-抑制剂复合物在酸性条件下很稳定，虽可被谷胱甘肽和半胱氨酸等内源性巯基化合物竞争而复活，但胃壁细胞酸性环境中谷胱甘肽极少，故奥美拉唑对 H^+/K^+-ATP 酶表现出持久、不可逆的抑制作用。奥美拉唑体内循环机制也是所有不可逆质子泵抑制剂共有的作用机制。

代谢与吸收　奥美拉唑分子中的亚砜硫原子为手性原子，存在1对光学异构体。在体内R和S异构体经前药循环生成相同的活性体，作用于 H^+/K^+-ATP 酶，产生作用强度相同的抗酸分泌作用。S异构体比R异构体在体内的代谢清除率低，维持时间更长。临床使用的药物为奥美拉唑的外消旋体。口服吸收迅速，起效快，作用持久。不易透过血脑屏障，易透过胎盘。完全被肝微粒体细胞色素P450酶代谢，经肾和胆汁排泄。

不良反应　①口干、轻度恶心、呕吐、腹胀、便秘、腹泻、腹痛等。②感觉异常、头晕、头痛、嗜睡、失眠、外周神经炎等。③长期应用导致维生素 B_{12} 缺乏。④皮疹、男性乳腺发育、溶血性贫血等。

药物-药物相互作用　①与克拉霉素联合用药可增加中枢神经系统（主要是头痛）及胃肠道不良反应的发生率。②与地西泮、苯妥英、华法林、硝苯地平、地高辛、西沙必利、奎尼丁、环孢素、咖啡因和茶碱等合用，延长药物半衰期，代谢减慢。

阿斯利康公司于2000年将奥美拉唑的S异构体艾司奥美拉唑（esomeprazole）（图3）开发上市，是获批上市的第一个光学活性质子泵抑制剂，抑酸作用比消旋体强1.6倍。口服吸收迅速，血浆蛋白结合率为97%，绝对生物利用度为89%。与适当的抗菌疗法联合用药根除幽门螺杆菌，并且能愈合与幽门螺杆菌感染相关的十二指肠溃疡，防止与幽门螺杆菌相关的消化性溃疡复发。

（朱启华）

wèidònglìyào

胃动力药（prokinetic drugs）

通过增加胃肠推进性运动，增强胃肠蠕动，促进胃肠排空的药物。又称促动力药或促动药。临床上用于胃肠胀满、食管反流、功能性消化不良及放化疗患者恶心呕吐的治疗。胃肠动力障碍会导致反流症状、反流性食管炎、消化不良、肠梗阻等临床常见病。胃肠促动力药促进了胃肠排空，降低细菌滞留时间，减少溃疡创面感染的机会，减轻食物对胃窦部G细胞和胃壁细胞的刺激，抑制胃酸的分泌，改善功能性消化不良。

胃肠推进性蠕动受神经、体液等因素调节，乙酰胆碱、多巴胺、5-羟色胺（5-HT）等神经递质起到重要作用。胃动力药按作用机制可分为多巴胺 D_2 受体阻断剂、5-HT_4 受体激动剂和胃动素受体激动剂。临床使用的胃动力药主要有两种。①多巴胺 D_2 受体阻断剂：通过阻断中枢或胃肠道多巴胺受体而促进胃肠运动。由于多巴胺 D_2 受体和5-HT_3 受体有相似的分布，大剂量使用多巴胺 D_2 受体阻断剂对5-HT_3 受体也有拮抗作用，因而，此类药物大多有促胃肠动力和镇吐双重作用。代表性药物为多潘立酮，常用药物包括甲氧氯普胺、伊托必利等。②5-HT_4 受体激动剂：作用于胃肠道胆碱能中间神经元及肠肌间神经丛的5-HT_4 受体，使兴奋性神经元释放乙酰胆碱增加，增强

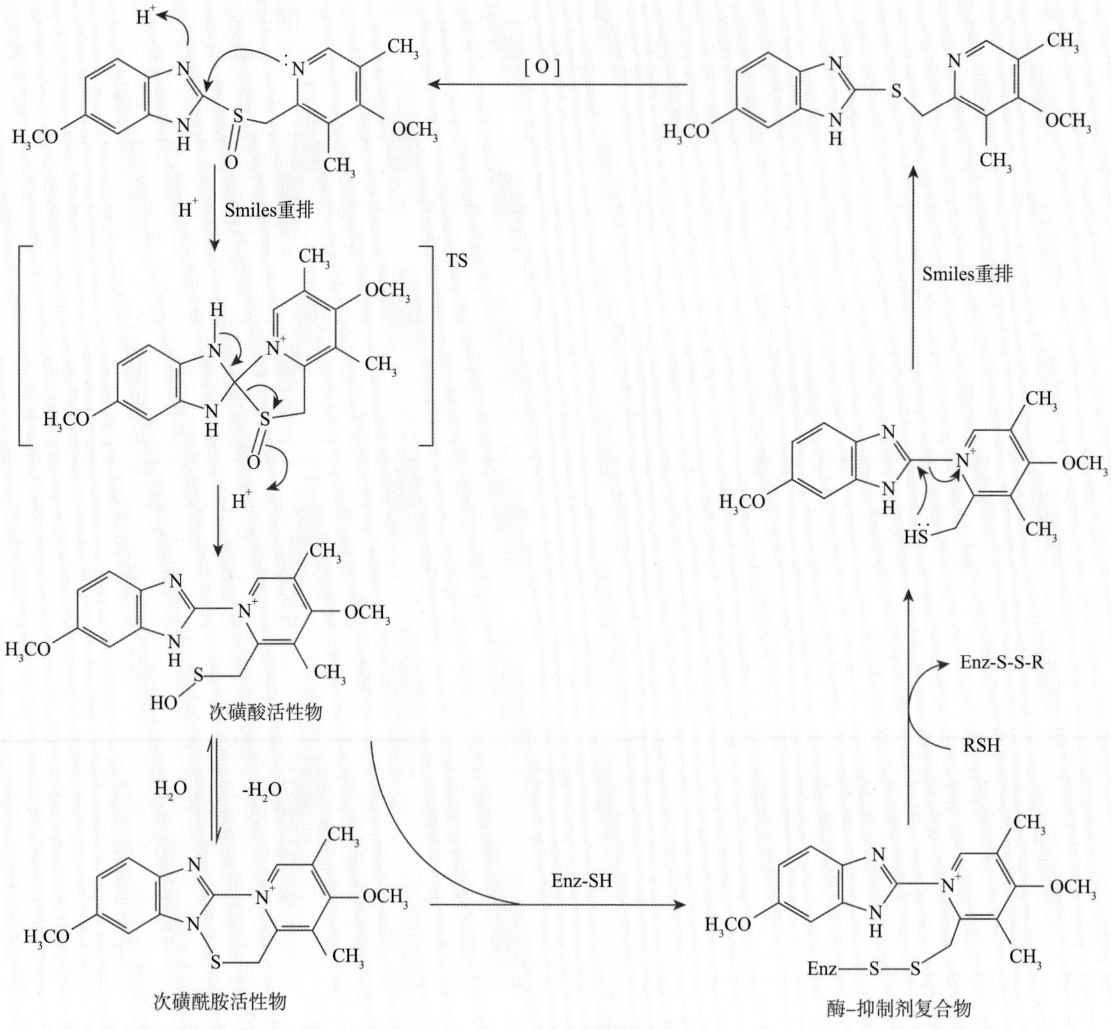

Enz-SH. H$^+$/K$^+$-ATP；
RSH. 谷胱甘肽或半胱氨酸；
[O]. 肝脏中氧化。

图2　奥美拉唑的体内循环

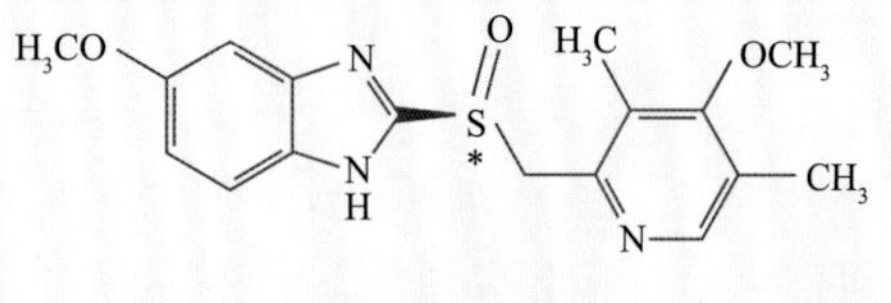

*. 该原子为不对称原子。
图3　埃索美拉唑的结构式

食管、胃、十二指肠及小肠的协调运动，促进消化系统排空的药物。代表性药物为莫沙必利，常用药物包括西沙必利、替加色罗等（表1）。

(朱启华)

duōpānlìtóng

多 潘 立 酮

（domperidone）

化学名为6-氯-3-[1-[3-(2-氧代-3H-苯并咪唑-1-基)丙基]哌啶-4-基]-1H-苯并咪唑-2-酮。又称吗丁啉。结构式见图1。为D$_2$受体阻断剂，临床主要用于消化不良、腹胀、嗳气、恶心、呕吐、腹部胀痛。

多潘立酮为白色或类白色粉末，几乎不溶于水，溶于N, N-二甲基甲酰胺，微溶于乙醇和甲醇。是较强的外周D$_2$受体阻断剂，有促进胃动力及镇吐作用。主要作用于外周受体触发区，可直接选择性阻断胃肠道的D$_2$受体而起到促胃肠运动的作用。能促进胃肠道蠕动，使其张力恢复正常，促进胃排空，增加胃窦和十二指肠运动，协调幽门收缩，抑制恶心、呕吐，并有效地防止胆汁反流；也能增强食管蠕动和食管下端括约肌张力，防止胃食管反流。但

表 1　部分常用的多巴胺 D_2 受体拮抗剂和 5-HT$_4$ 受体激动剂类胃动力药

类别	药物名称及化学结构	结构特点	作用特点及用途
多巴胺 D_2 受体阻断剂	甲氧氯普胺（metoclopramide）	苯甲酰胺衍生物，含叔胺基团。盐酸盐用于注射剂	对中枢及外周多巴胺 D_2 受体均有阻断活性，容易引起锥体外系反应。还有 5-HT$_4$ 受体激动效应，有强大的中枢性镇吐作用。有片剂和注射液两种剂型。用于各种病因所致恶心、呕吐、嗳气、消化不良、胃部胀满、胃酸过多等症状的对症治疗；反流性食管炎、胆汁反流性胃炎、功能性胃滞留、胃下垂等；残胃排空延迟症、迷走神经切除后胃排空延缓；糖尿病性胃轻瘫、尿毒症、硬皮病等结缔组织病所致胃排空障碍
	伊托必利（itopride）	苯甲酰胺衍生物，含有叔胺基团。常用其盐酸盐	既能拮抗 D_2 受体刺激内源性乙酰胆碱的释放，又可抑制乙酰胆碱酯酶活性，减少乙酰胆碱的降解。口服吸收迅速、完全，血清蛋白结合率96%。用于功能性消化不良引起的各种症状，如：上腹部不适、餐后饱胀、早饱、食欲不振、恶心、呕吐等
5-HT$_4$ 受体激动剂	西沙必利（cisapride）	对甲氧氯普胺的分子侧链改造得到的药物	口服后吸收迅速完全，血浆蛋白结合率为97.5%，半衰期为 10 小时。用于增加胃肠动力，治疗胃轻瘫综合征或上消化道不适；也可用于治疗食管炎、与运动功能失调有关的假性肠梗阻导致的推进性蠕动不足和胃肠内容物滞留。有诱导室性心律失常的副作用
	替加色罗（tegaserod）	氨基胍衍生物，含吲哚环。常用其马来酸盐	与人体 5-HT$_4$ 受体有高亲和力，但与 5-HT$_3$ 受体或多巴胺受体无明显亲和力。口服吸收迅速，蛋白结合率约为98%。用于女性便秘型肠易激综合征患者缓解症状的短期治疗

注：*. 该碳原子为不对称原子。

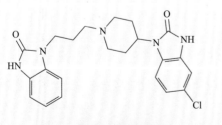

图 1　多潘立酮的结构式

对结肠的作用很小。由于分子极性较大，不易通过血脑屏障，无锥体外系反应。无胆碱能活性，对下消化道无作用。极性较大，不能透过血脑屏障，故较少有甲氧氯普胺的锥体外系症状。口服、肌注或直肠给药吸收迅速。由于存在首过效应（肝代谢和肠壁代谢），口服的生物利用度较低，约为 15%；直肠给药的生物利用度与等剂量口服给药相似，肌注的生物利用度为 90%。口服半衰期为 7～8 小时，几乎全部在肝内经 CYP3A4 酶代谢，主要以无活性的代谢物形式从粪便和尿排泄。

不良反应：偶见头痛、头晕、嗜睡、倦怠、神经过敏以及口干、便秘、腹泻、短暂腹部痉挛性疼痛等；较大剂量可引起非哺乳期泌乳、月经失调。

药物-药物相互作用：①与唑类抗真菌药物、大环内酯类抗生素、人类免疫缺陷病毒蛋白酶抑制剂等显著抑制 CYP3A4 酶的药物合用可致其血药浓度增加。②与抗胆碱药合用，治疗消化不良的作用降低。③抗酸剂和抑制胃酸分泌药物合用可降低多潘立酮的口服生物利用度。④与对乙酰氨基酚、氨苄西林、左旋多巴、四环素等合用使这些药物的吸收率增加。

（朱启华）

mòshābìlì

莫沙必利（mosapride）

化学名为4-氨基-5-氯-2-乙氧基-N-[[4-(4-氟苄基)-吗啉-2-基]甲基]苯甲酰胺，结构式见图1。强效选择性的 5-羟色胺 4 亚型（5-HT$_4$）受体激动剂，常用其枸橼酸盐。临床主要用于功能性消化不良伴胃灼热、嗳气、恶心、呕吐、早饱、上腹胀等消化道症状；也可用于胃食管反流性疾病、糖尿病性胃轻瘫及部分胃切除患者的胃功能障碍。常用剂型为片剂。日本住友制药研发，1998 年在日本首次上市。

莫沙必利的枸橼酸盐为白色或类白色结晶性粉末，无臭，微苦；易溶于 N,N-二甲基甲酰胺和吡啶，微溶于甲醇，难溶于 95% 乙醇，不溶于水或乙醚。强效选择性 5-HT$_4$ 受体激动剂，通过兴奋胃肠道胆碱能中间神经元和肌

*. 该碳原子为不对称原子。

图 1　莫沙必利的结构式

间神经丛的 5-HT$_4$ 受体促进乙酰胆碱释放，刺激胃肠道而发挥促动力作用，改善功能性消化不良患者的胃肠道症状，但不影响胃酸分泌。还有 5-HT$_3$ 受体的阻断作用。但莫沙必利对中枢多巴胺 D$_2$ 受体、肾上腺素 α_1 受体、5-HT$_1$ 及 5-HT$_2$ 受体均无亲和力，故不会引起锥体外系反应及心律失常不良反应。口服吸收迅速，主要经胃肠道吸收，在肝内经 CYP3A4 酶代谢，主要代谢产物脱-4-氟-苄基莫沙必利（其结构见图2）有 5-HT$_3$ 受体阻断作用。主要经尿液和粪便排泄，在尿中原型药仅 0.1%，脱-4-氟苄基莫沙必利为 7.0%。

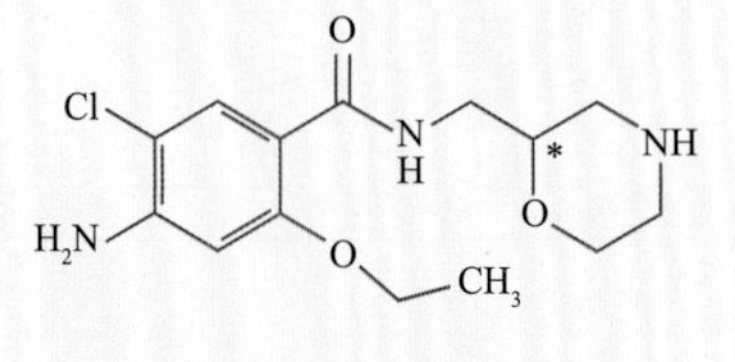

*. 该碳原子为不对称原子。

图 2　脱-4-氟-苄基莫沙必利的结构式

不良反应：腹泻、腹痛、口干、皮疹、头晕等；偶见嗜酸性粒细胞增多、三酰甘油增多及丙氨酸氨基转移酶、天门冬氨酸氨基转移酶、碱性磷酸酶、γ-谷氨酰转肽酶活性升高。

药物-药物相互作用：与抗胆碱药（如硫酸阿托品、溴化丁基东莨菪碱等）合用似会减弱莫沙必利的作用。

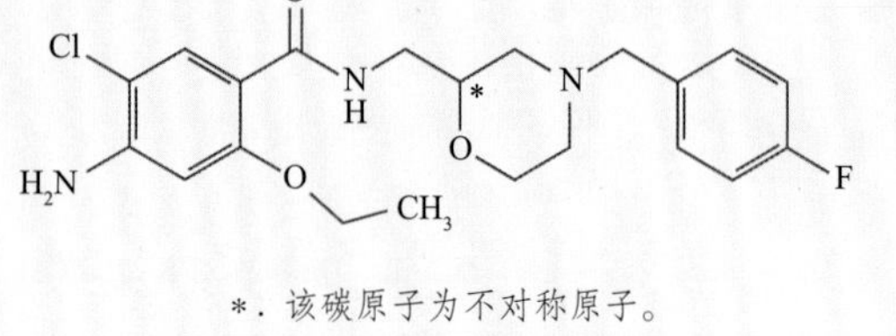

（朱启华）

zhèntùyào

镇吐药（antiulcer agents）

通过作用于与呕吐反应有关环节，防止或减轻恶心和呕吐的药物。

呕吐病因　呕吐是复杂的机体反射反应，可将有害物质从胃排出从而起保护作用。但持久而剧烈的呕吐会引起失水、电解质紊乱和营养失调。呕吐的成因有反射性（如消化系统疾病、急性中毒）、中枢性（如神经系统疾病、早期妊娠、药物副作用、化学治疗、放射治疗等）、前庭障碍性（如梅尼埃病、晕动症等）和神经官能性（如神经症、癔症）等。镇吐药通过作用不同环节而有效防止或减轻恶心和呕吐，广泛用于临床治疗。导致呕吐的神经递质主要有乙酰胆碱、组胺、多巴胺、5-羟色胺和 P 物质等。其中多巴胺通过结合多巴胺 D$_2$ 受体、5-羟色胺通过结合 5-羟色胺 3 亚型受体、P 物质通过结合神经激肽-1 受体，刺激催吐化学感受区（chemoreceptor trigger zone，CTZ）及呕吐中枢，激发呕吐反应。

镇吐药分类　根据受体选择性的不同，镇吐药分为 5 类：①多巴胺 D$_2$ 受体阻断剂。如甲氧氯普胺、多潘立酮等，有镇吐和促动力两方面作用。②组胺 H$_1$ 受体阻断剂。该类药物通过阻断 H$_1$ 受体产生中枢镇静和止吐作用。常用药物为苯海拉明。③乙酰胆碱受体阻断剂。该类药物主要用于各种原因引起的眩晕、恶心、呕吐等症状。常用药物为地芬尼多。④5-羟色胺 3 亚型受体阻断剂。该类药物与 5-羟色胺竞争性结合分布于迷走神经末梢、肠嗜铬细胞及 CTZ 的 5-羟色胺 3 亚型受体，阻止动作电位的发生和冲动的传导，产生抗呕吐作用。可有效地防止癌症放化疗引起的恶心、呕吐，代表性药物有昂丹司琼，常用药物包括格拉司琼、托烷司琼、帕洛诺司琼、阿扎司琼

等。⑤神经激肽受体拮抗剂。该类药物通过阻止 P 物质与神经激肽受体结合而产生镇吐作用，对化学治疗引起的急性呕吐作用与 5-羟色胺 3 亚型受体阻断剂相当，对延迟性呕吐疗效更优，代表性药物为阿瑞匹坦等。常用药物的结构特点等见表 1。

（朱启华）

ángdānsīqióng

昂丹司琼（ondansetron） 化学名为 2,3-二氢-9-甲基-3-[（2-甲基咪唑-1-基）甲基]-4（1H）-咔唑酮。结构式见图 1。为 5-羟色胺 3 亚型受体阻断剂，常用其盐酸盐。主要用于预防和治疗由化学治疗和放射治疗引起的恶心、呕吐，特别对抗癌药顺铂

表 1 部分常用的 5-羟色胺 3 亚型受体阻断剂和乙酰胆碱受体阻断剂

类别	药物名称及化学结构	结构特点	作用特点及用途
5-羟色胺 3 亚型受体阻断剂	格拉司琼（granisetron）	含苯并吡唑-3-甲酰胺和氮杂双环［3,3,1］壬烷结构。常用其盐酸盐	高选择性 5-羟色胺 3 亚型受体阻断剂。可口服或静注给药。用于预防或治疗因化学治疗引起的恶心和呕吐，预防和治疗术后恶心和呕吐
	托烷司琼（tropisetron）	含吲哚-3-羧酸酯和氮杂双环［3,2,1］辛烷结构。常用其盐酸盐	外周神经元及中枢神经系统 5-羟色胺 3 亚型受体的强效、高选择性的竞争阻断剂。口服吸收迅速且完全，消除半衰期为 8.6 小时；静脉给药消除半衰期为 7.3 小时；作用可维持 24 小时。用于预防和治疗癌症化学治疗引起的恶心和呕吐；也可用于外科手术后恶心和呕吐
	帕洛诺司琼（palonosetron）	含氢化苯并［de］异喹啉-1-酮和氮杂双环［2,2,2］辛烷结构。常用其盐酸盐	第二代 5-羟色胺 3 亚型受体阻断剂，与 5-羟色胺 3 亚型受体的结合力是第一代 5-羟色胺 3 亚型受体阻断剂的 30～100 倍。半衰期达 40 小时。临床用于预防中毒致吐，化学治疗引起的急性恶心，呕吐
	阿扎司琼（azasetron）	二氢苯并噁嗪-8-甲酰胺和氮杂双环［2,2,2］辛烷结构。常用其盐酸盐	强效、选择性的 5-羟色胺 3 亚型受体阻断剂，而对多巴胺受体无阻断作用。可口服或静注给药。临床用于细胞毒类药物放射治疗引起的呕吐
乙酰胆碱受体阻断剂	地芬尼多（difenidol）	含二苯基甲醇和碱性的哌啶结构。常用其盐酸盐	能扩张已痉挛的血管，增加椎基底动脉血流量，调节前庭神经系统，阻断前庭神经末梢传出的前庭眩晕性冲动，抑制呕吐中枢和/或延脑催吐化学感受区，而发挥抗眩晕及镇吐的作用。口服给药后 1 小时、直肠给药后 2 小时、肌内注射后 0.5 小时，血药浓度可达峰值。生物利用度可达 91.5%。用于防治多种原因或疾病引起的眩晕、恶心、呕吐，如乘车、船、飞机时的晕动病等

注：*. 该碳原子为不对称原子。

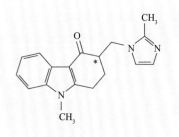

*. 该碳原子为不对称原子。

图1 昂丹司琼的结构式

引起的呕吐效果显著；还用于预防和治疗手术后的恶心和呕吐。常用剂型为片剂。葛兰素史克研发，于1990年上市。

昂丹司琼盐酸盐为白色或类白色结晶性粉末，在甲醇中易溶，在水中略溶，在丙酮中微溶。昂丹司琼分子中含有1个手性碳原子，存在1对光学异构体。其R型异构体的活性较大，临床使用的药物为昂丹司琼盐酸盐的外消旋体。是高强度、高选择性的5-羟色胺3亚型受体阻断剂，对5-羟色胺1亚型、5-羟色胺2亚型，肾上腺素 α_1、α_2、β_1，胆碱，GABA，组胺 H_1、H_2，NK_1 等受体均无阻断作用。能有效地抑制或缓解由细胞毒性化学治疗药物和放疗引起的恶心呕吐，疗效优于甲氧氯普胺。对一些强致吐作用的化学治疗药（如顺铂、环磷酰胺、阿霉素等）引起的呕吐有迅速而强大的抑制作用，但对晕动病及阿扑吗啡引起的呕吐无效。在止吐剂量下还能增强胃排空，有助于减轻恶心。无锥体外系反应，毒副作用极小。口服后吸收迅速，分布广泛，生物利用度约为60%，血浆蛋白结合率为70%～76%。主要经肝代谢，50%以上以原型从尿排出。尿中代谢产物主要是葡萄糖醛酸及硫酸结合物，也有少量苯环羟基化

和 N-去甲基代谢物。

不良反应：肝功能损害、粪便干结、腹胀、皮疹，偶见头痛、眩晕、心动过速、胸部不适、支气管哮喘或过敏反应、短暂性无症状转氨酶增加。

药物-药物相互作用：与地塞米松或甲氧氯普胺合用可加强镇吐效果。

（朱启华）

阿瑞匹坦（aprepitant） 化学名为 3-[[(2R,3S)-2-[(1R)-1-[3,5-二(三氟甲基)苯基]乙氧基]-3-(4-氟苯基)吗啉-4-基]甲基]-1,4-二氢-1,2,4-三唑-5-酮。结构式见图1。为 NK_1 受体阻断剂。临床主要用于预防癌症化疗引起的急性和延迟性恶心、呕吐，也可与类固醇及 5-HT$_3$ 受体阻断剂联合用于预防及控制化疗所引致的恶心及呕吐。常用剂型为胶囊。默沙东公司于2003年研发上市。

阿瑞匹坦为白色或微白色晶体，不溶于水，微溶于乙腈，可溶于乙醇。是第一个用于临床的 NK_1 受体阻断剂，通过与 NK_1 受体（主要存在于中枢神经系统及其外围）的结合阻断 P 物质的作用，有选择性和高亲和性，对 NK_2 和 NK_3 受体亲和性低。口服后约4小时达到血药浓度峰值，生物利用度约60%，血浆蛋白结合率>95%，半衰期为9～13小时。可透过血脑屏障，与大脑中的 NK_1 受体结合。在肝内主要经 CPY3A4 代谢，少部分经 CPY1A2 和 CPY2C9 代谢，代谢部位主要在结构中的吗啉环和侧链，

代谢物的活性较弱或无活性。

不良反应：常见的有厌食、虚弱、疲劳、便秘、腹泻和恶心呕吐等；少见的有面色发红、上呼吸道感染、心动过速、肌无力、骨盆疼痛、骨痛、肌痛、皮疹、低血钾、焦虑症等。

药物-药物相互作用：①与匹莫齐特、特非那定、阿司咪唑、西沙必利等药物合用可增加这些药物的血药浓度。②与需要经过 CYP2C9 代谢的药物如雌激素、华法林、甲苯磺丁脲、帕罗西汀等合用可导致这些药物的血药浓度降低。③与激素类避孕药合用可降低该类药物的有效性。④与 CYP3A4 诱导剂利福平合用可导致阿瑞匹坦的血药浓度下降和疗效减退。

（朱启华）

解热镇痛药（antipyretic analgesics） 通过作用于下丘脑的体温调节中枢，能使发热患者的体温恢复正常，但对正常人的体温没有影响的药物。该类药物在治疗剂量内对正常体温没有影响，并且能够升高痛觉的阈值，使痛觉神经对疼痛的感觉变得迟钝，因此该类药物在降温的同时，也有镇痛的效果。

解热镇痛药的作用机制和镇痛效果均与吗啡类镇痛药不同，仅用于牙痛、头痛、神经肌肉痛等常见的慢性钝痛的镇痛，对创

*. 该碳原子为不对称原子。

图1 阿瑞匹坦的结构式

伤性剧痛和内脏痛无效。解热镇痛药不易产生耐受性和成瘾性。其作用位点为下丘脑的热量控制中心，通过抑制环氧合酶的活性而减少前列腺素合成和花生四烯酸转化而达到解热镇痛目的。从化学结构上主要可分为水杨酸类、苯胺类及吡唑酮类。水杨酸类应用最广，苯胺类和吡唑酮类因为毒副作用较大，很多品种已经在临床上停用。水杨酸类代表药物阿司匹林，常用药物包括赖氨匹林、贝诺酯等（表1）；苯胺类代表药物对乙酰氨基酚，早期的非那西汀等药物由于毒性较大已停用；吡唑酮类药物例如安替比林、安乃近等均由于毒性原因已经不用。

（郭小可）

āsīpǐlín

阿司匹林（aspirin）

化学名为2-(乙酰氧基)苯甲酸。又名乙酰水杨酸。结构式见图1。1899年德国拜耳公司（Bayer）开发上市，其片剂和肠溶片剂分别于1915年和1993年上市。

性状　白色结晶或结晶性粉末；无臭或微带醋酸臭，味微酸，遇湿气即缓缓水解。在乙醇中易溶，在三氯甲烷或乙醚中溶解，在水中微溶，在氢氧化钠溶液或碳酸钠溶液中溶解，同时分解。阿司匹林有较强的解热镇痛作用和抗炎、抗风湿作用。用于感冒发热、头痛、牙痛、神经痛、肌肉痛和痛经等。也可用于心血管系统疾病的预防和治疗。属水杨酸类药（水杨酸的结构式见图2），由水杨酸经乙酰化得到。遇湿易水解成水杨酸和乙酸，水杨酸分子中的酚羟基易氧化成醌类物质，故在空气中可逐渐变为淡黄、红棕甚至深棕色。在碱、光、高温、微量金属离子存在下均可促进该氧化反应（图3）。

作用机制　阿司匹林是环氧合酶的不可逆抑制剂，结构中的乙酰基能使环氧合酶活性中心的丝氨酸乙酰化，阻断酶的催化作用；且形成的乙酰化丝氨酸的乙酰基较难脱落，酶活性不能恢复，抑制了前列腺素的生物合成。阿司匹林还能抑制血小板中血栓素的合成，具有强效的抗血小板聚集作用，因此可以预防和治疗心血管系统疾病。研究还表明，阿司匹林及其他非甾体抗炎药对结肠癌亦有预防作用。

药物代谢　阿司匹林口服易吸收，服药后2小时，血药浓度达到峰值。被吸收的阿司匹林易在酯酶作用下水解成水杨酸。生成的水杨酸大部分和甘氨酸或葡萄糖醛酸结合，以结合物的形式排出体外，仅一小部分氧化为2,5-二羟基苯甲酸（龙胆酸）、2,3-二羟基苯甲酸和2,3,5-三羟基苯甲酸（图4）。

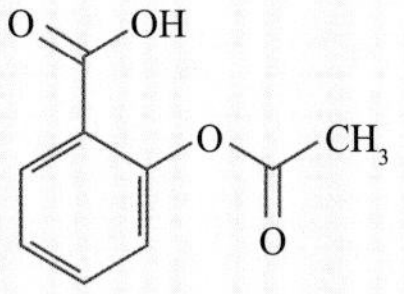

图1　阿司匹林的结构式

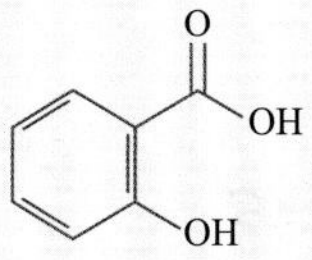

图2　水杨酸的结构式

表1　部分常用的水杨酸类解热镇痛药

药物名称及化学结构	结构特点	作用特点及用途
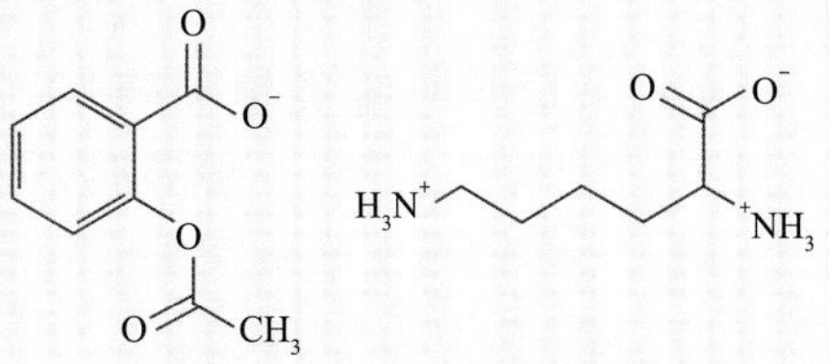 赖氨匹林（lysine Acetylsalicylate）	阿司匹林与赖氨酸形成复盐，可降低阿司匹林的酸性对胃肠道的刺激	在体内解离为赖氨酸和阿司匹林，阿司匹林有解热、镇痛、抗炎、抗血小板聚集作用。与阿司匹林相比，赖氨匹林有易溶、对胃肠道刺激小的特点；但长期或大剂量服用也可引起胃肠道出血或溃疡；过量中毒者，轻度表现为水杨酸反应；重度可出现血尿、抽搐、幻觉、重症精神紊乱，呼吸困难等。阿司匹林过敏者禁用
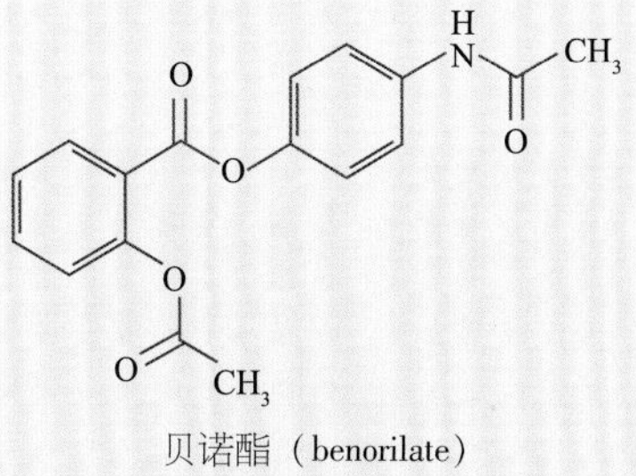 贝诺酯（benorilate）	利用拼合原理，将阿司匹林与对乙酰氨基酚缩合得到。是一种前药	在体内可经酯酶作用分解为对乙酰氨基酚和阿司匹林，兼具二者的作用。不良反应较阿司匹林小。主要用于类风湿性关节炎、急慢性风湿性关节炎、风湿痛、感冒发热、头痛、手术后疼痛、神经痛等。不良反应有呕吐、消化不良及便秘。用量过大时，多数人可有耳鸣及耳聋。肝肾功能损害者慎用。阿司匹林过敏者禁用

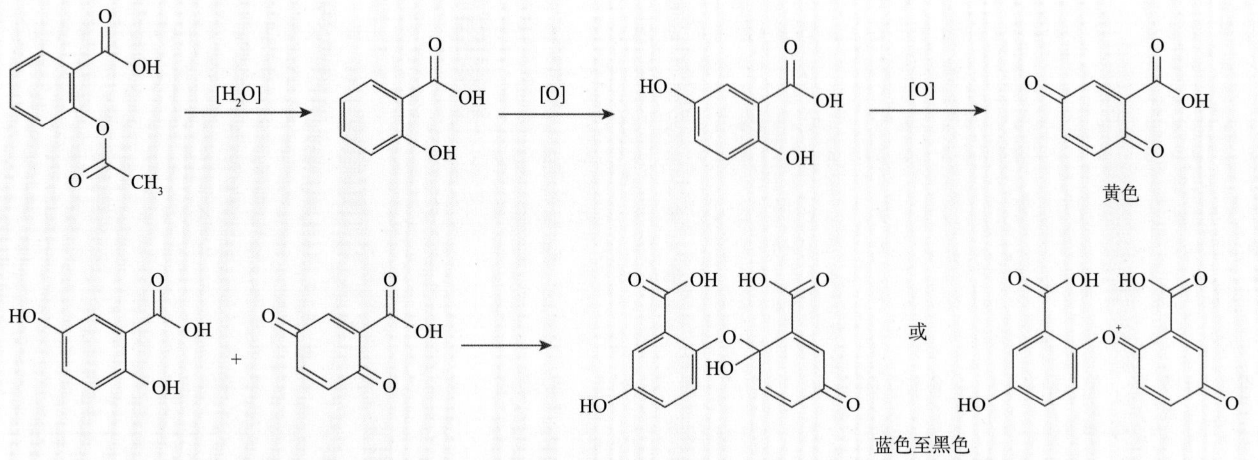

图 3 阿司匹林的水解、氧化

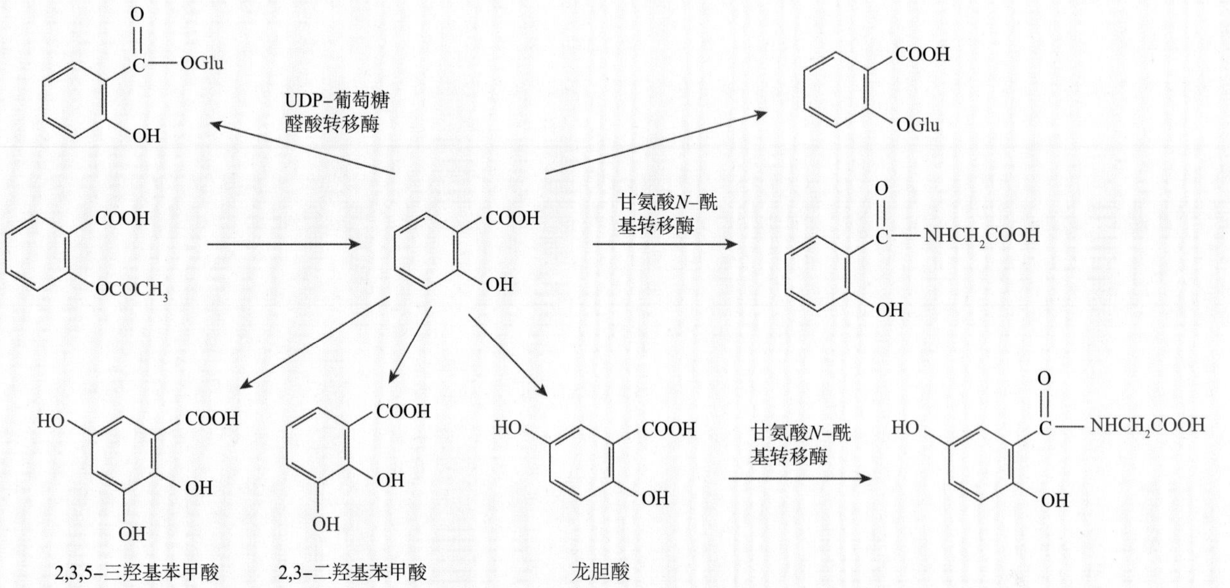

图 4 阿司匹林的代谢过程

不良反应 长期服用可引起胃肠道出血，主要源于前列腺素对胃黏膜有保护作用，而阿司匹林抑制了前列腺素的生物合成，使黏膜易受损伤；由于前列腺素 E 对支气管平滑肌有很强的收缩作用，阿司匹林的前列腺素合成抑制作用还可致过敏性哮喘。

药物-药物相互作用 阿司匹林与乙醇不能同时服用。乙醇在肝乙醇脱氢酶作用下变成乙醛，再在乙醛脱氢酶作用下变成乙酸，生成二氧化碳和水而代谢。阿司匹林可降低乙醛脱氢酶活性，阻止乙醛氧化为乙酸，导致体内乙醛堆积，使全身疼痛症状加重，并导致肝损伤。

（郭小可）

duìyǐxiān'ānjīfēn

对乙酰氨基酚（paracetamol）

化学名为 N-（4-羟基苯基）乙酰胺。旧名扑热息痛。结构式见图 1。为苯胺类解热镇痛药，作用较强，临床上主要用于发热、头痛、神经痛等；是多种抗感冒复方制剂的活性成分；是苯胺类化合物中唯一仍在临床使用的解热镇痛药。白色结晶或结晶性粉末；无臭，味微苦。在热水或乙醇中易溶，在丙酮中溶解，在水中略溶。1953 年施德龄温莎大药厂（Sterling-Winthrop）公司开发上市。

化学结构与稳定性 对乙酰氨基酚具弱酸性，在空气中稳定，水溶液的稳定性与溶液的 pH 有关，pH = 6 时最稳定，半衰期可达 21.8 年（25℃）；在酸及碱性条件下，稳定性较差。在潮湿的条件下易水解成对氨基酚，该水

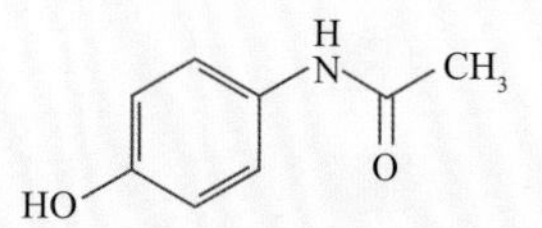

图 1　对乙酰氨基酚的结构式

解产物可进一步发生氧化降解，生成亚胺醌类化合物，颜色逐渐变深，由黄色变成红色至棕色，最后成黑色，故在贮存及制剂过程要特别注意（图 2）。

作用机制与临床应用　对乙酰氨基酚通过抑制下丘脑体温调节中枢前列腺素的合成，起解热作用，其解热作用强度与阿司匹林相似，通过抑制中枢神经系统前列腺素的合成及阻断痛觉神经末梢的冲动而产生镇痛作用，作用较阿司匹林弱。与阿司匹林相比，有刺激性小，极少有变态反应等优点，主要用于感冒引起的发热、头痛及缓解轻、中度疼痛，如关节痛、肌肉痛、神经痛、偏头痛、痛经、癌痛和手术后镇痛等；也可用于对阿司匹林过敏、不耐受或不适于应用阿司匹林的患者：如水痘、血友病及其他出血性疾病患者（包括应用抗凝治疗的患者），以及轻型消化性溃疡及胃炎患者等；还可用于药物贝诺酯的合成，以及作为有机合成中间体、照相用化学药品和过氧化氢的稳定剂等。

药物代谢　口服后吸收迅速而完全，90% ~ 95% 在肝内代谢，主要以与葡萄糖醛酸结合的形式从肾排泄。其半衰期（$t_{1/2}$）为 1~4 小时（平均 2 小时），对肾功

能不全者不受影响，对肝功能不全患者及新生儿、老年患者有延长，小儿则有缩短。能通过乳汁分泌。

不良反应　对乙酰氨基酚的体内代谢主要受 CYP450 酶催化，主要代谢途径是酚羟基与葡萄糖醛酸结合（55% ~ 75%）以及与硫酸结合（20% ~ 24%），还有少量生成对肝细胞有毒害的 N-羟基乙酰氨基酚，并进一步转化成具毒性的 N-乙酰基亚胺醌。正常情况下该代谢产物可与内源性谷胱甘肽结合而解毒，但大量或过量服用对乙酰氨基酚，肝脏内的谷胱甘肽可被耗竭，N-乙酰亚胺醌可进一步与肝蛋白的亲核基团（如—SH）结合而引起肝坏死（图 3）。这也是过量服用对乙酰氨基酚导致肝坏死、低血糖和昏迷的主要原因。对乙酰氨基酚的服用时间不宜过长，剂量也不宜太大。各种含巯基的药物可用作对乙酰氨基酚过量的解毒剂。

药物-药物相互作用　①在长期饮酒或应用其他肝药酶诱导剂，尤其是应用巴比妥类或抗惊厥药的患者，长期或大量服用对乙酰氨基酚发生肝脏毒性的危险更大。②与氯霉素合用可延长患者的 $t_{1/2}$，增强其毒性。③与抗凝血药合用可增强抗凝血作用，故要调整抗凝血药的用量。④长期大量与阿司匹林或其他非类固醇抗炎药合用，有明显增加肾毒性的危险。⑤与抗病毒药齐多夫定合用，可增加其毒性，应避免同时应用。

（郭小可）

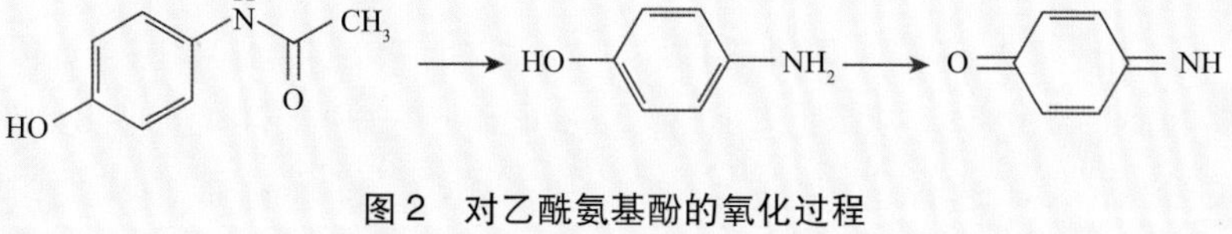

非甾体抗炎药（ nonsteroidal antiinflammatory drugs）　一类不含甾体结构的抗炎药。无皮质激素样副作用，临床上主要用于治疗关节炎、类风湿性关节炎和多种免疫功能紊乱的炎性疾病等，并能缓解各种疼痛症状。炎症是一种常见的病理过程，主要表现为红肿、疼痛等症状。炎症是机体的自动防御反应，但炎症有时也表现出危害性，如对人体自身组织的攻击、发生在透明组织的炎症等。非甾体抗炎药是全球用量最大的一类药物，以抗炎作用为主，兼有解热镇痛作用。

自 20 世纪 50 ~ 60 年代出现保泰松（ phenylbutazone）、吲哚美辛和布洛芬等药物后，非甾体抗炎药引起了人们的关注。炎症是一个复杂过程，多种因素均能生成"致炎物质"，其中花生四烯酸的体内代谢途径在炎症过程中起重要作用。细胞膜受刺激时，磷脂酶 A_2 和磷脂酶 C 催化细胞膜磷脂水解释放花生四烯酸，经释放的花生四烯酸可进一步通过两条途径完成生物转化：①在环氧合酶（ cycloxygenase，COX）催化下，氧化代谢成前列腺素和血栓素等。②在脂氧合酶的催化下生成白三烯等，这些代谢产物对炎症的发生发展起着重要作用。

20 世纪 70 年代初，人们发现非甾体抗炎药的作用机制是通过抑制 COX，阻断前列腺素的生物合成（图 1）。由此，促进了非甾体抗炎药的发展，并逐渐成为抗炎药研究和开发的重点。在花生四烯酸的代谢途径中，与炎症介质生成相关的酶主要是环氧合酶和脂氧合酶，已有的解热镇痛药和非甾体抗炎药都是通过抑制这两种酶，阻断前列腺素和白三烯

图 2　对乙酰氨基酚的氧化过程

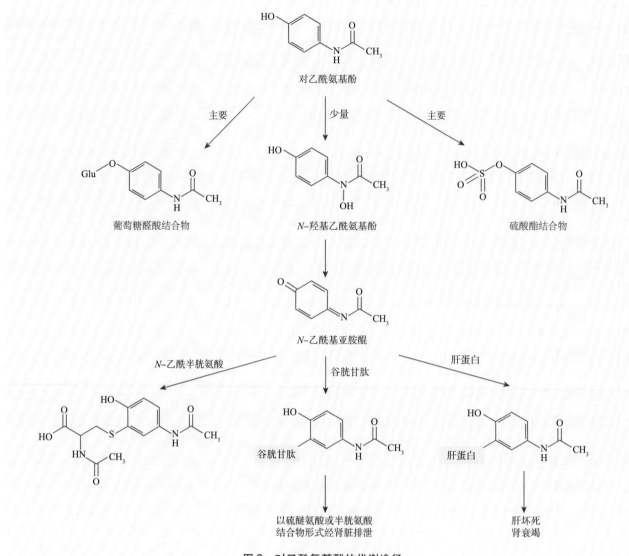

图3 对乙酰氨基酚的代谢途径

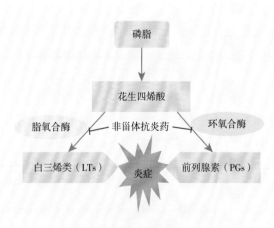

图1 非甾体抗炎药作用机制

的生物合成，起到抗炎作用。

20世纪90年代末，研究者发现COX存在着两种同工酶——COX-1和COX-2。进一步研究发现：COX-1存在于大多数组织中，是参与正常生理作用的结构酶，对胃肠道黏膜起保护作用。COX-2是一个诱导酶，在炎症因子的诱导下可以大量表达，介导疼痛、炎症和发热等反应。20世纪90年代开发了一批COX-2选择性较强的非甾体抗炎药物，但在应用过程中发现选择性的COX-2抑制剂类非甾体抗炎药存在潜在的心血管和消化道出血风险，需要加以控制使用。

从作用机制分析，非甾体抗炎药的作用靶点与甾体抗炎药不同，甾体抗炎药的作用是阻断花生四烯酸的生成，而非甾体抗炎药的作用是阻断花生四烯酸的代谢过程。

环氧合酶与脂氧合酶催化的代谢产物间存在着一定的平衡制约关系，单纯抑制其中一条代谢途径将引起花生四烯酸进入其他代谢途径，从而造成炎症的进一步发展。因此，设计对环氧合酶和脂氧合酶具双重阻断作用的抑制剂，通过同时阻断炎症介质前列腺素和白三烯的形成，产生协同的抗炎作用，有望提高疗效，同时避免 COX 抑制剂引发的副作用。

早期的非甾体抗炎药多数为非选择性环氧合酶抑制剂，对环氧化酶的 2 个亚型（COX-1 和 COX-2）均有作用，因而易引起胃肠道的刺激性。其主要结构类型有解热镇痛药中的水杨酸类、吡唑酮类以及 3,5-吡唑烷二酮类、邻氨基苯甲酸类、芳基烷酸类和 1,2-苯并噻嗪类。在 20 世纪 90 年代末，研制出大量的选择性 COX-2 抑制剂，称之为昔布类。

3,5-吡唑烷二酮类非甾体抗炎药是在解热镇痛药吡唑酮的结构中引入了第二个酮基得到的一类药物。邻氨基苯甲酸类非甾体抗炎药也称为灭酸类，是采用药物设计中经典的生物电子等排原理，将水杨酸的羟基换成氨基而得到的一类药物。芳基烷酸类非甾体抗炎药是 20 世纪 50~60 年代后陆续上市的一类数量众多的非甾体抗炎药物。1,2-苯并噻嗪类非甾体抗炎药是一类结构中含有烯醇结构的化合物。选择性环氧合酶 2 抑制剂主要为二苯基取代杂环类衍生物。

（郭小可）

3, 5-bǐzuòwán èrtónglèi fēizāitǐ kàngyányào

3,5-吡唑烷二酮类非甾体抗炎药（nonsteroidal antiinflammatory drugs of pyrazolidinedione） 分子结构中含 3,5-吡唑烷二酮片段的一类非甾体抗炎药。

该类药物是在吡唑酮类解热镇痛药物基础上发展起来的。为了改善这类药物的镇痛活性，瑞士科学家在吡唑酮的结构中引入了第二个酮基即得到 3,5-吡唑烷二酮类化合物，见图 1。由于结构中具有两个羰基，酸性增强的同时抗炎作用也增强。1949 年发现的保泰松，抗炎作用较强，镇痛作用弱，兼具促尿酸排泄作用，被认为是关节炎治疗研究中具有里程碑意义的发现。由于该药物的酸性与阿司匹林相似，对胃肠道刺激较大，且长期用药对肝、肾及心脏均有不良影响，也可引起再生障碍性贫血和粒细胞缺乏症。1961 年，发现保泰松的体内代谢产物羟布宗（羟基保泰松）同样具有抗炎抗风湿作用，且毒副作用较小。而后又发现磺吡酮，其消炎抗风湿作用比保泰松弱，但具有较强的排除尿酸作用，临床用于治疗痛风及风湿性关节炎。保泰松的另一个代谢产物 γ-酮基保泰松也有较强的消炎镇痛作用和促尿酸排泄作用，见表 1。

3,5-吡唑烷二酮类药物的抗炎作用与化合物的酸性有密切关系。3,5-位的二羰基增强 4-位的氢原子酸性，存在共振式，见图 2。

对 3,5-吡唑烷二酮类药物抗炎活性的构效关系研究表明，在 4 位引入甲基等基团后，由于立体位阻作用，抗炎作用消失；4 位侧链可以是丙基、烯丙基，但正丁基较好，γ-羟基正丁基无活性，γ-酮基正丁基无活性；3,5-吡唑烷二酮结构若被吡咯、异噁唑环替代时，保留活性，若被环戊烷、环戊烯置换，无生物活性；在苯基上的 4 位引入羟基时活性增加，引入甲基、氯和氨基也显示有活性。

保泰松在肝微粒体酶作用下缓慢代谢成羟布宗，并以 O-葡萄糖醛酸结合形式排泄。肝微粒体能将正丁基的 γ-位氧化，产生另一个重要的代谢物 γ-羟基保泰松，其后又被代谢为 γ-酮基保泰松和 p,γ-二羟基保泰松。羟布宗和 γ-羟基保泰松也可以与葡萄糖酸在其 4-位形成 C-葡萄糖醛酸（图 3）。

（郭小可）

lín'ānjī běnjiǎsuānlèi fēizāitǐ kàngyányào

邻氨基苯甲酸类非甾体抗炎药（nonsteroidal antiinflammatory drugs of 2-aminobenzoic acids） 用药物设计中经典的生物电子等排原理，将水杨酸的羟

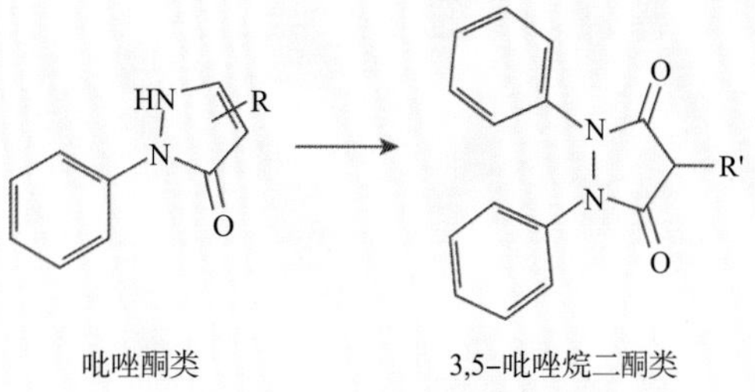

图 1 3,5-吡唑烷二酮类药物设计

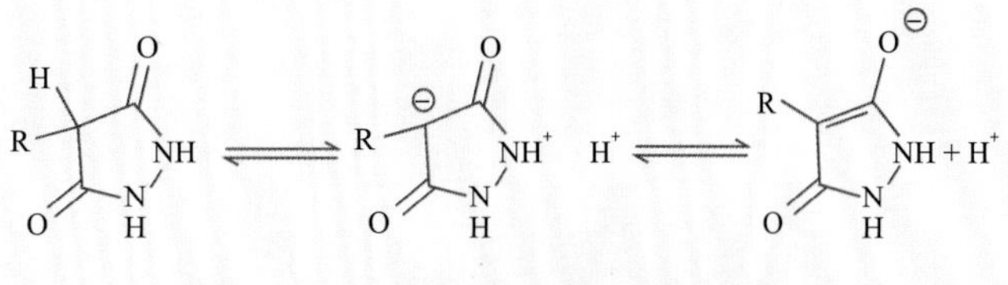

图 2 3,5-吡唑烷二酮类药物的共振式

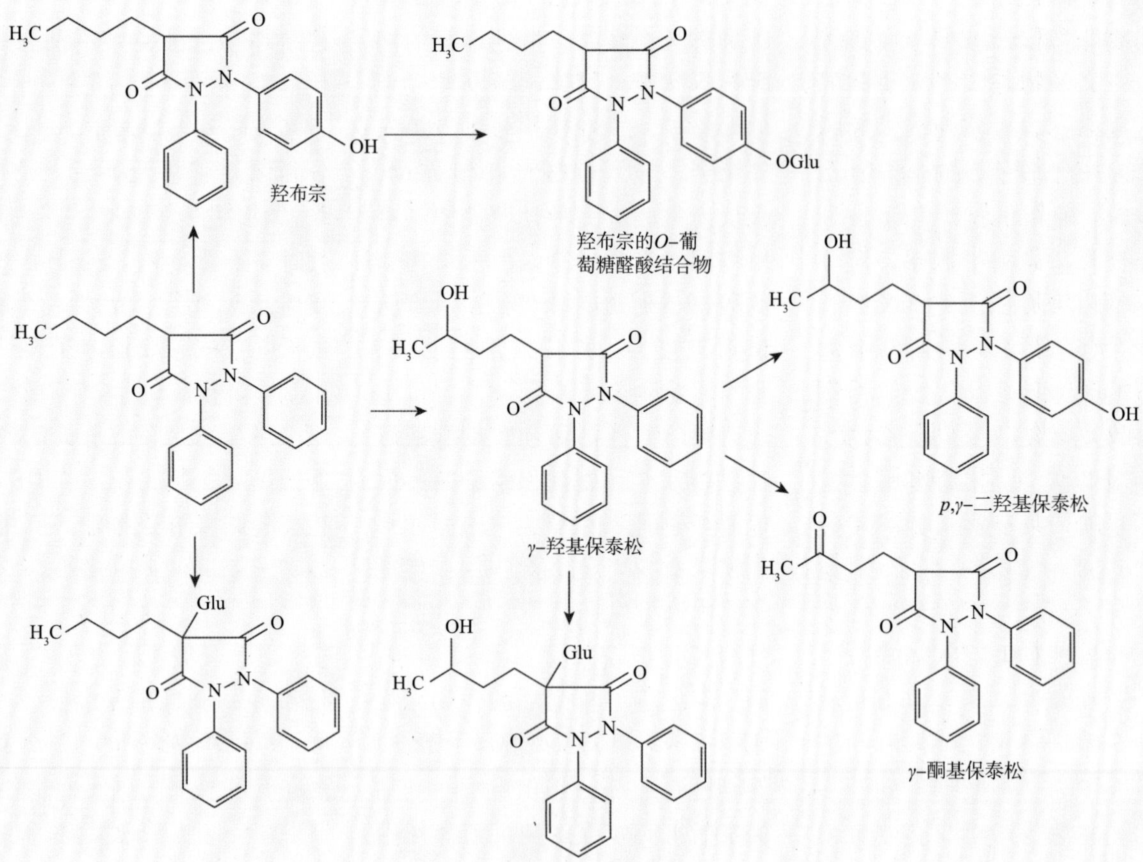

图3　保泰松的代谢途径

表1　部分常用的 3,5-吡唑烷二酮类非甾体抗炎药

药物名称及化学结构	结构特点	用途
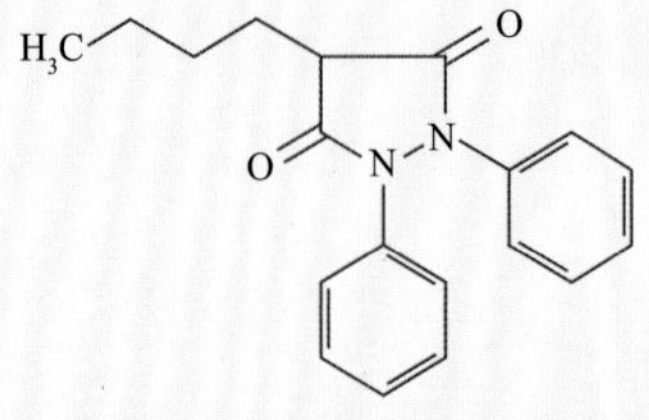 保泰松（phenylbutazone）	4-丁基-3,5-吡唑烷二酮结构	主要用于治疗风湿性关节炎、类风湿性关节炎、强直性脊柱炎。大剂量可减少肾小管对尿酸盐的再吸收，促进尿酸盐排泄，故可用于治疗急性痛风
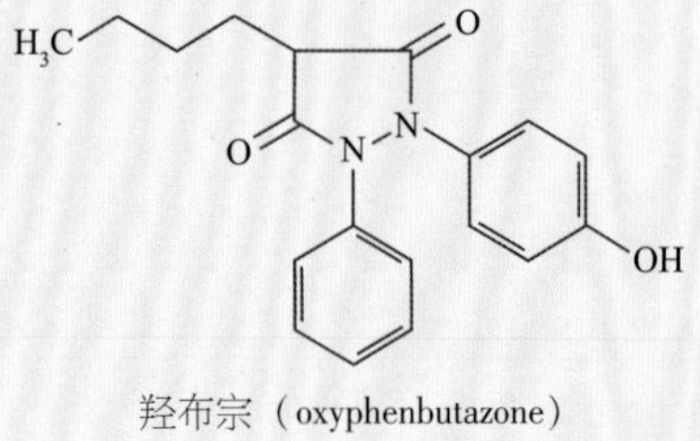 羟布宗（oxyphenbutazone）	保泰松的苯环氧化代谢产物	作用与保泰松相似，有解热、镇痛、抗风湿及消炎作用，但无保泰松的排尿酸作用。口服吸收迅速且完全，2 小时达血药峰值浓度。约98%与血浆蛋白结合，可再缓慢释出，故作用持久。其肾小管重吸收率较高。长期应用有蓄积性
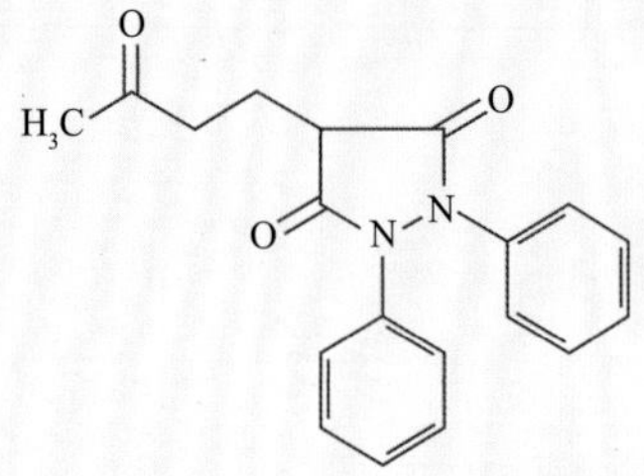 γ-酮基保泰松（γ-ketophenylbutazone）	保泰松侧链的 γ-酮基代谢产物	作用与保泰松相似，有较强的消炎镇痛作用和促尿酸排泄作用

基换成氨基而得到的一类非甾体抗炎药物。又称灭酸类非甾体抗炎药。该类药物是 20 世纪 60 年代发展起来的，有较强的消炎镇痛作用，用于治疗风湿性及类风湿性关节炎。副作用较多，如恶心、呕吐、腹泻、食欲不振等，亦能引起粒性白细胞缺乏症、血小板减少性紫癜、神经系统症状如头痛、嗜睡等。其抗炎和镇痛活性较水杨酸类药物并无明显的优势，且副作用较多，应用已剧减。

该类药物具有邻氨基苯甲酸的结构（图 1），在氨基上连有第二个苯环，由于存在羧基所以显酸性。此类药物的构效关系研究表明：在与氨基连接的第二个苯环上的 2,3,6-位上有取代基的化合物具有较好的活性，其中以 2,3-位取代的活性较高。由于是邻氨基苯甲酸的结构，使与氨基连接的第二个苯环离开邻氨基苯甲酸的平面。因此，该类药物两个疏水性芳核具有非共平面的排列。

甲芬那酸是 1947 年在美国上市的第一个邻氨基苯甲酸类药物，抗炎活性是保泰松的 1.5 倍；甲氯芬那酸是邻氨基苯甲酸类药物中活性最强的，为甲芬那酸的 25 倍。见表 1。

（郭小可）

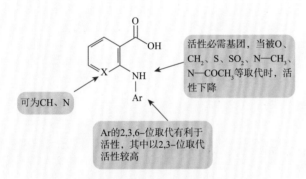

图 1　邻氨基苯甲酸类非甾体抗炎药的构效关系

活性必需基团，当被 O、CH_2、S、SO_2、N—CH_3、N—$COCH_3$ 等取代时，活性下降

可为 CH、N

Ar 的 2,3,6-位取代有利于活性，其中以 2,3-位取代活性较高

表 1　部分邻氨基苯甲酸类非甾体抗炎药

药物名称及化学结构	作用特点及用途
甲芬那酸（mefenamic acid）	有镇痛、解热和抗炎作用，其抗炎作用较强。适应证为轻度及中度疼痛，如牙科、产科或矫形科手术后的疼痛，以及软组织损伤性疼痛及骨骼、关节疼痛。还用于痛经、血管性头痛及癌性疼痛等
甲氯芬那酸（meclofenamic acid）	甲芬那酸的衍生物，能抑制环氧酶，减少前列腺素合成，有抗炎、镇痛及解热作用。镇痛解热作用与阿司匹林相当，其抗炎效力比保泰松、吲哚美辛、氟芬那酸强，适用于类风湿关节炎、骨关节炎及其他原因关节炎的关节肿痛，并可缓解其他疾病所致轻、中度疼痛

fāngjī wánsuānlèi fēizāitǐ kàngyányào

芳基烷酸类非甾体抗炎药

（ nonsteroidal antiinflammatory drugs of aryl alkyl acids ）　有芳环和侧链烷基羧酸的一类药物。20 世纪 50~60 年代后陆续上市，是一类数量众多、使用广泛的非甾体抗炎药物。20 世纪 50 年代，吲哚美辛的上市引起了人们对芳基烷酸类非甾体抗炎药物研究的极大兴趣。此后，一大批同类型药物相继上市。

分类结构特点　根据结构特点，芳基烷酸类非甾体抗炎药通常分成芳基乙酸类和芳基丙酸类（图 1），芳基丙酸类药物是 α-甲基芳基乙酸。芳基乙酸和芳基丙酸的芳基可以是苯环，也可以是芳杂环基，芳（杂）环上可有各种取代基。①芳基乙酸类。20 世纪 50 年代，人们基于 5-羟色胺和色氨酸的结构设计合成了系列化合物，希望获得 5-羟色胺阻断剂，用于风湿性关节炎的治疗。后来发现，该类药物的抗炎作用并不是阻断 5-羟色胺，而是通过抑制环氧合酶，导致前列腺素的合成受阻所致。代表药物为吲哚美辛，常用药物包括舒林酸、双氯芬酸钠、萘丁美酮等（表 1）。②芳基丙酸类。20 世纪 60 年代末，在对芳基乙酸类化合物进行结构改造的过程中发现，在苯环上增加疏水性基团可使抗炎作用增强。进一步的结构改造得到布洛芬。自布洛芬发现后，人们相继开发了许多优良的芳基丙酸类

图 1　芳基烷酸类非甾体抗炎药的结构通式

抗炎药。该类化合物的羧基 α 位碳原子为手性原子，同一化合物的对映异构体之间在生理活性、毒性、体内分布及代谢等方面均有差异。通常 (S)-异构体的活性高于 (R)-异构体。代表药物包括布洛芬和萘普生，常用药物包括酮洛芬、舒洛芬等。常用药物的结构点、作用特点及用途见表1。

构效关系 芳基烷酸类非甾体抗炎药物的构效关系见图2。

(郭小可)

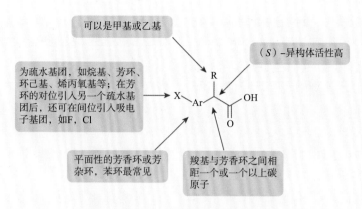

可以是甲基或乙基

(S)-异构体活性高

为疏水基团，如烷基、芳环、环己基、烯丙氧基等；在芳环的对位引入另一个疏水基团后，还可在间位引入吸电子基团，如F, Cl

平面性的芳香环或芳杂环，苯环最常见

羧基与芳香环之间相距一个或一个以上碳原子

图2 芳基丙酸类抗炎药物的构效关系

表1 部分常用的芳基烷酸类非甾体抗炎药

类别	药物名称及化学结构	结构特点	作用特点及用途
芳基乙酸类药物	舒林酸 (sulindac)	茚乙酸类衍生物，利用生物电子等排原理将吲哚美辛的吲哚环替换为茚环得到	有几何异构，药用顺式异构体 (Z)，保证亚磺酰苯基与茚的苯环在同侧，舒林酸属前体药物，它在体外无效，在体内经肝代谢，甲基亚砜基被还原为甲硫基化合物而显示生物活性。自肾排泄较慢，半衰期长，故起效慢，作用持久。副作用较轻、耐受性好
	双氯芬酸钠 (diclofenac sodium)	苯乙酸衍生物	1974 年首先在日本上市，而后在 120 多个国家上市。镇痛活性为吲哚美辛的 6 倍，阿司匹林的 40 倍。解热作用为吲哚美辛的 2 倍，阿司匹林的 350 倍。国际上使用最广泛的非甾体抗炎药之一。非甾体抗炎药中唯一具有 3 种作用机制的药物：①抑制环氧合酶。②抑制脂氧合酶。③抑制花生四烯酸释放，同时刺激花生四烯酸的再摄取
	萘丁美酮 (nabumetone)	非酸性的前体化合物	非酸性的前体化合物，在体内代谢产生活性代谢物（6-甲氧基-2-萘乙酸）而起效。因其本身不具酸性，不会对胃肠道产生原发性损伤（直接的酸损伤），而且可选择性地作用于引起炎症反应的环氧合酶-2，对胃肠道的环氧合酶-1 无影响。其抗炎作用是阿司匹林的 13 倍，吲哚美辛的 1/3，临床上主要用于类风湿性关节炎的治疗
芳基丙酸类药物	酮洛芬 (ketoprofen)	芳基丙酸类药物，含有手性中心	抗炎作用强于布洛芬，不良反应小，毒性低。口服易自胃肠道吸收。用于类风湿关节炎、风湿性关节炎、骨关节炎、关节强硬性脊椎炎及痛风等
	舒洛芬 (suprofen)	芳基丙酸类药物，含有手性中心	抗炎作用比布洛芬稍强，适用于类风湿关节炎、骨关节炎、急性痛风以及手术后、创伤、分娩等引起的轻、中度疼痛或其他病因引起的疼痛

注：*. 该碳原子为不对称原子。

yīnduǒměixīn

吲哚美辛（indometacin）

化学名为2-[1-(4-氯苯甲酰基)-5-甲氧基-2-甲基吲哚-3基]-乙酸。结构式见图1。为芳基乙酸类非甾体抗炎药，因结构中含羧基而呈酸性。

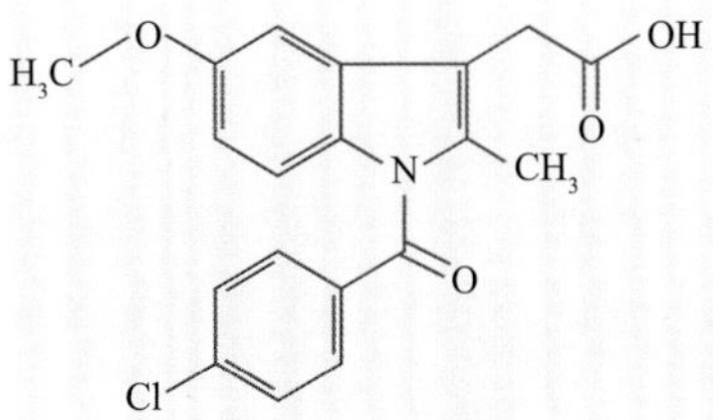

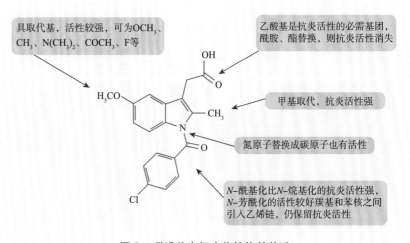

图1　吲哚美辛的结构式

吲哚美辛于1963年由默克大药厂（Merck & Co.，Inc.）研发推出，1965年经美国食品药品管理局批准在美国上市。是基于5-羟色胺和色氨酸的结构而设计的。考虑到5-羟色胺是重要的炎症介质之一，它的生物来源与色氨酸有关，同时发现风湿患者体内色氨酸的代谢水平较高，默克公司的研究小组由此设计合成了近350个吲哚乙酸衍生物，从中筛选出了吲哚美辛，其抗炎活性比保泰松强2.5倍。后来的研究发现，吲哚美辛的抗炎作用并不是所设想的对抗5-羟色胺，而是和其他大多数非甾体抗炎药物一样，通过作用于环氧合酶，进而抑制前列腺素的生物合成而具有抗炎活性。

吲哚美辛在室温下空气中稳定，但对光敏感。水溶液在pH 2~8时较稳定。可被强酸或强碱水解，生成对氯苯甲酸和5-甲氧基-2-甲基吲哚-3-乙酸，后者脱羧生成5-甲氧基-2,3-二甲基吲哚，这些代谢产物都可以被氧化成有色物质。

吲哚美辛口服吸收迅速，2~3小时血药浓度达峰值，半衰期2.6~11.2小时。由于吲哚美辛为酸性物质（pK_a=4.5），它与血浆蛋白高度结合（97%）。吲哚美辛口服后，大约50%被代谢为O-脱甲基产物，10%与葡萄糖醛酸结合，只有10%~20%以原药形式经尿液排出。

吲哚美辛对缓解炎症疼痛作用明显，是强效的前列腺素合成抑制剂之一，但副作用较大，主要用作对水杨酸类有耐受性、疗效不显著时的替代药物，也可用于急性痛风和炎症发热。在非甾体抗炎药中，吲哚美辛对中枢神经系统的影响最显著，表现为精神抑郁、幻觉和精神错乱等，对肝功能与造血系统也有影响，变态反应和胃肠道反应亦较常见。

对吲哚乙酸衍生物类化合物进行大量研究的基础上，总结出吲哚美辛的构效关系，见图2。

（郭小可）

bùluòfēn

布洛芬（ibuprofen）

化学名为2-(4-(2-甲基丙基)苯基)丙酸。结构式见图1。为芳基丙酸类非甾体抗炎药，因含羧基而显酸性。

在研究芳烷酸类化合物的结构与抗炎作用的关系时，发现4-异丁基苯乙酸（图2）有抗炎镇痛作用，是这类化合物中首先应用于临床的药物。但大剂量使用时，可使谷草转氨酶活性增高。羧基的α-碳原子上引入甲基不但解热镇痛作用增强，毒性也有降低，据此发现布洛芬。1968年英国博姿纯药（Boots Pure Drug）公司开发在英国上市。

布洛芬作用于环氧合酶，其消炎、镇痛和解热作用是阿司匹林的16~32倍，胃肠道副作用小，

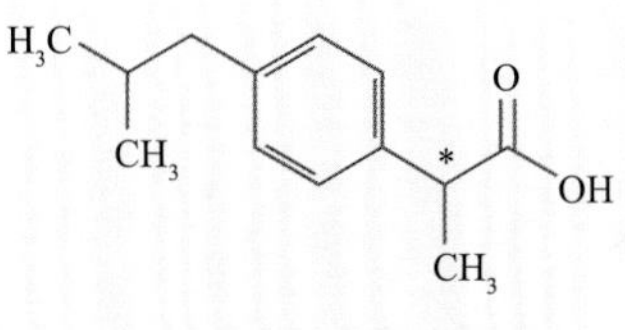

具取代基，活性较强，可为OCH₃、CH₃、N(CH₃)₂、COCH₃、F等

乙酸基是抗炎活性的必需基团，酰胺、酯替换，则抗炎活性消失

甲基取代，抗炎活性强

氮原子替换成碳原子也有活性

N-酰基化比N-烷基化的抗炎活性强，N-芳酰化的活性较好羰基和苯核之间引入乙烯链，仍保留抗炎活性

图2　吲哚美辛衍生物的构效关系

*. 该碳原子为不对称原子。

图1　布洛芬的结构式

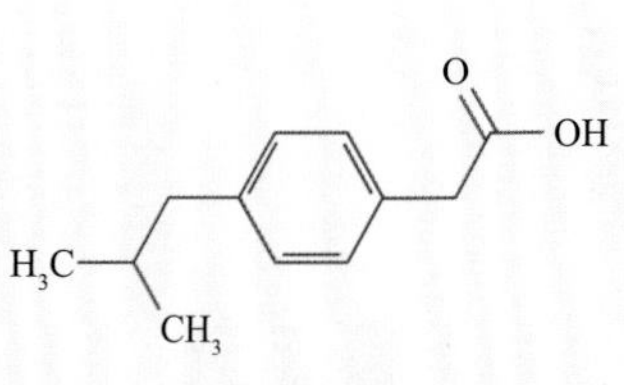

图2　4-异丁基苯乙酸的结构式

对肝、胃及造血系统无明显副作用，是临床上常用的解热镇痛抗炎药，适用于治疗风湿性及类风湿关节炎、骨关节炎、神经炎等疾病。口服吸收快，约 2 小时血药浓度达到峰值。与血浆蛋白的结合率较高。体内消除快速，在服药 24 小时后，药物基本上以原型和氧化产物形式被完全排出。代谢物包括对异丁基侧链的氧化（羟基化产物），进而羟基化产物进一步被氧化成羧酸代谢物。所有的代谢物（图 3）均无活性。

值得注意的是，布洛芬的羧基 α 位碳原子为手性原子，存在 1 对对映异构体。芳基丙酸类非甾体抗炎药（S）-异构体的活性高于（R）-异构体，布洛芬（S）-异构体的活性比（R）-异构体强 28 倍。该药物有一个特殊的现象，在体内手性异构体间会发生转化，无效的 R-(-)-布洛芬在体内酶的催化下，通过形成辅酶 A 硫酯中间体，发生构型逆转，可转变为 S-(+)-布洛芬，而且布

洛芬在消化道滞留的时间越长，其 $S:R$ 的比值就越大，故通常布洛芬以外消旋形式上市和应用。

（郭小可）

nàipǔshēng

萘普生（naproxen） 化学名为 (+)-(S)-2-(6-甲氧基萘-2-基) 丙酸。结构式见图 1。为芳基丙酸类非甾体抗炎药，具有羧基所以显酸性。1969 年美国辛太克斯医药公司（后被罗氏收购）开发，1976 年在美国上市。

萘普生具有光学活性，两个对映异构体之间在生理活性等方面存在差异，其（S）-异构体的活性比（R）-异构体强 35 倍，临床上使用其 S（+）异构体。作用

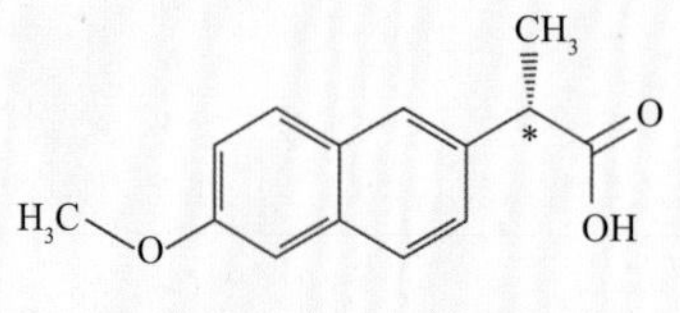

* . 该碳原子为不对称原子。

图 1 萘普生的结构式

于环氧合酶，在抑制前列腺素生物合成方面，其活性是阿司匹林的 12 倍，保泰松的 10 倍，布洛芬的 3~4 倍，但比吲哚美辛低约 300 倍。临床用于风湿性关节炎、类风湿性关节炎、风湿性脊椎炎等疾病。口服吸收迅速而完全，服药后 2~4 小时，血药浓度达到峰值。与血浆蛋白有高度的结合能力，故有较长的半衰期（12~15 小时）。约 70% 的药物以原型经肾排泄，余下的以葡萄糖醛酸结合物的形式或以无活性的 6-去甲基萘普生从尿中排出。

（郭小可）

1, 2-běnbìng sāiqínlèi fēizāitǐ kàngyányào

1, 2-苯并噻嗪类非甾体抗炎药（nonsteroidal antiinflammatory drugs of 1, 2-benzothiazines） 一类有 1, 2-苯并噻嗪结构的非甾体抗炎药。又称昔康类 (oxicams) 非甾体抗炎药。结构中含有烯醇型羟基。

该类药物发现于 20 世纪 70

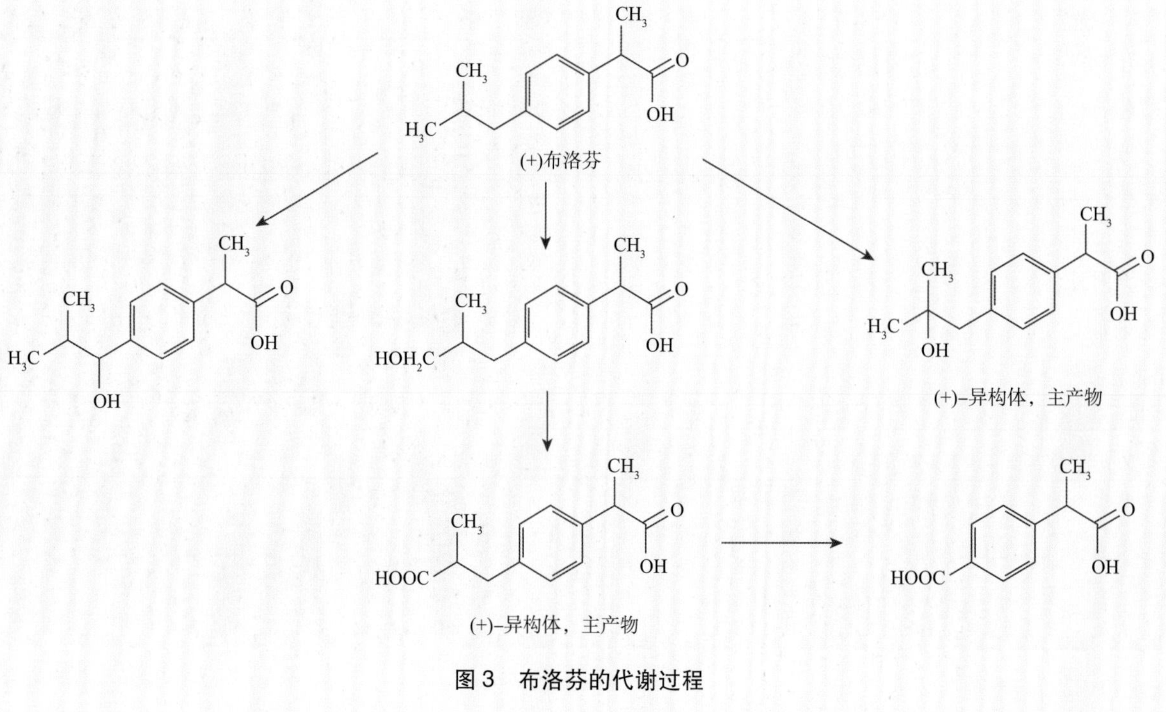

图 3 布洛芬的代谢过程

年代，辉瑞（Pfizer）公司为得到不含羧基的抗炎药，筛选了不同结构的苯并杂环化合物后发现的。1,2-苯并噻嗪类非甾体抗炎药虽无羧基，但结构中存在 β-羰基酰胺基团极易发生烯醇化，产生酸性，pK_a 为 4~6。该类药物的酸性，与酰氨基的 N 取代基有关，N 上为杂环取代药物的酸性通常强于 N 上为芳环取代药物。以吡罗昔康为例，这种增强的酸性是由于吡啶氮原子可进一步稳定烯醇阴离子，使产生的异构体更稳定所致（图1）。

在对 1,2-苯并噻嗪类非甾体抗炎药物研究的基础上，得到该类药物的构效关系（图2）。

该类药物的不良反应发生率较高，但意外的是，该类药物引起胃肠道刺激反应比常见的非甾体抗炎药要小。进一步研究发现，该类药物对环氧合酶-2 的抑制作用比对环氧合酶-1 的作用强，有

一定的选择性，和其他类型的非甾体抗炎药相比，苯并噻嗪类药物的半衰期更长，是一种长效的抗炎镇痛药。代表药物为美洛昔康，常用药物包括吡罗昔康、辛诺昔康、舒多昔康等（表1）。

（郭小可）

měiluòxīkāng

美洛昔康（meloxicam） 化学名为 4-羟基-2-甲基-N-(5-甲基噻唑-2-基)-2H-1,2-苯并噻嗪-3-甲酰胺-1,1-二氧代。属 1,2-苯并噻嗪类非甾体抗炎药。结构式见图1。1996 年由德国勃林格殷格翰公司（Boehringer Ingelheim）公司首次在南非上市。

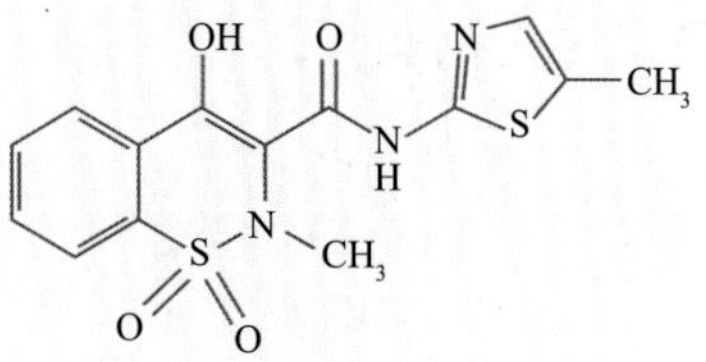

图1 美洛昔康的结构式

美洛昔康为淡黄色或黄色粉末；在二甲基甲酰胺中溶解，在丙酮中微溶，在甲醇或乙醇中极微溶解，在水中几乎不溶。对与炎症有关的环氧合酶-2 的抑制活性较强，而对环氧合酶-1 的抑制活性较弱，有强的抗炎作用，对胃肠道、肾的副作用较轻，可有效治疗类风湿性关节炎和骨关节炎。

美洛昔康代谢较完全，其主要的代谢途径是噻唑环上的甲基被氧化，该氧化代谢产物约一半从尿排出，其余从粪便排出，从体内排除的平均半衰期是 20 小时。肝功能不全或轻、中度肾功能不全对美洛昔康药动学无大影响。

药物-药物相互作用：①与抗凝剂、肝素、溶栓剂合用可增加出血的可能。②与锂盐合用可增加锂的血浆浓度，应注意监测血浆锂水平。③与甲氨蝶呤合用可

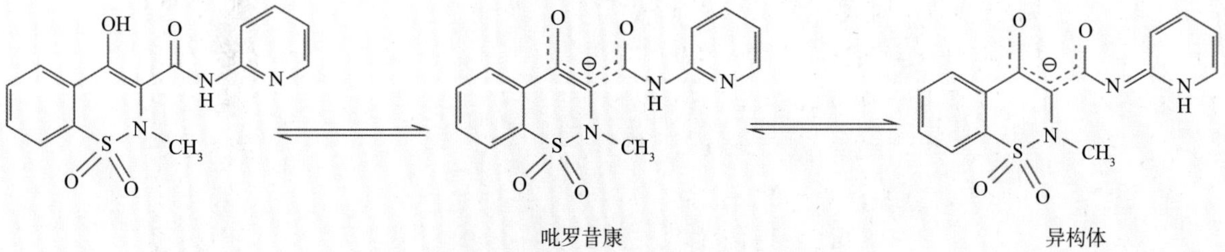

图1 1,2-苯并噻嗪类药物（以吡罗昔康为例）的酸性

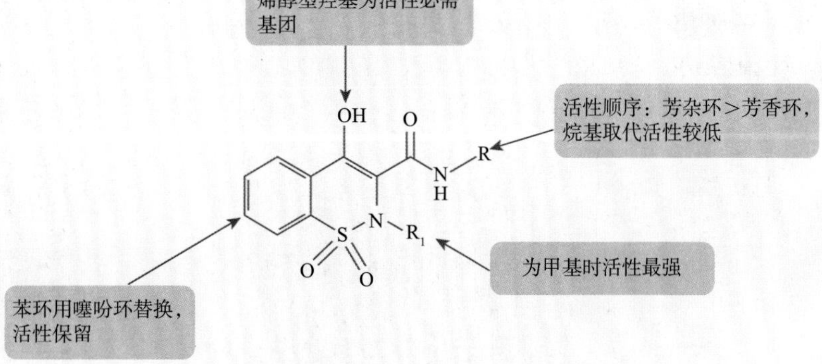

图2 1,2-苯并噻嗪类非甾体抗炎药的构效关系

表 1　部分常用的 1, 2-苯并噻嗪类非甾体抗炎药

药物名称及化学结构	结构特点	作用特点及用途
吡罗昔康（piroxicam）	1, 2-苯并噻嗪类	第一个上市的 1, 2-苯并噻嗪类非甾体抗炎药，抗炎活性略强于吲哚美辛，镇痛作用比布洛芬、萘普生、保泰松强，还能抑制多核白细胞向炎症部位迁移并抑制这些细胞中溶酶体的释放，显效迅速且持久，长期服用耐受性好，副反应较小等。用于治疗风湿性及类风湿性关节炎。吡罗昔康口服很快吸收，约 2 小时后血药浓度达到峰值。作为酸性药物，其与血浆蛋白有极强的结合力，血浆半衰期约为 38 小时，用药基本为每日 1 次
辛诺昔康（cinnoxicam）	1, 2-苯并噻嗪类，有酯基，经酯酶代谢后产生活性	吡罗昔康与肉桂酸形成的前药，可改善母体的胃肠道耐受性。口服后在胃肠道中转化为吡罗昔康产生作用，副作用比原药低
舒多昔康（sudoxicam）	1, 2-苯并噻嗪类	将吡罗昔康分子中的 2-吡啶基用 2-噻唑基替代得到，抗炎作用比吲哚美辛强，而且胃肠道的耐受性好

增强后者的血液毒性，应监测血象及肝功能。④与环孢素合用可通过肾前列腺素间接作用增加后者的肾毒性，应定期测定肾功能。⑤可使同时服用的降糖药、抗高血压药的作用减弱，宜监测并调整用药剂量。

（郭小可）

xuǎnzéxìng huányǎnghéméi 2 yìzhìjì

选择性环氧合酶 2 抑制剂

（selective cycloxygenase-2 inhibitors）　能选择性抑制环氧合酶 2（cycloxygenase-2，COX-2），进而抑制炎症部位前列腺素生物合成而产生抗炎作用的一类药物。

20 世纪 90 年代末，研究者确认了 COX 存在两种同工酶——COX-1 和 COX-2。进一步研究发现：COX-1 称为构成性酶，稳定的表达于组织器官中，其功能是合成前列腺素调节细胞的正常生理功能，例如在胃中，起到保护胃黏膜的作用。COX-2 是诱导型酶，在生理状态下，体内大多数组织中检测不到 COX-2，在炎症因子的诱导下可大量表达，继而促进各种前列腺素合成，介导疼痛、炎症和发热等反应。在此之前的传统非甾体抗炎药（如阿司匹林、布洛芬和萘普生）对 COX-1 和 COX-2 都有抑制作用，长期应用大约有 1% 发生胃溃疡和严重胃出血。COX-2 不在胃中表达，被认为选择性的 COX-2 抑制剂不会引起胃肠道损伤的副作用。

已上市的选择性 COX-2 抑制剂主要为二苯基取代杂环类衍生物，虽然这类抑制剂结构多样，但往往都有以下结构特征：在芳杂环或不饱和脂肪环的邻位连接两个苯环，其中一个苯环的对位连有甲磺酰基或氨磺酰基，这是具 COX-2 选择性的必需药效团。该类抑制剂与 COX-2 蛋白的共晶结构表明，甲磺酰基或氨磺酰基可选择性作用于 COX-2 通道上由缬氨酸 523 所形成的侧向口袋。

经过数年的临床验证，表明这些选择性 COX-2 抑制剂在疗效及胃肠道不良反应方面优于传统的非甾体抗炎药。但同时发现肾、心血管的不良反应依然存在，甚至有用药导致死亡的报道，并无预期高效低毒的特性，出现预期与现实的巨大反差，进一步的研究发现：血小板中的 COX-1 能催化合成血栓素 A_2，有促血小板聚集和血管收缩的作用；在内皮细胞中，由 COX-2 催化产生的前列环素可抑制血小板聚集，促使血管舒张，防止血栓形成。正常情况下，血栓素 A_2 和前列环素处于平衡状态。然而，选择性 COX-2 抑制剂强力抑制 COX-2 而不抑制 COX-1，导致前列环素产生受阻而血栓素 A_2 不受影响，增强了血小板聚集和血管收缩，引发血管栓塞事件。这一机制被用于解释与选择性 COX-2 抑制剂相关的血管栓塞事件。选择性 COX-2 抑制剂罗非昔布和伐地考昔均因严重的心血管事件，被撤出市场；美国食品药品管理局要求修改塞来昔布的说明书，强调其心血管不良反应的风险，建议在效益超过风险的情况下选择使用。美国食品药品管理局还要求所有选择性 COX-2 抑制剂非甾体抗炎药的处方药在其说明书中加入黑框警告，显著标示其潜在发生心血管疾病的风险，以及潜在的危及生命的胃肠道出血等风险。

另外，还发现 COX-2 在维持肾的结构、功能方面发挥重要作用，可调节电解质平衡，并维持肾血流量，使用选择性 COX-2 抑制剂可影响对肾脏具有保护作用的前列腺素的生成，导致药物相关的肾脏不良反应。

选择性 COX-2 抑制剂的代表药物为塞来昔布，常用药物包括罗非昔布以及中国自主研发的艾瑞昔布等（表1）。

（郭小可）

sāiláixībù

塞来昔布（celecoxib） 化学名为4-[5(4-甲基苯基)-3-(三氟甲基)吡唑-1-基]-苯磺酰胺。结构式见图1。为选择性环氧合酶2（cycloxygenase-2，COX-2）抑制剂。塞来昔布由辉瑞（Pfizer）公司开发，1999 年经美国食品药品管理局批准上市，是第一个上市的 COX-2 选择性抑制剂。

塞来昔布含氨磺酰基和邻二苯基结构，这是能够选择性作用于 COX-2 的分子基础。塞来昔布微溶于水，溶解性随碱性的增加而增加，抗炎活性与吲哚美辛相

图 1 塞来昔布的结构式

当，对 COX-2 的抑制作用是 COX-1 的 400 倍。临床上用于治疗急性期或慢性期骨关节炎和类风湿关节炎。与传统非甾体抗炎药相比，其溃疡发生率和肾毒性都显著降低。

口服吸收快且完全，生物利用度约为 99%，吸收后广泛分布于全身各组织，2～3 小时达到血浆峰浓度。主要以无活性的代谢产物形式从尿及粪便中排出，仅有约 3% 的药物未经代谢而直接排出。在肝中经 CYP2C9 氧化代谢，生成 4-羟甲基代谢物，并进一步氧化成羧酸，羧酸代谢物可与葡萄糖醛酸结合，随尿液排泄，见图 2。

表 1 部分常用的选择性 COX-2 抑制剂药物

药物名称及化学结构	结构特点	作用特点及用途
罗非昔布（rofecoxib）	结构中含甲磺酰基取代苯的结构，分子体积较大，不易进入 COX-1 的开口，但可进入空穴相对大的 COX-2，并与相应的结合点结合，而呈现选择性抑制作用	对类风湿性关节炎、骨关节炎和急性疼痛等有良好的疗效，并且基本消除了对消化道的副作用，曾经被认为是非常成功的新型非甾体抗炎药。1999 年在美国上市，2003 年美国食品药品管理局发布报告称，长期服用罗非昔布的患者突发心脏病和脑卒中的风险增加，2005 年默克（Merck）宣布撤回
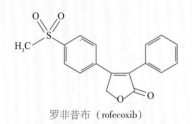 艾瑞昔布（imrecoxib）	含不饱和吡咯烷酮结构	在 COX-1 和 COX-2 之间的抑制作用有选择性，对 COX-2 的抑制作用强于 COX-1，对其 COX-2 抑制作用的选择性高于吲哚美辛，略强于美洛昔康，但低于塞来昔布。2011 年上市，用于缓解骨关节炎的疼痛症状，适用于男性及治疗期间无生育要求的妇女

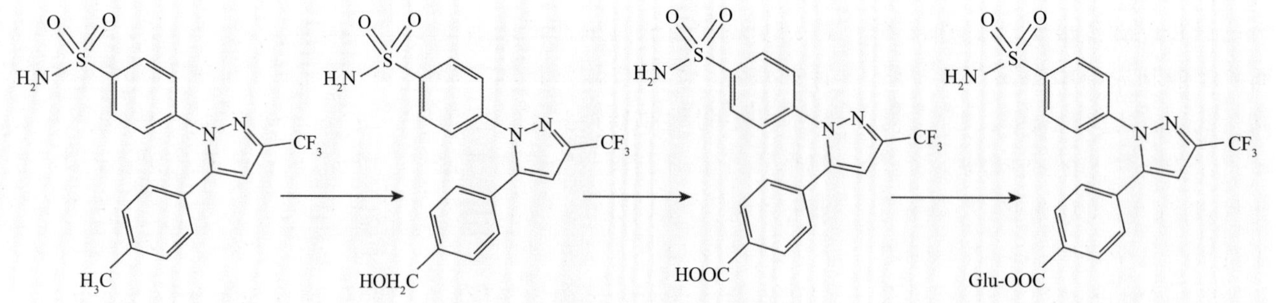

图2 塞来昔布的代谢过程

药物-药物相互作用：塞来昔布虽经 CYP2C9 代谢，但可抑制 CYP2D6 代谢酶，当合并使用的药物其代谢与 CYP2C9 或 CYP2D6 等有关时，需注意药物之间的相互影响：抑制 CYP2C9 的药物，如扎鲁司特、氟康唑和氟伐他汀等与塞来昔布同时服用，可使塞来昔布的代谢减慢而升高血药浓度；经 CYP2D6 代谢的药物，如美托洛尔、普萘洛尔和地昔帕明等，与塞来昔布同时服用时会导致此类药物的代谢减慢而血药浓度升高。

随着选择性 COX-2 抑制剂被发现具有心血管和肾的副作用后，美国食品药品管理局要求塞来昔布修改说明书，强调其心血管不良反应的风险，建议在效益超过风险的情况下选择使用。

（郭小可）

kàngtòngfēngyào

抗痛风药 （antigout drugs）

能够通过调节尿酸水平或通过控制症状治疗或缓解痛风的一类药物。痛风是一种以持续性高尿酸血症导致尿酸钠晶体在关节及其周围组织沉积为特征的嘌呤代谢性疾病。

痛风患者的血液尿酸水平是正常水平的 2~3 倍。尿酸具弱酸性（$pK_{a1} = 5.7$，$pK_{a2} = 10.3$），水溶性很小。在生理 pH 条件下，以较易溶解的尿酸钠形式存在。在肾内，尿酸可被重吸收。体内尿酸的生成增加或排泄减少可致尿酸水平增加。超出其溶解限度后，尿酸盐沉积于关节、结缔组织和肾，引起粒细胞浸润、局部炎症和疼痛。慢性痛风可因尿酸钠的侵袭导致永久性关节损害。

尿酸的体内合成主要途径：由腺嘌呤在腺嘌呤脱氨酶催化下生成次黄嘌呤，然后在黄嘌呤氧化酶的作用下氧化为黄嘌呤，再经黄嘌呤氧化酶作用生成尿酸（图1）。

正常情况下，体内嘌呤的合成与分解速度处于相对稳定状态，随尿液排出的尿酸量恒定。嘌呤代谢紊乱时，嘌呤的合成和分解

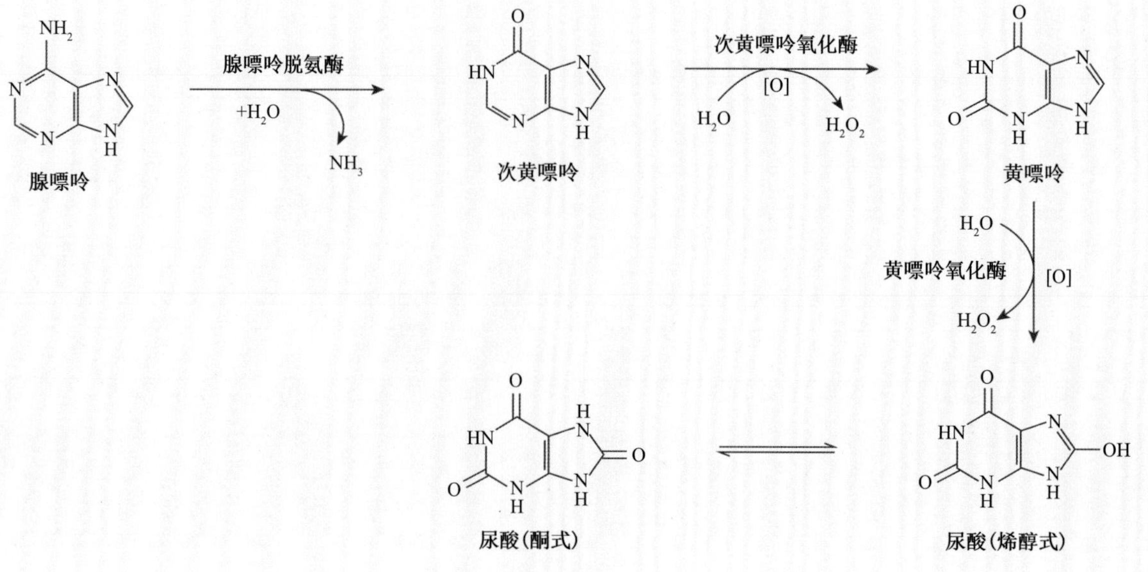

图1 尿酸的生物合成

失衡，次黄嘌呤的含量增加，导致黄嘌呤和尿酸的合成增加，进而使血液和尿液中尿酸的含量增高，诱发痛风症状出现。

临床上使用的抗痛风药根据作用机制可分为 3 类（表 1）：①黄嘌呤氧化酶抑制剂。通过抑制黄嘌呤氧化酶而抑制尿酸生成的药物，代表药物为别嘌醇，常用药物包括非布司他等。该类药物可阻断尿酸体内生物合成的最终阶段，减少尿酸的产生。在尿酸的生物合成途径中，黄嘌呤氧化酶是关键酶，故可通过抑制此酶减少尿酸生成，适用于尿酸生成过多者。②促进尿酸排泄的药物。常用药物包括丙磺舒、苯溴马隆等。该类药物通过抑制近端肾小管对尿酸的重吸收而促进尿酸排泄。适用于血尿酸增高，肾功能尚好，每日尿酸排出不多的患者。由于使用该类药物的患者尿中尿酸浓度增加，在服药期间应多饮水，服用碱性药物碱化尿液。该类药物最大的缺点是能引起尿酸盐晶体在尿路的沉积，引发肾绞痛和肾功能损害。③急性痛风期治疗药物。用于缓解尿酸盐沉积引起的关节炎症，常用药物包括秋水仙碱、解热镇痛药、糖皮质激素和其他镇痛药等。急性痛风期药物治疗的主要目的是控制症状，急性痛风的首选药物为秋水仙碱和非甾体抗炎药，由于后者副作用较前者小，临床应用相对较多。①和②两类药物可减少血液中的尿酸水平，用于慢性痛风的治疗。

(郭小可)

表 1　部分常用的抗痛风药

药物分类	药物名称及化学结构	结构特点	作用特点及用途
黄嘌呤氧化酶抑制剂	非布司他（febuxostat）	非嘌呤类	既能抑制氧化型黄嘌呤氧化酶又能抑制还原型黄嘌呤氧化酶，减少尿酸的生成，降低血清中尿酸的浓度，对痛风有显著治疗作用。对黄嘌呤氧化酶有高度选择性，对涉及体内嘌呤和嘧啶代谢的酶均无影响。适用于痛风患者高尿酸血症的长期治疗
促进尿酸排泄药	丙磺舒（probenecid）	具有苯磺酰胺结构	经肾小管主动分泌，可竞争性地抑制尿酸在近曲肾小管的重吸收，促进尿酸的排泄，降低血中尿酸浓度，减少尿酸盐在组织中沉积，但其无镇痛、抗炎作用，用于慢性痛风的治疗，对急性痛风无效。可竞争性地抑制弱有机酸类药物，如青霉素在肾小管的分泌，增加这些抗生素的血药浓度和延长它们的作用时间，可作为辅助用药
	苯溴马隆（benzbromarone）	苯并呋喃类衍生物	作用机制与丙磺舒相似，但比丙磺舒有更强的降低血尿酸作用，主要用于慢性痛风、原发性和继发性高尿酸血症的治疗。肾功能不全患者使用苯溴马隆的效果比丙磺舒更好
急性痛风治疗药	秋水仙碱（colchicine）	生物碱类	从秋水仙的球茎和种子中提取的一种生物碱，它能与微管蛋白结合形成二聚体，阻止有丝分裂纺锤体形成，阻止趋化因子的释放，使中性粒细胞的游动、趋化、黏附及吞噬活动降低从而达到消炎镇痛、治疗痛风的目的。治疗痛风急性发作的特效药。因安全窗较窄，副作用大，常见不良反应有恶心、呕吐、腹泻、痉挛性腹痛等

biépiàochún

别嘌醇（allopurinol） 化学名

为1*H*-吡唑并［3,4-*d*］嘧啶-4-醇。结构式见图1。为黄嘌呤氧化酶抑制剂。宝威公司（Burroughs Wellcome，后并入葛兰素史克）公司开发，1967年在美国上市。

别嘌醇通过抑制黄嘌呤氧化酶，使尿酸的生物合成减少，降低血液中尿酸浓度，减少尿酸盐在骨、关节及肾脏的沉积。临床用于痛风、痛风性肾病。

别嘌醇为6-羟基嘌呤的类似物，可被体内黄嘌呤氧化酶氧化为奥昔嘌醇，奥昔嘌醇与别嘌醇都对黄嘌呤氧化酶都有抑制作用，见图2。黄嘌呤氧化酶对奥昔嘌醇的亲和力比对黄嘌呤和次黄嘌呤大，使黄嘌呤和次黄嘌呤不能转

图1 别嘌醇的结构式

化为尿酸，血中尿酸的浓度降低。并且黄嘌呤及次黄嘌呤的溶解度比尿酸大，故在泌尿道中不易析出，易被肾清除。此外，尿酸在血浆中浓度降低至其溶解度水平之下，不仅避免尿酸结石的形成，还有助于结石的重新溶解。

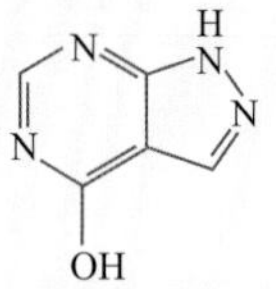

别嘌醇口服吸收后经肝代谢，约有70%的代谢物为有活性的奥昔嘌醇。后者对黄嘌呤氧化酶也有抑制作用，其半衰期比别嘌醇更长（18~30小时）。该活性代谢物所起的作用是别嘌醇的一个重要部分。别嘌醇可抑制肝酶活性，与其他药物如茶碱、6-巯嘌呤等合并用药可使其清除率减少。

(郭小可)

kàngbiàntài fǎnyìngyào

抗变态反应药（antiallergic agents） 用于防治机体因各种抗

原性物质引起的变态反应性疾病的药物。变态反应在免疫学称过敏反应，是机体受抗原性物质（如细菌、病毒、寄生虫、花粉、尘埃、某些蛋白质等）刺激后引起的组织损伤或生理功能紊乱，属病理性免疫反应。抗变态反应

药俗称抗过敏药，用于治疗此类变态反应性疾病，主要能阻断引起变态反应的介质（如组胺等）对其受体（如组胺 H_1 受体）的作用，故又称为抗组胺药或组胺 H_1 受体阻断剂。

变态反应涉及的范围比较广，21世纪初尚无专门针对各型变态反应性疾病的药物，已有药物主要是抑制过敏性介质的释放和阻断过敏性介质的作用。抗变态反应药物主要分为三大类。①抗组胺药：是最早用于临床的抗过敏药物，通过选择性阻断组胺 H_1 受体，拮抗组胺引起的变态反应。抗组胺药主要分为经典的 H_1 受体阻断剂和非镇静 H_1 受体阻断剂两类。②抗白三烯药：通过阻断过敏的慢反应物质白三烯与受体的作用，拮抗白三烯引起的变态反应，分为白三烯受体阻断剂和抑制白三烯生成药物。白三烯受体阻断剂常用药物包括扎鲁司特、孟鲁司特等，抑制白三烯生成的常用药物包括齐留通等。③变态反应介质释放抑制剂：通过稳定肥大细胞膜阻止组胺及其他变态

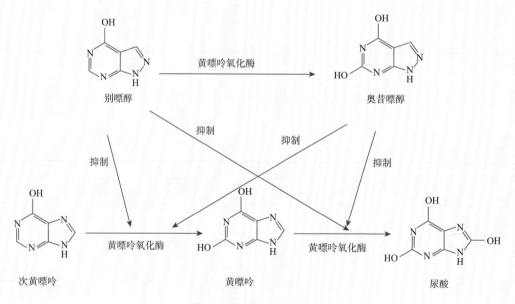

图2 别嘌醇的作用机制

反应介质的释放，产生抗过敏效应，常用药物包括色甘酸钠、曲尼司特等。

（郭小可）

jīngdiǎn de H_1 shòutǐ zǔduànjì

经典的 H_1 受体阻断剂（classical H_1-receptor blocker）

临床最早使用的组胺 H_1 受体阻断剂。又称第一代 H_1 受体阻断剂。主要是 20 世纪 80 年代之前开发上市的 H_1 受体阻断剂。一般这类分子的脂溶性较高，易通过血脑屏障进入中枢，且对 H_1 受体选择性不高，中枢副作用较大，主要通过与组胺 H_1 受体结合发挥抗变态反应的作用。1933 年，在研究抗疟药物时，发现哌罗克生对由吸入组胺气雾剂引发的支气管痉挛有缓解作用，引起了科学家的研究兴趣，在进行了大量结构改造和构效关系研究后，陆续上市了一批经典的 H_1 受体阻断剂。由于 H_1 受体阻断作用选择性不够强，故常不同程度地呈现出抗肾上腺素、抗 5-羟色胺、抗胆碱、镇痛、局部麻醉等副作用。

经典的 H_1 受体阻断剂主要通过与组胺 H_1 受体结合发挥抗变态反应的作用。依据化学结构的将其分为 4 类：①乙二胺类药物，是 H_1 受体阻断剂中最早用于临床的药物，基本结构见图 1，常用药物包括曲吡那敏等。②氨烷基醚类药物，是用 Ar_2CHO—代替乙二胺类的 $ArCH_2N$（Ar）—部分结构得到的药物，基本结构见图 2，常用药物包括苯海拉明、茶苯海明等。③丙胺类药物，是运用生物电子等排原理，用—CH—替代了乙二胺类和氨烷基醚类结构中 N 和 O 得到的药物，基本结构见图 3，代表药物包括氯苯那敏等，常用药物包括非尼拉敏等。④三环类药物，可以看成将乙二胺类、氨烷基醚类和丙胺类 H_1 受体拮抗剂的两个芳环部分以不同基团邻位相连，形成三环结构的药物，基本结构见图 4，常用药物包括赛庚啶、酮替芬等。常用药物的化学结构、结构特点和作用特点见表 1。

（郭小可）

lǜběnnàmǐn

氯苯那敏（chlorphenamine）

化学名为（±）-3-（4-氯苯基）-N,N-二甲基-3-（吡啶-2-基）丙-1-胺。又称扑尔敏。结构式见图 1。为丙胺类经典的 H_1 受体阻断剂，常用其马来酸盐。临床主要用于治疗过敏性鼻炎、皮肤黏膜过敏、荨麻疹、血管舒张性鼻炎、花粉症、接触性皮炎以及药物和食物引起的过敏性疾病。副作用有嗜睡、口渴、多尿等。常用剂型为片剂和注射液。先灵葆雅（schering plough，2009 年被美国默克并购）公司研发上市。

作用机制 氯苯那敏有吡啶基团和脂肪胺侧链，呈碱性，可与酸成盐。氯苯那敏结构中有两个不同类型的芳环连接的碳原子为手性碳原子，存在 1 对光学异构体。其 R 构型（左旋体）异构体的活性仅为消旋体的 1/90，而 S 构型（右旋体）异构体的活性比消旋体强约 2 倍，毒性较小。临床使用的药物为氯苯那敏外消旋体的马来酸盐，右氯苯那敏是氯苯那敏的右旋体，以马来酸盐形式在美国、日本、欧洲等国家和地区上市。对组胺 H_1 受体有竞争性阻断作用且很强，作用持久，

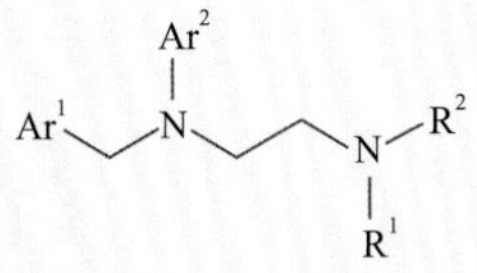

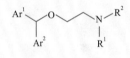

Ar^1 可为苯基、对位取代苯基或噻吩基；Ar^2 一般为苯基或 2-吡啶基；R^1 及 R^2 一般为甲基，也可环合成含氮原子杂环。

图 1 乙二胺类 H_1 受体阻断剂的基本结构

Ar^1 及 Ar^2 一般为取代苯基或 2-吡啶基；R^1 及 R^2 一般为甲基，也可环合成含氮原子杂环。

图 2 氨烷基醚类 H_1 受体阻断剂的基本结构

Ar^1 及 Ar^2 一般为取代苯基或 2-吡啶基；R^1 及 R^2 一般为甲基，也可环合成含氮原子杂环。

图 3 丙胺类 H_1 受体阻断剂的基本结构

Ar^1 及 Ar^2 可为苯基、取代苯基或杂环；X、Y 可为碳原子、氮原子、硫原子或碳碳双键等；R^1 及 R^2 一般为甲基，或环合成含氮原子杂环。

图 4 三环类 H_1 受体阻断剂的基本结构

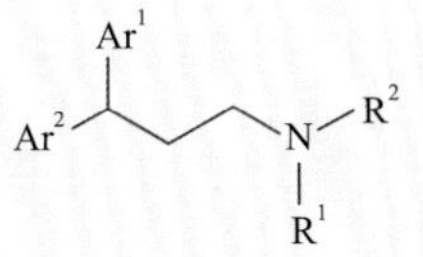

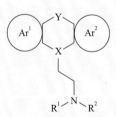

表 1 部分常用的经典 H_1 受体阻断剂类药物

类别	药物名称及化学结构	结构特点	作用特点及用途
乙二胺类药物	曲吡那敏（tripelennamine）	有乙二胺类的基本结构，两个芳基分别为苄基和吡啶基	抗组胺作用强而持久，嗜睡等副作用较少。用于治疗过敏性皮炎、湿疹、过敏性鼻炎、哮喘等
氨烷基醚类药物	苯海拉明（diphenhydramine）	有氨烷基醚类的基本结构，两个芳环均为苯基	有镇静、防晕动和镇吐作用，可缓解支气管平滑肌痉挛。主要用于治疗荨麻疹、过敏性鼻炎和皮肤瘙痒等变态性疾病，也可预防晕动病及治疗妊娠呕吐
	茶苯海明（dimenhydrinate）	苯海拉明与8-氯茶碱形成的盐	与有中枢兴奋作用的8-氯茶碱成盐，可克服苯海拉明的嗜睡和中枢抑制副作用。用于防治晕动病
丙胺类药物	非尼拉敏（pheniramine）	有丙胺类的基本结构，两个芳环为苯基和吡啶基团	主要用于皮肤黏膜过敏性疾病，对眼部过敏效果更好。也用于急性鼻咽炎（感冒）和晕动症所致呕吐
三环类药物	赛庚啶（cyproheptadine）	三环类基本结构中 X 为 sp^2 杂化的碳原子，Y 为—CH＝CH—及其生物电子等排体	有较强的 H_1 受体阻断作用，并有轻、中度的抗5-羟色胺及抗胆碱作用。适用于荨麻疹、湿疹、皮肤瘙痒症及其他过敏性疾病。由于还可抑制下丘脑饱觉中枢，故尚有刺激食欲的作用，服用一定时间后可见体重增加
	酮替芬（ketotifen）	将赛庚啶的—CH＝CH—换成生物电子等排体—CH_2CO—，并用生物电子等排体噻吩环代替靠近羰基的苯环得到	有强大的 H_1 受体阻断作用，还可抑制过敏介质的释放，临床用其富马酸盐治疗和预防各类哮喘和支气管痉挛，有较强的中枢抑制、嗜睡副作用

注：＊.该碳原子为不对称原子。

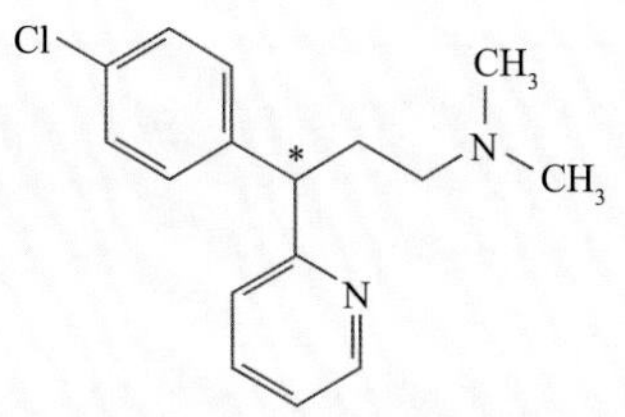

*. 该碳原子为不对称原子。
图1 氯苯那敏的结构式

能对抗变态反应所致毛细血管扩张，降低毛细血管的通透性，缓解支气管平滑肌收缩所致的喘息。对中枢抑制作用较轻，嗜睡副作用较小，抗胆碱作用也较弱，适用于日间服用，主要用于治疗荨麻疹、过敏性鼻炎、结膜炎等。也用在多种复方制剂和化妆品中。

氯苯那敏口服后吸收迅速而完全，排泄缓慢，作用持久。主要在肝代谢，以 N-去一甲基、N-去二甲基、N-氧化物及未知的极性代谢物随尿排出，见图2。

不良反应 ①有时有轻微的口干、眩晕、恶心等反应，嗜睡作用轻微。②服用量过大致急性中毒，成人常出现中枢抑制。儿童中毒多呈中枢兴奋。呼吸衰竭，可采用人工呼吸、给氧等

支持疗法，忌用中枢兴奋药。必要时可用去甲肾上腺素静脉滴注以维持血压，但不宜用肾上腺素。抢救中切忌用组胺注射作解毒药。

药物-药物相互作用 ①与其他有抗胆碱作用的药物，如阿托品、三环类抗抑郁药、单胺氧化酶抑制剂合用，可加强本类药物的抗胆碱作用。②抗组胺药可抑制变应原性物质的皮试反应，因此在皮试前若干天应停止使用一切抗组胺药物，以免影响皮试结果。③与苯妥英合用可能抑制其肝代谢，使其毒性增加，应注意监测苯妥英浓度。④可增强金刚烷胺、抗胆碱药、氟哌啶醇、吩噻嗪类及拟交感神经药等作用。⑤同时饮酒或服用中枢神经抑制药可使氯苯那敏药效增强。

（郭小可）

fēizhènjìng H₁ shòutǐ zǔduànjì
非镇静 H₁ 受体阻断剂（nonsedating H₁ blocker）
难通过血-脑屏障而不具中枢镇静副作用的 H₁ 受体阻断剂。又称第二代 H₁ 受体阻断剂。主要是 20 世纪 80 年代之后开发上市的 H₁ 受体

阻断剂。这类分子结构中含有亲水性基团、难通过血脑屏障进入中枢，且对外周 H₁ 受体选择性较高，中枢副作用较小，主要通过与组胺 H₁ 受体结合发挥抗变态反应的作用。

由于经典的 H₁ 受体拮抗剂均含脂溶性较强的基团，易通过血脑屏障而进入中枢，产生中枢抑制和镇静作用；它们在结构上与局部麻醉药、镇静药、抗 M 受体药相近，故 H₁ 受体专一性不强，常呈现不同程度的局部麻醉、抗肾上腺素能、拟交感、镇痛和抗5-羟色胺等作用，有的还由于抗胆碱作用出现胃肠道不适或口干等副作用；多数药物作用时间较短，使临床应用受到限制。为了提高药物对 H₁ 受体的选择性以及限制药物进入中枢而开发非镇静 H₁ 受体阻断剂。例如，阿伐斯汀和西替利嗪就是通过引入亲水性基团，使药物难以通过血脑屏障而克服中枢镇静副作用。

非镇静 H₁ 受体阻断剂发挥抗变态反应的作用与经典的 H₁ 受体阻断剂相同，也是通过与组胺 H₁ 受体结合而发挥作用，但其由于在结构中引入了亲水性基团，降低了中枢副作用。依据其化学结构的不同可将非镇静 H₁ 受体阻断剂分为 3 类：三环类、苯并咪唑类和其他类。三环类非镇静 H₁ 受体阻断剂代表药物包括氯雷他定等，常用药物包括地氯雷他定、卢帕他定、阿伐斯汀等；苯并咪唑类非镇静 H₁ 受体拮抗剂代表药物包括非索非那定，常用药物包括阿司咪唑、咪唑斯汀、依美斯汀等（表1）。其他类非镇静 H₁ 受体拮抗剂代表药物是西替利嗪，常用药物包括左西替利嗪等（表1）。

（郭小可）

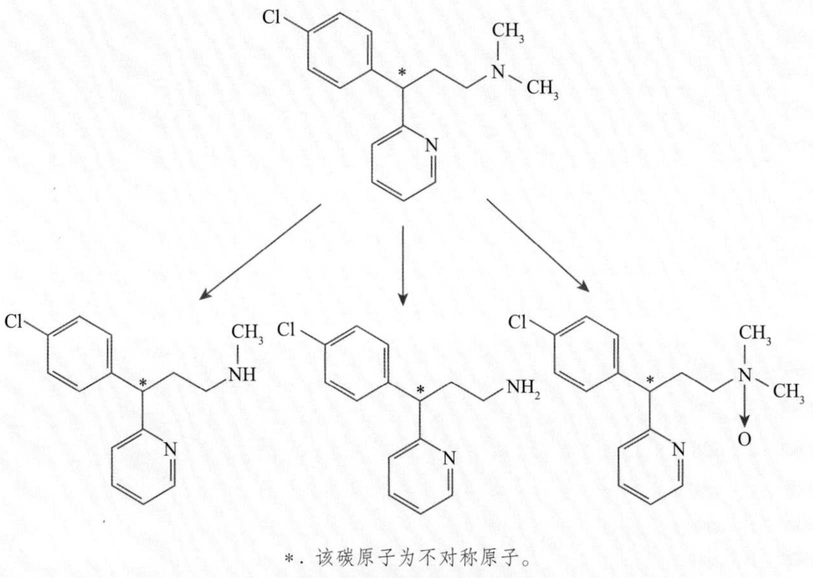

*. 该碳原子为不对称原子。
图2 氯苯那敏代谢途径

表 1　部分常用的非镇静 H$_1$ 受体阻断剂类药物

类别	药物名称及化学结构	结构特点	作用特点及用途
三环类药物	地氯雷他定（desloratadine）	氯雷他定的 N-去乙氧羰基代谢产物	对外周 H$_1$ 受体的选择性高。可缓解过敏性鼻炎或慢性特发性荨麻疹的相关症状。无心脏毒性，起效快、作用强、药物相互作用少
	卢帕他定（rupatadine）	地氯雷他定的类似物，由地氯雷他定的哌啶氮原子上被 5-（3-甲基吡啶）甲基取代后得到，临床常用其富马酸盐	阻断外周 H$_1$ 受体同时，对血小板激活因子也有阻断作用。用于治疗季节性和常年性过敏性鼻炎、荨麻疹。因会发生药物-食物相互作用，应避免与葡萄柚同时服用
	阿伐斯汀（acrivastine）	有经典的 H$_1$ 受体阻断剂中丙胺类的基本结构，两个芳环为取代苯基和取代吡啶基团，氮原子与其取代基成四氢吡咯环	有选择性阻断组胺 H$_1$ 受体的作用。结构中的丙烯酸基使其具有相当的亲水性而难进入中枢神经系统，故无镇静作用。也无抗 M 胆碱作用。适用于过敏性鼻炎、花粉症、荨麻疹、皮肤划痕症等。E 型（反式）异构体的活性大大高于 Z 型（顺式）体
苯并咪唑类药物	阿司咪唑（astemizole）	含哌啶和咪唑胺结构	较难通过血脑屏障，为无中枢镇静和无抗胆碱作用的强效 H$_1$ 受体阻断剂，作用持续时间长。但由于存在心脏毒性而撤出市场
	咪唑斯汀（mizolastine）	含有哌啶结构。由于分子中 6 个氮原子均参与了共轭体系，因此碱性很弱	对 H$_1$ 受体的特异性和选择性高，起效快，药效强，作用时间长。在抗过敏同时，还有抗炎作用，为具双重作用的抗组胺药。心脏副作用很小，用于治疗过敏性鼻炎和慢性特发性荨麻疹
	依美斯汀（emedastine）	含 1,4-二氮环庚烷结构。苯并咪唑环上取代基为 2-乙氧基乙基柔性侧链	除了有较强的 H$_1$ 受体阻断作用外，还有轻、中度的抗 5-羟色胺及抗胆碱作用。用于治疗荨麻疹、湿疹、皮肤瘙痒症及其他过敏性疾病。能抑制下丘脑饱觉中枢，故有刺激食欲的作用

表 1　部分常用的非镇静 H₁ 受体阻断剂类药物　　　　　　　　　　　续　表

类别	药物名称及化学结构	结构特点	作用特点及用途
其他类药物	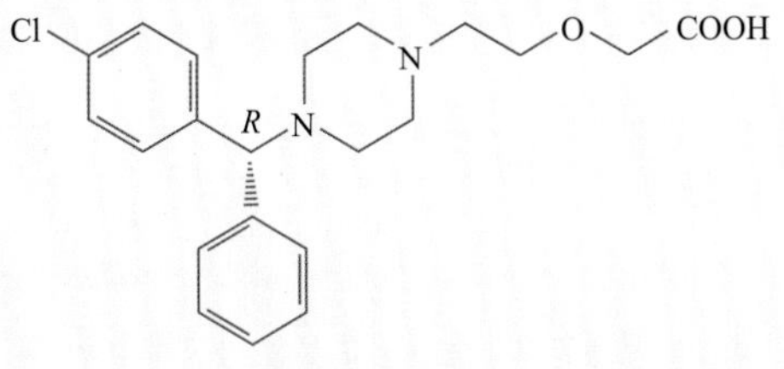 左西替利嗪（levocetirizine）	含有哌嗪结构以及羧基，为西替利嗪的 *R*-异构体，临床用其盐酸盐	选择性 H₁ 受体阻断剂。无明显抗胆碱和抗 5-羟色胺作用，中枢抑制作用较小。用于治疗过敏性鼻炎及慢性特发性荨麻疹

lǜléitādìng

氯雷他定（loratadine）　化学名为4-（8-氯-5,6-二氢-11*H*-苯并[5,6]环庚并[1,2-*b*]吡啶-11-亚基)-1-哌啶甲酸乙酯。结构式见图 1。对外周 H₁ 受体有选择性阻断作用，有强效和长效的特点，属非镇静 H₁ 受体阻断剂，为第二代抗组胺药。无交感、副交感神经以及中枢神经的副作用。临床上用于治疗过敏性鼻炎、慢性荨麻疹及其他过敏性皮肤病。无明显镇静作用，罕见嗜睡、肝功能改变等不良反应。1988 年先灵葆雅（Schering-Plough）开发，1993 年在美国首次上市。

　　氯雷他定属三环类非镇静 H₁ 受体阻断剂抗组胺药，其结构可看作是在阿扎他啶（图 2）的苯环上进行氯代，并将碱性氮甲基部分换成中性的氨甲酸乙酯得到。白色或微黄色的粉末，不溶于水，易溶于丙酮、乙醇和三氯甲烷，口服吸收迅速，1~3 小时起效，持续时间达 24 小时以上，半衰期 8.4 小时，血浆蛋白结合率 98%，不能通过血脑屏障。在肝脏迅速而广泛地代谢，代谢产物主要为 *N*-去乙氧羰基氯雷他定（地氯雷他定，desloratadine），对 H₁ 受体的选择性更好，无心脏毒性，且有起效快、效力强、药物相互作用少等优点，已开发成新药上市。

　　不良反应：较少，但仍有致心动过速的报道。

　　药物-药物相互作用：①经肝 CYP450 酶代谢，抑制肝药酶活性的药物，如大环内酯类抗生素、抗真菌药酮康唑等，可使氯雷他定的代谢减缓，血药浓度增加，有可能导致不良反应增加。②与其他中枢抑制药、三环类抗抑郁药合用或饮酒可引起严重嗜睡。

（郭小可）

xītìlìqín

西替利嗪（cetirizine）　化学名为(±)-2-[4-[(4-氯苯基)苯甲基]-1-哌嗪基]乙氧基]乙酸。结构式见图 1。为其他类非镇静 H₁ 受体阻断剂，因结构中含哌嗪环呈碱性，临床常用其盐酸盐。西替利嗪选择性地作用于 H₁ 受体，阻断作用强而持久，对 M 受体和 5-羟色胺受体的作用极小。由于西替利嗪结构中含有碱性的哌嗪环和羧酸基团，分子易离子化，不易透过血脑屏障进入中枢，故属于第二代抗组胺药。临床用作抗变态反应药。由比利时优时比制药公司（UCB Pharma S. p. A.）研发，于 1987 年在比利时首次上市。

　　西替利嗪可抑制组胺介导的早期反应，还可明显减少嗜酸性粒细胞向变态反应部位的迁移及炎症介质的释放，抑制后期变态反应，还有一定抗胆碱作用。西替利嗪不易通过血脑屏障，对中枢无镇静作用，适用于过敏性鼻炎、过敏性结膜炎、荨麻疹等。偶见嗜睡、头晕等副反应。未见心脏毒副作用。

　　西替利嗪是安定药羟嗪（结构式见图 2）的体内主要代谢产物。西替利嗪口服吸收快，1.5 小时后起效，药效可维持 24 小时，在体内基本不代谢，以原药排出。

　　西替利嗪结构中哌嗪环与苯环之间连接的碳原子为手性碳原子，故有 1 对对映异构体。由于其 *S*-异构体可与脑内受体结合导

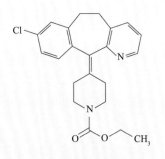

图 1　氯雷他定的结构式

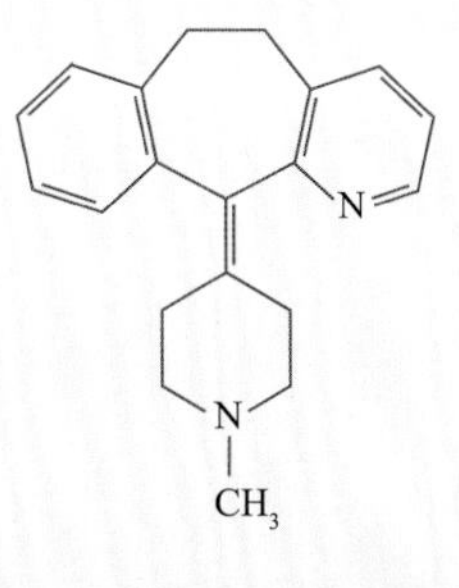

图 2　阿扎他啶的结构式

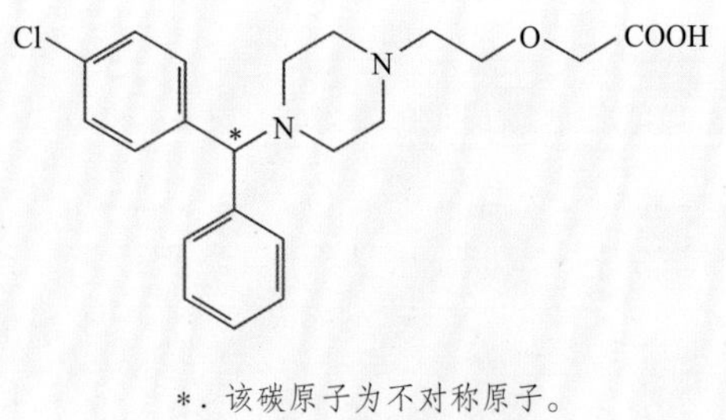

*. 该碳原子为不对称原子。

图1 西替利嗪的结构式

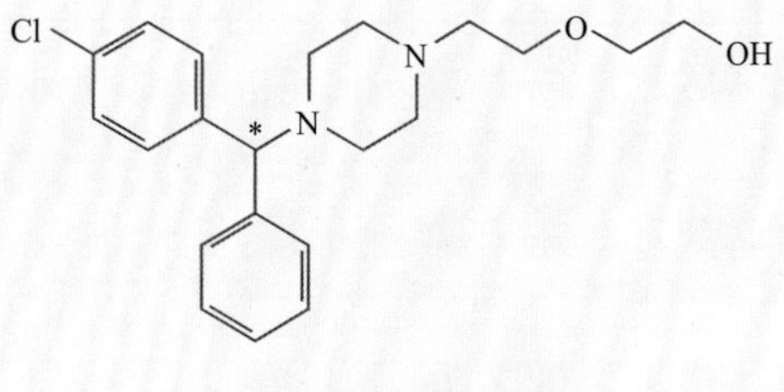

*. 该碳原子为不对称原子。

图2 羟嗪的结构式

致中枢神经副作用，故其光学纯 *R*-异构体左西替利嗪已于 2001 年在德国上市，剂量减半，副作用比西替利嗪更少。

药物-药物相互作用：乙醇和催眠药可加强西替利嗪的中枢抑制作用。

（郭小可）

fēisuǒfēinàdìng

非索非那定（fexofenadine）

化学名为（*RS*）-2-[4-[1-羟基-4-[4-（羟基二苯基甲基）-1-哌啶基]丁基]苯基]-2-甲基丙酸。结构式见图1。为其他类非镇静 H_1 受体阻断剂（第二代抗组胺药），由于结构中含有哌啶环显碱性，临床常用其盐酸盐制剂。非索非那定的特点是能选择性地阻断 H_1 受体，具有良好的抗组胺作用，且对 5-羟色胺、胆碱和肾上腺素受体无阻断作用。非索非那定的毒副作用小，还具有抑制肥大细胞释放各种过敏性介质的作用。临床上用于治疗季节性过敏性鼻炎和慢性特发性荨麻疹。赛诺菲（Sanofi）公司开发，1996 年首次在美国上市。

非索非那定是特非那定体内的活性代谢产物，见图2。特非那定（terfenadine）是一个选择性外周组胺 H_1 受体阻断剂，由于不进入大脑，故无中枢镇静作用，不影响精神运动行为；体外试验证明其对 α、β、M 或 H_2 受体的亲和力很低；仅具微弱或几乎无抗 5-羟色胺能、抗胆碱能和抗肾上腺能活性；与受体结合、解离均较缓慢，药效持久，但特非那定有心脏不良反应，已从市场上撤回。非索非那定无特非那定的心血管毒性，是新一代高度选择性的非镇静 H_1 受体阻断剂。非索非那定分子中有碱性哌啶基团和酸性羧酸基团，所以呈酸碱两性，体内容易离子化，不能通过血脑屏障，无镇静作用及其他中枢神经系统副作用。非索非那定不抑制心肌钾离子通道，故无心脏毒性。因无首过效应，对肝毒性小。

非索非那定口服后吸收迅速，1~3 小时血药浓度可达峰值，蛋白结合率为 60%~70%，在体内仅约 5% 的药物经肝脏代谢为酮酸

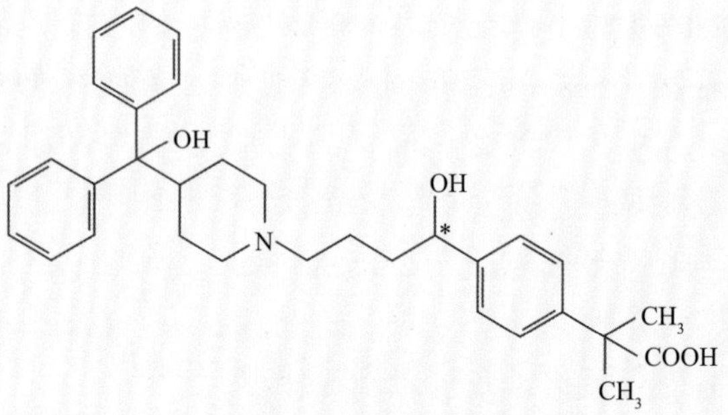

*. 该碳原子为不对称原子。

图1 非索非那定的结构式

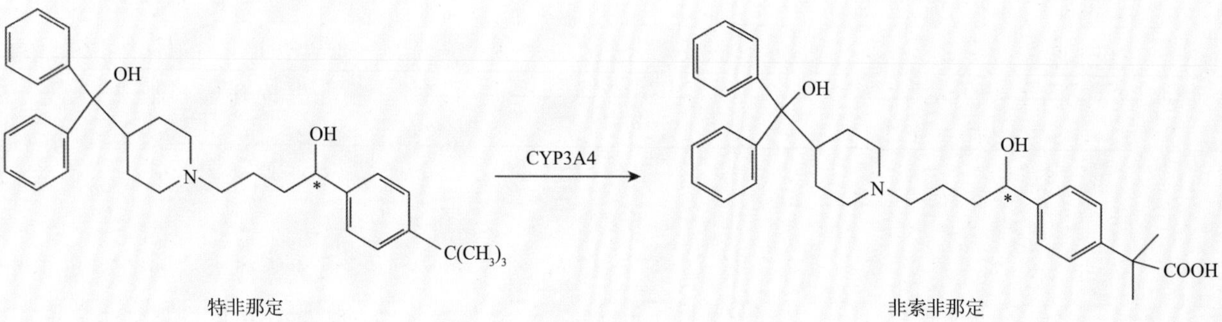

图2 特非那定代谢为非索非那定

代谢物，其余大部分药物以原型由尿和粪排泄，消除半衰期约为14.4 小时。

药物-药物相互作用：若 15 分钟内与铝、镁抗酸剂一起服用会影响非索非那定在体内的血药浓度，因此不应将非索非那定与铝、镁抗酸剂在短时间内同时服用。

（郭小可）

júbù mázuìyào
局部麻醉药（local anesthetic）

在局部使用时能够可逆性阻断周围神经冲动从局部向大脑传递使局部的痛觉消失，产生局部麻醉作用的药物。简称局麻药。使用局麻药时最先消失的是痛觉，然后依次为温觉、触觉和深部感觉，最后才是运动功能。

临床应用 可直接使用局麻药溶液或混悬液在鼻、口腔、喉、气管支气管、食管、生殖泌尿道的黏膜进行表面麻醉；或将局麻药注入皮下组织进行局部浸润麻醉；注入手术部位周围进行区域阻滞；或注入臂丛或颈丛等进行神经干或丛阻滞麻醉；或将局麻药注入腰椎蛛网膜下腔而取得下半身某部位的麻醉，即脊麻或腰麻；或将局麻药注入脊神经根的硬脊膜外间隙而产生相应节段面的阻滞麻醉。中枢神经系统和心肌细胞对局麻药特别敏感，因此局麻药使用中出现的毒副反应主要表现为中枢神经系统和心血管系统作用，以及变态反应。1884年，可卡因作为最早的局部麻醉药应用于临床，但因其有成瘾性及其他一些毒副反应，如致变态反应性、组织刺激性及水溶液不稳定等，对其结构进行改造，得到了一系列临床常用的局部麻醉药。

作用机制 神经细胞兴奋时，其动作电位的产生和脉冲传递决定于其细胞膜上离子通道的定向启闭，其中电压门控 Na^+ 通道对细胞膜去极化有关键作用。局麻药阻滞神经冲动是通过直接作用于 Na^+ 通道，阻断 Na^+ 内流，降低或防止神经细胞膜去极化，使膜稳定。局麻药降低神经细胞兴奋性，但不影响静息电位。

药物分类 根据药物的结构类型，局麻药分为三大类：①苯甲酸酯类局麻药。普鲁卡因是此类第一个药物，以普鲁卡因作为先导物，对苯环、酯键、侧链进行改造获得了一系列苯甲酸酯类局麻药。此类药物有共同的基本结构，即构成酯的两部分分别是苯甲酸和氨基醇。代表药物为普鲁卡因，常用药物包括丁卡因等（表1）。②酰胺类局部麻醉药。将苯甲酸酯类局麻药的酯键用酰胺键来代替，并将氨基和羰基的位置互换，使氮原子连接在芳环上，羰基为侧链一部分，得到了酰胺类局部麻醉药的基本结构。自利多卡因成功应用于临床，开始了酰胺类局部麻醉药的发展，已有多种药物在临床使用，并成为注射用局部麻醉药的重要组成部分。代表药物为利多卡因，常用药物包括甲哌卡因、左布比卡因等（表1）。③氨基酮类及其他类局部麻醉药。将苯甲酸酯类和酰胺类局部麻醉药的芳环与有碱性氮原子的碳链通过酯或酰胺结构来连接，其中的羰基既可在芳环上，亦可在侧链上。将此连接方式进行变化，获得了氨基酮类、氨基醚类、氨基甲酸酯类和脒类局部麻醉药。氨基酮类是用电子等排体—CH_2—代替酯基中的—O—形成的酮类化合物，结构中的羰基比酯基和酰胺基都稳定，麻醉作用更持久。常用药物包括达克罗宁等（表1）。

构效关系 局麻药的化学结构通常包括 3 个部分：①亲脂性芳香环。② 中间连接功能基。③亲水性氨基。中间部分连接芳环和氨基的功能基是酯键时即为苯甲酸酯类，是酰胺键时则为酰胺类，是其他结构如氨基醚、氨基酮、氨基甲酸酯、脒等就归为相应类型。构效关系见图 1。

（郭小可）

pǔlǔkǎyīn
普鲁卡因（procaine）

化学名为2-（二乙氨基）乙基 4-氨基苯甲酸酯。又称奴佛卡因。结构式见图 1。为第一个苯甲酸酯类局部麻醉药，临床常用其盐酸盐。

盐酸普鲁卡因固体为无色、无臭，小针状或小叶状结晶，味微苦，舌尝之有钝麻感。易溶于水，略溶于乙醇，微溶于三氯甲烷。其水溶液不稳定，尤其遇到光线，酸碱类物质易变质。

普鲁卡因为临床广泛使用的局部麻醉药，有良好的局部麻醉作用，毒性低，无成瘾性，用于局部浸润麻醉、蛛网膜下腔阻滞麻醉、腰麻、表面麻醉和局部封闭疗法。芳伯氨基易被氧化变色，pH 值及温度升高、紫外线、氧、重金属离子等均可加速氧化。所以注射剂制备中要控制 pH 值和温度，通入惰性气体，加入抗氧剂及金属离子掩蔽剂等稳定剂。化学结构中含酯基，酸、碱和体内酯酶均能促使其水解。在 pH 3.0~3.5 最稳定，pH<2.5，水解速度增加；pH>4，随着 pH 值的增高，水解速度加快。pH 值相同时，温度升高，水解速度加快。盐酸普鲁卡因的水溶液加氢氧化钠溶液，析出油状的普鲁卡因，放置后形成结晶（熔点 57~59℃）。若不经放置继续加热则水

表 1　部分常用的局部麻醉药

药物分类	药物名称及化学结构	结构特点	作用特点及用途
苯甲酸酯类局部麻醉药	丁卡因（tetracaine）	有苯甲酸酯结构，不稳定	作用比普鲁卡因强约 10 倍。丁卡因除可用于浸润麻醉、阻滞麻醉、腰麻和硬膜外麻醉外，因能透过黏膜，在五官科主要用于黏膜麻醉，弥补了普鲁卡因不能用于表面麻醉的不足，与普鲁卡因一起成为芳酸酯类中应用最广的局部麻醉药
酰胺类局部麻醉药	甲哌卡因（mepivacaine）	用环叔胺结构代替利多卡因的链状叔胺	作用与药效与利多卡因相似，穿透性能差，不宜作表面麻醉。起效快，作用时间长，可用于浸润麻醉、神经阻滞和硬膜外麻醉
	左布比卡因（levobupivacaine）	甲哌卡因的哌啶 N-甲基用丁基替换得到，为手性药物	长效局麻药布比卡因的（S）-异构体，于 2000 年在美国上市。与布比卡因的疗效无明显差异，但中枢神经系统和心脏毒性明显低于布比卡因
氨基酮类及其他类局部麻醉药	达克罗宁（dyclonine）	氨基酮类局麻药	有很强的表面麻醉作用，对黏膜穿透力强，见效快，作用较持久，毒性比普鲁卡因低。但由于刺激性较大，不宜作静脉注射和肌内注射，只作为表面麻醉药，用于火伤、擦伤、痒症、虫咬伤等镇痛止痒，以及喉镜、气管镜、膀胱镜等内镜检查前的局部麻醉

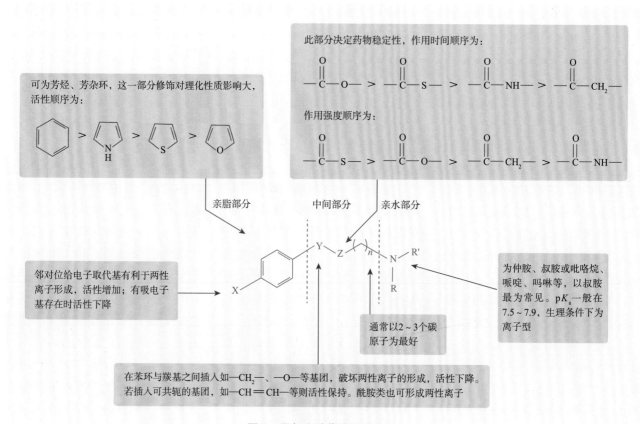

图 1　局部麻醉药的构效关系

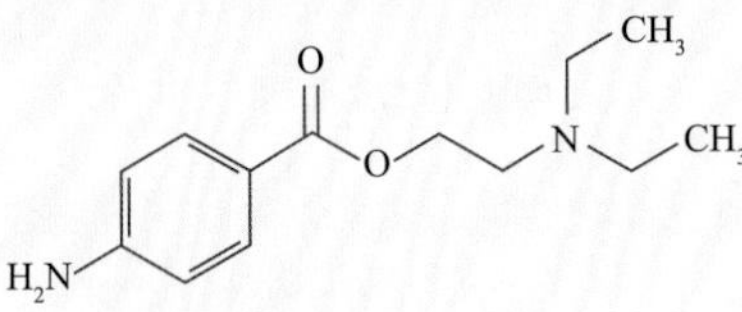

图 1　普鲁卡因的结构式

解释放出二乙氨基乙醇，酸化后析出对氨基苯甲酸。易水解失效，这一结构上的不稳定性，不仅给贮存带来困难，也是造成局部麻醉作用持续时间短的原因之一。普鲁卡因在体内的代谢过程主要为血浆假性胆碱酯酶催化水解生成对氨基苯甲酸和二乙氨基乙醇。前者是普鲁卡因引起变态反应的主要原因，80% 可随尿排出，或形成结合物后排出。后者有微弱的麻醉作用，30% 随尿排出，其余可在肝内继续脱氨、脱羟和氧化后排出。

（郭小可）

lìduōkǎyīn

利多卡因（lidocaine）

化学名为2-（二乙氨基）-N-（2,6-二甲苯基）乙酰胺。结构式见图 1。为酰胺类局部麻醉药，因存在叔胺侧链呈碱性，临床常用其盐酸盐。

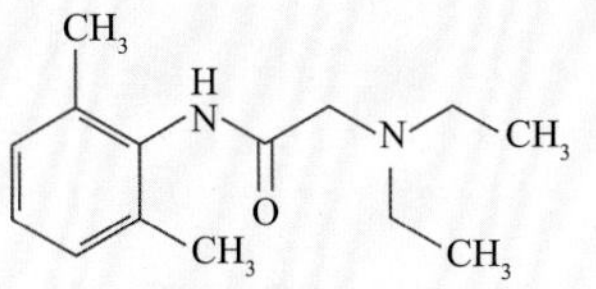

图 1　利多卡因的结构式

利多卡因是第一个酰胺类局部麻醉药，是人们在对生物碱芦竹碱（gramine；结构式见图 2）及其异构体异芦竹碱（isogramine；结构式见图 2）研究时，发现其开环前体也有局部麻醉作用，从中发现了利多卡因。1947 年被批准上市后，因其作用快速、

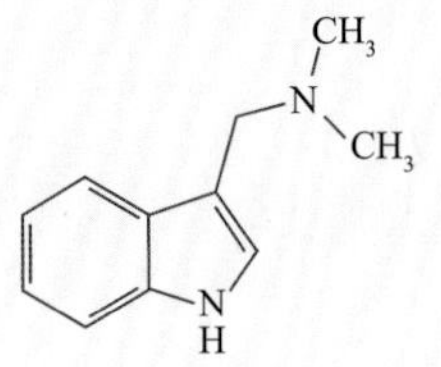

芦竹碱

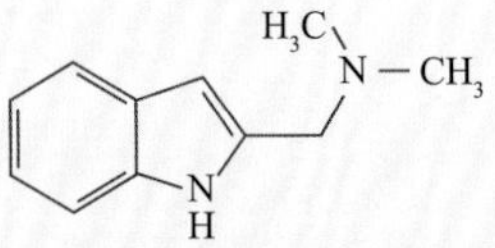

异芦竹碱

图 2　芦竹碱和异芦竹碱的结构式

非刺激性和较高安全性成为最重要的局部麻醉药之一。局部麻醉作用比普鲁卡因强 2~9 倍，作用快，通透性强，维持时间延长 1 倍。后发现利多卡因还有抗心律失常作用，尤其对室性心律失常疗效较好，作用时间短暂，无蓄积性，不抑制心肌收缩力，治疗剂量下血压不降低。抗心律失常作用与该类药物抑制心肌 Na^+ 通道的作用机制有关。1960 年以后，静脉注射用于治疗室性心动过速和频发室性期前收缩，是治疗室性心律失常和强心苷中毒引起的心律失常的首选药物。还可用于顽固性癫痫、功能性眩晕症以及各种疼痛的治疗。

盐酸利多卡因以其结构中的酰胺键区别于普鲁卡因的酯键。酰胺键较酯键稳定，另外利多卡因酰胺键的两个邻位均有甲基取代，空间位阻大，不易被酸或碱性溶液水解，体内酶解的速度也比较慢。此为利多卡因较普鲁卡因作用强，药效维持久，毒性大的原因之一。

利多卡因在体内大部分由肝代谢（图3），发生 N-去烷基化、水解及氧化代谢。N-去乙基化，生成 N-去乙基利多卡因，再进一

步去乙基化为甘氨酰二甲苯胺；苯环可在氨基的 3 位或 4 位氧化产生酚羟基，如利多卡因氧化物；酰胺键水解生成 2,6-二甲苯胺，对位进一步羟化为 2,6-二甲基-4-羟基-苯胺，及少部分氧化为2-氨基-3-甲基-5 羟基苯甲酸。部分产物可生成甘氨酰结合物。

（郭小可）

zāitǐ jīsùlèiyào

甾体激素类药（steroid hormone drugs）

含甾体母核结构的激素类物质。主要有性激素和肾上腺皮质激素，是维持生命并调节机体物质代谢、细胞发育分化、促进性器官发育、维持生殖的重要活性物质。体内甾体激素水平低下或过高会出现一系列症状，影响生活质量，丧失生殖能力，严重的甚至危及生命。甾体激素药物能用于治疗多种疾病，同时也是生育控制及产生免疫抑制等不可缺少的药物。

甾体激素是一类哺乳动物内分泌系统分泌的内源性物质，它在维持生命、调节性功能、对机体发育、免疫调节、皮肤疾病治疗及生育控制等方面有很重要的医药价值。1932~1939 年，从腺体中分离得到雌酮（1932 年）、雌二醇（1932 年）、睾酮（1935年）及皮质酮（1939 年）等的纯品结晶，之后阐明了其化学结构，开创了甾体化学的新领域。随后，又有许多重大的成就，如发明了以薯芋皂苷为原料进行半合成生产甾体激素药物，使生产规模扩大，成本降低；发现了肾上腺皮质激素治疗风湿性关节炎及其在免疫调节上的重要价值，使甾体药物成为医院中不可缺少的药物。甾体口服避孕药物的研究成功，使人类生育控制达到了新水平。其中 18-甲基炔诺孕酮用全合成

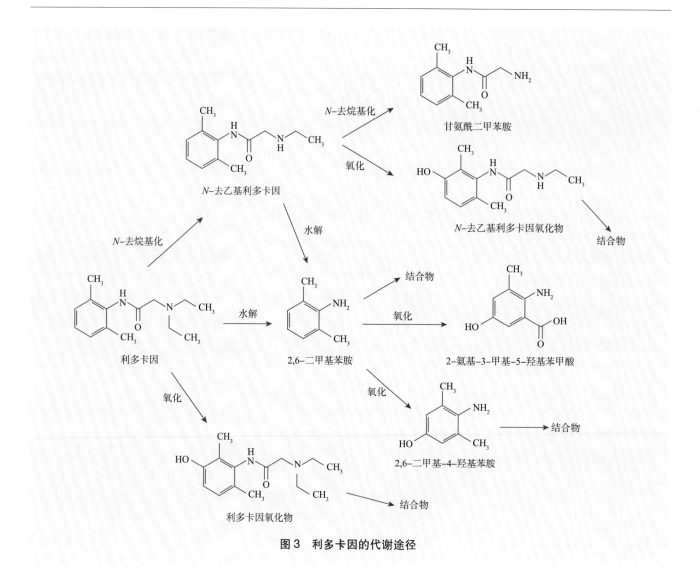

图3 利多卡因的代谢途径

方法制得，摆脱了完全依靠天然来源的状况，开创了甾体全合成的新局面。

结构特点及分类 甾体母核的基本化学结构是环戊烷并多氢菲（甾烷），由3个（A环、B环、C环）六元脂环和1个（D环）五元脂环构成。尽管在甾烷结构中有6个手性碳原子（C-5、C-8、C-9、C-10、C-13和C-14），但在天然甾体激素的基本母核环戊烷并多氢菲（甾环）中，A、B、C、D环均为全反式稠合，为单一旋光异构体。母核上各个碳都具有固定的编号。按药理作用，可分为性激素及皮质激素；按化学结构，其可分为雌甾烷、雄甾烷及孕甾烷三大类，其特征为C-10、C-13和C-17位上取代情况不同，仅有18-甲基的是雌甾烷，有18,19-甲基的是雄甾烷，有18,19-甲基和20、21-乙基的为孕甾烷（图1）。甾体药物化学命名时需先选择一个适宜的母核，

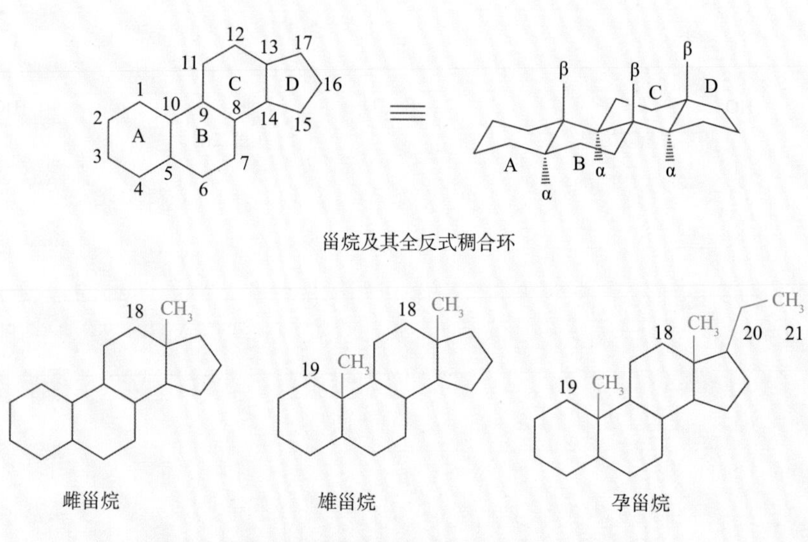

甾烷及其全反式稠合环

图1 甾体母核及雌甾烷、雄甾烷和孕甾烷的结构

再加环上的取代基。取代基除了表明所在的位置外，常需添加上立体结构。如α-表示取代基在甾环平面下，用虚线表示，而β-表示在平面之上，用实线表示。

甾体激素药物是一类用于调节内分泌系统失调所致疾病的药物。主要包括7类，分别是雌激素药物（甾体雌激素药物和非甾体雌激素药物）、雄激素类药物、蛋白同化激素类药物、抗雄激素药物、孕激素药物（含甾体避孕药物）、孕激素受体阻断剂和肾上腺皮质激素药物等。

生物合成 胆固醇是甾体激素生物合成的主要前体。性激素分别在两性的性腺中合成。在肾上腺的皮质部分，既合成肾上腺皮质激素，也合成少量的性激素。主要的甾体激素的生物合成路线见图2。

（郭小可）

shènshàngxiàn pízhì jīsù yàowù

肾上腺皮质激素药物（adrenal cortex drugs） 一类结构中有孕甾烷母核并含 Δ^4-3,20-二酮、21-羟基，大都在11-位含有羟基或氧的甾体激素类药物。

早在19世纪中叶，人们已认识到肾上腺皮质的功能减退会引起体内多种功能紊乱，产生艾迪生病（Addison disease）。1927年科学家们使用肾上腺体提取物静

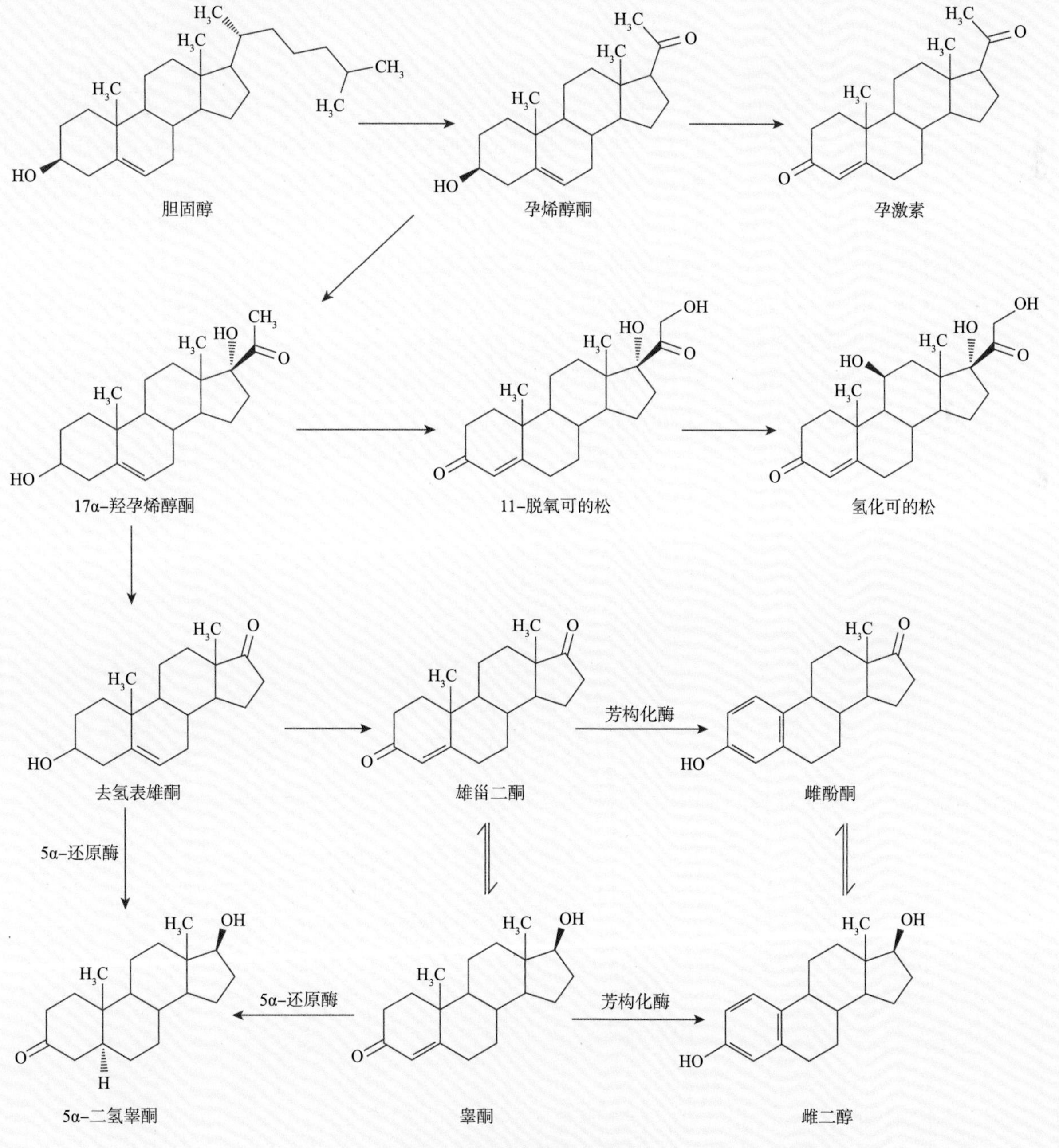

图2 甾体激素的生物合成

脉注射用治疗艾迪生病，证实肾上腺皮质中含有重要的活性物质，分离得到肾上腺皮质激素类化合物。

分类、作用及结构特点 肾上腺皮质激素分为盐皮质激素和糖皮质激素两大类。盐皮质激素主要调节机体的水、盐代谢和维持电解质平衡，如醛固酮，因只限于治疗慢性肾上腺皮质功能不全，临床用途少，未开发成药物；糖皮质激素主要与糖、脂肪、蛋白质代谢和生长发育等有密切关系，又分为可的松类和皮质酮类，具有广泛的临床用途，如治疗肾上腺皮质功能紊乱，自身免疫性疾病如肾病型慢性肾炎，系统性红斑狼疮，类风湿关节炎，变态反应性疾病如支气管哮喘，药物性皮炎，感染性疾病，休克，器官移植的排异反应，眼科疾病及皮肤病等疾病。但糖皮质激素仍有一些影响水、盐代谢的作用，临床使用时可致钠潴留而发生水肿，视为糖皮质激素的副作用。

盐皮质激素及糖皮质激素在结构上有明显的区别：糖皮质激素通常同时有 17-α 羟基和 11-氧（羟基或氧代）；而不同时具有 17-α 羟基和 11-氧（羟基或氧代）的为盐皮质激素。17-位含有羟基的化合物命名为可的松类，无羟基的化合物为皮质酮类化合物。天然的肾上腺皮质激素主要有：可的松、氢化可的松、皮质酮、11-脱氢皮质酮、17α-羟基-11-去氧皮质酮及醛固酮（图1）。可的松、氢化可的松、皮质酮、11-脱氢皮质酮属于糖皮质激素，17α-羟基-11-去氧皮质酮、醛固酮属于盐皮质激素。

构效关系 盐皮质激素临床应用很少，但糖皮质激素有极广泛的、效果非常明显的临床用途。糖皮质激素化学结构改造的主要目标集中在将糖、盐皮质激素的两种活性分开，以减少副作用。通过大量的构效关系研究，发现了一些专一性好，副作用极小的药物。肾上腺皮质激素药物构效关系见图2。

代表药物 糖皮质激素的代表药物为氢化可的松和醋酸地塞米松，常用药物为可的松、曲安奈德、醋酸氟轻松、醋酸泼尼松、曲安西龙、丙酸倍他米松等（表1）。

（郭小可）

qīnghuàkědìsōng

氢化可的松（hydrocortisone）

化学名为 11β,17α,21-三羟基孕甾-4-烯-3,20-二酮。结构式见图1。临床上用21-羟基的醋酸酯，称为醋酸氢化可的松，作用时间延长，稳定性增加。

氢化可的松为白色或几乎白色的结晶性粉末，无臭；在乙醇、丙酮或二氧六环中略溶，在三氯甲烷中微溶，在乙醚中几乎不溶，在水中不溶。遇光变质。氢化可的松是从肾上腺皮质中提取出的、对糖类代谢有较强作用的肾上腺皮质激素，属糖皮质激素的一种。是黄体酮的 11β、17α 及 21 位的三羟基取代物，是皮质激素类药物的基本活性结构。其作用主要是影响糖、蛋白质、脂肪的合成与代谢。

氢化可的松的抗炎作用为可的松的 1.25 倍，药理剂量对感染性和非感染性炎症均有抑制作用；

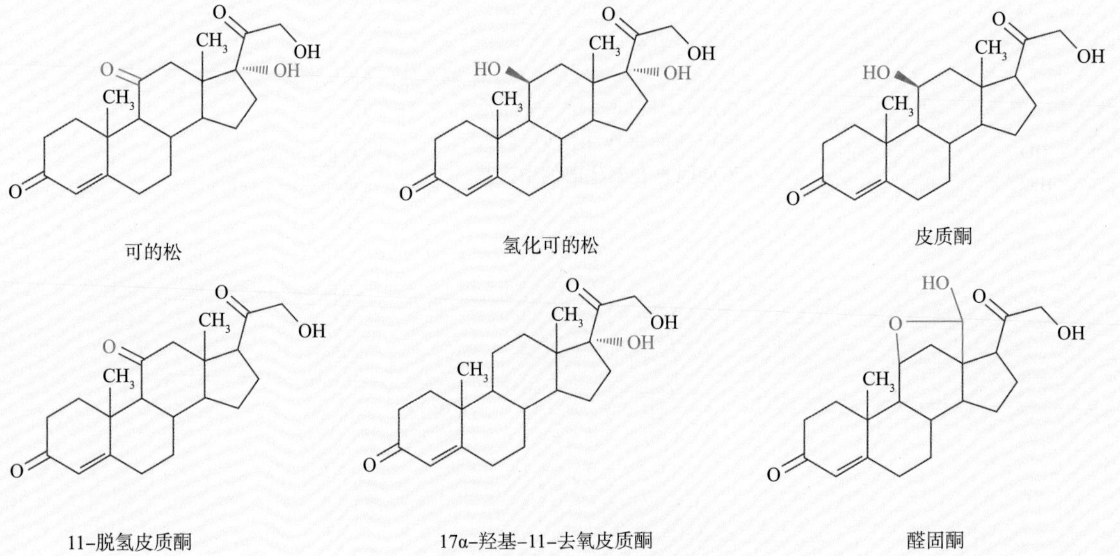

可的松

氢化可的松

皮质酮

11-脱氢皮质酮

17α-羟基-11-去氧皮质酮

醛固酮

图1 天然的肾上腺皮质激素

表1 部分常用的可的松类肾上腺皮质激素药物

药物名称及化学结构	结构特点	作用特点及用途
可的松（cortisone）	有孕甾烷母核以及 11-氧和 17-α 羟基，天然糖皮质激素类药物	主要用于肾上腺皮质功能减退症及垂体功能减退症的替代治疗，亦可用于过敏性和炎症性疾病。可迅速由消化道吸收，在肝组织中转化为具活性的氢化可的松而发挥效应，口服后快速发挥作用，肌内注射吸收较慢。可的松可引起心肌损伤和心电图变化，也有引起颅内压增高的危险
曲安奈德（triamcinolone acetonide）	在孕甾烷母核中引入 9α-氟原子、16α-羟基，其中 16α 羟基丙叉化和 17α-羟基丙叉化	抗炎作用比氢化可的松增加 20~40 倍，钠潴留副作用较小。注射剂可用于治疗类风湿关节炎、风湿性关节炎、支气管哮喘、过敏性鼻炎、荨麻疹、肩周炎、腱鞘炎、滑囊炎、腰腿痛、皮肤病、神经性皮炎、扭伤等
醋酸氟轻松（fluocinolone acetonide）	在孕甾烷母核中引入 6α-氟原子和 9α-氟原子，C-6 引入氟原子，抵消了 9α-氟代增加的钠潴留作用	抗炎作用强，是氢化可的松的 40 倍，属强效激素。为外用皮质激素，涂于皮肤患处，治疗皮肤过敏而引起瘙痒、黏膜炎症、神经性皮炎、接触性皮炎、日光性皮炎、银屑病等，特别适合用于婴儿湿疹，且疗效显著，副作用少，起效快，止痒效果好
醋酸泼尼松（prednisone acetate）	以可的松为先导，分子中 C-1、C-2 位引入双键得到。	抗炎活性比氢化可的松大 4 倍，而钠潴留作用不变。C-1、C-2 位引入双键使 A 环构型从半椅式变成船式，能提高与受体的亲和力，是对皮质激素甾环母核结构改变的起点，此后研究的化合物大多保留了 C-1、C-2 双键
曲安西龙（triamcinolone）	泼尼松龙的 9α-氟代后抗炎活性和钠潴留作用同时增加，若同时再在其他部位引入基团，如 C-16α-羟基，C-17α-羟基，糖皮质激素活性依旧保留，而钠潴留的副作用明显降低	用于系统性红斑性狼疮、风湿性疾病、肾病综合征等免疫性肾疾病、特发性血小板减少性紫癜等免疫性血液病。服用此药会使免疫系统受到抑制，故病人比健康人更易感染，应特别注意
醋酸倍他米松（betamethasone acetate）	引入 9α-氟原子活性显著增加，钠潴留作用也增加；引入 16-甲基抗炎活性增加，钠潴留作用减少；是地塞米松的同分异构体	糖代谢及抗炎作用比氢化可的松强，为氢化可的松的 15 倍，但钠潴留作用为氢化可的松的百倍以上，在原发性肾上腺皮质功能减退症中，可与糖皮质激素一起用于替代治疗。也适用于低肾素低醛固酮综合征和自主神经病变所致直立性低血压等

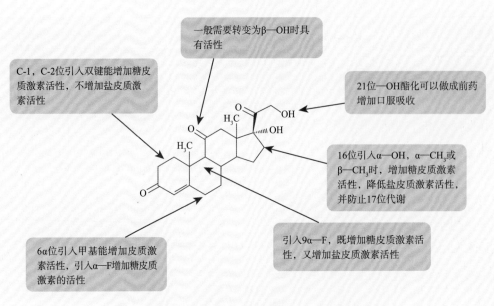

一般需要转变为β—OH时具有活性

C-1，C-2位引入双键能增加糖皮质激素活性，不增加盐皮质激素活性

21位—OH酯化可以做成前药增加口服吸收

16位引入α—OH，α—CH₃或β—CH₃时，增加糖皮质激素活性，降低盐皮质激素活性，并防止17位代谢

6α位引入甲基能增加皮质激素活性，引入α—F增加糖皮质激素的活性

引入9α—F，既增加糖皮质激素活性，又增加盐皮质激素活性

图2　肾上腺皮质激素药物构效关系（以可的松为例）

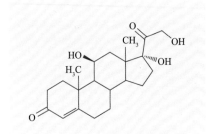

图1　氢化可的松的结构式

氢化可的松及其他糖皮质激素类药物还可抑制免疫复合物通过基底膜，并能减少补体成分及降低免疫球蛋白的浓度；能解除许多过敏性疾病的症状，抑制因变态反应而产生的病理变化；氢化可的松及其他糖皮质激素对中毒性休克、低血容量性休克、心源性休克都有对抗作用；还有抗毒素、刺激骨髓造血功能等多种作用。其外用能防止或抑制被认为是炎症反应的局部发热、发红、肿胀及触痛。在显微镜下观察，它不仅可抑制炎症过程的早期表现（水肿、纤维蛋白沉积、毛细血管扩张、白细胞移入发炎区及吞噬活动），而且还抑制其晚期现象（毛细血管增殖、胶原沉积以及更

迟出现的瘢痕形成）。临床上用于过敏性皮炎、湿疹、脂溢性皮炎、神经性皮炎、瘙痒症。眼科用于虹膜睫状体炎、角膜炎、上巩膜炎、结膜炎等。

氢化可的松与醋酐反应，可得 C-21 位羟基被酯化的前体药物——醋酸氢化可的松，其作用时间延长，稳定性增加。C-21 位的酯化修饰不改变糖皮质激素的活性。其中，长碳链脂肪酸酯、二元有机酸的单酯钠及磷酸酯盐均为前药，前者水溶性小，常以口服或局部给药，可延长作用时间，后两者可制成水溶液供注射用，如氢化可的松琥珀酸钠、氢化可的松磷酸酯钠盐，水溶性大，临床上常用于急救时静脉注射或肌内注射给药。

氢化可的松口服吸收快而完全，t_{max} 为 1~2 小时，每次服药可维持 8~12 小时。醋酸氢化可的松的溶解度很差，一般用其混悬液。肌内注射吸收缓慢，每次注射可维持 24 小时。如作关节腔内注射，每次注射可维持约 1 周。氢化可的松进入血液后，蛋白结

合率约 90%，其中 80% 与皮质激素转运蛋白结合，10% 与清蛋白结合，主要在肝内代谢，最终以葡萄糖醛酸或硫酸结合形式及部分未结合形式由尿排出。氢化可的松可自消化道迅速吸收，亦可经皮肤吸收，在皮肤破损处吸收更快。

（郭小可）

cùsuān dìsàimǐsōng

醋酸地塞米松　（dexamethasone acetate）　化学名为16α-甲基-11β, 17α, 21-三羟基-9α-氟孕甾-1, 4-二烯-3, 20-二酮21-醋酸酯。又称醋酸氟美松，属可的松类糖皮质激素。结构式见图1。1958 年 10 月默克公司（Merck & Co.）研发上市。

醋酸地塞米松为白色或类白色结晶或结晶性粉末，无臭，味微苦。在丙酮中易溶，在甲醇或无水乙醇中溶解，在乙醇或三氯甲烷中略溶，在水中不溶。固体在空气中稳定，但需避光保存。可口服和外用，口服主要用于治疗风湿热、类风湿性关节炎、红斑狼疮和白血病等疾病。外用的

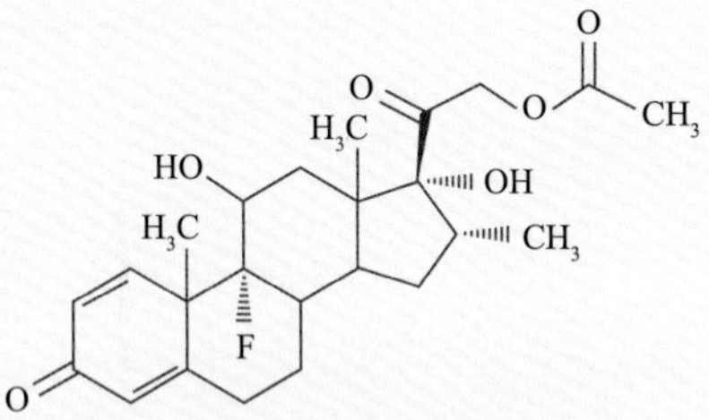

图 1　醋酸地塞米松的结构式

适应证与醋酸氟轻松相同，用于湿疹、皮炎等。21 位羟基未与醋酸成酯的地塞米松本身的抗炎活性不强，但 C-21 羟基酯化后，由于亲脂性增加，在软膏基质中的药物固体微粒或药物分子接触到皮肤后，容易溶解在角质层，很快渗过表皮到达皮下血管而发挥作用。醋酸地塞米松的糖皮质激素样很强，盐皮质激素样作用微弱，抗炎活性是氢化可的松的 30 倍。口服血浆半衰期约为 200 分钟，口服后 4 小时内有 15% 自尿中排泄，其中 50% 以葡萄糖醛酸苷形式排泄，50% 以非结合形式排泄。醋酸地塞米松的 21-醋酸酯若替换为 21-三甲基醋酸酯，即得到地塞米松三甲醋酸酯，外用抗炎活性是氢化可的松的 80 倍。

以地塞米松为代表的药物的构效关系见图 2。

（郭小可）

zāitǐ cíjīsù yàowù

甾体雌激素药物 （steroidal estrogen drugs） 结构为雌甾烷骨架，A 环为芳香化环，3-位有酚羟基，17-位氧代或 β-羟基，有雌性激素生物活性的药物。

20 世纪 30 年代从孕妇尿中分离得到的雌酮、雌二醇和雌三醇，是最早被发现的甾体激素。雌二醇和雌酮主要由卵巢和胎盘分泌，雌三醇是它们的代谢产物，3 种激素（结构式见图 1）中雌二醇的活性最强，雌酮及雌三醇的活性分别是它的 1/3 和 1/10。

天然雌激素是 A 环芳香化的雌甾烷化合物，3-位有酚羟基，17-位氧代或 β-羟基，雌三醇在 16-位有 α-羟基。临床用的雌激素类药物主要是它们的衍生物。雌激素的生理作用为促进雌性动物第二性征发育和性器官成熟，还与孕激素一起完成性周期、妊娠、哺乳等。临床上用于治疗女性性功能疾病、更年期综合征、骨质疏松症以及作为避孕药的重要成分，并对脂质代谢有一定的影响。代表药物是雌二醇，常用药物包括苯甲酸雌二醇、炔雌醇、炔雌醚及尼尔雌醇等（表 1）。

（郭小可）

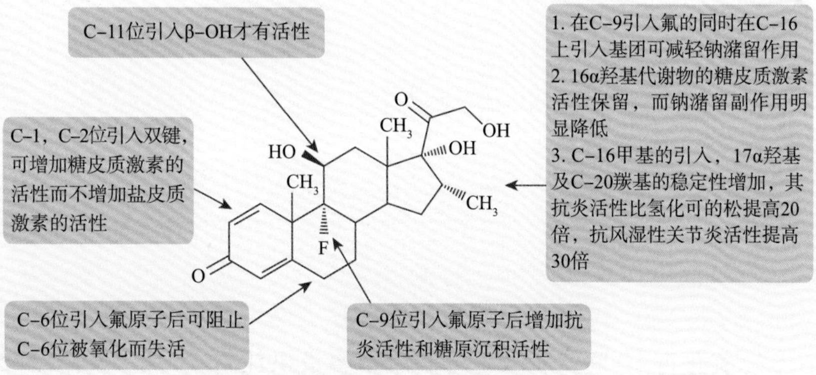

- C-11 位引入 β-OH 才有活性
- C-1，C-2 位引入双键，可增加糖皮质激素的活性而不增加盐皮质激素的活性
- C-6 位引入氟原子后可阻止 C-6 位被氧化而失活
- C-9 位引入氟原子后增加抗炎活性和糖原沉积活性
- 1. 在 C-9 引入氟的同时在 C-16 上引入基团可减轻钠潴留作用
- 2. 16α 羟基代谢物的糖皮质激素活性保留，而钠潴留副作用明显降低
- 3. C-16 甲基的引入，17α 羟基及 C-20 羰基的稳定性增加，其抗炎活性比氢化可的松提高 20 倍，抗风湿性关节炎活性提高 30 倍

图 2　地塞米松的构效关系

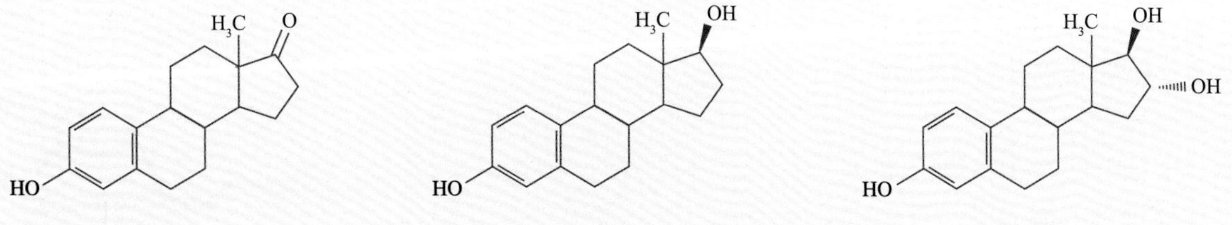

雌酮　　　　　　　　　雌二醇　　　　　　　　　雌三醇

图 1　体内 3 种雌激素的结构式

表 1 部分常用的甾体雌激素药物

药物名称及化学结构	结构特点	作用特点及用途
苯甲酸雌二醇（estradiol benzoate）	雌二醇 3-位羟基用苯甲酸酯化得到的衍生物	雌二醇 3-位羟基用苯甲酸酯化后成为前药，脂溶性也增加，需在体内水解后产生雌二醇产生作用，注射可延长作用时间
炔雌醚（quinestrol）	在炔雌醇的基础上将 3-位酚羟基成为环戊醚得到	由于五元脂环的引入，增加其在人体脂肪球中的溶解度，口服可储存在体内脂肪中，并缓慢释放，代谢为炔雌醇而生效，作用可维持 1 个月以上
炔雌醇（ethinylestradiol）	将雌酮 17-位乙炔化之后得到	由于乙炔基的引入，阻止了 17β-羟基的氧化代谢，同时阻碍了 17β-羟基的硫酸酯结合，使代谢失活变慢。炔雌醇口服有效，强度是雌二醇的 15~20 倍。临床用于补充雌激素不足，治疗女性性腺功能不良、闭经、更年期综合征等；也用于晚期乳腺癌（绝经期后妇女）、晚期前列腺癌的治疗；还可与孕激素类药合用，能抑制排卵，可作避孕药
尼尔雌醇（nilestriol）	在雌三醇基础上引入 17-位乙炔基和 3-环戊基醚化得到	3-羟基引入五元脂环醚化后，增加其在人体脂肪球中的溶解度，口服后可储存在体内脂肪中，并缓慢释放，成为可口服的长效雌激素。用于雌激素缺乏引起的绝经期或更年期综合征，如潮热、出汗、头痛、目眩、疲劳、烦躁易怒、神经过敏、外阴干燥、老年性阴道炎等

cìerchún

雌二醇（estradiol） 化学名为雌甾-1, 3, 5(10)-三烯-3, 17β-二醇。结构式见图1。雌二醇是雌性动物卵巢分泌的原始激素，也是主要的雌性激素，负责调节女性特征、附属性器官的成熟和月经排卵周期，促进乳腺导管系统的产生。

雌二醇为白色或乳白色结晶粉末，有吸湿性。熔点为 175~180℃。在水中不溶，在碱性水溶液中可溶解，在乙醇、三氯甲烷及二氧六环中溶解，在植物油中亦可部分溶解。雌二醇主要用于补充雌激素不足，常用于治疗女性性腺功能不良、原发性闭经、子宫功能性出血、双侧卵巢切除术后、萎缩性阴道炎、更年期综合征和前列腺癌。

雌二醇结构以雌烷为母核，其 A 环为芳香环，因此无 C-19 甲基；具有弱酸性的 C-3 酚羟基，与 C-17 的羟基保持同平面，

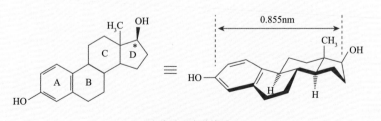

*. 该碳原子为手性原子。
图 1 雌二醇的结构式

成酯或成醚后活性减弱，在体内经代谢重新成为羟基后再起作用。雌二醇进入靶细胞后，与雌激素受体结合，成为雌二醇-雌激素受体复合物，然后进入细胞核再与DNA上特定的核苷酸序列相互作用，诱导 mRNA 的合成，再进一步诱导特异蛋白的合成，这种特异蛋白产生各种各样的生理活性。雌二醇可从皮肤、黏膜、肌肉和胃肠道等途径吸收，口服后在肝内迅速代谢失活，故雌二醇口服无效，可做成霜剂或透皮贴剂通过皮肤吸收，也可通过制成栓剂用于阴道经黏膜吸收。失活的途径主要是 17-位羟基氧化成酮，以及雌二醇的羟基与硫酸或葡萄糖醛酸结合，结合产物具水溶性，可从尿中排出，也可经甲羟化途径再形成水溶性酯化物进行代谢失活。雌二醇进入体内后主要贮存在脂肪组织，或与性激素球蛋白或白蛋白结合后再释放起作用。

雌二醇的活性相当高，$10^{-10} \sim 10^{-8}$ mol/L 浓度即可产生作用，因而后续在对其进行化学结构修饰时考虑的问题已不是药效，

而是希望获得使用方便，药效持久，作用专一或副作用少的药物。后续改造获得炔雌醇、尼尔雌醇等常用药物。

（郭小可）

fēizāitǐ cíjīsù yàowù

非甾体雌激素药物（nonsteroidal estrogens）

分子结构中无有甾环母核，但有雌激素活性的药物。在未得到工业生产雌激素的方法之前，从天然植物资源中未发现有 A 环芳香化的甾体来源，从 Δ^4-3-酮型甾体转化为芳香化 A 环的合成非常复杂，使雌激素来源变得很困难，价格极其昂贵。人们倾向于寻找结构简单、制备方便的代用品。研究表明这种在早年极难合成的 A 环为芳香环的甾体化合物，其结构的特异性较差。经广泛筛选，至少有 30 类以上、100 多种非甾体化合物显示出有雌激素活性，从中得到了有效的非甾体雌激素药物。

根据结构和生理功能可分为两类：一类是非甾体雌激素药物，可起到雌激素的替代作用，结构主要是二苯乙烯类化合物，代表药物是己烯雌酚；另一类是选择

性雌激素受体调节剂，有组织特异性地活化雌激素受体和拮抗雌激素受体的双重活性。这类调节剂在乳腺或子宫起到雌激素受体的阻断作用，又能作为雌激素样分子保持骨密度，降低血浆胆固醇水平，主要用于雌激素依赖型癌症和骨质疏松的治疗，结构主要是三苯乙烯类化合物，代表药物是他莫昔芬，常用药物有氯米芬、雷洛昔芬等（表1）。

（郭小可）

jǐxīcífēn

己烯雌酚（diethylstilbestrol）

化学名为 4,4'-[（3E）-己-3-烯-3,4-二基]双苯酚。结构式见图1。己烯雌酚为反式构型，分子中两个苯环取代相对对称，含两个酚羟基，因而与 $FeCl_3$ 能起呈色反应。

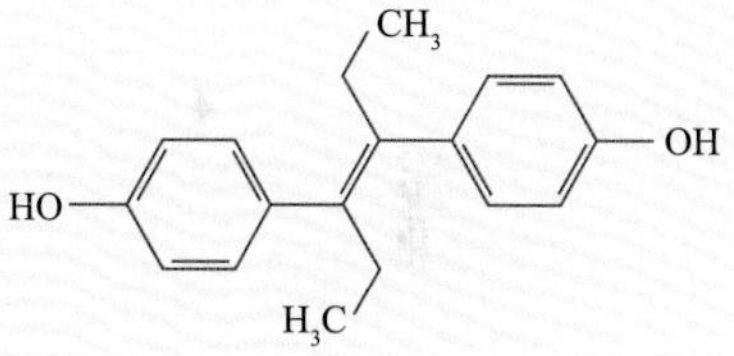

图 1　己烯雌酚的结构式

表 1　部分常用非甾体雌激素药物

药物名称及化学结构	结构特点	作用特点及用途
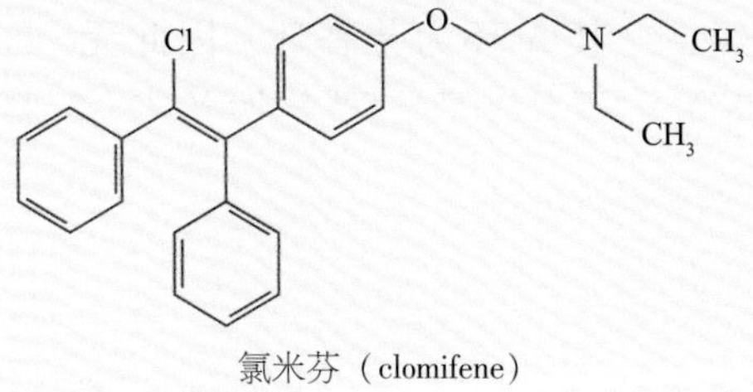 氯米芬（clomifene）	三苯乙烯类化合物，有顺反两种几何异构体，其 *Z*（cis-异构体）型具雌激素样活性，而 *E*（trans-异构体）型具有抗雌激素活性	先与雌激素受体产生较强且持久的结合，在靶细胞中竞争性阻断雌激素与细胞质受体的结合，形成生物活性较低的抗雌激素化合物—雌激素受体复合物，从而表现出抗雌激素作用。对卵巢的雌激素受体亲和力较大，主要用于不孕症的治疗，诱发排卵成功率高达 20%～80%
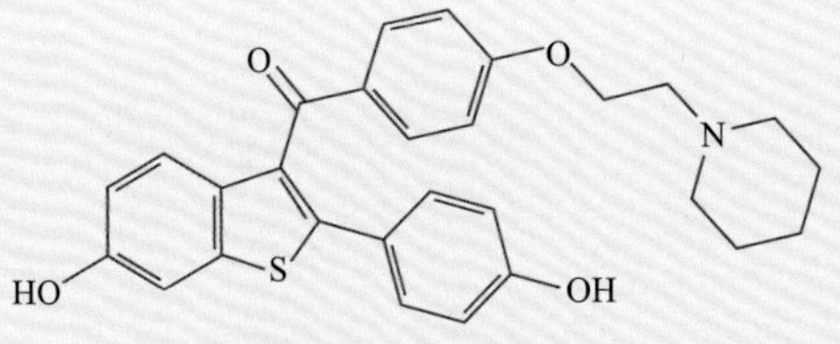 雷洛昔芬（raloxifen）	结构也可看成三苯乙烯化合物，但有更好的刚性，无几何异构体	第二代选择性雌激素受体调节剂，对卵巢、乳腺雌激素受体均为拮抗作用，但对骨骼的雌激素受体却产生激动作用，故用于骨质疏松的治疗

己烯雌酚为白色结晶性粉末，熔点为 169～172℃（顺式异构体熔点为 79℃）。在乙醇、三氯甲烷、乙醚及脂肪油中溶解，在水中几乎不溶；溶于氢氧化碱溶液。己烯雌酚的药理作用与雌二醇相同，但活性更强。口服吸收快，在肝中代谢很慢。因此己烯雌酚多制成口服片剂应用，也有将它溶在植物油中制成针剂。临床主要用于补充体内雌激素不足，如萎缩性阴道炎、女性性腺发育不良、绝经期综合征、老年性外阴干枯症及阴道炎等，有时作为事后应急避孕药。

己烯雌酚与丙酸成酯后得到的丙酸己烯雌酚，脂溶性更强的长效药物，常制成油针剂，注射后吸收慢，注射 1 次药效可维持 2～3 天。

己烯雌酚仅反式构型具有雌激素活性，其顺式异构体无雌激素活性。其原因是反式己烯雌酚结构中的 2 个酚羟基之间的距离不同所致。许勒尔（Schueler）1946 年提出如下假说，即在一个刚性结构和惰性的雌二醇母环上，两端的两个能形成氢键的基团（酮基、酚性或醇性羟基）间的距离应是 1.45 nm，只有符合这样的条件才具有雌激素活性。反式己烯雌酚结构中 2 个酚羟基之间距离为 1.45 nm，具备了这一特点，而顺式异构体结构中相应的距离为 0.72 nm，没有雌激素活性，印证了上述假说。顺式己烯雌酚、反式己烯雌酚以及雌二醇的结构式比较见图 2。

(郭小可)

tāmòxīfēn

他莫昔芬（tamoxifen）

化学名为（Z）-N,N-二甲基-2-[4-（1,2-二苯基-1-丁烯基）苯氧基]乙胺，临床常用其枸橼酸盐，结构式见图 1。属雌激素受体阻断剂，可在靶器官内与雌二醇竞争性结合雌激素受体，形成他莫昔芬-受体复合物干扰基因转录，抑制肿瘤细胞的增殖。他莫昔芬用于乳腺癌术后辅助治疗，对雌激素受体阳性者效果很好，还可用于晚期乳腺癌和卵巢癌，但长期应用有诱发子宫内膜癌的风险。1973 年阿斯利康公司（AstraZeneca）开发上市。

他莫昔芬本身与雌激素受体的亲和力较弱，它在体内的活性代谢产物 4-羟基他莫昔芬（结构式见图 2）与雌激素受体的亲和力比他莫昔芬高，对人体乳腺癌细胞的抑制作用是他莫昔芬的 100 倍。他莫昔芬口服吸收迅速，在体内被广泛代谢，排泄较慢，其

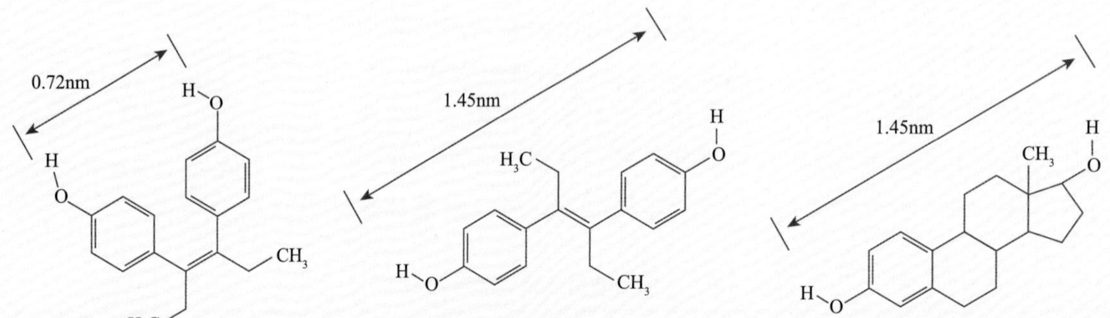

顺式己烯雌酚 　　　　　　反式己烯雌酚 　　　　　　雌二醇

图 2　顺式己烯雌酚、反式己烯雌酚以及雌二醇的结构式比较

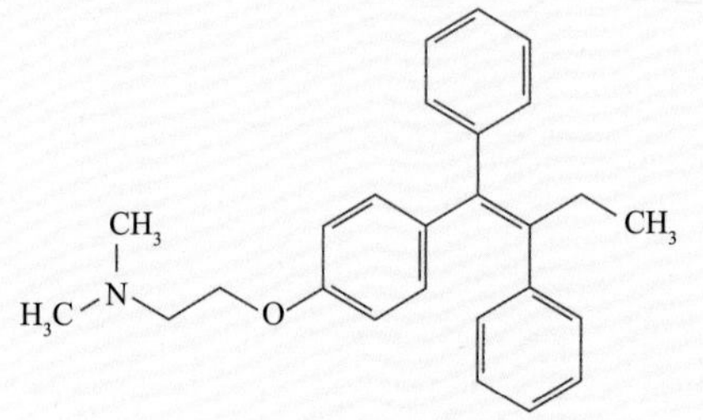

图 1　他莫昔芬的结构式

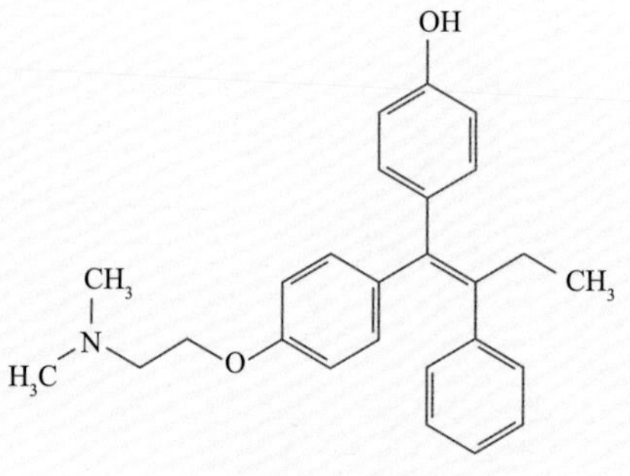

图 2　4-羟基他莫昔芬的结构式

代谢物主要在胆汁中以结合物形式排泄，约占 4/5，尿中排泄较少，约占 1/5。

他莫昔芬属三苯乙烯类化合物，是以己烯雌酚类雌激素为先导化合物经结构改造得到的抗雌激素药物。分子中有二苯乙烯的基本结构，其中双键一端碳上被二甲氨基乙氧苯基取代，药用品为 *Z*-型几何异构体，*E*-型异构体的活性小于 *Z*-型。

构效关系见图 3。

(郭小可)

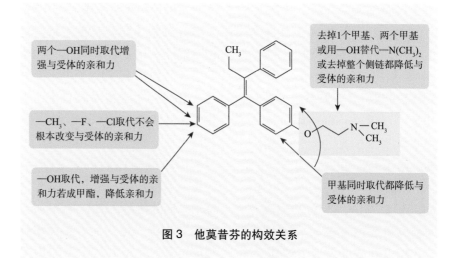

图 3　他莫昔芬的构效关系

xióngjīsùlèi yàowù
雄激素类药物（androgenic drugs）

一类有雄甾烷母核、雄性激素生物活性的药物。雄激素能促进男性性器官及副性征的发育、成熟，对抗雌激素作用，抑制子宫内膜生长及卵巢、垂体功能，也具有蛋白同化作用，即促进蛋白质合成和骨质形成，刺激骨髓造血功能，以及蛋白质代谢，使肌肉发达，体重增加。雄激素类药物多用于替补疗法。

1931 年布特南特（Butenandt）从男子尿中分离出雄甾酮（结构式见图 1）结晶，1935 年又从雄仔牛睾丸中提取制得睾酮（睾丸酮、睾丸素），这是最早获得的天然雄激素的纯品，经结构阐明为雄甾烷类化合物，同年合成成功。

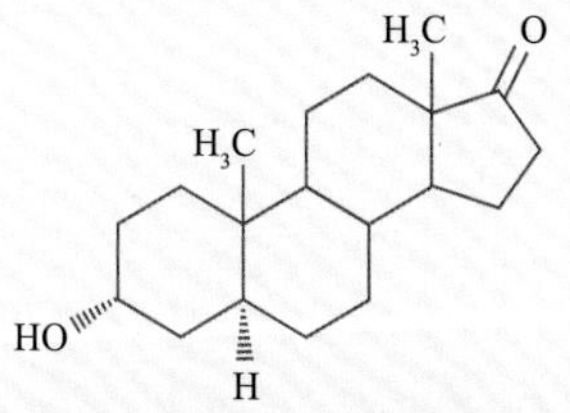

图 1　雄甾酮的结构式

睾酮口服后，经肝首过效应，绝大部分因代谢而失活。睾酮在体内的生物转化过程见图 2。

二氢睾酮是睾酮在体内的活性形式，Δ^4-雄烯二酮的活性很小，是睾酮在体内的贮存形式，它不会与硫酸或葡萄糖醛酸结合而被排出体外。它们的活性比是二氢睾酮：睾酮：Δ^4 雄烯二酮 = 150：100：10。雄甾酮和本胆烷醇酮及其与葡萄糖醛酸和硫酸形成的结合物是通过肾脏排出的主要形式。

雄激素类药物是对睾酮进行结构修饰后得到的，主要是为了使用方便和达到长效目的。主要有：①睾酮的 C-17 位羟基的酯化。得到丙酸睾酮、戊酸睾酮、十一酸睾酮等，为长效药物，每周或每月使用 1 次。十一酸睾酮制成软胶囊可口服。②睾酮的 C-17 位引入甲基。可阻止 C-17 位羟基的氧化，得甲睾酮，为常

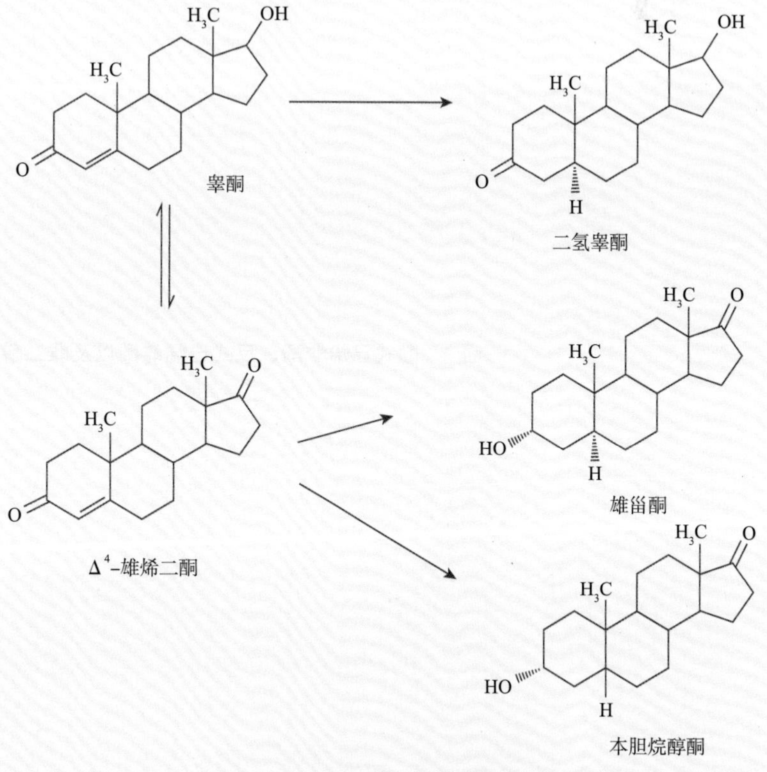

图 2　睾酮在体内的生物转化过程

用的口服雄激素药物，其特点是口服吸收很快，生物利用度好，不易在肝内被破坏，但也产生了肝毒性副作用；雄激素类药物中的代表药物是丙酸睾酮，常见药物是甲睾酮（methyltestosterone）。甲睾酮为睾酮的 17α-甲基衍生物。由于 17α-甲基的引入，降低了肝脏的氧化代谢速度。甲睾酮的口服吸收快，生物利用度好，不易在肝脏内被破坏。临床用于治疗原发性或继发性男性性功能减低，也可用于绝经期后女性晚期乳腺癌的姑息性治疗。

雄激素同时又具有蛋白同化作用，其结构专一性很强，对睾酮的结构稍加变动（如 19 位去甲基、A 环取代、A 环骈环等修饰）就可使雄激素的活性降低及蛋白同化活性增加，对雄激素化学结构修饰的主要目的是获得蛋白同化激素，即雄激素的活性很微弱，而蛋白同化活性增强的新化合物。

（郭小可）

bǐngsuān'gāotóng

丙酸睾酮（testosterone propionate）

化学名为 17β-羟基雄甾-4-烯-3-酮丙酸酯。又称丙酸睾丸素。睾酮的丙酸酯衍生物。结构式见图1。

丙酸睾酮为白色或类白色结晶性粉末，熔点为 118~123℃。

在三氯甲烷中极易溶解，在甲醇、乙醇或乙醚中易溶，在乙酸乙酯中溶解，在植物油中略溶，在水中不溶。丙酸睾酮分子中不存在易变基团，性质相对较稳定，遇热、光均不易分解，长期密闭存放亦不易分解。是睾酮的 C-17 位羟基用丙酸酯化而得到的前药，避免了睾酮口服后经肝首过效应使绝大部分药物代谢失活的问题。丙酸睾酮进入体内后，逐渐水解释放出睾酮起作用，有长效作用。油溶液注射剂，每周 2~3 次肌内注射给药。主要用于原发性或继发性男性性功能低减、男性青春期发育迟缓、绝经后女性晚期乳腺癌姑息性治疗。

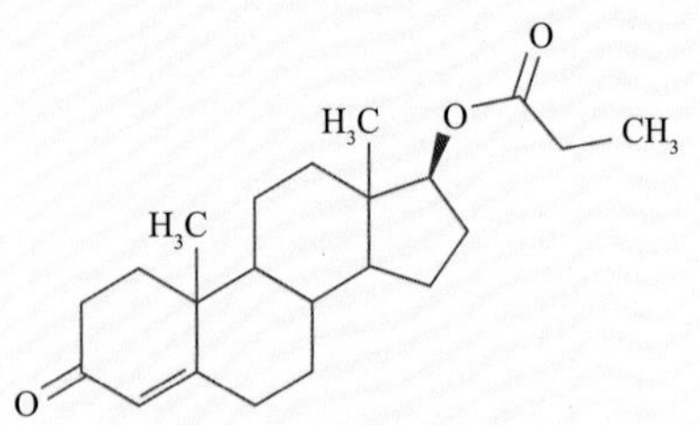

（郭小可）

dànbái tónghuà jīsùlèi yàowù

蛋白同化激素类药物（anabolic androgenic drugs）

对雄性激素化学结构进行改造得到的一类以蛋白同化活性为主，雄性激素活性较低的药物。蛋白同化活性是与雄性激素活性共生的，蛋白同化激素类药物也是在雄性激素如睾酮的结构基础上稍加改造（如 19 去甲基、A 环取代、A 环骈环等修饰），使雄性活性降低而蛋白同化活性增加得到的。但要做到完全使雄性激素活性和蛋白同化活性分离是不可能的。因此，雄性活性（男性化副作用）仍是蛋白同化激素类药物的主要副作用。

已有同化激素药物依结构分为 4 类：①睾酮及甲睾酮类，常用药物为氯司替勃。②氢睾酮及氢甲睾酮类，常用药物为羟甲烯龙。③19-去甲

睾酮类，代表药物是苯丙酸诺龙。④雄甾 A 环并合杂环、扩环类及其他类，常用药物为司坦唑醇（表1）。

（郭小可）

běnbǐngsuānnuòlóng

苯丙酸诺龙（nandrolone phenylproplonate）

化学名为 17β-羟基雌甾-4-烯-3-酮苯丙酸酯。结构式见图1。苯丙酸诺龙是 19-位去甲基的雄激素类化合物。19-位失碳后雄激素活性降低，但同化激素的活性仍被保留，是最早使用的蛋白同化激素，其蛋白同化作用是雄激素活性的 10 倍。能促进蛋白质合成，抑制蛋白质异生，促使钙磷沉积、骨组织生长。

苯丙酸诺龙为白色或乳白色结晶性粉末，有特殊臭味。在乙醇和植物油中溶解，水中几乎不溶。肌内注射 100 mg 后，1~2 小时血药浓度达峰值，作用可维持 1~2 周。临床用于慢性消耗性疾病、严重灼伤、手术前后、骨折不易愈合和骨质疏松症、早产儿、儿童发育不良等。尚可用于不能手术的乳腺癌、功能性子宫出血、子宫肌瘤等。主要副作用是男性化及肝毒性。与双香豆素类或茚满二酮类抗凝药合用，使抗凝血活性增强，合用时应减量；与口服降糖药或胰岛素合用降糖作用增强，必要时调整降糖药物和胰岛素的剂量；与肾上腺皮质激素

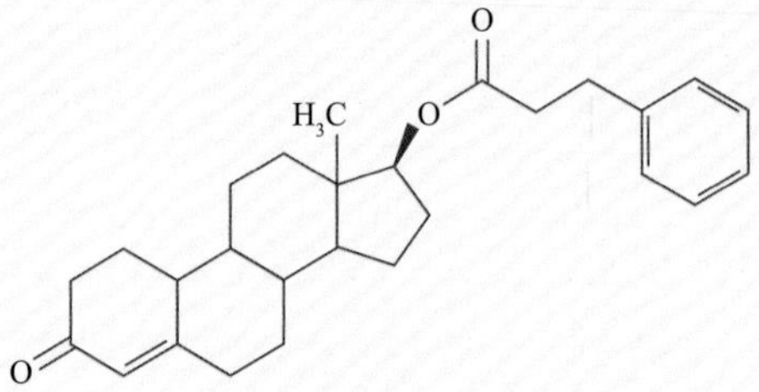

图1 丙酸睾酮的结构式

图1 苯丙酸诺龙的结构式

表 1　部分常用的蛋白同化激素类药物

类别	药物名称及化学结构	结构特点	作用特点及用途
睾酮及甲睾酮类	氯司替勃（clostebol）	在睾酮的 4 位氯代，17β-羟基成醋酸酯得到	用于早产儿、营养不良、手术后及慢性消耗性重病者的强壮剂，亦可用于肾硬变、骨质疏松症、抗癌药引起的白细胞减少症等。长期应用可引起钠、水潴留；肝病、高血压、水肿、前列腺癌患者及孕妇忌用；长期使用可引起轻微的女性男性化
氢睾酮及氢甲睾酮类	羟甲烯龙（oxymetholone）	在氢甲睾酮的 2 位引入 sp^2 杂化的羟亚甲基得到	又名康复龙，能促进蛋白质合成和抑制蛋白质异生。用于慢性消耗性疾病、年老体弱、重病及术后体弱消瘦、小儿发育不全、骨质疏松症、再生障碍性贫血、白细胞减少症、高脂血症等；对长期使用肾上腺皮质激素引起的肾上腺皮质功能减退有预防及对抗作用
雄甾 A 环并合杂环、扩环类及其他类	司坦唑醇（stanozolol）	在雄甾烷母核的 A 环上骈合吡唑环得到	蛋白同化活性是雄激素活性的 120 倍。临床用于遗传性血管神经性水肿的预防和治疗，严重创伤、慢性感染、营养不良等消耗性疾病的治疗

（尤其是盐皮质激素）合用可使水肿和痤疮的发生率增加；与肝毒性药物合用可加重对肝的损害。

（郭小可）

kàngxióng jīsù yàowù

抗雄激素药物（antiandrogens）　有阻断雄激素作用的一类药物。用于治疗因雄激素过多引起的痤疮、前列腺增生、多毛症等，或刺激雄激素受体导致的前列腺癌等与男性有关的疾病。

按作用机制分类，可以分为两类：①抑制雄激素生物合成的 5α-还原酶抑制剂。5α-还原酶使睾酮转化为活性更强的二氢睾酮，导致体内雄激素过多。选择性的 5α-还原酶抑制剂可阻止体内的睾酮转化为二氢睾酮，降低血浆和前列腺组织中二氢睾酮的浓度，减少雄激素的作用。该类药物在临床上用于治疗良性的前列腺增生。5α-还原酶抑制剂为 4-氮杂的甾体结构。常用药物为非那雄胺。②雄激素受体阻断剂。通过与二氢睾酮竞争雄激素受体，阻断或减弱雄激素在其敏感组织的效应。该类药物在临床上用于治疗雄激素依赖的癌症。雄激素受体阻断剂大多为非甾体雄激素的取代苯胺衍生物，常用药物为氟他胺（表 1）。

（郭小可）

yùnjīsù yàowù

孕激素药物（progestin drugs）　结构为孕甾母核，有 Δ^4-3-酮结构特征的、主要用于保护妊娠和与雌激素配伍用作口服避孕的药物。是在天然孕激素黄体酮结构基础上发展起来的一类药物。

孕激素是卵巢黄体分泌的甾体激素，天然孕激素包括黄体酮及 17α-羟基黄体酮等。孕激素对子宫内膜的分泌转化、蜕膜化过程、维持月经周期及保持妊娠等有重要作用，与雌激素共同维持女性生殖周期及女性生理特征。主要用于保护妊娠，它与雌激素配伍作为口服避孕药，也用在雌激素替代治疗，可抵消副作用。作用机制是孕激素与受体结合后，受体构型发生改变并形成二聚体活化形式，作用于靶基因，影响其转录。

按照药物来源，分为天然孕激素药物和合成孕激素药物两类。天然孕激素药物中常见药物为黄体酮，是最早发现的天然孕激素。合成孕激素药物是通过对黄体酮进行结构修饰得到的，黄体酮在体内被代谢失活的主要途径是

表 1　部分常用的抗雄激素药物

类别	药物名称及化学结构	结构特点	作用特点及用途
5α-还原酶抑制剂	非那雄胺（finasteride）	睾酮的类似物，4-氮杂甾类化合物	第一个用于治疗良性前列腺增生的 5α-还原酶抑制剂，可竞争性抑制 5α-还原酶，使血清二氢睾酮的浓度降低 60%~70%，前列腺中二氢睾酮浓度降低 85%~90%，导致前列腺上皮细胞死亡、腺体缩小，并显著降低急性尿潴留的发生，减少患者手术治疗的需求。小剂量（1 mg/d）的非那雄胺能促进头发生长，用于治疗雄激素源性脱发
雄激素受体阻断剂	氟他胺（flutamide）	取代苯胺的衍生物	本身无激素样活性，但能竞争性地阻断人前列腺中的雄性激素受体与二氢睾酮的结合，导致前列腺组织中雄激素依赖性的 DNA 和蛋白质生物合成受阻，癌细胞生长受到抑制。临床上常与其他药物联合应用于治疗前列腺癌。经口服吸收完全，经肝 CYP1A 酶代谢生成活性代谢物 2-羟基氟他胺，该代谢物对雄激素受体的亲和力比氟他胺更强，半衰期约 8 小时

6-位羟基化，16-位和 17-位氧化，或 3,20-二酮被还原成二醇，因而结构改造主要是在 C-6 及 C-16 位用烷基、卤素、双键等进行取代，得到的口服有效或者高效的药物。代表药物是醋酸甲羟孕酮，常见药物为炔孕酮、醋酸甲地孕酮（表 1）。通过对炔孕酮结构的深入研究又发展成一类 19-去甲睾酮结构的孕激素药物，主要与雌激素配伍作为口服避孕药（见甾体避孕药物）。

以黄体酮为母体的孕激素类药物构效关系见图 1。

（郭小可）

表 1　部分常用的孕激素药物

类别	药物名称及化学结构	结构特点	作用特点及用途
天然孕激素	黄体酮（progesterone）	含 21 个碳原子的 Δ^4-3-酮甾体化合物	最早发现的天然孕激素，1934 年首先从孕妇尿中分离出来，天然来源的黄体酮在胃肠道吸收时，通过肠黏膜和肝脏时受到 4-烯还原酶、20-羟甾脱氢酶等的作用（首过代谢）而失活，故黄体酮只能以油剂供注射用
合成孕激素药物	炔孕酮（ethisterone）	睾酮的 17α 位引入乙炔基得到，又名妊娠素。17α 位的乙炔基可看作是孕甾的 C-20 和 C-21	第一个口服有效的孕激素类药物。在睾酮的 17α-位引入乙炔基后，意外地发现其雄激素的活性减弱，而显示出孕激素活性。用于功能性子宫出血、月经异常、闭经、痛经等
	醋酸甲地孕酮（megestrol acetate）	在黄体酮的结构上引入 Δ^6 和 6-CH$_3$ 的取代，使 Δ^6 的双键在体内不易发生 6-羟基化代谢而失活，口服有效	强效口服孕激素，注射也有效，可通过皮肤、黏膜吸收。无雌激素、雄激素或同化激素活性。进入体内后，大部以其代谢物与葡萄糖醛酸结合物的形式从尿中排出。用于治疗月经失调、功能性子宫出血、子宫内膜异位症，晚期乳腺癌和子宫内膜腺癌，亦可用做短效复方口服避孕片的孕激素成分

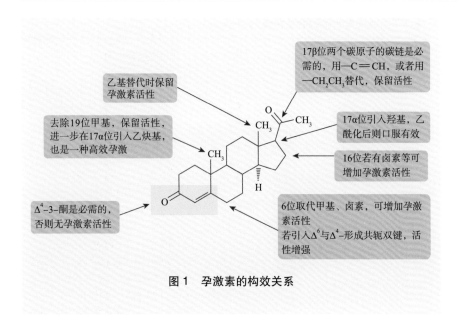

去除19位甲基，保留活性，进一步在17α位引入乙炔基，也是一种高效孕激

乙基替代时保留孕激素活性

17β位两个碳原子的碳链是必需的，用—C≡CH，或者用—CH₂CH₃替代，保留活性

17α位引入羟基，乙酰化后则口服有效

16位若有卤素等可增加孕激素活性

Δ⁴-3-酮是必需的，否则无孕激素活性

6位取代甲基、卤素，可增加孕激素活性
若引入Δ⁶与Δ⁴形成共轭双键，活性增强

图1　孕激素的构效关系

cùsuān jiǎqiǎng yùntóng

醋酸甲羟孕酮（medroxyprogesterone acetate）　化学名为6α-甲基-17α-羟基孕甾-4-烯-3,20-二酮醋酸酯。醋酸甲羟孕酮是在孕酮结构上引入6α-甲基和17α-乙酰氧基的衍生物，结构式见图1。为白色或类白色结晶，在三氯甲烷中极易溶解，在丙酮中溶解，在无水乙醇中微溶，在水中不溶。临床用于月经不调、功能性子宫出血及子宫内膜异位症等，还可用于晚期乳腺癌、子宫内膜癌。辉瑞（Pfizer）公司开发，于1958年上市。

　　在研究可供口服的避孕药时，以孕酮为先导化合物进行结构改造，研究中把无口服活性的

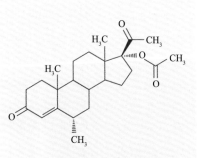

图1　醋酸甲羟孕酮的结构式

17α-羟基孕酮，经乙酰化后得醋酸羟孕酮（17α-乙酰氧基孕酮），增加了口服活性，但活性还不够强。考虑到孕酮类代谢失活的主要途径是6-位羟基化，16-位和17-位氧化，或3,20-二酮被还原成二醇，因而结构改造主要是在C-6及C-17位上引入取代基，因此在17α-羟基孕酮结构中引入6α-甲基，即得到醋酸甲羟孕酮。

　　醋酸甲羟孕酮口服后在胃肠道吸收，在肝内降解。肌内注射后2~3天血药浓度达到峰值。肌内注射150 mg后6~9个月血中才检不出药物，血中醋酸甲羟孕酮水平超过0.1 mg/ml时，黄体生成素和雌二醇均受到抑制而抑制排卵。

（郭小可）

zāitǐ bìyùn yàowù

甾体避孕药物（steroidal contraceptives）　通过干扰女性的生理周期，抑制排卵达到避孕目的的甾体类药物。甾体避孕药通过负反馈机制抑制下丘脑对卵泡刺激素、黄体生成素或两者的生成，抑制排卵，实现避孕。

　　1956年科学家用19-去甲雄甾烷衍生物异炔诺酮作为口服甾

体避孕药物，进行临床试验并获得成功。因其在合成过程中，混有少量炔雌醇甲醚（炔雌醇的3-甲氧基衍生物），故该孕激素临床试验用的是一种混合物。后来应用纯的异炔诺酮用于临床时，效果反而下降。因此，发明了复合避孕药物，大多数甾体口服避孕药物是孕激素和雌激素的复合物。临床上，单用孕激素或孕激素与雌激素配伍，已制成品种繁多的女性避孕药。

　　甾体避孕药物按药理作用分为以下几种类型：①抗排卵。②改变宫颈黏液的理化性状。③影响孕卵在输卵管中的运行。④抗着床及抗早孕。它们以不同剂型及方式使用，主要包括：复合避孕药物、单纯孕激素避孕药物（低剂量或缓释剂型）、事后避孕药物等。多数强效和长效孕激素同时也可单独作为避孕药物。代表药物是炔诺酮，常用药物有左炔诺孕酮、醋酸奎孕酮等（表1）。

（郭小可）

quēnuòtóng

炔诺酮（norethisterone）　化学名为17β-羟基-19-去甲-17α-孕甾-4-烯-20-炔-3-酮。结构式见图1。炔诺酮是第一个上市的19-去甲甾体孕激素类药物。在睾酮的C-17引入乙炔基后得到炔孕酮，有口服孕激素活性，但仍保留有睾酮的1/10雄性活性，长期使用有男性化副作用。将19位甲基除去后得到的炔诺酮，孕激素活性增大5倍而雄性活性又减小了1倍，降低了男性化的副作用。由原杨森（Janssen，后被强生收购）公司开发，1957年在美国上市。

　　炔诺酮为白色或乳白色结晶性粉末，无臭，味微苦，三氯甲

表1 部分常用的甾体避孕药物

药物名称及化学结构	结构特点	作用特点及用途
左炔诺孕酮（levonorgestrel）	炔诺酮的类似物，它们之间的差异仅在 C-18 的甲基以乙基替代。是在 19-去甲睾酮结构上发展起来的孕激素药物，又名 18-甲基炔诺酮，只有 D-型有活性，L-型无效	作用强度与炔诺酮相当，且在体内有更长的作用时间，作为避孕药更适合。临床用于女性紧急避孕，即在无防护措施或其他避孕方法偶然失误时使用
醋酸奎孕酮（quingestanol acetate）	炔诺酮的 Δ^4-3-酮基团用环戊醇进行烯醇醚化、$17\beta-$羟基用乙酸酯化得到醋炔诺醚	进入体内后烯醇醚很慢地分解出 Δ^4-3-酮结构，是长效口服避孕药的组成部分。单用也可作女用长效避孕药，服药不受月经周期限制，任何 1 日服用均可产生避孕效果

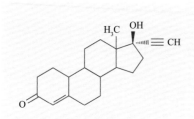

图 1 炔诺酮的结构式

烷中溶解，乙醇中微溶，丙酮中略溶，水中不溶。是口服有效的孕激素，抑制垂体释放黄体激素和促卵泡成熟激素，抑制排卵作用比孕酮强，临床上用于功能性子宫出血、痛经、子宫内膜异位等孕激素适应证。但不用于先兆流产，因为其维持妊娠的作用太弱。

炔诺酮口服生物利用度约70%，进入体内后有 80% 与血浆蛋白结合，分布于全身。之后在 $3\alpha-$还原酶作用下，3 位羰基还原为羟基，与硫酸或葡萄糖醛酸结合后经尿及粪便排泄。

炔诺酮是短效孕激素，口服后 $0.5\sim4.0$ 小时达到血药浓度峰值。为了能达到长效目的，将其17-位羟基酯化后得到庚酸炔诺酮等，在油性溶剂中溶解制成长效针剂，注射给药 1 次，药效可持续 1 个月。

（郭小可）

yùnjīsù shòutǐ zǔduànjì

孕激素受体阻断剂（progesterone receptor blocker）

与孕激素竞争受体并阻断其活性的化合物。又称抗孕激素。该类药物的选择性好，副作用较小。用于抗早孕和乳腺癌的治疗。

在 20 世纪 80 年代之前，抗孕激素尚未成为药物，尽管对抗孕激素的活性及构效关系有许多研究，因没有找到恰当的适应证，研究工作停滞不前。1982 年法国优克福（Roussel-Uclaf）公司推出米非司酮作为抗早孕药物，促进了抗孕激素及抗糖皮质激素药的发展，同时在甾体药物研究历史上具有里程碑意义。

抗孕激素作用的靶部位是孕激素受体，主要用于抗早孕，也有些抗孕激素药物用于乳腺癌的治疗。

米非司酮的发现与抗雌激素药物有关，他莫昔芬及其他的抗雌激素化合物具有三苯基乙烯基的结构，其结构中的双键不同碳上连接的两个苯环，相当于甾体激素分子中的 A 环和 D 环，见表1。他莫昔芬分子中的第三个苯环所处位置，相当于甾体母核中的 β 侧的 C-11 位，这种结构特点对抗激素作用极为重要，启发人们在此位置上引入更多的基团进行结构改造。

孕激素受体阻断剂的常见药物是米非司酮（mifepristone）。是在炔诺酮的结构的 $11\beta-$位接上一个大体积的二甲氨基苯基，增加了与孕激素受体的亲和力及提高了稳定性；在 $17\alpha-$引入丙炔基而不是通常的乙炔基，除了增加其化学稳定性，也增加其亲和力；Δ^9-的引入减弱了孕激素活性，成为甾体药物的新结构类型。米非司酮本身无孕激素活性，与子宫内膜孕激素受体的亲和力比孕酮高 5 倍左右，体内作用的部位在子宫，不影响垂体-下丘脑内分泌轴的分泌调节。在妊娠早期使用可诱发流产，与前列腺素类药（如米索前列醇）合用可达到抗早

表 1　作用于受体的激素、合成激动剂和激素阻断剂

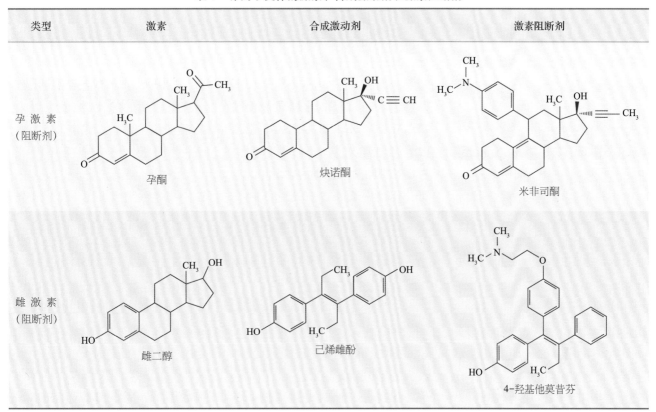

类型	激素	合成激动剂	激素阻断剂
孕激素（阻断剂）	孕酮	炔诺酮	米非司酮
雌激素（阻断剂）	雌二醇	己烯雌酚	4-羟基他莫昔芬

孕目的，早孕妇女可获得 90%～95%的完全流产率。

米非司酮口服吸收迅速，在肝脏中有明显的首过效应。代谢时产生脱 *N*-甲基生成 *N*-单去甲基化合物，它仍保持活性，但与孕酮的结合亲和力只有米非司酮的 2/3。进一步的代谢生成 *N*-双去甲基及丙炔醇化合物（图 1）。

米非司酮与先导物炔诺酮相比，区别有 3 点：①C-11 位增加二甲氨基苯基，这是导致由孕激素（炔诺酮）转变为抗孕激素（米非司酮）的主要原因。②C-17 位由丙炔基代替传统的乙炔基，丙炔基的引入进一步增加其稳定性，并保持口服有效。③ C-9 位和 C-10 位引入双键，可使整个甾体母核共轭性增强。上述结构特点使米非司酮与其他常用甾体抗孕激素药物相比具有更加独特的

米非司酮　　　　　　　　　　　*N*-单去甲基化合物

N-双去甲基化合物　　　　　　丙炔醇化合物

图 1　米非司酮的代谢途径

药动学性质，包括较长的消除半衰期（平均为 34 小时），以及血药浓度达峰时间和峰值与剂量不成比例，低剂量多次给药优于高剂量一次给药。

（郭小可）

jiàngxuètáng yàowù

降血糖药物（hypoglycemic drugs）

能降低血液中葡萄糖浓度而治疗糖尿病的药物。糖尿病（diabetes mellitus，DM）是一种糖、蛋白和脂肪代谢障碍性疾病，主要表现为高血糖及尿糖。临床上早期多无症状，发展到症状期可出现多尿、多饮、多食、疲乏及消瘦等症状。持续高血糖会导致许多并发症，如失明、心脑血管疾病、肾功能衰竭等。糖尿病的发病率有逐年增加的趋势，已经成为危害人类健康的重大疾病之一。

糖尿病主要分为 1 型（胰岛素依赖型糖尿病）和 2 型（非胰岛素依赖型糖尿病）。1 型糖尿病是胰岛 β 细胞受损引起胰岛素分泌水平降低，引起高血糖、β-酮酸中毒及代谢紊乱等症状。主要用胰岛素及其类似物的制剂治疗。2 型糖尿病是一种胰岛素耐受性疾病，约占患者总数的 90%，其病因主要是胰岛素抵抗。2 型糖尿病与遗传有关，肥胖及饮食不当亦是其发病的主要原因之一。除主要采用注射方式给予胰岛素外，其他用于 2 型糖尿病的各类药物，均可口服，故又称为口服降血糖药。口服降血糖药能促使胰岛 β 细胞分泌更多的胰岛素或改善靶细胞对胰岛素的敏感性。根据口服降血糖药的作用机制，可分为胰岛素分泌促进剂、胰岛素增敏剂、α-葡萄糖苷酶抑制剂、二肽基肽酶-4 抑制剂和钠-葡萄糖协同转运蛋白 2 抑制剂等。

（姜正羽）

yídǎosù

胰岛素（insulin）

一种由胰岛细胞分泌的肽类激素。

1921 年，加拿大科学家弗雷德里克·格兰特·班廷（Frederik Grant Banting）和查尔斯·赫伯特·贝斯特（Charles Herbert Best）从狗胰腺中提取得到胰岛素并发现其降血糖的作用，其粗提物用于糖尿病患者的治疗获得成功。由此开始了糖尿病的药物治疗，胰岛素成了糖尿病患者控制血糖的主要用药。1958 年，桑格（Sanger）确定了牛胰岛素的一级结构，1969 年，霍奇金（Hodgkin）确定了它的三级结构。1965 年，中国科学家完成了结晶牛胰岛素的全合成。1977 年，博耶（Boyer）等用基因工程方法合成人胰岛素。20 世纪 80 年代之前，临床一直使用猪或牛胰岛素治疗糖尿病。进入 21 世纪以来，采用基因工程方法制备人胰岛素，已成为胰岛素生产的重要手段。

结构 胰岛素的化学结构由 51 个氨基酸组成（图1）。分成两个肽链：A 链含 21 个氨基酸，B 链含 30 个氨基酸。两链的 A7 和 B7，A20 和 B19 以两个半胱氨酸的二硫键连接。此外，A6 和 A11 也以两个半胱氨酸的二硫键连接成环。在中性 pH 条件下胰岛素结晶由 6 个胰岛素分子组成 3 个二聚体。这 3 个二聚体与两个锌原子都结合在 B 链 10 位组氨酸咪唑环的 N 上，所以可以推测，胰岛素在 β 细胞中以六聚体形式存在，但活性形式是胰岛素单体。

分类 胰岛素属多肽类激素，分子较大，一般认为它不易进入靶细胞而只作用于各种细胞膜上的跨膜胰岛素受体。胰岛素与胰岛素受体结合后，相继激活一系列激酶级联反应和信号转导通路，最终引起葡萄糖转运系统从细胞内转运到浆膜上，易于葡萄糖的吸收和分解。胰岛素是治疗 1 型

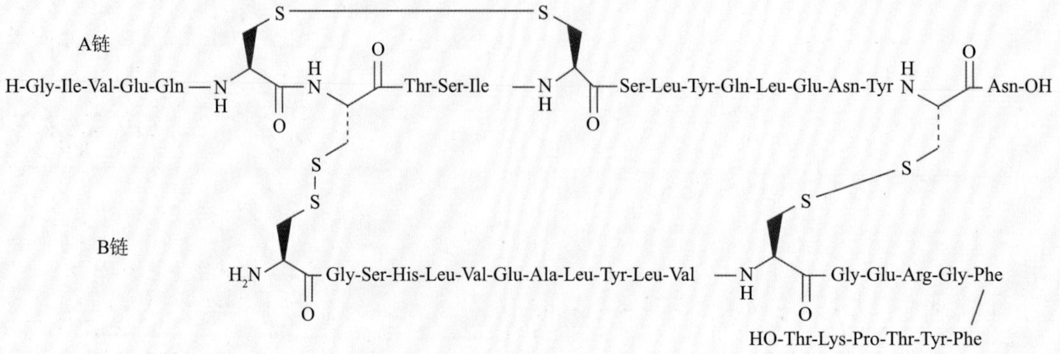

图1　胰岛素的结构

糖尿病的有效药物。临床应用的各种胰岛素制剂根据其作用时间的长短，可分为短、中、长效3类。代表药物是胰岛素，常用药物包括门冬胰岛素、赖脯胰岛素、甘精胰岛素等。

不同种属动物（人、牛、羊、猪等）的胰岛素分子中的氨基酸种类稍有差异，其中以猪胰岛素与人胰岛素最为相似，仅B链C-末端（B30）1个氨基酸的差别。猪胰岛素为丙氨酸（Ala），人胰岛素为苏氨酸（Thr），而牛胰岛素与人胰岛素有3个氨基酸不同（表1）。

作用特点 长期以来，因来源方便，临床上用得最多的是从猪胰脏提取的猪胰岛素。这种胰岛素对某些患者会产生免疫反应及一系列副作用，如自发性低血糖、耐药性、加重糖尿病患者的微血管病变、加速患者胰岛功能衰竭和引起变态反应等。后来发现，这是由于该产品中常含有来自胰中的其他多肽成分，如胰高血糖素、胰多肽、血管肠多肽及胰岛素原等不纯物质，导致了这

些不良反应。为此，一些国家的药典已将上述多肽杂质列为检查项目，允许含量规定在相当低的限度内，如低于10 ppm的高纯度胰岛素，变态反应显著减少。另外，将猪胰岛素通过酶化学和半合成法，使B链C-末端的丙氨酸转变成苏氨酸，则成为人胰岛素，这方面的研究已实现了工业化生产并有商品上市。

此外还有一些胰岛素的类似物，通常是将普通胰岛素的某个氨基酸进行更换，或增加一些氨基酸。天然胰岛素碳端B26～B30的氨基酸与其受体结合时并不起关键作用，但对它的修饰可改变其聚合倾向。这些胰岛素类似物，都使用基因重组技术得到。其作用相似，但吸收速度有变化，可适用于特殊的患者。胰岛素及上市的主要类似物的化学结构和作用特点见表2。

（姜正羽）

yídǎosù fēnmì cùjìnjì
胰岛素分泌促进剂（promoter to insulin secretion） 通过作用于胰岛β细胞表面的相关受体，

促使胰岛β细胞分泌更多的胰岛素以降低血糖水平的药物。按化学结构可以分为磺酰脲类和非磺酰脲类两类。

磺酰脲类 20世纪40年代，在大量应用磺胺类药物磺胺异丙基噻二唑治疗斑疹伤寒时出现了很多不明原因的死亡病例。其后发现，这是磺胺异丙基噻二唑（结构式见图1）激胰腺释放胰岛素，引起患者低血糖所致。1955年发现有抗菌活性的氨苯磺丁脲（结构式见图1）有更强的降血糖作用，是第一个应用于临床的磺酰脲类降血糖药，但由于副作用多，尤其对骨髓的毒性大，后被停用。

通过对氨磺丁脲的深入研究，发现了系列口服磺酰脲类降血糖药。常把该类药物分成三代：①第一代磺酰脲类降血糖药（20世纪50年代），对受体的亲和力小，服药剂量大，作用时间长，药物相互作用较多，存在严重而持久的低血糖反应等缺点。常用药物包括甲苯磺丁脲、氯磺丙脲等（表1）。②第二代磺酰脲类降血糖药（20世纪70年代），与第一代磺酰脲类降血糖药相比较，对受体亲和力高，脂溶性及细胞通透性提高，给药剂量减少，药物相互作用较少。但会引起体重增加，低血糖反应发生率仍较高。代表药物是**格列本脲**，常用药物包括格列齐特、格列吡嗪和格列

表1 动物和人胰岛素的结构差异

来源	A链		B链
	8位	10位	30位
人	Thr	Ile	Thr
猪	Thr	Ile	Ala
牛	Ala	Val	Ala

表2 胰岛素及其类似物的结构和作用特点

药物名	结构特点	作用特点及用途
普通胰岛素（regular insulin）	未作特别处理的动物或人胰岛素，注射后形成六聚体，解聚后产生作用	短效、皮下注射，且可静脉注射
门冬胰岛素（insulin aspart）	B28脯氨酸换为门冬氨酸，注射后形成六聚体的倾向减少	起效快，作用时间短
赖脯胰岛素（insulin lispro）	将人胰岛素的B28脯氨酸和B29的赖氨酸对换	超短效，吸收较人胰岛素快3倍
甘精胰岛素（insulin glagine）	将人胰岛素的A21的门冬酰胺换成甘氨酸，再在B30位苏氨酸后加两个精氨酸	可每日1次的超长效制剂

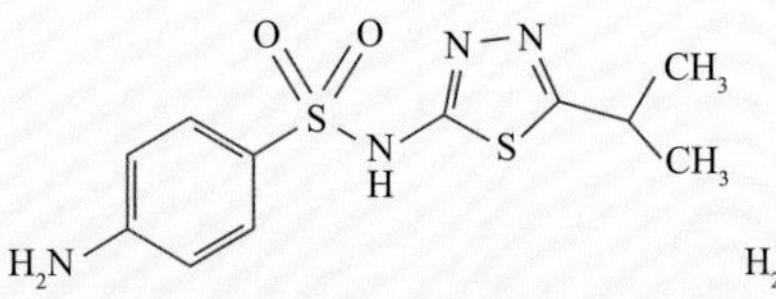

磺胺异丙基噻二唑 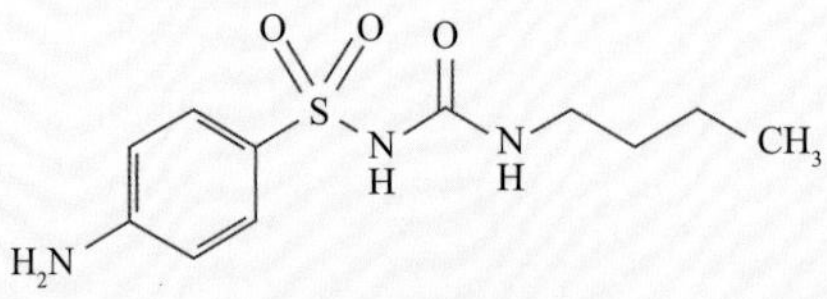   氨苯磺丁脲

图 1　磺胺异丙基噻二唑和氨苯磺丁脲的结构式

喹酮等（表1）。③第三代磺酰脲类降血糖药（20世纪90年代），与第二代磺酰脲类相比，对磺酰脲受体亲和力更高，与受体结合速度比第二代磺酰脲类快，解离速度也快，降血糖活性更强，给药剂量更小，可有效改善胰岛素抗性。常用药物格列美脲（表1）。

作用机制　磺酰脲类降血糖药物的促胰岛素分泌机制是其先与胰岛 β 细胞表面的受体相结合，然后与胰岛 β 细胞表面的 ATP 敏感钾通道偶联，通过降低 K^+ 的通透性使胰岛 β 细胞的细胞膜去极化，促使胰岛分泌胰岛素，产生降血糖作用。

磺酰脲类药物在治疗初期，能刺激胰岛素分泌，导致循环中的胰岛素水平升高，改善高血糖症。治疗后期，它通过提高靶细胞对胰岛素的敏感性而维持其降血糖作用。

构效关系　磺酰脲类降血糖药结构中的磺酰脲基团为酸性基团，这对促胰岛素分泌是必需的，

在酸性基团上连接悬挂亲脂性基团取代基，可大大增强与磺酰脲受体1受体的亲和力，并且提高对磺酰脲受体1受体相对于磺酰脲2A和磺酰脲2B亚型的选择性。在早期的磺酰脲类化合物中，酸性基团的取代基一般是 N-丁基或 N-丙基，如甲苯磺丁脲、氯磺丙脲，而后期的化合物连接酸性基团的取代基多为环烷基。磺酰基团通常与苯环相连，对位常有取代基，在第一代磺酰脲类化合物中，对位取代基为小基团，如甲基、乙酰基、卤素；在第二代磺酰脲类药物中引入酰氨基连接臂，连接尾端芳环或杂环等更大的基团，大大增强了第二代磺酰脲类药物的效力。在酰氨基连接臂中，是包括酰胺的羰基碳和氮原子在内的四原子链，格列齐特、格列本脲和格列美脲都有类似的排布。见图2。

表 1　常用的胰岛素分泌促进剂类药物

类别	药物名称及化学结构	结构特点	作用特点及用途
磺酰脲类	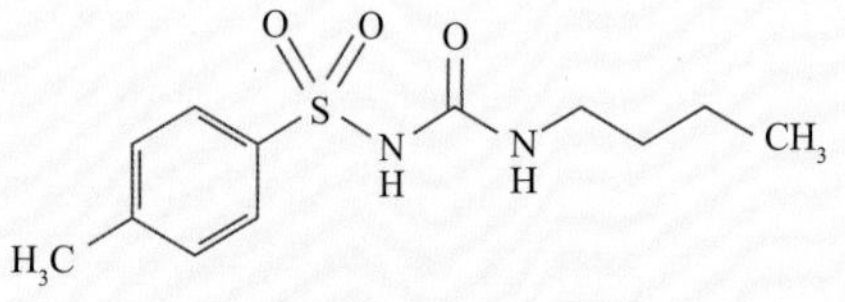 甲苯磺丁脲（tolbutamide）	苯环对位取代基为甲基，连接磺酰脲基团的取代基为 N-丁基	口服1天3次，用于单用饮食控制疗效不满意的轻、中度2型糖尿病，患者胰岛 β 细胞有一定分泌胰岛素功能，且无严重的并发症
	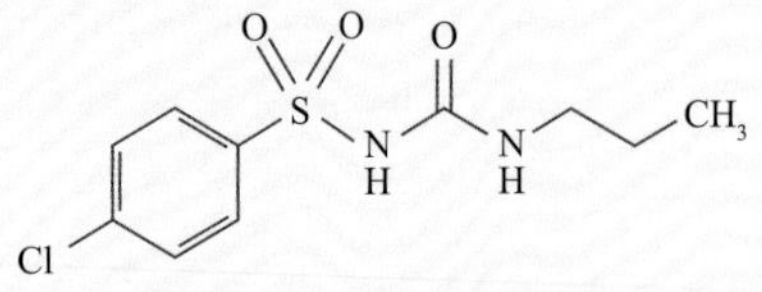 氯磺丙脲（chlorpropamide）	苯环对位取代基为氯原子，连接磺酰脲基团的取代基为 N-丙基	长效药物，口服1天1次；临床用于单用饮食控制疗效不满意的轻、中度2型糖尿病，患者胰岛 β 细胞有一定的分泌胰岛素功能，且无严重的并发症。还可用于中枢性尿崩症
	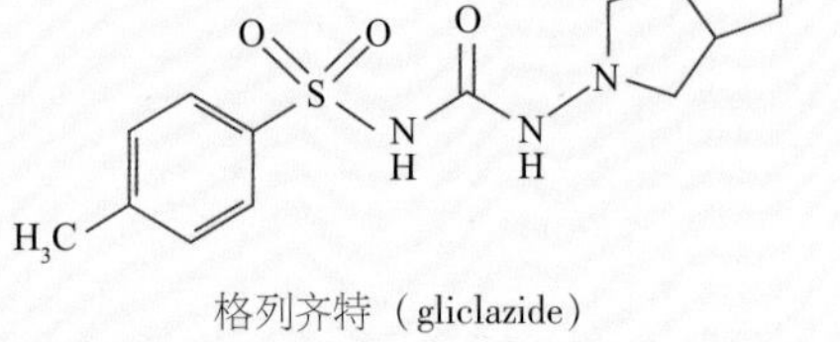 格列齐特（gliclazide）	连接磺酰脲基团的取代基为六氢环戊烷并[c]吡咯-2(H)-基	二代口服磺酰脲类降糖药，作用较强，其机制与甲苯磺丁脲相似，即选择性作用于胰岛 β 细胞，促进胰岛素分泌，并提高进食葡萄糖后的胰岛素释放。其作用比甲苯磺丁脲强10倍以上

表 1　常用的胰岛素分泌促进剂类药物

类别	药物名称及化学结构	结构特点	作用特点及用途
磺酰脲类	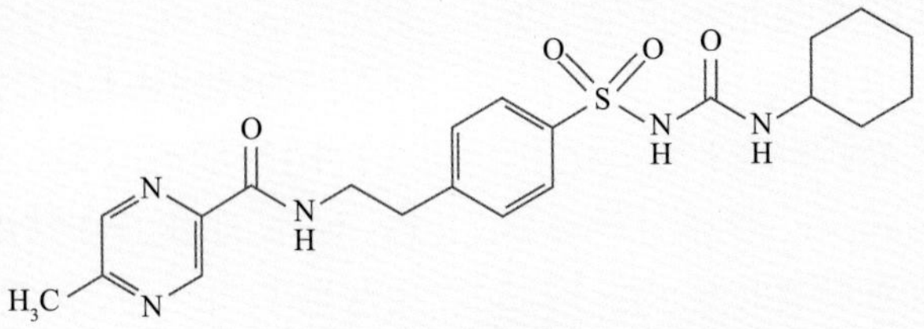 格列吡嗪（glipizide）	连接磺酰脲基团的取代基为环己基，磺酰基苯基对位引入酰胺连接臂，并与吡嗪相连	二代口服磺酰脲类降糖药，主要作用于胰岛细胞，促进内源性胰岛素分泌；抑制肝糖原分解并促进肌肉利用葡萄糖。还可能改变胰岛素靶组织对胰岛素的敏感性，增强胰岛素的作用。用于非胰岛素依赖性糖尿病
	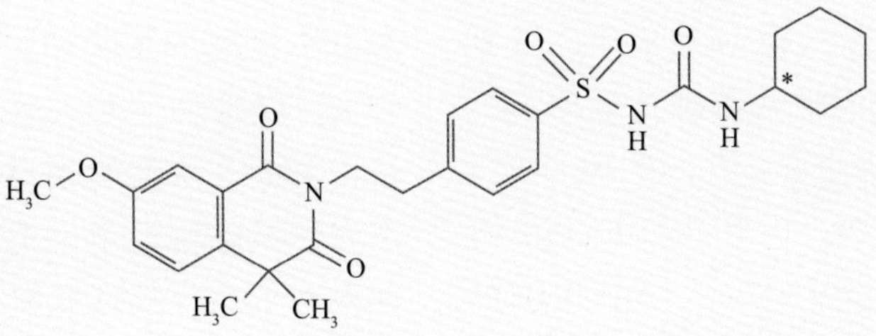 格列喹酮（gliquidone）	连接磺酰脲基团的取代基为环己基，苯环对位引入环内酰胺结构	二代口服磺脲类降糖药，与胰岛 β 细胞膜上的特异性受体结合，可诱导产生适量胰岛素，以降低血糖浓度。口服 2.0~2.5 小时后达最高血药浓度，很快即被完全吸收。血浆半衰期为 1.5 小时，代谢完全，其代谢产物不具降血糖作用
	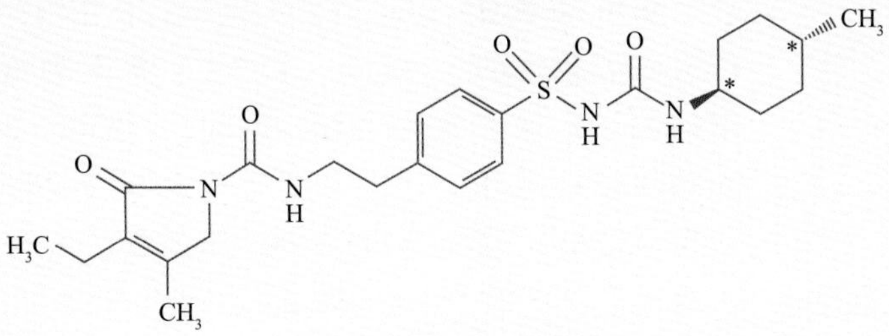 格列美脲（glimepiride）	连接磺酰脲基团的取代基为对甲基环己基，苯环对位引入酰胺连接臂，并与二氢吡咯烷相连	对磺酰脲受体亲和力更高，与受体结合速度比第二代磺脲类快 3 倍，解离速度快 8 倍，降血糖活性更强，给药剂量更小。与第二代磺酰脲类相比，可有效改善胰岛素抗性
非磺酰脲类	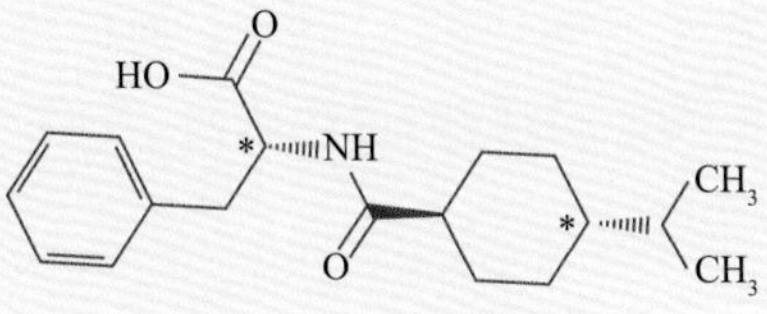 那格列奈（nateglinide）	D-苯丙氨酸衍生物，含有（1R,4R）-4-异丙基环己烷-甲酰基	对 β 细胞的作用更迅速，持续时间更短，可单独用于经饮食和运动不能有效控制高血糖的 2 型糖尿病
	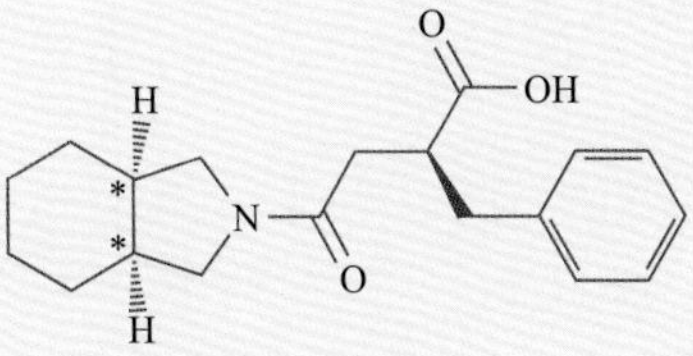 米格列奈（mitiglinide）	苯丙酸衍生物，含有（3aR,7aS）-八氢-2H-异吲哚-2-基	常用其钙盐，口服降糖作用较瑞格列奈和那格列奈更强，给药后起效更为迅速而作用时间更短，主要用于降低餐后高血糖

注：*. 该碳原子为不对称原子。

非磺酰脲类　这类药物和磺酰脲类药物的化学结构虽不同，但有相似的作用机制，亦可刺激胰岛素的分泌。与磺酰脲类药物不同的是该类药物在胰腺 β 细胞上另有其结合位点。代表药物是瑞格列奈，常用药物包括那格列奈和米格列奈等（表1）。

（姜正羽）

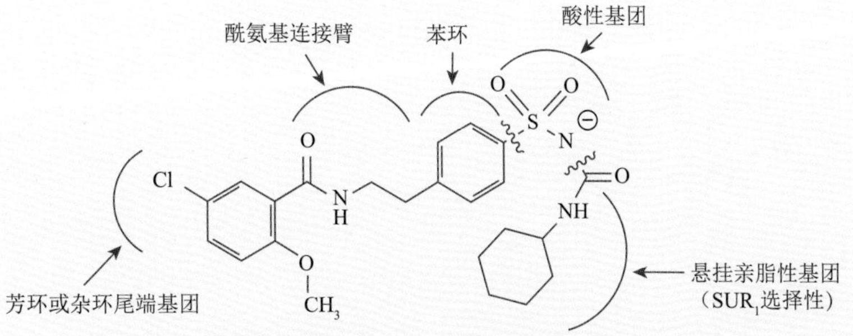

图 2　磺酰脲类降血糖药物构效关系

格列本脲（glibenclamide） 化

学名为 N-[2-[4-[[（环己氨基）羰基]氨基]磺酰基]苯基]乙基]-2-甲氧基-5-氯苯甲酰胺。又称氯磺环己脲。结构见图 1。格列本脲的作用比甲苯磺丁脲强 200 倍，属于强效降糖药，对甲苯磺丁脲无效的患者也能获得较好的疗效。用于中、重度 2 型糖尿病。为第二代磺酰脲类口服降血糖药中的第一个代表药物，1969 年在欧洲首次上市。

格列本脲为白色结晶性粉末；几乎无臭，无味。不溶于水或乙醚，略溶于三氯甲烷，在甲醇或乙醇中微溶。熔点为 170~174℃，熔融时同时分解。在常温、干燥环境中稳定。其酰脲结构在潮湿环境中，可以发生水解反应。通过刺激胰岛 β 细胞释放胰岛素，其作用强度为甲苯磺丁脲 200 倍，用剂量明显减少。增加门静脉胰岛素水平或对肝直接作用，抑制肝糖原分解和糖原异生作用，肝生成和输出葡萄糖减少。口服吸收快，蛋白结合率为 95%，口服后 2~5 小时血药浓度达峰值，持续作用 24 小时。$t_{1/2}$ 为 10 小时。在肝内代谢，由肝和肾排出各约 50%。大部分第二代磺酰脲类口服降血糖药的化学结构中，在苯环上磺酰基的对位引入了较大的结构侧链，脲基末端都带有脂环或含氮脂环。这些药物的体内代谢方式与第一代有很大不同，主要方式是脂环的氧化。代谢后主要生成反式-4′-羟基格列本脲，伴随生成一些顺式-3′-羟基化合物。4′-羟基代谢物的活性是原型药的 15%。格列本脲的代谢途径见图 2。

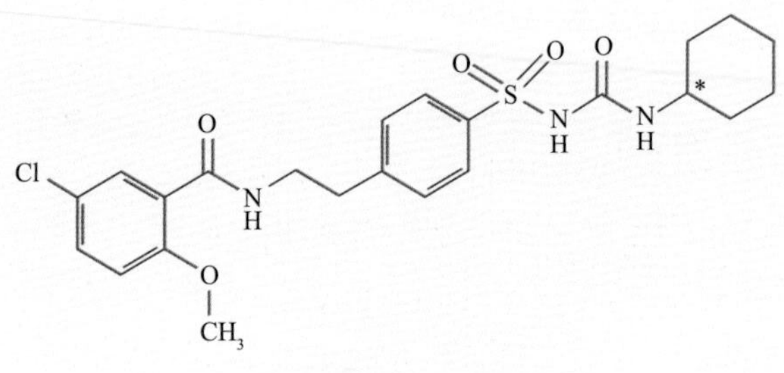

不良反应：胃肠道不适、发热、皮肤过敏、血象改变等。使用剂量不当，会产生严重的低血糖反应，特别是服用过量时，有致死的危险，应及时纠正。会引起血小板减少性紫癜，过敏性血管炎。肝毒性，并且是与用药剂量相关的。少见的不良反应为无黄疸性或细胞溶解性肝炎、胆汁郁积型黄疸，其症状易与病毒性肝炎混淆。

药物-药物互相作用：与水杨酸类、磺胺类、普萘洛尔、单胺氧化酶抑制剂、青霉素、丙磺舒、保泰松、吲哚美辛、双香豆素类抗凝血药、甲氨蝶呤等合用，会增强降血糖作用，引起低血糖反应。与氯霉素、香豆素类、多西环素、肌松药非尼拉朵、保泰松、丙磺舒、磺胺苯吡唑合用能抑制

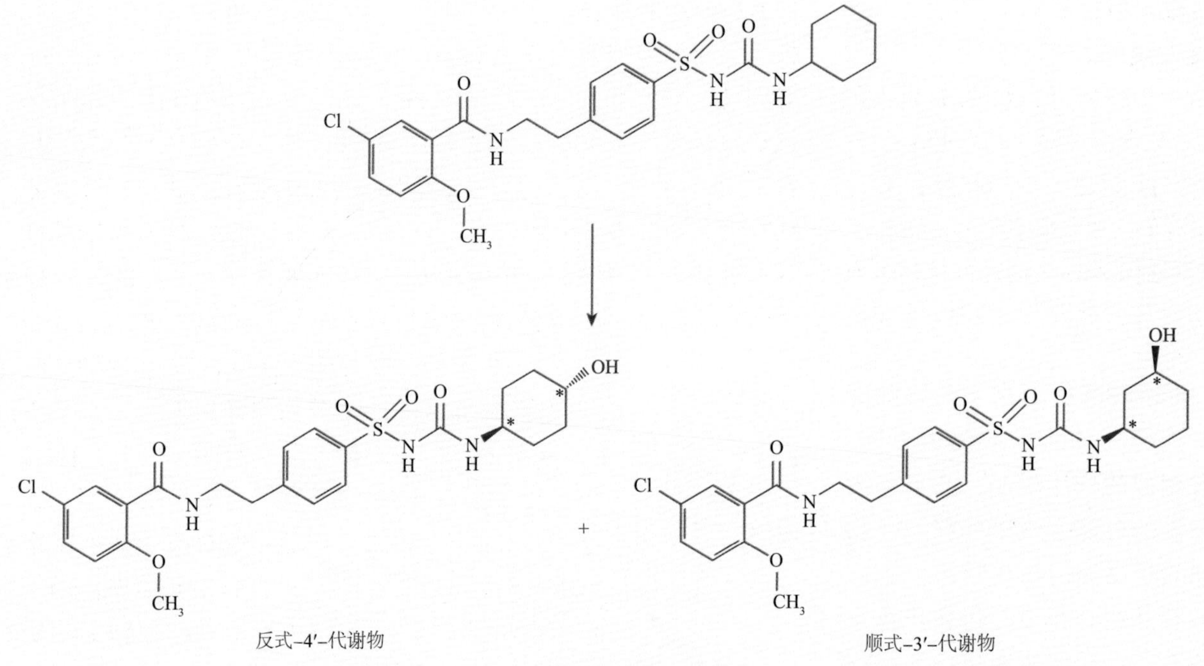

*. 该碳原子为不对称原子。

图 1　格列本脲的结构式

反式-4′-代谢物　　+　　顺式-3′-代谢物

*. 该碳原子为不对称原子。

图 2　格列本脲的代谢途径

磺酰脲类的代谢和排泄，延长降血糖的作用。

(姜正羽)

ruìgéliènài

瑞格列奈（repaglinide） 化学名为(S)-(+)-2-乙氧基-4-[2-(3-甲基-1-[2-(哌啶-1-基)苯基]丁基氨基)-2-氧代乙基]苯甲酸。又称诺和龙（novonorm）。结构见图1。为非磺酰脲类降血糖药。临床主要用于经膳食控制、减轻体重及运动锻炼都不能有效控制血糖水平的2型糖尿病。可与二甲双胍合用，两药合用产生的协同疗效比各自单独使用时更能有效控制血糖水平。

瑞格列奈作为氨甲酰基甲基苯甲酸衍生物，具有1个手性碳原子，故存在1对对映异构体，其中 $S-(+)$-异构体的活性是 $R-(-)$-构型的100倍，临床上使用 $S-(+)$-异构体。其作用机制与磺酰脲类降血糖药类似，与胰岛 β 细胞膜上依赖 ATP 的钾离子通道的蛋白特异性结合，使钾离子通道关闭，钙离子通道开放，钙离子内流，促进胰岛素分泌。可空腹或进食时服用，均吸收良好。该药可作为餐时血糖调节剂，在餐前15分钟服用，经胃肠道迅速吸收，起效快，30~60分钟后达血浆峰值，血浆半衰期短，可持续时间不到4小时，因而发生的低血糖概率低，被称为"膳食葡萄糖

调节剂"。主要在肝内代谢，通过 CYP450 3A4 和 CYP2C8 氧化，代谢物无活性，然后经胆汁排泄。

不良反应：发生低血糖，较轻微；腹痛、恶心罕见；腹泻、呕吐和便秘和视觉异常、肝异常非常罕见。可发生皮肤变态反应，如瘙痒、皮疹、荨麻疹。转氨酶指标升高，多数为轻度和暂时性。

药物-药物互相作用：瑞格列奈与单胺氧化酶抑制剂、非选择性 β 受体阻断剂、血管紧张素转换酶抑制剂、非甾体抗炎药、水杨酸盐、奥曲肽、酒精及促合成代谢的激素合用，降糖作用增强。β 受体阻断剂可能掩盖低血糖症状。

(姜正羽)

yídǎosù zēngmǐnjì

胰岛素增敏剂（insulin enhancers） 通过提高患者对胰岛素的敏感性，改善胰岛素抵抗状态，降低血糖的药物。胰岛素抵抗是2型糖尿病患者常见的现象，胰岛素抗体与胰岛素结合后妨碍胰岛素向靶部位转运，使得机体对胰岛素的敏感性下降，产生胰岛素抵抗。胰岛素增敏剂能提高患者对胰岛素敏感性，改善胰岛素抵抗状态，对糖尿病的治疗有着非常重要的意义。该类药物主要有噻唑烷二酮类和双胍类。

噻唑烷二酮类（thiazolidinediones，TZD）药物不刺激胰岛素分泌，而是通过增强人体组织对胰岛素的敏感性，减少胰岛素抵抗起作用，增强胰岛素的作用，而增加肝脏对葡萄糖的摄取，抑制肝糖的输出。其作用靶

点为细胞核内的过氧化物酶体-增殖体活化受体。常用药物罗格列酮和吡格列酮等（表1）。

双胍类药物的降糖机制主要是增加葡萄糖的无氧酵解和利用，增加骨骼肌和脂肪组织的葡萄糖氧化和代谢，减少肠道对葡萄糖的吸收，有利于降低餐后血糖；同时能抑制肝糖的产生和输出，有利于控制空腹血糖。因此，双胍类降糖药成为肥胖伴胰岛素抵抗的2型糖尿病患者的首选药。代表药物是二甲双胍。

(姜正羽)

èrjiǎshuāngguā

二甲双胍（metformin） 化学名为1,1-二甲基双胍。结构见图1。临床上一般使用其盐酸盐，即盐酸二甲双胍（metformin hydrocoloride）。为抗高血糖药，对正常人无降糖作用。盐酸二甲双胍还具有降低血脂、降血压、控制体重作用，成为肥胖伴胰岛素抵抗的2型糖尿病患者的首选药。

二甲双胍有高于一般脂肪胺的强碱性，pK_a 值为12.4。盐酸二甲双胍的1%水溶液的 pH 值为6.68，呈近中性。可激活腺苷酸活化蛋白激酶等信号传导通路，包括后续的乙酰辅酶 A 羧化酶，继而抑制肝的糖异生，促进脂肪酸氧化，改善胰岛素敏感性，降低血糖水平。不促进胰岛 β 细胞分泌胰岛素的功能。口服吸收快，半衰期短（1.5~2.8小时），很少在肝内代谢，也不与血浆蛋白结合，几乎全部以原型由尿排出，因此肾功能损害者禁用，老年人慎用。二甲双胍的降糖作用虽弱于苯乙双胍，但其副作用小，罕有乳酸酸中毒，也不引起低血糖。仅约20%的患者有轻度胃肠反应，使用安全。

不良反应：①偶见恶心、呕

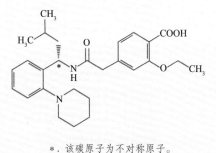

*. 该碳原子为不对称原子。

图1 瑞格列奈的结构式

表 1　常用的胰岛素增敏剂类药物

药物名称及化学结构	结构特点	作用特点及用途
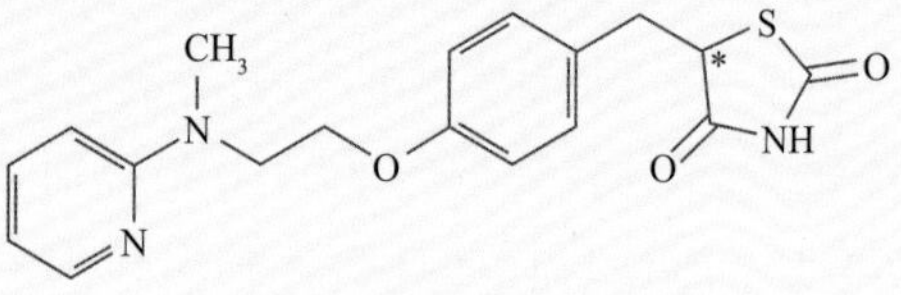 罗格列酮（rosiglitazone）	噻唑烷二酮衍生物，含碱性氮原子，临床用其马来酸成盐	用于经饮食控制和锻炼治疗效果仍不满意的 2 型糖尿病。可单独使用，也可与磺脲类或双胍类合用治疗单用磺脲类或双胍类血糖控制不佳的 2 型糖尿病。主要不良反应是引起肝转氨酶水平升高，轻度水肿及贫血。显著增加心肌梗死的风险
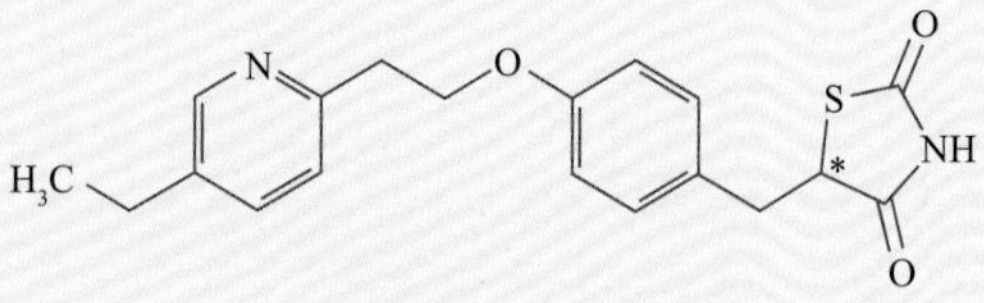 吡格列酮（pioglitazone）	噻唑烷二酮衍生物，含碱性氮原子，临床用其盐酸盐	用于治疗非胰岛素依赖性 2 型糖尿病，可单独使用；若饮食控制、体育锻炼和单药治疗不能满意控制血糖，可与磺酰脲类、二甲双胍类或胰岛素合用

注：*．该碳原子为不对称原子。

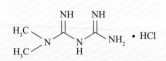

图 1　盐酸二甲双胍的结构式

吐、腹泻、腹痛、腹胀、消化不良、乏力等。②偶有疲倦、体重减轻、头痛、头晕、味觉异常、皮疹、寒战、流感样症状、心悸、潮红等现象。③罕见乳酸性酸中毒，表现为呕吐、腹痛、过度换气、意识障碍。

药物-药物相互作用：与磺酰脲类药物、胰岛素合用可引起低血糖。可干扰维生素 B_{12} 吸收，建议监测血象。

（姜正羽）

α-pútáotánggānméi yìzhìjì

α-葡萄糖苷酶抑制剂（α-glucosidase inhibitors）

通过竞争性与α-葡萄糖苷酶结合，抑制该酶的活性而减慢糖类水解产生葡萄糖的速度，并延缓葡萄糖吸收的药物。此类药物对 1、2 型糖尿病均适用。

食物中的碳水化合物需通过α-葡萄糖苷酶的作用水解成葡萄糖才能被吸收。α-葡萄糖苷酶抑制剂可抑制该酶的活性，降低餐后血糖，但并不增加胰岛素的分泌。此外，该类药物不抑制蛋白质和脂肪的吸收，故不会引起营养物质的吸收障碍。此类药物对 1、2 型糖尿病均适用。该类药物的化学结构均为糖或多糖衍生物，常用药物包括阿卡波糖、伏格列波糖和米格列醇等（表 1）。

（姜正羽）

èrtàijītàiméi-4 yìzhìjì

二肽基肽酶-4 抑制剂（dipeptidyl peptidase-4 inhibitors）

通过抑制二肽基肽酶-4，延长内源性胰高血糖素样肽-1 和葡萄糖依赖性胰岛素释放多肽的作用，改善血糖稳态，发挥降血糖作用的降血糖药物。该类药物临床上用于治疗 2 型糖尿病。

二肽基肽酶-4（dipeptidyl peptidase-4，DPP-4）属丝氨酸肽酶中脯氨酸寡肽酶家族，可选择性地除去底物 N 末端含脯氨酸或丙氨酸残基的二肽。正常人开始进餐后，胰高血糖素样肽-1 自肠道 L 细胞分泌并发挥作用，包括刺激胰岛素的合成与分泌，降低胰高血糖素的释放，延缓胃排空，降低食欲，并刺激胰岛 β 细胞再生和分化。另外，葡萄糖依赖性胰岛素释放多肽从十二指肠 K 细胞产生并通过促进胰岛素分泌广泛参与糖代谢。DPP-4 酶能迅速降解胰高血糖素样肽-1 和葡萄糖依赖性胰岛素释放多肽，这两种肽的半衰期很短，失去诱导胰岛素分泌活性。抑制 DPP-4 作用可延长内源性胰高血糖素样肽-1 和葡萄糖依赖性胰岛素释放多肽的作用，改善血糖稳态，降低血糖过低的风险。因此，抑制 DPP-4 已成为一种治疗 2 型糖尿病新的选择。DPP-4 抑制剂通过与靶酶的催化区结合，抑制其活性，保护内源性胰高血糖素样肽-1 和葡萄糖依赖性胰岛素释放多肽免受 DPP-4 的降解，升高血中胰高血糖素样肽-1 和葡萄糖依赖性胰岛素释放多肽的水平，增加葡萄糖刺激的胰岛素分泌。

DPP-4 抑制剂用于治疗 2 型糖尿病的优势包括可改善葡萄糖耐受度以及增加体内胰岛素分泌，可增加葡萄糖依赖性胰岛素释放多肽以及胰高血糖素样肽-1 生物活性的累积程度，可改善 β 细胞

表 1　部分常用的 α-葡萄糖苷酶抑制剂

药物名称及化学结构	结构特点	作用特点及用途
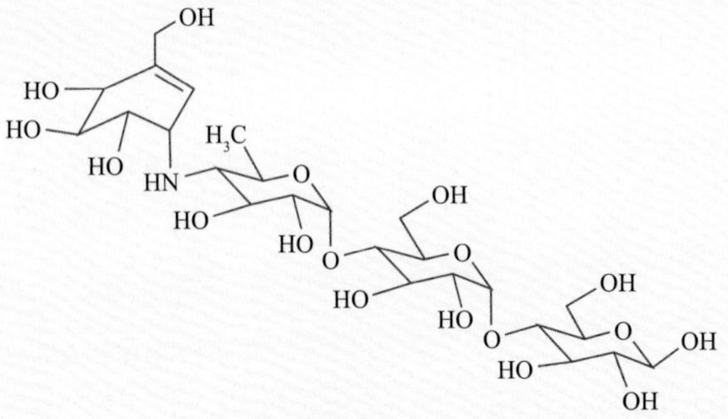 阿卡波糖（acarbose）	放线菌属微生物中分离得到的低聚糖	通过降低单糖的吸收速率而显著降低餐后的血糖水平以及血浆高胰岛素水平，减少三酰甘油的生成及肝糖原的生成。主要用于配合饮食控制治疗 2 型糖尿病
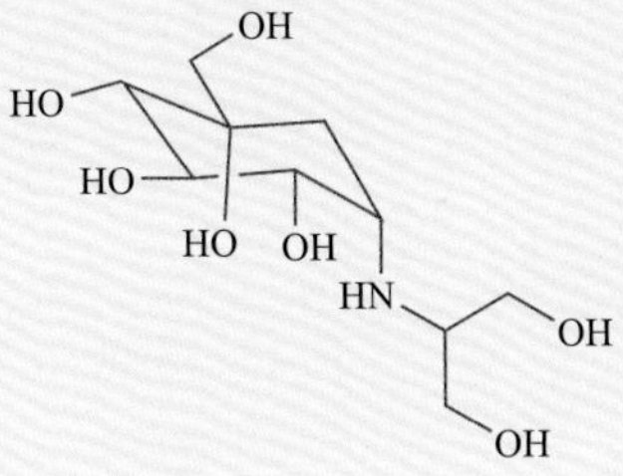 伏格列波糖（voglibose）	氨基糖类似物	对小肠上皮绒毛膜刷状缘上的双糖水解酶抑制作用非常强，而对 α-淀粉酶几乎无抑制作用；小剂量即能使血糖曲线的峰值降低且较平坦。主要用于改善糖尿病餐后高血糖
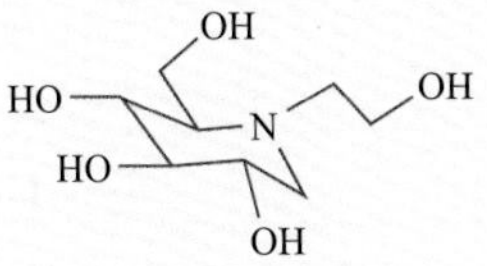 米格列醇（miglitol）	葡萄糖类似物	对 α-葡萄糖苷酶有强效抑制作用；口服吸收迅速，可延迟摄入糖分的消化而导致餐后血糖浓度只有轻微升高，因此降低血糖。主要用于配合饮食控制治疗糖尿病

的葡萄糖反应，以及可改善 2 型糖尿病患者对胰岛素的敏感性。DPP-4 抑制剂的重要研究策略是模拟 DPP-4 的天然底物多肽结构。按照化学结构不同，DPP-4 抑制剂可分为拟肽类和非肽类。代表药物为西格列汀，常用药物包括维格列汀、阿格列汀、利格列汀等（表 1）。

（姜正羽）

xīgéliètīng
西格列汀（sitagliptin）　化学名为（R）-4-氧代-4-［3-（三氟甲基）-5,6-二氢［1,2,4］三氮唑并［4,3-a］吡嗪-7（8H）-基］-1-（2,4,5-三氟苯基）丁烷-2-胺。结构见图 1。临床用于治疗 2 型糖尿病的治疗，对 1 型糖尿病和酮酸中毒症无效。可与二甲双胍合用，主要通过配合运动和饮食控

制实现对 2 型糖尿病患者的血糖控制。药用形式为磷酸西格列汀一水合物，于 2006 年 10 月在美国批准上市。

西格列汀的 β-氨基所连接的碳原子为手性碳原子，应有两个旋光异构体。临床主要使用其 R 异构体，S 异构体被视为杂质。是第一个用于治疗 2 型糖尿病的二肽基肽酶-4 抑制剂，通过保护内源性肠降血糖素和增强其作用而控制血糖水平。可抑制 β 细胞凋亡，促进 β 细胞新生，增加糖尿病患者 β 细胞数量，明显降低血糖，并对磺酰脲类药物失效

的患者仍有很好的降糖效果，但对 1 型糖尿病和酮酸中毒症无效。该药口服吸收迅速，服药 1~4 小时后血浆药物浓度达峰值，约有 79% 以原型药物的形式经尿排出体外。代谢物基本无二肽基肽酶-4 抑制活性。细胞色素氧化酶 CYP3A4 参与该药的代谢过程，CYP2C8 也参与其中。

（姜正羽）

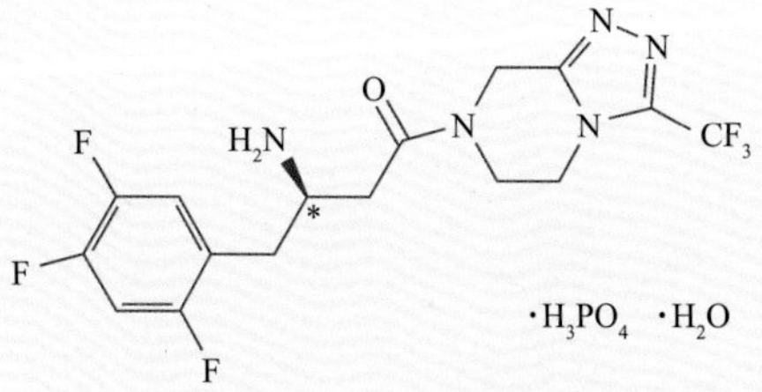

*. 该碳原子为不对称原子。
图 1　磷酸西格列汀的结构式

表 1　部分常用的二肽基肽酶-4 抑制剂药物

药物名称及化学结构	结构特点	作用特点及用途
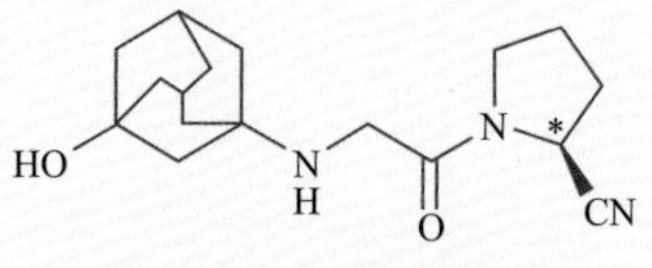 维格列汀（vildagliptin）	氨基酸衍生物，大位阻的金刚烷基连接到 α-氨基上，使之不易与氰基发生环合反应，化学稳定性提高	高效的选择性 DPP-4 抑制剂。用于治疗 2 型糖尿病；当二甲双胍作为单药治疗用至最大耐受剂量仍不能有效控制血糖时，本药可与二甲双胍联合使用
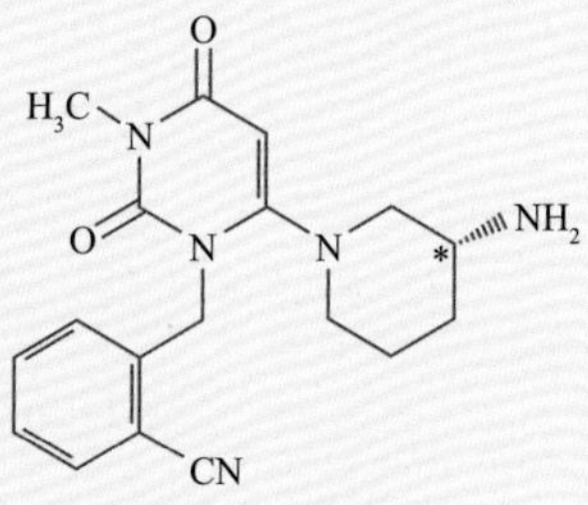 阿格列汀（alogliptin）	含嘧啶二酮母核，6 位引入（R）-3-氨基哌啶基	常用苯甲酸盐，可选择性抑制 DPP-4；生物利用度接近 100%，半衰期长。用于治疗 2 型糖尿病；阿格列汀可与盐酸二甲双胍联合使用，用于治疗单用盐酸二甲双胍仍不能有效控制血糖者
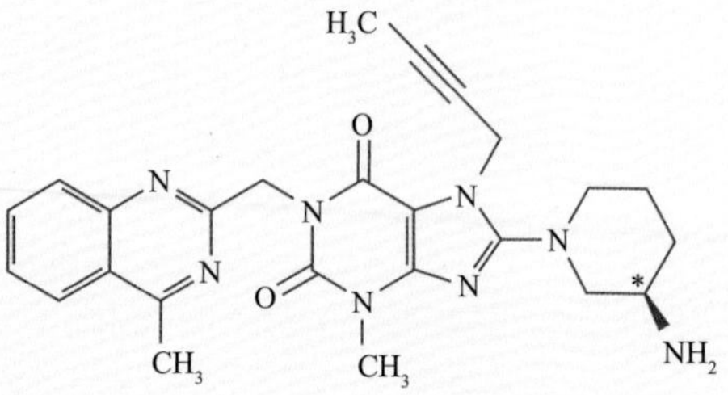 利格列汀（linagliptin）	含有嘌呤母核，8 位引入（R）-3-氨基哌啶基	用于治疗 2 型糖尿病；也可与盐酸二甲双胍合用，在饮食和运动基础上改善 2 型糖尿病患者的血糖控制

注：*. 该碳原子为不对称原子。

nà-pútáotáng xiétóng zhuǎnyùn dànbái 2 yìzhìjì

钠-葡萄糖协同转运蛋白 2 抑制剂（sodium-glucose co-transporter 2 inhibitors）

通过抑制钠-葡萄糖协同转运蛋白 2，抑制葡萄糖在肾内重吸收，增加尿糖的排出而起到降糖作用的药物。

钠-葡萄糖协同转运蛋白（sodium-glucose co-transporters，SGLT）是一类在小肠黏膜（SGLT1）和肾近曲小管（SGLT2）中发现的葡萄糖转运基因家族。SGLT2 是一种低亲和力、高转运能力的转运系统，其在肾脏中特异性的表达并且在近曲小管的肾中对血糖重吸收发挥作用。在正常人体内，SGLT2 承担了约 90% 的肾葡萄糖重吸收量。选择性抑制 SGLT 2 可通过抑制肾中的血糖重吸收，增加尿糖的排出而发挥对糖尿病的治疗作用。

第一个 SGLT 抑制剂是从苹果树根皮中分离到的根皮苷（图 1）。虽然根皮苷通过增加肾中尿糖的排出，表现出降低血糖和改善胰岛素抵抗的作用，但是由于 O-糖苷结构不稳定，在小肠中易被根皮苷水解酶水解导致生物利用度低，因而根皮苷并没有被开发为降糖药物。

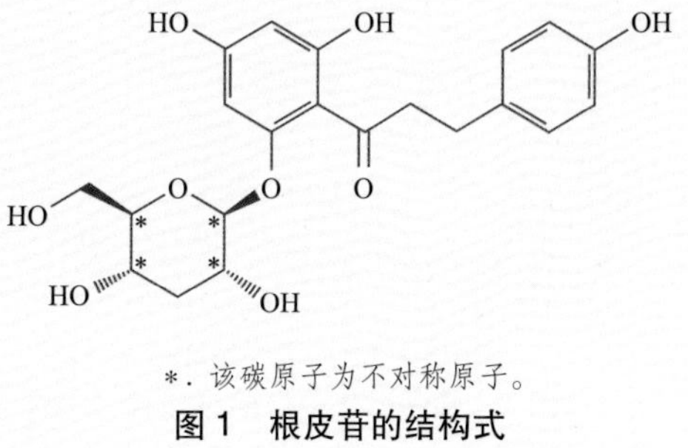

因考虑 O-糖苷的稳定性，被批准上市的 SGLT2 抑制剂均为稳定性强的 C-糖苷类似物，常用药物包括卡格列净、达格列净、恩格列净等（表 1）。

（姜正羽）

*. 该碳原子为不对称原子。

图 1　根皮苷的结构式

gǔzhì shūsōng zhìliáoyào

骨质疏松治疗药（drug used to treat osteoporosis）

通过抑制骨吸收和促进骨形成，有效缓解骨质疏松症状的药物。

骨质疏松是以骨组织含量减少及骨折危险性升高为特征的全身骨量改变的疾病。骨质疏松症可分为原发性、继发性和特发性三大类，其中原发性骨质疏松症约占骨质疏松症的 90%，它又可分为两型：Ⅰ 型为绝经后骨质疏松症，主要原因为雌激素缺乏；

表 1　常见的钠-葡萄糖协同转运蛋白-2 抑制剂

药物名称及化学结构	结构特点	作用特点及用途
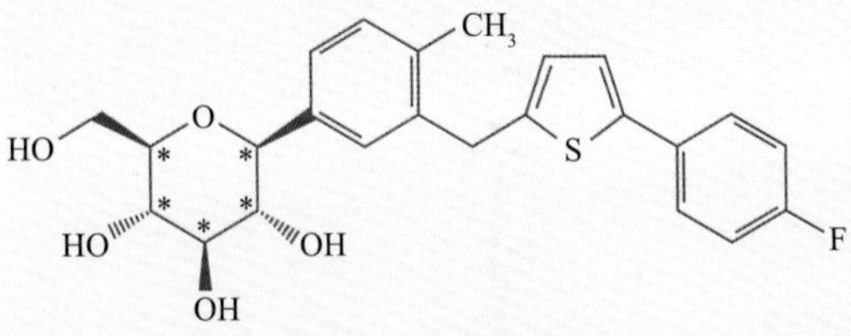 卡格列净（canagliflozin）	有稳定的 C-糖苷结构	对 SGLT2 的选择性是 SGLT1 的约 400 倍。用于治疗成年患者的 2 型糖尿病，不适用于 1 型糖尿病或糖尿病酮症酸中毒
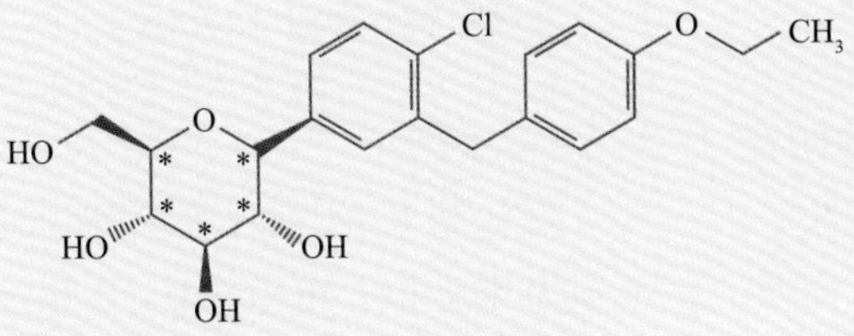 达格列净（dapagliflozin）	卡格列净分子中的噻吩环替换为苯环得到	达格列净有较长的半衰期，对 SGLT2 的选择性是 SGLT1 的 3000 倍。用于治疗 2 型糖尿病。在饮食和运动基础上，可改善 2 型糖尿病患者的血糖控制；不适用于治疗 1 型糖尿病或糖尿病酮症酸中毒
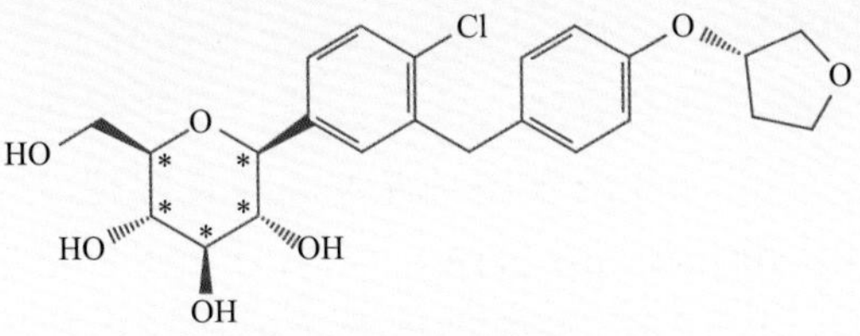 恩格列净（empagliflozin）	达格列净分子中的乙基替换为四氢呋喃-3-基得到	对 SGLT2 的选择性约是 SGLT1 的 2700 倍，降血糖效果显著；能够显著降低心血管病死亡风险，有较高的安全性。用于治疗 2 型糖尿病。根据需要可与二甲双胍或磺酰脲类降糖药合用；不适用于治疗 1 型糖尿病或糖尿病酮症酸中毒

注：＊．该碳原子为不对称原子。

Ⅱ型为老年性骨质疏松症，主要原因是年龄老化。骨质疏松症还可能继发于药物治疗，如糖皮质激素的使用。随着社会的老龄化，骨质疏松症成了多发病和常见病。

骨质疏松的产生与体内钙磷代谢参与的骨吸收和骨形成两个方面相关，依据其作用机制骨质疏松治疗药分为两大类：①骨吸收抑制剂。主要是通过抑制破骨细胞形成或抑制破骨细胞的活性而抑制骨的吸收减缓骨钙的丢失。但骨质疏松症患者一般都会钙吸收不足，若单独应用此类药物可能造成低钙血症，因而通常都要求与钙及维生素 D 制剂，特别是活性维生素 D 制剂同时服用。②骨形成促进剂。能刺激成骨细胞的活性，使新生骨组织及时矿化成骨，能降低骨脆性，增加骨密度及骨量。

（姜正羽）

gǔxīshōu yìzhìjì

骨吸收抑制剂（bone absorption-inhibitor drugs）　通过抑制破骨细胞形成或抑制破骨细胞活性而抑制骨的吸收，减缓骨钙的丢失而治疗骨质疏松的药物。骨质疏松症患者通常都存在钙吸收不足，若单独应用此类药物则可能造成低钙血症，一般都要求与钙及维生素 D 制剂同用。根据其作用机制和化学结构的特点，此类药物可分为 4 类。

二膦酸盐类（bisphosphonates）　20 世纪 80 年代开始应用于临床的骨吸收抑制剂，有直接抑制破骨细胞形成和骨吸收的作用。适用于以骨吸收为主的骨质疏松症，按药效学可分为 3 代：第一代药物可抑制骨吸收，还可抑制正常矿化过程，常用药物有氯屈膦酸二钠、依替膦酸二钠；第二代药物在治疗剂量下不抑制骨质的矿化，常用药物有帕米膦酸二钠；第三代药物不但消除了抑制正常骨矿化作用，而且抗骨吸收疗效增强，代表药物有阿仑膦酸，常用药物有利塞膦酸钠、唑来膦酸等。

作用机制　二膦酸盐主要通过以下途径抑制破骨细胞介导的骨吸收：①抑制破骨前体细胞的分化和募集而抑制破骨细胞的形成。②破骨细胞吞噬二膦酸盐导致细胞死亡。③附着于骨表面影响破骨细胞活性。④干扰破骨细胞从基质接受骨吸收信号。⑤通过成骨细胞介导降低破骨细胞活性。

构效关系 双膦酸基团的存在是抗骨吸收活性的必要条件；含氮双膦酸类结构中偕碳原子上的取代基对生物活性影响很大，其中双膦酸偕碳原子上含羟基则活性较高，原因是该羟基能以骨钩的方式快速高效地结合到骨矿物表面；侧链为氨烷基或者含氮杂环时活性较高，侧链的长度对氨基直链系列双膦酸的活性非常重要，例如帕米膦酸钠侧链延长1个碳，就成为阿仑膦酸，其抗骨重吸收活性增加100倍。

降钙素类 哺乳动物甲状腺中的甲状腺滤泡旁细胞（C-细胞）中分泌的多肽激素，由32个氨基酸组成，分子量约3600。

降钙素类的作用机制：①通过与破骨细胞膜上受体结合直接抑制破骨细胞活性，而抑制骨吸收。②阻止骨钙释出以降低血钙。③降钙素具有强力的中枢镇痛作用，可明显缓解骨痛。随着种属的不同，降钙素的氨基酸排列有较大的差异。各种降钙素的活性有很大差异。鲑鱼降钙素的活性最高，故临床应用的大都为鲑鱼降钙素。

雌激素受体调节剂 雌激素缺乏是引起绝经后骨质疏松症的主要病因。雌激素替代疗法是治疗绝经后骨质疏松症的有效治疗方案，即给绝经妇女补充适量雌激素以缓解雌激素缺乏造成的各种绝经后症状的一种疗法。

雌激素的作用机制：①抑制骨转换，减少破骨细胞数量且抑制其活性。②直接作用于骨的雌激素受体，影响钙调节激素和骨吸收因子的产生。③促进降钙素分泌而抑制骨吸收，促进肠钙吸收，抑制甲状旁腺激素分泌而减少骨吸收。④降低前列腺素 E_2 生

物合成，抑制白介素-1、白介素-6和肿瘤坏死因子的释放。雌激素受体调节剂常用药物为雷洛昔芬。

异黄酮类 一类存在于植物中的天然化合物。异黄酮化合物（结构式见图1）是由1个环状吡喃酮将2个芳环连接在一起形成的骨架，其中两个芳环的 C-7 位和 C-4' 位各有1个对应于雌二醇的 C-3 位和 C-17β 位羟基的取代基，而且两个取代基之间的距离几乎与雌二醇（结构式见图2）的两个羟基间的距离相等。异黄酮化合物的结构与雌激素类似，是产生雌激素样抗骨质疏松活性的基础，却没有雌激素对生殖系统的影响。常用药物为依普黄酮。

骨吸收抑制剂常用药物的化学结构及其特点、作用特点及用途见表1。

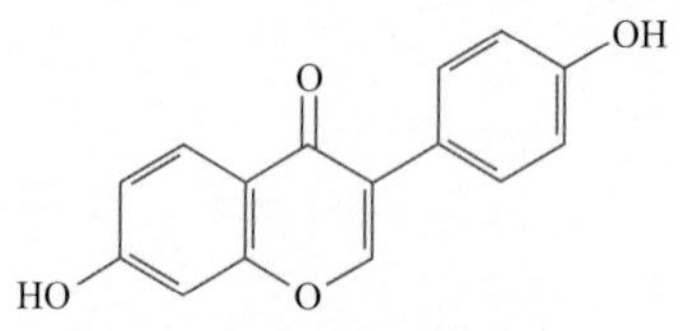

图1 异黄酮的结构式

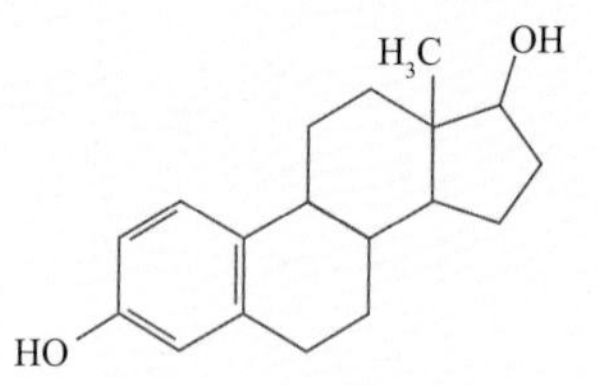

图2 雌二醇的结构式

（姜正羽）

ālúnlìnsuān

阿仑膦酸（alendronate） 化学名为(4-氨基-1-羟基亚丁基)双膦酸[(4-amino-1-hydroxylbutylidene) bisphosphonic acid]。临床常用其单钠盐三水合物，即阿仑

膦酸钠，结构式见图1。阿仑膦酸为第三代双膦酸盐类骨吸收抑制药，主要用于治疗绝经后妇女骨质疏松症。

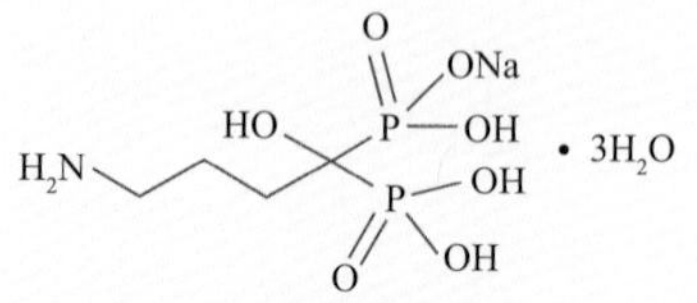

图1 阿仑膦酸钠的结构式

阿仑膦酸钠为白色晶状、不吸湿粉末，微溶于乙醇，几乎不溶于三氯甲烷。与骨内羟磷灰石有强亲和力，可抑制破骨细胞的活性，减缓骨吸收，防止骨丢失。抗骨吸收的活性强，无抑制骨矿化的作用。属含氮双膦酸盐，生理 pH 条件下其氮原子上形成正电荷，可在骨矿物上形成正电性表面，吸引更多的双膦酸盐到骨上，进一步增强药物活性。口服生物利用度很差，用药方式存在局限，口服给予双膦酸盐时需要空腹并取立姿和坐姿。口服后主要在小肠内吸收，生物利用度为 0.5% ~ 1.0%。吸收后的药物 20% ~ 60% 被骨组织迅速摄取，未被吸收的药物以原型经肾脏排出。

（姜正羽）

gǔxíngchéng cùjìnjì

骨形成促进剂（bone formation-acceleration drugs） 通过刺激成骨细胞活性，使新生骨组织及时矿化成骨，降低骨脆性，增加骨密度及骨量的药物。在骨形成过程中，维持骨骼的钙生化功能远比维持骨矿物质重要。

所有细胞都有严格控制钙离子进出细胞的通道，紧密调控体内血钙水平对防治骨质疏松疾病非常必要，这主要由3种激素即甲状旁腺激素、降钙素和骨化三

表1 部分常用的骨吸收抑制剂药物

类别	药物名称及化学结构	结构特点	作用特点及用途
二膦酸盐类	依替膦酸二钠（etidronate disodium）	双膦酸盐的中心碳原子连接的两个取代基分别为羟基和甲基	不含氮的双膦酸盐，能增加骨量。主要用于绝经后骨质疏松症和增龄性骨质疏松症
	帕米膦酸二钠（pamidronate disodium）	双膦酸盐的中心碳原子连接的两个取代基分别为羟基和乙氨基	属第二代双膦酸盐类药物，抗骨吸收强度是依替膦酸二钠的100倍。用于恶性肿瘤并发的高钙血症和溶骨性癌转移引起的骨痛
	利塞膦酸钠（risedronate sodium）	双膦酸盐的中心碳原子连接的两个取代基分别为羟基和吡啶-3-甲基	属第三代双磷酸盐类药物，抗骨吸收强度是依替膦酸二钠的5000倍。用于治疗和预防妇女绝经后骨质疏松症
	唑来膦酸（zoledronate）	双膦酸盐的中心碳原子连接的两个取代基分别为羟基和咪唑-1-甲基	属第三代双磷酸盐类骨吸收抑制剂，抗骨吸收强度是依替膦酸二钠的20 000倍。用于治疗恶性肿瘤溶骨性骨转移引起的骨痛、骨质疏松症
雌激素受体调节剂	雷洛昔芬（raloxifene）	苯并噻吩类衍生物，属非甾体类雌激素受体调节剂	对卵巢、乳腺雌激素受体均起阻断作用，但对骨骼的雌激素受体有激动作用。用于预防绝经后妇女的骨质疏松症
异黄酮类	依普黄酮（ipriflavone）	异黄酮衍生物，植物性雌激素类药物	能与雌激素受体结合，减少破骨细胞前体细胞的增殖和分化，抑制成熟破骨细胞活性而降低骨吸收。用于改善原发性骨质疏松症的症状，提高骨量减少者的骨密度

注：*. 该原子为不对称碳原子。

醇参与进行。这些激素可以调节骨靶器官对钙的释放，调节肠道对钙的吸收，肾脏对钙的排泄。其中甲状旁腺激素和骨化三醇具有促进骨形成的作用，而降钙素具有抑制骨吸收的作用。

甲状旁腺激素 位于甲状腺后面的甲状旁腺主细胞分泌的含87个氨基酸的单链多肽激素。可调节骨代谢，直接刺激成骨细胞和破骨细胞，小剂量下有明显成骨作用。存在监控血钙水平的钙敏感受体，若血钙水平过低，甲状旁腺主细胞就释放甲状旁腺激素以提高破骨细胞活性增加骨吸收。甲状旁腺激素也可作用于肾，使肾小管重吸收钙最大化，并激活细胞色素 P450 混合功能氧化酶使骨化二醇羟基化后转化为骨化三醇。骨化三醇转运至肠道黏膜作为配体与维生素 D 受体结合，而使饮食中钙主动转运至全身循环。常用药物为特立帕肽，是人工合成的甲状旁腺激素类似物，2002 年被美国食品药品管理局批准用于骨质疏松症的治疗。

骨化三醇　维生素 D 的代谢活化形式，可激活维生素 D 受体发挥生理作用。维生素 D 受体存在于靶细胞表面，活化的维生素 D 受体可作为转录因子调节运载蛋白和钙结合蛋白的表达，参与小肠内钙的吸收，纠正低血钙。肾衰竭患者不能通过细胞色素 P450 将骨化二醇代谢羟基化，故给予骨化三醇可预防佝偻病和软骨病。对肾缺损或肾切除的患者，给予骨化三醇则作用甚微，而须由甲状旁腺过度分泌甲状旁腺激素来维持血钙水平。常用药物为阿法骨化醇、帕立骨化醇等（表 1）。

(姜正羽)

wéishēngsù

维生素（vitamins）　维持人类机体正常代谢功能所必需的微量营养物质。作用于机体的能量转移和代谢调节。大多数的维生素人体自身不能合成或合成量很少，需从食物中摄取。

与体内微量元素不同，维生素都是有机化合物。绝大多数是酶的辅酶或是辅酶的组成部分，参与机体各种酶促反应。人体对维生素的需要量一般较小，日需要量常以毫克或微克计算，但一旦缺乏就会引发相应的维生素缺乏症，对人体健康造成损害。因

表 1　部分常用的骨形成促进剂药物

类别	药物名称及化学结构	结构特点	作用特点及用途
甲状旁腺激素类似物	H-Ser-Val-Ser-Glu-Ile-Gln-Leu-Met-His-Asn-Leu-Gly-Lys-His-Leu-Asn-Ser-Met-Glu-Arg-Val-Glu-Trp-Leu-Arg-Lys-Lys-Leu-Gln-Asp-Val-His-Asn-Phe-OH 特立帕肽（teriparatide）	人工合成的甲状旁腺激素类似物，结构与天然人甲状旁腺激 N 末端 34 个氨基酸完全相同	有和甲状旁腺激素相似的甲状旁腺激素受体亲和力，激活成骨细胞相同的信号通道，对骨产生相同的作用。主要用于原发性骨质疏松及性腺功能减退性骨质疏松、绝经后骨质疏松
骨化三醇类	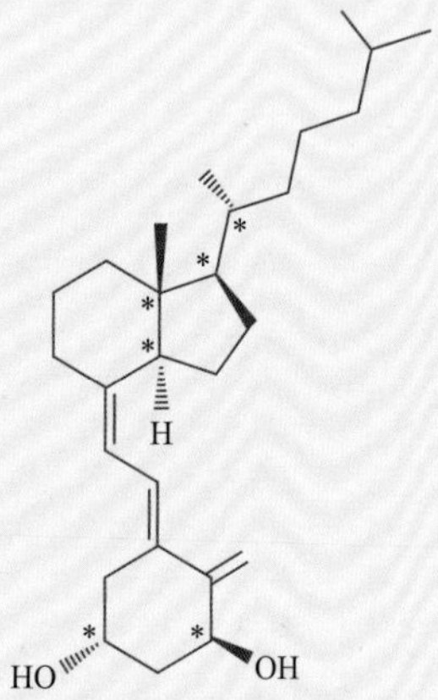 阿法骨化醇（alfacalcidol）	维生素 D_3 的 1α 羟基衍生物	可增加小肠和肾小管对钙的重吸收，抑制甲状旁腺增生，减少甲状旁腺激素合成与释放，抑制骨吸收。用于骨质疏松症、维生素 D 缺乏性佝偻病和软骨病、肾性骨病和甲状旁腺功能减退症
	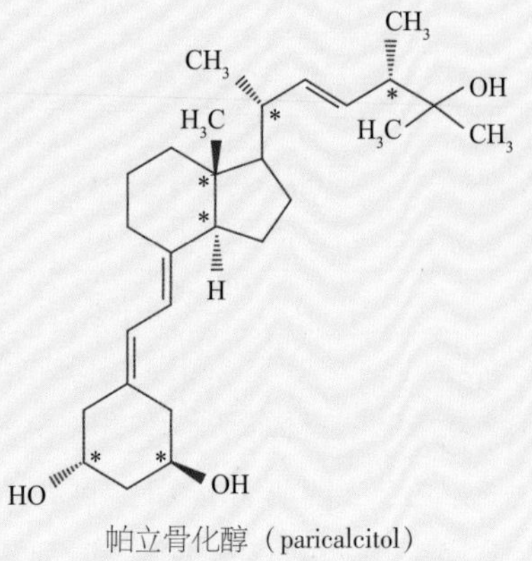 帕立骨化醇（paricalcitol）	维生素 D_2 的衍生物，其化学名为 19-去甲-1α,25-二羟基维生素 D_2	通过选择性激活维生素 D 受体的反应途径，抑制甲状旁腺激素的合成和释放，降低甲状旁腺激素水平。用于治疗接受血液透析的慢性肾功能衰竭患者的继发性甲状旁腺功能亢进

注：＊. 该碳原子为不对称原子。

此，人类每天必须摄入一定的量，以维持机体正常生长、发育、生殖等生理功能。维生素摄取量不足或过多都可能引起疾病，如缺乏维生素 A，可能会患干眼症、夜盲症等。维生素既可作为日常必需的营养物质，也是维生素缺乏所致疾病的治疗药物。

天然维生素最初从一些食物中分离得到，临床使用的维生素药物大多是化学合成及生物合成的代用品及衍生物。已发现的维生素有 60 余种。根据发现的先后，命名为维生素 A、维生素 B、维生素 C、维生素 D、维生素 E 等。根据化学结构、来源或生理功能，具体的维生素又有特定的名称，例如维生素 A 又称视黄醇，维生素 B_1 又称盐酸硫胺，维生素 B_2 又称核黄素，维生素 C 又称抗坏血酸等。维生素种类繁多，理化性质和生理功能各异，各维生素间又缺乏类缘关系，通常根据溶解性质将维生素分成脂溶性维生素和水溶性维生素两大类。

脂溶性维生素包括维生素 A 类、维生素 D 类、维生素 E 类和维生素 K 类。维生素 A 类为一组结构相似的多烯类化合物；维生素 D 类是一类抗佝偻病维生素的总称，都是甾醇的开环衍生物；维生素 E 类是一类与生育功能有关的脂溶性维生素统称，它们都是苯并二氢吡喃的衍生物，且苯环上含酚羟基，故这类化合物又称为生育酚。维生素 K 类是有凝血功能维生素的总称，大致可分为 2-甲萘醌与 2-甲萘酚/胺两大类。

水溶性维生素主要包括维生素 B 类、维生素 C 类及叶酸类。维生素 B 类包括很多化学结构及生理功能不同的物质，归于同一族的理由是最初从同一来源（如肝、酵母、米糠）中分离得到，在食物中也有相似的分布情况。维生素 C 类是一类含 6 个碳原子的酸性多羟基化合物，是同一分子结构中含有两个手性碳原子而产生的 4 个光学异构体。叶酸类又称为维生素 M，结构中含蝶啶结构，参与体内核苷酸的合成。

（姜正羽）

zhīróngxìng wéishēngsù

脂溶性维生素（fat soluble vitamins） 不溶于水而溶于脂肪及非极性有机溶剂的一类维生素。化学结构中通常有一个较长的脂肪烃链，一般只含碳、氢、氧 3 种元素，在食物中与脂类共存，并随脂类食物一同被吸收，能在人体脂肪中储存较长时间。排泄较慢，故摄取过多可造成蓄积，引起中毒。

脂溶性维生素主要有 4 类。①维生素 A 类：为一组结构相似的多烯类化合物，主要包括维生素 A_1 和维生素 A_2。②维生素 D 类：是一类含环戊烷多氢菲结构的固醇类物质。已鉴定出的维生素 D 有 10 种，常见的有维生素 D_2、维生素 D_3、维生素 D_4、维生素 D_5、维生素 D_6 和维生素 D_7，其中最重要的是维生素 D_2 和维生素 D_3。③维生素 E 类：是一类与生育功能有关的脂溶性维生素统称，它们都是苯并二氢吡喃的衍生物，且苯环上含酚羟基。已知的维生素 E 有 8 种，按结构差异分为生育酚和生育三烯酚两大类。④维生素 K 类：是有凝血作用的维生素的总称，常见的维生素 K 有维生素 K_1、维生素 K_2、维生素 K_3、维生素 K_4、维生素 K_5、维生素 K_6、维生素 K_7 等。维生素 K 类大致可分为 2-甲萘醌与 2-甲萘酚/胺两大类。

（姜正羽）

wéishēngsù A lèi

维生素 A 类（vitamins A） 一组含有环己烯母核和多烯侧链的结构相似的化合物。为脂溶性维生素。维生素 A 类存在于动物来源的食物，如动物肝、奶、奶酪、蛋黄等，在无色的鱼肝油中含量最高；黄色根菜类植物中含维生素 A 原，如胡萝卜素，可以转化为维生素 A。体内缺乏维生素 A 类就会产生夜盲症、干眼症、角膜软化症及皮肤粗糙等。

结构特点 最早确定化学结构的维生素 A 是从鱼肝油中分离得到的视黄醇，为环己烯衍生物，有 1 条含 11 个碳原子、4 个双键、末端为羟基的不饱和侧链，链上的双键均为反式构型。早期的维生素 A 都是指视黄醇，后命名为维生素 A_1（结构式见图 1）。后来又从淡水鱼的鱼肝中分离得到另一种维生素 A，较维生素 A_1 的环上多 1 个双键，即 3-脱氢视黄醇，称为维生素 A_2（结构式见图 2），生物活性为视黄醇的 30%~40%。

形成途径 在植物中至少有 10 种胡萝卜素可转化为维生素 A，其中的 α、β、γ-胡萝卜素及玉米黄素 4 种较重要。β-胡萝卜素是最重要的维生素 A 原，结构式见图 3，人类营养中约 2/3 的维生素 A 来自 β-胡萝卜素，在小肠中的 β-胡萝卜素加氧酶作用下，能生成两分子视黄醇。

作用特点 维生素 A 结构中末端烯丙式伯醇易氧化代谢，与酸形成维生素 A 酯后稳定性提高，并有利于维生素 A 的吸收，提高维生素 A 的生物利用度，临床常用的是维生素 A 醋酸酯。末端烯丙式伯醇可经氧化代谢生成维生素 A 的两种活性形式：视黄醛及视黄酸。视黄醛可互变异构成 4-顺式

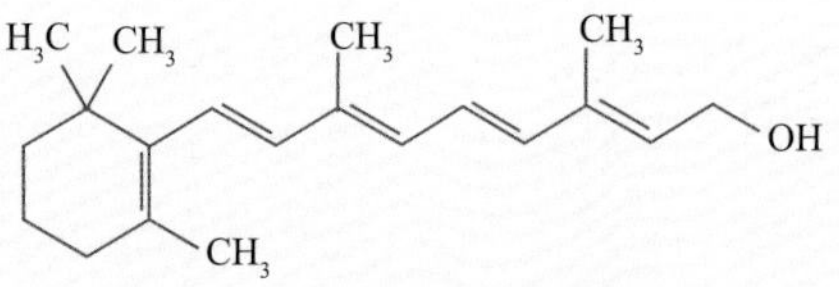

图1 维生素 A₁ 的结构式

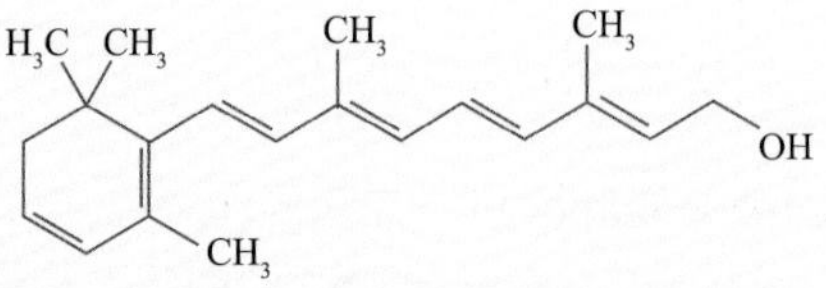

图2 维生素 A₂ 的结构式

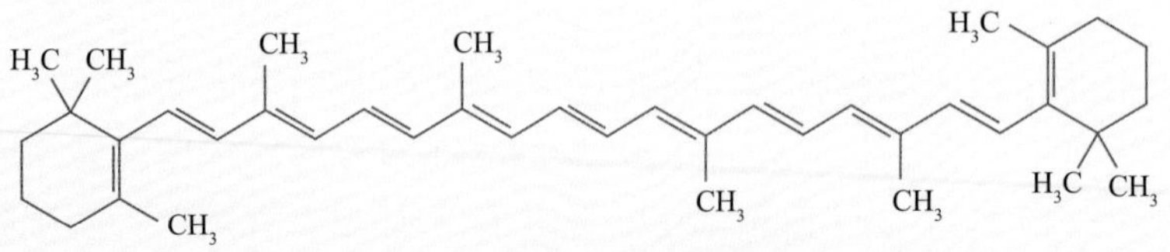

图3 β-胡萝卜素的结构式

视黄醛，它与视蛋白结合成的视紫红质为感受弱光的视色素，维持弱光下视觉，在视觉的形成和视循环过程中起重要作用，如图4。

视黄酸（又名维 A 酸、维甲酸）在肝中与葡萄糖醛酸结合或继续氧化成其他代谢物，随胆汁或尿排出体外。视黄酸作为维生素 A 的活性代谢产物，能与特定的核受体结合，有与维生素 A 相似的药理作用，能影响骨骼的生长和上皮组织代谢，有促进上皮细胞分化、角质溶解等作用。维 A 酸及其异构体异维生素 A 酸（图 5），临床可用于寻常痤疮、扁平苔藓、银屑病的治疗。在防癌和抗癌方面也有一定的疗效，维 A 酸作为诱导分化剂可用于治疗急性早幼粒细胞白血病。

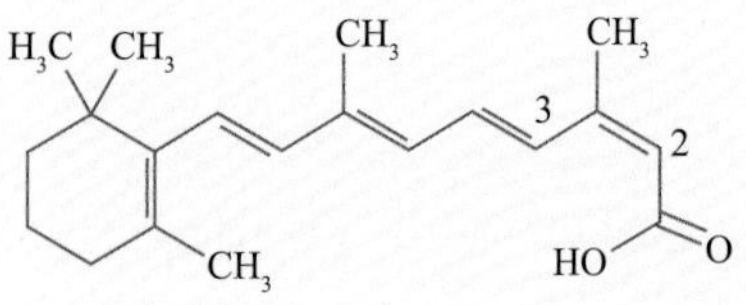

图5 异维生素 A 酸的化学结构

构效关系 维生素 A 的结构有高度特异性，其结构与活性关系见图6。

（姜正羽）

wéishēngsù A cùsuānzhǐ

维生素 A 醋酸酯（vitamin A acetate） 化学名为〔（2E,4E,6E,8E）-3,7-二甲基-9-（2,6,6-三甲基环己烯-1-基)-壬-2,4,6,8-四

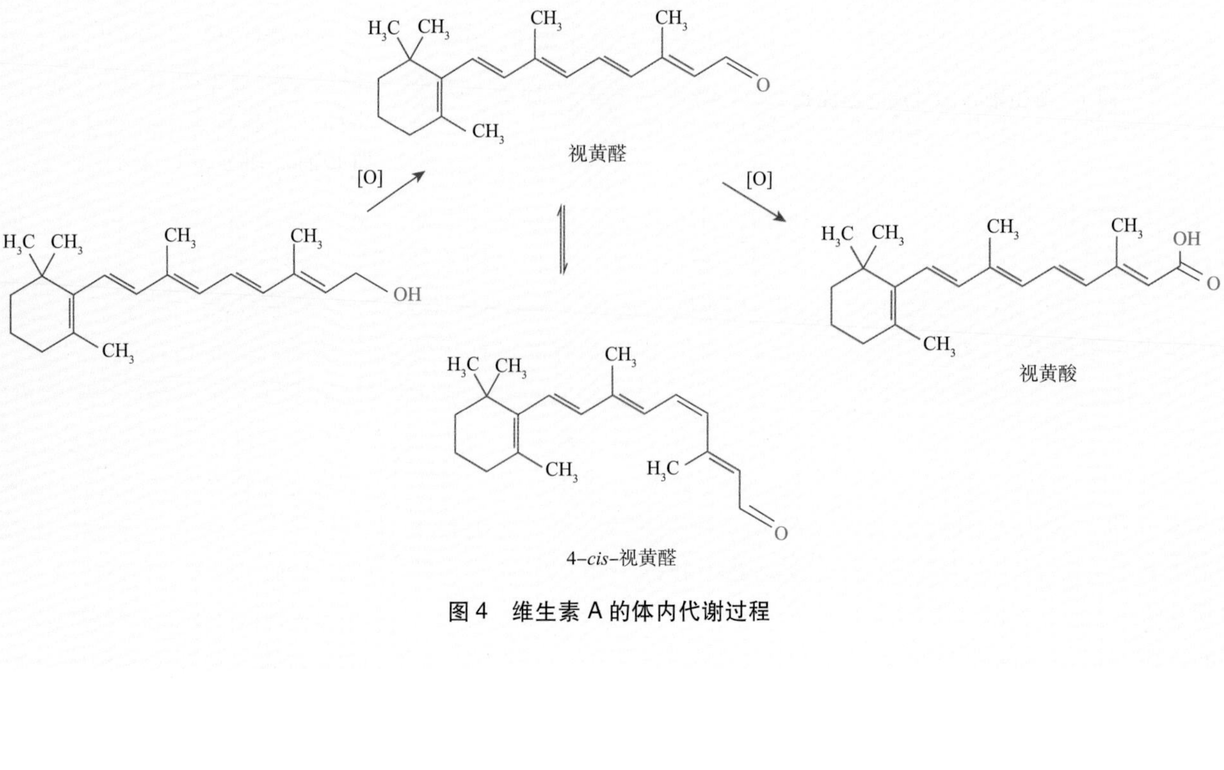

图4 维生素 A 的体内代谢过程

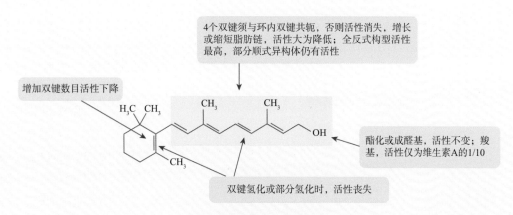

图6　维生素A的构效关系

烯基]醋酸酯。又称视黄醇醋酸酯，结构见图1。《中国药典》收载的维生素 A 为维生素 A 醋酸酯。是黄色棱形结晶。易溶于乙醇、三氯甲烷、乙醚和油，不溶于水。

结构与稳定性　维生素 A（retinol，视黄醇）为多烯键共轭烯醇结构，很不稳定，易脱水生成碳正离子，最后降解为脱水维生素 A（图2），其活性仅为视黄醇的 0.4%。

维生素 A 与酸成酯后稳定性提高，并有利于维生素 A 的吸收，提高维生素 A 的生物利用度。临床应用的维生素 A 常为其醋酸酯或棕榈酸酯，在体内被酶水解得到维生素 A 后起效。

维生素 A 醋酸酯含5个双键，易被空气氧化，在光照、加热或有金属离子存在时，促进氧化降解。氧化的初级产物为环氧化合物，这些环氧化合物在酸性介质中会发生重排，生成呋喃型氧化物。在无氧、低于 60℃ 情况下，维生素 A 醋酸酯比较稳定，但70℃以上会产生部分异构的顺式异构体及二聚物，见图3。

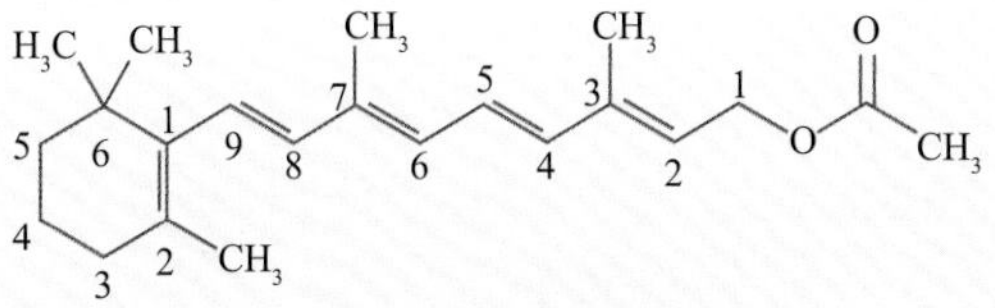

维生素 A 醋酸酯应贮存于铝制容器，充氮气密封置阴凉干燥处保存。也常将维生素 A 醋酸酯溶于含维生素 E 的油中，或加入其他抗氧剂保存。长期贮存也可发生异构化，使活性下降。维生素 A 可与三氯化锑反应，呈现深蓝色。维生素 A 还能产生强黄绿色荧光，可用于维生素 A 定性和定量分析。

临床应用　维生素 A 是重要的视觉感光物质，缺乏时，视紫红质合成受阻，会出现夜盲症；维生素 A 有诱导控制上皮组织分化和生长的作用，缺乏时上皮组织表面干燥、变厚、屏障性能降低，出现干眼症、牙周溢脓等。维生素 A 同时为骨骼生长、维持睾丸和卵巢的功能、胚胎的发育所必需。维生素 A 醋酸酯可作为

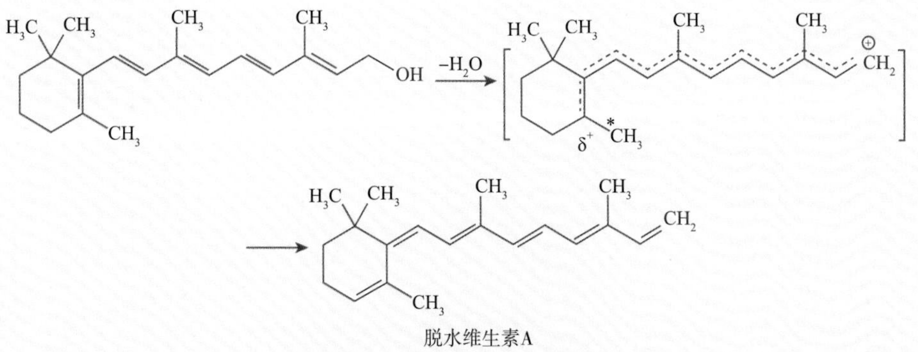

图1　维生素 A 醋酸酯的结构式

图2　维生素 A 的脱水反应

脱水维生素A

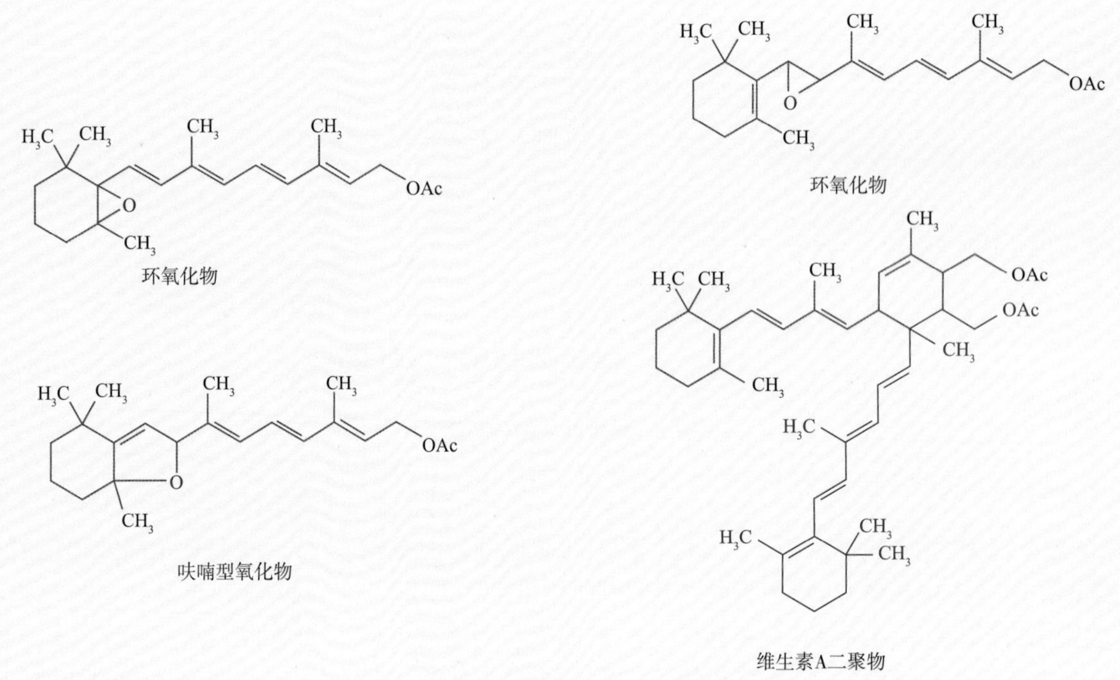

图3 维生素 A 醋酸酯的氧化、重排的产物

上述维生素 A 缺乏症的防治药物。它还有抗氧化作用。但长期过量使用，可引起维生素 A 蓄积，表现为疲劳、烦躁、精神抑制、呕吐、低热、高血钙、骨和关节痛等。维生素 A 醋酸酯是调节上皮组织细胞生长与健康的必需因子，使粗糙老化皮肤表面变薄，促进细胞新陈代谢正常化，祛皱效果明显。临床用于维生素 A 缺乏症。也可用于有护肤、祛皱、美白等功效的化妆品中。

(姜正羽)

wéishēngsù D lèi

维生素 D 类（vitamins D） 一类含甾醇的开环结构的抗佝偻病维生素的总称。已知的维生素 D 至少有 10 种，以维生素 D_2（麦角骨化醇）和维生素 D_3（胆骨化醇）最重要。具有调节机体钙、磷代谢，促进成骨作用的生理功能，生物效价相等，化学结构相似。

分类及结构特点 维生素 D 类都是甾醇的开环衍生物。但维生素 D_2 比维生素 D_3 在侧链上多 1 个甲基和双键，化学稳定性不如后者（图 1）。

形成途径 植物油和酵母中含有不被人体吸收的维生素 D_2 原麦角甾醇，在日光或紫外线的照射下，可转变为能被人体吸收的维生素 D_2。在肝、奶、蛋黄等食物中含有丰富维生素 D_3。后者可在人体内由胆固醇生物合成，是唯一体内可自行合成的维生素（图 2）。

作用特点 维生素 D_3 本身在体内并无活性，需经过两步氧化代谢过程活化为 $1\alpha, 25-$二羟基维生素 D_3（骨化三醇，calcitriol）。维生素 D_2 可作为饮食补充剂补充维生素 D，维生素 D_2 和皮肤在紫外线照射下产生的维生素 D_3 同样有效。大剂量的维生素 D_2 也用于皮肤结核、皮肤及黏膜各型红斑狼疮等。

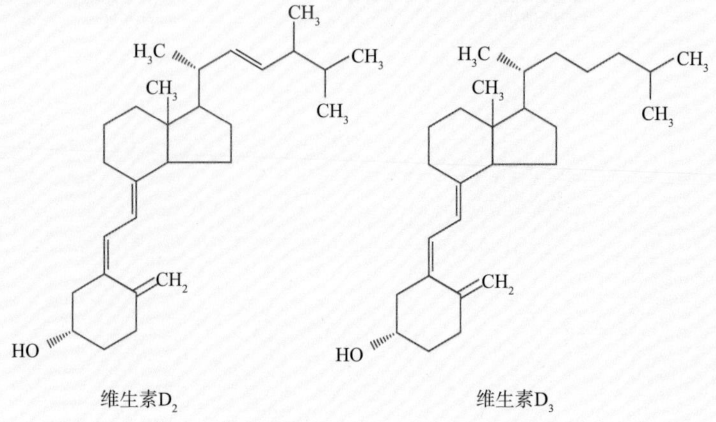

图1 维生素 D_2 和维生素 D_3 的结构式

麦角甾醇
UV
维生素 D_2
胆固醇
-2H
7-脱氢胆固醇
UV
维生素 D_3

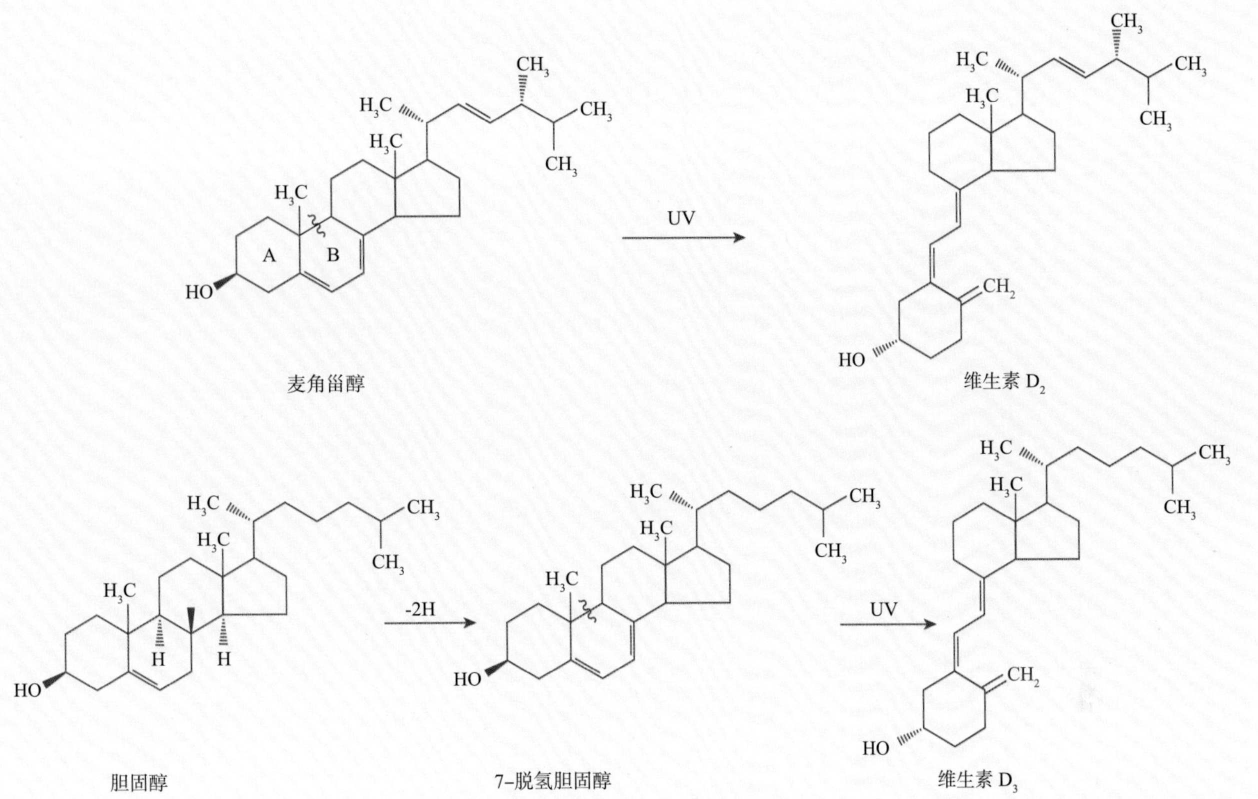

图2 维生素 D 的光照生物合成

构效关系 维生素 D 的构效关系表明：除 C-3 位羟基以及 C-17 位的长链是活性必需基团，C-5 和 C-7 位的双键氢化将导致活性消失，C-1 位和 C-25 位引入羟基活性最高（图 3）。

（姜正羽）

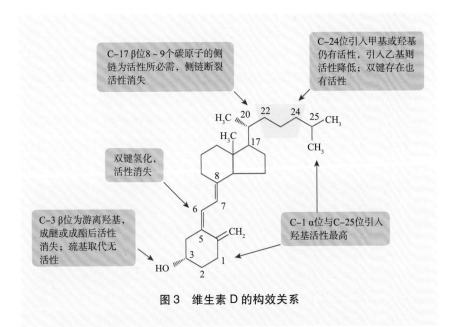

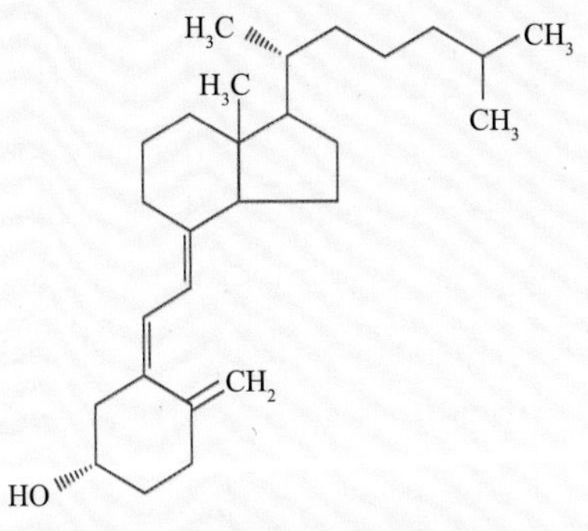

C-17 β位8～9个碳原子的侧链为活性所必需，侧链断裂活性消失
C-24位引入甲基或羟基仍有活性，引入乙基则活性降低；双键存在也有活性
双键氢化，活性消失
C-3 β位为游离羟基，成醚或成酯后活性消失；巯基取代无活性
C-1 α位与C-25位引入羟基活性最高

图3 维生素 D 的构效关系

wéishēngsù D_3

维生素 D_3（vitamin D_3）

化学名为 9,10-开环胆甾-5,7,10(19)-三烯-3β-醇。化学结构见图 1。临床上常用维生素 D 防治佝偻病、骨软化症及老年骨质疏松症等。维生素 D_3 为无色针状结晶或白色结晶性粉末，熔点 84～85℃；无臭，无味；遇光或空气均易变质。在植物油中略溶，水中不溶，乙醇、丙酮、三氯甲烷或乙醚中极易溶解。$[\alpha]_D^{20}$ = 105°～112°。

图1 维生素 D_3 的结构式

体内生物转化 维生素 D_3 本身并无生物活性，在体内需经过两步氧化代谢过程进行活化（图 2）。第一步在肝内质网上被维生

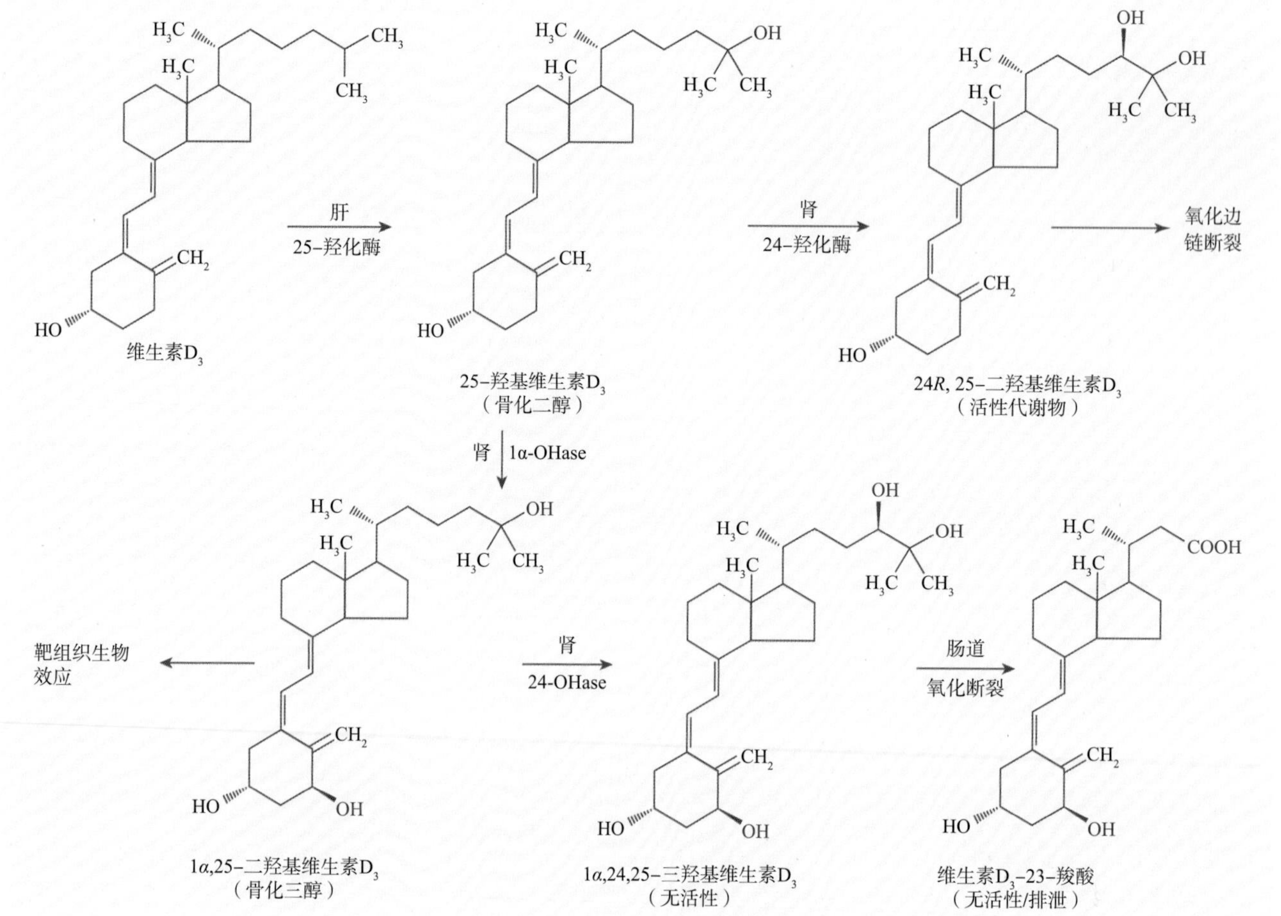

图2 维生素 D_3 的体内代谢过程

素 D-25-羟化酶氧化为 25-羟基维生素 D_3（骨化二醇），它是维生素 D 在体内循环和存贮的主要形式。第二步在肾的线粒体中被维生素 D 的 1α-羟化酶催化形成 1α,25-二羟基维生素 D_3（骨化三醇），才是真正起作用的"活性维生素 D_3"。一般认为骨化三醇是一种激素，而维生素 D_3 则是激素原。骨化三醇较维生素 D_3 作用强 5~10 倍，较维生素 D_2 作用强 2~5 倍。

作用机制 活性代谢物骨化三醇（1α,25-二羟基维生素 D_3）与靶器官如肠、骨、肾和甲状旁腺中特异性和高亲和力的胞质受体蛋白结合，受体再将激素从胞质转运到细胞核中，诱导钙结合蛋白的合成，促进 Ca^{2+}-ATP 酶的

活性，进而促进 Ca^{2+} 的吸收。维生素 D 促进小肠黏膜对钙磷的吸收，促进肾小管对钙磷的吸收，促进骨代谢，维持血钙、血磷的平衡。膳食中缺乏维生素 D 或缺少日光照射可导致维生素 D 缺乏，缺乏症表现为骨骼疾病，在儿童称佝偻病，在成人称为骨质软化症和骨质疏松症。一般食物来源的维生素 D 含量较低，但可通过皮肤暴露阳光或紫外线在体内合成。

临床应用 ①提高肌体对钙、磷的吸收，使血浆钙和血浆磷的水平达到饱和程度。②促进生长和骨骼钙化，促进牙齿健全。③通过肠壁增加磷的吸收，并通过肾小管增加磷的再吸收。④维持血液中柠檬酸盐的正常水平。⑤防止氨基酸通过肾损失。⑥用

于佝偻病、骨软化症及婴儿手足搐搦症，佝偻病兼有龋齿者也可用该品防治。⑦大剂量也用于皮肤结核、皮肤及黏膜各型红斑狼疮等。

（姜正羽）

wéishēngsù E lèi

维生素 E 类（vitamins E） 一类含苯并二氢吡喃结构，苯环上含酚羟基并与生育功能有关的脂溶性维生素统称。又称生育酚（tocopherol）。已知的维生素 E 类有 8 种，按结构差异分为生育酚和生育三烯酚两大类，在苯并二氢吡喃结构的 2 位有 1 个 16 碳原子饱和长侧链（又称植基尾，phytyl tail）的为生育酚；若长链上 3′、7′、11′ 位上有 3 个不饱和双键的为生育三烯酚（表1）。

表 1 天然维生素 E 的类型

类别	化学结构	取代基		维生素 E
		R₁	R₂	
		—CH₃	—CH₃	α 体
生育酚		—CH₃	—H	β 体
（tocopherol）		—H	—CH₃	γ 体
		—H	—H	δ 体
		—CH₃	—CH₃	α 体
生育三烯酚		—CH₃	—H	β 体
（tocotrienol）		—H	—CH₃	γ 体
		—H	—H	δ 体

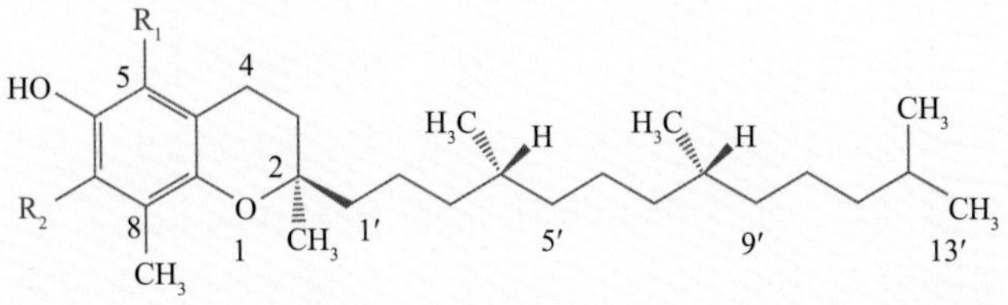

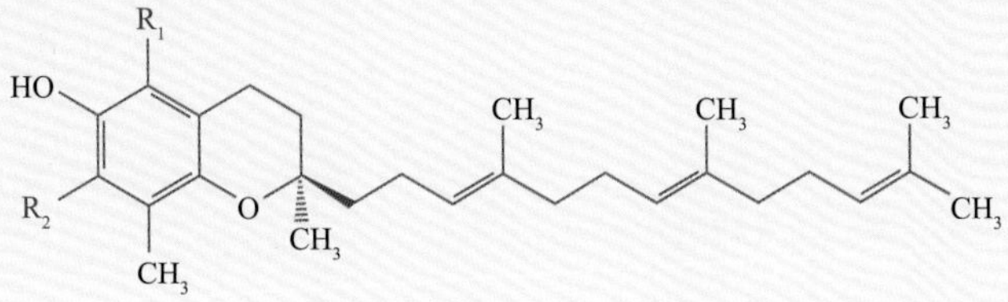

结构特点 由于苯并二氢吡喃环上甲基的数目和位置不同，生育酚和生育三烯酚又各有 4 个类似物，分别为 α、β、γ、δ 体（表 1），它们大多存在于植物中，以麦胚油、花生油、玉米油含量最丰富。

各类似物间的生物活性强弱与苯环上甲基的数目及位置有关，其中 α-生育酚活性最强，β 和 γ 活性约为 α 体的一半，δ-生育酚活性最小，通常所称的维生素 E 即为 α-生育酚。天然 α-生育酚含 3 个手性碳原子，为右旋体，具 2R，4'R，8'R 构型；人工合成品则为外消旋体［共 8 个异构体，其中的 RRR 异构体活性最高（100%），RRS 体 90%，RSS 体 73%，SSS 体 60%，RSR 体 57%，SRS 体 37%，SRR 体 31%，以及 SSR 体 21%］。天然 α-生育三烯酚比 α-生育酚少两个手性碳，多 3 个双键，具 2R，3'E，7'E 构型。

作用特点 维生素 E 有抗氧化及生物膜保护、稳定及调控作用，显示出抗衰老作用。同时，维生素 E 具有抗不育作用。维生素 E 临床上用于习惯性流产，不孕症及更年期综合征，进行性肌营养不良，间歇性跛行及动脉粥样硬化等的防治。此外，可用于延缓衰老。长期过量服用维生素 E 可产生眩晕、视物模糊，并可导致血小板聚集及血栓形成。

构效关系 维生素 E 分子中羟基为活性基团，且必须与苯并二氢吡喃的氧原子成对位。苯环上甲基数目减少和位置改变，均导致活性降低；缩短或除去分子中的侧链，活性降低或丧失；立体结构对活性也有影响，人工合成的消旋品仅为天然品维生素 E 活性的 40%。

（姜正羽）

wéishēngsùE cùsuānzhǐ

维生素 E 醋酸酯（vitamin E acetate） 化学名为［(2R)-2,5,7,8-四甲基-2-[(4R,8R)-4,8,12-三甲基十三烷基]-3,4-二氢苯并吡喃-6-基]醋酸酯。又称 dl-α-生育酚醋酸酯（dl-α-tocopherol acetate）。《中国药典》（2020 版）称本品为维生素 E。结构见图 1。合成型为（±）型，天然型为（+）型。维生素 E 醋酸酯为微黄色或黄色透明的黏稠

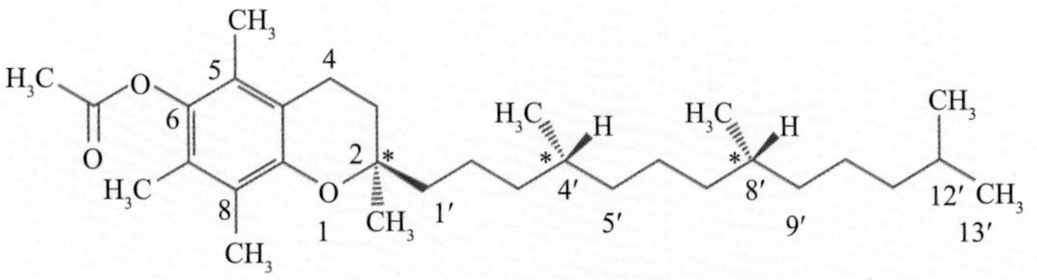

*. 该碳原子为不对称原子。

图 1 维生素 E 醋酸酯的结构式

液体，几乎无臭，遇光色渐变深。在无水乙醇、丙酮、三氯甲烷、乙醚或石油醚中易溶，在水中不溶。

结构与稳定性 维生素E醋酸酯结构中苯并二氢吡喃环上2位碳原子和侧链上的两个碳原子为手性碳，天然来源的维生素E醋酸酯中，3个手性碳原子均为R构型，活性最高；人工合成品为消旋体（dl），生物活性为天然维生素E醋酸酯的40%。

维生素E醋酸酯在没有氧的条件下，在酸溶液和碱溶液中回流，水解为消旋的α-生育酚。

维生素E在无氧环境对热稳定，加热至200℃也不被破坏，但对氧十分敏感。遇光、空气可被氧化，氧化产物主要为α-生育醌及维生素E二聚体（图2）。

作用机制 维生素E有还原性是阻断自由基链式反应的抗氧剂，在体内的主要作用为清除脂

过氧自由基（ROO·），避免不饱和脂质的过氧化（图3）。

体内代谢 维生素E醋酸酯与食物中脂肪一同吸收，在体内快速转化成游离的α-生育酚，并进一步代谢为α-生育醌，醌代谢物可被还原成α-生育氢醌；在氧化代谢过程中，侧链上进行ω氧化及β氧化，发生链断裂，生成西蒙（Simon）代谢物、α-生育内酯以及α-CEHC（α-carboxyethyl

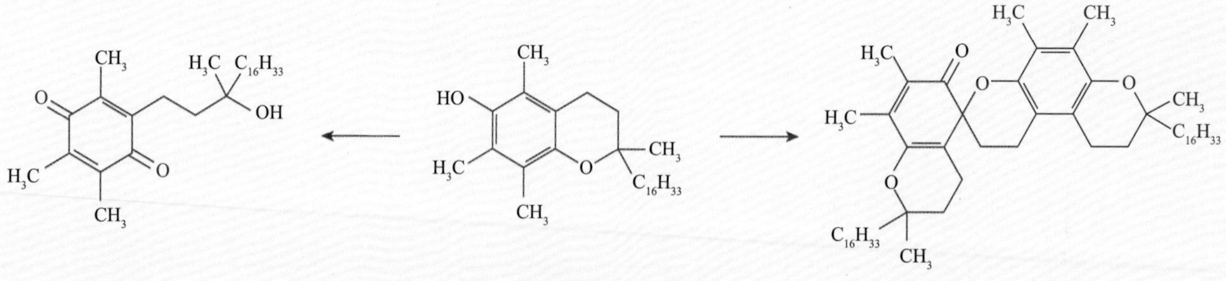

图2 维生素E的氧化及聚合

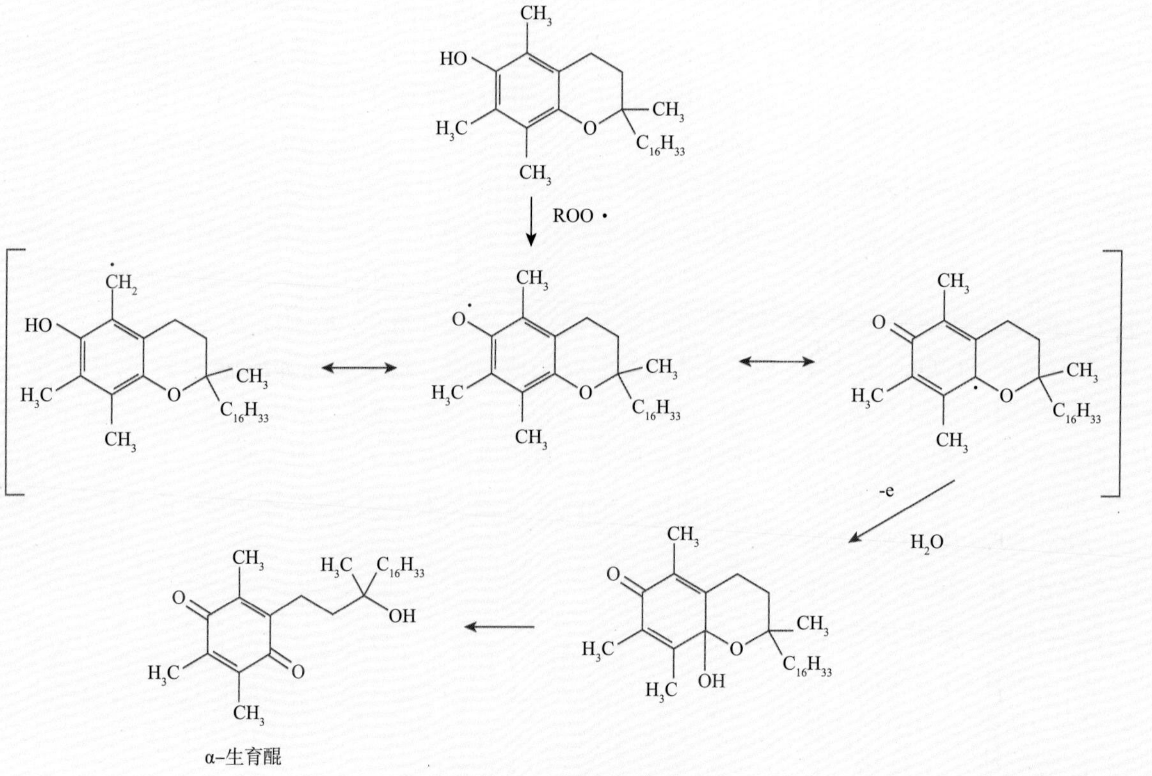

图3 维生素E的抗氧化作用机制

hydroxyl chromanol），它们再与硫酸、葡萄糖醛酸等结合，排出体外（图4）。

临床应用 ①延缓衰老，有效减少皱纹的产生。②减少细胞耗氧量，有助减轻腿抽筋和手足僵硬的状况。③抗氧化，保护机体细胞免受自由基的伤害。④改善脂质代谢，预防冠心病、动脉粥样硬化。⑤预防炎症性皮肤病、脱发症、溶血性贫血。⑥预防与治疗静脉曲张，防止血液凝固，减少斑纹组织的产生。⑦强化肝细胞膜、保护肺泡细胞，降低肺

部及呼吸系统遭受感染的概率。⑧保护皮肤免受紫外线和污染的伤害，减少瘢痕与色素的沉积；加速伤口愈合。⑨促进性激素分泌，使男子精子活力和数量增加；使女子雌性激素浓度增高，提高生育能力，预防流产。⑩抑制眼晶状体内的过氧化脂反应，使末梢血管扩张，改善血液循环，预防近视发生和发展。还可用于习惯性流产，不孕症及更年期综合征，进行性肌营养不良，间歇性跛行及动脉粥样硬化等的防治。

（姜正羽）

wéishēngsù K lèi

维生素 K 类（vitamins K） 有凝血作用维生素的总称。常见的有维生素 K_1、维生素 K_2、维生素 K_3、维生素 K_4、维生素 K_5、维生素 K_6、维生素 K_7 等，大致可分为 2-甲萘醌与 2-甲萘酚/胺两大类，维生素 K_1、维生素 K_2、维生素 K_3 为 2-甲萘醌及其衍生物，其中维生素 K_1 和维生素 K_2 的 3 位连有不饱和的长链烷基侧链（植基尾）；维生素 K_4、维生素 K_5、维生素 K_6、维生素 K_7 为 2-甲萘酚与胺的衍生物（表1）。

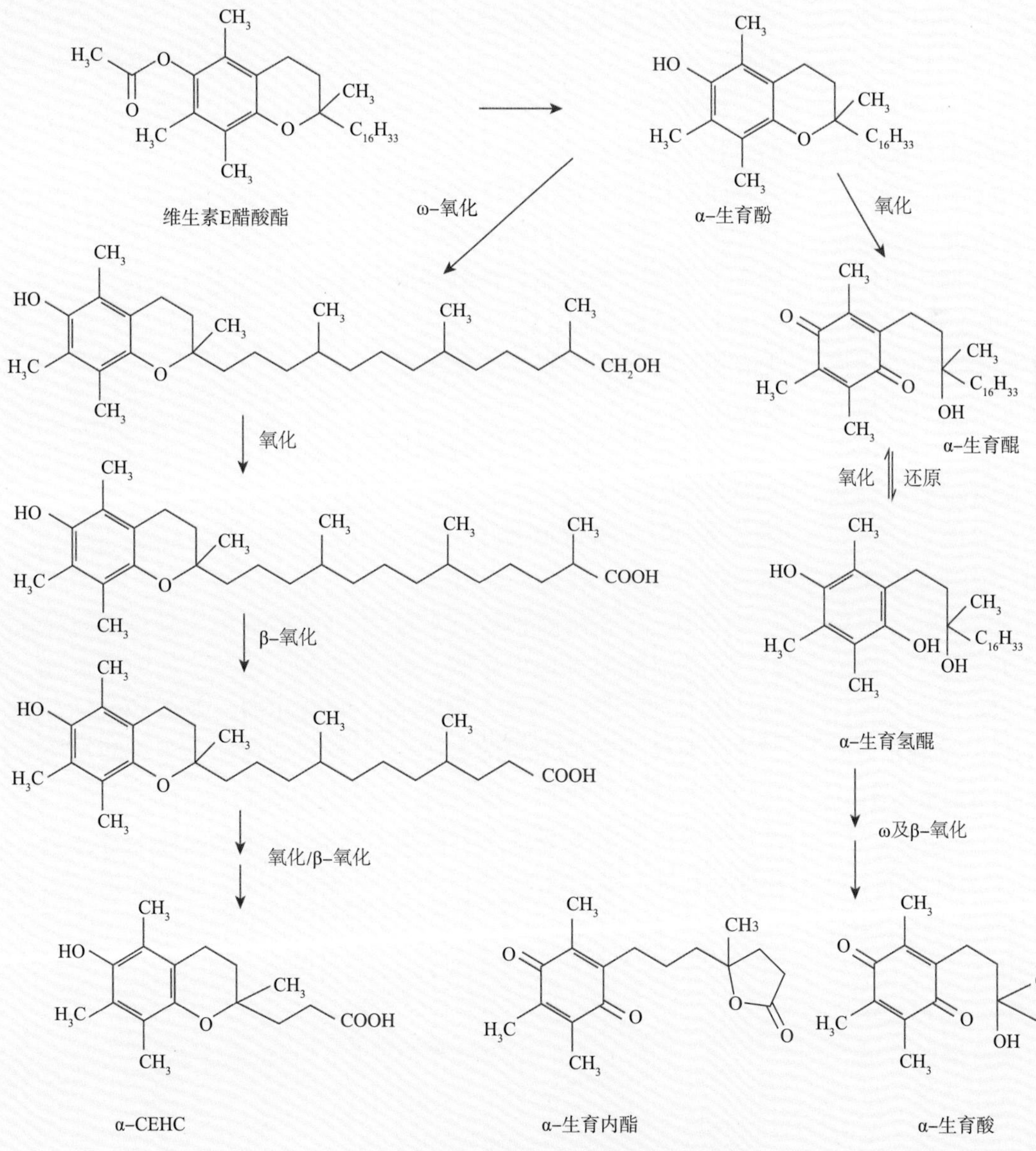

图4 维生素E醋酸酯的代谢途径

表 1 维生素 K 的结构类型

维生素	化学结构	R
K$_1$	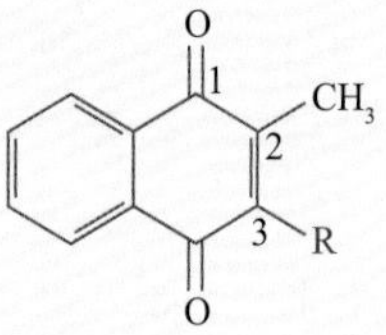	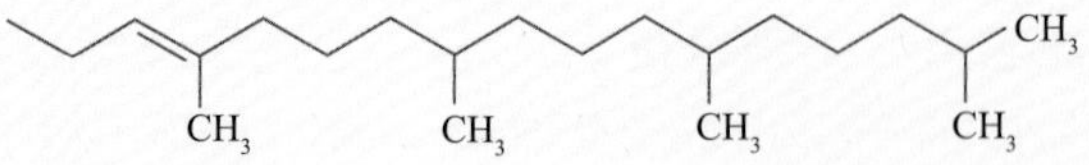
K$_2$		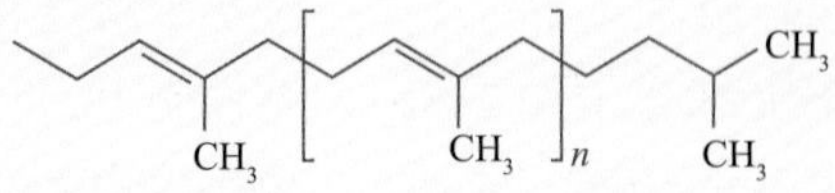 $n=2\sim5$
K$_3$		—H
K$_4$	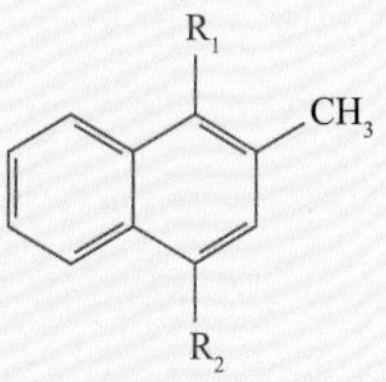	$R_1=$—OH $\quad R_2=$—OH
K$_5$		$R_1=$—OH $\quad R_2=$—NH$_2$
K$_6$		$R_1=$—NH$_2$ $\quad R_2=$—NH$_2$
K$_7$		$R_1=$—NH$_2$ $\quad R_2=$—OH

维生素 K$_1$ 广泛存在于绿色植物中，故又称植物甲萘醌。维生素 K$_2$ 系列多为微生物的产物，如在腐鱼中就含有大量维生素 K$_2$；人体肠道内的大肠杆菌亦能合成维生素 K$_2$ 并被吸收利用，所以一般不会引起维生素 K 缺乏。新生儿肠道内无细菌或长期使用广谱抗菌药物，可导致维生素 K 缺乏。

结构特点 维生素 K$_1$ 的 3 位侧链为含 1 个双键、20 个碳原子的不饱和长链烷烃；维生素 K$_2$ 系列侧链则为含多个双键的不饱和长链烷基，由数个异戊二烯单元构成，通常含 20 个碳原子侧链的称为维生素 K$_2$（20），30 个碳原子为维生素 K$_2$（30），35 个碳原子为维生素 K$_2$（35）等。C-3 位上没有侧链，即 2-甲萘醌，为人工合成产物，具有维生素 K 样作用，称为维生素 K$_3$。维生素 K$_3$ 可与亚硫酸氢钠发生加成反应，制成水溶性的亚硫酸氢钠甲萘醌，亦具维生素 K 作用。

作用特点 维生素 K 可促进血凝，促进肝内凝血酶原合成并增加肠道蠕动及分泌功能。维生素 K 在肝内除参与合成凝血酶原外，还能促进血浆中凝血因子Ⅶ、Ⅸ、Ⅹ 的合成，维生素 K 缺乏或

肝功能障碍，将导致凝血酶原及凝血因子减少而引起各类严重出血症。

构效关系 甲萘醌类维生素的生物活性随 C-2、C-3 上取代基不同变化较明显，C-3 侧链含 20 ~ 30 个碳原子，活性最大；C-2 上甲基变为乙基、烷氧基或氢原子，活性降低；C-2 或 C-3 上有氯原子取代，则成为维生素 K 阻滞剂。

（姜正羽）

wéishēngsù K$_3$

维生素 K$_3$（vitamin K$_3$） 化学名为 1，2，3，4-四氢-2-甲基-1，4-二氧-2-萘磺酸钠盐三水合物。又称亚硫酸氢钠甲萘醌，结构见图 1。常用其注射剂。临床用于维生素 K 缺乏所引起的出血性疾病，如新生儿出血、肠道吸收不良所致维生素 K 缺乏及低凝血酶原血症等。维生素 K$_3$ 为白色结

晶性粉末，易吸湿，遇光易变色。易溶于水（1:2），微溶于乙醇，几乎不溶于乙醚和苯。水溶液对石蕊试纸呈中性。

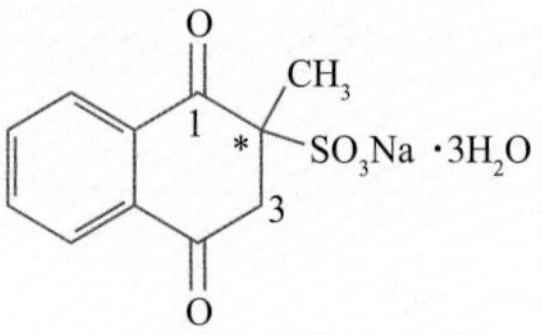

*. 该碳原子为不对称原子。

图 1 维生素 K$_3$ 的结构式

结构与稳定性：维生素 K$_3$ 由 2-甲萘醌与亚硫酸氢钠加合而成，在水溶液中与反应物间存在下列平衡。当与空气中的氧气、酸或碱作用时，亚硫酸氢钠分解，平衡被破坏，2-甲萘醌从溶液中析出（图 2）。

光或热加速上述变化。加入氯化钠或焦亚硫酸钠可增加稳定

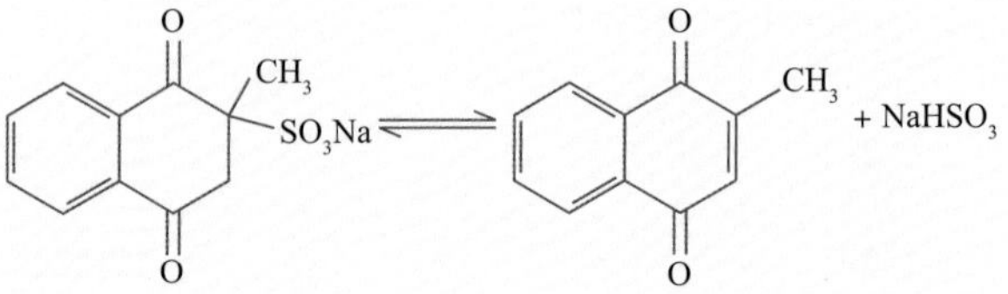

图 2 维生素 K$_3$ 的平衡

性。将含有焦亚硫酸钠的维生素 K_3 水溶液通入惰性气体长期贮存，不会变黄或生成沉淀，但光照仍会使溶液变色。水溶液在密闭容器中加热 24 小时，有 20%～30% 转变为异构体 2-甲基-1,4-萘氢醌-3-磺酸钠，异构体的活性仅为维生素 K_3 的 1/10。异构体能与邻二氮杂菲试液作用，析出深红色沉淀，此沉淀能溶于丁醇中。

不良反应：注射部位可见红肿和疼痛；较大剂量可致新生儿、早产儿溶血性贫血、高胆红素血症及黄疸；在红细胞 6-磷酸脱氢酶缺乏症患者可诱发急性溶血性贫血；大剂量使用可致肝损害，肝功能不全患者可改用维生素 K_1。

药物相互作用：口服抗凝剂如双香豆素类可干扰维生素 K 代谢，两药同用，作用相互抵消；较大剂量水杨酸类、磺胺药、奎宁、奎尼丁等也可影响维生素 K 效应。

（姜正羽）

shuǐróngxìng wéishēngsù
水溶性维生素（water-soluble vitamins） 只溶于水而不溶于油脂的一类维生素。但有些水溶性维生素微溶于有机溶剂。它们的主要功能是在细胞内维持细胞的新陈代谢。与脂溶性维生素不同，水溶性维生素摄取过多并不造成中毒。水溶性维生素在满足了人体组织需要后，多余的水溶性维生素可由泌尿系统排出体外，其在体内仅有少量的储存。

水溶性维生素主要分为两类：①维生素 B 类，是一类化学结构类型较多、生理功能各不相同的化合物，因最初从同一来源（如肝、酵母、米糠）中分离得到而归于 B 类，在食物中也有相似的分布情况。②维生素 C 类，是一类含有 6 个碳原子的酸性多羟基化合物，有还原性的特点。

（姜正羽）

wéishēngsù B lèi
维生素 B 类（vitamins B） B 族维生素的总称。包括很多化学结构及生理功能不同的物质。因最初是从同一来源（如肝、酵母、米糠）中分离得到而归于 B 类，在其他食物中也有相似的分布情况。维生素 B 类作为辅酶参与身体内许多新陈代谢环节。

B 族维生素的代表包括维生素 B_1（硫胺）等，其他常用 B 族维生素包括维生素 B_2（核黄素）、维生素 B_3（烟酸）、维生素 B_4（6-氨基嘌呤）、维生素 B_5（泛酸）、维生素 B_6（吡多辛）、维生素 B_7（生物素）和维生素 B_{12}（氰钴胺）（表 1）。

（姜正羽）

表 1 维生素 B 类药物

药物名称及化学结构	结构特点	作用特点及用途
维生素 B_2（vitamin B_2）	由黄素与核糖醇两部分组成，结构中黄素环有特殊的光谱性质及光不稳定性，见光极易分解。为两性化合物，可溶于酸和碱	在体内经磷酸化转化为黄素单核苷酸和黄素腺嘌呤二核苷酸，是体内氧化过程中重要的黄素辅基。用于预防和治疗维生素 B_2 缺乏症，如口角炎、唇干裂、舌炎、阴囊炎、结膜炎、脂溢性皮炎等
维生素 B_3（vitamin B_3）［烟酸（nicotinic acid）］	吡啶-3-甲酸	烟酸可促进细胞新陈代谢。用于防治烟酸缺乏症，如糙皮病、口炎、舌炎等，还有扩张血管和降低血脂作用
维生素 B_4（vitamin B_4）［6-氨基嘌呤（6-aminopurine）或腺嘌呤（adenine）］	嘌呤的 6-氨基衍生物	维生素 B_4 有刺激白细胞增生的作用。用于防治各种原因引起的白细胞减少症，急性粒细胞减少症，尤其是对肿瘤化学治疗和放射治疗等引起的白细胞减少症

表 1　维生素 B 类药物

续　表

药物名称及化学结构	结构特点	作用特点及用途
 维生素 B$_5$（vitamin B$_5$） ［泛酸（pantothenic acid）］	R 构型有效，而 S 构型无效，常用其钙盐	因广泛存在于动植物中而得"泛酸"之名。由于所有的食物都含有维生素 B$_5$，所以几乎不存在缺乏问题。临床主要用于泛酸钙缺乏的预防和治疗；还可用于维生素 B 缺乏症的辅助治疗
维生素 B$_6$ （vitamin B$_6$） 吡多辛（pyridoxine） 吡多醛（pyridoxal） 吡多胺（pyridoxamine）	包括吡多辛、吡多醛和吡多胺。最初分离出来的是吡多辛，因而为维生素 B$_6$ 代表，临床用其盐酸盐	广泛存在于肝、鱼类、肉类谷物、蔬菜等动植物中，是具有辅酶作用的一类维生素。临床用于维生素 B$_6$ 缺乏预防和治疗，防治异烟肼中毒；也可用于妊娠放射病及抗癌药所致的呕吐、脂溢性皮炎等
 维生素 B$_7$（vitamin B$_7$） ［生物素（biotin）］	由咪唑啉环和氢化噻吩环顺式并合而成，咪唑啉环存在烯醇化的互变异构，烯醇式为体内的活性形式。天然生物素为 D（+）构型。人工合成的生物素为 D/L 的消旋体，L-生物素没有活性	对糖原的异生，脂肪酸的综合作用及某些氨基酸的新陈代谢，都是一个关键的调控元件，并且能通过帮助能量的产生对某些蛋白质的合成起到促进作用
 维生素 B$_{12}$（vitamin B$_{12}$）	又名氰钴胺，由苯并咪唑核苷酸与考啉环系形成的钴内络盐，是唯一含金属元素的维生素	维生素 B$_{12}$ 在脂质及糖代谢中起重要作用，并能促进骨髓造血功能，用于治疗恶性贫血、巨幼红细胞性贫血及坐骨神经痛、三叉神经痛、神经炎等

注：＊．该碳原子为不对称原子。

wéishēngsù B₁

维生素 B₁（vitamin B₁）

化学名为氯化4-甲基-3-[（2-甲基-4-氨基嘧啶-5-基）甲基]-5-（2-羟乙基）噻唑鎓盐酸盐。又称盐酸硫铵（thiamine hydrochloride）。结构见图1。临床用于预防和治疗维生素 B₁ 缺乏症，如足癣病、神经炎、消化不良等。

维生素 B₁ 由含硫原子的噻唑环通过1个亚甲基与含氨基的嘧啶环连接组成，故称为硫胺。由于噻唑环上的氮原子为4价，故显正电性。盐酸硫胺嘧啶环上的氨基以及噻唑环上4价氮离子均成盐，是一个双盐。

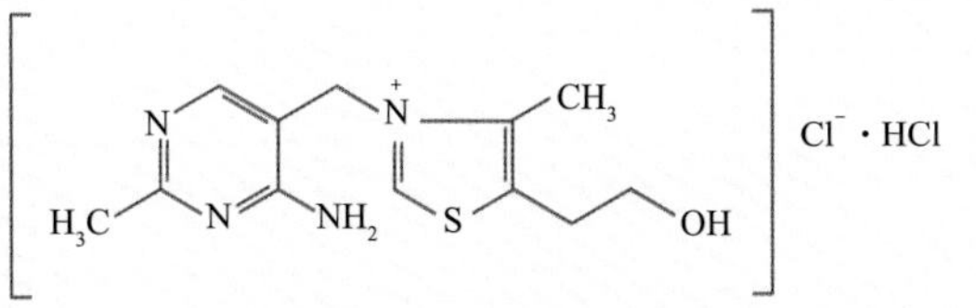

图1 维生素 B₁ 的结构式

维生素 B₁ 为白色结晶或白色结晶性粉末；熔点为 245～250℃（分解）；味苦；气味香。干燥品有吸潮性，置空气中可迅速吸水约4%。易溶于水，可溶于甘油和乙醇，难溶于丙酮、三氯甲烷、乙醚等有机溶剂。

结构与稳定性 维生素 B₁ 固体在干燥情况下稳定，如在密闭容器中长期放置，或于100℃加热24小时，均无明显变化；其水溶液在 pH 值升高时稳定性降低，如 pH 值为7时，100℃加热1小时则分解68%。维生素 B₁ 在碱性溶液中迅速开环分解。分解产物脱水形成嘧啶并嘧啶化合物，再与空气中的氧接触或在碱性溶液中被铁氰化钾氧化，生成具有荧光的硫色素（硫胺荧），即失去效用。光照或有铜、铁、锰等金属离子存在时，均能加速氧化作用。硫色素溶于异丁醇中，呈蓝色荧光，加酸成酸性，荧光消失，碱化后荧光又显现。分解生成的硫基甲酰胺衍生物，在空气中也可发生自动氧化，转变为二硫化合物（图2）。

维生素 B₁ 在无氧时，主要发生水解反应，不同 pH 水解产物亦不同（图3）。

作用机制 维生素 B₁ 口服后，主要以硫胺原型排泄，也有硫胺的嘧啶环和噻唑环分解产物，以及氧化产物，如硫胺二硫化物、硫胺荧和硫酸盐。维生素 B₁ 被体内吸收后，转变为有生物活性的硫胺焦磷酸酯（thiamine pyrophosphate，TPP），它是脱羧酶的辅酶并参与体内代谢。TPP 是糖代谢过程中 α-酮酸脱羧酶的辅酶，参与丙酮酸或 α-酮戊二酸氧化脱羧反应，丙酮酸的羰基与 TPP 噻唑环 C-2 位结合生成 α-羟丙酸基-TPP，再脱去 CO₂ 生成羟乙

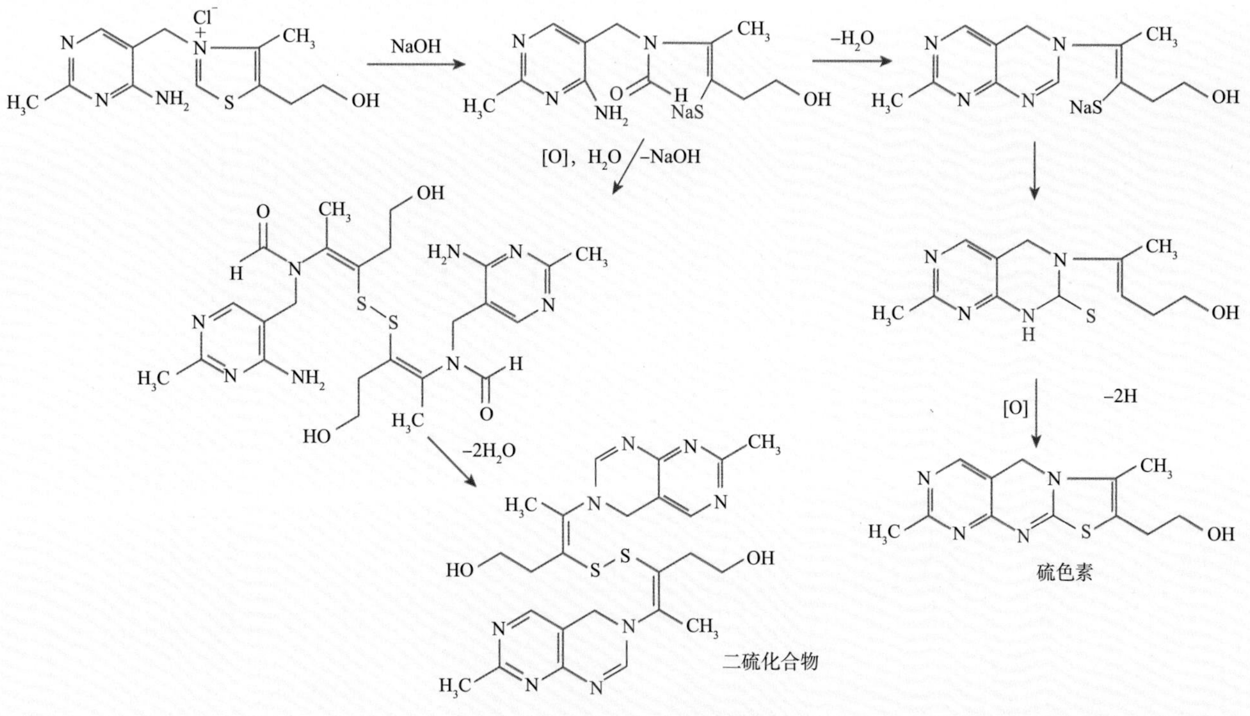

图2 维生素 B₁ 的降解反应

基-TPP（图4）。

羟乙基-TPP将乙酰基和氢原子通过酶转移到辅基硫辛酰胺的两个硫原子上，生成S-乙酰二氢硫辛酰胺，乙酰基再转移到乙酰辅酶A的巯基上形成乙酰乙酰辅酶A参与三羧酸循环。二氢硫辛酰胺经二氢硫辛酰脱氢酶的催化氧化再生成硫辛酰胺，同时氧化态烟酰胺腺嘌呤二核苷酸被还原成一分子烟酰胺腺嘌呤二核苷酸继续参加反应，氧化过程最后是TPP和硫辛酸的再生（图5）。

维生素B$_1$水溶性大，吸收慢且易被硫胺酶破坏而失效。研究发现硫铵与大蒜素 [allicin，$(CH_2 = CHCH_2S)_2O$] 反应得丙舒硫胺（prosultiamine，优硫胺，结构式见图6），由水溶性变成脂溶性，仍具有维生素B$_1$作用。丙舒硫胺的S原子与2位C原子之间键被打开，结构的其余部分并未改变，但是开环后的丙舒硫胺易透过生物膜，在肠壁吸收更快，血液和组织中硫胺浓度较高，较维生素B$_1$作用更持久。受此启发，人们开发了很多硫胺开环的二硫衍生物，如呋喃硫胺（fursultiamine）等（结构式见图7），并用于临床。

（姜正羽）

wéishēngsù C lèi

维生素C类（vitamins C）

一类含6个碳原子的酸性多羟基化合物。又名抗坏血酸（ascorbic acid）。分子结构中含有两个手性碳原子C-4和C-5，产生的4个光学异构体，分别为L-(+)-抗坏血酸、D-(−)-抗坏血酸、D-(−)-异抗坏血酸、L-(+)-异抗坏血酸（结构式见图1）。这4个异构体的活性差别较大，以L-(+)-抗坏血酸的活性最高，D-(−)-异抗坏血酸的活性仅为L-(+)-抗坏血酸活性的1/20，D-(−)-抗坏血酸和L-(+)-异抗坏血酸几乎无效，故习惯将L-(+)-抗坏血酸称为维生素C。因维生素C的立体结构与L系的己糖相似，故又称L-抗坏血酸。

（姜正羽）

wéishēngsù C

维生素C（vitamin C）

化学名为(2R)-2-[(1S)-1,2-二羟基乙

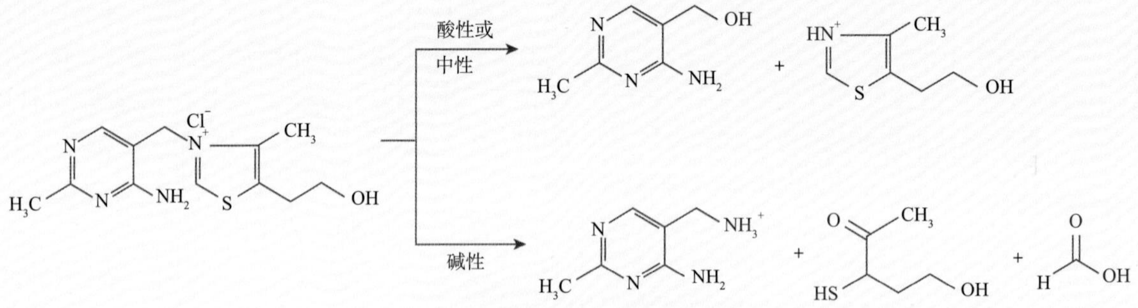

图3 维生素B$_1$的水解反应

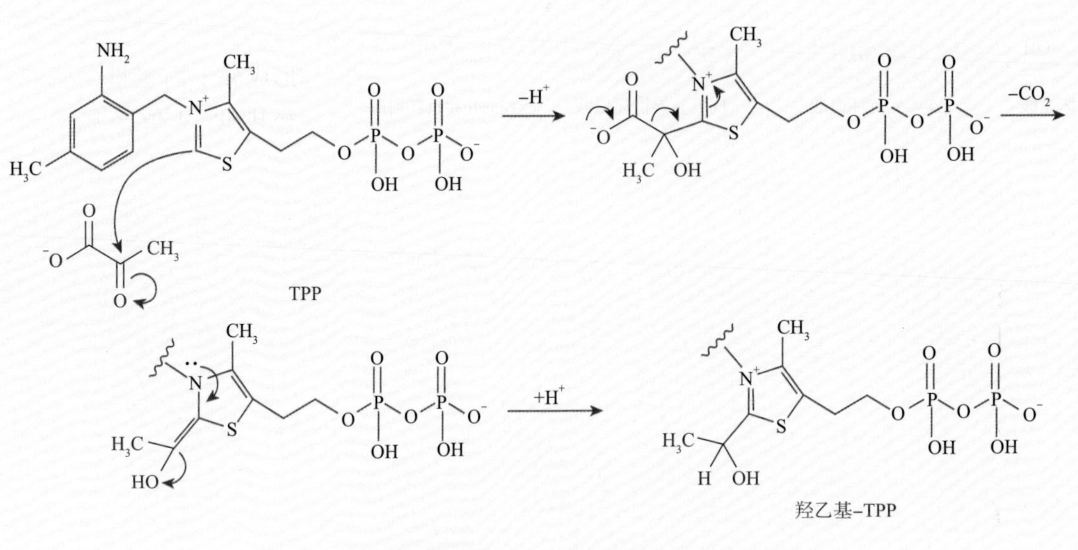

图4 硫胺焦磷酸酯作为脱羧酶的辅酶参与体内代谢

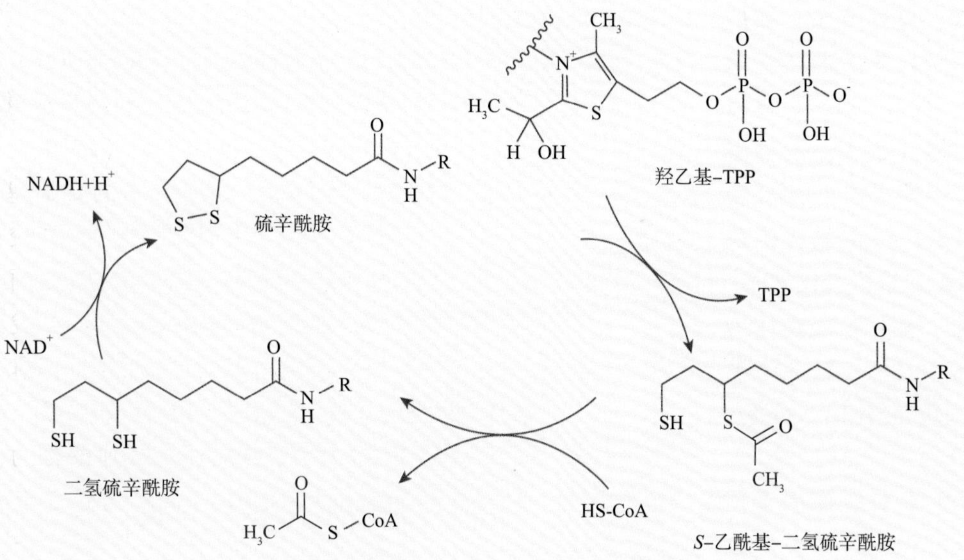

图 5　乙酰辅酶 A 乙酰化过程中羟乙基的传递

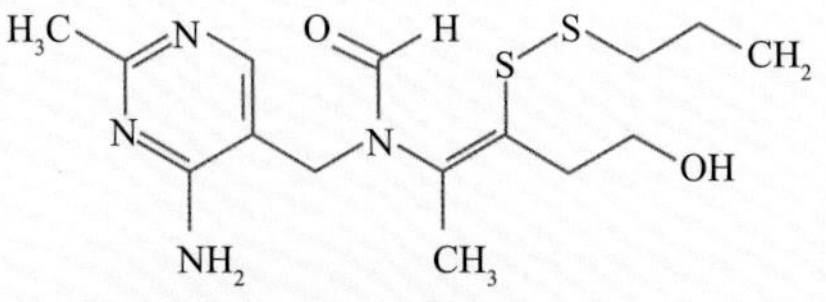

图 6　丙舒硫胺的结构式

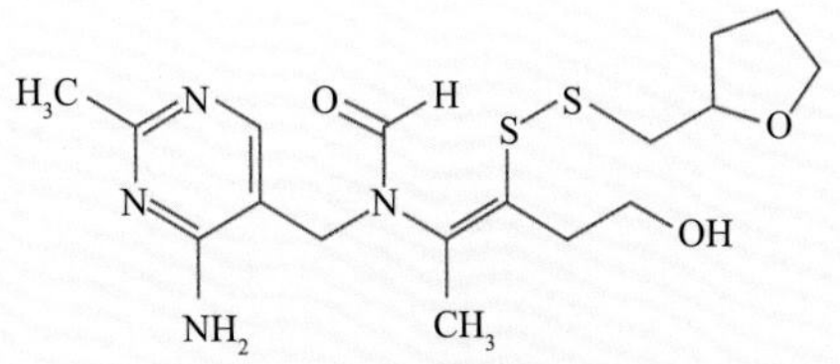

图 7　呋喃硫胺的结构式

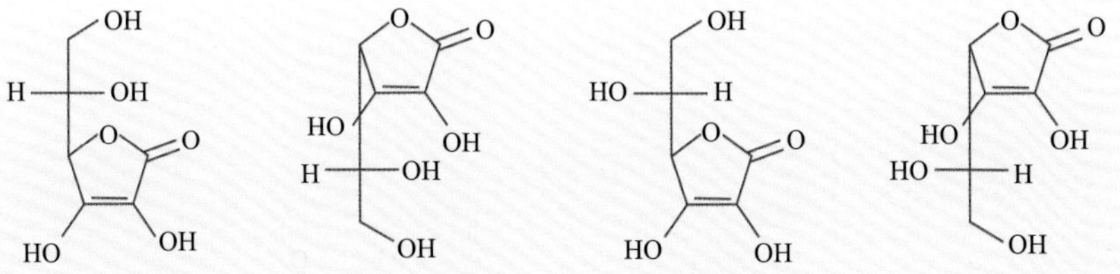

L-(+)-抗坏血酸　D-(-)-抗坏血酸　D-(-)-异抗坏血酸　L-(+)-异抗坏血酸

图 1　维生素 C 类的结构式

基]-3,4-二羟基-2*H*-呋喃-5-酮，又称 L-抗坏血酸（L-ascorbic acid）。结构见图 1。

维生素 C 为白色结晶或结晶性粉末；无臭，味酸；久置色渐变微黄。维生素 C 在水中易溶，在乙醇中略溶，在三氯甲烷或乙醚中不溶。$[\alpha]_D^{20}=20.5°\sim21.5°$。

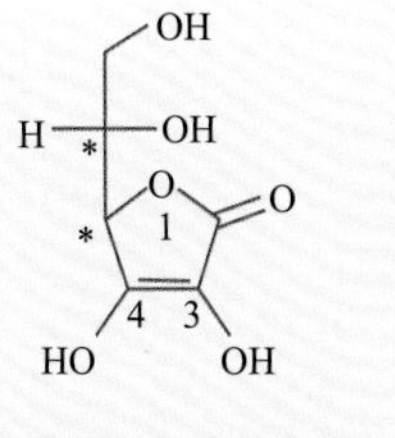

*. 该碳原子为不对称原子。

图 1　维生素 C 的结构式

结构与稳定性　维生素 C 分子中含有连二烯醇结构，由于两个烯醇羟基极易游离，释放出 H^+，虽不含羧基，水溶液仍显酸性。但 3 位羟基可以与 2 位羰基形成分子内氢键，故酸性较 4 位羟基弱。4 位羟基可与碳酸氢钠或稀氢氧化钠溶液反应，生成烯醇钠盐（图 2）。

由于分子中存在特殊的烯醇结构，维生素 C 容易释放出 H 原子而呈现强还原性。在水溶液中易被空气中的氧所氧化，生成去氢抗坏血酸。后者有同等的生物学活性，两者间可以相互转化，故维生素 C 有氧化态（去氢抗坏血酸）和还原态（抗坏血酸）两种形式（图 3）。

维生素 C 的干燥固体较稳定，但遇光及湿气，色渐变黄。故应避光，密闭保存。维生素 C 在水溶液中可发生互变异构，主要以烯醇式存在，酮式很少。两种酮式异构体中，3-酮式较 4-酮式稳定，能分离出来，4-酮式极不稳定，易变成烯醇式结构（图 4）。

体内代谢　维生素 C 在体内首先被氧化成 2, 3-二酮古洛糖酸，再被进一步的氧化、分解、代谢（图 5）。

应用　维生素 C 临床用于预防坏血病，也可用于各种急慢性传染疾病及紫癜等的辅助治疗，还广泛用作制药和食品工业的抗氧剂和添加剂。

（姜正羽）

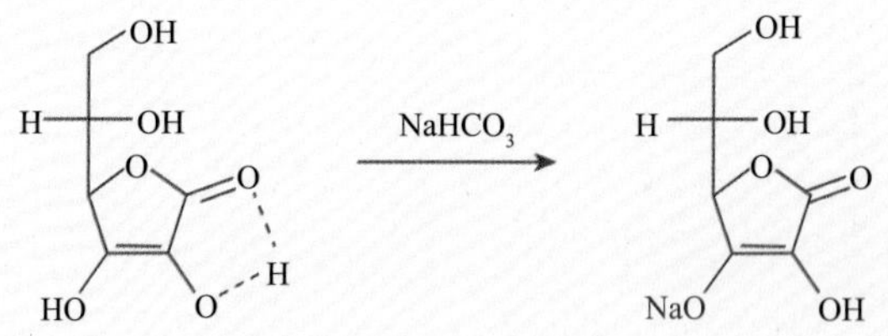

图 2　维生素 C 钠盐形成

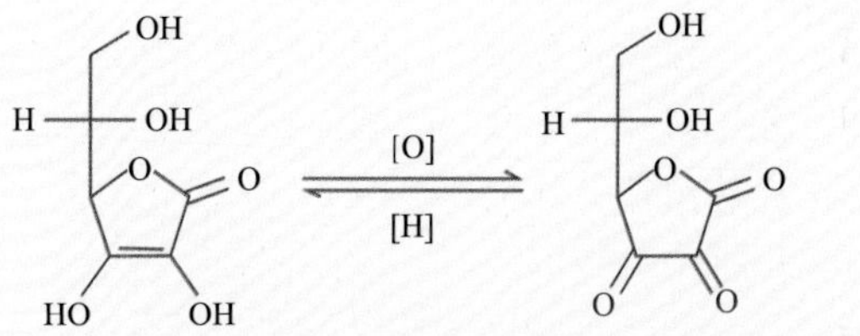

还原态（抗坏血酸）　氧化态（去氢抗坏血酸）

图 3　维生素 C 的氧化态与还原态

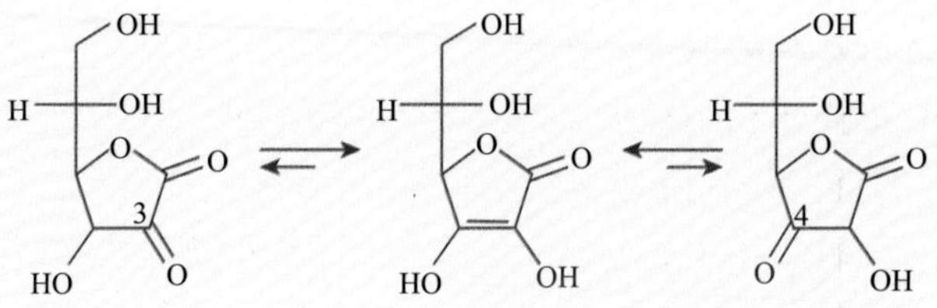

3-酮式　烯醇式　4-酮式

图 4　维生素 C 的酮式-烯醇式互变

yèsuān

叶酸（folic acid）　化学名为 *N*-[4-[(2-氨基-4-羟基蝶呤-6-基)甲氨基]苯甲酰基]-L(+)-谷氨酸。又称维生素 B_c（vitamin B_c）或维生素 M（vitamin M）。结构见图 1。临床用于各种原因引起的叶酸缺乏及叶酸缺乏所致的巨幼红细胞贫血，妊娠期、哺乳期妇女预防给药，慢性溶血性贫血所致的叶酸缺乏。叶酸为黄色或橙黄色结晶性粉末，溶于热稀盐酸，略溶于乙酸、氢氧化碱及碳酸碱溶液，在水、乙醇、

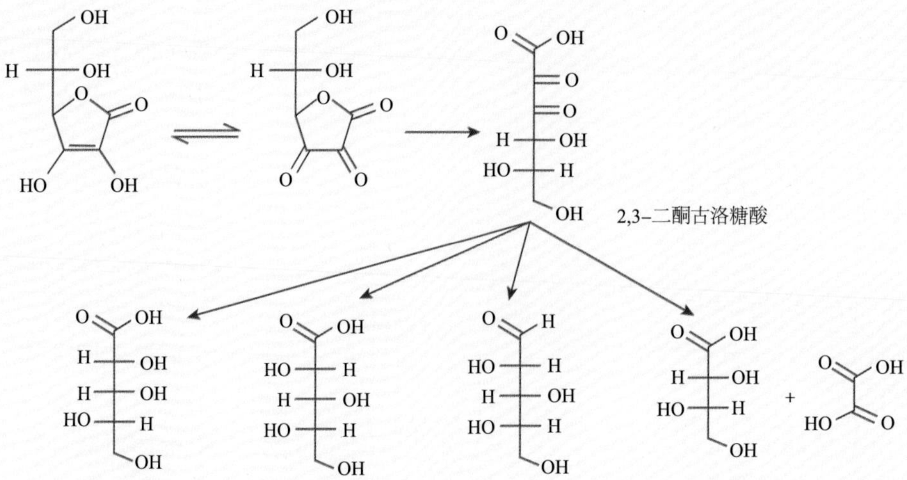

L-来苏糖酸　L-木糖酸　L-木糖　L-苏糖酸　草酸

图 5　维生素 C 的代谢途径

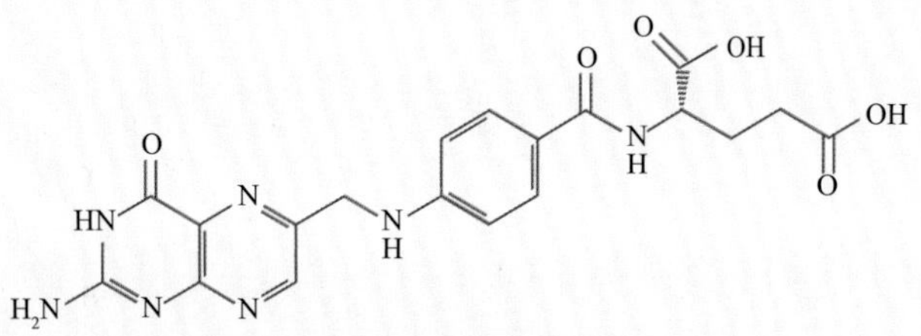

图 1 叶酸的结构式

丁醇、醚、丙酮、三氯甲烷和苯溶液中不溶。叶酸由蝶啶、对氨基苯甲酸和 L-谷氨酸组成，也叫蝶酰谷氨酸。1941 年，因为从菠菜中发现了这种生物因子，所以被命名为叶酸。天然叶酸广泛存在于动植物类食品，尤以酵母、肝及绿叶蔬菜中含量比较多。

药物作用机制：叶酸是人体在利用糖分和氨基酸时的必要物质，是机体细胞生长和繁殖所必需的物质。叶酸进入机体后，在二氢叶酸还原酶作用下转变为二氢叶酸，进而转化为四氢叶酸；在丝氨酸羟甲基转移酶的作用下，四氢叶酸活化为 5,10-亚甲基四氢叶酸，该反应是可逆的；在亚甲基四氢叶酸还原酶的作用下，5,10-亚甲基四氢叶酸转化为 5-甲基四氢叶酸；5-甲基四氢叶酸在体内各种生物合成中，起到转移和利用一碳基团的作用，参与嘌呤核酸和嘧啶核苷酸的合成和转化，帮助蛋白质的代谢，并与维生素 B_{12} 共同促进红细胞的生成和成熟，是制造红细胞不可缺少的物质。

药物代谢：口服后主要以还原形式在空肠近端吸收，5~20 分钟即出现于血中，1 小时后达高峰，其 $t_{1/2}$ 约为 0.7 小时。治疗量的叶酸约 90% 自尿中排泄，大剂量注射后 2 小时，即有 20%~30% 出现于尿中。

不良反应：长期用药可以出现畏食、恶心、腹胀等胃肠症状；大量服用叶酸时，可使尿呈黄色；罕见变态反应。

药物相互作用：①大剂量叶酸能拮抗苯巴比妥、苯妥英钠和扑米酮的抗癫痫作用，可使癫痫发作的临界值明显降低，并使敏感患者的发作次数增多。②口服大剂量叶酸，可影响微量元素锌的吸收。③维生素 C 与叶酸同服，可抑制叶酸在胃肠中吸收，大量的维生素 C 会加速叶酸的排出，所以，摄取维生素 C 在 2g 以上时必须增加叶酸的量。④甲氧蝶啶，乙胺嘧啶等对二氢叶酸还原酶有较强的亲加力，能阻止叶酸转化为四氢叶酸，中止叶酸的治疗作用。

（姜正羽）

索　引

条 目 标 题 汉 字 笔 画 索 引

说　明

一、本索引供读者按条目标题的汉字笔画查检条目。

二、条目标题按第一字的笔画由少到多的顺序排列，按画数和起笔笔形横（一）、竖（丨）、撇（丿）、点（、）、折（乛，包括丁乚𠃋等）的顺序排列。笔画数和起笔笔形相同的字，按字形结构排列，先左右形字，再上下形字，后整体字。第一字相同的，依次按后面各字的笔画数和起笔笔形顺序排列。

三、以拉丁字母、希腊字母和阿拉伯数字、罗马数字开头的条目标题，依次排在汉字条目标题的后面。

一　画

乙内酰脲类抗癫痫药（antiepileptics of hydantoins）278

乙胺丁醇（ethambutol）　222

乙酰胆碱酯酶抑制剂（acetylcholinesterase inhibitors）310

二　画

二甲双胍（metformin）　427

二苯并氮杂䓬类抗癫痫药（antiepileptics of dibenzazepines）280

二肽基肽酶-4抑制剂（dipeptidyl peptidase-4 inhibitors）428

二维定量构效关系（2D-quantitative structure-activity relationships，2D-QSAR）107

三　画

三维定量构效关系（3D-quantitative structure-activity relationships，3D-QSAR）109

大环内酯类抗生素（macrolides antibiotics）200

广谱半合成青霉素（broad-spectrum semisynthetic penicillins）189

己烯雌酚（diethylstilbestrol）　413

小干扰RNA（small interfering RNA，siRNA）69

四　画

天然资源来源先导化合物（lead compounds from natural products）37

无菌原料药生产质量管理（quality control of sterile active pharmaceutical ingredients manufacturing）172

不可逆性酶抑制剂（irreversible enzyme inhibitors）61

中枢性肌松药（central muscle relaxants）　316

内源活性物质来源先导化合物（lead compounds from endogenous active substances）41

毛果芸香碱（pilocarpine）　309

手性药物（chiral drugs）　9

手性药物不对称合成方法（asymmetric synthesis of chiral drugs）130

手性药物手性源合成方法（synthesis of chiral drugs by chiral pool）127

手性药物手性源来源（sources of chiral pool of chiral drugs）128

手性药物包合拆分法（inclusion resolution of chiral drugs）121

手性药物半量拆分法（resolution of chiral drugs by half the amount of splits）125

手性药物对映体拆分方法（resolution of enantiomers of chiral drugs）118

手性药物动力学拆分法（kinetic resolution of chiral drugs） 123

手性药物合成底物控制方法（substrate control methodin chiral drug synthesis） 131

手性药物合成试剂控制方法（reagent control method in chiral drug synthesis） 133

手性药物合成辅剂控制方法（auxiliary agent control method in chiral drug synthesis） 132

手性药物合成路线设计（design of the synthetic routes of chiral drugs） 118

手性药物合成催化控制方法（catalytic control method of chiral drug） 135

手性药物色谱拆分法（chromatographic resolution of chiral drugs） 125

手性药物复合拆分法（composite resolution of chiral drugs） 120

手性药物结晶拆分法（crystallization resolution of chiral drugs） 119

手性药物普通合成方法（generic synthesis of chiral drugs） 118

长春碱（vinblastine） 263

化合物样品库（compound library） 43

化学制药工艺（chemical pharmaceutical process） 140

化学制药工艺正交设计（application of orthogonal design in chemical pharmaceutical processes） 168

化学制药工艺优化（process optimization of chemical drugs） 148

化学制药工艺均匀设计（application of uniform design in chemical pharmaceutical processes） 168

化学制药工艺析因分析（application of factorial design in chemical pharmaceutical processes） 169

化学制药工艺实验设计（design of experiments in chemical pharmaceutical process） 167

化学制药反应加料顺序优化（optimization of additive sequence of reagents for chemical pharmaceutical reaction） 157

化学制药反应压力优化（optimization of reaction pressures in chemical pharmaceutical processes） 159

化学制药反应后处理方法（workup in chemical pharmaceutical processes） 160

化学制药反应后浓缩方法（concentration of solvents in chemical pharmaceutical processes） 162

化学制药反应后除去金属及金属离子方法（removal of metal and metal ions in chemical pharmaceutical processes） 161

化学制药反应后萃取方法（extraction in chemical pharmaceutical processes） 161

化学制药反应后淬灭方法（quenching in chemical pharmaceutical processes） 160

化学制药反应后催化剂后处理方法（removal of catalysts in chemical pharmaceutical processes） 162

化学制药反应后溶剂替换方法（solvent substitutions in chemical pharmaceutical processes） 162

化学制药反应设备（chemical pharmaceutical reaction equipments） 144

化学制药反应投料方法优化（optimization of feeding methods in chemical pharmaceutical processes） 157

化学制药反应时间优化（optimization of reaction times in chemical pharmaceutical processes） 158

化学制药反应条件优化（optimization of reaction conditions in chemical pharmaceutical processes） 155

化学制药反应物料选择（selection of reaction materials in chemical pharmaceutical reactions） 149

化学制药反应试剂选择（selection of chemical reagents in chemical pharmaceutical reaction） 150

化学制药反应浓度优化（optimization of reactant concentrations in chemical pharmaceutical processes） 157

化学制药反应配料比优化（optimization of mixture ratios in chemical pharmaceutical processes） 156

化学制药反应搅拌方式优化（optimization of agitation and it's types in chemical pharmaceutical processes） 159

化学制药反应温度优化（optimization of reaction temperatures in chemical pharmaceutical processes） 158

化学制药反应溶剂选择（selection of solvents in chemical pharmaceutical processes） 153

化学制药分离设备（separation apparatus in chemical pharmaceutical processes） 146

化学制药生产设备（chemical pharmaceutical production equipments） 143

化学制药仪器仪表（instruments and meters in chemical pharmaceutical processes） 146

化学制药产物干燥纯化精制方法（drying in chemical pharmaceutical processes） 166

化学制药产物打浆纯化精制方法（reslurry in chemical

pharmaceutical processes） 165

化学制药产物纯化精制方法（purification methods in chemical pharmaceutical processes） 163

化学制药产物柱层析纯化精制方法（column chromatography in chemical pharmaceutical processes） 164

化学制药产物重结晶纯化精制方法（recrystallization in chemical pharmaceutical processes） 165

化学制药产物蒸馏纯化精制方法（distillations in chemical pharmaceutical processes） 164

化学制药金属催化剂选择（selection of transition metal catalysts in chemical pharmaceutical processes） 152

化学制药相转移催化剂选择（selection of phase transfer catalysts in chemical pharmaceutical processes） 152

化学制药搅拌设备（agitating devices in chemical pharmaceutical processes） 145

化学制药催化剂选择（selection of catalysts in chemical pharmaceutical processes） 151

化学制药催化氢化催化剂选择（selection of catalytic hydrogenation catalysts in chemical pharmaceutical processes） 153

化学制药酸碱催化剂选择（selection of acid-base catalysts in chemical pharmaceutical processes） 151

化学药物（chemical drugs） 183

化学药物工业化生产（industrial production of chemical drugs） 142

化学药物中试放大（scale-up processes of chemical drugs） 142

化学药物生产工艺验证（process validation of chemical drugs） 147

化学药物实验室制备工艺（lab processes of chemical drugs） 142

化学结构修饰法成药性优化（optimization of drug by chemical structure modification） 45

反义药物（antisense drugs） 68

反向分子对接（inverse docking） 104

反竞争性酶抑制剂（uncompetitive inhibitors） 61

从头预测法（de novo prediction） 103

分子对接（molecular docking） 104

分子杂合原理（molecular hybrid） 94

分子靶向抗肿瘤药（molecular targeted antitumor agents） 264

计算机辅助药物设计（computer-aided drug design, CADD） 111

计算机虚拟筛选（virtual screening） 105

巴比妥类抗癫痫药（antiepileptics of barbiturates） 277

水解酶（hydrolases） 24

水溶性维生素（water-soluble vitamins） 445

五　画

可逆性酶抑制剂（reversible enzyme inhibitors） 57

丙咪嗪（imipramine） 294

丙酸睾酮（testosterone propionate） 416

左旋多巴（levodopa） 297

布洛芬（ibuprofen） 389

平喘药（antiasthmatic drugs） 366

卡马西平（carbamazepine；CBZ） 280

卡托普利（captopril） 340

卡莫司汀（carmustine） 248

甲氧苄啶（trimethoprim；TMP） 216

甲氨蝶呤（methotrexate；MTX） 254

甲硝唑（metronidazole） 237

叶酸（folic acid） 450

四环素（tetracycline） 206

四环素类抗生素（tetracycline antibiotics） 206

生物电子等排体（bioisosterism） 88

生物前体药物（bioprecursorprodrugs） 77

生物碱类 M 受体阻断剂（M receptor blocker of alkaloids） 311

他莫昔芬（tamoxifen） 414

主动靶向前体药物（active targeting prodrugs） 82

半合成镇痛药（semi-synthetic analgesics） 302

头孢氨苄（cefalexin） 196

头孢菌素类药物（cephalosporins） 189

头孢噻肟（cefotaxime） 197

汉斯分析（Hansch analysis） 108

孕激素受体阻断剂（progesterone receptor blocker） 420

孕激素药物（progestin drugs） 417

对乙酰氨基酚（paracetamol） 382

六　画

动态组合化学技术（dynamic combinatorial chemistry, DCC） 100

吉非罗齐（gemfibrozil） 356

地尔硫䓬（diltiazem） 349

地西泮（diazepam） 271

地高辛（digoxin） 333

亚胺培南（imipenem） 200

西咪替丁（cimetidine） 370

西格列汀（sitagliptin） 429

西替利嗪（cetirizine） 401

成药五规则（Lipinski's "rule of five"） 47

成药性（compound druggability） 13

成药性优化（optimization of drug-like molecules） 45

托普利斯决策树（Topliss tree） 109

过氧化物酶（peroxidases, POD） 23

同系原理设计法（homologous principles） 76

同类首创新药（"first-in-class" drugs） 51

同类最优新药（"best-in-class" drugs） 51

同源模建法（homology modeling） 101

吗啡（morphine） 301

先导化合物（lead compounds） 37

先导化合物优化（optimization of lead compounds） 42

华法林（warfarin） 359

伊马替尼（imatinib） 267

血管扩张药（vasodilators） 337

血管紧张素转换酶抑制剂（angiotensin converting enzyme inhibitors, ACEI） 338

血管紧张素 II 受体阻断剂（angiotensin II receptor blocker） 341

全新药物设计（*de novo* drug design） 105

合成 M 受体阻断剂（synthetic M receptor blocker） 314

合成抗结核药物（synthetic antitubercular agents） 219

合成抗菌药（synthetic antibacterial agents） 208

合成镇痛药（synthetic analgesics） 304

创新药物研究（novel drug discovery and development） 35

创新药物临床研究（clinical trial of novel drug） 50

多巴酚丁胺（dobutamine） 322

多奈哌齐（donepezil） 299

多肽组合库合成技术（synthesis technology of polypeptide combinatorial library） 97

多药多靶标药物（multicomponent drugs） 87

多药单靶标药物（multiple drugs targeting one target） 86

多柔比星（doxorubicin） 256

多靶标药物（multi-target drugs） 86

多潘立酮（domperidone） 376

齐多夫定（zidovudine） 235

异烟肼（isoniazid） 221

红霉素（erythromycin） 202

七　画

芳基烷酸类非甾体抗炎药（nonsteroidal antiinflammatory drugs of aryl alkyl acids） 387

克拉维酸（clavulanate） 199

克霉唑（clotrimazole） 223

还原活化机制前体药物（reductive activation based prodrugs） 79

还原酶系（reductases） 22

折叠识别法（fold recognition） 102

抗心力衰竭药（anti-heart failure drugs） 331

抗心律失常药（antiarrhythmic drugs） 327

抗心绞痛药（antianginal drugs） 333

抗艾滋病药物（anti-acquired immunodeficiency syndrome drug; anti-AIDS drug） 232

抗生素（antibiotics） 183

抗代谢药物（antimetabolic agents） 249

抗血小板药（antiplatelet drugs） 358

抗血栓药（antithrombotic drugs） 357

抗抑郁症药（antidepressants） 291

抗尿失禁药物（anti-incontinence drugs） 365

抗阿尔茨海默病药（anti-Alzheimer disease agents） 298

抗非逆转录病毒药物（antinonretroviral agents） 227

抗帕金森病药（antiparkinsonism agents） 296

抗肿瘤抗生素（anticancer antibiotics） 254

抗肿瘤药（antitumor agents） 244

抗肿瘤植物药有效成分（anticancer compounds from plants and their derivatives） 258

抗变态反应药（antiallergic agents） 396

抗胆碱药（anticholinergic drugs） 311

抗结核抗生素（antitubercular antibiotics） 216

抗结核药（antituberculotics） 216

抗真菌药（antifungal agents） 222

抗高血压药（antihypertensive drugs） 335

抗病毒药物（antiviral agents） 225

抗菌增效剂（antibacterial synergists） 216

抗寄生虫药（antiparasitic agents） 238

抗雄激素药物（antiandrogens） 417

抗焦虑药（anxiolytic agents） 276

抗痛风药（antigout drugs） 394

抗溃疡药（antiulcer agents） 370

抗精神失常药（antipsychotics） 282

抗凝药（anticoagulated blood drugs） 359

抗癫痫药（antiepileptics） 277

拟肽药物（peptidomimetics） 93

拟胆碱药（cholinergic drugs） 308

呋塞米（furosemide） 363

吡喹酮（praziquantel） 240

吲哚美辛（indometacin） 389

别嘌醇（allopurinol） 396

利巴韦林（ribavirin） 231

利多卡因（lidocaine） 405

利尿药（diuretics） 361

利福平（rifampin） 219

作用于神经末梢的药物（drugs acting on sympathetic nerve ending） 336

邻氨基苯甲酸类非甾体抗炎药（nonsteroidal antiinflammatory drugs of 2-aminobenzoic acids） 385

沙丁胺醇（salbutamol） 323

沙奎那韦（saquinavir） 236

良性前列腺增生治疗药物（drugs for the treatment of benign prostatic hyperplasia） 365

局部麻醉药（local anesthetic） 403

阿仑膦酸（alendronate） 432

阿司匹林（aspirin） 381

阿托品（atropine） 313

阿米卡星（amikacin） 206

阿苯达唑（albendazole） 240

阿昔洛韦（aciclovir） 229

阿奇霉素（azithromycin） 203

阿莫西林（amoxicillin） 189

阿瑞匹坦（aprepitant） 380

阿糖胞苷（cytarabine） 252

阻断肾小管上皮 Na$^+$ 通道药物（blocking agents of renal tubule epithelium sodium channels） 364

八　画

环肽（cyclopeptide） 93

青蒿素（artemisinin） 243

青霉素类药物（penicillins） 185

现有药物代谢产物来源先导化合物（lead compounds from drug metabolites） 39

现有药物优势结构（privileged structure in drugs） 39

现有药物来源先导化合物（lead compounds from known drugs） 38

现有突破性药物来源先导化合物（lead compounds from first-in-class drug） 39

其他抗感染药（other anti-infective agents） 236

其他类抗癫痫药（antiepileptics of others） 282

苯二氮䓬类镇静催眠药（sedative-hypnotics of benzodiazepines） 271

苯丙酸诺龙（nandrolone phenylprolonate） 416

苯妥英钠（sodium phenytoin） 279

苯唑西林（oxacillin） 187

苯氧乙酸类降血脂药（phenoxyacetic acids lipid-lowering drugs） 355

苯海索（trihexyphenidyl） 315

苯磺顺阿曲库铵（cisatracuriumbesilate） 316

苗头化合物（hits） 36

苗头化合物优化（hit optimization） 36

软药（soft drugs） 83

非无菌原料药生产质量管理（quality control of non-sterile active pharmaceutical ingredients manufacturing） 172

非苯二氮䓬类镇静催眠药（sedative-hypnotics of non-benzodiazepines） 275

非经典 β-内酰胺类抗生素（nonclassical β-lactam antibiotics） 197

非经典生物电子等排体（non-classical bioisosterism） 90

非甾体抗炎药（nonsteroidal antiinflammatory drugs） 383

非甾体雌激素药物（nonsteroidal estrogens） 413

非索非那定（fexofenadine） 402

非唑类抗真菌药物（nonazole antifungal agents） 225

非竞争性酶抑制剂（noncompetitive enzyme inhibitors） 61

非镇静 H$_1$ 受体阻断剂（nonsedating H$_1$ blocker） 399

肾上腺皮质激素药物（adrenal cortex drugs） 407

肾上腺素（epinephrine） 321

肾上腺素受体阻断剂（adrenergic blocker） 323

肾上腺素受体激动剂（adrenergic agonists） 318

昂丹司琼（ondansetron） 379

固相组合化学合成技术（solid phase synthesis） 98

罗匹尼罗（ropinirole） 298

制药工艺过程在线分析（in line assays in chemical pharmaceutical processes） 176

制药工艺过程控制（in-process controls in chemical pharmaceutical processes） 175

制药生产三废处理（industrial wastes control of chemical drugs） 180

制药生产工艺流程图（process flow charts in chemical pharmaceutical processes） 174

制药生产环境保护（environmental protection in chemical pharmaceutical processes） 178

制药生产物料衡算（material balance in chemical pharmaceutical processes） 173

制药安全生产（safety production in chemical pharmaceutical processes） 176

制药安全生产设计（safety design in chemical pharmaceutical processes） 178

制药废气处理（waste gas control in chemical pharmaceutical processes） 181

制药废水处理（waste water control in chemical pharmaceutical processes） 181

制药废渣处理（waste residue control in chemical pharmaceutical processes） 182

制药原辅材料循环套用（recycling application in chemical pharmaceutical processes） 180

依那普利（enalapril） 340

质子泵抑制剂（proton pump inhibitors，PPIs） 373

受体（receptors） 53

受体阻断剂（receptor blocker） 54

受体激动剂（receptor agonist） 54

单加氧酶（monooxyenases） 24

单药多靶标药物（single drug targeting multiple targets） 87

炔诺酮（norethisterone） 419

定量构效关系（quantitative structure-activity relationships，QSAR） 107

降血糖药物（hypoglycemic drugs） 422

组合化学来源先导化合物（lead compounds from combinatorial chemistry） 41

组合化学技术（combinatorial chemistry） 96

组胺 H_2 受体阻断剂（histamine H_2 receptor blocker） 370

细胞色素 P450 酶系（cytochrome P450 enzyme system，CYP450） 21

孟鲁司特（montelukast） 367

经典生物电子等排体（classical bioisosterism） 89

经典的 H_1 受体阻断剂（classical H_1-receptor blocker） 397

甾体雌激素药物（steroidal estrogen drugs） 411

甾体激素类药（steroid hormone drugs） 405

甾体避孕药物（steroidal contraceptives） 419

九 画

毒性基团（toxicophore） 8

药动基团（kinetophore） 8

药物与硫酸酯结合（sulfate conjugation） 28

药物与靶标共价键结合（covalent bonds between drug and target interactions） 70

药物与靶标非共价键相互作用（non-covalent bonds between drug and target interactions） 71

药物与靶标的分子识别机制（recognition mechanism of drug-target interactions） 74

药物与靶标的电荷转移作用（charge-transfer interaction between drugs and targets） 74

药物与靶标的范德华力作用（Van der Waals forces between drugs and targets） 73

药物与靶标的氢键作用（hydrogen bonding between drugs and targets） 72

药物与靶标的疏水作用（hydrophobic interaction between drugs and target） 73

药物与靶标的静电作用（electrostatic interactions between drug and target） 72

药物与靶标相互作用（drug-target interactions） 69

药物化学（medicinal chemistry） 1

药物分子乙酰化结合（acetylations of drug molecule） 29

药物分子与血浆蛋白结合（binding with plasma protein） 18

药物分子与谷胱甘肽结合（glutathione conjugation） 29

药物分子与转运蛋白结合（binding with transport protein） 17

药物分子与氨基酸结合（amino acid conjugation） 29

药物分子与葡萄糖醛酸结合（glucuronic acid conjugation） 27

药物分子切断（disconnection of chemical drugs） 115

药物分子化学稳定性（chemical stabilities of drug

molecule) 16

药物分子水解反应 (drug hydrolysis reactions) 26

药物分子甲基化结合 (methylation of drug molecule) 31

药物分子合成子 (synthon of chemical drugs) 115

药物分子合成权宜路线 (expedient routes of chemical drugs) 136

药物分子合成优化路线 (optimization of synthetic routes of chemical drugs) 136

药物分子合成等价物 (synthetic equivalent of chemical drugs) 116

药物分子还原反应 (reductive reactions) 26

药物分子抑制细胞色素 P450 (inhibiting cytochrome P450) 34

药物分子体内生物转化 (drug biotransformation) 20

药物分子体内生物转化代谢酶 (enzymes related with drug biotransformation) 21

药物分子体内主动转运 (active transport of drug molecule) 12

药物分子体内被动转运 (passive transport of drug molecule) 11

药物分子作用靶标 (drug targets) 53

药物分子肝肠循环 (enterohepatic circulation of drug molecules) 12

药物分子阻滞 *hERG* 通道 (blocking *hERG* potassium channel) 34

药物分子毒副作用 (toxicity of drug molecule) 31

药物分子药动学特性〔absorption, distribution, metabolism, excretion, toxcity (ADMET) properties of drug molecules〕 10

药物分子首过效应 (first pass effect of drug molecules) 12

药物分子逆合成分析 (retrosynthesis analysis of chemical drugs) 113

药物分子活性代谢产物 (active metabolite) 32

药物分子诱导细胞色素 P450 (inducing cytochrome P450) 33

药物分子结构 Ⅰ 相生物转化 (phase Ⅰ biotransformation) 25

药物分子结构 Ⅱ 相生物转化 (phase Ⅱ biotransformation) 26

药物分子结构特性 (structural properties of drug molecules) 7

药物分子氧化反应 (oxidative reactions) 25

药物分子氧化应激 (oxidative stress) 33

药物分子特性 (drug properties) 6

药物分子透膜性 (permeability of drug molecule) 17

药物分子脂溶性 (lipophilicity of drug molecule) 14

药物分子脱卤素反应 (dehalogenations) 26

药物分子脱靶效应 (off-target offect) 32

药物分子量 (molecular weight of drug molecule) 16

药物分子晶型 (crystal type of drug molecule) 16

药物分子靶标毒性 (target toxicity) 32

药物分子解离度 (degree of ionization) 15

药物分子溶解度 (solubility of drug molecule) 14

药物生物半衰期 (biological half-life of drug) 20

药物生物利用度 (bioavailability) 19

药物主控档案 (drug master file) 148

药物立体异构 (stereoisomerism) 8

药物汇聚式合成路线 (convergent synthetic routes of chemical drugs) 139

药物血药浓度-时间曲线 (concentration-time curve) 19

药物血浆蛋白结合率 (plasma protein binding ratio) 20

药物合成 (synthesis of chemical drugs) 112

药物合成中的原子经济性 (atom economy of drug synthesis) 139

药物合成路线设计 (design of synthesis routes of chemical drugs) 113

药物合成路线评价指标 (evaluation of drug synthetic routes) 137

药物合成路线的原子利用率 (atom utilization of drug synthesis routes) 140

药物合成路线选择 (selection of drug synthetic routes) 137

药物合成模拟类推法 (simulation and analogy in the design of synthetic routes of chemical drugs) 116

药物设计 (drug design) 52

药物体内生物化学性质 (biochemical properties of drug molecule in vivo) 16

药物体内药动学性质 (pharmacokinetic properties of drug molecule) 18

药物体内清除率 (clearance) 20

药物表观分布容积 (apparent volume of distribution) 19

药物构效关系 (structure-activity relationships) 76

药物构象限制 (drug conformational restriction) 92

药物的定量结构-性质关系（quantitive structure-property relationships，QSPR）　47

药物重定位（repositioned drugs）　40

药物活性成分（active pharmaceutical ingredient）　148

药物活性筛选（biological screening）　42

药物脂水分配系数（lipid/water partition coefficient；partition coefficient）　15

药物理化性质（physicochemical properties of drug molecule）　13

药物靶标验证（drug target validations）　69

药物警戒结构（pharmacovigilance structure）　8

药品生产工艺规程（master production instruction of drug）　173

药品生产质量管理（good pharmaceutical manufacturing practice）　170

药品质量标准（drug quality standards of active pharmaceutical ingredients）　172

药效团模型（pharmacophore modeling）　110

药效构象（pharmacophoric conformation）　10

药效基团（pharmacophore）　7

勃起功能障碍治疗药物（drugs for the treatment of erectile dysfunction）　365

耐酶半合成青霉素（enzyme-resistant semisynthetic penicillins）　187

耐酸半合成青霉素（acid-resistant semisynthetic penicillins）　187

奎宁（quinine）　241

奎尼丁（quinidine）　327

胃动力药（prokinetic drugs）　375

哌唑嗪（prazosin）　323

哌替啶（pethidine）　307

骨吸收抑制剂（bone absorption-inhibitor drugs）　431

骨形成促进剂（bone formation-acceleration drugs）　432

骨质疏松治疗药（drug used to treat osteoporosis）　430

骨架迁越（scaffold hopping）　111

钙离子通道阻滞剂（calcium channel blockers）　343

钠-葡萄糖协同转运蛋白 2 抑制剂（sodium-glucose co-transporter 2 inhibitors）　430

氟西汀（fluoxetine）　295

氟伐他汀（fluvastatin）　354

氟尿嘧啶（fluorouracil；5-FU）　252

氟哌啶醇（haloperidol）　289

氟康唑（fluconazole）　224

氢化可的松（hydrocortisone）　408

氢氯噻嗪（hydrochlorothiazide）　362

选择性环氧合酶 2 抑制剂（selective cycloxygenase-2 inhibitors）　392

顺铂（cisplatin）　248

胆汁酸螯合剂（bile acid sequestrant）　354

胆固醇吸收抑制剂（cholesterol absorption inhibitor）　355

胆碱受体激动剂（cholinoceptor agonists）　308

孪药（twin drugs）　95

美洛昔康（meloxicam）　391

类药分子（drug-like molecules）　35

类药性预测评价（prediction of drug-likeness）　46

前体药物（prodrugs）　76

活性位点分析（binding site identification）　103

洛伐他汀（lovastatin）　352

神经退行性疾病治疗药（drug for neurodegeneration disease）　296

结构生物学技术（structural biology technology）　75

十　画

盐皮质激素受体阻断剂（mineralocorticoid receptor antagonists）　364

盐酸美金刚（memantine hydrochloride）　300

盐酸氯丙嗪（chlorpromazine hydrochloride）　287

莫沙必利（mosapride）　378

格列本脲（glibenclamide）　426

核酸（nucleic acid）　67

原料药生产质量管理（good manufacturing practice of active pharmaceutical ingredients）　171

唑吡坦（zolpidem）　275

唑类抗真菌药物（azole antifungal agents）　223

氧化活化机制前体药物（oxidative activation based prodrugs）　78

氨曲南（aztreonam）　200

氨基糖苷类抗生素（aminoglycoside antibiotics）　203

氨氯地平（amlodipine）　348

候选药物（drug candidates）　49

胰岛素（insulin）　422

胰岛素分泌促进剂（promoter to insulin secretion）　423

胰岛素增敏剂（insulin enhancers）　427

脂肪羧酸类抗癫痫药（antiepileptics of carboxylic acids） 281

脂溶性维生素（fat soluble vitamins） 435

胺碘酮（amiodarone） 330

高内涵药物筛选（high content screening，HCS） 44

高通量药物筛选（high-throughput screens） 43

高通量筛选来源先导化合物（lead compounds from high-throughput screening） 41

离子通道（ion channel） 64

离子通道开放剂（ion channel openers） 66

离子通道阻滞剂（ion channel blockers） 67

竞争性酶抑制剂（competitive inhibitors） 59

烟酸类降血脂药（nicotinic acids lipid-lowering drugs） 356

消除活化机制前体药物（elimination activation based prodrugs） 80

诺氟沙星（norfloxacin） 212

被动靶向前体药物（passive targeting prodrugs） 82

调血脂药（lipid regulating agents） 350

蛋白同化激素类药物（anabolic androgenic drugs） 416

维生素（vitamins） 434

维生素 A 类（vitamins A） 435

维生素 A 醋酸酯（vitamin A acetate） 436

维生素 B 类（vitamins B） 445

维生素 B_1（vitamin B_1） 447

维生素 C（vitamin C） 448

维生素 C 类（vitamins C） 448

维生素 D 类（vitamins D） 438

维生素 D_3（vitamin D_3） 439

维生素 E 类（vitamins E） 440

维生素 E 醋酸酯（vitamin E acetate） 441

维生素 K 类（vitamins K） 443

维生素 K_3（vitamin K_3） 444

维拉帕米（verapamil） 348

绿色制药工艺（green pharmaceutical process of chemical drugs） 169

十一 画

基于 ADMET 性质的成药性优化〔optimization based on the properties of absorption，distribution，metabolism，excertion and toxicity（ADMET）〕 48

基于片段的药物设计（fragment-based drug design，FBDD） 106

基于化学结构的药物设计（drug design based on chemical structures） 75

基于肿瘤生物学机制的药物（antitumor agents based on tumor biological mechanism） 263

基于配体结构的药物设计（ligand-based drug design） 106

基于理化性质的成药性优化（optimization based on physico-chemical properties） 48

基于靶标结构的药物设计（structure-based drug design） 100

基团反转（inversion of functional group） 93

萘普生（naproxen） 390

羟甲戊二酰辅酶 A 还原酶抑制剂〔hydroxymethylglutaryl coenzyme A（HMG-CoA）reductase inhibitors〕 350

羟喜树碱（hydroxycamptothecin） 262

烷化剂（alkylating agents） 244

液相组合化学合成技术（solution phase synthesis）

十二 画

硝苯地平（nifedipine） 347

硝酸甘油（nitroglycerin） 335

雄激素类药物（androgenic drugs） 415

紫杉醇（paclitaxel） 263

喷他佐辛（pentazocine） 307

喹诺酮类抗菌药（quinolones antibacterial agents） 209

氮芥（chloromethine） 246

氯吡格雷（clopidogrel） 359

氯沙坦（losartan） 341

氯苯那敏（chlorphenamine） 397

氯喹（chloroquine） 243

氯氮平（clozapine） 289

氯普噻吨（chlorprothixene） 288

氯雷他定（loratadine） 401

奥司他韦（oseltamivir） 227

奥美拉唑（omeprazole） 373

舒巴坦（sulbactam） 199

舒必利（sulpride） 290

普罗帕酮（propafenone） 329

普萘洛尔（propranolol） 327

普鲁卡因（procaine） 403

巯嘌呤（mercaptopurine；6-MP） 253

十三　画

瑞格列奈（repaglinide）　427

靶向前体药物（targeted prodrugs）　80

靶蛋白结构预测（prediction of drug target structures）　101

微粒体三酰甘油转运蛋白抑制剂（microsomal triglyceride transfer protein inhibitors，MTP inhibitor）　356

解热镇痛药（antipyretic analgesics）　380

新化学实体（new chemical entity，NCE）　52

溴新斯的明（neostigmine bromide）　310

塞来昔布（celecoxib）　393

十四　画

模仿新药（me-too drugs）　50

酶（enzyme）　55

酶抑制剂（enzyme inhibitors）　56

碳酸酐酶抑制剂（carbonic anhydrase inhibitors）　361

雌二醇（estradiol）　412

十五　画

醋酸甲羟孕酮（medroxyprogesterone acetate）　419

醋酸地塞米松（dexamethasone acetate）　410

镇吐药（antiulcer agents）　378

镇咳祛痰药（antitussive and expectorant agent）　370

镇痛药（analgesics）　301

镇静催眠药（sedative-hypnotics）　269

十六　画

磺胺甲噁唑（sulfamethoxazole；SMZ）　215

磺胺类抗菌药（sulfonamides）　213

激素水平调控抗肿瘤药物（antitumor agents by redulating hormone levels）　269

拉丁字母

DNA 嵌入剂（DNA intercalation agents）　68

Na^+-Cl^-协转运抑制剂（Na^+-Cl^- cotransport inhibitors）　361

Na^+-K^+-$2Cl^-$协转运抑制剂（Na^+-K^+-$2Cl^-$ cotransport inhibitors）　363

N 受体阻断剂（N receptor blocker）　316

希腊字母

α-葡萄糖苷酶抑制剂（α-glucosidase inhibitors）　428

β-内酰胺类抗生素（β-lactam antibiotics）　184

β-内酰胺酶抑制剂（β-lactamase inhibitors）　198

γ-氨基丁酸类似物类抗癫痫药〔antiepileptics of γ-aminobutyric acid（GABA）analogues〕　282

阿拉伯数字

1,2-苯并噻嗪类非甾体抗炎药（nonsteroidal antiinflammatory drugs of 1,2-benzothiazines）　390

3,5-吡唑烷二酮类非甾体抗炎药（nonsteroidal antiinflammatory drugs of pyrazolidinedione）　385

条 目 外 文 标 题 索 引

A

absorption, distribution, metabolism, excretion, toxicity (ADMET) properties of drug molecules（药物分子药动学特性 10

acetylations of drug molecule（药物分子乙酰化结合） 29

acetylcholinesterase inhibitors（乙酰胆碱酯酶抑制剂） 310

aciclovir（阿昔洛韦） 229

acid-resistant semisynthetic penicillins（耐酸半合成青霉素） 187

active metabolite（药物分子活性代谢产物） 32

active pharmaceutical ingredient（药物活性成分） 148

active targeting prodrugs（主动靶向前体药物） 82

active transport of drug molecule（药物分子体内主动转运） 12

adrenal cortex drugs（肾上腺皮质激素药物） 407

adrenergic agonists（肾上腺素受体激动剂） 318

adrenergic blocker（肾上腺素受体阻断剂） 323

agitating devices in chemical pharmaceutical processes（化学制药搅拌设备） 145

albendazole（阿苯达唑） 240

alendronate（阿仑膦酸） 432

alkylating agents（烷化剂） 244

allopurinol（别嘌醇） 396

amikacin（阿米卡星） 206

amino acid conjugation（药物分子与氨基酸结合） 29

aminoglycoside antibiotics（氨基糖苷类抗生素） 203

amiodarone（胺碘酮） 330

amlodipine（氨氯地平） 348

amoxicillin（阿莫西林） 189

anabolic androgenic drugs（蛋白同化激素类药物） 416

analgesics（镇痛药） 301

androgenic drugs（雄激素类药物） 415

angiotensin converting enzyme inhibitors, ACEI（血管紧张素转换酶抑制剂） 338

angiotensin Ⅱ receptor blocker（血管紧张素Ⅱ受体阻断剂） 341

anti-acquired immunodeficiency syndrome drug（抗艾滋病药物） 232

anti-AIDS drug（抗艾滋病药物） 232

antiallergic agents（抗变态反应药） 396

anti-Alzheimer disease agents（抗阿尔茨海默病药） 298

antiandrogens（抗雄激素药物） 417

antianginal drugs（抗心绞痛药） 333

antiarrhythmic drugs（抗心律失常药） 327

antiasthmatic drugs（平喘药） 366

antibacterial synergists（抗菌增效剂） 216

antibiotics（抗生素） 183

anticancer antibiotics（抗肿瘤抗生素） 254

anticancer compounds from plants and their derivatives（抗肿瘤植物药有效成分） 258

anticholinergic drugs（抗胆碱药） 311

anticoagulated blood drugs（抗凝药） 359

antidepressants（抗抑郁症药） 291

antiepileptics of γ-aminobutyric acid (GABA) analogues（γ-氨基丁酸类似物类抗癫痫药） 282

antiepileptics of barbiturates（巴比妥类抗癫痫药） 277

antiepileptics of carboxylic acids（脂肪羧酸类抗癫痫药） 281

antiepileptics of dibenzazepines（二苯并氮杂䓬类抗癫痫药） 280

antiepileptics of hydantoins（乙内酰脲类抗癫痫药） 278

antiepileptics of others（其他类抗癫痫药） 282

antiepileptics（抗癫痫药） 277

antifungal agents（抗真菌药） 222

antigout drugs（抗痛风药） 394

anti-heart failure drugs（抗心力衰竭药） 331

antihypertensive drugs（抗高血压药） 335

anti-incontinence drugs（抗尿失禁药物） 365

antimetabolic agents（抗代谢药物） 249

antinonretroviral agents（抗非逆转录病毒药物） 227

antiparasitic agents（抗寄生虫药） 238

antiparkinsonism agents（抗帕金森病药） 296

antiplatelet drugs（抗血小板药） 358

antipsychotics（抗精神失常药） 282

antipyretic analgesics（解热镇痛药） 380

antisense drugs （反义药物） 68

antithrombotic drugs （抗血栓药） 357

antitubercular antibiotics （抗结核抗生素） 216

antituberculotics （抗结核药） 216

antitumor agents based on tumor biological mechanism （基于肿瘤生物学机制的药物） 263

antitumor agents by redulating hormone levels （激素水平调控抗肿瘤药物） 269

antitumor agents （抗肿瘤药） 244

antitussive and expectorant agent （镇咳祛痰药） 370

antiulcer agents （抗溃疡药） 370

antiulcer agents （镇吐药） 378

antiviral agents （抗病毒药物） 225

anxiolytic agents （抗焦虑药） 276

apparent volume of distribution （药物表观分布容积） 19

application of factorial design in chemical pharmaceutical processes （化学制药工艺析因分析） 169

application of orthogonal design in chemical pharmaceutical processes （化学制药工艺正交设计） 168

application of uniform design in chemical pharmaceutical processes （化学制药工艺均匀设计） 168

aprepitant （阿瑞匹坦） 380

artemisinin （青蒿素） 243

aspirin （阿司匹林） 381

asymmetric synthesis of chiral drugs （手性药物不对称合成方法） 130

atom economy of drug synthesis （药物合成中的原子经济性） 139

atom utilization of drug synthesis routes （药物合成路线的原子利用率） 140

atropine （阿托品） 313

auxiliary agent control method in chiral drug synthesis （手性药物合成辅剂控制方法） 132

azithromycin （阿奇霉素） 203

azole antifungal agents （唑类抗真菌药物） 223

aztreonam （氨曲南） 200

B

"best-in-class" drugs （同类最优新药） 51

bile acid sequestrant （胆汁酸螯合剂） 354

binding site identification （活性位点分析） 103

binding with plasma protein （药物分子与血浆蛋白结合） 18

binding with transport protein （药物分子与转运蛋白结合） 17

bioavailability （药物生物利用度） 19

biochemical properties of drug molecule in vivo （药物体内生物化学性质） 16

bioisosterism （生物电子等排体） 88

biological half-life of drug （药物生物半衰期） 20

biological screening （药物活性筛选） 42

bioprecursorprodrugs （生物前体药物） 77

blocking agents of renal tubule epithelium sodium channels （阻断肾小管上皮 Na^+ 通道药物） 364

blocking hERG potassium channel （药物分子阻滞 hERG 通道） 34

bone absorption-inhibitor drugs （骨吸收抑制剂） 431

bone formation-acceleration drugs （骨形成促进剂） 432

broad-spectrum semisynthetic penicillins （广谱半合成青霉素） 189

C

calcium channel blockers （钙离子通道阻滞剂） 343

captopril （卡托普利） 340

carbamazepine （卡马西平） 280

carbonic anhydrase inhibitors （碳酸酐酶抑制剂） 361

carmustine （卡莫司汀） 248

catalytic control method of chiral drug （手性药物合成催化控制方法） 135

CBZ （卡马西平） 280

cefalexin （头孢氨苄） 196

cefotaxime （头孢噻肟） 197

celecoxib （塞来昔布） 393

central muscle relaxants （中枢性肌松药） 316

cephalosporins （头孢菌素类药物） 189

cetirizine （西替利嗪） 401

charge-transfer interaction between drugs and targets （药物与靶标的电荷转移作用） 74

chemical drugs （化学药物） 183

chemical pharmaceutical process （化学制药工艺） 140

chemical pharmaceutical production equipments （化学制药生产设备） 143

chemical pharmaceutical reaction equipments （化学制药反应设备） 144

chemical stabilities of drug molecule （药物分子化学稳

定性） 16

chiral drugs（手性药物） 9

chloromethine（氮芥） 246

chloroquine（氯喹） 243

chlorphenamine（氯苯那敏） 397

chlorpromazine hydrochloride（盐酸氯丙嗪） 287

chlorprothixene（氯普噻吨） 288

cholesterol absorption inhibitor（胆固醇吸收抑制剂） 355

cholinergic drugs（拟胆碱药） 308

cholinoceptor agonists（胆碱受体激动剂） 308

chromatographic resolution of chiral drugs（手性药物色谱拆分法） 125

cimetidine（西咪替丁） 370

cisatracuriumbesilate（苯磺顺阿曲库铵） 316

cisplatin（顺铂） 248

classical bioisosterism（经典生物电子等排体） 89

classical H₁-receptor blocker（经典的 H₁ 受体阻断剂） 397

clavulanate（克拉维酸） 199

clearance（药物体内清除率） 20

clinical trial of novel drug（创新药物临床研究） 50

clopidogrel（氯吡格雷） 359

clotrimazole（克霉唑） 223

clozapine（氯氮平） 289

column chromatography in chemical pharmaceutical processes（化学制药产物柱层析纯化精制方法） 164

combinatorial chemistry（组合化学技术） 96

competitive inhibitors（竞争性酶抑制剂） 59

composite resolution of chiral drugs（手性药物复合拆分法） 120

compound druggability（成药性） 13

compound library（化合物样品库） 43

computer-aided drug design，CADD（计算机辅助药物设计） 111

concentration of solvents in chemical pharmaceutical processes（化学制药反应后浓缩方法） 162

concentration-time curve（药物血药浓度-时间曲线） 19

convergent synthetic routes of chemical drugs（药物汇聚式合成路线） 139

covalent bonds between drug and target interactions（药物与靶标共价键结合） 70

crystallization resolution of chiral drugs（手性药物结晶拆分法） 119

crystal type of drug molecule（药物分子晶型） 16

cyclopeptide（环肽） 93

cytarabine（阿糖胞苷） 252

cytochrome P450 enzyme system，CYP450（细胞色素 P450 酶系） 21

D

degree of ionization（药物分子解离度） 15

dehalogenations（药物分子脱卤素反应） 26

de novo drug design（全新药物设计） 105

de novo prediction（从头预测法） 103

design of experiments in chemical pharmaceutical process（化学制药工艺实验设计） 167

design of synthesis routes of chemical drugs（药物合成路线设计） 113

design of the synthetic routes of chiral drugs（手性药物合成路线设计） 118

dexamethasone acetate（醋酸地塞米松） 410

diazepam（地西泮） 271

diethylstilbestrol（己烯雌酚） 413

digoxin（地高辛） 333

diltiazem（地尔硫䓬） 349

dipeptidyl peptidase-4 inhibitors（二肽基肽酶-4 抑制剂） 428

disconnection of chemical drugs（药物分子切断） 115

distillations in chemical pharmaceutical processes（化学制药产物蒸馏纯化精制方法） 164

diuretics（利尿药） 361

DNA intercalation agents（DNA 嵌入剂） 68

dobutamine（多巴酚丁胺） 322

domperidone（多潘立酮） 376

donepezil（多奈哌齐） 299

doxorubicin（多柔比星） 256

drug biotransformation（药物分子体内生物转化） 20

drug candidates（候选药物） 49

drug conformational restriction（药物构象限制） 92

drug design based on chemical structures（基于化学结构的药物设计） 75

drug design（药物设计） 52

drug for neurodegeneration disease（神经退行性疾病治疗药） 296

drug hydrolysis reactions（药物分子水解反应） 26

drug-like molecules（类药分子） 35

drug master file（药物主控档案） 148

drug properties（药物分子特性） 6

drug quality standards of active pharmaceutical ingredients（药品质量标准） 172

drugs acting on sympathetic nerve ending（作用于神经末梢的药物） 336

drugs for the treatment of benign prostatic hyperplasia（良性前列腺增生治疗药物） 365

drugs for the treatment of erectile dysfunction（勃起功能障碍治疗药物） 365

drug-target interactions（药物与靶标相互作用） 69

drug targets（药物分子作用靶标） 53

drug target validations（药物靶标验证） 69

drug used to treat osteoporosis（骨质疏松治疗药） 430

drying in chemical pharmaceutical processes（化学制药产物干燥纯化精制方法） 166

dynamic combinatorial chemistry，DCC（动态组合化学技术） 100

E

electrostatic interactions between drug and target（药物与靶标的静电作用） 72

elimination activation based prodrugs（消除活化机制前体药物） 80

enalapril（依那普利） 340

enterohepatic circulation of drug molecules（药物分子肝肠循环） 12

environmental protection in chemical pharmaceutical processes（制药生产环境保护） 178

enzyme inhibitors（酶抑制剂） 56

enzyme-resistant semisynthetic penicillins（耐酶半合成青霉素） 187

enzymes related with drug biotransformation（药物分子体内生物转化代谢酶） 21

enzyme（酶） 55

epinephrine（肾上腺素） 321

erythromycin（红霉素） 202

estradiol（雌二醇） 412

ethambutol（乙胺丁醇） 222

evaluation of drug synthetic routes（药物合成路线评价指标） 137

expedient routes of chemical drugs（药物分子合成权宜路线） 136

extraction in chemical pharmaceutical processes（化学制药反应后萃取方法） 161

F

fat soluble vitamins（脂溶性维生素） 435

fexofenadine（非索非那定） 402

"first-in-class" drugs（同类首创新药） 51

first pass effect of drug molecules（药物分子首过效应） 12

fluconazole（氟康唑） 224

fluorouracil（氟尿嘧啶） 252

fluoxetine（氟西汀） 295

fluvastatin（氟伐他汀） 354

fold recognition（折叠识别法） 102

folic acid（叶酸） 450

fragment-based drug design，FBDD（基于片段的药物设计） 106

furosemide（呋塞米） 363

G

gemfibrozil（吉非罗齐） 356

generic synthesis of chiral drugs（手性药物普通合成方法） 118

glibenclamide（格列本脲） 426

glucuronic acid conjugation（药物分子与葡萄糖醛酸结合） 27

glutathione conjugation（药物分子与谷胱甘肽结合） 29

good manufacturing practice of active pharmaceutical ingredients（原料药生产质量管理） 171

good pharmaceutical manufacturing practice（药品生产质量管理） 170

green pharmaceutical process of chemical drugs（绿色制药工艺） 169

H

haloperidol（氟哌啶醇） 289

Hansch analysis（汉斯分析） 108

high content screening，HCS（高内涵药物筛选） 44

high-throughput screens（高通量药物筛选） 43

histamine H_2 receptor blocker（组胺 H_2 受体阻断剂） 370

hit optimization（苗头化合物优化） 36

hits（苗头化合物） 36

homologous principles（同系原理设计法） 76

homology modeling（同源模建法） 101

hydrochlorothiazide（氢氯噻嗪） 362

hydrocortisone（氢化可的松） 408

hydrogen bonding between drugs and targets（药物与靶标的氢键作用） 72

hydrolases（水解酶） 24

hydrophobic interaction between drugs and target（药物与靶标的疏水作用） 73

hydroxycamptothecin（羟喜树碱） 262

hydroxymethylglutaryl coenzyme A（HMG-CoA）reductase inhibitors（羟甲戊二酰辅酶 A 还原酶抑制剂 350

hypoglycemic drugs（降血糖药物） 422

I

ibuprofen（布洛芬） 389

imatinib（伊马替尼） 267

imipenem（亚胺培南） 200

imipramine（丙咪嗪） 294

inclusion resolution of chiral drugs（手性药物包合拆分法） 121

indometacin（吲哚美辛） 389

inducing cytochrome P450（药物分子诱导细胞色素 P450） 33

industrial production of chemical drugs（化学药物工业化生产） 142

industrial wastes control of chemical drugs（制药生产三废处理） 180

inhibiting cytochrome P450（药物分子抑制细胞色素 P450） 34

in line assays in chemical pharmaceutical processes（制药工艺过程在线分析） 176

in-process controls in chemical pharmaceutical processes（制药工艺过程控制） 175

instruments and meters in chemical pharmaceutical processes（化学制药仪器仪表） 146

insulin enhancers（胰岛素增敏剂） 427

insulin（胰岛素） 422

inverse docking（反向分子对接） 104

inversion of functional group（基团反转） 93

ion channel blockers（离子通道阻滞剂） 67

ion channel openers（离子通道开放剂） 66

ion channel（离子通道） 64

irreversible enzyme inhibitors（不可逆性酶抑制剂） 61

isoniazid（异烟肼） 221

K

kinetic resolution of chiral drugs（手性药物动力学拆分法） 123

kinetophore（药动基团） 8

L

lab processes of chemical drugs（化学药物实验室制备工艺） 142

lead compounds from combinatorial chemistry（组合化学来源先导化合物） 41

lead compounds from drug metabolites（现有药物代谢产物来源先导化合物） 39

lead compounds from endogenous active substances（内源活性物质来源先导化合物） 41

lead compounds from first-in-class drug（现有突破性药物来源先导化合物） 39

lead compounds from high-throughput screening（高通量筛选来源先导化合物） 41

lead compounds from known drugs（现有药物来源先导化合物） 38

lead compounds from natural products（天然资源来源先导化合物） 37

lead compounds（先导化合物） 37

levodopa（左旋多巴） 297

lidocaine（利多卡因） 405

ligand-based drug design（基于配体结构的药物设计） 106

lipid regulating agents（调血脂药） 350

lipid/water partition coefficient（药物脂水分配系数） 15

Lipinski's "rule of five"（成药五规则） 47

lipophilicity of drug molecule（药物分子脂溶性） 14

local anesthetic（局部麻醉药） 403

loratadine（氯雷他定） 401

losartan（氯沙坦） 341

lovastatin（洛伐他汀） 352

M

macrolides antibiotics（大环内酯类抗生素） 200

master production instruction of drug（药品生产工艺规程） 173

material balance in chemical pharmaceutical processes（制药生产物料衡算） 173

medicinal chemistry（药物化学） 1

medroxyprogesterone acetate（醋酸甲羟孕酮） 419

meloxicam（美洛昔康） 391

memantine hydrochloride（盐酸美金刚） 300

mercaptopurine（巯嘌呤） 253

metformin（二甲双胍） 427

methotrexate（甲氨蝶呤） 254

methylation of drug molecule（药物分子甲基化结合） 31

me-too drugs（模仿新药） 50

metronidazole（甲硝唑） 237

microsomal triglyceride transfer protein inhibitors，MTP inhibitors（微粒体三酰甘油转运蛋白抑制剂） 356

mineralocorticoid receptor antagonists（盐皮质激素受体阻断剂） 364

molecular docking（分子对接） 104

molecular hybrid（分子杂合原理） 94

molecular targeted antitumor agents（分子靶向抗肿瘤药） 264

molecular weight of drug molecule（药物分子量） 16

monooxyenases（单加氧酶） 24

montelukast（孟鲁司特） 367

morphine（吗啡） 301

mosapride（莫沙必利） 378

M receptor blocker of alkaloids（生物碱类 M 受体阻断剂） 311

MTX（甲氨蝶呤） 254

multicomponent drugs（多药多靶标药物） 87

multiple drugs targeting one target（多药单靶标药物） 86

multi-target drugs（多靶标药物） 86

N

Na$^+$-Cl$^-$ cotransport inhibitors（Na$^+$-Cl$^-$ 协转运抑制剂） 361

Na$^+$-K$^+$-2Cl$^-$ cotransport inhibitors（Na$^+$-K$^+$-2Cl$^-$ 协转运抑制剂） 363

nandrolone phenylproplonate（苯丙酸诺龙） 416

naproxen（萘普生） 390

neostigmine bromide（溴新斯的明） 310

new chemical entity，NCE（新化学实体） 52

nicotinic acids lipid-lowering drugs（烟酸类降血脂药） 356

nifedipine（硝苯地平） 347

nitroglycerin（硝酸甘油） 335

nonazole antifungal agents（非唑类抗真菌药物） 225

non-classical bioisosterism（非经典生物电子等排体） 90

nonclassical β-lactam antibiotics（非经典 β-内酰胺类抗生素） 197

noncompetitive enzyme inhibitors（非竞争性酶抑制剂） 61

non-covalent bonds between drug and target interactions（药物与靶标非共价键相互作用） 71

nonsedating H$_1$ blocker（非镇静 H$_1$ 受体阻断剂） 399

nonsteroidal antiinflammatory drugs of 1, 2-benzothiazines（1, 2-苯并噻嗪类非甾体抗炎药） 390

nonsteroidal antiinflammatory drugs of 2-aminobenzoic acids（邻氨基苯甲酸类非甾体抗炎药） 385

nonsteroidal antiinflammatory drugs of aryl alkyl acids（芳基烷酸类非甾体抗炎药） 387

nonsteroidal antiinflammatory drugs of pyrazolidinedione（3, 5-吡唑烷二酮类非甾体抗炎药） 385

nonsteroidal antiinflammatory drugs（非甾体抗炎药） 383

nonsteroidal estrogens（非甾体雌激素药物） 413

norethisterone（炔诺酮） 419

norfloxacin（诺氟沙星） 212

novel drug discovery and development（创新药物研究） 35

N receptor blocker（N 受体阻断剂） 316

nucleic acid（核酸） 67

O

off-target offect（药物分子脱靶效应） 32

omeprazole（奥美拉唑） 373

ondansetron（昂丹司琼） 379

optimization based on physico-chemical properties（基于理化性质的成药性优化） 48

optimization based on the properties of absorption, distribution, metabolism, excertion and toxicity（ADMET）（基于 ADMET 性质的成药性优化） 48

optimization of additive sequence of reagents for chemical pharmaceutical reaction （化学制药反应加料顺序优化） 157

optimization of agitation and it's types in chemical pharmaceutical processes （化学制药反应搅拌方式优化） 159

optimization of drug by chemical structure modification （化学结构修饰法成药性优化） 45

optimization of drug-like molecules （成药性优化） 45

optimization of feeding methods in chemical pharmaceutical processes （化学制药反应投料方法优化） 157

optimization of lead compounds （先导化合物优化） 42

optimization of mixture ratios in chemical pharmaceutical processes （化学制药反应配料比优化） 156

optimization of reactant concentrations in chemical pharmaceutical processes （化学制药反应浓度优化） 157

optimization of reaction conditions in chemical pharmaceutical processes （化学制药反应条件优化） 155

optimization of reaction pressures in chemical pharmaceutical processes （化学制药反应压力优化） 159

optimization of reaction temperatures in chemical pharmaceutical processes （化学制药反应温度优化） 158

optimization of reaction times in chemical pharmaceutical processes （化学制药反应时间优化） 158

optimization of synthetic routes of chemical drugs （药物分子合成优化路线） 136

oseltamivir （奥司他韦） 227

other anti-infective agents （其他抗感染药） 236

oxacillin （苯唑西林） 187

oxidative activation based prodrugs （氧化活化机制前体药物） 78

oxidative reactions （药物分子氧化反应） 25

oxidative stress （药物分子氧化应激） 33

P

paclitaxel （紫杉醇） 263

paracetamol （对乙酰氨基酚） 382

partition coefficient （药物脂水分配系数） 15

passive targeting prodrugs （被动靶向前体药物） 82

passive transport of drug molecule （药物分子体内被动转运） 11

penicillins （青霉素类药物） 185

pentazocine （喷他佐辛） 307

peptidomimetics （拟肽药物） 93

permeability of drug molecule （药物分子透膜性） 17

peroxidases，POD （过氧化物酶） 23

pethidine （哌替啶） 307

pharmacokinetic properties of drug molecule （药物体内药动学性质） 18

pharmacophore modeling （药效团模型） 110

pharmacophore （药效基团） 7

pharmacophoric conformation （药效构象） 10

pharmacovigilance structure （药物警戒结构） 8

phase I biotransformation （药物分子结构 I 相生物转化） 25

phase II biotransformation （药物分子结构 II 相生物转化） 26

phenoxyacetic acids lipid-lowering drugs （苯氧乙酸类降血脂药） 355

physicochemical properties of drug molecule （药物理化性质） 13

pilocarpine （毛果芸香碱） 309

plasma protein binding ratio （药物血浆蛋白结合率） 20

praziquantel （吡喹酮） 240

prazosin （哌唑嗪） 323

prediction of drug-likeness （类药性预测评价） 46

prediction of drug target structures （靶蛋白结构预测） 101

privileged structure in drugs （现有药物优势结构） 39

procaine （普鲁卡因） 403

process flow charts in chemical pharmaceutical processes （制药生产工艺流程图） 174

process optimization of chemical drugs （化学制药工艺优化） 148

process validation of chemical drugs （化学药物生产工艺验证） 147

prodrugs （前体药物） 76

progesterone receptor blocker （孕激素受体阻断剂） 420

progestin drugs （孕激素药物） 417

prokinetic drugs （胃动力药） 375

promoter to insulin secretion （胰岛素分泌促进剂） 423

propafenone （普罗帕酮） 329

propranolol（普萘洛尔）　327

proton pump inhibitors, PPIs（质子泵抑制剂）　373

purification methods in chemical pharmaceutical proce-
sses（化学制药产物纯化精制方法）　163

Q

quality control of non-sterile active pharmaceutical ingre-
dients manufacturing（非无菌原料药生产质量管理）
172

quality control of sterile active pharmaceutical ingredients
manufacturing（无菌原料药生产质量管理）　172

quantitative structure-activity relationships, QSAR（定
量构效关系）　107

quantitive structure-property relationships, QSPR（药物
的定量结构–性质关系）　47

quenching in chemical pharmaceutical processes（化学
制药反应后淬灭方法）　160

quinidine（奎尼丁）　327

quinine（奎宁）　241

quinolones antibacterial agents（喹诺酮类抗菌药）
209

R

reagent control method in chiral drug synthesis（手性药
物合成试剂控制方法）　133

receptor agonist（受体激动剂）　54

receptor blocker（受体阻断剂）　54

receptors（受体）　53

recognition mechanism of drug-target interactions（药物
与靶标的分子识别机制）　74

recrystallization in chemical pharmaceutical processes
（化学制药产物重结晶纯化精制方法）　165

recycling application in chemical pharmaceutical proce-
sses（制药原辅材料循环套用）　180

reductases（还原酶系）　22

reductive activation based prodrugs（还原活化机制前体
药物）　79

reductive reactions（药物分子还原反应）　26

removal of catalysts in chemical pharmaceutical processes
（化学制药反应后催化剂后处理方法）　162

removal of metal and metal ions in chemical pharmaceuti-
cal processes（化学制药反应后除去金属及金属离
子方法）　161

repaglinide（瑞格列奈）　427

repositioned drugs（药物重定位）　40

reslurry in chemical pharmaceutical processes（化学制
药产物打浆纯化精制方法）　165

resolution of chiral drugs by half the amount of splits（手
性药物半量拆分法）　125

resolution of enantiomers of chiral drugs（手性药物对映
体拆分方法）　118

retrosynthesis analysis of chemical drugs（药物分子逆合
成分析）　113

reversible enzyme inhibitors（可逆性酶抑制剂）　57

ribavirin（利巴韦林）　231

rifampin（利福平）　219

ropinirole（罗匹尼罗）　298

S

safety design in chemical pharmaceutical processes（制
药安全生产设计）　178

safety production in chemical pharmaceutical processes
（制药安全生产）　176

salbutamol（沙丁胺醇）　323

saquinavir（沙奎那韦）　236

scaffold hopping（骨架迁越）　111

scale-up processes of chemical drugs（化学药物中试放
大）　142

sedative-hypnotics of benzodiazepines（苯二氮䓬类镇静
催眠药）　271

sedative-hypnotics of nonbenzodiazepines（非苯二氮䓬
类镇静催眠药）　275

sedative-hypnotics（镇静催眠药）　269

selection of acid-base catalysts in chemical pharmaceuti-
cal processes（化学制药酸碱催化剂选择）　151

selection of catalysts in chemical pharmaceutical proce-
sses（化学制药催化剂选择）　151

selection of catalytic hydrogenation catalysts in chemical
pharmaceutical processes（化学制药催化氢化催化
剂选择）　153

selection of chemical reagents in chemical pharmaceutical
reaction（化学制药反应试剂选择）　150

selection of drug synthetic routes（药物合成路线选择）
137

selection of phase transfer catalysts in chemical pharma-
ceutical processes（化学制药相转移催化剂选择）
152

selection of reaction materials in chemical pharmaceutical

reactions（化学制药反应物料选择） 149

selection of solvents in chemical pharmaceutical processes （化学制药反应溶剂选择） 153

selection of transition metal catalysts in chemical pharmaceutical processes （化学制药金属催化剂选择） 152

selective cycloxygenase-2 inhibitors（选择性环氧合酶 2 抑制剂） 392

semi-synthetic analgesics（半合成镇痛药） 302

separation apparatus in chemical pharmaceutical processes （化学制药分离设备） 146

simulation and analogy in the design of synthetic routes of chemical drugs（药物合成模拟类推法） 116

single drug targeting multiple targets（单药多靶标药物） 87

sitagliptin（西格列汀） 429

small interfering RNA，siRNA（小干扰 RNA） 69

SMZ（磺胺甲噁唑） 215

sodium-glucose co-transporter 2 inhibitors（钠-葡萄糖协同转运蛋白 2 抑制剂） 430

sodium phenytoin（苯妥英钠） 279

soft drugs（软药） 83

solid phase synthesis（固相组合化学合成技术） 98

solubility of drug molecule（药物分子溶解度） 14

solution phase synthesis（液相组合化学合成技术） 99

solvent substitutions in chemical pharmaceutical processes （化学制药反应后溶剂替换方法） 162

sources of chiral pool of chiral drugs（手性药物手性源来源） 128

stereoisomerism（药物立体异构） 8

steroidal contraceptives（甾体避孕药物） 419

steroidal estrogen drugs（甾体雌激素药物） 411

steroid hormone drugs（甾体激素类药） 405

structural biology technology（结构生物学技术） 75

structural properties of drug molecules（药物分子结构特性） 7

structure-activity relationships（药物构效关系） 76

structure-based drug design（基于靶标结构的药物设计） 100

substrate control methodin chiral drug synthesis（手性药物合成底物控制方法） 131

sulbactam（舒巴坦） 199

sulfamethoxazole（磺胺甲噁唑） 215

sulfate conjugation（药物与硫酸酯结合） 28

sulfonamides（磺胺类抗菌药） 213

sulpride（舒必利） 290

synthesis of chemical drugs（药物合成） 112

synthesis of chiral drugs by chiral pool（手性药物手性源合成方法） 127

synthesis technology of polypeptide combinatorial library （多肽组合库合成技术） 97

synthetic analgesics（合成镇痛药） 304

synthetic antibacterial agents（合成抗菌药） 208

synthetic antitubercular agents（合成抗结核药物） 219

synthetic equivalent of chemical drugs（药物分子合成等价物） 116

synthetic M receptor blocker（合成 M 受体阻断剂） 314

synthon of chemical drugs（药物分子合成子） 115

T

tamoxifen（他莫昔芬） 414

targeted prodrugs（靶向前体药物） 80

target toxicity（药物分子靶标毒性） 32

testosterone propionate（丙酸睾酮） 416

tetracycline antibiotics（四环素类抗生素） 206

tetracycline（四环素） 206

TMP（甲氧苄啶） 216

Topliss tree（托普利斯决策树） 109

toxicity of drug molecule（药物分子毒副作用） 31

toxicophore（毒性基团） 8

trihexyphenidyl（苯海索） 315

trimethoprim（甲氧苄啶） 216

twin drugs（孪药） 95

U

uncompetitive inhibitors（反竞争性酶抑制剂） 61

V

Van der Waals forces between drugs and targets（药物与靶标的范德华力作用） 73

vasodilators（血管扩张药） 337

verapamil（维拉帕米） 348

vinblastine（长春碱） 263

virtual screening（计算机虚拟筛选） 105

vitamin A acetate（维生素 A 醋酸酯） 436

vitamin B_1（维生素 B_1） 447

vitamin C（维生素 C） 448

vitamin D_3（维生素 D_3） 439

vitamin E acetate（维生素 E 醋酸酯） 441

vitamin K_3（维生素 K_3） 444

vitamins（维生素） 434

vitamins A（维生素 A 类） 435

vitamins B（维生素 B 类） 445

vitamins C（维生素 C 类） 448

vitamins D（维生素 D 类） 438

vitamins E（维生素 E 类） 440

vitamins K（维生素 K 类） 443

W

warfarin（华法林） 359

waste gas control in chemical pharmaceutical processes（制药废气处理） 181

waste residue control in chemical pharmaceutical processes（制药废渣处理） 182

waste water control in chemical pharmaceutical processes（制药废水处理） 181

water-soluble vitamins（水溶性维生素） 445

workup in chemical pharmaceutical processes（化学制药反应后处理方法） 160

Z

zidovudine（齐多夫定） 235

zolpidem（唑吡坦） 275

希腊字母

α-glucosidase inhibitors（α－葡萄糖苷酶抑制剂） 428

β-lactam antibiotics（β－内酰胺类抗生素） 184

β-lactamase inhibitors（β－内酰胺酶抑制剂） 198

阿拉伯数字

2D-quantitative structure-activity relationships，2D-QSAR（二维定量构效关系） 107

3D-quantitative structure-activity relationships，3D-QSAR（三维定量构效关系） 109

5-FU（氟尿嘧啶） 252

6-MP（巯嘌呤） 253

内 容 索 引

说 明

一、本索引是本卷条目和条目内容的主题分析索引。索引款目按汉语拼音字母顺序并辅以汉字笔画、起笔笔形顺序排列。同音时，按汉字笔画由少到多的顺序排列，笔画数相同的按起笔笔形横（一）、竖（丨）、撇（丿）、点（丶）、折（乛，包括丁𠃌乚等）的顺序排列。第一字相同时，按第二字，余类推。索引标目中夹有拉丁字母、希腊字母、阿拉伯数字和罗马数字的，依次排在相应的汉字索引款目之后。标点符号不作为排序单元。

二、设有条目的款目用黑体字，未设条目的款目用宋体字。

三、不同概念（含人物）具有同一标目名称时，分别设置索引款目；未设条目的同名索引标目后括注简单说明或所属类别，以利检索。

四、索引标目之后的阿拉伯数字是标目内容所在的页码，数字之后的小写拉丁字母表示索引内容所在的版面区域。本书正文的版面区域划分如右图。

a	c	e
b	d	f

A

阿苯达唑（albendazole） 240a

阿德林顿（Adlington） 104a

阿度西林（azidocillin） 188a

阿伐斯汀（acrivastine） 400b

阿法骨化醇（alfacalcidol） 434a

阿芬太尼（alfentanil） 306a

阿夫唑嗪（alfuzosin） 324a

阿格列汀（alogliptin） 430a

阿加曲班（argatroban） 360a

阿卡波糖（acarbose） 429a

阿立哌唑（aripiprazole） 287a

阿利吉仑（aliskiren） 336b

阿仑膦酸（alendronate） 432d

阿仑膦酸钠 432d

阿霉素 257b

阿米卡星（amikacin） 206a

阿米洛利（amiloride） 364b

阿米替林（amitriptyline） 292b

阿莫罗芬（amorolfine） 226b

阿莫沙平（amoxapine） 286a

阿莫西林（amoxicillin） 189c

阿帕他胺（apalutamide） 270b

阿帕替尼（apatinib） 266a

阿哌沙班（apixaban） 360a

阿片类镇痛药物（opioids） 301b

阿扑吗啡（apomorphine） 297a

阿普唑仑（alprazolam） 273a

阿齐沙坦酯（azilsartan medoxomil） 342a

阿奇霉素（azithromycin） 203a

阿瑞匹坦（aprepitant） 380c

阿司咪唑（astemizole） 400b

阿司匹林（aspirin） 381a

阿糖胞苷（cytarabine） 252c

阿替洛尔（atenolol） 325b

阿托伐他汀（atrovastatin） 351a

阿托品（atropine） 313a

阿昔洛韦（aciclovir） 229e

阿扎司琼（azasetron） 379b

埃尔利希（Ehrlich） 7e

埃克替尼（icotinib） 266b

埃利恩（Gertrude B. Elion） 3e

埃米尔·费歇尔（Emil Fischer） 55e，74e

埃替格韦（elvitegravir） 234a

艾伯特（Albert） 42b

艾里思（Ariens） 69f

艾里思-斯蒂芬森（Ariens-Stephenson）学说 69f

艾瑞昔布（imrecoxib） 393b

艾司奥美拉唑（esomeprazole） 375d

艾司洛尔（esmolol） 326a

艾司西酞普兰（escitalopram） 293b

艾司唑仑（estazolam） 273a

爱罗斯·阿尔茨海默（Alois Alzheimer） 296c，298d

安定 273b

安芬森（Anfinsen） 101d

安律酮 330c

安坦（artane） 315a

氨苯蝶啶（triamterene） 364a

氨苄西林（ampicillin） 190a

氨茶碱（aminophylline） 369a

氨基糖苷类抗生素（aminoglycoside antibiotics） 203f

氨基酮类（aminoketones） 305a

氨己烯酸（vigabatrin） 282b

氨力农（amirinone） 332b

氨氯地平（amlodipine） 348b

氨曲南（aztreonam） 200b

氨溴索（ambroxol） 371b

胺碘达隆 330c

胺碘酮（amiodarone） 330c

昂丹司琼（ondansetron） 379c

奥苯达唑（oxibendazole） 238b

奥丹天（Miguel Ondetti） 4c

奥氮平（olanzapine） 286a

奥卡西平（oxcarbozepine） 280c

奥拉帕尼（olaparib） 265a

奥美拉唑（omeprazole） 373f

奥沙利铂（oxaliplatin） 248a

奥沙西泮（oxazepam） 272a

奥司他韦（oseltamivir） 227f

奥斯卡·利布莱希（Oscar Liebreich） 1e

奥昔布宁（oxybutynin） 366a

奥硝唑（ornidazole） 237a

奥扎格雷（ozagrel） 358b

B

巴比妥类抗癫痫药（antiepileptics of barbiturates） 277c

靶标毒性 32b

靶蛋白结构预测（prediction of drug target structures） 101b

靶向前体药物（targeted prodrugs） 80f

白消安（busulfan） 247b

半合成镇痛药（semi-synthetic analgesics） 302e

半连续式操作 145a

半柔性对接 104b

半数抑制浓度（IC_{50}） 59a

棒酸 199b

包合物（inclusion compound） 121f

饱和性 54a

保泰松（phenylbutazone） 386b

贝那普利（benazepril） 339b

贝诺酯（benorilate） 381b

倍他洛尔（betaxolol） 325b

被动靶向前体药物（passive targeting prodrugs） 82f

苯巴比妥（phenobarbital） 278b

苯丙哌林（benproperine） 371b

苯丙酸诺龙（nandrolone phenylproplonate） 416e

苯并吗喃类（benzomorphanes） 304d

苯二氮䓬类镇静催眠药（sedative-hypnotics of benzodiazepines） 271a

苯海拉明（diphenhydramine） 398b

苯海索（trihexyphenidyl） 315a

苯磺顺阿曲库铵（cisatracuriumbesilate） 316c

苯甲二氮䓬 273b

苯甲酸雌二醇（estradiol benzoate） 412a

苯妥英钠（sodium phenytoin） 279a

苯溴马隆（benzbromarone） 395b

苯氧乙酸类降血脂药（phenoxyacetic acids lipid-lowering drugs） 355e

苯唑西林（oxacillin） 187e

比较分子力场分析法（comparative molecular filed analysis，CoMFA） 109f

比较模建法（comparative modeling） 101f

比较生物利用度（comparative bioavailability） 19d

比索洛尔（bisoprolol） 325b

吡多胺（pyridoxamine） 446a

吡多醛（pyridoxal） 446a

吡多辛（pyridoxine） 446a

吡格列酮（pioglitazone） 428a

吡喹酮（praziquantel） 240f

吡拉西坦（piracetam） 299a

吡咯酸（piromidic acid） 210b

吡罗昔康（piroxicam） 392a

吡那地尔（pinacidil） 337a

吡哌酸（pipemidic acid） 210b

吡嗪酰胺（pyrazinamide） 221b

苄普地尔（bepridil） 345b

变更 148a

变构学说（allosteric theory） 70b

表柔比星（epirubicin） 257b

别构调节　56a

别构位点　61a

别构抑制剂　61a

别嘌醇（allopurinol）　396a

丙吡胺（disopyramide）　328a

丙磺舒（probenecid）　395b

丙咪嗪（imipramine）　294b

丙匹西林（propicillin）　188a

丙酸倍氯米松（beclomethasone dipropionate）　369b

丙酸氟替卡松（fluticasone propionate）　369a

丙酸睾酮（testosterone propionate）　416b

丙酸睾丸素　416b

病毒唑（virazole）　231a

伯氨喹（primaquine）　239b

勃起功能障碍（erectile dysfunction）　365e

勃起功能障碍治疗药物（drugs for the treatment of erectile dysfunction）　365e

博来霉素（bleomycin）　256a

博耶（Boyer）　422e

不可逆性酶抑制剂（irreversible enzyme inhibitors）　61e

布地奈德（budesonide）　369b

布赫丹格（Elisabeth Buchdunger）　4f

布朗（Micheal Brown）　4e

布洛芬（ibuprofen）　389e

布美他尼（bumetanide）　363b

布特南特（Butenandt）　415b

布替萘芬（butenafine）　226a

布托啡诺（butophanol）　305b

C

茶苯海明（dimenhydrinate）　398a

茶袋法　97d

茶碱（theophylline）　369a

查尔斯（Charles Frédéric Gerhardt）　1f

查尔斯·赫伯特·贝斯特（Charles Herbert Best）　3b，422c

查尔斯-路易斯·卡德特·盖司考特（Charles-Louis Cadet Gassicourt）　1b

长春地辛（vindesine）　262a

长春碱（vinblastine）　263a

长春瑞滨（vinorelbine）　262a

长春西汀（vinpocetine）　299a

长春新碱（vincristine）　261a

超高通量筛选　41f

超高通量筛选（ultra high-through put screening）　43f

超热力学学相关（extra-thermodynamic relationships）模型　108d

沉默 RNA（silencing RNA）　69b

成药五规则（Lipinski's "rule of five"）　47e

成药性（compound druggability）　13a

成药性优化（optimization of drug-like molecules）　45c

抽一法（leave-one-out）　108f

楚迪（Tschudi）　301c

串联反应　138b

床层式反应器　144e

创新药物发现（drug discovery）　35b

创新药物开发（drug development）　35b

创新药物临床研究（clinical trial of novel drug）　50a

创新药物研究（novel drug discovery and development）　35a

雌二醇（estradiol）　412b

从头设计　105d

从头预测法（de novo prediction）　103a

促动力药　375e

促动药　375e

促进扩散（facilitated diffusion）　11f

醋酸倍他米松（betamethasone acetate）　409b

醋酸地塞米松（dexamethasone acetate）　410f

醋酸氟美松　410f

醋酸氟轻松（fluocinolone acetonide）　409b

醋酸甲地孕酮（megestrol acetate）　418b

醋酸甲羟孕酮（medroxyprogesterone acetate）　419a

醋酸奎孕酮（quingestanol acetate）　420a

醋酸泼尼松（prednisone acetate）　409b

醋酸氢化可的松　408e

催化常数抑制剂（K_{cat} inhibitors）　63e

催化剂的活性　151b

催化剂绿色化　169e

催化氢化催化剂　153e

萃取　161d

D

达比加群酯（dabigatran etexilate）　360a

达格尔（Benjamin Minge Duggar） 3a

达格列净（dapagliflozin） 431a

达克罗宁（dyclonine） 404a

大分子微扰学说 70b

大规模集群式筛选 41e，43f

大环内酯类抗生素（macrolides antibiotics） 200d

大伦丁钠 279b

大卫·贝克（David Baker） 103c

代谢 11b

代谢拮抗（metabolic antagonism） 215a

戴维（David Gottlieb） 3a

丹尼尔·科什兰 55f

丹尼尔·威柏 47d

单纯扩散（simple diffusion） 11f

单加氧酶（monooyenases） 24b

单硝酸异山梨酯（isosorbide mononitrate） 334b

单药多靶标药物（single drug targeting multiple targets） 87e

单元操作 176c

胆固醇吸收抑制剂（cholesterol absorption inhibitor） 355a

胆碱受体 308c

胆碱受体激动剂（cholinoceptor agonists） 308b

胆汁酸螯合剂（bile acid sequestrant） 354c

蛋白酶体 264b

蛋白同化激素类药物（anabolic androgenic drugs） 416c

氮丙啶类药物 245e

氮甲（formylmerphan） 247a

氮芥（chloromethine） 246e

氮芥类药物 244e

底物专一性 55e

地尔硫䓬（diltiazem） 349c

地芬尼多（difenidol） 379b

地高辛（digoxin） 333a

地拉韦啶（delavirdine） 233b

地氯雷他定（desloratadine） 400a

地西泮（diazepam） 271e

地昔洛韦（desciclovir） 228a

地昔洛韦（desciclovir） 230e

地昔帕明（desipramine） 292b

地佐辛（dezocine） 307a

第二代 H$_1$ 受体阻断剂 399d

第三代的镇静催眠药 275c

第一代 H$_1$ 受体阻断剂 397a

第一信使 53f

电子等排体 88a

调血脂药（lipid regulating agents） 350a

叠氮胸苷（azidothymidine；AZT） 235a

蝶酰谷氨酸 451a

丁胺卡那霉素 206a

丁卡因（tetracaine） 404a

丁螺环酮（buspirone） 276c

丁四硝酯（erythrityl tetranitrate） 334a

丁酸氯维地平（clevidipine butyrate） 345b

丁溴东莨菪碱（scopolamine butylbromide） 312a

定量构效关系（quantitative structure-activity relationships，QSAR） 107a

东莨菪碱（scopolamine） 312a

冬眠灵 287b

动态组合化学技术（dynamic combinatorial chemistry，DCC） 100a

洞穴包合拆分法 122a

毒扁豆碱（physostigmine） 310b

毒毛花苷 K（strophanthin K） 332a

毒性基团（toxicophore） 8c

毒蕈碱型受体 308c

杜波谢（Dubochet） 75e

杜斯金斯基（Robert Duschinsky） 3f

度冷丁（dolantin） 307d

度洛西汀（duloxetine） 294a

短干扰 RNA（short interfering RNA） 69b

对氨基水杨酸（p-aminosalicylic acid） 221a

对乙酰氨基酚（paracetamol） 382d

对映体 9e

对映选择性合成方法 130c

多巴酚丁胺（dobutamine） 322d

多靶标药物（multi-target drugs） 86a

多非利特（dofetilide） 328b

多库氯铵（doxacurium chloride） 317a

多马克（Gerhardt Domagk） 2b，213b

多米诺反应 138b

多奈哌齐（donepezil） 299b

多潘立酮（domperidone） 376b

多柔比星（doxorubicin） 256f

多塞平（doxepin） 292b

多沙唑嗪（doxazosin） 324a

多肽药物偶联物（peptide-drug conjugate，PDC）

82c

多肽组合库合成技术（synthesis technology of polypeptide combinatorial library） 97f

多西环素（doxycycline） 207b

多西他赛（docetaxel） 262a

多西紫杉醇 262d

多样性 54a

多药单靶标药物（multiple drugs targeting one target） 86e

多药多靶标药物（multicomponent drugs） 87b

多针同步合成法 97c

E

厄贝沙坦（irbesartan） 342a

厄洛替尼（erlotinib） 266b

恩夫韦地（enfuvirtide） 234b

恩格列净（empagliflozin） 431a

二苯并氮杂䓬类抗癫痫药（antiepileptics of dibenzazepines） 280a

二甲双胍（metformin） 427e

二膦酸盐类 431d

二羟丙茶碱（diprophylline） 369a

二态模型的占领-活化学说 70c

二肽基肽酶-4 抑制剂（dipeptidyl peptidase-4 inhibitors） 428d

二维定量构效关系（2D-quantitative structure-activity relationships，2D-QSAR） 107e

F

伐地那非（vardenafil） 367a

伐昔洛韦（valaciclovir） 228b，230e

法莫替丁（famotidine） 372b

反基因治疗 68e

反竞争性酶抑制剂（uncompetitive inhibitors） 61b

反向分子对接（inverse docking） 104c

反义寡核苷酸 68d

反义药物（antisense drugs） 68d

反应专一性 55d

泛酸（pantothenic acid） 446a

泛昔洛韦（famciclovir） 228b

范德华力 71f

方开泰 168b

芳基烷酸类非甾体抗炎药（nonsteroidal antiinflammatory drugs of aryl alkyl acids） 387c

仿创结合 51c

放线菌素 D 255b

非苯二氮䓬类镇静催眠药（sedative-hypnotics of nonbenzodiazepines） 275a

非布司他（febuxostat） 395a

非经典 β-内酰胺类抗生素（nonclassical β-lactam antibiotics） 197c

非经典生物电子等排体（non-classical bioisosterism） 90e

非竞争性酶抑制剂（noncompetitive enzyme inhibitors） 61a

非均相物系 146b

非洛地平（felodipine） 345a

非那雄胺（finasteride） 365b，418a

非奈西林（phenethicillin） 188a

非尼拉敏（pheniramine） 398b

非诺贝特（fenofibrate） 355b

非索非那定（fexofenadine） 402b

非无菌原料药生产质量管理（quality control of nonsterile active pharmaceutical ingredients manufacturing） 172d

非甾体雌激素药物（nonsteroidal estrogens） 413c

非甾体抗炎药（nonsteroidal antiinflammatory drugs） 383c

非镇静 H₁ 受体阻断剂（nonsedating H₁ blocker） 399d

非唑类抗真菌药物（nonazole antifungal agents） 225b

费城染色体 264f

费德斯（Paul Fildes） 2c

费莱纽斯（Erik Fellenius） 4c

分布 11a

分配性 48c

分子靶向抗肿瘤药（molecular targeted antitumor agents） 264d

分子靶向治疗 244c

分子对接（molecular docking） 104a

分子法 15c

分子碎片法 105f

分子形状分析法（molecular shape analysis，MSA） 109e

分子杂合原理（molecular hybrid） 94d

芬太尼（fentanil） 306a

酚妥拉明（phentolamine） 324b

焚烧法 182e

奋乃静（perphenazine） 285a

呋塞米（furosemide） 363c

弗莱明（Alexander Fleming） 185b

弗雷德里克·格兰特·班廷（Frederick Grant Banting） 3b

弗雷德里克·格兰特·班廷（Frederik Grant Banting） 422c

弗雷肯斯坦（Albrecht Fleckenstein） 3d

弗里（Free） 107e

弗里德里希·费迪南·龙格（Friedlieb Ferdinand Runge） 1c

弗里-威尔逊（Free-Wilson）方法 107e

伏格列波糖（voglibose） 429a

伏立康唑（voriconazole） 224b

伏立诺他（vorinostat；SAHA） 267a

伏诺拉生（vonoprazan） 374b

氟达拉滨（fludarabine） 251a

氟伐他汀（fluvastatin） 354e

氟奋乃静（fluphenazine） 285a

氟奋乃静癸酸酯（fluphenazine decanoate） 285a

氟伏沙明（fluvoxamine） 293a

氟桂利嗪（flunarizine） 346a

氟红霉素（flurithromycin） 202a

氟康唑（fluconazole） 224f

氟尿嘧啶（fluorouracil；5-FU） 252a

氟哌啶醇（haloperidol） 289b

氟哌酸 212b

氟他胺（flutamide） 270b，418a

氟维司群（fulvestrant） 270a

氟西泮（flurazepam） 272a

氟西汀（fluoxetine） 295b

氟唑帕利（fluzoparib） 265b

福美司坦（formestane） 270b

福诺（Ernest Fourneau） 2b

福辛普利（fosinopril） 340a

釜式反应器 144d

复方新诺明 215e

复性 68c

复制 225e

副作用 38d

G

钙离子通道阻滞剂（calcium channel blockers） 343f

盖茨（Gazte） 301c

盖德克（Friedrich Gaedcke） 1d

干扰 DNA 合成的抗肿瘤药物 249e

甘精胰岛素（insulin glagine） 423b

肝清除率 20b

肝首过效应 12d

肝药酶 21c

刚性对接 104b

高内涵药物筛选（high content screening，HCS） 44f

高通量筛选 41e，43f

高通量筛选来源先导化合物（lead compounds from high-throughput screening） 41e

高通量药物筛选（high-throughput screens） 43f

高透膜性药物 17c

高效能利尿药 363a

高血压 335c

戈德斯坦（Joseph Goldstein） 4e

格拉司琼（granisetron） 379a

格兰德（Gulland） 301b

格列本脲（glibenclamide） 426e

格列吡嗪（glipizide） 424b

格列喹酮（gliquidone） 425a

格列美脲（glimepiride） 425a

格列齐特（gliclazide） 424b

格隆溴铵（glycopyrronium bromide） 315b

葛洪 5b

更生霉素 255b

更昔洛韦（ganciclovir） 228b

共沸 154e

共晶 16c

枸橼酸铋雷尼替丁（ranitidine/bismuth citrate） 372a

构象 10c

构象变化 9d

构象等效性 9e

构象等效性（conformational equivalence） 10d

构象异构 9d

古德曼（Louis Goodman） 3e，248a

古根海姆（Guggenheim） 297d

古贺（Hiroshi Koga） 4a

谷胱甘肽（glutathione，GSH） 29c

骨架迁越（scaffold hopping） 111b

骨吸收抑制剂（bone absorption-inhibitor drugs）431d

骨形成促进剂（bone formation-acceleration drugs）432f

骨质疏松 430f

骨质疏松治疗药（drug used to treat osteoporosis）430f

固相组合化学合成技术（solid phase synthesis）98c

管式反应器 144e

光毒性反应 32f

光学活性 9f

光学异构体 9f

广谱半合成青霉素（broad-spectrum semisynthetic penicillins）189a

桂利嗪（cinnarizine）346a

郭宗儒 5c

过滤除尘 182b

过氧化物酶（peroxidases，POD）23c

H

哈珀（Harper）42c

海德堡（Charles Heidelberger）3e

海洛因（heroin）303b

汉斯（Corwin Hansch）4a，107c，108a

汉斯分析（Hansch analysis）108a

汉斯-藤田分析（Hansch-Fujita analysis）108b

蒿甲醚（artemether）239b

合成 M 受体阻断剂（synthetic M receptor blocker）314b

合成抗结核药物（synthetic antitubercular agents）219f

合成抗菌药（synthetic antibacterial agents）208c

合成镇痛药（synthetic analgesics）304b

合成子（synthon）115b

核酸（nucleic acid）67d

核酸的变性 68c

黑田正夫（Masao Kuroda）4d

红霉素 A 202b

红霉素（erythromycin）202b

候选药物（drug candidates）49d

琥乙红霉素（erythromycin ethyl succinate）201a

华法林（warfarin）359c

化合物样品库（compound library）43b

化疗 244b

化学法 181c，182e

化学反应过程 182a

化学反应绿色化 169e

化学结构修饰法成药性优化（optimization of drug by chemical structure modification）45f

化学稳定性 48c

化学药品创新药物 35a

化学药物（chemical drugs）183a

化学药物工业化生产（industrial production of chemical drugs）142f

化学药物生产工艺验证（process validation of chemical drugs）147b

化学药物实验室制备工艺（lab processes of chemical drugs）142a

化学药物中试放大（scale-up processes of chemical drugs）142c

化学制药产物纯化精制方法（purification methods in chemical pharmaceutical processes）163a

化学制药产物打浆纯化精制方法（reslurry in chemical pharmaceutical processes）165a

化学制药产物干燥纯化精制方法（drying in chemical pharmaceutical processes）166f

化学制药产物蒸馏纯化精制方法（distillations in chemical pharmaceutical processes）164a

化学制药产物重结晶纯化精制方法（recrystallization in chemical pharmaceutical processes）165d

化学制药产物柱层析纯化精制方法（column chromatography in chemical pharmaceutical processes）164c

化学制药催化剂选择（selection of catalysts in chemical pharmaceutical processes）151a

化学制药催化氢化催化剂选择（selection of catalytic hydrogenation catalysts in chemical pharmaceutical processes）153e

化学制药反应后除去金属及金属离子方法（removal of metal and metal ions in chemical pharmaceutical processes）161f

化学制药反应后处理方法（workup in chemical pharmaceutical processes）160b

化学制药反应后催化剂后处理方法（removal of catalysts in chemical pharmaceutical processes）162b

化学制药反应后萃取方法（extraction in chemical

pharmaceutical processes） 161c

化学制药反应后淬灭方法（quenching in chemical pharmaceutical processes） 160e

化学制药反应后浓缩方法（concentration of solvents in chemical pharmaceutical processes） 162c

化学制药反应后溶剂替换方法（solvent substitutions in chemical pharmaceutical processes） 162e

化学制药反应加料顺序优化（optimization of additive sequence of reagents for chemical pharmaceutical reaction） 157b

化学制药反应搅拌方式优化（optimization of agitation and it's types in chemical pharmaceutical processes） 159f

化学制药反应浓度优化（optimization of reactant concentrations in chemical pharmaceutical processes） 157c

化学制药反应配料比优化（optimization of mixture ratios in chemical pharmaceutical processes） 156a

化学制药反应溶剂选择（selection of solvents in chemical pharmaceutical processes） 153f

化学制药反应设备（chemical pharmaceutical reaction equipments） 144d

化学制药反应时间优化（optimization of reaction times in chemical pharmaceutical processes） 158e

化学制药反应试剂选择（selection of chemical reagents in chemical pharmaceutical reaction） 150c

化学制药反应条件优化（optimization of reaction conditions in chemical pharmaceutical processes） 155d

化学制药反应投料方法优化（optimization of feeding methods in chemical pharmaceutical processes） 157e

化学制药反应温度优化（optimization of reaction temperatures in chemical pharmaceutical processes） 158c

化学制药反应物料选择（selection of reaction materials in chemical pharmaceutical reactions） 149f

化学制药反应压力优化（optimization of reaction pressures in chemical pharmaceutical processes） 159b

化学制药分离设备（separation apparatus in chemical pharmaceutical processes） 146a

化学制药工艺（chemical pharmaceutical process） 140e

化学制药工艺均匀设计（application of uniform design in chemical pharmaceutical processes） 168f

化学制药工艺实验设计（design of experiments in chemical pharmaceutical process） 167e

化学制药工艺析因分析（application of factorial design in chemical pharmaceutical processes） 169b

化学制药工艺优化（process optimization of chemical drugs） 148f

化学制药工艺正交设计（application of orthogonal design in chemical pharmaceutical processes） 168c

化学制药搅拌设备（agitating devices in chemical pharmaceutical processes） 145b

化学制药金属催化剂选择（selection of transition metal catalysts in chemical pharmaceutical processes） 152a

化学制药生产设备（chemical pharmaceutical production equipments） 143f

化学制药酸碱催化剂选择（selection of acid-base catalysts in chemical pharmaceutical processes） 151d

化学制药相转移催化剂选择（selection of phase transfer catalysts in chemical pharmaceutical processes） 152f

化学制药仪器仪表（instruments and meters in chemical pharmaceutical processes） 146f

化学治疗 244b

化学治疗药物 183b

还原活化机制前体药物（reductive activation based prodrugs） 79c

还原酶系（reductases） 22c

环丙贝特（ciprofibrate） 355b

环丙沙星（ciprofloxacin） 211a

环等当体（ring equivalents） 90c

环磷酰胺（cyclophosphamide） 247b

环肽（cyclopeptide） 93a

黄连素 237b

黄体酮（progesterone） 418b

磺胺醋酰（sulfacetamide） 215b

磺胺甲噁唑（sulfamethoxazole；SMZ） 215c

磺胺类抗菌药 2c

磺胺类抗菌药（sulfonamides） 213a

磺胺嘧啶（sulfadiazine） 215b

磺胺嘧啶银（sulfadiazinum argenticum） 215b

磺胺异噁唑（sulfaisoxazole） 215b

磺苄西林（sulbenicillin） 190b

磺巯嘌呤钠（sulfomercapine sodium） 254b

灰婴综合征 28b

回顾性验证 147c

茴拉西坦（aniracetam） 299b

混合型抑制剂 61b

活化软药 83f

活性代谢物软药 84b

活性构象 10c

活性位点分析（binding site identification） 103d

霍尔（Hall） 107f

霍华德·沃尔特·弗洛里（Howard Walter Florey） 2d, 185b

霍普芬格（Hopfinger） 107d

霍奇金（Dorothy Crowfoot Hodgkin） 2e

霍奇金（Hodgkin） 422d

J

机械除尘 182b

机制毒性 32b

基尔（Kier） 107f

基尔（Kier）分子连接性指数法（molecular connective index，MCI） 107f

基团反转（inversion of functional group） 93c

基团贡献法 107e

基于 ADMET 性质的成药性优化［optimization based on the properties of absorption, distribution, metabolism, excertion and toxicity（ADMET）］ 48d

基于靶标结构的药物设计（structure-based drug design） 100e

基于分子对接的虚拟筛选 105c

基于化学结构的药物设计（drug design based on chemical structures） 75f

基于机制的酶灭活剂（mechanism-based enzyme inactivator） 63e

基于理化性质的成药性优化（optimization based on physico-chemical properties） 48a

基于配体的虚拟筛选 105c

基于配体结构的药物设计（ligand-based drug design） 106e

基于片段的药物设计（fragment-based drug design，FBDD） 106a

基于受体的虚拟筛选 105b

基于肿瘤生物学机制的药物（antitumor agents based on tumor biological mechanism） 263f

激素水平调控抗肿瘤药物（antitumor agents by redulating hormone levels） 269a

吉尔曼（Alfred Gilman） 3e, 248a

吉非贝齐 356a

吉非罗齐（gemfibrozil） 356a

吉非替尼（gefitinib） 266a

吉西他滨（gemcitabine） 251a

极性表面积 7b

急性毒性 31e

几何异构 9d

己烯雌酚（diethylstilbestrol） 413e

计算机辅助药物设计（computer-aided drug design，CADD） 111e

计算机虚拟筛选（virtual screening） 105b

加巴喷丁（gabapentin） 282b

加兰他敏（galantamine） 299a

加氢酶 22e

加替沙星（gatifloxacin） 212a

甲氨蝶呤（methotrexate；MTX） 254d

甲苯比妥（mephobarbital） 278b

甲苯磺丁脲（tolbutamide） 424b

甲芬那酸（mefenamic acid） 387b

甲氟喹（mefloquine） 239a

甲睾酮（methyltestosterone） 416a

甲磺酸酯类 246c

甲基多巴（methyldopa） 319b

甲氯芬那酸（meclofenamic acid） 387b

甲哌卡因（mepivacaine） 404a

甲哌利福霉素 219b

甲氰咪胍 372b

甲硝唑（metronidazole） 237b

甲氧苄氨嘧啶 216c

甲氧苄啶（trimethoprim；TMP） 216c

甲氧氯普胺（metoclopramide） 377a

甲氧西林（meticillin） 188b

甲状旁腺激素 433d

钾离子竞争性酸阻滞剂（potassium-competitive acid blockers，PCAB） 373e

钾离子通道开放剂 66c

间羟胺（metaraminol） 319b

间歇式操作 145a

简达（Janda） 99c

降血糖药物（hypoglycemic drugs） 422a

降压嗪 323f

降压药 335c

焦虑症 276c

拮抗性镇痛药（antagonist analgesics） 304d

结构生物学技术（structural biology technology） 75b

结构性能法 15c

结构专一性 55e

结合力 69f

结合位点 53f

结合型药物 18b

结核病 216e

解热镇痛药（antipyretic analgesics） 380e

金刚烷胺（amantadine） 228a

金刚烷乙胺（rimantadine） 228a

金鸡纳反应 242e

金属铂配合物类 246e

经典的 H$_1$ 受体阻断剂（classical H$_1$-receptor blocker） 397a

经典生物电子等排体（classical bioisosterism） 89a

经验放大法 142e

精神病 282e

井下（Takshi Ishita） 103b

肼屈嗪（hydralazine） 337b

竞争性酶抑制剂（competitive inhibitors） 59a

局部麻醉药（local anesthetic） 403a

局麻药 403a

距离几何分析法（distance geometry，DG） 109e

绝对生物利用度（absolute bioavailability，F$_{abs}$） 19d

均相金属催化剂 152a

均相物系 146a

K

卡巴胆碱（carbachol） 309b

卡巴拉汀（rivastigmine） 299a

卡巴咪嗪 280d

卡比多巴（carbidopa） 297a

卡铂（carboplatin） 247b

卡氮芥 248d

卡格列净（canagliflozin） 431b

卡马西平（carbamazepine；CBZ） 280d

卡莫氟（carmofur） 250b

卡莫司汀（carmustine） 248d

卡那霉素（kanamycin） 217d，218a

卡培他滨（capecitabine） 251a

卡托普利 58b

卡托普利（captopril） 340a

卡维地洛（carvedilol） 326a

卡文图（Joseph Bienayme Caventou） 1c

坎地沙坦酯（candesartan cilexetil） 342b

康复龙 417d

康格里夫（Congreve） 106b

抗阿尔茨海默病药（anti-Alzheimer disease agents） 298c

抗癌药 244b

抗艾滋病药物（anti-acquired immunodeficiency syndrome drug；anti-AIDS drug） 232e

抗变态反应药（antiallergic agents） 396c

抗病毒药物（antiviral agents） 225c

抗代谢抗肿瘤药物是 249e

抗代谢药物（antimetabolic agents） 249c

抗胆碱药（anticholinergic drugs） 311b

抗癫痫药（antiepileptics） 277a

抗非逆转录病毒药物（antinonretroviral agents） 227d

抗高血压药（antihypertensive drugs） 335c

抗过敏药 396d

抗坏血酸（ascorbic acid） 448c

抗寄生虫药（antiparasitic agents） 238e

抗焦虑药（anxiolytic agents） 276c

抗结核抗生素（antitubercular antibiotics） 216f

抗结核药（antituberculotics） 216e

抗精神失常药（antipsychotics） 282e

抗菌增效剂（antibacterial synergists） 216a

抗溃疡药（antiulcer agents） 370b

抗尿失禁药物（anti-incontinence drugs） 365c

抗凝药（anticoagulated blood drugs） 359c

抗帕金森病药（antiparkinsonism agents） 296e

抗肾上腺素药　323d

抗生素（antibiotics）　183e

抗体药物偶联物（antibody-drug conjugate，ADC）　82a

抗痛风药（antigout drugs）　394c

抗心绞痛药（antianginal drugs）　333d

抗心力衰竭药（anti-heart failure drugs）　331b

抗心律失常药（antiarrhythmic drugs）　327d

抗雄激素药物（antiandrogens）　417b

抗血栓药（antithrombotic drugs）　357c

抗血小板药（antiplatelet drugs）　358a

抗抑郁症药（antidepressants）　291c

抗孕激素　420d

抗真菌药（antifungal agents）　222e

抗肿瘤抗生素（anticancer antibiotics）　254f

抗肿瘤药（antitumor agents）　244b

抗肿瘤植物药有效成分（anticancer compounds from plants and their derivatives）　258b

抗组胺药　396e

考来替泊（colestipol）　354a

考来烯胺（cholestyramine）　354b

科里（Elias James Corey）　114a

可待因（codeine）　303b，371a

可的松（cortisone）　409a

可控制性　66b

可乐定（clonidine）　319b

可逆性　54a

可逆性酶抑制剂（reversible enzyme inhibitors）　57a

克拉霉素（clarithromycin）　201a

克拉维酸（clavulanate）　199b

克雷默（Cramer）　107d

克里克（Crick）　75c

克里平（Crippen）　107d

克里斯多夫·利平斯基（Christopher A. Lipinski）　47a

克林霉素（clindamycin）　236a

克霉唑（clotrimazole）　223e

肯德鲁（John Cowdery Kendrew）　75d

库什曼（David Cushman）　4c

奎尼丁（quinidine）　327f

奎宁（quinine）　241f

喹硫平（quetiapine）　286b

喹那普利（quinapril）　339a

喹诺酮类抗菌药（quinolones antibacterial agents）　209b

L

拉贝洛尔（labetalol）　326a

拉米夫定（lamivudine）　232b

拉莫三嗪　282e

拉莫三嗪（lamotrigine）　283a

拉西地平（lacidipine）　345b

来曲唑（letrozole）　270b

赖氨匹林（lysine Acetylsalicylate）　381b

赖脯胰岛素（insulin lispro）　423b

赖诺普利（lisinopril）　338b

赖氏（Lineweaver-Burk）方程　57e

兰索拉唑（lansoparzole）　374a

朗缪尔（Langmuir）　88a

劳拉西泮（lorazepam）　272b

老药新用　40c

雷贝拉唑（rabeprazole）　374a

雷洛昔芬（raloxifen）　413b

雷洛昔芬（raloxifene）　433a

雷美替胺（ramelteon）　269f

雷美替胺（ramelteon）　271b

雷米普利（ramipril）　339a

雷尼替丁（ranitidine）　372a

雷诺嗪（ranolazine）　334b

雷特格韦（raltegravir）　234b

雷替曲塞（raltitrexed）　251b

类药分子（drug-like molecules）　35e

类药性　35e

类药性五规则　47a

类药性预测评价（prediction of drug-likeness）　46b

冷凝法　182c

离解性　48c

离子-偶极相互作用　72c

离子通道（ion channel）　64f

离子通道开放剂（ion channel openers）　66c

离子通道阻滞剂（ion channel blockers）　67a

李英　5b

理查德·威斯塔特（Richard Willstätter）　1d

立体化学专一性　55e

立体选择性合成方法　130c

利巴韦林（ribavirin）　231a

利多卡因 (lidocaine) 328a

利多卡因 (lidocaine) 405b

利伐沙班 (rivaroxaban) 360b

利凡斯的明 299b

利福布汀 (rifabutin) 219a

利福定 (rifamdin) 218a

利福霉素 (rifamycins) 217d

利福喷汀 (rifapentine) 219a

利福平 (rifampin) 219b

利格列汀 (linagliptin) 430a

利拉萘酯 (liranaftate) 226b

利美尼定 (rilmenidine) 320a

利奈唑胺 (linezolid) 237b

利尿磺胺 363c

利尿药 (diuretics) 361a

利培酮 (risperidone) 286b

利匹韦林 (rilpivirine) 233b

利平斯基五规则 47a

利塞膦酸钠 (risedronate sodium) 433a

利舍平 336d

利血平 (reserpine) 336d

连续式操作 145a

链霉素 (streptomycin) 204f, 217b, 218a

良性前列腺增生治疗药物 (drugs for the treatment of benign prostatic hyperplasia) 365a

邻氨基苯甲酸类非甾体抗炎药 (nonsteroidal antiinflammatory drugs of 2-aminobenzoic acids) 385f

林可霉素 (lincomycin) 236a

临床前候选物 (preclinical candidate, PCC) 49d

磷苯妥英 (fosphenytoin) 279a

磷霉素 (fosfomycin) 237a

膦甲酸钠 229a

灵敏性 53f

刘嘉森 5a

刘静明 5b

刘旭 5b

硫利达嗪 (thioridazine) 285b

咯萘啶 (malaridine) 239a

笼状包合拆分法 122a

卢帕他定 (rupatadine) 400a

芦氟沙星 (rufloxacin) 211b

鲁宾 (Bernard Rubin) 4c

绿色制药工艺 (green pharmaceutical process of chemical drugs) 169d

氯贝胆碱 (bethanecholchloride) 309b

氯贝丁酯 (clofibrate) 355b

氯苯那敏 (chlorphenamine) 397c

氯吡格雷 (clopidogrel) 359a

氯氮平 (clozapine) 289e

氯化琥珀胆碱 (suxamethonium chloride) 317b

氯磺丙脲 (chlorpropamide) 424b

氯磺环己脲 426a

氯喹 (chloroquine) 243a

氯雷他定 (loratadine) 401a

氯霉素 (chloramphenicol) 236b

氯米芬 (clomifene) 413b

氯哌噻吨 (clopenthixol) 285b

氯普吗嗪 287b

氯普噻吨 (chlorprothixene) 288e

氯沙坦 (losartan) 341f

氯司替勃 (clostebol) 417a

氯碳头孢 (loracarbef) 194b

氯氧平 286b

氯扎平 289e

氯唑西林 (cloxacillin) 188b

孪药 (twin drugs) 95a

罗宾逊 (Robinson) 301b

罗非昔布 (rofecoxib) 393b

罗格列酮 (rosiglitazone) 428a

罗红霉素 (roxithromycin) 201a

罗匹尼罗 (ropinirole) 298a

罗森伯格 (Barnett Rosenberg) 3f

罗沙替丁 (roxatidine) 372b

罗沙替丁醋酸酯 (roxatidine acetate) 372a

螺内酯 (spironolactone) 364b

螺普利 (spirapril) 339b

洛伐他汀 (lovastatin) 352b

洛美沙星 (lomefloxacin) 211b

洛美他派 (lomitapide) 357a

洛沙平 (loxapine) 286a

M

麻黄碱 (ephedrine) 319a

马让迪 (Francois Magendie) 1c

吗丁啉 376d

吗啡 (morphine) 301d

吗啡喃类 (morphinanes) 304b

吗啡烃类　304b

吗氯贝胺（moclobemide）　292a

迈耶（Leo M. Meyer）　3f

脉宁片　323f

慢性毒性　31f

毛果芸香碱（pilocarpine）　309a

毛花苷 C（lanatoside C）　332a

酶（enzyme）　55c

酶抑制剂（enzyme inhibitors）　56c

美法仑（melphalan）　247a

美罗培南（meropenem）　198b

美洛昔康（meloxicam）　391c

美沙酮（methadone）　306b

美他环素（methacycline）　207b

美托拉宗（metolazone）　362b

美托洛尔（metoprolol）　325b

美西林（mecillinam）　188b

美西律（mexiletine）　328b

门冬胰岛素（insulin aspart）　423b

孟鲁司特（montelukast）　367b

咪达唑仑（midazolam）　273b

咪康唑（miconazole）　224a

咪唑斯汀（mizolastine）　400b

米氮平（mirtazapine）　294b

米恩（H. F. Mein）　1d

米非司酮（mifepristone）　420f

米格列醇（miglitol）　429a

米格列奈（mitiglinide）　425b

米库氯铵（mivacurium chloride）　317a

米力农（milrinone）　332b

米诺地尔（minoxidil）　337b

米诺环素（monicycline）　207b

米托蒽醌（mitoxantrone）　257b

免疫毒性　32a

苗头化合物（hits）　36a

苗头化合物优化（hit optimization）　36d

灭酸类　385a

灭酸类非甾体抗炎药　387a

模仿新药（me-too drugs）　50f

模拟表位　43d

摩顿（William T. G. Morton）　1e

摩尔比　156a

莫雷西嗪（moracizine）　328b

莫沙必利（mosapride）　378a

莫索尼定（moxonidine）　320a

莫西沙星（moxifloxacin）　212a

莫昔普利（moexipril）　340a

某药物在这种溶剂中的溶解度　14c

模版定位法　105f

穆尼耶（Meunierz）　277d，281b

N

那格列奈（nateglinide）　425a

纳尔逊（Nelson）　21e

纳洛酮（naloxone）　304a

纳曲酮（naltrexone）　304a

钠-葡萄糖协同转运蛋白 2 抑制剂（sodium-glucose co-transporter 2 inhibitors）　430b

奈非那韦（nelfinavir）　234a

奈替米星　205b

奈韦拉平（nevirapine）　233a

耐酶半合成青霉素（enzyme-resistant semisynthetic penicillins）　187d

耐酸半合成青霉素（acid-resistant semisynthetic penicillins）　187a

萘丁美酮（nabumetone）　388a

萘啶酸（nalidixic acid）　210b

萘普生（naproxen）　390c

萘替芬（naftifine）　226a

内切酶　24f

内源活性物质来源先导化合物（lead compounds from endogenous active substances）　41a

内在活性　69f

尼尔雌醇（nilestriol）　412b

尼卡地平（nicardipine）　344b

尼拉帕尼（niraparib）　265b

尼莫地平（nimodipine）　344b

尼群地平（nitrendipine）　344b

尼索地平（nisoldipine）　344b

尼扎替丁（nizatidine）　372b

拟胆碱药（cholinergic drugs）　308a

拟交感作用药　318d

拟肾上腺素药物　318d

拟肽药物（peptidomimetics）　93e

逆淬灭　161b

逆转录病毒（retroviruses）　225f

尿失禁（urinary incontinence，UI）　365c

奴佛卡因　403e

诺氟沙星（norfloxacin） 212b

诺和龙（novonorm） 427a

O

欧内斯特·鲍里斯·钱恩（Ernst Boris Chain） 2e

偶极-偶极相互作用 72c

P

帕金森病（Parkinson disease，PD） 296a

帕立骨化醇（paricalcitol） 434a

帕利哌酮（paliperidone） 287a

帕罗西汀（paroxetinel） 293a

帕洛诺司琼（palonosetron） 379b

帕米膦酸二钠（pamidronate disodium） 433a

帕珠沙星（pazufloxacin） 212b

排泄 11c

哌啶类（pethidines） 304f

哌拉西林（piperacillin） 190b

哌仑西平（pirenzepine） 315a

哌替啶（pethidine） 307d

哌唑嗪（prazosin） 323f

泮库溴铵（pancuronium bromide） 317a

泮托拉唑（patoprazole） 374a

培哚普利（perindopril） 339a

培氟沙星（pefloxacin） 211a

培美曲塞（pemetrexed） 251b

佩尔蒂埃（Pierre Joseph Pelletier） 1c

佩鲁茨（Max Ferdinand Perutz） 75d

配料比 156a

配体 53f，54b

喷他佐辛（pentazocine） 307a

喷托维林（pentoxyverine） 371a

喷昔洛韦（penciclovir） 228b

硼替佐米（bortezomib） 265a

匹伐他汀（pitavastatin） 352a

匹鲁卡品 309a

片段对接 104c

平喘药（antiasthmatic drugs） 366d

平衡溶解度（equilibrium solubility） 14d

平阳霉素 256a

扑尔敏 397c

扑米酮（primidone） 278b

扑热息痛 382d

普伐他汀（pravastatin） 351a

普拉克索（pramipexole） 297a

普鲁卡因（procaine） 403e

普鲁卡因胺（procainamide） 328a

普罗帕酮（propafenone） 329e

普萘洛尔（propranolol） 327a

普瑞特罗（prenalterol） 320a

普通胰岛素（regular insulin） 423b

Q

齐多夫定（zidovudine） 235a

齐拉西酮（ziprasidone） 287a

齐留通（zileuton） 368a

其他抗感染药（other anti-infective agents） 236c

其他类抗癫痫药（antiepileptics of others） 282c

前体软药 84f

前体药物（prodrugs） 76f

前验证 147c

前药 76f

钱恩（Ernst Boris Chain） 185b

强心药 331b

羟氨苄青霉素 189c

羟布宗（oxyphenbutazone） 386b

羟化酶 24b

羟甲戊二酰辅酶 A 还原酶抑制剂［hydroxymethylglu-taryl coenzyme A（HMG-CoA） reductase inhibi-tors］ 350d

羟甲烯龙（oxymetholone） 417a

羟考酮（oxycodone） 304a

羟吗啡酮（oxymorphone） 303b

羟喜树碱（hydroxycamptothecin） 262b

亲和力 69f

青蒿琥酯（artesunate） 240a

青蒿素（artemisinin） 243d

青霉素类药物（penicillins） 185e

青霉烷砜 199d

氢化可的松（hydrocortisone） 408e

氢键 71d

氢键供体类溶剂 154b

氢氯噻嗪（hydrochlorothiazide） 362a

氰钴胺 446b

秋水仙碱（colchicine） 395b

巯基尿酸结合 29e

巯甲丙脯酸 340b

巯嘌呤（mercaptopurine；6-MP） 253b

曲安奈德（triamcinolone acetonide）　409b

曲安西龙（triamcinolone）　409b

曲吡那敏（tripelennamine）　398a

曲马多（tramadol）　307a

曲美他嗪（trimetazidine）　334b

曲尼斯特（tranilast）　368b

曲司氯铵（trospium chloride）　313a，366a

曲唑酮（trazodone）　293b

去甲肾上腺素（norepinephrine）　319a

去氧氟尿苷（doxifluridine）　250a

全新药物设计（*de novo* drug design）　105d

醛基长春碱　261b

炔雌醇（ethinylestradiol）　412a

炔雌醚（quinestrol）　412a

炔诺酮（norethisterone）　419f

炔孕酮（ethisterone）　418b

群多普利（trandolapril）　339b

R

燃烧法　182c

热解法　182e

妊娠素　418b

溶剂绿色化　169e

柔红霉素（daunorubicin）　257b

柔性对接　104b

软类似物　83d

软药（soft drugs）　83a

瑞波西汀（reboxetine）　292b

瑞芬太尼（remifentanil）　306b

瑞格列奈（repaglinide）　427a

瑞莫必利（remoxipride）　286b

瑞普拉生（revaprazan）　374a

瑞舒伐他汀　58a

瑞舒伐他汀（rosuvastatin）　352a

S

萨克斯（George Sachs）　4c

塞来昔布（celecoxib）　393c

塞替派（thiotepa）　247b

噻氯匹定（ticlopidine）　358b

噻吗洛尔（timolol）　325a

噻嗪类利尿药　361e

噻托溴铵（tiotropium bromide）　313a，368b

赛德纳（Friedrich Sertürner）　1c，301b

赛庚啶（cyproheptadine）　398b

三氮唑核苷　231a

三氟拉嗪（trifluoperazine）　285b

三维定量构效关系（3D-quantitative structure-activity relationships，3D-QSAR）　109d

三唑仑（triazolam）　272b

桑格（Sanger）　422d

色甘酸钠（cromolyn sodium）　368a

沙丁胺醇（salbutamol）　323a

沙奎那韦（saquinavir）　236a

沙美特罗（salmeterol）　320b

山莨菪碱（anisodamine）　312b

闪点　154e

膳食葡萄糖调节剂　427b

舍曲林（sertraline）　293a

神经退行性疾病治疗药（drug for neurodegeneration disease）　296e

肾清除率　20b

肾上腺皮质激素药物（adrenal cortex drugs）　407c

肾上腺素（epinephrine）　321a

肾上腺素受体激动剂（adrenergic agonists）　318b

肾上腺素受体阻断剂（adrenergic blocker）　323c

肾外排泄　11d

生物半衰期（biological half-life）　20d

生物电子等排体（bioisosterism）　88a

生物法　181c，182c

生物碱类 M 受体阻断剂（M receptor blocker of alkaloids）　311e

生物前体药物（bioprecursorprodrugs）　77e

生物素（biotin）　446b

生物烷化剂（bioalkylating agents）　244d

生物转化（biotransformation）　11b

生育酚（tocopherol）　440f

生育酚（tocopherol）　441a

生育三烯酚（tocotrienol）　441a

生殖毒性　32a

湿式氧化法　182f

石杉碱甲（huperzine A）　299a

视黄醇醋酸酯　437a

手性分子　9e

手性辅剂　127e

手性合成方法　130c

手性合成子　127e

手性药物（chiral drugs） 9e

手性药物半量拆分法（resolution of chiral drugs by half the amount of splits） 125f

手性药物包合拆分法（inclusion resolution of chiral drugs） 121f

手性药物不对称合成方法（asymmetric synthesis of chiral drugs） 130a

手性药物动力学拆分法（kinetic resolution of chiral drugs） 123a

手性药物对映体拆分方法（resolution of enantiomers of chiral drugs） 118f

手性药物复合拆分法（composite resolution of chiral drugs） 120c

手性药物合成催化控制方法（catalytic control method of chiral drug） 135a

手性药物合成底物控制方法（substrate control methodin chiral drug synthesis） 131c

手性药物合成辅剂控制方法（auxiliary agent control method in chiral drug synthesis） 132a

手性药物合成路线设计（design of the synthetic routes of chiral drugs） 118a

手性药物合成试剂控制方法（reagent control method in chiral drug synthesis） 133d

手性药物间接结晶拆分法 120a

手性药物结晶拆分法（crystallization resolution of chiral drugs） 119e

手性药物普通合成方法（generic synthesis of chiral drugs） 118d

手性药物色谱拆分法（chromatographic resolution of chiral drugs） 125a

手性药物手性源合成方法（synthesis of chiral drugs by chiral pool） 127a

手性药物手性源来源（sources of chiral pool of chiral drugs） 128b

手性药物直接结晶拆分法 119f

手性异构 9b

手性源 127c

首过代谢（first pass metabolism） 12d

受点 53f

受体（receptors） 53f

受体激动剂（receptor agonist） 54c

受体激动药 54c

受体拮抗剂 54f

受体阻断剂（receptor blocker） 54f

舒巴坦（sulbactam） 199d

舒必利（sulpride） 290f

舒喘灵 323a

舒多昔康（sudoxicam） 392a

舒芬太尼（sufentanil） 306a

舒林酸（sulindac） 388a

舒洛芬（suprofen） 388b

舒尼替尼（sunitinib） 267b

舒他西林（sultamicillin） 199f

疏水键 71e

数学模拟放大法 142f

双倒数方程 57e

双氯芬酸钠（diclofenac sodium） 388b

双氯西林（dicloxacillin） 188b

双氢克尿噻 362b

双效作用药物 96c

水解酶（hydrolases） 24e

水溶解性 48b

水溶性维生素（water-soluble vitamins） 445b

顺铂（cisplatin） 248f

顺反异构 9d

司莫司汀（semustine） 247b

司帕沙星（sparfloxacin） 212a

司他夫定（stavudine） 233a

司坦唑醇（stanozolol） 417a

斯蒂芬森（Stephenson） 69f

四环素（tetracycline） 206f

四环素类抗生素（tetracycline antibiotics） 206a

速率学说（rate theory） 70b

速尿 363c

酸碱催化剂 151e

髓襻利尿药 363a

羧苄西林（carbenicillin） 190a

羧甲司坦（carbocisteine） 371b

索拉非尼（sorafenib） 267a

索他洛尔（sotalol） 325a

T

他达拉非（tadalafil） 367a

他莫昔芬（tamoxifen） 270a

他莫昔芬（tamoxifen） 414c

他司美琼（tasimelteon） 269f

他司美琼（tasimelteon） 271b

他汀类药物 350d

他唑巴坦（tazobactam） 199a

肽类似物 93e

肽模拟物 93e

泰尔登 288e

泰利霉素（telithromycin） 202a

坦洛新（tamsulosin） 324b

碳酸酐酶（carbonic anhydrase，CA） 361c

碳酸酐酶抑制剂（carbonic anhydrase inhibitors） 361c

糖尿病（diabetes mellitus，DM） 422a

特比萘芬（terbinafine） 226a

特布他林（terbutaline） 320b

特定器官毒性 32a

特非那定（terfenadine） 402d

特拉唑嗪（terazosin） 324a

特立帕肽（teriparatide） 434a

特罗斯特（B. M. Trost） 139d

特性溶解度（intrinsic solubility） 14c

特异性 53f

藤田稔夫（Fujita Minorio） 4a，107c，108b

体内总清除率 20b

替加氟（tegafur） 250b

替加色罗（tegaserod） 377b

替卡西林（ticarcillin） 190b

替罗非班（tirofiban） 358b

替马西泮（temazepam） 272a

替米哌隆（timiperone） 285b

替米沙坦（telmisartan） 342a

替莫西林（temocillin） 190b

替尼泊苷（teniposide） 261a

替诺福韦（tenofovir） 233b

替硝唑（tinidazole） 237a

天然资源来源先导化合物（lead compounds from natural products） 37f

填埋法 182f

同步多重合成化学 96e

同步验证 147c

同类首创新药（"first-in-class" drugs） 51f

同类最优新药（"best-in-class" drugs） 51e

同孪药 96a

同系物 76d

同系原理设计法（homologous principles） 76d

同源模建法（homology modeling） 101f

同质多晶现象 16b

酮康唑（ketoconazole） 224b

酮洛芬（ketoprofen） 388b

酮替芬（ketotifen） 398a

痛风 394c

头孢氨苄（cefalexin） 196b

头孢吡肟（cefepime） 196a

头孢丙烯（cefprozil） 194b

头孢泊肟酯（cefpodoxime proxetil） 195b

头孢地尼（cefdinir） 195b

头孢呋辛（cefuroxime） 194b

头孢菌素类药物（cephalosporins） 189f

头孢克肟（cefixime） 195b

头孢喹肟（cefquinome） 196b

头孢拉定（cefradine） 194a

头孢立新 196b

头孢尼西（cefonicid） 194b

头孢哌酮（cefoperazone） 195b

头孢匹林（cefapirin） 193b

头孢匹罗（cefpirome） 196a

头孢羟氨苄（cefadroxil） 194a

头孢曲松（ceftriaxone） 195a

头孢噻啶（cefaloridine） 193b

头孢噻吩（cefalotin） 193b

头孢噻肟（cefotaxime） 197a

头孢他啶（ceftazidime） 195a

头孢唑兰（cefozopran） 196a

头孢唑林（cefazolin） 193b

头孢唑肟（ceftizoxime） 195a

投料比 156a

屠呦呦 5b，243e

土霉素（oxytetracycline） 207a

吐根碱 1c

托吡酯 282d

托吡酯（topiramate） 283a

托拉塞米（torasemide） 363b

托萘酯（tolnaftate） 226b

托普利斯（Topliss） 109a

托普利斯决策树（Topliss tree） 109a

托特罗定（tolterodine） 366b

托烷司琼（tropisetron） 379a

拓扑策略 114e

拓扑替康（topotecan） 260b

W

瓦克斯曼（Selman A. Waksman） 2f

外切酶 24f

外消旋体药物 119e

完全激动剂 54d

烷化剂（alkylating agents） 244d

王元 168b

危险 177a

危险源 177a

威尔逊（Wilson） 107f

微粒体三酰甘油转运蛋白抑制剂（microsomal tri-glyceride transfer protein inhibitors，MTP inhibitor） 356f

微通道连续流反应器 144f

维恩（John Vane） 1f

维格列汀（vildagliptin） 430a

维库溴铵（vecuronium bromide） 317a

维拉帕米（verapamil） 348f

维拉佐酮（vilazodone） 294a

维生素 A 醋酸酯（vitamin A acetate） 436f

维生素 A 类（vitamins A） 435c

维生素 B_{12}（vitamin B_{12}） 446a

维生素 B_1（vitamin B_1） 447a

维生素 B_2（vitamin B_2） 445a

维生素 B_3（vitamin B_3） 445b

维生素 B_4（vitamin B_4） 445b

维生素 B_5（vitamin B_5） 446a

维生素 B_6（vitamin B_6） 446a

维生素 B_7（vitamin B_7） 446b

维生素 B_c（vitamin B_c） 450b

维生素 B 类（vitamins B） 445c

维生素 C（vitamin C） 448e

维生素 C 类（vitamins C） 448c

维生素 D_3（vitamin D_3） 439b

维生素 D 类（vitamins D） 438b

维生素 E 441f

维生素 E 醋酸酯（vitamin E acetate） 441f

维生素 E 类（vitamins E） 440f

维生素 K_3（vitamin K_3） 444d

维生素 K 类（vitamins K） 443c

维生素 M（vitamin M） 450b

维生素（vitamins） 434c

伪麻黄碱（pseudoephedrine） 319b

胃肠道首过效应 12d

胃动力药（prokinetic drugs） 375e

文拉法辛（venlafaxine） 294a

沃尔（Wall） 263d

沃尔特·辛德勒（Walter Schindler） 280b

沃森（Waston） 75c

无定形 16b

无定形粉末 16b

无环鸟苷 229e

无活性代谢物软药 84e

无菌原料药生产质量管理（quality control of sterile active pharmaceutical ingredients manufacturing） 172b

伍兹（Donald Devereux Woods） 2c

戊四硝酯（pentaerithrityl tetranitrate） 334a

物理法 181c

物理化学法 181c

X

西达苯胺（chidamide） 267b

西地那非（sildenafil） 367a

西格列汀（sitagliptin） 429b

西洛他唑（cilostazol） 358b

西咪替丁（cimetidine） 370f

西尼地平（cilnidipine） 345a

西沙必利（cisapride） 377b

西酞普兰（citalopram） 293b

西替利嗪（cetirizine） 401d

吸附法 182c

吸收法 182b

希金斯（George H. Hitchings） 3e

昔康类（oxicams）非甾体抗炎药 390e

洗涤除尘 182b

喜树碱（camptothecin） 260b

细胞毒性 31f

细胞色素 P450 21e

细胞色素 P450 酶系（cytochrome P450 enzyme system，CYP450） 21d

先导化合物（lead compounds） 37b

先导化合物优化（optimization of lead compounds） 42a

先导物 37b

酰胺咪嗪 280d

现有突破性药物来源先导化合物（lead compounds from first-in-class drug） 39f

现有药物代谢产物来源先导化合物（lead compounds from drug metabolites） 39c

现有药物来源先导化合物（lead compounds from known drugs）　38c

现有药物优势结构（privileged structure in drugs）　39e

线性自由能相关法（linear free energy relationships, LFER）　108d

腺嘌呤（adenine）　445b

相对生物利用度（relative bioavailability, F_rel）　19d

相似放大法　142e

相转移催化剂　153a

消除活化机制前体药物（elimination activation based prodrugs）　80e

消化性溃疡　370b

硝苯地平（nifedipine）　347b

硝硫氰胺（amoscanate）　239a

硝硫氰酯（nitroscanate）　239a

硝普钠（sodium nitroprusside）　337b

硝酸甘油（nitroglycerin）　335a

硝酸异山梨酯（isosorbide dinitrate）　334a

硝西泮（nitrazepam）　272b

小分子药物偶联物（small molecule-drug conjugate, SMDC）　82c

小干扰 RNA（small interfering RNA, siRNA）　69b

协同转运（cotransport）　12b

缬沙坦（valsartan）　342a

谢晶曦　5c

心得安　327b

心律平　329e

辛伐他汀（simvastatin）　351a

辛伐他汀（simvastatin）　51e

辛诺昔康（cinnoxicam）　392a

新分子实体（new molecular entity, NME）　52b

新化学实体（new chemical entity, NCE）　52b

新诺明（sinomin）　215c

雄激素类药物（androgenic drugs）　415a

溴苄铵（bretylium）　328b

溴丙胺太林（propantheline bromide）　315b

溴新斯的明（neostigmine bromide）　310f

虚拟筛选　105b

徐择邻　5a

许勒尔（Schueler）　414c

旋光异构　9b

选择性　66b

选择性环氧合酶 2 抑制剂（selective cycloxygenase-2 inhibitors）　392b

血管紧张素 Ⅱ 受体阻断剂（angiotensin Ⅱ receptor blocker）　341c

血管紧张素转换酶抑制剂（angiotensin converting enzyme inhibitors, ACEI）　338a

血管扩张药（vasodilators）　337a

血脂　350b

Y

亚胺培南（imipenem）　200a

亚历山大·弗莱明（Alexander Fleming）　2d

亚硫酸氢钠甲萘醌　444d

亚硝基脲类　246b

亚叶酸钙（calcium folinate）　252a

烟碱型胆碱受体　308c

烟酸（nicotinic acid）　357a, 445b

烟酸肌醇酯（inositol nicotinate）　357a

烟酸类降血脂药（nicotinic acids lipid-lowering drugs）　356c

研究中新药（investigational new drug, IND）　50b

盐皮质激素受体阻断剂（mineralocorticoid receptor antagonists）　364c

盐酸二甲双胍（metformin hydrocoloride）　427e

盐酸硫铵（thiamine hydrochloride）　447a

盐酸氯丙嗪（chlorpromazine hydrochloride）　287b

盐酸美金刚（memantine hydrochloride）　300c

盐酸小檗碱（berberine hydrochloride）　237b

阳痿　365e

洋地黄毒苷（digitoxin）　331a

氧氟沙星（ofloxacin）　211b

氧化活化机制前体药物（oxidative activation based prodrugs）　78c

药动基团（kinetophore）　8a

药品生产工艺规程（master production instruction of drug）　173a

药品生产质量管理（good pharmaceutical manufacturing practice）　170a

药品质量标准（drug quality standards of active pharmaceutical ingredients）　172e

药时曲线　19a

药物靶标验证（drug target validations）　69d

药物表观分布容积（apparent volume of distribution） 19f

药物不良反应 11d

药物代谢 20f

药物代谢酶 21b

药物的定量结构－性质关系（quantitive structure-property relationships，QSPR） 47d

药物的官能团化反应 25b

药物的稳定性 16e

药物分子靶标毒性（target toxicity） 32a

药物分子毒副作用（toxicity of drug molecule） 31e

药物分子肝肠循环（enterohepatic circulation of drug molecules） 12e

药物分子合成等价物（synthetic equivalent of chemical drugs） 116b

药物分子合成权宜路线（expedient routes of chemical drugs） 136b

药物分子合成优化路线（optimization of synthetic routes of chemical drugs） 136e

药物分子合成子（synthon of chemical drugs） 115e

药物分子化学稳定性（chemical stabilities of drug molecule） 16d

药物分子还原反应（reductive reactions） 26a

药物分子活性代谢产物（active metabolite） 32e

药物分子甲基化结合（methylation of drug molecule） 31a

药物分子结构特性（structural properties of drug molecules） 7b

药物分子结构Ⅰ相生物转化（phase Ⅰ biotransformation） 25a

药物分子结构Ⅱ相生物转化（phase Ⅱ biotransformation） 26f

药物分子解离度（degree of ionization） 15d

药物分子晶型（crystal type of drug molecule） 16b

药物分子量（molecular weight of drug molecule） 16e

药物分子逆合成分析（retrosynthesis analysis of chemical drugs） 113f

药物分子切断（disconnection of chemical drugs） 115b

药物分子溶解度（solubility of drug molecule） 14a

药物分子首过效应（first pass effect of drug molecules） 12c

药物分子水解反应（drug hydrolysis reactions） 26e

药物分子特性（drug properties） 6e

药物分子体内被动转运（passive transport of drug molecule） 11f

药物分子体内生物转化（drug biotransformation） 20e

药物分子体内生物转化代谢酶（enzymes related with drug biotransformation） 21b

药物分子体内主动转运（active transport of drug molecule） 12a

药物分子透膜性（permeability of drug molecule） 17b

药物分子脱靶效应（off-target offect） 32c

药物分子脱卤素反应（dehalogenations） 26c

药物分子氧化反应（oxidative reactions） 25e

药物分子氧化应激（oxidative stress） 33a

药物分子药动学特性［absorption，distribution，metabolism，excretion，toxcity（ADMET）properties of drug molecules］ 10c

药物分子乙酰化结合（acetylations of drug molecule） 29f

药物分子抑制细胞色素 P450（inhibiting cytochrome P450） 34e

药物分子诱导细胞色素 P450（inducing cytochrome P450） 33d

药物分子与氨基酸结合（amino acid conjugation） 29a

药物分子与谷胱甘肽结合（glutathione conjugation） 29c

药物分子与葡萄糖醛酸结合（glucuronic acid conjugation） 27f

药物分子与血浆蛋白结合（binding with plasma protein） 18b

药物分子与转运蛋白结合（binding with transport protein） 17f

药物分子在体内的 ADMET 性质 10e

药物分子脂溶性（lipophilicity of drug molecule） 14e

药物分子阻滞 *hERG* 通道（blocking *hERG* potassium channel） 34c

药物分子作用靶标（drug targets） 53c

药物构象限制（drug conformational restriction） 92e

药物构效关系（structure-activity relationships） 76b

药物合成（synthesis of chemical drugs） 112d

药物合成路线的原子经济性 138f

药物合成路线的原子利用率（atom utilization of drug synthesis routes） 140a

药物合成路线评价指标（evaluation of drug synthetic routes） 137f

药物合成路线设计（design of synthesis routes of chemical drugs） 113c

药物合成路线选择（selection of drug synthetic routes） 137c

药物合成模拟类推法（simulation and analogy in the design of synthetic routes of chemical drugs） 116e

药物合成中的原子经济性（atom economy of drug synthesis） 139c

药物合成中的原子效率（atom efficiency） 139c

药物化学（medicinal chemistry） 1a

药物汇聚式合成路线（convergent synthetic routes of chemical drugs） 139a

药物活性成分（active pharmaceutical ingredient） 148b

药物活性筛选（biological screening） 42e

药物警戒结构（pharmacovigilance structure） 8e

药物理化性质（physicochemical properties of drug molecule） 13d

药物立体异构（stereoisomerism） 8f

药物联合应用（multidrug combination） 87a

药物设计（drug design） 52e

药物生物半衰期（biological half-life of drug） 20c

药物生物利用度（bioavailability） 19c

药物体内清除率（clearance） 20b

药物体内生物化学性质（biochemical properties of drug molecule in vivo） 16f

药物体内药动学性质（pharmacokinetic properties of drug molecule） 18f

药物血浆蛋白结合率（plasma protein binding ratio） 20a

药物血药浓度－时间曲线（concentration-time curve） 19a

药物与靶标的电荷转移作用（charge-transfer interaction between drugs and targets） 74b

药物与靶标的范德华力作用（Van der Waals forces between drugs and targets） 73e

药物与靶标的分子识别机制（recognition mechanism of drug-target interactions） 74d

药物与靶标的静电作用（electrostatic interactions between drug and target） 72a

药物与靶标的氢键作用（hydrogen bonding between drugs and targets） 72d

药物与靶标的疏水作用（hydrophobic interaction between drugs and target） 73b

药物与靶标非共价键相互作用（non-covalent bonds between drug and target interactions） 71b

药物与靶标共价键结合（covalent bonds between drug and target interactions） 70c

药物与靶标相互作用（drug-target interactions） 69e

药物与硫酸酯结合（sulfate conjugation） 28b

药物脂水分配系数（lipid/water partition coefficient; partition coefficient） 15a

药物治疗靶标 32b

药物重定位（repositioned drugs） 40b

药物主控档案（drug master file） 148d

药效构象 9e

药效构象（pharmacophoric conformation） 10a

药效基团 6f

药效基团（pharmacophore） 7c

药效特征元素 110c

药效团 110b

药效团模型（pharmacophore modeling） 110b

叶酸（folic acid） 450a

液相组合合成 99c

液相组合化学合成技术（solution phase synthesis） 99a

一珠一肽法 97d

伊拉地平（isradipine） 345b

伊立替康（irinotecan） 260b

伊马替尼（imatinib） 267b

伊曲康唑（itraconazole） 224a

伊托必利（itopride） 377a

依发韦仑（efavirenz） 233b

依立雄胺（epristeride） 365b

依美斯汀（emedastine） 400b

依那普利（enalapril） 340f

依诺沙星（enoxacin） 211a

依诺他滨（enocitabine） 253b

依普黄酮（ipriflavone） 433b

依普利酮（eplerenone） 364b

依普沙坦（eprosartan） 343a

依他尼酸（etacrynic acid） 363b

依替膦酸二钠（etidronate disodium） 433a

依替米星（etimicin） 205b

依替唑仑（etizolam） 273b

依托泊苷 58b

依托泊苷（etoposide） 261a

依托泊苷磷酸酯（etoposide phosphate） 261a

依折麦布（ezetimibe） 355a

胰岛素（insulin） 422c

胰岛素分泌促进剂（promoter to insulin secretion） 423d

胰岛素增敏剂（insulin enhancers） 427c

乙胺碘呋酮 330c

乙胺丁醇（ethambutol） 222b

乙胺嘧啶（pyrimethamine） 240a

乙琥胺（ethosuximide） 279a

乙内酰脲类抗癫痫药（antiepileptics of hydantoins） 278b

乙酰半胱氨酸（acetylcysteine） 371b

乙酰胆碱酯酶抑制剂（acetylcholinesterase inhibitors） 310a

乙酰水杨酸 381a

乙酰唑胺（acetazolamide） 361d

异丙托溴铵（ipratropium bromide） 312a, 368a

异环磷酰胺（ifosfamide） 247a

异孪药 96c

异烟肼（isoniazid） 221a

异烟腙（isoniazid） 221a

抑郁症 291c

抑制常数 57f

吲达帕胺（indapamide） 362b

吲哚拉明（indoramin） 324b

吲哚洛尔（pindolol） 325a

吲哚美辛（indometacin） 389a

茚地那韦（indinavir） 234a

硬药（hard drug） 83c

游离型药物 18b

右丙氧芬（dextropropoxyphene） 306b

右美沙芬（dextromethorphan） 371a

诱导契合学说（induced-fit theory） 70a

育亨宾（yohimbine） 324b

原料绿色化 169e

原料药生产质量管理（good manufacturing practice of active pharmaceutical ingredients） 171c

原子生长法 105f

远藤明（Akira Endo） 4d

约翰（John V. Duncia） 4d

约翰·詹姆斯·理查德·麦克劳德（John James Richard MacLeod） 3b

孕激素受体阻断剂（progesterone receptor blocker） 420d

孕激素药物（progestin drugs） 417d

Z

甾体避孕药物（steroidal contraceptives） 419d

甾体雌激素药物（steroidal estrogen drugs） 411c

甾体激素类药（steroid hormone drugs） 405e

载体 8b

载体前体药物 80f

再验证 147d

扎来普隆（zaleplon） 275a

扎鲁司特（zafirlukast） 368a

扎莫特罗（xamoterol） 320a

扎那米韦（zanamivir） 228a

扎西他滨（zalcitabine） 232b

詹姆斯·布莱克（James Black） 3d, 4b

詹姆斯·帕金森（James Pakinson） 296a

詹姆斯·辛普森（James Simpson） 1e

占领学说（occupation theory） 69f

张纯贞 5c

樟柳碱（anisodine） 312b

折叠识别法（fold recognition） 102e

震颤麻痹（paralysis agitans） 296a

镇静催眠药（sedative-hypnotics） 269c

镇咳祛痰药（antitussive and expectorant agent） 370a

镇痛新 307a

镇痛药（analgesics） 301a

镇吐药（antiulcer agents） 378d

争光霉素 256a

整体分子对接 104b

正淬灭 161a

正性肌力药 331b

脂肪羧酸类抗癫痫药（antiepileptics of carboxylic acids） 281b

脂溶性 48c

脂溶性维生素（fat soluble vitamins） 435c

指向活性部位抑制剂（active-site-directed inhibitors） 63c

制药安全生产（safety production in chemical pharmaceutical processes） 176f

制药安全生产设计（safety design in chemical pharmaceutical processes） 178a

制药废气处理（waste gas control in chemical pharmaceutical processes） 181f

制药废水处理（waste water control in chemical pharmaceutical processes） 181b

制药废渣 182e

制药废渣处理（waste residue control in chemical pharmaceutical processes） 182e

制药工艺过程控制（in-process controls in chemical pharmaceutical processes） 175e

制药工艺过程在线分析（in line assays in chemical pharmaceutical processes） 176a

制药化学（pharmaceutical chemistry） 5d

制药生产工艺流程图（process flow charts in chemical pharmaceutical processes） 174b

制药生产环境保护（environmental protection in chemical pharmaceutical processes） 178f

制药生产三废处理（industrial wastes control of chemical drugs） 180c

制药生产物料衡算（material balance in chemical pharmaceutical processes） 173c

制药原辅材料循环套用（recycling application in chemical pharmaceutical processes） 180a

质子泵抑制剂（proton pump inhibitors，PPIs） 373a

质子溶剂 154b

治疗作用 38d

致癌性 32a

致畸性 32a

致突变性 32a

中枢神经系统抑制药 183c

中枢性肌松药（central muscle relaxants） 316f

主动靶向前体药物（active targeting prodrugs） 82d

紫杉醇（paclitaxel） 263c

自杀性底物（suicide substrate） 63e

棕榈酰阿糖胞苷（*N*-palmitoyl-arac） 253b

阻断肾小管上皮 Na$^+$ 通道药物（blocking agents of renal tubule epithelium sodium channels） 364a

组胺 H$_1$ 受体阻断剂 396e

组胺 H$_2$ 受体阻断剂（histamine H$_2$ receptor blocker） 370e

组合合成化学 96e

组合化学 41c

组合化学技术（combinatorial chemistry） 96c

组合化学来源先导化合物（lead compounds from combinatorial chemistry） 41c

最低中毒浓度（mi-nimal toxic concentration） 11e

左布比卡因（levobupivacaine） 404a

左啡诺（levorphanol） 305b

左炔诺孕酮（levonorgestrel） 420a

左舒必利（levosulpiride） 291b

左西孟旦（levosimendan） 332b

左西替利嗪（levocetirizine） 401a

左旋多巴（levodopa） 297d

左旋咪唑（levamizole） 238b

左氧氟沙星（levofloxacin） 211b

佐匹克隆（zopiclone） 275b

作用于神经末梢的药物（drugs acting on sympathetic nerve ending） 336d

唑吡坦（zolpidem） 275e

唑来膦酸（zoledronate） 433b

唑类抗真菌药物（azole antifungal agents） 223a

唑尼沙胺 282e

唑尼沙胺（zonisamide） 283a

拉丁字母

ATP 驱动泵（ATP-powered pumps） 12b

CYP 抑制剂 34a

CYP 诱导剂 33d

dl-α-生育酚醋酸酯（*dl-α*-tocopherol acetate） 441f

DNA 的二级结构 67e

DNA 嵌入剂（DNA intercalation agents） 68f

DNA 一级结构 67e

J. M. McGuire 3a

L-多巴（L-dopa） 297d

L-抗坏血酸（L-ascorbic acid） 449b

L-溶肉瘤素 247e

M 受体 308c

N 受体　308c

N 受体阻断剂（N receptor blocker）　316e

Na⁺-Cl⁻ 协转运抑制剂（Na⁺-Cl⁻ cotransport inhibitors）　361e

Na⁺-K⁺-2Cl⁻ 协转运抑制剂（Na⁺-K⁺-2Cl⁻ cotransport inhibitors）　363e

希腊字母

α-葡萄糖苷酶抑制剂（α-glucosidase inhibitors）　428b

α 受体阻断剂　323d

β-内酰胺类抗生素（β-lactam antibiotics）　184a

β-内酰胺酶抑制剂（β-lactamase inhibitors）　198e

β 受体阻断剂　323e

γ-氨基丁酸类似物类抗癫痫药［antiepileptics of γ-aminobutyric acid（GABA）analogues］　282a

γ-酮保泰松（γ-ketophenylbutazone）　386b

π-π 相互作用　73e

阿拉伯数字

10-羟基喜树碱　262b

1, 2-苯并噻嗪类非甾体抗炎药（nonsteroidal antiinflammatory drugs of 1, 2-benzothiazines）　390e

3, 5-吡唑烷二酮类非甾体抗炎药（nonsteroidal anti-inflammatory drugs of pyrazolidinedione）　385b

6-氨基嘌呤（6-aminopurine）　445b

本卷主要编辑、出版人员

责任编辑　尹丽品

索引编辑　王小红

名词术语编辑　王晓霞

汉语拼音编辑　潘博闻

外文编辑　顾　颖

参见编辑　周艳华

绘　　图　兰亭数码图文制作有限公司

责任校对　张　麓

责任印制　卢运霞